Hals-Nasen-Ohren-Heilkunde

Hals-Nasen-Ohren-Heilkunde

Kurzgefaßtes Lehrbuch mit Atlasteil
Differentialdiagnostische Tabellen
250 Prüfungsfragen

Walter Becker
Hans Heinz Naumann
Carl Rudolf Pfaltz

Unter Mitwirkung von
Claus Herberhold und Ernst Kastenbauer

4., überarbeitete Auflage

138 Farbfotos auf 39 Tafeln

254 zweifarbige Zeichnungen in 497 Einzeldarstellungen
von R. Brammer

80 Tabellen

Georg Thieme Verlag Stuttgart · New York 1989

CIP-Titelaufnahme der Deutschen Bibliothek

Becker, Walter:
Hals-Nasen-Ohren-Heilkunde: kurzgefaßtes Lehrbuch mit Atlasteil; differentialdiagnostische Tabellen.; 250 Prüfungsfragen/Walter Becker; Hans Heinz Naumann; Carl Rudolf Pfaltz. 254 zweifarb. Zeichn. in 497 Einzeldarst. von R. Brammer. – 4., überarb. Aufl. – Stuttgart; New York: Thieme, 1989
NE: Naumann, Hans H.:; Pfaltz, Carl R.:

Wichtiger Hinweis: Medizin als Wissenschaft ist ständig im Fluß. Forschung und klinische Erfahrung erweitern unsere Kenntnisse, insbesondere was Behandlung und medikamentöse Therapie anbelangt. Soweit in diesem Werk eine Dosierung oder eine Applikation erwähnt wird, darf der Leser zwar darauf vertrauen, daß Autoren, Herausgeber und Verlag größte Mühe darauf verwandt haben, daß diese Angabe genau dem **Wissensstand bei Fertigstellung des Werkes** entspricht. **Dennoch ist jeder Benutzer aufgefordert,** die Beipackzettel der verwendeten Präparate zu prüfen, um in eigener Verantwortung festzustellen, ob die dort gegebene Empfehlung für Dosierungen oder die Beachtung von Kontraindikationen gegenüber der Angabe in diesem Buch abweicht. Das gilt besonders bei selten verwendeten oder neu auf den Markt gebrachten Präparaten und bei denjenigen, die vom Bundesgesundheitsamt (BGA) in ihrer Anwendbarkeit eingeschränkt worden sind.

1. Auflage 1982
2. Auflage 1983
3. Auflage 1986

1. spanische Auflage 1986
1. französische Auflage 1986
1. englische Auflage 1989
1. italienische Auflage 1989
1. japanische Auflage 1989

Ein Teil der Farbbilder wurde entnommen aus: Atlas der Hals-Nasen-Ohren-Krankheiten einschl. Bronchien und Ösophagus, 2. Aufl., von W. Becker, R. A. Buckingham, P. H. Holinger, W. Steiner/M. P. Jaumann, mit einem Beitrag von W. Messerklinger, hrsg. von W. Becker, Thieme, Stuttgart 1983 (1. Aufl. 1969).

Printed in Germany
Satz: Kittelberger GmbH, D-7410 Reutlingen (Linotype, System 4/300)
Druck: Clausen & Bosse, D-2262 Leck

ISBN 3-13-583004-7 3 4 5 6

Vorwort zur 4. Auflage

Seit Erscheinen der 3. Auflage (1986) wurden einige Ergänzungen bzw. Änderungen des Textes notwendig. Diese Aktualisierung konnte ohne Erweiterung des Gesamtumfangs durchgeführt werden. Eine Umgestaltung erfuhr der Atlasteil. Viele der bisher verwendeten Farbaufnahmen wurden ausgetauscht, ihre Gesamtzahl wurde um 22 vermehrt.
Zielsetzung und Ausrichtung des Buches sind die gleichen geblieben, wie sie im Vorwort der 1. Auflage umrissen wurden.
Die Autoren haben den Herren Prof. Dr. *C. Herberhold,* Bonn, und Prof. Dr. *E. Kastenbauer,* München, für ihre engagierte Mitarbeit bei der Vorbereitung dieser neuen Auflage sehr zu danken. Dies gilt nicht nur für die kritische Durchsicht des Textes und entsprechende Aktualisierungsvorschläge, sondern auch für die Überarbeitung des Atlasteils, für den sie zudem die neu eingesetzten Abbildungen zur Verfügung stellten.
Der Georg Thieme Verlag hat – wie stets – bei der Vorbereitung dieser neuen Auflage wirkungsvolle Hilfe geleistet. Dafür möchten die Autoren Herrn Dr. med. h. c. *G. Hauff* und seinen Mitarbeitern herzlich danken.

Frühjahr 1989

W. Becker, Bonn *H. H. Naumann,* München *C. R. Pfaltz,* Basel

Vorwort zur 1. Auflage

Die Otorhinolaryngologie hat in jüngster Vergangenheit eine rasche und eindrucksvolle Entwicklung ihrer diagnostischen und therapeutischen Möglichkeiten erfahren. In früheren Jahren standen für dieses Fach die Entzündungen und ihre Komplikationen im Bereich des Ohres und der oberen Luftwege als klinische Aufgabe im Vordergrund. Durch Einbeziehung der Traumatologie und Tumorchirurgie und eng verknüpft damit der korrigierenden und wiederherstellenden plastischen Chirurgie im Bereich von Kopf, Gesicht und Hals hat sich das operative Spektrum des Faches so ausgeweitet, daß man es treffend unter dem Begriff „*Kopf- und Hals-Chirurgie*" zusammenfaßt. Auf der anderen Seite sind vier Haupt-Sinnesfunktionen (Gehör, Gleichgewicht, Geruch, Geschmack) im Bereich der Otorhinolaryngologie beheimatet, und bedeutende Fortschritte auf sinnesphysiologischem Gebiet haben die diagnostischen Möglichkeiten gerade in jüngster Zeit erheblich bereichert und verbessert. Das vorliegende Taschenbuch möchte aus diesen Blickwinkeln heraus dem Studenten einerseits das am Gegenstandskatalog orientierte Grundwissen der Hals-Nasen-Ohren-Heilkunde möglichst aktuell vermitteln und ihm darüber hinaus ergänzende Informationen bieten, welche dazu beitragen, diagnostische und therapeutische Probleme innerhalb unseres Faches wie auch die wichtigsten Zusammenhänge mit den Nachbarfächern besser zu verstehen. Es möchte andererseits aber auch dem bereits praktizierenden Kollegen als Orientierungshilfe und Informationsquelle dienen. Der Stoff wird deshalb in unterschiedlichem Druck angeboten: *Basiswissen in Normaldruck, Zusatzinformationen in Kleindruck.*

Besonderer Wert wurde auf eine Ergänzung des Textes durch zahlreiche einprägsame Schemata und Graphiken gelegt. Tabellen sollen zusätzlich Differentialdiagnostik und Indikationsstellung erleichtern. Eine Fragensammlung dient der Selbstkontrolle über das aufgenommene Wissen und soll zum Nachblättern anregen.

Für die klinische Otorhinolaryngologie ist das Sehen, der optische Eindruck eines Befundes, neben der Anamnese sehr oft der Schlüssel zur Diagnose: Nicht jeder Student erhält während seines Studiums ausreichend Gelegenheit, alle für unsere spezialärztlichen Belange wichtigen Befunde am Patienten selbst zu erheben. Auf der anderen Seite weist das Krankengut eines Allgemeinpraktikers einen relativ hohen Prozentsatz von Patienten auf, welche an Beschwerden im Bereich von Hals, Nase oder Ohr leiden. Aus diesem Grunde führen rund 100 Farbfotos dem Leser typische HNO-ärztliche Krankheitsmanifestationen „vor Augen". Diese Abbildungen wurden der 2. Auflage des von *W. Becker,* Bonn, herausgegebenen „Atlas der Hals-Nasen-

Ohren-Krankheiten, einschließlich Bronchien und Ösophagus“, Georg Thieme Verlag Stuttgart 1983, entnommen.

Die Verfasser hoffen, mit dieser kurzgefaßten Darstellung der Hals-, Nasen- und Ohrenheilkunde ein brauchbares Arbeitsinstrument für Studium und Praxis anbieten zu können. Für Verbesserungsvorschläge sind sie dankbar.

Beim Entstehen dieses Lehrbuches haben Mitarbeiter der drei Kliniken mitgewirkt. Der besondere Dank der Verfasser gilt Frau Prof. *K. Schorn* (München), den Herren Professoren *H. Eichner* (München), *C. Herberhold* (Hamburg), *H. J. Opitz* (Bonn), *H. Scherer* (München), *W. Wey* (Basel), Herrn Priv.-Doz. Dr. *F. Martin* (München) sowie den Herren Dr. *E. Gahleitner* (München), Dr. *H. W. Pau* (Bonn) und Dr. *R. Umhau* (Burghausen). Zu danken ist auch den Herren Dr. *J. Hug* (Basel) und cand. med. *Th. Naumann* (München) für das Lesen der Korrekturen. Herr *Rudolf Brammer* hat mit großem Können und hohem Einfühlungsvermögen die graphischen Darstellungen ausgeführt. Für die ständige Bereitschaft, mit Rat und Tat zur Verfügung zu stehen, möchten die Verfasser herzlich Herrn Dr. med. h. c. *G. Hauff* und den Mitarbeitern des Georg Thieme Verlages danken.

Frühjahr 1982

W. Becker, Bonn *H. H. Naumann,* München *C. R. Pfaltz,* Basel

Anschriften

Prof. Dr. Walter Becker
ehem. Direktor der Universitätsklinik
und Poliklinik für Hals-, Nasen- und Ohrenkranke
Stationsweg 19
D-5300 Bonn 1

Prof. Dr. Claus Herberhold
Direktor der Universitätsklinik und
Poliklinik für Hals-, Nasen- und Ohrenkranke
Sigmund-Freud-Str. 25
D-5300 Bonn

Prof. Dr. Ernst Kastenbauer
Direktor der Universitätsklinik und
Poliklinik für Hals-, Nasen- und Ohrenkranke
Klinikum Großhadern
Marchioninistr. 15
D-8000 München 70

Prof. Dr. Hans Heinz Naumann
emerit. Direktor der Universitätsklinik und
Poliklinik für Hals-, Nasen- und Ohrenkranke
Klinikum Großhadern
Steinkirchner Str. 12
D-8032 Gräfelfing

Prof. Dr. Carl Rudolf Pfaltz
Vorsteher der Universitätsklinik und
Poliklinik für Hals-, Nasen- und Ohrenkrankheiten
Kantonsspital
CH-4031 Basel

Inhaltsverzeichnis

4. Larynx, Hypopharynx und Trachea 388

7. Kopfspeicheldrüsen 527

1. Ohr

Angewandte Anatomie und Physiologie

Anatomische Grundlagen

Gehör- und Gleichgewichtssystem umfassen den *peripheren Aufnahmeapparat,* das Ohr im engeren Sinn, und die *nervösen Bahnen* sowie *Zentren* innerhalb des Zentralnervensystems. Dementsprechend können zwei Hauptteile unterschieden werden:

Peripherer Teil:

- Äußeres, mittleres und inneres Ohr,
- N. vestibulocochlearis (N. statoacusticus; Pars cochlearis, Pars vestibularis).

Zentraler Teil:

- Zentrale Hörbahn,
- subkortikale und kortikale Hörzentren,
- zentrales Gleichgewichtssystem.

Die *anatomisch-morphologische Grenze* zwischen *peripherem* und *zentralem* Teil befindet sich an der Eintrittstelle des VIII. Hirnnerven in den Hirnstamm (Kleinhirnbrückenwinkel), wo der *periphere* Anteil des N. vestibulocochlearis in den mit Gliazellen durchsetzten *zentralen* Anteil übergeht; *funktionell* endigen jedoch die peripheren Neurone in den primären Zentren.

Entwicklungsgeschichtlich sind die im Innenohr vereinigten Sinnesorgane für Gehör und Gleichgewicht Abkömmlinge des Ektoderms. Aus diesem bildet sich das *membranöse Labyrinth,* welches zunächst von *embryonalem Mesenchymgewebe* umgeben wird. Dieses wandelt sich teils in Knorpelgewebe um (äußere Schicht = *Labyrinthkapsel*), teils bildet es infolge Vakuolisierung ein feinmaschiges Retikulum (innere Schicht = *Spatium perilymphaticum*). Tube und Schleimhaut des Mittelohres gehen aus einer Ausstülpung der ersten Schlundtasche hervor (Entoderm), Hammer und Amboß entwickeln sich aus dem Meckelschen Knorpel (1. Kiemenbogen – N. trigeminus), der Steigbügel aus dem Reichertschen Knorpel (2. Kiemenbogen – N. facialis) (s. S. 501 und Tab. 6.**3**, S. 502).

Äußerer Gehörgang und Trommelfell entwickeln sich aus einer ektodermalen Ausstülpung zwischen 1. und 2. Kiemenbogen. *Entwicklungsstörungen* führen zu Deformitäten des äußeren und mittleren Ohres, die aus ästhetischen und funktionellen Gründen mittels plastisch-rekonstruktiver Operationen behoben werden müssen (s. S. 83, 134) (Abb. 1.**1a, b** und 1.**2a–d**), wenn es sich um doppelseitige Mißbildungen mit hochgradiger Schalleitungs-

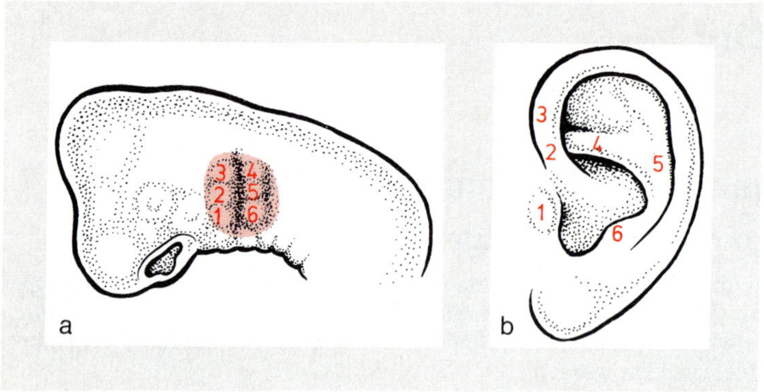

Abb. 1.**1a** u. **b** Entwicklung des äußeren Ohres. **a** 11 mm. Embryo, Seitenansicht. Ohrmuschelanlage durch 6 Knorpelhöcker aus 1. und 2. Kiemenbogen gebildet. **b** 1 Tragus, 2 Crus helicis, 3 Helix, 4 Crus anthelicis, 5 Anthelix, 6 Antitragus

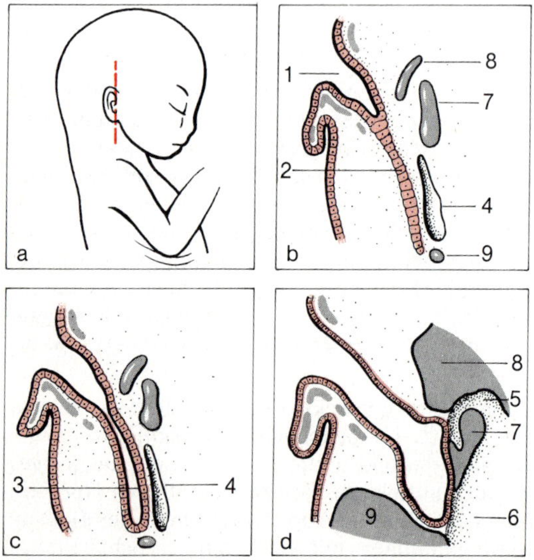

Abb. 1.**2a–d** Schema der Entwicklung des Mittelohres: Die erste ektodermale Kiemengangsfurche bildet die primäre Anlage des knorpeligen Anteils des äußeren Gehörganges (trichterförmiger Schlauch = b 1). Ein Strang von Epithelzellen wächst mediokaudal in Richtung Schlundtasche (b 2). Daraus entwickelt sich später das Trommelfell (c 3), der knöcherne Teil des äußeren Gehörganges und eine primitive Paukenhöhle (b und c 4) sowie die Anlage des Os tympanicum (b und d 9). Hierauf beginnen sich die Anteile des Mittelohres zu differenzieren: Epitympanum (d 5), Mesotympanum (d 6), Hammer (b und d 7), Schläfenbeinschuppe (b und d 8) (in Anlehnung an *G. T. Nager*)

schwerhörigkeit handelt oder um psychisch belastende entstellende Deformationen.

Äußeres Ohr

Die *Ohrmuschel* besteht aus einem von Haut bedeckten elastischen Knorpelgerüst und liegt zwischen Kiefergelenk (vorn) und Warzenfortsatz (hinten). An der Innenseite ist die Haut mit dem Perichondrium fest verwachsen, mit diesem an der Rückseite jedoch nur locker verbunden. Deshalb führen Kontusionen der Innenseite oft zu einem Decollement der Haut-Perichondrial-Schicht und zur Bildung eines *Othämatoms* (s. S. 77).

Der etwa 3 cm lange *äußere Gehörgang* setzt sich aus einem äußeren knorplig-bindegewebigen Teil und einem etwas kürzeren inneren knöchernen Teil zusammen. Der knorplige Gehörgangsabschnitt ist gewunden und gegenüber dem knöchernen Teil abgewinkelt; dadurch wird das Trommelfell und das dahinterliegende Mittelohr vor direkter Gewalteinwirkung weitgehend geschützt.

Merke: Der gewundene, knorplig-bewegliche Teil des äußeren Gehörganges muß durch Ziehen an der Ohrmuschel nach hinten oben gestreckt und in die Achse des knöchernen Teils gebracht werden. Erst nach Begradigung dieser Abknickung wird ein müheloses, d. h. korrektes Einführen des Ohrtrichters und damit eine genaue Otoskopie ermöglicht.

Durch straffes Bindegewebe wird der knorpelige Teil mit dem Rand des *knöchernen Gehörganges* (Os tympanicum) verbunden. Dieser wird von einer dünnen Haut ausgekleidet, die mit dem Periost verwachsen ist und keine Anhangsgebilde enthält, im Gegensatz zum knorpligen Gehörgangsanteil, der zahlreiche Haarbalgdrüsen sowie Knäueldrüsen (Glandulae ceruminosae) aufweist, die das Zerumen (Epidermisschuppen, Talg, Pigment) bilden (vgl. S. 72).

Der äußere Gehörgang verjüngt sich trichterförmig nach innen, weshalb *Fremdkörper* häufig im Bereich des Übergangs vom knorpligen zum knöchernen Gehörgang stecken bleiben. Der Gehörgangsknorpel bildet keine geschlossene Röhre, sondern eine oben offene, bindegewebig verschlossene Rinne. Diese weist zahlreiche Lücken auf (Santorinische Spalten), die einer schweren bakteriellen Infektion den Weg in die Parotisloge, in die Fossa infratemporalis und zur Schädelbasis öffnen können (*maligne Otitis externa,* nicht selten letal, s. S. 75).

Die *Lymphgefäßversorgung* der Ohrmuschel und des knorpligen Gehörgangsabschnittes ist sehr reichlich ausgebildet, ebenso das regionäre Lymphknotennetz (Nodi lymphatici parotidici, retroauriculares, infraauriculares et cervicales profundi superiores). Bei *Infektionen* des äußeren Gehörganges mit regionärer Lymphadenitis kann es deshalb zu ausgedehnten Schwellungen in diesem Bereichen kommen.

Die *sensible Innvervation* erfolgt durch den N. trigeminus, den N. auricularis magnus, den N. vagus (Auslösung des Hustenreflexes an der Gehörgangshinterwand) sowie durch sensible Fasern des N. facialis (Hypästhesie der hinteren oberen Gehörgangswand beim Akustikusneurinom = Hitselberger-Zeichen, s. S. 19, 132).

Beziehungen zur Nachbarschaft (Abb. 1.**3**): Der knorpelige Gehörgang grenzt an die Glandula parotis (Übergreifen von Infektionen oder Einbruch eines invasiv wachsenden Tumors). Im knöchernen Gehörgang bildet die hintere obere Wand einen Teil der sog. *lateralen Attikwand* (Trennwand Gehörgang – Kuppelraum), des Antrum mastoideum sowie des daran anschließenden pneumatischen Systems des Warzenfortsatzes. Deshalb besteht bei Mittelohreiterungen die Möglichkeit des Durchbruchs der Infektion in den äußeren Gehörgang (bei *Mastoiditis acuta ,,Senkung der hinteren oberen Gehörgangswand"* oder Fistelbildung; beim *Kuppelraumcholesteatom Zerstörung der lateralen Attikwand* und offene Verbindung zwischen äußerem Gehörgang und Kuppelraum bzw. Antrum mastoideum). Die vordere Wand des knöchernen Gehörganges bildet einen Teil der Pfanne des Kiefergelenkes *(Infraktion bei Sturz auf das Kinn).*

Mittelohr und pneumatisches System

Die *Mittelohrräume* stellen ein weiträumiges, mit Luft gefülltes Hohlraumsystem dar, das sog. *pneumatische System,* welches durch die Eustachische Röhre belüftet wird:

- Tuba auditiva (Ohrtrompete, Eustachische Röhre),
- Cavum tympani (Paukenhöhle),
- Antrum mastoideum,
- pneumatisches System des Schläfenbeins.

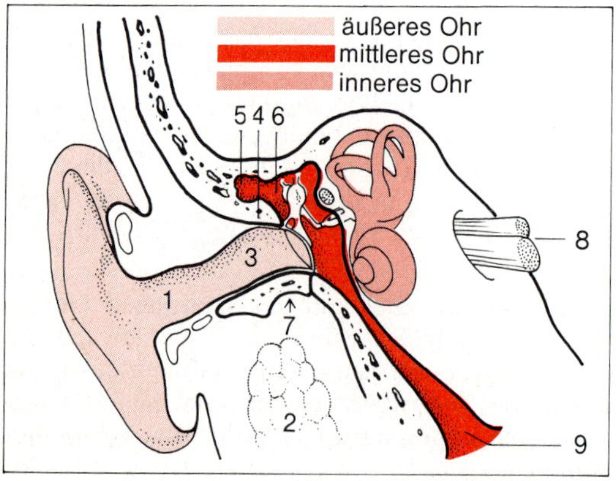

Abb. 1.**3** Nachbarschaftsbeziehungen des äußeren Gehörganges: 1 knorpeliger Gehörgangsanteil, 2 Glandula parotis, 3 knöcherner Gehörgangsanteil, 4 laterale Attikwand, 5 Antrum mastoideum, 6 Kuppelraum, 7 Kiefergelenk, 8 N. facialis und N. vestibulocochlearis, 9 Tuba pharyngotympanica (auditiva)

Die *Ohrtrompete* besteht aus einem an der Schädelbasis beweglich aufgehängten knorpligen Teil (⅔) und einem knöchernen Teil (⅓), die innerhalb des Felsenbeines zusammen mit dem M. tensor tympani den sog. Canalis musculotubarius bilden.

Dieser liegt in unmittelbarer Nähe der A. carotis interna (Karotiskanal). Das trichterförmige pharyngeale Ostium des knorpeligen Anteils (Torus tubarius = Tubenwulst) befindet sich im Nasopharynx; die knöcherne Strecke mündet im Mittelohr. Die Verbindungsstelle zwischen beiden Tubenanteilen ist sehr eng (*Isthmus* = Prädilektionsstelle für entzündliche Tubenstenosen). Die Tube dient dem Druckausgleich zwischen Mittelohr und Nasenrachen und damit dem Ausgleich des Druckes vor und hinter dem Trommelfell (vgl. S. 51, 84). Ein tympanaler Überdruck wird meist passiv ausgeglichen (via Tube zum Nasopharynx), während ein Unterdruck mittels aktiver Ventilation der Tube vom Nasenrachenraum zur Paukenhöhle hin ausgeglichen werden muß. Sowohl Öffnung als auch Schließung der Tube geschehen als Mitbewegung benachbarter Muskeln sowie durch die Ausgleichstendenz von Luftdruckdifferenzen zwischen Nasopharynx und Paukenhöhle. Für die Schließung ist in erster Linie die elastische Rückstellkraft des Tubenknorpels verantwortlich sowie der Ventilmechanismus des pharyngealen Tubenostiums. Die Tubenöffnung erfolgt durch die Kontraktion der Mm. tensor und levator veli palatini. Der Bewegungsmechanismus zur Tubenöffnung ist durch Willküraktion beeinflußbar, hinsichtlich Reflexablauf (Gähnen, Schlucken) und Muskeltonus autonom. Die Tonisierung der Öffnungsmuskulatur erfolgt durch die elastischen Kräfte des Tubenknorpels und den Druck des peritubaren Gewebes (Pterygoidmuskulatur, Ostmannscher Fettkörper, Venen- und Lymphgefäßgeflechte der Tubenschleimhaut, Plexus venosus pterygoideus).

Die *Paukenhöhle* liegt als lufthaltiger Hohlraum zwischen äußerem Ohr und Innenohr und wird topographisch in drei Etagen unterteilt (Abb. 1.**4**):

- Recessus epitympanicus (Kuppelraum),
- Mesotympanum,
- Recessus hypotympanicus.

Zwischen Epi- und Mesotympanum besteht eine anatomische Enge, die bei Entzündungen zu Exsudatverhaltungen führen kann sowie zur mangelhaften Belüftung des Kuppelraumes; denn dieser wird durch Hammerkopf, Amboßkörper, zahlreiche Bänder, Nerven (Chorda tympani) und Schleimhautfalten sowie -taschen erheblich eingeengt. Dies ist einer der Gründe für die Entstehung einer chronischen Entzündung des Epitympanums *(chronische Epitympanitis),* welche einen der ursächlichen Faktoren bei der epitympanalen Cholesteatomgenese (s. S. 98) darstellt. Eine weitere anatomische Enge besteht am Übergang des Kuppelraumes zum Antrum mastoideum (sog. *Antrumschwelle*), welche bei produktiven chronischen Entzündungen durch Granulationsgewebe verschlossen werden und zu einer mangelhaften Belüftung bzw. Drainage des Warzenfortsatz-Zellsystems führen kann. Die late-

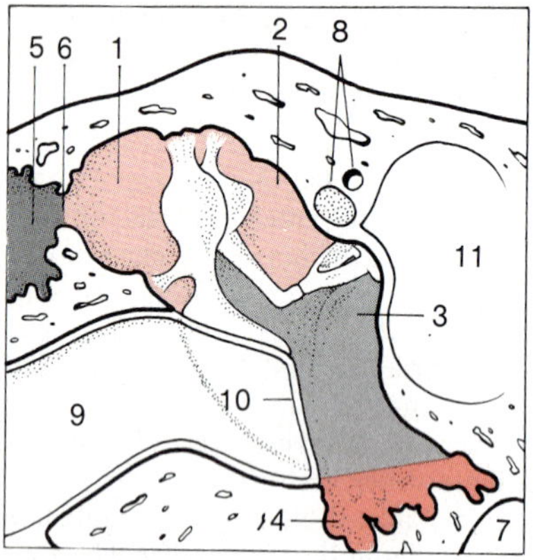

Abb. 1.**4** Anatomie der Paukenhöhle: 1 und 2 Epitympanum, 3 Mesotympanum, 4 Hypotympanum, 5 Antrum mastoideum, 6 Antrumschwelle, 7 V. jugularis. Unterer Teil des Kuppelraumes (2) stark eingeengt durch Fazialis- und horizontalen Bogengangswulst (8). 9 Äußerer Gehörgang, 10 Trommelfell, 11 Innenohr

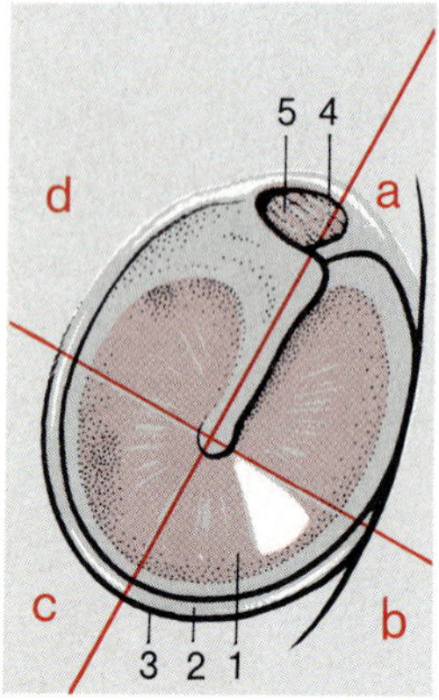

Abb. 1.**5** Rechtes Trommelfell makroskopisch: 1 Pars tensa, 2 Anulus fibrosus, 3 Anulus tympanicus osseus, 4 Incisura tympanica (Rivini), 5 Pars flaccida. Unterteilung der otoskopisch sichtbaren Trommelfelloberfläche in vier Quadranten: vorderer oberer Quadrant (a), vorderer unterer Quadrant (b), hinterer unterer Quadrant (c), hinterer oberer Quadrant (d), in der Reihenfolge des Untersuchungsganges (vgl. S. 35 und Farbtafel 5c)

rale Wand der Paukenhöhle wird durch das Trommelfell gebildet. Das Hypotympanum weist enge Lagebeziehungen zum Bulbus venae jugularis auf.

Das *Trommelfell* besteht *makroskopisch* aus einer *Pars tensa*, welche die straffe, schwingungsfähige Hauptfläche der Membran ausmacht und mit einem fibrösen Ring, dem *Anulus fibrosus* im Sulcus tympanicus der Pars tympanica des Schläfenbeines (knöcherner Rahmen = *Anulus tympanicus osseus*) eingespannt ist. Dieser ist im Bereich der Incisura tympanica (Rivini) unterbrochen. Dort befindet sich die *Pars flaccida* (Abb. 1.**5**).

Die *mikroskopische Struktur* des Trommelfells ist in Abb. 1.**6** dargestellt. Die epitheliale oder Kutisschicht (Stratum cutaneum) entspricht in ihrem Aufbau

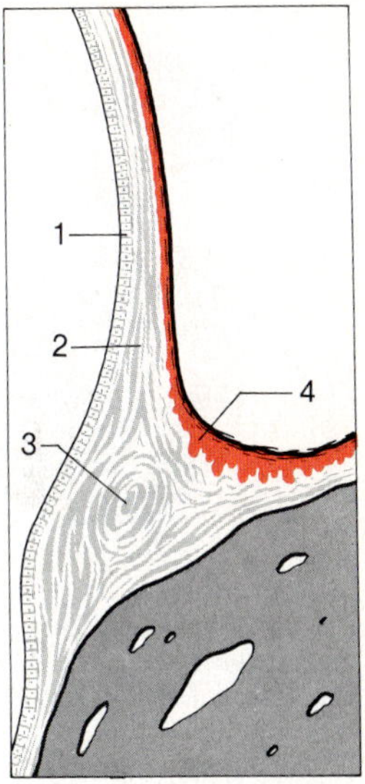

Abb. 1.**6** Trommelfell mikroskopisch (Sagittalschnitt durch das Trommelfell im hinteren unteren Quadranten): 1 Mittelohrschleimhaut (Stratum mucosum), 2 fibröse Mittelschicht (Stratum fibrosum oder Lamina propria), 3 Anulus fibrosus, 4 Kutisschicht (Stratum cutaneum) mit papillärem Tiefenwachstum, analog der angrenzenden trommelfellnahen Gehörgangshaut

grundsätzlich der Haut des äußeren Gehörganges, zeichnet sich jedoch in den an den Anulus tympanicus grenzenden Randbezirken durch eine äußerst aktive Proliferationstendenz aus (papilläres Tiefenwachstum des Stratum germinativum – ein weiterer wichtiger Faktor bei der Cholesteatomgenese, vgl. S. 98 ff.).

Von Interesse ist ferner, daß bei der physiologischen Regeneration des verhornenden Plattenepithels dieses nicht wie bei der übrigen Haut oberflächlich abgeschilfert wird, sondern vielmehr eine Epidermiswanderung vom Zentrum des Trommelfells gegen die Peripherie zu stattfindet. Klinisch läßt sich dies z. B. bei der Wanderung eines Blutpunktes vom Trommelfell bis in den äußeren Gehörgang hinein verfolgen. Diese ,,Migration" der obersten epidermalen Schicht bildet einen wichtigen Bestandteil des Selbstreinigungsmechanismus im äußeren Gehörgang.

Die *Lamina propria (Membrana fibrosa)* weist eine äußere Radiärfaserschicht sowie eine innere zirkuläre Schicht auf. Der Ringwulst (Anulus fibrosus) stellt eine Verdickung des Trommelfellrandes dar und wird von beiden Faserschichten gebildet. Auch in der *Pars flaccida* kann eine Lamina propria nachgewiesen werden; ihr fehlt jedoch die oben beschriebene charakteristische radiär-zirkuläre Struktur, welche der normalen Pars tensa die funktionell notwendige Spannung vermittelt.

Die *mediale Wand der Paukenhöhle* bildet zugleich die laterale Wand der Labyrinthkapsel (Abb. 1.**7**).

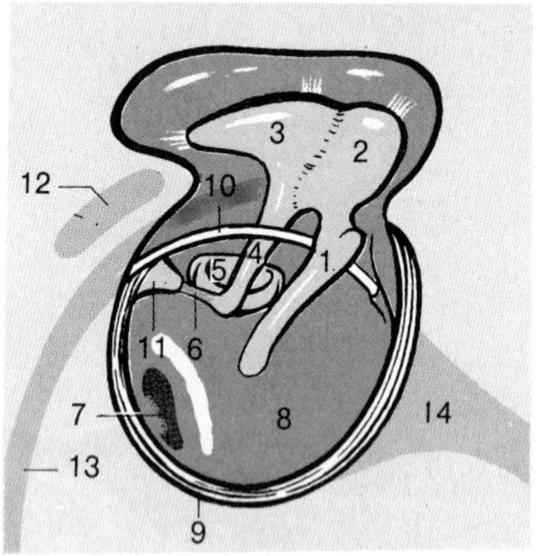

Abb. 1.7 Mediale Paukenhöhlenwandungen: Promontorium (8) = basale Schneckenwindung. Oben ovale Fensternische mit Stapes (5), dessen Fußplatte im ovalen Fenster elastisch durch das Ringband festgehalten wird. Langer Amboßschenkel (4), der durch seinen Processus lenticularis mit dem Steigbügelköpfchen gelenkig verbunden ist. Der Amboßkörper (3) bildet die Gelenkpfanne für den Hammerkopf (Sattelgelenk) (2). Hammer und Amboß schwingen jedoch im mittleren Frequenzbereich wie ein einheitlicher Körper. Fenestra rotunda (7), darüber Eminentia pyramidalis (11) mit M. stapedius, dessen Sehne (6) zum Stapeshals zieht. Knöcherner Fazialiskanal (13), darüber Vorwölbung des horizontalen Bogenganges (12). Hammergriff oder Manubrium mallei und Processus brevis (1) mit Chorda tympani (10). Verankerung der Pars tensa durch Anulus fibrosus (9) im knöchernen Rahmen des Anulus tympanicus. Belüftung der Pauke durch Tuba auditiva (14)

Die *Schleimhaut,* welche die Mittelohrräume auskleidet, weist im Bereich der Tubenmündung ein mehrreihiges Flimmerepithel auf, welches sich peripherwärts immer mehr abflacht zu einem mehrreihigen kubischen Epithelüberzug. Becherzellen und submuköse Drüsen sind normalerweise spärlich vorhanden, die Submukosa ist sehr dünn, so daß die Mukosa direkt dem Periost aufliegt und mit diesem eng verbunden eine Einheit, das sog. *Mukoperiost,* bildet.Unter pathologischen Bedingungen (chronischer Unterdruck im Mittelohr – Otitis media chronica) verändert sich die Mukosa ganz erheblich in ihrer strukturellen Zusammensetzung (Hyperplasie der Drüsen und Vermehrung der Becherzellen, ödematöse Schwellung der Submukosa, Gefäßsprossungen, Umwandlung des abgeflachten kubischen Epithels zu einem prismatischen Epithel).

Die Mittelohrschleimhaut bildet zahlreiche Taschen und Falten *(Prussakscher Raum, Troeltschsche Taschen),* welche unter anderem die Enge zwischen Kuppelraum und Pauke sowie Antrum mastoideum verursachen. Wird nach der Geburt die Rückbildung des myxomatösen, embryonalen Füllgewebes gestört, das die spätere Paukenhöhle zwischen ekto- und entodermaler Ausstülpung präformiert, so bleibt der Recessus epitympanicus spaltförmig eingeengt. Dieses „Mesenchym“ kann zu einer vollständigen Verlegung des Kuppelraumes führen, wenn im Anschluß an einen Infekt eine chronisch hyperplastische Entzündung entsteht. Dann verhindern entzündlich verdickte Gewebspolster die Ventilation und Drainage des Kuppelraumes trotz normaler Tubenfunktion. Die mangelhafte Belüftung und Drainage dieses kleinen Raumes begünstigt die Entstehung einer chronischen *Epitympanitis* ganz erheblich und spielt bei der *Pathogenese der Otitis media chronica* (speziell des Kuppelraumcholesteatoms) eine wesentliche, ursächliche Rolle *(Perimatrix,* s. S. 100).

Die *arterielle Gefäßversorgung* stammt teils aus der A. basilaris (A. labyrinthi), teils aus der A. maxillaris (A. meningea media und tympanica) sowie aus der A. stylomastoidea. Die Venengeflechte werden in die Vv. meningeae mediae, in die venösen Plexus der A. carotis interna und des Pharynx sowie in den Bulbus venae jugularis abgeleitet. Die *nervöse Schleimhautversorgung* erfolgt teils über den N. glossopharyngeus (N. tympanicus), teils über den N. trigeminus (N. auriculotemporalis).

Merke: Diese gemeinsame sensible Innervation von Schlund, Kiefer- und Ohrbereich erklärt das Zustandekommen der ins Ohr ausstrahlenden Schmerzen bei Zahn- und Kiefererkrankungen *(Otalgia e dente)* sowie bei ulzerösen Prozessen im Kehlkopf- und Pharynxbereich.

Pneumatisches System des Schläfenbeins

Die lufthaltigen Zellen des Warzenfortsatzes stehen mit dem Luftraum der Pauke in Verbindung und gehen vom Antrum mastoideum als buchtige, vielfach untereinander zusammenhängende Räume ab, die in ihrer Ausbildung *(Pneumatisation)* eine große Variabilität aufweisen. Sie können einerseits bei guter *Pneumatisation* auf die Schläfenbein- und Hinterhauptschuppe und den Ansatz des Jochbogens übergreifen und bei akuten Entzündungen Schwellungen in diesen Regionen hervorrufen. Andererseits kann bei *gehemmter Pneumatisation* der Warzenfortsatz gänzlich aus kompaktem Knochen bestehen (Eburnisation) und die Pneumatisation auf ein Minimum in der unmittelbaren Nähe des Antrums beschränkt sein.

Der Warzenfortsatz beginnt erst nach der Geburt aus einem kleinen Höcker auszuwachsen und wird gleichzeitig mit dem Wachstum vom Antrum mastoideum aus pneumatisiert.

Im 1. Lebensjahr spongiöser Aufbau, deshalb noch keine „echte", Mastoiditis in engerem Sinne möglich. Vom 2.–5. Lebensjahr mit fortschreitender Pneumatisation gemischt spongiös-pneumatisierte Struktur. Abschluß der Pneumatisation zwischen 6.–12. Lebensjahr (Abb. 1.**8** und 1.**9**).

Prinzip der Pneumatisation: Enzymatisch gesteuerter, lakunärer, osteoklastischer Knochenabbau; Auskleidung der dadurch entstehenden knöchernen Hohlräume durch kontinuierliches Einwachsen des Mukoperiostes vom Antrum aus. Daraus entsteht ein Hohlraumsystem, welches aus zahlreichen mit Schleimhaut überzogenen, untereinander kommunizierenden luftgefüllten Kammern zusammengesetzt ist.

Es ist naheliegend, die Pneumatisationsvorgänge mit der biologischen Wertigkeit der Mittelohrschleimhaut in Verbindung zu bringen und je nach dem Pneumatisationsgrad von einer *biologisch normal-* oder *minderwertigen Schleimhaut* zu sprechen. *Gute Pneumatisation* bedeutet eine biologisch vollwertige Mittelohrschleimhaut, *gehemmte Pneumatisation* weist auf eine biologische Minderwertigkeit der Mittelohrschleimhaut hin, welche heute teilweise immunologisch erklärt werden kann. Eine biologisch minderwertige Mittelohrmukosa wird einerseits ein defektes Enzymsystem aufweisen, welches den Pneumatisationsprozeß nur ungenügend in Gang zu setzen vermag; andererseits wird gleichzeitig das lokale Immunabwehrsystem der respiratorischen Schleimhaut und damit auch des Mukoperiostes so insuffizient sein, daß chronisch-rezidivierende Otitiden auftreten. Voraussetzung für eine biologisch aktive, gesunde Mittelohrschleimhaut und damit auch für einen ungestörten Ablauf des Pneumatisationsprozesses ist die *normale Tubenfunktion.*

Merke: Bei Otitis media chronica charakteristischerweise fehlende oder zumindest gehemmte Pneumatisation des Schläfenbeines.

Je besser die Pneumatisation des Schläfenbeines, desto leichter der Durchbruch einer Entzündung nach außen (dünne Kortikalis). Je schlechter die Pneumatisation, desto okkulter der Entzündungsprozeß in der Tiefe und desto unerwarteter die Komplikation (sog. gefährlicher Warzenfortsatz).

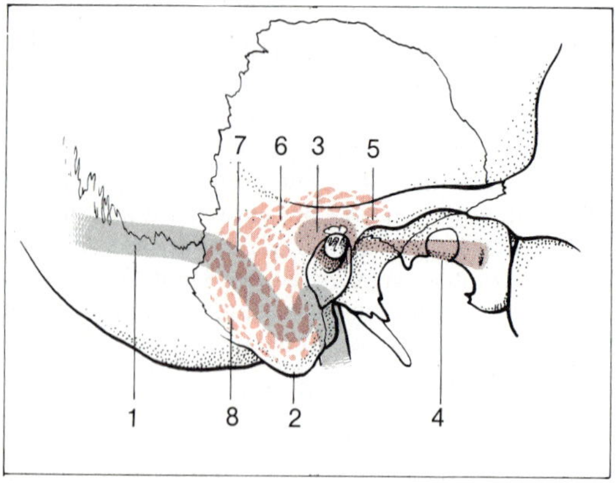

Abb. 1.**8** Pneumatisches System des Schläfenbeins: 1 Sinus transversus, 2 Warzenfortsatz mit Spitzenzellen, 3 Antrum mastoideum, 4 Tuba auditiva, 5 Zygomatikumzellen, 6 Schläfenbeinschuppenzellen, 7 Sinus-Dura-Winkel (Citelli), 8 retrosinuöse Zellen

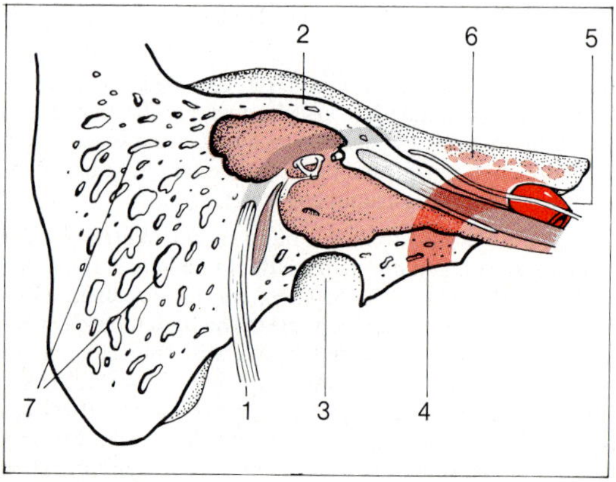

Abb. 1.**9** Topographisch-anatomische Nachbarschaftsbeziehungen der Mittelohrräume: 1 N. facialis (entzündliche und traumatische Schädigung häufig im mastoidalen Segment), 2 Tegmen tympani (Prädilektionsstelle für Durchbruch einer Mastoiditis in die mittlere Schädelgrube), 3 Bulbus venae jugularis (Prädilektionsort für Durchbruch eines Glomustumors in die Paukenhöhle – s. S. 128, 4 A. carotis interna (bei Petrositis – vgl. S. 114 – Übergreifen der Entzündung auf das Venengeflecht der Karotis und Entstehung einer Sinus-cavernosus-Thrombose), 5 Sinus cavernosus, 6 Pyramidenspitzenzellen (bei eitriger Entzündung – s. Petrositis S. 114 – Entstehung des Gradenigo-Syndroms), 7 pneumatisches System des Warzenfortsatzes

Innenohr, periphere Hör- und Gleichgewichtsorgane

Das im Felsenbein eingebettete Innenohr oder Labyrinth gliedert sich in zwei funktionell getrennte Reizaufnahmeapparate:

- *Vorhofs-Bogengangssystem* (vestibuläre Endorgane),
- *Schnecke* (kochleäres bzw. akustisches Endorgan).

Ferner wird morphologisch ein *knöchernes* von einem *häutigen* (membranösen) *Labyrinth* unterschieden. Ersteres wird von der *Labyrinthkapsel* gebildet.

Diese ist durch periostale und enchondrale Verknöcherung entstanden und weist bei systemischen (Morbus Paget – Osteodystrophie) und lokalisierten Knochenerkrankungen (Otosklerose) charakteristische histopathologisch-chemische Veränderungen im Sinne eines fortschreitenden Knochenumbauprozesses auf. Rundes und ovales Fenster bilden die knöchern (Stapesfußplatte) und membranös (Membran des runden Fensters) abgeschlossenen Öffnungen des Labyrinthes zur Paukenhöhle (s. S. 115).

Häutiges Labyrinth und Innenohrflüssigkeiten (Abb. 1.**10**):

Das *häutige Labyrinth* entwickelt sich aus dem ektodermalen Hörbläschen und umschließt ein mit *Endolymphe* gefülltes, in sich geschlossenes Hohlraumsystem. Dieses endigt über den Ductus endolymphaticus in einem Blindsack, dem *Saccus endolymphaticus* im Epiduralraum an der hinteren Pyramidenfläche, nahe dem Sinus sigmoideus. Im Gegensatz dazu stellt das *perilymphatische System* einen Hohlraum dar, der aus untereinander kommunizierenden Interzellulärspalten besteht und mit dem Subarachnoidalraum über den Ductus perilymphaticus in offener Verbindung stehend das membranöse Labyrinth von der inneren, die verschiedenen Hohlräume umschließenden Schicht der Labyrinthkapsel abgrenzt. Ferner steht das perilymphatische System mit den Lymphspalten des Mittelohr-Mukoperiostes in Verbindung, so daß durch ein hydrostatisches Druckgefälle ein Stoff- und Flüssigkeitsaustausch zwischen Mittel- und Innenohr stattfinden kann. *Aquaeductus cochleae* (Ductus perilymphaticus) und *Aquaeductus vestibuli* (Ductus endolymphaticus) endigen im Foramen jugulare bzw. in der hinteren Schädelgrube.

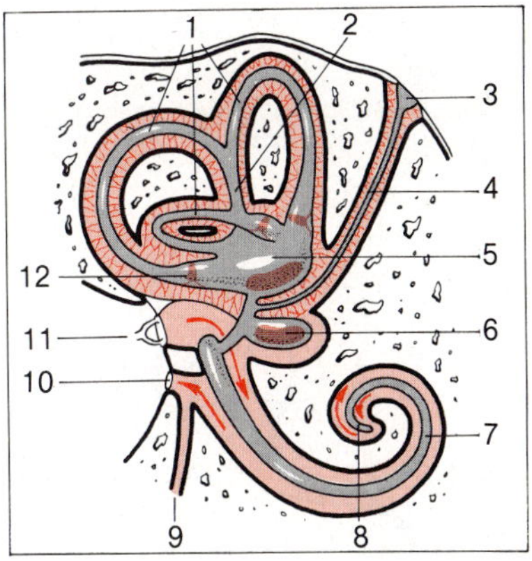

Abb. 1.**10** Schematische Ansicht des Innenohres: 1 Membranöse Bogengänge (horizontaler, oberer, hinterer Bogengang), 2 Crus commune (oberer und hinterer Bogengang), 3 Saccus endolymphaticus (Pyramidenhinterfläche), 4 Ductus endolymphaticus (Aquaeductus vestibuli), 5 Utrikulus, 6 Sakkulus, 7 Ductus cochlearis (häutige Schnecke), 8 Helikotrema, 9 Ductus perilymphaticus (Aquaeductus cochleae), 10 Fenestra rotunda, 11 Fenestra ovalis, 12 Ampulle des hinteren Bogenganges mit Kupula

Die *Perilymphe*, das *Nährsubstrat der kochleären und vestibulären Sinneszellen*, stellt einerseits ein *Blutfiltrat* und andererseits ein Produkt der *Diffusion von Liquor cerebrospinalis* dar. Die Flüssigkeit der *Endolymphe* ist zwar ein Filtrat aus Perilymphe, doch ist ihre Kalium-Natrium-Ionen-Konzentration völlig verschieden; denn letztere wird ausschließlich durch die sekretorischen Epithelien der Stria vascularis reguliert (s. Abb. 1.**17a** u. **b**). Die *Elektrolytzusammensetzung der Endolymphe* reguliert das Volumen der im endolymphatischen System zirkulierenden Flüssigkeitsmenge. – Grundlagen des für die Aufrechterhaltung einer konstanten Ionenkonzentration verantwortlichen Elektrolytaustauschsystems sind die *zellulären K-Na-Austauschpumpen*, die im Bereich der Stria vascularis, des Utrikulus und des Sakkulus lokalisiert sind; ferner die *passiven Diffussionsvorgänge* zwischen endo- und perilymphatischem Raum mit Na-K-Ionenaustausch im Bereich des Saccus endolymphaticus. Funktionelle Störungen dieses Elektrolytregulationssystems führen zu einer Erkrankung des Innenohres, welche als *Ménièresche Krankheit* bezeichnet wird (s. S. 139).

Vorhof-Bogengangsystem

Gleichgewichtsorgane (Abb. 1.**11**–1.**15**):

Utrikulus und Sakkulus enthalten die *Maculae staticae,* worin die Sinnesendstellen für die Aufnahme linearer Beschleunigungsreize untergebracht sind. Sie setzen sich aus *Stützzellen* und *Haarzellen* zusammen, deren *Zilien* in eine gelatinöse Masse (Sulfomuko-Polysaccharide) eingebettet sind. An ihrer Oberfläche liegen die *Otolithen* (Statokonien), welche aus rhombischen Kalziumkarbonatkristallen bestehen. Lineare Beschleunigungen führen zu Veränderungen des Otolithendruckes und damit zu Verbiegungen der Sinneshaare, welche die adäquaten Sinneszellreaktionen (Änderung des *Ruhepotentials*) auslösen. Die drei Bogengänge gehen aus dem Utrikulus hervor und weisen an einem Ende eine birnenförmige Erweiterung auf, die *Pars ampullaris.*

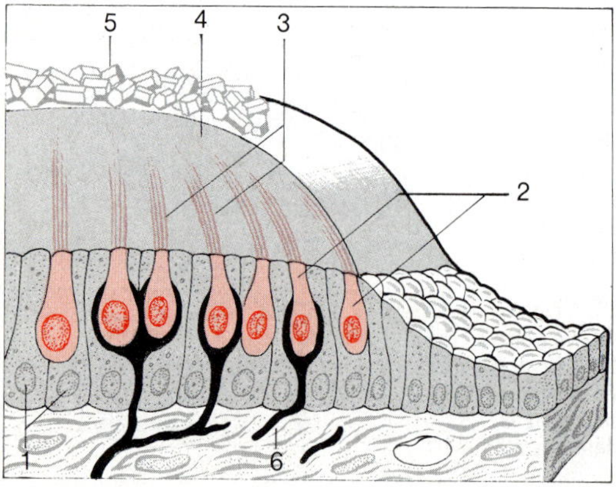

Abb. 1.**11** Schema einer Macula statica: 1 Stützzellen, 2 Sinneszellen, 3 Zilien, 4 Statolithenmembran, 5 Statolithen, 6 afferente Nervenfaser

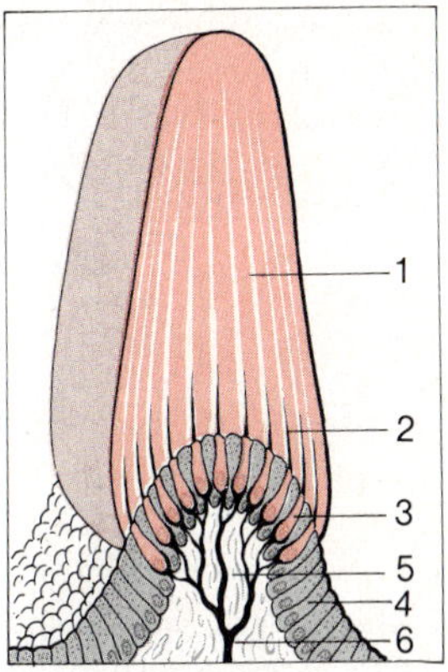

Abb. 1.**12** Schema eines Bogengangrezeptors: 1 Kupula, 2 Zilien, 3 Sinneszellen, 4 Stützzellen, 5 Crista ampullaris, 6 afferente Nervenfaser

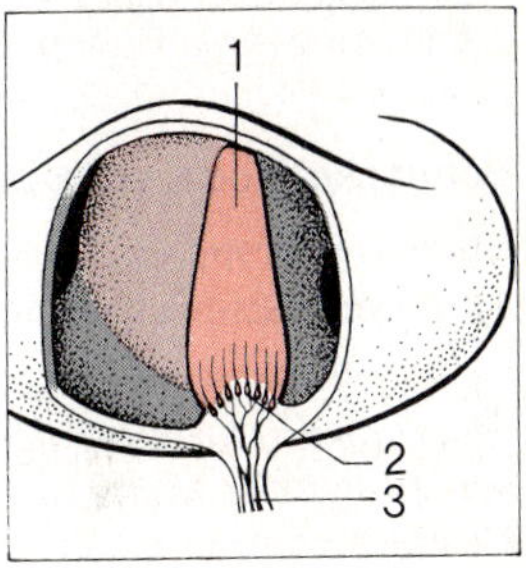

Abb. 1.**13** Schema einer Bogengangsampulle: 1 Kupula, 2 Crista ampullaris, 3 afferente Nervenfaser

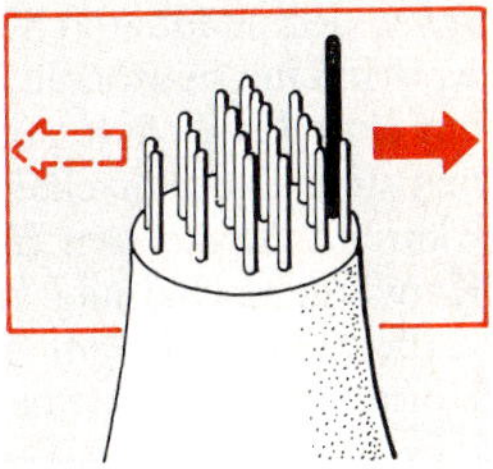

Abb. 1.**14** Schema der Polarisation einer vestibulären Sinneszelle in der Kupula: Jede Sinneszelle besitzt 1 Kinozilie (dunkel) und ca. 60 Stereozilien (hell). Ablenkung der Kupula und damit auch der Zilien in Richtung Kinozilie führt zu einer nervösen Erregung (Anstieg des Rezeptorpotentials), jede Ablenkung in entgegengesetzter Richtung zu einer Hemmung der Spontanaktivität (Absinken des Rezeptorpotentials). In den horizontalen Bogengängen Polarisation zum Utrikulus, in den vertikalen in entgegengesetzter Richtung zum Bogengang

Diese enthält die Sinnesendstellen, deren adäquater Reiz die Winkelbeschleunigung ist. Sie besteht aus der *Crista ampullaris*, auf welcher *Stütz-* und *Haarzellen* so angeordnet sind, daß die Sinneshaare der letzteren die pinselartige *Kupula* bilden, die bis zum Ampullendach reicht und die Pars ampullaris als bewegliche Trennwand *Torsionspendel)* verhältnismäßig endolymphdicht abschließt (Abb. 1.**13**). Struktur und Funktionsprinzip der vestibulären Sinneszellen sind in Abb. 1.**14** und 1.**15a–d** dargestellt.

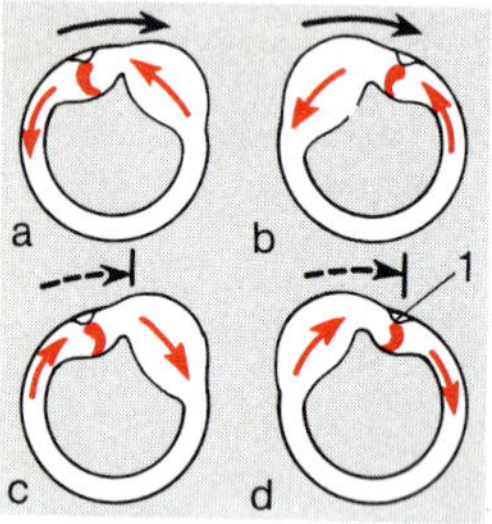

Abb. 1.**15a–d** Funktionsprinzip der horizontalen Bogengangsmechanorezeptoren (vgl. Abb. 1.**27a–c** und 1.**28**). Positive Beschleunigung im Uhrzeigersinn verursacht Endolymphströmung in entgegengesetzter Richtung (Trägheit) und utrikulopetale Deflexion der Kupula im rechten horizontalen Bogengang (**b**) sowie utrikulofugale Deflexion im linken horizontalen Bogengang (**a**). Dadurch Anstieg des Rezeptorpotentials rechts, Absinken links.
Negative Beschleunigung (Verzögerung) aus der Drehbewegung im Uhrzeigersinn löst entgegengesetzt gerichtete Reaktionen aus: utrikulopetale Deflexion links (**c**) und utrikulofugale Deflexion rechts (**d**) mit entsprechender Änderung des Rezeptorpotentials

Merke: Die Haarzellen der Maculae und Cristae ampullares sind nach demselben Strukturprinzip gebaut: Sie stellen Mechanorezeptoren dar, die auf eine tangentiale Ablenkung ihrer Zilien (= adäquater Reiz) mit einer Änderung ihres Ruhepotentials antworten.

Schnecke (kochleares bzw. akustisches Endorgan)

Makro- und mikroskopische Struktur der knöchernen und häutigen (membranösen) Schnecke sind in Abb. 1.**16a** u. **b** bzw. 1.**17a** u. **b** schematisch dargestellt.

Funktionelle Struktur des Cortischen Organes: Die Zilien der Sinneszellen stehen mit der Membrana tectoria in Berührung, und bei Schwingungen der Basilarmembran treten zwischen beiden Membranen Radialkräfte auf, welche sich als Scherungskräfte an den Zilien der Haarzellen auswirken und diese tangential auslenken. Diese *Abscherung der Zilien* stellt für die *Haarzellen* den adäquaten Sinnesreiz dar, welcher im Rezeptor den mechanischen Reiz in eine neuronale Erregung umwandelt. Die *inneren Haarzellen* bilden nur eine Reihe, deren einzelne Elemente mit afferenten Einzelfasern verbunden sind. Diese machen nach Spoendlin 95 % aller Fasern des Hörnervs aus, während die *äußeren Haarzellen*, obschon sie 3 Reihen bilden, im Sinne der Konvergenzschaltung gruppenweise mit einzelnen afferenten Nervenfasern verbunden sind (nur 5 % aller Fasern des Hörnerven!). Jede afferente Hörnervenfaser ist einem bestimmten Frequenzbereich zugeordnet.

Merke: Das gesamte Frequenzspektrum von 18 Hz–20 000 Hz wird in den Haarzellen des Cortischen Organs über der ganzen Basilarmembran in der Weise repräsentiert, daß die höchsten Frequenzen in den basalsten Windungsabschnitten der Schnecke lokalisiert sind, die tiefsten Töne nahe dem Helikotrema in der apikalen Windung. Diese Anordnung bildet die morphologische Grundlage der „tonotopen Organisation der Kochlea", d. h. der Punkt-zu-Punkt-Verbindung zwischen schallreizempfangenden Rezeptoren und signalverarbeitenden zentralen Neuronen des Hörsystems.

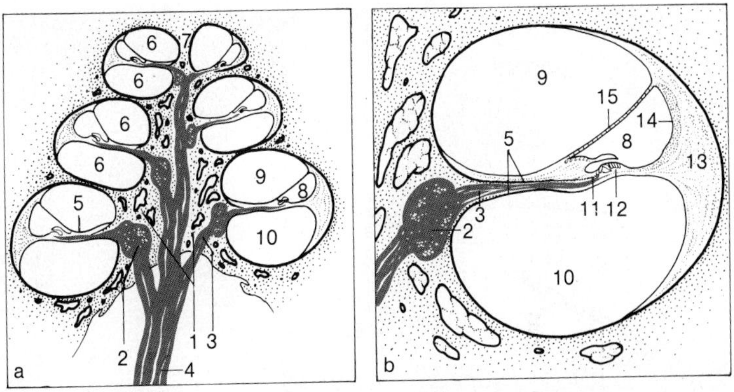

Abb. 1.**16a** u. **b** Axialschnitt durch die Schnecke (**a**) und Schneckengang (**b**).
Die Schnecke oder Kochlea verläuft in 2½ Windungen um eine kegelförmige knöcherne Achse, sog. Schneckenspindel = Modiolus (1), horizontal gestellt, Basis dem inneren Gehörgang, Spitze der Pauke zugewandt. Im Modiolus Ganglion spirale (2) mit Nervenfasern (3), die sich zum Stamm des N. cochlearis (4) vereinigen. Die Lamina spiralis ossea (5) bildet eine spiralförmig von der Basis bis zur Spitze (7) verlaufende Knochenleiste, in deren Kanälen Nervenfasern zum Cortischen Organ (12) ziehen.
Der Schneckengang (**b**) enthält den mit Endolymphe gefüllten Ductus cochlearis (8). Darüber liegt die Vorhofstreppe (Scala vestibuli = 9), darunter die Paukentreppe (Scala tympani = 10), welche Perilymphe enthalten. Trennwand zwischen Scala tympani einerseits und Scala vestibuli sowie Ductus cochlearis andererseits: Lamina spiralis ossea (5) und Lamina basilaris (11). Trennwand zwischen Scala vestibuli und Ductus cochlearis: Reissnersche Membran (15). Die laterale Wand des Ductus cochlearis bildet die Stria vascularis (14) mit zahlreichen Gefäßen (Produktionsstätte der Endolymphe). Sie grenzt lateral an das Lig. spirale (13).
Die perilymphatischen Räume der Schnecke (Scala tympani und vestibuli) kommunizieren miteinander an der Schneckenspitze (**a** = 7) am sog. Helikotrema (Abb. 1.**10** – Nr. 8) sowie mit dem Perilymphraum des Vorhofs, worin sich Utrikulus und Sakkulus befinden (Abb. 1.**10** – Nr. 5 und 6)

Zentrale Verbindungen des Cortischen Organs

Die Pars cochlearis wird von den bipolaren Neuronen des Ganglion spirale cochleae gebildet. Sie verläuft durch den inneren Gehörgang, vereinigt sich mit dem Vestibularnerven zum VIII. Hirnnerven (N. vestibulocochlearis), durchquert den Kleinhirnbrückenwinkel und tritt am Unterrand der Brücke in den Hirnstamm ein, wo die zentrale Hörbahn beginnt (Abb. 1.**18**).

Auch die zentrale Hörstrahlung gliedert sich in die strenge tonotopische Ordnung ein, ebenso wie die *Hörrinde*, in welcher die Kochlea gewissermaßen aufgerollt von der Basalwindung bis zum Helikotrema kortikal repräsentiert ist. Die *Hörrinde* ist wesentlich größer als das Gebiet der Heschlschen Querwindungen, denn diese stellen nur das *primäre Hörfeld* (A I) dar, in welchem die Hörstrahlung endet. Die sekundä-

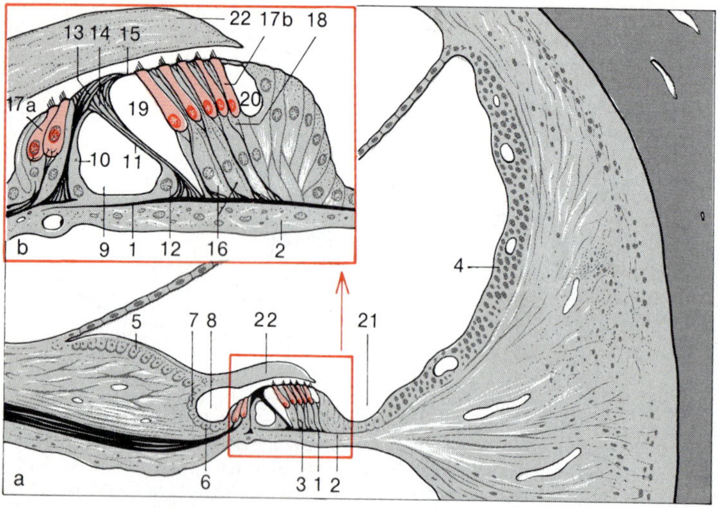

Abb. 1.**17a** u. **b** Schema des Ductus cochlearis (**a**) und Schema des Cortischen Organs (**b**). Das Cortische Organ (Organum spirale = **b**) liegt auf der Basilarmembran (1 und 2). Medial (freier Rand der Lamina spiralis ossea) Limbus spiralis (5) mit 2 Lippen (6 und 7) und Sulcus spiralis internus (8) umfassend. Gefäßreiche Stria vascularis (4) mit intraepithelialen Kapillaren.

Das Cortische Organ (**b**) besteht aus inneren (10) und äußeren (11 und 12) Stütz- bzw. Pfeilerzellen, welche den inneren Tunnel (Perilymphe – 9) begrenzen. Oben (13, 14, 15) Kopfteil des Stützgerüstes (Tonofibrillen), unten Stützkörperchen (18) der Phalangenzellen (16), welche die Sinneszellen (17) tragen. Zwischen äußeren Pfeiler – (11, 12) und Deitersschen Stütz-(Phalangen-)zellen (16) Nuelscher Raum mit Perilymphe (19), ganz lateral der äußere Tunnel (20), der an den äußeren Sulcus spiralis (21) bzw. die Stria vascularis (4) grenzt. Über den inneren (17a) und äußeren Haarzellen (17b) die Membrana tectoria (22), eine gallertartige Schicht, die dem Limbus spiralis (5) aufgelagert ist. Die interzellulären Räume des Corti-Organes (9, 19, 20) enthalten Perilymphe (sog. Corti-Lymphe)

ren Hörfelder (A II und Gyrus ectosylvius posterior) schließen – ähnlich wie beim visuellen Kortex – sekundäre Integrationsgebiete, wie z. B. das *Wernickesche Sprachzentrum* ein. Zahlreiche Kommissurensysteme ermöglichen einen Faseraustausch zwischen beiden Hirnhälften, was für das *Richtungshören* von ausschlaggebender Bedeutung ist.

Zentrale Verbindungen der Gleichgewichtsorgane
(Abb. 1.**19**)

Die bipolaren Neurone des Ganglion vestibulare (Scarpae) senden ihre peripheren Fortsätze als zwei getrennte Faserbündel einerseits zu den Sinnes-

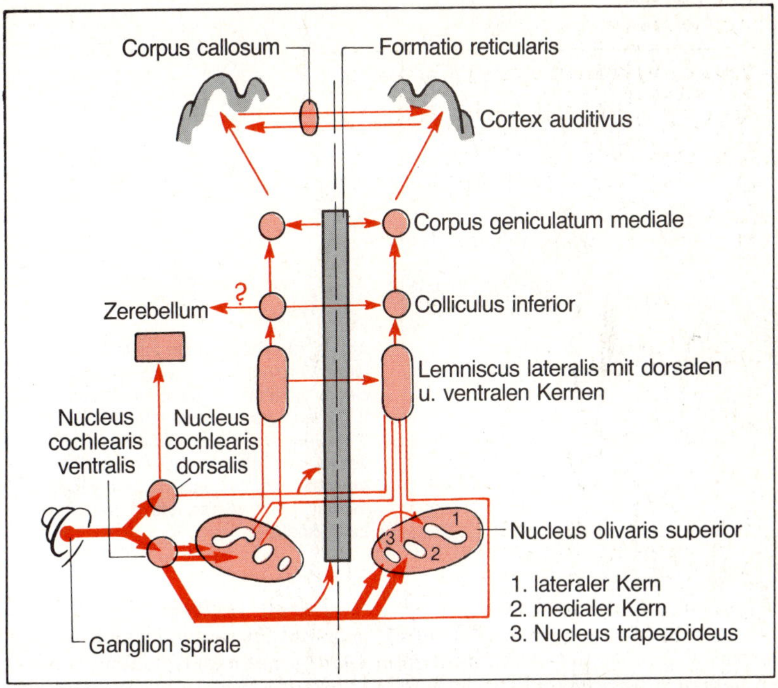

Abb. 1.**18** Vereinfachte schematische Darstellung der afferenten Hörbahn. Aus Gründen der Übersichtlichkeit wurden die Leitungsbahnen nur für eine Kochlea eingezeichnet. Für das vollständige System müßten sie spiegelbildlich ergänzt werden. Die Kommissuren in Höhe der lateralen Schleife und der Colliculi inferiores sind nur in einer Richtung angegeben, weil man allgemein annimmt, daß Fasern, die einmal zur Gegenseite gekreuzt haben, nicht noch einmal zurückkreuzen. Das schließt aber nicht aus, daß nach synaptischer Übertragung auf Neurone, die auf der Gegenseite auch ipsilateral innerviert werden, Verbindungen „zurück" zur Ausgangsseite möglich sind. In diesem Sinne könnten die Pfeile jeweils in beiden Richtungen angegeben werden. Inzwischen wurden durch Meerrettichperoxydasetechnik weitere afferente Verbindungen zum Colliculus inferior nachgewiesen, z. B. vom ipsi- und kontralateralen lateralen Kern des Trapezkörpers und vom kontralateralen Nucleus cochlearis ventralis (nach *Kallert*)

zellen in der Macula utriculi, andererseits zu den horizontalen sowie oberen Bogengängen (Pars superior) und zu denjenigen des hinteren Bogenganges und des Sakkulus (Pars inferior). Die zentralen Fortsätze vereinigen sich zur Pars vestibularis, die sich im inneren Gehörgang mit der Pars cochlearis zum N. vestibulocochlearis zusammenschließt (gemeinsame Nervenscheide) und nach dem Eintritt in die Medulla oblongata aufsteigende Fasern zu den Vestibulariskernen sendet. Die *sekundäre Vestibularisbahn* stellt einerseits

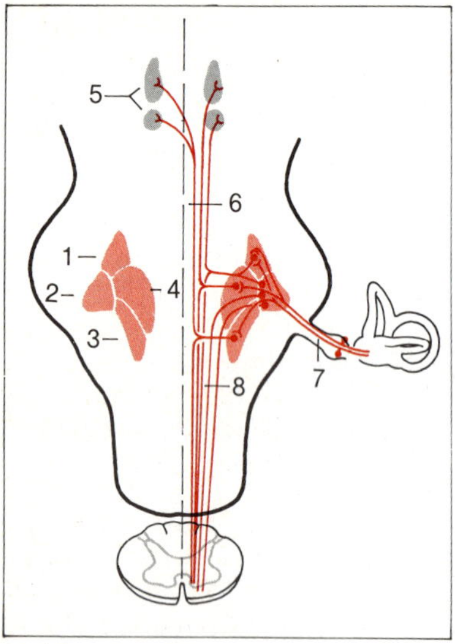

Abb. 1.**19** Schema der zentralen vestibulären Verbindungen im Hirnstamm: 1 Nucleus vestibularis superior (Bechterew), 2 Nucleus vestibularis lateralis (Deiters), 3 Nucleus vestibularis inferior, 4 Nucleus vestibularis medialis (Schwalbe), 5 Augenmuskelkerne, 6 Fasciculus longitudinalis medialis, 7 N. vestibularis, 8 Tractus vestibulospinalis

Verbindungen zum Rückenmark her als *Tractus vestibulospinalis:* Seine Fasern enden an spinalen Zwischenneuronen und aktivieren die motorischen α- und γ-Neurone der Streckmuskulatur (Antagonisten der Pyramidenbahn, vornehmlich Flexoreninhibition und Extensorenaktivierung; Bestandteile eines phylogenetisch alten, gegen die Schwerkraft gerichteten Systems im Dienste der Erhaltung des Gleichgewichtes). Daneben bestehen wichtige aufsteigende Bahnen zum Kleinhirn, zur Formatio reticularis (multisensorisches Integrationszentrum) und zu den Augenmuskelkernen als mittleres Längsbündel oder *Fasciculus longitudinalis medialis* (Koordination der Blickmotorik).

Eine *vestibulokortikale Verbindung* besteht über den Thalamus, wobei eine Projektion vestibulärer Erregung auf einen kleinen Bezirk in der *ventralen Postzentralregion* (somatosensorisch) nahe dem visuellen Bezirk erfolgt. Diese Region entspräche bis zu einem gewissen Grade einem primären vestibulären Rindenfeld.

Merke: Verbindungen zwischen vestibulären Zentren, Augenmuskelkernen und Halsmuskulatur bilden zusammen mit dem Kleinhirn die morphologische Grundlage für das außerordentlich präzise Zusammenspiel dieser Funktionsgruppen, welches die visuelle Fixation eines Gegenstandes auch während der Bewegung des Kopfes ermöglicht. (Steuerung des abgestimmten Zusammenwirkens von Augen- und Halsmuskeln durch den Vestibularapparat über die γ-Neurone.)

N. facialis

Der VII. Hirnnerv führt *motorische Fasern* für die mimische Muskulatur des Gesichtes und in einem separaten Nervenbündel, dem N. intermedius, *Geschmacksfasern* sowie *viszeroefferente, sekretorische Neurone.* Ferner muß heute angenommen werden, daß er auch *sensible Fasern* enthält, die unter anderem die Hinterwand des äußeren Gehörganges innervieren *(Hitselbergersches Zeichen* bei Akustikusneurinom infolge herabgesetzter Sensibilität dieses Hautbezirkes) (Abb. 1.**20** und 1.**21**).

Die *motorischen* Fasern stammen aus dem motorischen Fazialiskern am Boden der Rautengrube, verlaufen um den Abduzenskern herum (inneres Knie) und treten am Unterrand der Brücke aus, zusammen mit den *viszeroefferenten* Fasern aus dem Nucleus secretorius nervi intermedii und den *gustatorischen* Fasern aus dem subkortikalen Geschmackszentrum im Nucleus tractus solitarii. Er bildet nun den *N. intermediofacialis,* der zuerst im inneren Gehörgang verläuft *(meatales Segment).* Darauf zieht er in einem knöchernen Kanal unmittelbar dem Labyrinth anliegend *(labyrinthäres Segment)* bis zum Hiatus nervi facialis, wo sich der N. petrosus major vom Hauptstamm trennt. Dieser bildet einerseits die Tränenanastomose und gibt andererseits Fasern zu den Drüsen der Nasenschleimhaut ab. Auf Höhe des Ganglion geniculi bildet der N. facialis das sog. 1. Knie und biegt in das horizontale *tympanale Segment* um, worauf er in Höhe der Antrumschwelle in das vertikale *mastoidale Segment* übergeht (2. Knie) und in dieser Strecke Fasern zum M. stapedius und der Chorda tympani abgibt (Geschmacksfasern zu den vorderen zwei Dritteln der Zunge und viszeroefferente Fasern zu den Glandulae sublinguales und submandibulares). Nach Austritt aus dem Mastoid (Foramen stylomastoideum) extratemporale Aufteilung in fünf Äste: Rr. temporales, Rr. zygomatici, R. buccalis und R. marginalis mandibulae sowie R. colli zum Platysma (große Variabilität, vgl. Abb. 1.**77**, S. 164).

Der N. facialis wird in seinem Verlauf durch das Schläfenbein von einer kräftig ausgebildeten fibrösen Scheide umgeben. Seine einzelnen Faszikel sind in ein gut entwickeltes *Epineurium* eingebettet, einem lockeren Bindegewebe, das Gefäße und Nerven enthält. Die Faserbündel werden vom *Perineurium* eingefaßt; bei Verletzungen des Nervs muß das Epineurium im Stumpfbereich reseziert und eine Perineuralnaht durchgeführt werden, um die Anastomosestelle exakt adaptieren und die Bildung eines Narbenneurinoms infolge bindegewebiger Durchwachsung der Anastomose nach Möglichkeit verhindern zu können (s. S. 166).

Beachte: Die Kenntnisse der topographisch-anatomischen Besonderheiten des N. facialis sind unerläßlich für das Verständnis der neurologischen Diagnostik einer Fazialisparese (Differentialdiagnose zentral-peripherer Lähmungen; Topodiagnose der Läsion; vgl. S. 70).

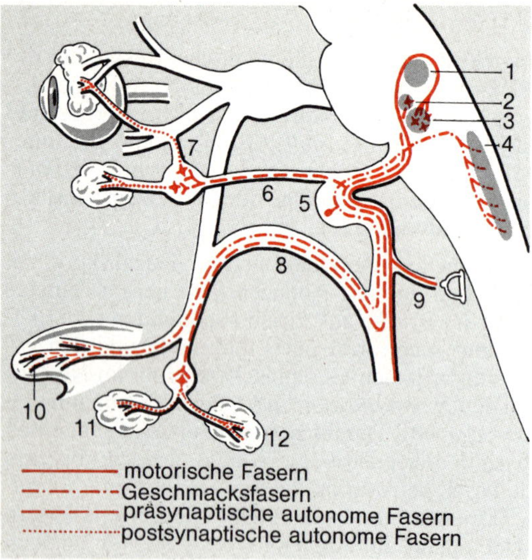

Abb. 1.**20** Faserverlauf im N. facialis: 1 Abduzenskern, 2 Nucleus secretorius N. intermedii, 3 motorischer Fazialiskern, 4 Nucleus tractus solitarii, 5 Ganglion geniculi, 6 N. petrosus major, 7 Ganglion pterygopalatinum mit Tränenanastomose, 8 Chorda tympani, 9 N. stapedius, 10 Geschmacksfasern zu den vorderen zwei Dritteln der Zunge, 11 Glandula sublingualis, 12 Glandula submandibularis

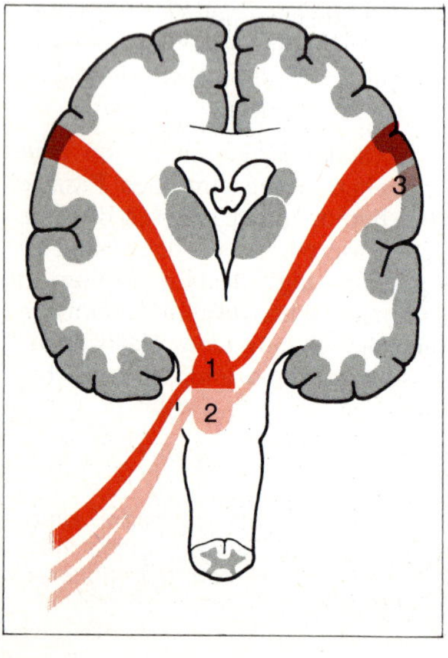

Abb. 1.**21** Schema der bilateralen kortikobulbären Fazialiskerninnervation. Differentialdiagnose periphere/zentrale Fazialislähmung.
Der Stirnast erhält seine Fasern aus dem rostralen Fazialiskern (1), der von beiden Rindenfeldern innerviert wird, der kaudale Kern (2) jedoch nur vom kontralateralen motorischen Zentrum (3). Deshalb bleibt die Funktion des Fazialisstirnastes bei *zentralen Lähmungen* weitgehend intakt, da dieser motorische Impulse vom intakten homolateralen Rindenzentrum erhält. Bei der *peripheren* und *nukleären* Fazialislähmung sind sämtliche Äste gelähmt

Physiologie und Pathophysiologie des Gehörs und des Gleichgewichtssinnes

Physiologie des Hörens: mittleres und inneres Ohr

Äußeres und Mittelohr: Reiztransportorgan,
Kochlea: Reizverteilungsorgan,
Summe der Rezeptoren (Sinneszellen): Reiztransformationsorgan.

Reiztransport

Gehörgang: Herabsetzung der Hörschwelle durch Resonanzeffekt zwischen 2000–3000 Hz (Teilbereich des Hauptsprachfrequenzgebietes).

Trommelfell: Schalldruckempfänger und Schalldrucktransformator.

Gehörknöchelchenkette:

- Impedanzanpassung zwischen Mittelohr (Medium Luft) und Innenohr (Medium Flüssigkeit),
- Schalldrucktransformation: Druckerhöhung = 1 : 17 (Verhältnis Oberfläche Trommelfell: Stapesfußplatte) und 1 : 1,3 (Untersetzung Hammer-Amboß-Gelenk).
  Totale Schalldruckerhöhung an der Steigbügelfußplatte im Verhältnis 1 : 22.

Die physikalischen Molekularschwingungen, welche wir subjektiv als „Schall“ empfinden, versetzen das Trommelfell in eine Bewegung, deren Frequenz mit derjenigen der Luftschwingungen übereinstimmt und ihrer Amplitude proportional ist. Die Übertragung der Schallwellen aus dem gasförmigen Medium Luft auf das flüssige Medium des peri- und endolymphatischen Raumes erfordert infolge Zunahme der Dichte einen beträchtlichen Kraftzuwachs:

Impedanzanpassung mittels Schalldrucktransformation (Impedanz = akustischer Widerstand).

Voraussetzung für eine ungestörte Schallzuleitung zum Innenohr: Normale Stellung und Beweglichkeit des Trommelfells, gleicher Luftdruck im äußeren und Mittelohr. Impedanzmessungen am Trommelfell informieren über den Funktionszustand des Schalleitungsapparates; daher wird diese Methode zur klinischen Untersuchung verwendet: *Impedanzaudiometrie* (s. S. 51). Schallenergie gelangt nicht nur über den Schalleitungsapparat des Mittelohres zur Kochlea *(Luftleitung),* sondern auch dadurch, daß die Schädelknochen in einem Schallfeld in Schwingung geraten und die Schallenergie über die Labyrinthkapsel direkt auf die Schnecke übertragen *(Knochenleitung).* In der *Audiometrie* wird die Hörschwelle sowohl für die Luft- als auch für die Knochenleitung bestimmt (s. S. 44).

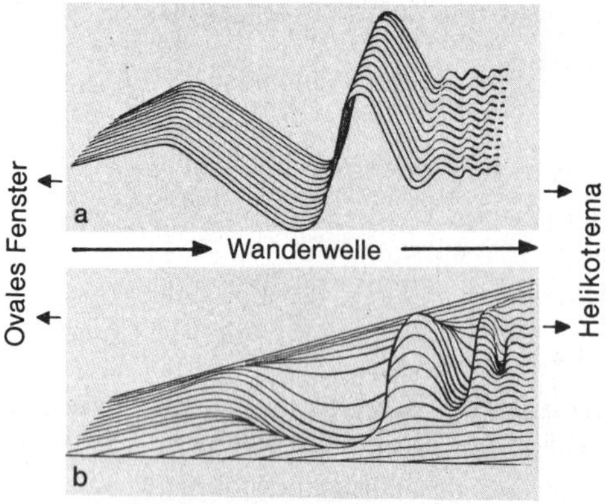

Abb. 1.**22a** u. **b** Räumliches Bild eines Schwingungszustandes der Basilarmembran nach *Tonndorf* (die Wanderwelle verläuft von links nach rechts). In beiden Darstellungen (**a** und **b**) kommt die Ausbildung eines frequenzabhängigen Amplitudenmaximums deutlich zum Ausdruck

Reizverteilung

Die Hauptfunktion der Schnecke ist die *mechanische Frequenzanalyse,* welche auf der *Hydrodynamik* der Kochlea beruht. Es handelt sich dabei um die Umwandlung periodischer Schwingungen (Steigbügel) in aperiodische Schwingungen (Wanderwellen der Basilarmembran) (Abb. 1.**22a** u. **b**). Da die Innenohrflüssigkeiten als inkompressibel betrachtet werden können, führt eine Volumenverschiebung an der Steigbügelfußplatte zu einer ebenso großen Volumenverschiebung an runden Fenster, d. h. die Membran des runden Fensters wölbt sich in gleichem Maße nach außen vor, wie die Steigbügelfußplatte nach einwärts gedrückt wird (und umgekehrt). Diese durch die *periodischen Schwingungen* der Stapesfußplatte hervorgerufenen Volumenverschiebungen führen zu einer Auslenkung der *Trennwand* zwischen Scala vestibuli und Scala tympani (der von der Basilarmembran und der Reißnerschen Membran umschlossene Raum bildet die sog. *Skalentrennwand,* s. Abb. 1.**16a** u. **b**). Durch diese initiale Auslenkung entsteht eine Wellenbewegung, welche der Trennwand entlang zum Helikotrema verläuft *(aperiodische Schwingung* im Sinne einer Wanderwelle). Die Wellenlänge wird zum Helikotrema hin immer kürzer, die Amplitude hingegen immer größer. An einer Stelle erreicht letztere ihr Maximum, um darauf sofort auf den Nullwert abzusinken; helikotremawärts sistiert dann jede Wellenbewegung. Die Wanderwelle führt im Bereich ihres Amplitudenmaximums zu einer Verschiebung zwischen Membrana tectoria und Basilarmembran, wodurch an dieser Stelle die Zilien der Haarzellen abgeschert werden, was für diese Mechanorezeptoren den adäquaten Sinnesreiz darstellt (vgl. Abb. 1.**23**).

Die frequenzabhängige Entstehung des Amplitudenmaximums einer Wanderwelle löst auf der Basilarmembran einen demzufolge ebenfalls *frequenz-*

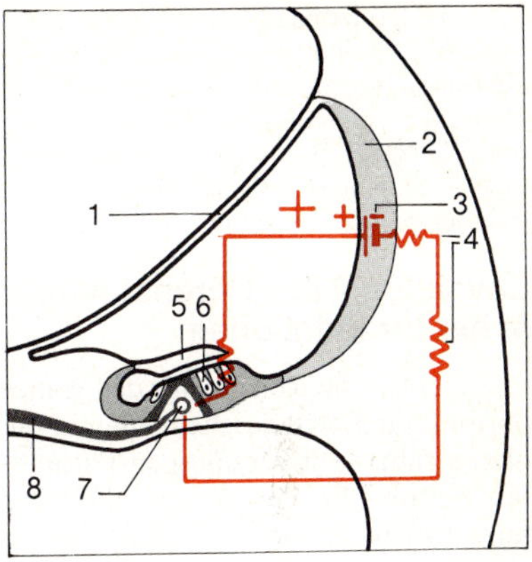

Abb. 1.**23** Schema der Sinneszellerregung im Cortischen Organ und Auslösung des Nervenimpulses (nach *Kreidel*). 1 Reißnersche Membran (isolierend), 2 Stria vascularis, 3 ,,Batterie"-Modell nach Keidel, 4 veränderliche Widerstände im Gewebe, 5 Membrana tectoria, 6 Haarzellen (,,Kohlemikrophon"), 7 polarisiertes ,,Relais" Haarzelle-Nervenfaser, das den Nervenimpuls auslöst, 8 Nervenfaser (afferent)

abhängigen, ortsgebundenen Reizeffekt in jenen Sinneszellen des Cortischen Organes aus, welche sich im Bereich des Amplitudenmaximums befinden. Dadurch erfolgt eine *erste Analyse* des Schalles in genau definierte *Frequenzreizmuster* (Dispersions- oder Wanderwellentheorie nach Békésy).

Das Auslenkungsmaximum der Wanderwelle liegt für jede Frequenz an einem anderen Ort: bei tiefen Frequenzen in Richtung zum Helikotrema, bei hohen in Richtung Stapesfußplatte. Jede Frequenz wird somit an einem bestimmten Ort der Basilarmembran ,,abgebildet". Da die Verteilung der Amplitudenmaxima über der Basilarmembran den Ort der Erregung im Cortischen Organ und damit auch die Aktivität der afferenten Nervenfasern im N. cochlearis bestimmt, ist die Wanderwellenhypothese ebenfalls eine ,,Einortshypothese" im Sinne von Helmholtz (d. h. jedem Ort der Basilarmembran ist eine bestimmte Frequenz zugeordnet).

Reiztransformation

Die Haarzellen im Cortischen Organ wandeln die zugeführte mechanische Energie der Schallwellen in bioelektrische Energie um. Die beim Wandlerprozeß benötigte Energie wird durch den Stoffwechsel der Sinneszellen geliefert (Abb. 1.**23**).

Die Stria vascularis wirkt dadurch, daß sie die Endolymphe positiv auflädt, als Energiequelle. Im elektrischen Ersatzmodell bedeutet das eine Batterie. Die Haarzellen werden ähnlich einem Kohlemikrophon als veränderliche Widerstände aufgefaßt. Schwingungen der Basilarmembran verursachen synchrone Abscherungen der Sinneshaare durch die Membrana tectoria. Diese lösen an den Haarzellen Depolarisationseffekte aus. Es handelt sich dabei um die Folge einer Änderung des elektrischen Zellmembranwiderstandes – daher der Vergleich der Haarzellen mit den veränderlichen Widerständen eines Kohlemikrophons. Die Depolarisation der Haarzelle führt zu einer Änderung ihres Rezeptorpotentials. Sobald dieses einen bestimmten Schwellenwert überschreitet, kommt es am Übergang zwischen Haarzelle und Initialsegment des afferenten Neurons (polarisiertes Relais) zur Auslösung eines Aktionspotentials in der afferenten Nervenfaser. Diese Auslösung gehorcht dem „Alles-oder-nichts-Gesetz" (nach H. Davis u. W. D. Keidel). Stärkere Erregung der Haarzelle verursacht häufigere Entladung (häufigeres Ansprechen des Relais: Grundlage der Frequenzmodulation bei der Kodierung der Schallintensität).

Physiologie des Hörens: retrokochleäre Verarbeitung akustischer Informationen

Das elektrische Reizmuster der Sinneszellen im Cortischen Organ wird in den peripheren Kochlearisneuronen in das Aktionspotentialmuster des Hörnervs übergeführt. Die vielfältigen Parameter des Schallreizes (Frequenz, Intensität, Zeitmuster, Periodizität der Aktionspotentiale) müssen für die Nachrichtenverarbeitung im Zentralnervensystem kodiert werden.

Schallfrequenz- und Schallintensitätskodierung spielen im Hinblick auf die zentrale Verarbeitung akustischer Signale eine führende Rolle.

Schallintensitätskodierung mittels Frequenzmodulation: Mit zunehmender Schallintensität steigt die Zahl der Entladungen (spikes) in den Sinneszellen an.

Schallfrequenzkodierung: Je nach Schallfrequenz werden bestimmte Sinneszellgruppen im Cortischen Organ erregt. Durch die *Tonotopie* (s. unten) ist es möglich, diese auf der Basilarmembran erzeugten örtlich umschriebenen *Erregungsmuster* über den Hörnerven in die übergeordneten Zentren unverfälscht weiterzuleiten.

Tonotopie: Punkt-zu-Punkt-Verbindung zwischen Schallrezeptoren und signalverarbeitenden Neuronen (nervale Projektion der Auslenkungsmaxima der Basilarmembran Kodierung durch Frequenzabbildung). Jedes Kochlearisneuron besitzt eine sog. *Bestfrequenz,* d. h., es spricht nur auf einen akustischen Reiz an, dessen Frequenz identisch ist mit der ihm fest zugeordneten Frequenz.

Das akustische System hat folgende Möglichkeiten, Zeit-, Intensitäts- und Frequenzparameter akustischer Signale zu verarbeiten:

Bei *ansteigender Intensität* und *konstanter Frequenz* wächst die Aktionspotentialrate in der Nervenfaser an und die Zahl der erregten afferenten Neuronen wird entsprechend des verbreiterten Auslenkungsbereiches der Basilarmembran zunehmen.

Bei *konstanter Intensität* und *variabler Frequenz* verschiebt sich der Auslenkungsbereich der Basilarmembran bzw. die Erregung in den betreffenden Abschnitten des Cortischen Organs innerhalb der Kochlea, wodurch die Frequenzbestimmung mittels *Ortsanalyse* ermöglicht wird. Ferner treten Änderungen in der Periodizität der Aktionspotentialserien innerhalb der einzelnen Nervenfasern auf, welche mittels einer *Periodizitätsanalyse* erfaßt werden, wodurch eine weitere Möglichkeit der Frequenzbestimmung gegeben ist.

Weitere Differenzierungsmöglichkeiten: *Zeitliche Erregungsmuster* ergeben sich aus der Benützung verschieden langer Nervenfasern. Die *Schallfrequenzabstimmung* erfolgt auf der Grundlage der Beziehung verschieden frequenzempfindlicher Neurone. Diese sind gekennzeichnet durch eine sog. *Abstimm- oder ,,Tuning''-Kurve,* welche den gesamten Erregungs- oder Ansprechbereich des Neurons umfaßt. Der tiefste Punkt der Kurve ist die eigentliche Schwelle und zeigt auf die Bestschallfrequenz des betreffenden Neurons (Abb. 1.**24**). Diese *neuronale Abstimmkurve* ist nicht zu verwechseln mit der sog. *mechanischen Abstimmkurve,* welche anzeigt, wie die Reizintensität in Abhängigkeit von der Frequenz geändert werden muß, um für einen bestimmten Ort der Basilarmembran stets die gleiche Auslenkungsamplitude zu erzielen (Abb. 1.**24**).

Auch in den übergeordneten Hörzentren erfolgt dank der Tonotopie die *Frequenzanalyse* mittels Ortsmusterabtastung, *Intensitätswahrnehmung* mittels Frequenzmodulation und *Zeit-Periodizitätsanalyse* mittels kombinierter Zeit- und Ortsmusterauswertung.

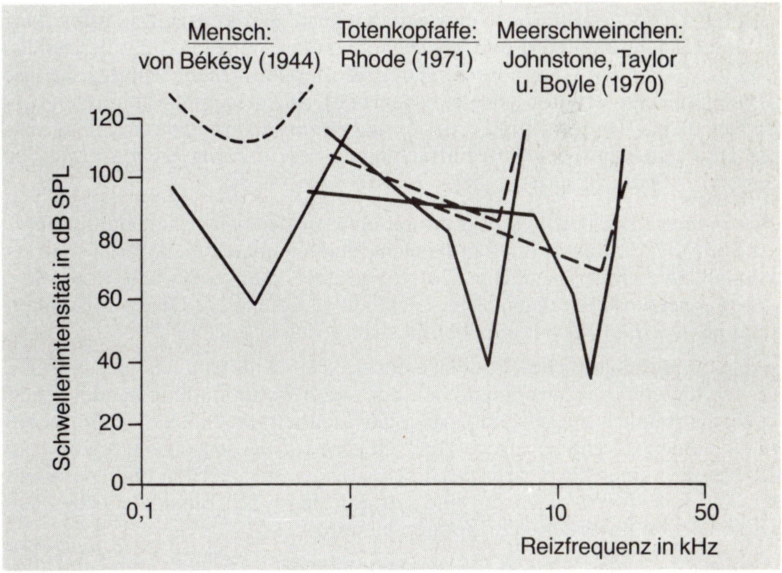

Abb. 1.**24** Vergleich zwischen mechanischen Abstimmkurven der Basilarmembran (gestrichelt) und entsprechenden Abstimmkurven einzelner Hörnervenfasern (ausgezogen). Die Kurven sind für den tatsächlich gemessenen Intensitätsbereich eingetragen (nach *Keidel*)

Pathophysiologische Grundlagen der Hörstörungen

Schalleitungsstörung (sog. Mittelohrschwerhörigkeit): Hervorgerufen durch krankhafte Veränderungen im Reiztransportorgan. Das grundsätzliche klinische Merkmal dieser Art von Hörstörung ist das bessere Funktionieren der Knochenleitung gegenüber der Luftleitung. Die Verschlechterung der Hörschwelle für Luftleitung steht in unmittelbarem Zusammenhang mit einer Änderung (Zunahme) der akustischen Impedanz, z. B. infolge Stapesfixation bei Otosklerose.

Schallempfindungsstörung: Hervorgerufen durch krankhafte Veränderungen im Reiztransformationsorgan und/oder im Hörnerven, deshalb besser als *kochleoneurale* bzw. *sensorineurale* Schwerhörigkeit bezeichnet.

Schallwahrnehmungsstörung: Hervorgerufen durch Läsionen in den subkortikalen und/oder kortikalen Hörzentren sowie bei pathologischen Prozessen, welche die zentrale Hörbahn miteinbeziehen. Dies hat zur Folge, daß akustische Signale falsch kodiert, Erregungsmuster falsch analysiert und die akustische Information nicht mehr integriert werden können. In diesem Fall hört der Patient, aber versteht nicht.

Zentrale Hörstörungen sind gekennzeichnet durch eine Beeinträchtigung der integrativen Leistungen der Hörzentren: Tonhöhenunterschiede, Lautstärkedifferenzen sowie zeitliche Unterschiede akustischer Erregungsmuster können nicht mehr analysiert und verrechnet werden. Hinzu kommt die Reduktion der *Redundanz* (Herabsetzung des Informationsgehaltes infolge Verlust sekundärer und tertiärer Kochlearisneurone). Die genannten Störungen verursachen eine Beeinträchtigung des *Sprachgehörs* (während das *Reintongehör* erhalten sein kann), eine Beeinträchtigung des *Richtungshörens* sowie der *Sprachverständlichkeit* (s. S. 58).

Rekruitment: Bei bestimmten Formen einer einseitigen Schallempfindungsschwerhörigkeit wächst die Lautheitsempfindung mit der Lautstärke so rasch an, daß trotz unterschiedlicher Hörschwelle bei einem bestimmten Lautstärkepegel beide Ohren einen Ton gleich laut wahrnehmen. Dieses Phänomen wird als *Rekruitment* oder als Lautheitsausgleich bezeichnet.

Die pathophysiologische Grundlage des Rekruitments ist nicht ganz klar. Da es sich um ein abnormes Phänomen der Lautheitsempfindung handelt, muß es wahrscheinlich mit der Kodierung der Lautheit zusammenhängen. Heute gilt die diagnostische Faustregel, daß ein *vorhandenes (positives) Rekruitment* als Zeichen einer kochleären Schädigung angesehen werden muß, während ein *fehlendes Rekruitment* für eine retrokochleäre Schädigung sprechen soll (Lokalisation im ersten oder zweiten Neuron).

Erklärung des Rekruitments (Hypothese): Geschädigte Sinneszellen und afferente Neurone geringer Frequenzselektivität benötigen zur Erregung im Gegensatz zu gesunden Haarzellen und Neuronen hoher Frequenzselektivität sehr hohe Schalldrücke. Sobald nach Überschreiten der pathologisch erhöhten Reizschwelle die Reizintensität weiter ansteigt, wächst die Zahl der erregten Sinneszellen und ihrer zugehörigen afferenten Neurone infolge Ausbreitung der Erregung auf benachbarte Neurone mit ähnlicher Bestfrequenz (Summationsprinzip). Subjektiv äußert sich dies durch das unverhältnismäßig rasche Ansteigen der Lautheitsempfindung nach Überschreiten der pathologisch erhöhten Hörschwelle. Hohe Lautstärken werden für diesen Schwerhörigen unangenehm, weil er dann Verzerrungen und sogar Schmerzen empfindet, d. h., der sog. *Hördynamikbereich* (der *Abstand* zwischen *Hörschwelle* einerseits und *Unbehaglichkeits- sowie Schmerzschwelle* andererseits) ist eingeengt (vgl. Abb. 1.**25** und S. 54 ff, 157 f.).

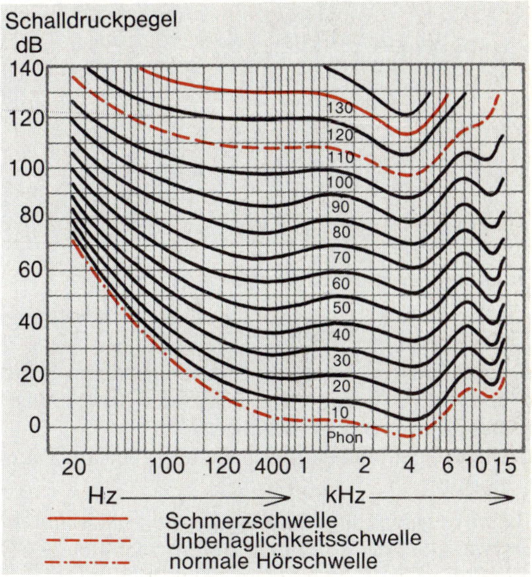

Abb. 1.**25** Menschliches Hörfeld. Schalldruckpegel- (dB-) und Lautstärke-(Phon-) werte sind zusammen in einem Koordinatensystem in Beziehung gesetzt mit dem Frequenzspektrum des menschlichen Gehörs (Hz). Die Abszisse wird von Frequenzen, die Ordinate von dB und Phon gebildet. Die ausgezogenen Isophonkurven sind Kurven gleicher Lautstärke. Nur bei 1000 Hz entsprechen dB und Phon einander, in den darunter- und darüberliegenden Frequenzen weichen sie beträchtlich voneinander ab

Physiologie des Gleichgewichtssystems

Die Aufrechterhaltung unseres Körpergleichgewichtes ist das Ergebnis des Zusammenwirkens visueller, kinästhetischer und vestibulärer Regulationsmechanismen. Diese dienen einerseits der *räumlichen Orientierung,* andererseits der *Ermöglichung des aufrechten Standes und Ganges* mittels Steuerung sämtlicher für Statik und Motorik verantwortlicher Muskelgruppen, um diese gegen den Einfluß von Schwer- und Zentrifugalkraft wirken zu lassen (Abb. 1.**26**).

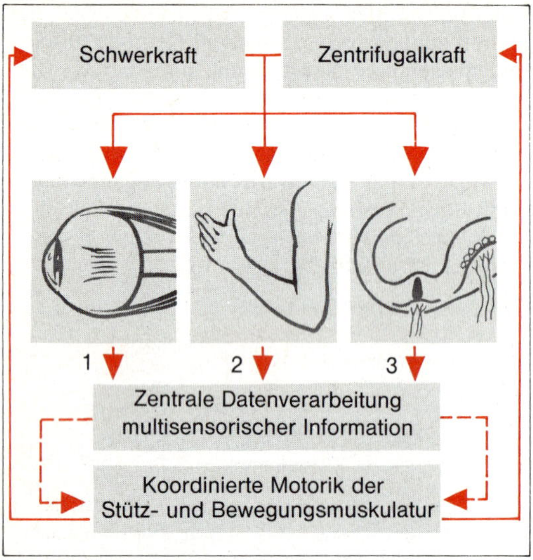

Abb. 1.**26** Schema der Aufrechterhaltung des Gleichgewichtes. 1 Visuelle Information; 2 kinästhetische Information von oberflächlichen und tiefen Rezeptoren in der Haut, Muskulatur, Sehnen, Gelenken, welche auf Druck- und Zugkräfte reagieren, ausgelöst durch Schwerkraft und Trägheit; 3 vestibuläre Information (Bogengangs-Otolithenapparat)

Hauptaufgaben des vestibulären Systems:

1. *Information des ZNS* über die Einwirkung linearer und angulärer Beschleunigungskräfte (Meßfunktion).
2. Koordinationsfunktion: Koordination von Bewegungsabläufen durch fortlaufende Kontrolle des Tonus der Skelettmuskulatur; Koordination und Integration von Informationen aus den vestibulären Sinnesrezeptoren mit Meldungen aus dem visuellen System; im Dienste der räumlichen Orientierung.

Die *physiologische Grundlage der normalen Funktion der vestibulären Sinnesorgane* bildet die Potentialdifferenz zwischen den Sinneszellen und der extrazellulären Gewebsflüssigkeit. Eine konstante Entladungsfolge von Aktionspotentialen durchwandert die vestibulären Nervenfasern, auch wenn sich die Endorgane in Ruhe befinden *(Ruheaktivität)*. Deflexion der Sinneshaare ändert die Ruheaktivität im Sinne einer Steigerung der Entladungsfrequenz *(Depolarisation)* oder einer Hemmung *(Hyperpolarisation)* (Abb. 1.**27a**–**c**). Durch diesen Mechanismus, d. h. die Modulation einer Ruheaktivität, ist der Körper in der Lage, sowohl die Bewegungen in der einen als auch in der entgegengesetzten Richtung mit einem einzigen Rezeptor zu erfassen.

Funktion der Otolithenorgane: Linearbeschleunigungsmesser

Die *Linearbeschleunigung* bildet den adäquaten Sinnesreiz für die horizontal orientierte Macula utriculi und die vertikal eingestellte Macula sacculi. Bei

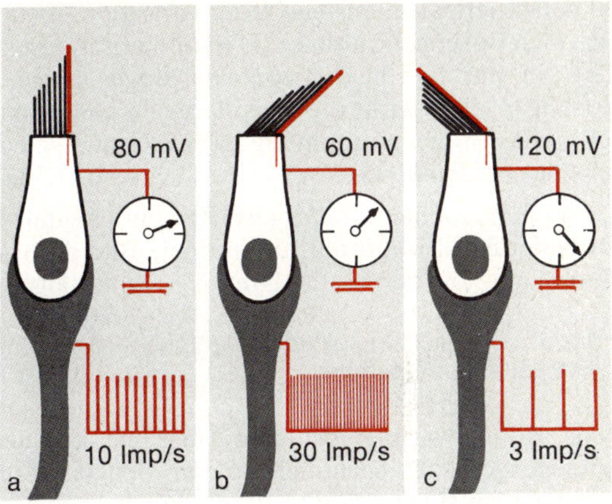

Abb. 1.**27a–c** Schema der bioelektrischen Aktivität der vestibulären Sinneszelle in Ruhe und bei Reizung (nach *Jongkees*). (**a**) Ruheaktivität. Deflexion der Sinneshaare in Richtung Kinozilium (**b**) führt zur Depolarisation und Steigerung der Entladungsfrequenz von Aktionspotentialen; Verbiegung in entgegengesetzter Richtung (**c**) bewirkt Hyperpolarisation und Hemmung der Ruheaktivität (vgl. Abb. 1.**14**)

Linearbeschleunigungen treten Schwerkräfte auf, welche die Otolithen auf ihrer Unterlage verschieben und dadurch eine Abscherung der Sinneshaare verursachen (vgl. Abb. 1.**11**). Dies ist der adäquate Reiz für die Sinneszellen, deren nervöse Impulse den *makulookulären Reflex* auslösen (Auslösung kompensatorischer Augenbewegungen, wodurch eine statisch optimale Augenstellung auch während einer Linearbewegung gewährleistet wird). Außerdem lösen sie einen *makulospinalen Reflex* aus, der über die motorischen Vorderhirnzellen im Rückenmark die Rumpf- und Extremitätenmuskulatur in der Weise beeinflußt, daß die Körperstellung während der Linearbewegung nicht destabilisiert wird (Koordinationsfunktion). Zusätzlich erfüllt der Otolithenapparat folgende wichtige Aufgabe: Durch die ständig auf uns einwirkende Gravitation üben die spezifisch schwereren Otolithen auch in Ruhe einen konstanten Druck auf die darunterliegenden Sinneszellen aus, der die Ruheaktivität dieser Mechanorezeptoren beeinflußt. Lineare Beschleunigungen ändern dieselbe: z. B. im Fallen, beim raschen Senken des Kopfes, während eines Fluges oder beim Benützen eines Liftes; dadurch werden sie über Vertikalbewegungen fortlaufend räumlich orientiert.

Funktion des Bogengangsapparates: Winkelgeschwindigkeitsmesser

Eine positive oder negative Winkelbeschleunigung verursacht eine Endolymphbewegung innerhalb derjenigen Bogengänge, die sich gerade in der Ebene der einwirkenden Zentrifugalkraft befinden. Die Reizung eines Bogengangspaares erfolgt stets bilateral, wobei die Kupula auf einer Seite gegen den Utrikulus *(utrikulopetale Stimulation),* auf der anderen in entgegengesetzter Richtung *(utrikulofugale Stimulation)* ausgelenkt wird. Dies hat zur Folge, daß die Ruheaktivität des Bogengangs, dessen Kupula utrikulopetal deflektiert wird, ansteigt (Depolarisationseffekt), während sie im kontralateralen Bogengang absinkt (Hyperpolarisationseffekt). Diese Gesetzmäßigkeit gilt nur für die horizontalen Bogengänge; denn bei den vertikalen Bogengängen bewirkt die utrikulofugale Deflexion einen Depolarisationseffekt. Dies ist die neurophysiologische Grundlage des Stimulationsmechanismus des *vestibulookulären Reflexes* (s. Abb. 1.**15a–d** und Abb. 1.**28**).

Der *vestibulookuläre Reflex* (VOR) steht ebenfalls im Dienst der räumlichen Orientierung. Er hilft mit, das retinale Bild der visuellen Umwelt zu stabilisieren, und löst den vestibulären Nystagmus aus.

Merke: Die Richtung eines Nystagmus wird stets mit derjenigen der raschen Komponente bezeichnet.

Jede Kopfbewegung löst eine langsame konjugierte Augenbewegung in entgegengesetzter Richtung aus, um den bisherigen Gesichtsfeldausschnitt während des Bewegungsablaufes möglichst lange auf der Retina zu stabilisieren. Zwei veränderliche Größen sind für den Ablauf des VOR bestimmend: Kopfstellung und Augenposition, deren Differenz dem Blickwinkel entspricht. Ändern sich Kopf- und Augenstellung gleichzeitig, jedoch entgegengesetzt und im selben Umfang, so ändert sich der Blickwinkel nicht und der Gesichtsfeldausschnitt wird weiterhin auf der Retina scharf abgebildet. Neurophysiologisch wird dies durch eine zweifache Integration erreicht:

1. Integration der *Beschleunigungsanzeige* in der Kupula, woraus eine *Geschwindigkeitsanzeige* der Kopfbewegung resultiert, die in die Vestibulariskerne weitergeleitet wird. Diese bilden ein wichtiges Zentrum übergeordneter, reflektorisch ablaufender Koordinationsvorgänge. In den Ker-

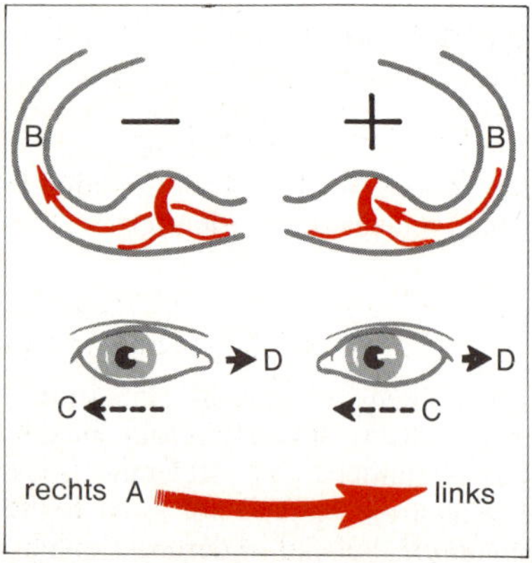

Abb. 1.**28** Schema des vestibulookulären Reflexes (VOR).
Winkelbeschleunigung (Drehung) von rechts nach links (A); infolge Trägheit der Innenohrflüssigkeit Endolymphströmung nach rechts (b). Deflexion der Cupulae: Depolarisation links, Hyperpolarisation rechts. Anstieg der bioelektrischen Aktivität im linken vestibulären Sinnesorgan und übergeordneten Kerngebiet. Über den Fasciculus longitudinalis medialis Innervation der linken N. oculomotorius und des rechten N. abducens (vgl. Abb. 1.**19**). Dadurch Auslösung einer langsamen konjugierten Augenbewegung nach rechts, entgegengesetzt der Drehrichtung = *langsame Nystagmuskomponente* (C). Nach Erreichen des okulären Deviationsmaximums Auslösung einer raschen Augenbewegung in der Drehrichtung (D) = *rasche Nystagmuskomponente*. Dadurch werden die Augen wieder in die neutrale Ausgangsposition zurückgebracht

nen werden vestibuläre Informationen gesammelt, bearbeitet und gespeichert, ferner werden diese fortlaufend mit visuellen und propriozeptiven Signalen verglichen.
2. Integration dieser *Geschwindigkeitsanzeige* im Kleinhirn und der Formatio reticularis, woraus ein äquivalentes Geschwindigkeitssignal für die kompensatorische Augenbewegung resultiert, welches deren Größe bestimmt und damit auch die Angleichung an die Kopfbewegung.

Merke: Der VOR ermöglicht die Angleichung der Geschwindigkeit der reflektorisch ausgelösten Augenbewegung (langsame Nystagmuskomponente) an die Geschwindigkeit der Kopfbewegung. Dadurch wird eine Verschiebung des Gesichtsfeldes auf der Retina verhindert und eine klare Sichtkontrolle der Umwelt während eines Bewegungsablaufes sichergestellt. Reflektorisch erfolgt eine rasche Rückstellung der Augen (rasche Nystagmuskomponente).

Die durch den VOR ausgelösten konjugierten Augenbewegungen mit typischem Wechsel von langsamer und schneller Komponente werden als vestibulärer Nystagmus bezeichnet (vgl. S. 63 f.).

Mechanorezeptoren der Halswirbelsäule: Zwischenwirbelgelenke sowie tiefe Halsmuskeln enthalten Mechanorezeptoren, welche durch afferente Fasern mit der Formatio reticularis des Hirnstamms verbunden sind. Dadurch Verbindung mit Vestibularis- und okulomotorischen Kernen. *Funktion:* Fortlaufende Meldungen über Kopfstellung und -bewegungen und reflektorische Steuerung der Okulomotorik *(zervikookuläre Reflexbahn).*

Das *zentrale vestibuläre System* umfaßt in erster Linie das Kleinhirn und die Formatio reticularis des Hirnstammes, d. h., es ist in den *Zentren der multisensorischen Datenverarbeitung* integriert. Damit wird eine multisensorisch gesteuerte Koordination der Stütz-, Bewegungs- und Blickmotorik ermöglicht.

Pathophysiologische Grundlagen vestibulärer Funktionsstörungen

Eine vestibuläre Funktionsstörung äußert sich entweder durch:

- *Schwindel:* Teilweiser oder gänzlicher Verlust der räumlichen Orientierung (z. B. bei Scheinbewegung der Umwelt infolge des vestibulären Spontannystagmus – s. Abb. 1.**29a** u. **b**),
- und/oder durch eine *Gleichgewichtsstörung:* Unfähigkeit, den Körper im Gleichgewicht zu halten bzw. aufrecht zu stehen und zu gehen (Ataxie) (Abb. 1.**30**).

Vestibuläre Funktionsstörungen werden verursacht durch den plötzlichen, einseitigen Ausfall des Labyrinthes, durch eine einseitige Läsion des N. vestibularis = *periphere vestibuläre Funktionsstörungen;* durch eine pathologische Veränderung im Vestibulariskerngebiet und/oder seiner zentralen Verbindungen (Kleinhirn, Formatio reticularis) = *zentrale vestibuläre Funktionsstörungen.*

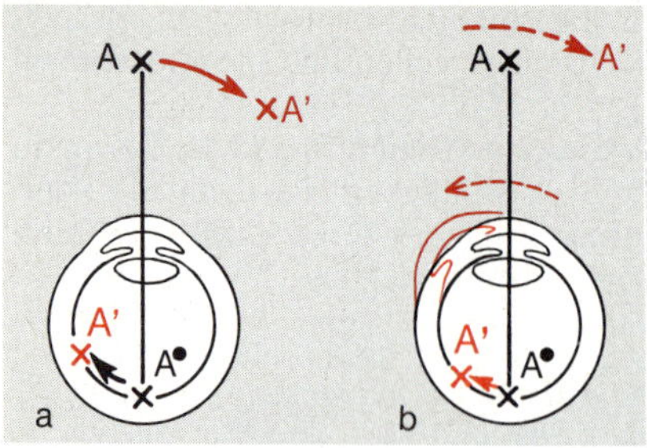

Abb. 1.**29a** u. **b** Schema der Entstehung einer Scheinbewegung des Gesichtsfeldes bei Nystagmus und Auslösung von Drehschwindel:
a Verschiebung des Gesichtsfeldes bei stationärem Auge: wandert das Gesichtsfeld beim Geradeausblick von Ax–xA', so wird subjektiv eine Bewegung der Umwelt in Richtung der Gesichtsfeldverschiebung wahrgenommen, infolge Verlagerung des Bildes auf der Netzhaut in entgegengesetzter Richtung A•x–xA'. **b** Ist das Gesichtsfeld stationär und werden die Augen konjugiert in einer Richtung bewegt (Nystagmus), so empfindet man subjektiv ebenfalls eine Umweltsbewegung. Ursache: Verschiebung des Gesichtsfeldabbildes auf der Retina (A•x–xA'); subjektiv Drehschwindel in Richtung der raschen Phase des Nystagmus (Ax–A')

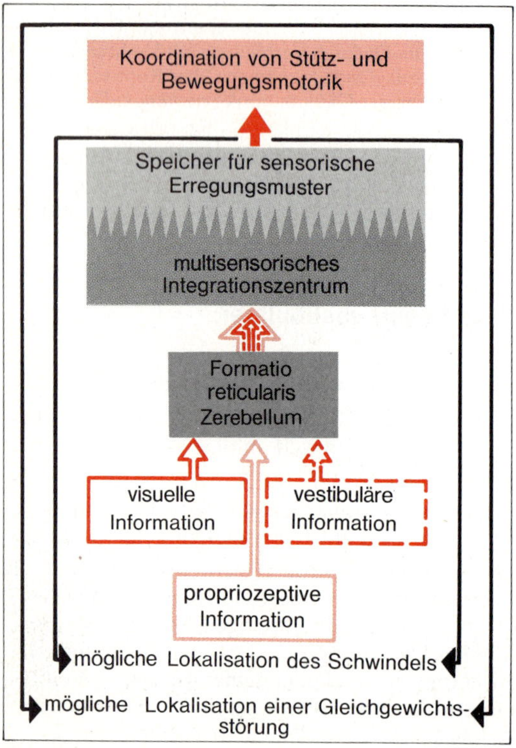

Abb. 1.**30** Entstehung von Orientierungs- und Gleichgewichtsstörungen.
Propriozeptive Informationsstörung: Verlust der Kontrolle über das Körpergleichgewicht (aufrechter Stand und Gang) = *Gleichgewichtsstörung.*
Visuelle Informationsstörung: Verlust der optischen Kontrolle des Gesichtsfeldes führt u. U. zu *Schwindel* infolge Diskrepanz zwischen visueller und vestibulärer Information (Orientierungsstörung).
Vestibuläre Informationsstörung: Beeinträchtigung der räumlichen Orientierung und der Stabilisierung der Blickachse, dadurch kontradiktorische vestibulär-visuell-kinästhetische Information und *Schwindel.* Bei fehlender zentraler Kompensation des vestibulären Funktionsausfalls zusätzlich *Gleichgewichtsstörung* (s. S. 34)

Jede Funktionsbeeinträchtigung in einem vestibulären Endorgan verursacht eine ungleiche Aktivität in den übergeordneten Vestibulariskernen. Dieses zentrale „Ungleichgewicht" ruft zunächst eine Störung der vestibulären Information hervor. Dadurch kann die multisensorielle räumliche Orientierung nicht mehr funktionieren, denn vestibuläre Informationen einerseits sowie visuelle und somatosensorische Informationen andererseits widersprechen sich. Es entsteht auf diese Weise eine Orientierungsstörung und diese verursacht deshalb subjektiv Schwindel. Beeinflußt das „zentrale Ungleichgewicht" in den beiden Vestibulariskerngebieten die nahegelegenen Koordinationszentren der Blickmotorik in der Formatio reticularis des Hirnstamms, so resultieren hieraus pathologische spontane Augenbewegungen, welche die Merkmale eines Nystagmus aufweisen (Abb. 1.**31**).

Die Richtung des Drehschwindels entspricht recht häufig derjenigen der raschen Nystagmusphase (s. Abb. 1.**29a** u. **b**).

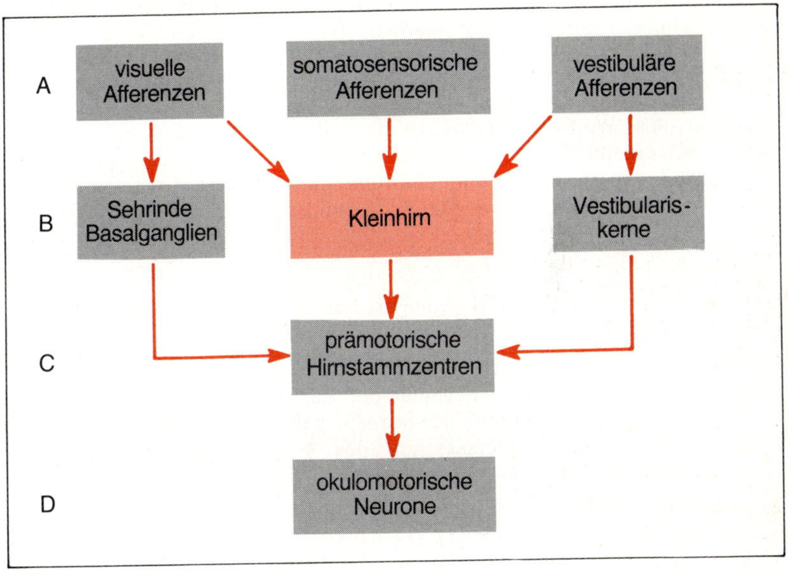

Abb. 1.**31** Schema der Blickmotorik. Alle 3 Sinnessysteme (A) senden ihre Afferenzen über Relais-Stationen (B) in die prämotorischen Zentren der Formatio reticularis des Hirnstamms (C). Dort beginnen die motorischen Neurone (D), welche die Augenmuskeln innervieren.
Das Kleinhirn nimmt eine zentrale Stellung als „Comparator" bzw. Koordinator ein: Visuelle, somatosensorische und vestibuläre Signale werden fortlaufend miteinander verglichen. Enthalten diese widersprüchliche Informationen, welche Orientierungsstörungen zur Folge haben und daher Schwindel auslösen, so werden die vestibulären Signale modifiziert oder gegebenfalls vollständig unterdrückt, z. B. bei der zentralen Kompensation

Periphere Funktionsausfälle werden zentral kompensiert durch den Ausgleich des neuralen Aktivitätsunterschiedes in den vestibulären Zentren sowie mittels Substitution der peripheren vestibulären Funktionseinbuße über visuelle und somatosensorische Regulationsmechanismen = *zentrale vestibuläre Kompensation. Zentrale vestibuläre Funktionsstörungen* werden durch die genannten Kompensationsmechanismen nur unvollständig oder gar nicht ausgeglichen, da die multisensorischen Verbindungen der vestibulären Zentren geschädigt sind.

Untersuchungsmethoden

Inspektion – Palpation – Otoskopie – Ohrmikroskopie

Inspektion des äußeren Ohres

Zu achten ist auf: Rötung, Schwellung, Ulzera, Neubildungen, Mißbildungen, Fisteln oder retroaurikuläre Narben.

Palpation

Palpation des Warzenfortsatzes (bimanuell und bilateral; Schwellung, Druck-, Klopfempfindlichkeit des Planum mastoideum und der Spitze), der Ohrmuschel (Tragusdruck- und Ohrmuschelzugschmerz), der regionären Lymphknoten (prä-, retroaurikulär, Kieferwinkel).

Otoskopie

Untersuchung des äußeren Gehörganges, des Trommelfelles und bei Defekten auch der Paukenhöhle.

Indirekte Beleuchtung mit dem Stirnspiegel: Für den Nichtspezialisten technisch schwierige Untersuchungsmethode, da das richtige Einstellen der Lichtquelle und die Zentrierung des Stirnspiegels Zeit und Übung erfordern, vor allem bei der Untersuchung des bettlägerigen Patienten (s. Abb. 2.**14a**–**c**, S. 188).

Das einfach zu handhabende *Otoskop* hat weite Verbreitung gefunden. Es besteht aus einer Kombination von *Ohrtrichter* (auswechselbar) mit kleiner, aber starker, eingebauter *Lichtquelle* (Niedervoltstrom) und *Vorsatzlupe* (Vergrößerung ca. 1,5- bis 2fach) (Abb. 1.**32a** u. **b**). Der Spezialist benötigt heute für eine exakte Ohruntersuchung das *Ohrmikroskop* (Vergrößerung 6- bis 12fach).

Ausführung der Otoskopie: Streckung des äußeren Gehörganges (knorpliger Anteil) mittels Zug an der Ohrmuschel nach hinten oben – Einführen des Ohrtrichters in der Achse des knöchernen Gehörgangsabschnittes – während der Otoskopie wird das Instrument mit der linken Hand am Griff gehalten, damit die rechte für die Handhabung von Instrumenten freibleibt (Watteträger, Ohrhäkchen, Sauger, Ohrzängchen)

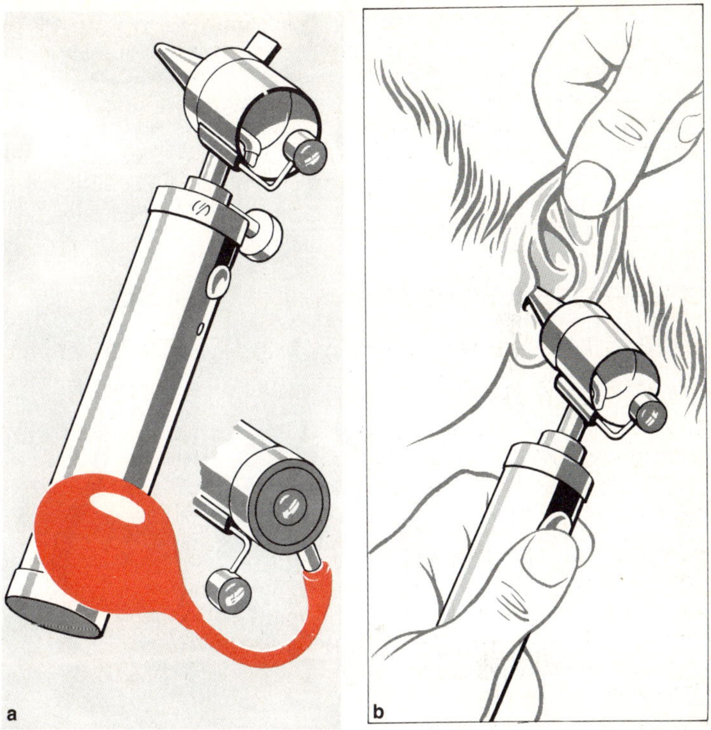

Abb. 1.**32a** Otoskop mit pneumatischem Ohrtrichter nach Siegle und der Brüningsschen Ohrlupe. **b** Korrekte Haltung des Otoskops bei der Ohruntersuchung

(Abb. 1.**33**). Der Trichter muß vorsichtig und ohne brüskes Abwinkeln des Trichterendes, dessen Öffnung relativ scharfkantig ist, eingeführt werden. Vor allem ist die Berührung des knöchernen Teiles mit seinen schmerzempfindlichen und leicht verletzbaren Wänden zu vermeiden. Deshalb soll der eingeführte Trichter nicht unnötig vor- und zurückgeschoben werden.

Beim Säugling und Kleinkind wird die Ohrmuschel zum Einführen des Trichters nach unten und hinten gezogen. Der kurze, im knorpligen Teil beinahe spaltförmig geschlossene äußere Gehörgang läßt nur enge Trichter zu, deren kleines Lumen die Otoskopie erschwert. Der Kopf muß entweder durch eine Hilfsperson oder in einer Halterungsvorrichtung am Patientenstuhl fixiert werden, um unnötige Bewegungen, die Schmerzen auslösen können, zu vermeiden.

Zerumen und andere sichtbehindernde Verunreinigungen des äußeren Gehörganges müssen entfernt werden; dies geschieht instrumentell durch Ohrspülung, absaugen, mittels Ohrhäkchen oder Watteträger.

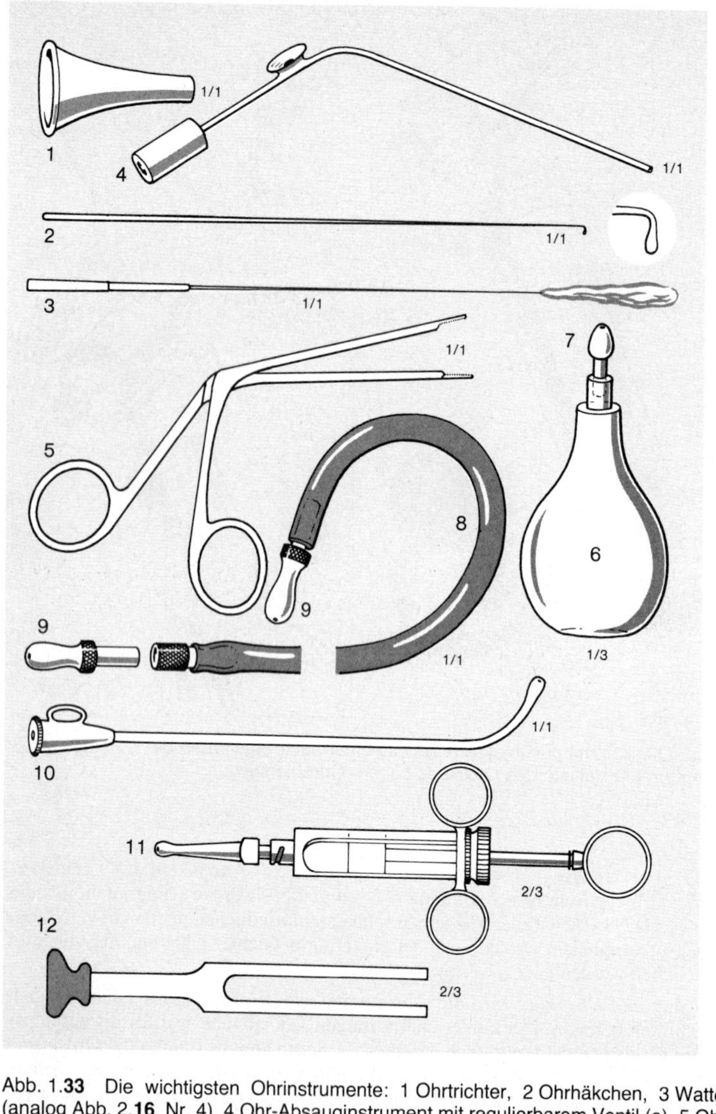

Abb. 1.**33** Die wichtigsten Ohrinstrumente: 1 Ohrtrichter, 2 Ohrhäkchen, 3 Watteträger (analog Abb. 2.**16**, Nr. 4), 4 Ohr-Absauginstrument mit regulierbarem Ventil (a), 5 Ohrzängchen, 6 Politzer-Ballon mit aufgesetzter Metallolive, 7 Olive, 8 Hörschlauch mit auswechselbaren Metallohrstücken, 9 Ohrstücke, 10 Tubenkatheter, 11 Ohrspritze (mit Bajonettverschluß), 12 Stimmgabel (a^1: 440 Hz)
(Größenangaben nur relativ)

Ohrspülungen werden mit körperwarmem Leitungswasser vorgenommen. Hartes Zerumen wird vor der Spülung mit 3 % Wasserstoffsuperoxid oder einem der handelsüblichen Präparate aufgeweicht.

Merke: Ohrspülungen sind kontraindiziert bei

- trockenen Trommelfellperforationen,
- frischen Trommelfell- und Gehörgangsverletzungen,
- Pyramidenlängs- und Querfrakturen mit verlegtem Gehörgang.

Vermeide folgende Fehler:

- Verwendung zu enger Ohrtrichter, die unnötig tief in den schmerzempfindlichen knöchernen Gehörgang eindringen.
- Beim Einführen des Trichters Einschlagen einer falschen Richtung (z. B. nach hinten unten).
- Zu wenig tiefes Einführen des Trichters, dessen Öffnung dann von Haaren verlegt wird.
- Ungenügende Reinigung des äußeren Gehörganges, wodurch der Einblick auf das Trommelfell verwehrt wird.

Ohrmikroskopie

Falls die otoskopische Untersuchung keine zuverlässige Beurteilung des Trommelfells zuläßt, ist die Untersuchung mit dem Ohrmikroskop unerläßlich.

Normales otoskopisches Bild (Abb. 1.**34** und Farbtafel **5c**)

Charakteristika des Trommelfells:

Farbe: Pars tensa perlmutterartig, grau-gelblich; Kutisstreifen gelegentlich reaktiv etwas rötlich injiziert.

Oberfläche: Glatt bis strukturlos bis auf Relief der Hammerteile.

Transparenz: Mäßig; besonders durchsichtig sind atrophische Narben.

Ein Trommelfell, das die beschriebenen Eigenschaften aufweist, wird als normal oder „*differenziert*" bezeichnet.

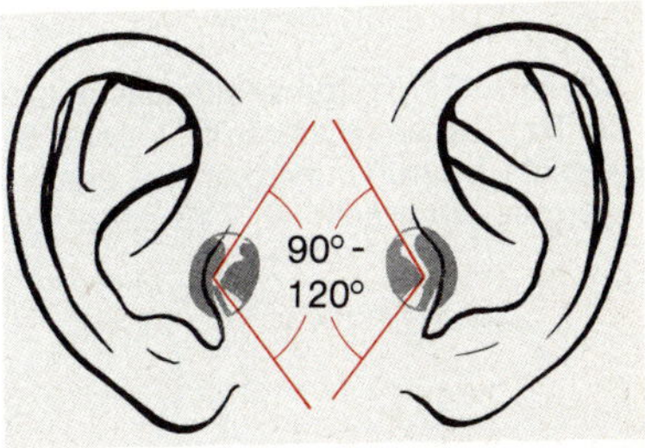

Abb. 1.**34** Durch die Schrägstellung und die trichterförmige Gestalt des Trommelfelles steht nur ein kleiner dreieckiger Teil vorn unten senkrecht zur Gehörgangsachse, von wo aus die einfallenden Lichtstrahlen als heller *dreieckiger Reflex* (Lichtkegel) zurückgeworfen werden. Bei Retraktion des Trommelfelles verschwindet der Lichtreflex oder wird gebrochen

Prüfung der Trommelfellbeweglichkeit mittels *pneumatischem Ohrtrichter* nach *Siegle* unter Verwendung der *Ohrlupe* nach *Brünings* (s. Abb. 1.**32a** u. **b**, S. 35).

Unter Sicht wird das Trommelfell mittels Druck und Sog hin und herbewegt. Atrophische Partien „flattern", bei Verwachsungen und Vernarbungen ist die Beweglichkeit der Pars tensa eingeschränkt. Bei Perforationen kann keine Beweglichkeit des Trommelfells mehr nachgewiesen werden.

Pathologische Trommelfellbilder: (Farbtafeln **5c, 6a–d, 7a–d, 8b–d, 9a, b** und **d**)

Gefäßinjektion und *Rötung:* Otitis externa (gelegentlich), Myringitis, Otitis media.

Seröser Erguß: Transsudatlinie, Luftblasen in Flüssigkeit, Ölpapierglanz bei vollständigem Paukenerguß: Blaues Trommelfell bzw. „Blue drum" im fortgeschrittenen Stadium des Seromukotympanums (s. S. 85).

Einziehung des Trommelfells infolge Unterdruckes in der Pauke: Vorspringen des kurzen Hammerfortsatzes – Verlagerung des retrahierten Hammergriffes nach hinten und oben (perspektivische Verkürzung); Unterbrechung oder Verschwinden des dreieckigen Lichtreflexes.

Vorwölbung bei Exsudatbildung unter dem Trommelfell, unregelmäßige, höckerige Oberfläche, zum Teil zitzenförmige Ausstülpungen – Trübung der Oberfläche.

Trommelfellatrophie mit Retraktionstaschenbildung als Folge chronischer Entzündung und Unterdrucks; Prädilektionsstelle: hinterer oberer Quadrant.

Trommelfellverdickungen als Produkte rein degenerativer Veränderungen oder als Folge von Entzündungen (trübe, glanzlose Oberfläche).

Trommelfellnarben: Entweder Verdichtungen mit und ohne Kalkeinlagerungen (weißlich) oder Atrophien.

Trommelfellperforationen: Nach ihrer Lokalisation entweder zentral oder randständig, meso- oder epitympanal; erstere (zentrale/mesotympanale Defekte) sind Ausdruck einer *chronischen Schleimhauteiterung* (s. S. 96), letztere (randständig u. U. epitympanal) treten am häufigsten in Verbindung mit einem *Cholesteatom* (s. S. 98) auf.

Beachte: Ein Trommelfell, dessen Oberfläche infolge entzündlicher Infiltration der Pars tensa (Hyperämie, Ödem, Blasenbildung, Desquamation der Epidermisschicht) trübe und glanzlos erscheint und dessen charakteristisches Hammerrelief verwischt ist, wird als *entdifferenziert* bezeichnet.

Röntgenuntersuchung

Die topographisch-anatomische Anordnung der Felsenbeine bedingt zahlreiche Überlagerungen mit anderen knöchernen Strukturen des Schädels auf den herkömmlichen Standardaufnahmen. Deshalb müssen zur röntgenologischen Beurteilung des Schläfenbeines die folgenden Spezialaufnahmen angefertigt werden *(grundsätzlich Vergleichsaufnahmen beider Schläfenbeine):*

Aufnahme nach Schüller (Abb. 1.**35a** u. **b**):

Krankes Ohr auf Filmkassette, Zentralstrahl 30 Grad nach oben ausweichend, dadurch keine störende Überlagerung durch andere knöcherne Strukturen. Darstellung des pneumatischen Systems, vor allem Warzenfortsatz, Antrum, Schläfenbeinschuppe, Sinus sigmoideus, Emissarium mastoideum, Kiefergelenk; gegebenenfalls auch Verlauf von Frakturlinien.

Beurteilungskriterien: Pneumatisationsgrad – Luftgehalt der Zellen – Struktur der Zellsepten, des Sinus sigmoideus und Tegmen tympani.

Indikationen: Verdacht auf pathologische Veränderungen der Mittelohrräume wie: Mastoiditis – Cholesteatom – Pyramidenlängsfraktur.

Aufnahme nach Stenvers (Abb. 1.**36a–c**):

Patient liegt mit äußerem Rand der Orbita der kranken Seite in einem Winkel von 45 Grad der Filmkassette auf. Zentralstrahl 10 Grad scheitelwärts verstellt.

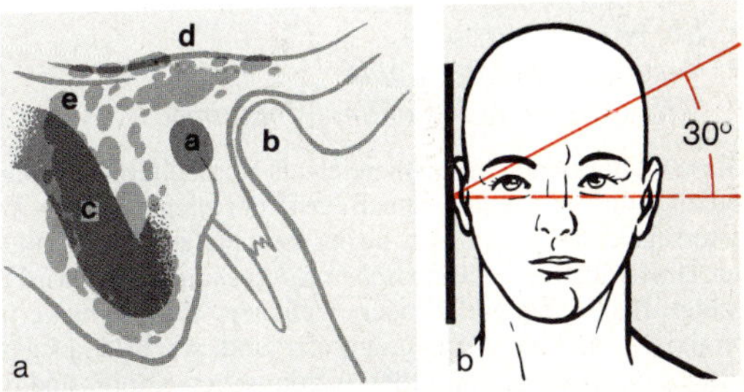

Abb. 1.**35a** u. **b** Röntgenaufnahme nach Schüller: a: Äußerer und innerer Gehörgang ineinanderprojiziert, b: Kieferköpfchen, c: Sinus sigmoideus, d: Grenze zur mittleren Schädelgrube (Linea temporalis), e: Sinus-Dura-Winkel (Citelli)

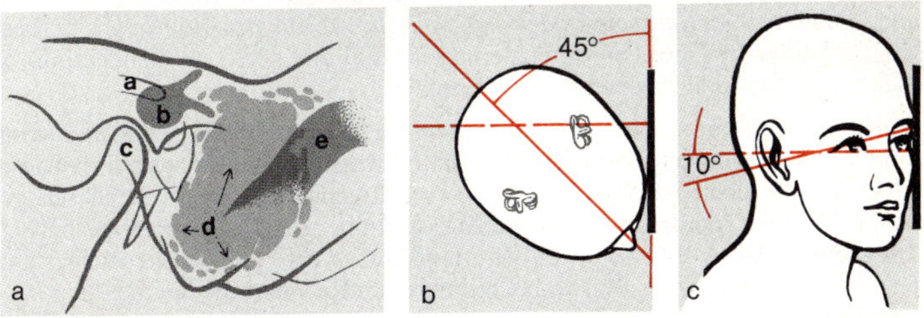

Abb. 1.**36a–c** Röntgenaufnahme nach Stenvers: a: Innerer Gehörgang, b: Vorhof mit oberem und horizontalem Bogengang, c: Kieferköpfchen, d: pneumatisches System, e: Sinus sigmoideus

Darstellung der Pyramidenspitze, des Labyrinthes, des inneren Gehörgangs, der Pyramidenkante.

Beurteilungskriterien: Weite des inneren Gehörganges, knöcherne Struktur der Labyrinthkapsel, der Bogengänge, der Felsenbeinspitze, der Pyramidenkante und Konturunterbrechungen bei Frakturen.

Indikationen: Verdacht auf pathologische Veränderungen des Innenohres und der Pyramide: Kleinhirnbrückenwinkeltumoren, Akustikusneurinom, Pyramidenquerfraktur, Pyramidenspitzeneiterung, okkultes Cholesteatom mit Labyrintheinbruch, Labyrinthitis.

Spezialaufnahmen des Schläfenbeins wie diejenige nach *E. G. Mayer, Chaussé, Guillen* u. a. sind durch die Tomographie weitgehend verdrängt worden.

Zur Beurteilung feinerer Veränderungen an den knöchernen Strukturen des Schläfenbeins sind in erster Linie die folgenden ergänzenden *radiologischen Untersuchungen* indiziert:

- *Computertomographie:*

Es handelt sich um eine Schichtuntersuchung, bei der mit feiner Rastergröße Einzelmessungen der Röntgenstrahlenintensität vom Computer erfaßt und zum Bild zusammengesetzt werden. Es besteht damit die Möglichkeit, nicht nur knöcherne bzw. kalkdichte Strukturen im Bereich des Hirnschädels röntgenologisch zu erfassen, sondern darüber hinaus durch Verwendung von Kontrastmittel (sog. Enhancement) auch weichteildichte Strukturen raumfordernder intrakranieller Prozesse.

- *Karotisangiographie.*
- *Vertebralisangiographie.*
- *MRI (Magnetic Resonance Imaging):*

Diese im deutschen Sprachbereich als Kernspintomographie bezeichnete Methode, heute jedoch allgemein unter dem Begriff der *magnetischen Resonanztomographie* bekannt, unterscheidet sich von den bisher verwendeten röntgenologischen Verfahren in folgender Hinsicht: Bei der *klassischen Röntgenaufnahme* wird ein dreidimensionales Körpergebiet flach abgebildet oder, genauer: die Dichteverteilung wird auf eine Ebene projiziert, in Grauwerte umgesetzt und als Bild ausgewiesen. Die Dichteverteilung stimmt dabei sehr gut mit der anatomischen Kontur und der Organstruktur überein. Die *Computertomographie* erbringt eine wesentlich bessere Weichteilkontrastauflösung in einer Schicht; die *Kernspin- oder magnetische Resonanztomographie* verbessert die Möglichkeiten der Gewebedifferenzierung im Bild und liefert zusätzliche Informationen über Konsistenz und biochemisches Verhalten.

Prinzip: Mittels eines *elektromagnetischen hochfrequenten Wechselfeldes* wird in den Atomkernen des untersuchten Gewebes ein *Kernresonanzsignal* ausgelöst. Dieses liefert Informationen über die *Spindichte,* d. h. die Eigenrotation eines elektrisch geladenen Protons. Damit erhalten wir indirekt Auskunft über die *Protonendichte* bzw. über die Anwesenheit von Wasserstoff im betreffenden Gewebe. Die Kernresonanzsignale werden punktweise ausgemessen, wobei mittels eines Rechners die Vermessung in verschiedenen Projektionen innerhalb der untersuchten Gewebeschichten erfolgt. Das MRI ist daher im Prinzip nichts weiter als ein rechnergestütztes *Kernresonanzspektrometer,* welches ohne ionisierende Strahlen arbeitet. Untersuchungen mittels MRI sind daher für den Patienten nicht belastend.

Das MRI bietet auf seinem heutigen technischen Entwicklungsstand folgende Vorteile gegenüber röntgenologischen oder Ultraschalluntersuchungen: Höhere Kontraste der Weichteilstrukturen gegenüber dem Röntgen-CT. Es sind Aufnahmen in allen drei Raumebenen möglich ohne Sekundärrekonstruktionen via Rechner oder ohne spezielle Lagerung des Patienten. *Diagnostische Nahziele:* Mittels Applikation von Kontrastmitteln Abgrenzung des gesunden vom pathologisch veränderten Gewebe, Artdiagnose des pathologisch veränderten Gewebes, Kontrastanhebung.

Funktionsprüfung der Ohrtrompete

In allen Fällen von Mittelohrschwerhörigkeit, d. h., auch vor Durchführung einer gehörverbessernden Operation, ist eine Prüfung der Tubenfunktion unbedingt notwendig.

Qualitative Tubenfunktionsprüfungen

Valsalva-Versuch: *Prinzip:* Nachweis der normalen Tubendurchgängigkeit ohne fremde Hilfe. Nichtgelingen des Versuches zeigt jedoch keine pathologische Unwegsamkeit der Tube an, sondern erfordert die Durchführung einer anderen Funktionsprobe.

Nach tiefem Einatmen wird die Luft bei geschlossenem Mund und zugehaltener Nase durch die Ohrtrompete in die Paukenhöhle gepreßt.

Otoskopisch: Vorwölbung des Trommelfells – auskultatorisch: Knacken.

Beachte: Bei Infektionen im Nasenrachenraum besteht durch Lufteinblasung die Gefahr der Entstehung einer tubogenen Otitis media infolge Verschleppung infizierten Sekretes ins Mittelohr. Bei einer atrophischen Narbe der Pars tensa besteht die Möglichkeit einer Dehnungsruptur, vor allem bei der Luftdusche oder beim Tubenkatheterismus.

Toynbee-Versuch: *Prinzip:* Feststellung der normalen Tubendurchgängigkeit auf einfache ungefährliche Weise.

Bei verschlossener Nase entsteht während des Schluckens in der Paukenhöhle ein Unterdruck. Dieser führt otoskopisch zur Einziehung des Trommelfelles und kann auskultatorisch mittels Hörschlauch durch das Auftreten eines Geräusches festgestellt werden.

Politzer-Versuch (Luftdusche): *Prinzip:* Erhöhung des Luftdruckes im Nasenrachen, aktives Anheben des Gaumensegels zum Abschluß des Nasopharynx vom Oropharynx und Öffnung der Tube auf physiologische Weise.

Der Arzt verschließt ein Nasenloch des Patienten mit der Olive eines Gummiballons und hält das andere zu; aktives Anheben des Gaumensegels, indem der Patient schluckt oder Kuckuck oder Jakob spricht; gleichzeitig Erhöhung des Luftdruckes im abgeschlossenen Nasenrachenraum mittels Kompression des Politzer-Ballons; mit dem Hörschlauch kann der Arzt auskultatorisch das Einströmungsgeräusch der Luft in die Pauke feststellen und die Tubendurchgängigkeit an der Art des Geräusches beurteilen (evtl. optische Kontrolle).

Tubenkatheterismus: *Prinzip:* Das 45–90 Grad abgebogene Ende eines Silberkatheters wird durch den unteren Nasengang in die pharyngeale Tubenöffnung eingeführt und Luft mit einem Gummiballon in die Tube eingeblasen. Kontrolle des Einströmgeräusches mittels Hörschlauch.

Beachte folgende Gefahren:

- Tubogene Otitis media infolge Keimverschleppung,
- Dehnungsruptur atrophischer Trommelfellnarben,
- Nasenbluten infolge Verletzung der Schleimhaut,
- submuköses Luftemphysem im Nasenrachen,
- Verletzung des Tubenostiums.

Quantitative Tubenfunktionsprüfung

Tubenmanometrie, elektroakustische Registrierung der Tubendurchgängigkeit, Sonomanometrie, Impedanzaudiometrie bzw. Tympanometrie (s. S. 51).

Hörprüfungen – Audiometrie

Ausführung der Hörprüfung ohne Audiometer

Hierfür wird ein ruhiger Raum genügender Größe (6 m Länge) benötigt; denn Störlärm und schlechte akustische Raumeigenschaften (schmale und glattwandige Räume mit Echowirkung) verfälschen die Ergebnisse.

Es wird jedes Ohr für sich geprüft, das bessere Gehör zuerst. Vertäubung des Gegenohres mittels eines angefeuchteten Wattepfropfens im äußeren Gehörgang, der mit dem Zeigefinger hineingepreßt und zugleich hin- und herbewegt wird (*Schüttelausschaltung* nach Wagener).

Bestimmung der *Hörweite für Flüster- und Umgangssprache (Sprachabstandsprüfung):*

Mit Reserveluft werden viersilbige Zahlwörter gesprochen, in abnehmender Entfernung vom Patienten, bis dieser sämtliche Testworte richtig nachspricht (Hörweite in Metern angegeben). Bei hochgradiger einseitiger Schwerhörigkeit sowie bei der Bestimmung der *Hörweite für Umgangssprache* genügt die Schüttelvertäubung des Gegenohres häufig nicht, weshalb die sog. *Lärmtrommel* benützt wird. Es werden wiederum viersilbige Zahlen als Testwörter benützt.

Stimmgabelprüfungen (a^1 = 440 Hz):

Weberscher Versuch: *Prinzip:* Binauraler Vergleich der Knochenleitung.

Ausführung: Stimmgabel in der Mitte des Scheitels an der Haargrenze aufgesetzt. Der Ohrgesunde bzw. der symmetrisch Schwerhörige lokalisiert den Ton entweder in die Mitte oder gleichermaßen in beide Ohren. Der einseitig Mittelohrschwerhörige lateralisiert den Scheitelton ins kranke Ohr, der einseitig Innenohrschwerhörige ins gesunde Ohr.

Dieses Phänomen beruht einerseits darauf, daß bei Mittelohrprozessen die in ihrer Schwingungsfähigkeit beeinträchtigte Schalleitungskette weniger Schallenergie abgibt als unter physiologischen Bedingungen (Machsche Schallabflußtherorie); andererseits verursachen pathologische Mittelohrprozesse eine Vergrößerung der Masse des Schallleitungsapparates, wodurch am ovalen Fenster infolge der Massenträgheit größere Kräfte entstehen, welche das Innenohr stärker in Erregung versetzen (sog. Massenträgheitstheorie).

Rinnescher Versuch: *Prinzip:* Monauraler Vergleich Luft – zu Knochenleitung.

Luftleitung besser als Knochenleitung: *Rinne positiv* (bei normalem Gehör oder bei Schallempfindungsstörung bzw. Innenohrschwerhörigkeit).

Knochenleitung besser als Luftleitung: *Rinne negativ* (bei Schalleitungsstörung bzw. Mittelohrschwerhörigkeit).

Ausführung: Patient wird befragt, ob er die Stimmgabel vor dem Ohr (Luftleitung) besser höre oder (ohne die Stimmgabel neu anzuschlagen) hinter dem Ohr, d. h. auf dem Mastoid (Knochenleitung). Kann der Patient dies nicht mit Sicherheit entscheiden, dann erfolgt die exakte Bestimmung der Abklingdauer der Stimmgabel für Luft- und Knochenleitung getrennt.

Der **Schwabachsche Versuch** (Vergleich der Knochenleitung des Patienten mit derjenigen des Untersuchers) wird heute nur noch selten durchgeführt, da bei Verdacht auf Vorliegen einer Innenohrschwerhörigkeit unter allen Umständen ein Audiogramm aufgenommen werden muß.

Gelléscher Versuch: *Prinzip:* Aufsetzen der Stimmgabel wie beim Weberschen Versuch, Gehörgangskompression mittels Politzer-Ballon. Überdruck im äußeren Gehörgang bewirkt eine Versteifung der Schalleitungskette und damit eine Behinderung der Luft- *und* Knochenleitung. Mit dem Überdruck wird der Stimmgabelton subjektiv in dem Maße leiser, als die Versteifung der Schalleitungskette zunimmt.

Bei Otosklerose (Fixation der Fußplatte, vgl. S. 115) ändert sich die Lautheit des Stimmgabeltones nicht (Gellé negativ) im Gegensatz zu Schalleitungsstörungen mit beweglicher Fußplatte (Gellé positiv).

Merke: Die Bestimmung der Hörweite für Flüster- und Umgangssprache sowie die Stimmgabelprüfung (Weber, Rinne) ergeben wichtige Hinweise auf den Sitz einer Hörstörung und gehören deshalb nach wie vor als grundlegende orientierende diagnostische Methoden zur otologischen Untersuchung (Tab. 1.1)

Audiometrie

Physikalisch-akustische Grundbegriffe

(Tab. 1.**2**–1.**7**)

Tonaudiometrie

Audiometer sind elektrische Tongeneratoren, welche zur Bestimmung der Hörschwelle für reine, d. h. obertonfreie Töne innerhalb eines Frequenzspektrums von 125–12 000 Hz verwendet werden.

Tabelle 1.**1** Auswertung der Ergebnisse der klinischen Hörprüfung

Sprachabstandsprüfung	Diskrepanz Hörweite:	Flüster-Umgangssprache
Normalfall	keine	
Schalleitungsstörung (Mittelohrschwerhörigkeit)	in der Regel gering	
Schallempfindungsstörung (Innenohrschwerhörigkeit)	in der Regel groß	
Grad der Schwerhörigkeit:		Hörweite für Umgangssprache
Einteilung nach Feldmann:	geringgradig: mittelgradig: hochgradig: prakt. Taubheit:	> 4 m < 4 m > 1 m < 1 m – 25 cm < 25 cm
	Stimmgabelprüfung	
Weber Lateralisation	Rinne	
→ Mitte	positiv	
bei einseitiger Schwerhörigkeit ins schlechter hörende Ohr	negativ oder plus/minus 0 = Schalleitungsstörung	
bei einseitiger Schwerhörigkeit ins besser hörende Ohr	positiv = Schallempfindungsstörung	

Tabelle 1.2 Eigenschaften des Schalls

Schall: Molekularschwingungen eines elastischen Stoffes, die sich wellenförmig ausbreiten (Luft – Wasser – Knochen usw.)

Schallgeschwindigkeit:
In Luft 340 m/s, in Wasser 1400 m/s

Schalldruck (P):
Der in einem Schallfeld herrschende Wechseldruck, der an jedem bestimmten Ort eine Funktion der Zeit ist.
Er wird ausgedrückt durch die Maßeinheit *Pascal.*

Maßeinheit:

früher: $\mu b \frac{(dyn)}{cm^2}$ = Mikrobar

heute: $Pa \frac{(N)}{m^2} = \frac{(Newton)}{m^2}$ = Pascal

= absoluter Schalldruckwert

Umrechnung:
0,1 Pa = 1 μb

Tabelle 1.3 Hörbereich und Schalldruckpegel

Hörbereich (Hördynamik):

untere Grenze
(bezogen auf die *Hörschwelle* bei 1000 Hz)
20 μ Pa (früher 2.10^{-4} μb)

obere Grenze
(Schmerzgrenze)
20 Pa (früher 2.10^{2} μb)

Schalldruckpegel (SPL = Sound Pressure Level):

Maßeinheit: dB (Dezibel), logar. Maßstab berechnet nach der Formel

$$dB = 10. \log. \frac{\text{Schallstärke } I}{\text{Bezugsschallstärke } I_o}, \text{ d. h.}$$

$$dB = 20. \log. \frac{P}{P_o} = \frac{\text{gemessener Schalldruck}}{\text{Bezugsschalldruck}}$$

Bestimmt wird die *Hörschwelle.* Sie wird sowohl für Luft- wie Knochenleitung in dB-Stufen gemessen. Die *normale (relative) Hörschwelle* wird als gerade Nullinie eingezeichnet. Der Hörverlust wird für alle Meßfrequenzen von dieser Schwelle ausgehend in dB-Stufen gemessen und in das Koordinatensystem des Audiogramms eingetragen (Abb. 1.**37a** u. **b**).

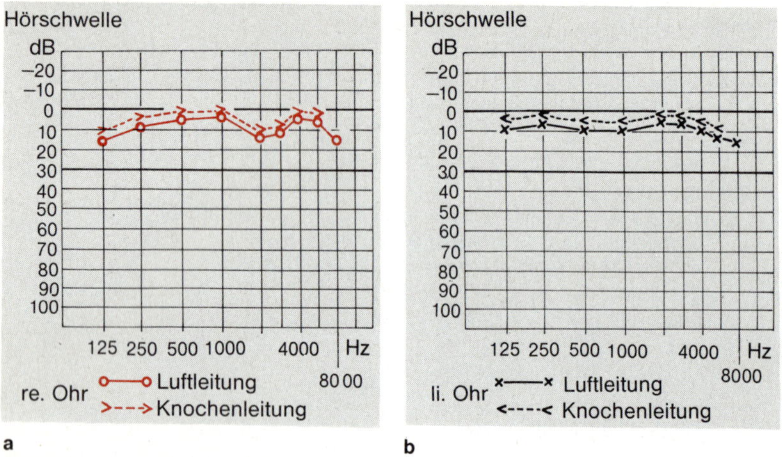

Abb. 1.**37a** u. **b** Schema eines normalen Reintonaudiogrammes

Das dB ist ein *Bezugswert,* der lediglich das Verhältnis eines Schalldruckes zum anderen beschreibt. Bezugspunkt in der Audiometrie ist die menschliche Hörschwelle für 1000 Hz. Der für die Auslösung des schwellennahen subjektiven Höreindrucks bei 1000 Hz notwendige Schalldruck beträgt 20 µPa (2.10^{-4} µbar; vgl. Tab. 1.**3**). Diese Größe wurde als Durchschnittswert hörgesunder Jugendlicher ermittelt und ist Bezugspunkt für die *physikalische* oder *absolute* Bemessung der *Hörschwelle* in *dB (SPL)* Einfacher für Darstellung und Beschreibung der Hörschwelle für reine Töne ist die *relative Hörschwelle.* Bezugspunkt ist nicht mehr der absolute Schalldruck, sondern das subjektiv an der Hörschwelle gerade Hörbare: dB (HL = Hearing Level). Dadurch wird die Verwendung eines Koordinatensystems mit horizontal verlaufender Nullinie ermöglicht. Im Gegensatz zur *relativen Hörschwellenkurve* verläuft die *physikalische Hörschwellenkurve* gekrümmt; da in den Tief- und Hochtonlagen wesentlich größere Schalldrücke notwendig sind, um subjektiv dieselbe schwellennahe Hörempfindung auszulösen wie im mittleren (1000 Hz) Frequenzbereich (vgl. Abb. 1.**25 a** u. **b**).

Aus der Differenz zwischen der Hörschwelle für Luft- und Knochenleitung läßt sich – in Analogie zur Stimmgabelprüfung – eine Schalleitungsstörung ermitteln.

Das Verhalten Knochenleitung : Luftleitung

Die normale Zuleitung des Schalls zum Innenohr über den Schalleitungsapparat wird als *Luftleitung* bezeichnet (Zuleitung via Kopfhörer). Gleichzeitig wird der Schall auch über den Schädelknochen dem Innenohr zugeleitet: entweder über das Mittelohr, d. h. die *osteo- oder kraniotympanale Knochenleitung,* oder unmittelbar über die Labyrinthkapsel als direkte Übertragung, d. h. über die *osteale oder kraniale Knochenleitung* (Zuleitung über Knochenhörer bzw. Vibrator).

Tabelle 1.**4** Hördynamik und Dezibelskala (nach *v. Lüpke*)

Schallquelle	Intensitätsverhältnis 1:...		dB
Düsentriebwerk	10.000.000.000.000.	$= 10^{13}$	130
Niethammer	10.000.000.000.00	$= 10^{12}$	120
Bohrhammer	10.000.000.000.0	$= 10^{11}$	110
Papiermaschine	10.000.000.000.	$= 10^{10}$	100
Webereimaschine	10.000.000.00	$= 10^{9}$	90
mechanische Werkstatt	10.000.000.0	$= 10^{8}$	80
Straßenverkehr	10.000.000.	$= 10^{7}$	70
normales Gespräch	10.000.00	$= 10^{6}$	60
leise Radiomusik	10.000.0	$= 10^{5}$	50
leises Gespräch	10.000.	$= 10^{4}$	40
Flüstern	10.00	$= 10^{3}$	30
ruhiges Wohnzimmer	10.0	$= 10^{2}$	20
Blätterrauschen	10mal stärker	$= 10^{1}$	10
Hörschwelle	1	$= 10^{0}$	0

Tabelle 1.**5** Schallintensität, Lautstärke und Lautheit

Schallintensitätsskala (Synonym: Schallstärkeskala):
Physikalisch definierte *dB-Skala,* die sich auf das Quadrat der *Amplitudenwerte* von Tönen bezieht und nicht auf die subjektive Einschätzung der Lautstärke eines Tones

Lautstärkepegel: Maßeinheit = phon (Maßstab logarithmisch):
Durch subjektiven Vergleich mit einem Normschall (1000 Hz) gewonnener Wert. Der Schalldruckpegel des Normtones wird so eingestellt, daß Norm- und Testton gleich laut empfunden werden. Der gemessene Wert in dB SPL wird jedoch in Phon angegeben. Ein Schall von 50 phon Lautstärkepegel wird gerade so laut empfunden wie der Normton von 1000 Hz bei einem Schalldruckpegel von 50 dB SPL

Lautheit: Maßeinheit = sone (linearer Maßstab):
Durch subjektiven Vergleich ermittelter Wert, wobei die Lautheit eines Testtones mit derjenigen eines Normtones von 1000 Hz und 40 dB SPL verglichen werden

Isophonkurven (Abb. 1.**25**):
Kurven gleicher *Lautstärkepegel* (phon), jedoch verschiedener *Frequenz* (Hz) und *Schalldruckpegel* (dB SPL)

Hörfläche (Hörbereich): zwischen Hörschwelle (4 phon) und Schmerzgrenze (130 phon) (vgl. Abb. 1.**25**)

Tabelle 1.**6** Ton, Klang, Geräusch, Lärm	
Ton:	Reine Sinusschwingung im hörbaren Tonbereich, gekennzeichnet durch die
Tonhöhe (Frequenz): Maßeinheit = Schwingung/s = Hz	
Klang:	Aus Teilhöhen zusammengesetzter Schall, der neben dem Grundton mehrere, die subjektive *Klangfarbe* bestimmende Obertöne enthält
Geräusch:	Schall, dessen Druck im Schallfeld keine periodische Funktion der Zeit ist
Weißes Rauschen (White noise):	Geräusch, das sich aus allen hörbaren Frequenzen (18 Hz – 20 000 Hz) gleichmäßig zusammensetzt
Lärm:	Schall, der störend oder schädigend wirkt

Tabelle 1.**7** Impedanz	
Akustische Impedanz (Akustischer „Widerstand" bezüglich Ausbreitung von Schallwellen in einem bestimmten Medium) = proportional	
•	der Masse des schwingenden Systems
•	seinem Widerstand
•	seinen Rückstellkräften
Resistanz:	Reibungswiderstand in Gelenken, Bändern und Muskeln des Schalleitungsapparates
Reaktanz:	Imaginäre Komponente, bestimmt durch Steifheit und Masse des Systems
Compliance:	Nachgiebigkeit des Trommelfells

Merke: Das audiometrische Merkmal einer Schalleitungsstörung oder Mittelohrschwerhörigkeit besteht darin, daß die Luftleitungsschwellenkurve schlechter ist als die Knochenleitungsschwellenkurve (sog. Air-Bone-Gap).

Die *Schalleitungsstörung* ist Folge einer Zunahme der Impedanz (Abb. 1.**38**): Nimmt im Mittelohr die *elastische Rückstellkraft* zu (Luftpolster der Pauke und des pneumatischen Systems), so wird die Schwingungsfähigkeit bei gleichbleibender Masse und Reibung im Tief- und Mitteltonbereich abnehmen. Der Resonanzpunkt des Mittelohres verschiebt sich gegen den oberen Frequenzbereich, und die Schalleitungsstörung ist durch einen maximalen Hörverlust für Luftleitung in den tiefen Frequenzen gekennzeichnet (z. B. Verknöcherung des Ringbandes bei *Otosklerose)*. Mit der Vermehrung von *Masse und Reibung* wird das Schalleitungssystem zunehmend gedämpft, und dadurch verschiebt sich der Resonanzpunkt des Mittelohres gegen den unteren Tonbereich. Daraus resultiert ein maximaler Hörverlust für Luftleitung im Mittel- und Hochtonbereich (z. B. *Seromukotympanon, Exsudat* in der Paukenhöhle, *Zeruminalpfropf)*.

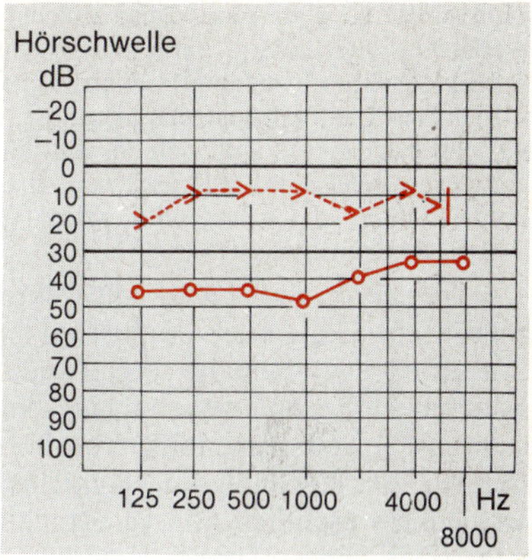

Abb. 1.**38** Schema eines Audiogrammes bei rechtsseitiger Schalleitungsstörung (Otosklerose).
Normale Werte für Knochenleitung, heraufgesetzte Hörschwelle für Luftleitung (35–50 dB)

Eine frequenz*un*abhängige Schalleitungsstörung entsteht dann, wenn sich elastische Versteifung und Dämpfung zusammen auf den Schalleitungsapparat auswirken *(Otosklerose* im fortgeschrittenen Stadium, *Mittelohrcholesteatom* mit Zerstörung der Gehörknöchelchenkette, *Tympanosklerose, Mißbildungen).* In diesen Fällen findet sich eine flach verlaufende Luftleitungsschwellenkurve.

Merke: Die Knochenleitungs-Hörschwellenkurve ist bis zu einem gewissen Grade Ausdruck der Funktion des Innenohres und (begrenzt) auch dessen zentraler Verbindungen.

Diese Regel gilt nur mit unerheblichen Einschränkungen (z. B. knöcherner Verschluß eines oder beider Fenster). Das audiometrische Merkmal aller Schallempfindungsstörungen (Innenohrschwerhörigkeit und retrokochleäre Schwerhörigkeit) besteht darin, daß bei der Hörschwellenbestimmung wie beim Normalhörenden die Werte für Luft- und Knochenleitung übereinstimmen (s. Abb. 1.**68**, S. 122; 1.**69**, S. 127; 1.**73** und 1.**74**, S. 141). Um jedoch eine Innenohr- von einer retrokochleären, z. B. neuralen Schwerhörigkeit abgrenzen zu können, ist es notwendig, zusätzliche *überschwellige Testverfahren* in der Audiometrie anzuwenden:

Nachweis des Lautheitsausgleichs (Rekruitment)

Hierzu werden verwendet:

- Fowler-Test,
- Lüscher-Test,
- SISI-Test.

Fowler-Test: Diese Prüfung beruht auf einem subjektiven Lautheitsvergleich zwischen rechtem und linkem Ohr.

Hört ein Patient auf einer Seite schlechter als auf der anderen und bietet man ihm beiderseits alternierend einen Ton gleicher Frequenz und Lautstärke an, so wird infolge der Hörschwellendifferenz zwischen gesunder und kranker Seite ein ungleicher subjektiver Lautheitseindruck ausgelöst. Mit zunehmender Lautstärke des Prüftones verschwindet dieser Unterschied, und bei großen Lautstärken tritt ein vollständiger *Lautheitsausgleich* auf = *Rekruitment,* d. h. bei gleicher Lautstärke wird der Prüfton in beiden Ohren gleich laut empfunden (vgl. pathophysiologische Grundlagen, S. 26; Abb. 1.**39**, Fowler-Test).

Der *Innenohrschwerhörige* mit Rekruitment ist in der Regel schwerhörig für relativ leise Töne oder Geräusche; laute Umgangssprache aus nächster Nähe hört er dagegen beinahe so laut wie der Ohrgesunde. Exzessive Lautstärken können bei ihm unangenehm laut sein (Überschreiten der *„Unbehaglichkeitsschwelle“).* Beim Innenohrschwerhörigen tritt ein Rekruitment im Frequenzbereich der geschädigten Haarzellen auf, welche für die Auslösung einer Erregung wesentlich höhere Schalldrücke als normale Sinneszellen benötigen. Der eingeengte Dynamikbereich (Abstand Hör-Unbehaglichkeits-Schwelle) wirkt sich dabei auf das Sprachgehör verzerrend aus (vgl. Abb. 1.**25**, S. 27, 157 f.).

Merke: Der Nachweis eines Rekruitmentphänomens oder Lautheitsausgleichs gilt vorläufig als Indiz für eine Innenohr- bzw. Haarzellenschädigung, während bei der retrokochleären neuralen Hörstörung (z. B. Akustikusneurinom) der Lautheitsausgleich in der Regel fehlt.

Unter den weiteren, in der Audiometrie gebräuchlichen *überschwelligen Prüfungsmethoden* seien die folgenden aufgeführt:

Tonintensitäts-Unterschiedsschwelle nach Lüscher (auch bei doppelseitiger, symmetrischer Schallempfindungsschwerhörigkeit anwendbar).

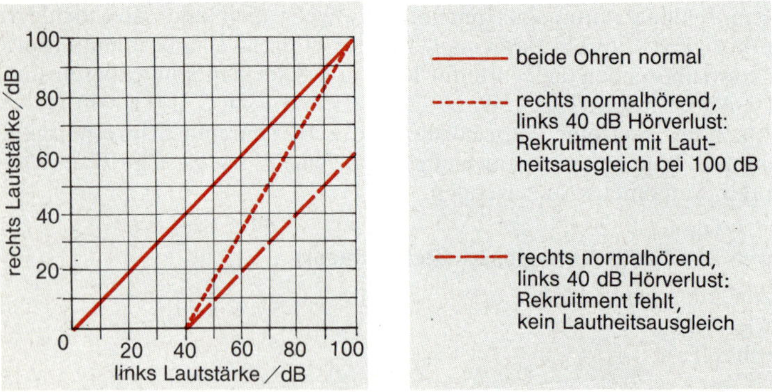

Abb. 1.**39** Lautheitsvergleich nach Fowler (sog. Loudness-balance-Test). Einseitige Schallempfindungsschwerhörigkeit links (Hörverlust bei 1000 Hz 40 dB)

Prinzip: Die Fähigkeit, kleinste Intensitätsunterschiede eines kontinuierlichen Tonreizes *(Amplitudenmodulationen)* zu erkennen, hängt beim Normalhörenden von der Lautstärke ab. Im Bereich der normalen Hörschwelle wird ein Modulationsgrad von ca. 3,5 dB benötigt, bei 80 dB liegt er bei ca. 0,35 dB. Liegt eine Schallempfindungsschwerhörigkeit mit Rekruitment vor, ist der Lautheitszuwachs pro dB Intensitätszuwachs und die Reaktion auf Intensitätsunterschiede wesentlich größer. Als Ausdruck eines Rekruitments ist zu werten, daß Amplitudenmodulationen im schwerhörigen Ohr bei größeren Lautstärken in zunehmendem Umfang ebenso gut wahrgenommen werden wie im gesunden Ohr. Bei gleichem Abstand von der Hörschwelle ist die Intensitätsunterschiedsschwelle (in dB) auf dem kranken Ohr mit Rekruitment kleiner als beim normalen Ohr. Bei Schalleitungs- und retrokochleären Störungen ist sie jedoch größer (fehlendes Rekruitment).

SISI-Test (*S*hort *I*ncrement *S*ensitivity *I*ndex) nach Jerger:

Die topisch-diagnostische Aussagekraft dieses überschwelligen Tests ist begrenzt.

Nachweis der pathologischen Hörermüdung

Pathologische Hörermüdung ist Zeichen einer retrokochleären Funktionsstörung und kann nachgewiesen werden durch den technisch einfachen *Schwellenschwundtest (Tone decay)* und durch die *Békésy-Audiometrie:*

Schwellenschwundtest (Carhart):

Der *Schwellenschwundtest* beruht auf der audiometrischen Erfassung des Abwanderns (Erhöhung) der Hörschwelle bei fortgesetzter Tonbelastung infolge pathologischer Ermüdung.

Békésy-Audiometrie:

Bestimmung der Ermüdbarkeit eines Ohres durch Messung der Hörschwelle bei Dauerton/Tonimpuls-Belastung. Letztere ergibt in der Regel eine konstant verlaufende Hörschwelle; bei Dauertonbelastung tritt infolge pathologischer Ermüdung ein Hörschwellenschwund in Erscheinung.

Beide Methoden sind heute weitgehend durch die ERA (vgl. S. 58) ersetzt worden, womit eine retrokochleäre Hörstörung mit wesentlich größerer Genauigkeit diagnostiziert werden kann.

Impedanzaudiometrie

Diese dient der Funktionsdiagnostik des Schalleitungsapparates und gliedert sich in die beiden folgenden Untersuchungsmethoden:

Tympanometrie: Registrierung der Impedanz (s. S. 21) bzw. indirekte Messung des Druckes im Mittelohr bei intaktem Trommelfell über den Druck im äußeren Gehörgang (indirekte Tubenfunktionsprüfung).

Stapediusreflexmessung: Bestimmung der Impedanzänderung, ausgelöst durch den akustischen Stapediusreflex.

Ausführung: Luftdichter Abschluß des äußeren Gehörganges durch einen Stopfen, in den drei Schlauchleitungen münden. Ein Schlauch führt dem Kopfhörer des Patienten den sog. Sonderton zu (Prüfton); der zweite Schlauch wird mit einem Druckregler verbunden, der es gestattet, im äußeren Gehörgang positive und negative Drücke zu erzeugen (+/− 400 mm Wassersäule). Über den dritten Schlauch ist ein Mikrophon angeschlossen, mit dem der Schalldruck des vom Trommelfell reflektierten Sondentones bei Impedanzänderungen gemessen wird.

Tympanometrie: Normalerweise ist die Druckdifferenz vor und hinter dem Trommelfell gleich Null, der akustische Widerstand des Trommelfells somit minimal. Die Registrierung der Trommelfellimpedanz während einer Druckänderung im äußeren Gehörgang ermöglicht es, die Druckdifferenz vor und hinter dem Trommelfell anhand der Bestimmung seiner Nachgiebigkeit zu ermitteln. Je größer die Druckdifferenz, desto größer ist die Trommelfellimpedanz. Die Registrierung derselben beim Druck von −300 mm H_2O bis +300 mm H_2O ergibt eine Kurve, die für das normal bewegliche Trommelfell einen spitzen Gipfel im Nulldurchgang zeigt. Er entspricht der maximalen Nachgiebigkeit des Trommelfells (Compliance) und somit der minimalen Impedanz. Der Gipfel dieser Kurve ist um so niedriger, je mehr das Trommelfell versteift (Narbenfixation) oder gedämpft (Erguß im Mittelohr) ist. Er wird um so höher sein, je größer die Compliance ist (atrophische Narben der Pars tensa) (Abb. 1.**40**).

Stapediusreflex:
Prinzip: Schallreize von > 70 dB über der Hörschwelle lösen eine reflektorische Kontraktion des M. stapedius aus. Diese verursacht eine Impedanzänderung am Trommelfell, welche graphisch registriert wird. Sie bleibt aus bei Unbeweglichkeit des Trommelfells, des Hammers, bei Paukenerguß und Trommelfellperforation, ferner bei einer Unterbrechung der Gehörknöchelchenkette und bei Fixation des Steigbügels im ovalen Fenster (Otosklerose). Bei vorgetäuschter Taubheit hingegen kann der Reflex mit annähernd normaler Lautstärke ausgelöst werden; in diesem Fall darf eine Simulation angenommen werden.

Der Stapediusreflex ist ein akustikofazialer Reflex, dessen afferenter Schenkel vom Hörnerv sowie Teilen der zentralen Hörbahn bis zu den Hörbahnkernen und dessen efferenter Schenkel von den Verbindungen Hörbahnkerne – Fazialiskern und zuletzt vom N. facialis gebildet wird. Deshalb eignet sich die Stapediusreflexmessung auch zur topischen Fazialisdiagnostik (vgl. S. 71).

Die *Stapediusreflexschwellenprüfung* ist von erheblicher diagnostischer Bedeutung für die Erfassung folgender Hörstörungen: Otosklerose, Rekruitment (Metz-Rekruitment: Verkleinerung des Abstandes zwischen erhöhter Hörschwelle und Stapediusreflexschwelle mit zunehmendem Hörverlust im Hochtonbereich), retrokochleäre Schwerhörigkeit, Hirnstammläsionen.

Der Stapediusreflex bleibt aus

- bei Otosklerose und anderen Mittelohrprozessen,
- bei retrokochleärer Schallempfindungsschwerhörigkeit (infolge Hörermüdung), z. B. beim Akustikusneurinom,
- bei Fazialisschädigungen proximal des Abganges des N. stapedius,
- bei Hirnstammläsionen mit Läsion der zentralen Reflexbogenanteile.

Sprachaudiometrie

Die Sprachaudiometrie ist ein integrierender Bestandteil der audiometrischen Untersuchungsmethoden. Da für die zwischenmenschliche Kommunikation des Sprachgehör und das Sprachverständnis von größerer Wichtigkeit

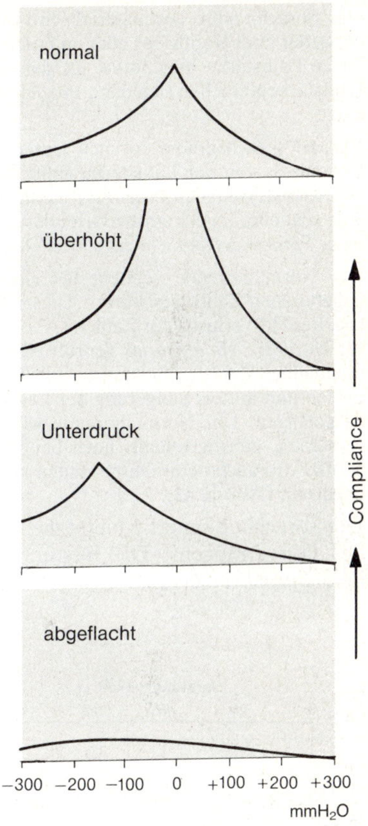

Abb. 1.**40** Zusammenstellung der vier wichtigsten Tympanogrammtypen (nach *E. Lehnhardt*)
Die Kurve zeigt die „Compliance" (Nachgiebigkeit) des Trommelfells an (über die Druckänderung im äußeren Gehörgang geschrieben).
Normalfall. Bei Druckgleichheit zwischen Gehörgang und Mittelohr liegt die Kurvenspitze auf der Druckskala (mm/WS) nahe dem Nullwert.
Erhöhte Compliance: Ist das Trommelfell abnorm nachgiebig (z. B. atrophische Narbe der Pars tensa, oder Unterbruch der Gehörknöchelchenkette) so wird die „Compliance" abnorm groß und die Kurvenspitze erscheint abgeschnitten.
Unterdruck im Mittelohr: Das Compliancemaximum, d. h. die Kurvenspitze, verschiebt sich in Richtung der negativen Druckwerte (> -100 mm/WS).
Mittelohrerguß: Bei Dämpfung des Trommelfells, z. B. infolge eines Seromukotympanums, kann kein Compliancegipfel mehr gemessen werden, und die Tympanogrammkurve erscheint abgeflacht

sind als die Wahrnehmung von reinen Tönen, besitzt die Sprachaudiometrie sowohl diagnostische (zentrales Sprachverständnis) als auch therapeutische Bedeutung (Hörgeräteanpassung).

Die Sprachlaute werden als akustisches Bild erfaßt, dessen Frequenzen von 100 Hz–8000 Hz reichen. Bestimmt wird einerseits der *Hörverlust für Sprache* (zweisilbige Testwörter) sowie andererseits die *maximale Verständlichkeit* oder *Diskrimination,* (einsilbige Testwörter) (s. Abb. 1.**76a**, S. 158).

Die *Sprachaudiometrie* arbeitet nicht wie die Sprachabstandsprüfung (vgl. S. 42) mit zunehmenden Entfernungen zwischen Proband und Schallquelle, sondern mit Lautstärken in dB, d. h. mit dem *Sprachschallpegel* über 20 μNm^2 = 20 μPa (vgl. S. 45).

Das Sprach- oder Testmaterial wird auf Band aufgenommen und dem Probanden entweder über Kopfhörer oder im freien Schallfeld über Lautsprecher mit unterschiedlicher Lautstärke angeboten. In den verschiedenen, für die Prüfung verwendeten Lautstärken ergeben sich dann Prozentsätze richtig verstandener Zahlen, Wörter oder Sätze.

Mit der sprachaudiometrischen Untersuchung soll die Abhängigkeit des Sprachverständnisses von der Lautstärke geprüft werden. Im genormten *Freiburger Sprachtest* (DIN 45621) werden einerseits mehrsilbige Zahlen verwendet (Zahlentest), welche eine schnelle, jedoch grobe Orientierung über den vorliegenden Hörverlust gestatten (sog. *Sprachverständlichkeitsschwelle).*

Der Normalhörende versteht bei einem Sprachschallpegel von 18,5 dB 50 % der angebotenen Zahlentestwörter. Dieser Normwert des Hörgesunden bildet die Grundlage des Hörverlustes für Zahlen (Abb. 1.**41**). Andererseits wird das *Sprachverständnis* für *einsilbige Hauptwörter* geprüft, die wesentlich schwieriger zu verstehen sind als mehrsilbige Zahlen. *Ziel dieses Einsilbertests* ist es, die Verständlichkeit in Prozent zu prüfen und mittels Steigerung der Lautstärke nach Möglichkeit zu einem 100 % Wert zu gelangen. Der Normalhörende wird bei 65 dB 100 % der einsilbigen Testwörter verstehen, günstigstenfalls noch bei 50 dB. Bei Sprachschallpegeln von weniger als 50 dB wird auch beim Ohrgesunden kein 100 %iges Sprachverständnis mehr zu erreichen sein (Abb. 1.**42**).

Die Sprachaudiometrie bietet die Möglichkeit einer quantitativen Bemessung des Hörvermögens. Die Bestimmung des *prozentualen Hörverlustes* nach dem *Sprachverständnis* erfolgt durch *Ermittlung des Gesamtwortverstehens*

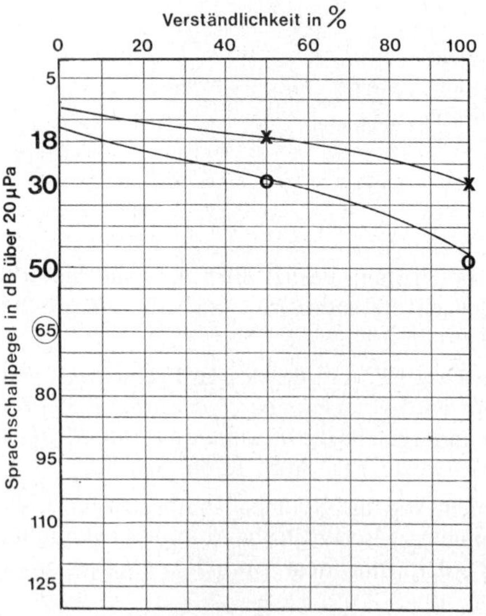

Abb. 1.**41** Freiburger Sprachverständlichkeitstest: Der Normalhörende versteht bei einem Sprachschallpegel von 18,5 dB 50 % der angebotenen Zahlen (x), bei einem solchen von 30 dB 100 %. Für die einsilbigen Testwörter (o) beträgt die Verständlichkeit bei einem Schalldruckpegel von 30 dB 50 %, bei 50 dB 100 % (nach *Lehnhardt*)

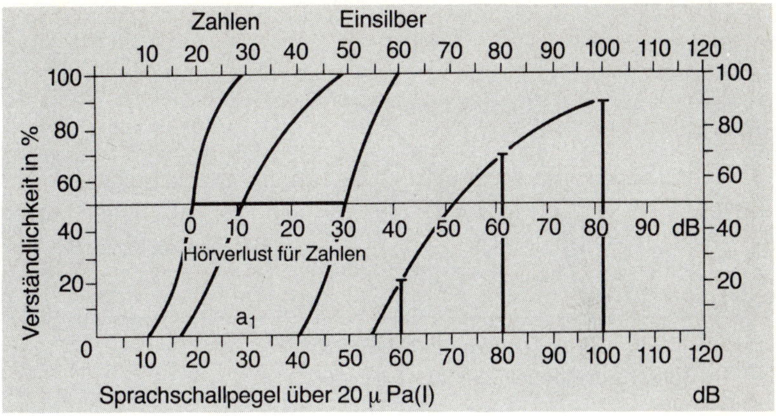

Abb. 1.**42** Ermittlung des Gesamtwortverstehens und des Hörverlustes für Sprache aus dem Sprachaudiogramm (nach *Feldmann*)

und des *Hörverlustes für Sprache* aus dem Sprachaudiogramm (vgl. Abb. 1.**42**). Aus dem Sprachaudiogramm werden die prozentualen Verständniswerte für Einsilber bei 60, 80 und 100 dB abgelesen und addiert. Diese Summe, die maximal 300 erreichen kann, wird als *Gesamtwortverstehen* bezeichnet. Als zweites bestimmt man den Hörverlust für Sprache in dB am Abstand der gemessenen Zahlenkurve von der Normalkurve. Mit diesen beiden Werten (Gesamtwortverständnis in %, Hörverlust für Zahlen in dB) ermittelt man in der Tab. 1.**8** den *prozentualen Hörverlust.* Die Kurve des *Zahlenverständnisses* ist weitgehend unabhängig von der Art der Hörstörung. Bei ausreichender Lautstärke wird mit Ausnahme der an Taubheit grenzenden Schallempfindungsstörung und bei gewissen psychogenen Hörstörungen immer eine 100 %ige Verständlichkeit erreicht. Der Betrag der Verschiebung gegenüber der Normkurve wird in dB ausgedrückt und als *Hörverlust für Sprache* bezeichnet. Die Kurve des *Einsilberverständnisses* wird allgemein als *Diskriminationskurve* bezeichnet; sie drückt die *maximale Verständlichkeit* aus. Die Differenz zwischen theoretisch erreichbarer maximaler Verständlichkeit (100 %) und effektiv ermittelter maximaler Verständlichkeit wird als *Diskriminationsverlust* bezeichnet. Im Gegensatz zur Kurve des Zahlenverständnisses ändert sich der Verlauf der Diskriminationskurve bei der Schallempfindungsschwerhörigkeit. Er wird flacher (Abb. 1.**43a**), erreicht nicht immer das Maximum von 100 % (Abb. 1.**43b**) oder nimmt Glockenform an (Abb. 1.**43c**). Das heißt, im letzten Fall erreicht die Kurve bei einer bestimmten Intensität ihr Maximum, sinkt aber bei weiterer Intensitätszunahme wieder zu geringerer Verständlichkeit ab (Abb. 1.**43c**).

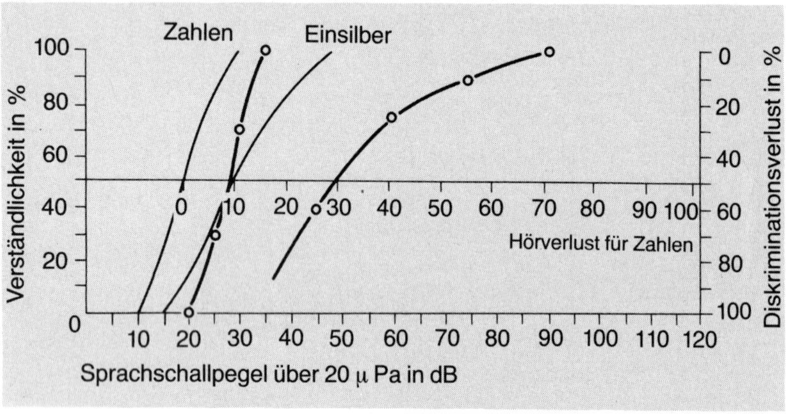

a

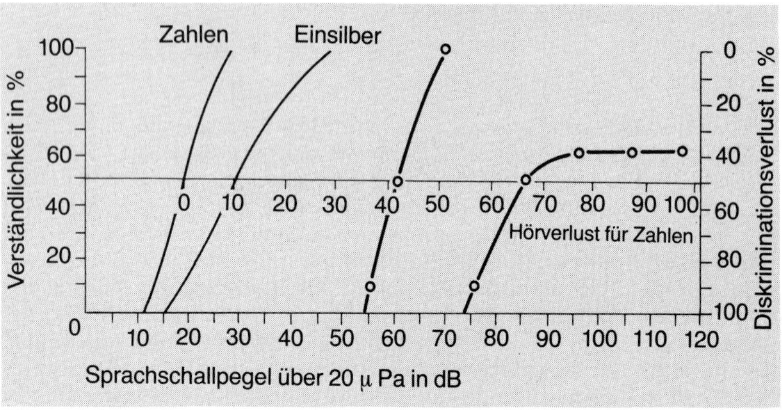

b

Vergleich Ton-Sprach-Audiogramm: Der durchschnittliche Hörverlust innerhalb der Hauptsprachfrequenzen 500, 1000, 2000 und 4000 Hz (in dB HL) entspricht annähernd dem 50 % Hörverlust für Sprache (in dB HL).

Diskrepanzen zwischen den Ergebnissen der Ton- und Sprachaudiometrie werden in erster Linie bei Vorliegen einer retrokochleären Hörstörung festgestellt (vgl. pathophysiologische Grundlagen, S. 26). Das Sprachgehör ist dabei wesentlich schlechter, als es das Tongehör erwarten läßt.

Die *zentrale Hördiagnostik* beruht auf einer Prüfung des *zentralen Sprachverstehens.* Die klassischen Hörprüfungsmethoden scheitern in diesem Fall am Phänomen der *Redundanz.* Es handelt sich dabei um die Sicherheitsspanne innerhalb der Hörbahnen,

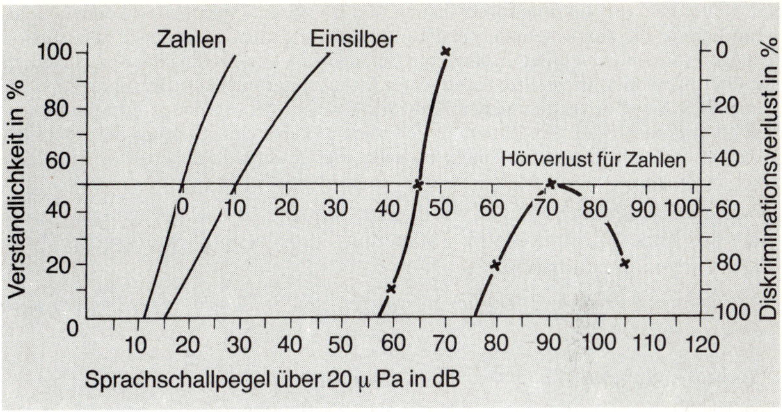

c

Abb. 1.**43a–c** Beispiele verschiedener sprachaudiometrischer Befunde bei Schallempfindungsschwerhörigkeiten (nach *Feldmann*)

Tabelle 1.**8** Ermittlung des prozentualen Hörverlustes aus den Werten der sprachaudiometrischen Untersuchungen (nach *Boenninghaus* u. *Röser* – vgl. Tab. 9.**1**)

w_s = Gesamtwortverstehen*	a_1 = Hörverlust für Zahlen in dB < 20	ab 20	ab 25	ab 30	ab 35	ab 40	ab 45	ab 50	ab 55	ab 60	ab 65	ab 70
< 20	100	100	100	100	100	100	100	100	100	100	100	100
ab 20	95	95	95	95	95	95	95	95	95	95	95	100
ab 35	90	90	90	90	90	90	90	90	90	90	95	100
ab 50	80	80	80	80	80	80	80	80	80	90	95	100
ab 75	70	70	70	70	70	70	70	70	80	90	95	100
ab 100	60	60	60	60	60	60	60	70	80	90	95	
ab 125	50	50	50	50	50	50	60	70	80	90		
ab 150	40	40	40	40	40	50	60	70	80			
ab 175	30	30	30	30	40	50	60	70				
ab 200	20	20	20	30	40	50	60					
ab 225	10	10	20	30	40	50						
ab 250	0	10	20	30	40							

* Das Gesamtwortverstehen (w_s) wird aus der Wortverständniskurve errechnet. Es entsteht durch Addition der Verständlichkeitswerte bei 60, 80 und 100 dB Lautstärke

die Milliarden von Informationseinheiten übertragen und verarbeiten können, während bereits 100 zur Erkennung und Entschlüsselung einer akustischen Information genügen würden. Erst unter erschwerten Bedingungen (Verzerrung der Sprache durch Abfilterung hoher Frequenzen und periodische Unterbrechung der Sprachsignale, binaurales Angebot verstümmelter Testworte), welche den normalen Informationsgehalt der Sprache auf ein Minimum reduzieren, kann eine Störung der zentralen Summations- und Integrationsfähigkeit nachgewiesen werden (dichotischer Sprachtest nach Feldmann).

Simulationsprüfungen: Diese werden nur kursorisch erwähnt, da die ERA und die Impedanzaudiometrie (Stapediusreflexmessung) weitgehend ihren Platz eingenommen haben.

1. *Stengerscher Versuch,* 2. *Dörfler-Stewart-Test* und 3. *Sprachverzögerungstest nach Lee.*

Beachte: Die *Sprachaudiometrie* ist unerläßlich für

- die Ermittlung des noch vorhandenen Sprachgehörs bei Schwerhörigen zur Beurteilung der Erfolgsaussichten einer Hörgeräteversorgung (Diskriminationsverlust, Unbehaglichkeitsschwelle) sowie
- die Beurteilung der apparativen und operativen Hörverbesserung,
- den Nachweis einer zentralen Schwerhörigkeit (Erfassung der integrativen Leistung von Hörzentren),
- die Ermittlung des Hörverlustes für Sprache im Rahmen von Versicherungsgutachten (Minderung der Erwerbsfähigkeit – Invalidität).

Electric Response Audiometry = ERA

Prinzip: In regelmäßiger oder unregelmäßiger Wiederholung werden dem Probanden akustische Reize angeboten, von denen angenommen werden kann, daß sie im EEG (Elektroenzephalogramm) zu einer Veränderung der Hirnaktivität führen (vgl. Abb. 1.**44**). Die einzelne Reizantwort wird im EEG vom ,,Rauschen" der Hirnaktivität überdeckt; durch rechnerische Mittelung zahlreicher evozierter Einzelpotentiale läßt sich jedoch die spezifische Reizantwort aus der unspezifischen Hirnaktivität im EEG herausheben (gemitteltes Potential).

Im Gegensatz zu den übrigen audiometrischen Methoden, die den Hörvorgang als komplexes Phänomen prüfen (vom ZNS verarbeitete akustische Reizantwort), informiert die ERA über physiologische Vorgänge im Endorgan, 1. Neuron und innerhalb des zentralen auditiven Systems, die nicht auf anderem Weg zu beschaffen sind.

Zu den akustisch evozierten und mit Hilfe der ERA registrierbaren Potentialen gehören nach dem heutigen Stand unserer Kenntnisse:

- *Langsame Rindenpotentiale* (> 40 ms): Es handelt sich um kortikal evozierte Potentiale, mit deren Hilfe ein vollständiges Tonhörschwellen-Audiogramm erstellt werden kann.
- *Späte, kortikale Gleichspannungspotentiale* (Contingent Negative Variation = CNV): Ausdruck generalisierter Hirnrindenfunktion höherer Ordnung.
- *Mittlere neurogene Potentiale* (Schnelle Rindenpotentiale/12–50 ms): Diese mittleren Vertexpotentiale stammen im wesentlichen aus dem Hörbahnsystem einschließlich der primären Hirnrindenprojektion.

- *Schnelle Hirnstammpotentiale:* a) *B*rain *S*tem *E*lectric *R*esponses (BSER/2–12 ms): Diese sind wichtig für die Erkennung retrokochleärer Hörstörungen. Diagnostisch bedeutsam sind die Latenzen der einzelnen Potentiale, besonders diejenigen zwischen Potential I und V, welche bei neuralen Funktionsstörungen relativ zur Hörschwelle und absolut verlängert sind (Abb. 1.**44**).
  b) *F*requency *F*ollowing *R*esponses (FFR/5–15 ms): Diese sind in ihrer diagnostischen Bedeutung noch nicht geklärt.
- *Elektrokochleogramm:* (ECochG/0–5 ms)
  In Kombination mit den BSER liefert diese Untersuchung die zuverlässigsten Informationen über das Vorliegen einer Funktionsstörung im Hörnerven und in den unteren Hinstammabschnitten. Bezüglich Innenohr- und Hörnervenfunktion übertrifft es die Aussagekraft der BSER. Die beiden diagnostisch ins Gewicht fallenden Parameter sind die Mikrophonpotentiale (CM) und das Aktionspotential des Hörnervs (P I).

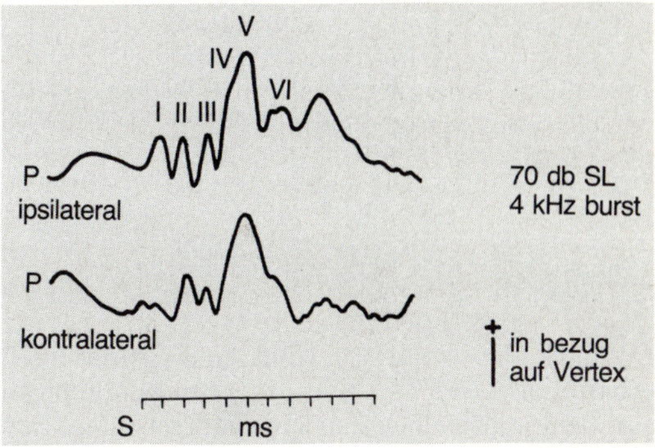

Abb. 1.**44** Schnelle Hirnstammpotentiale (BSER). P_I = Aktionspotential des Hörnervs, P_{II-VI} = Hirnstammpotentiale

Die Messung der evozierten Hirnstammpotentiale sowie die Kochleographie gehören heute bereits zu den wichtigsten diagnostischen Methoden zur genaueren Differenzierung einer kochleären von einer retrokochleären Schwerhörigkeit (Akustikusneurinom, Tumor der hinteren Schädelgrube, multiple Sklerose). Ferner ist die ERA von größter Bedeutung für die Abklärung einer Säuglings- oder frühkindlichen Schwerhörigkeit; sie dient ferner der Ermittlung noch vorhandener Funktionsreste des ZNS bei schweren Schädel-Hirn-Verletzungen, im Koma oder anderen Zuständen völliger Bewußtlosigkeit. Sie ersetzt jedoch keineswegs die Reintonaudiometrie und die Tympanometrie (inklusive Stapediusreflex), welche nach wie vor die Grundlage der audiometrischen Diagnostik bilden.

Hörprüfung beim Säugling und Kleinkind

Merke: Jedes Kind, das schon bald nach der Geburt nicht wie normale Kinder auf Schallreize reagiert, muß ohrenärztlich untersucht werden.

Tabelle 1.**9** Fragebogenschema bei Verdacht auf kongenitale oder frühkindlich erworbene Schwerhörigkeit

Familien-anamnese	Hör- und Sprachstörungen, psychiatrische und neurologische Leiden, Mißbildungen
Schwanger-schafts-anamnese	Virusinfekte (Rubeolen, Masern, Influenza, Herpes zoster, Coxsackie), Toxoplasmose, Medikamente (Thalidomid-Amino-glykoside), Diabetes, Neuropathie, Impfungen
perinatale Anamnese	Forzeps, andere mechanische Schädigungen, Asphyxie, Prämaturität, Kernikterus
postnatale Anamnese	Infektionskrankheiten, Impfreaktionen, Erkrankungen des ZNS, Schädeltrauma, Intoxikationen, Medikamente
Gehör	Reaktion auf Geräusche und Stimme, Richtungshören, Beginn der Schwerhörigkeit und Progredienz der Symptome
Sprache	erste Laute, Worte und Sätze

Da auch das gehörlose Kind eine Schrei- und Lallperiode durchmacht, erhärtet sich der Verdacht auf Vorliegen einer erheblichen Hörstörung oft erst beim Ausbleiben der Sprachentwicklung. In den meisten Fällen werden diese hörgestörten Kinder deshalb im Alter von 1–3 Jahren dem Hausarzt oder dem Otologen vorgestellt und auch dann besteht noch die Gefahr, daß mangels adäquater Untersuchungsmethoden die wahre Ursache der Sprachentwicklungsverzögerung verkannt wird und deshalb für weitere Jahre unbehandelt bleibt. Daraus leitet sich die Forderung ab:

- Früherfassung
- Früherkennung,
- Frühbehandlung,
- Früherziehung.

Beachte: Der Hörsinn gewinnt seine Hauptbedeutung als Zentralfaktor des Spracherwerbs. Als Grundsatz gilt deshalb, daß die Erkennung und Behandlung einer Hörstörung im Kindesalter um so erfolgreicher ist, je früher sie einsetzt, d. h. bereits innerhalb des 1. Lebensjahres (Tab. 1.**9**, s. auch Tab. 1.**24**, S. 156).

In der *Kinderaudiometrie* bildet heute die *ERA* neben der *Impedanzaudiometrie* die eigentliche Grundlage der audiologischen Diagnostik. Diese beiden Methoden haben die früher gebräuchlichen Verfahren wie Ablenktest, Reflexaudiometrie, spielaudiometrische Tests, Peepshow u. a. an diagnostischem Aussagewert übertroffen und deshalb etwas in den Hintergrund gedrängt.

Gleichgewichtsprüfung

Die Untersuchung des Gleichgewichtssystems gliedert sich in

1. Prüfung der vestibulospinalen Reflexe,
2. Prüfung auf Spontan- und Provokationsnystagmus,
3. experimentelle Prüfung des vestibulären und optokinetischen Systems.

Vestibulospinale Reflexe

Romberg-Versuch (Abb. 1.**45a** u. **b**): Bei peripheren vestibulären Störungen in der Regel Verlagerung des Körperschwerpunktes zur Seite der labyrinthä-

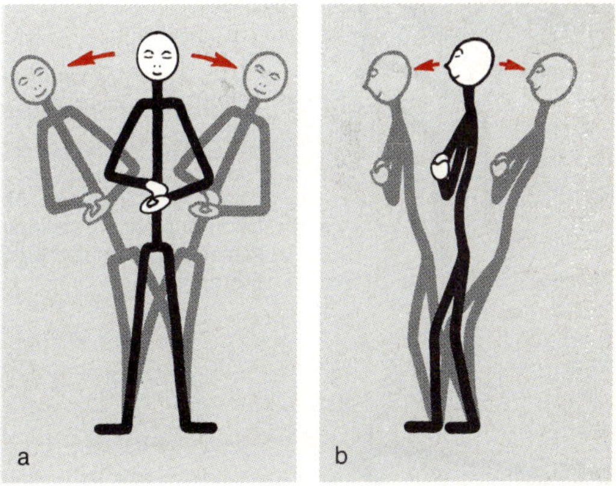

Abb. 1.**45a** u. **b** Rombergscher Versuch. Geschlossener Stand, Füße parallel. Augen geschlossen, Arme vor dem Thorax verschränkt. Abweichung bzw. Falltendenz in Richtung des funktionsgestörten Labyrinthes

ren Läsion. Bei zentralen Gleichgewichtsstörungen Abweichung und Falltendenz regellos (Ataxie).

Blind- und Strichgang: Nur grobe Gangabweichungen sind diagnostisch verwertbar, Abweichtendenzen wie beim Romberg-Versuch.

Unterbergerscher Tretversuch: Treten an Ort mit geschlossenen Augen, Rotation der Körperachse bei peripheren Störungen zur Seite der labyrinthären

Läsion, bei zentralen Störungen regellos. Nur Abweichungen >40 Grad sind diagnostisch verwertbar.

Positionsversuch (Abb. 1.**46** und 1.**47**):

Spontane Abweichreaktion: Parallelverschiebung *beider* Arme (Supinationsstellung!) analog den obenerwähnten Gesetzmäßigkeiten (Abb. 1.**46**).

Spontane Armtonusreaktion: Absinken *eines* Armes auf der Seite einer zerebellären Läsion (Abb. 1.**47**) infolge Tonusverlustes der Muskulatur.

Finger-Nase-Zeigeversuch: Bei geschlossenen Augen wird der Zeigefinger langsam aus der horizontalen Streckstellung zur Nasenspitze geführt: Ataxie und Koordinationsstörungen (Vorbeizeigen) deuten auf ipsilaterale Kleinhirnläsion bzw. eine Störung des Lagesinnes und der Tiefensensibilität hin.

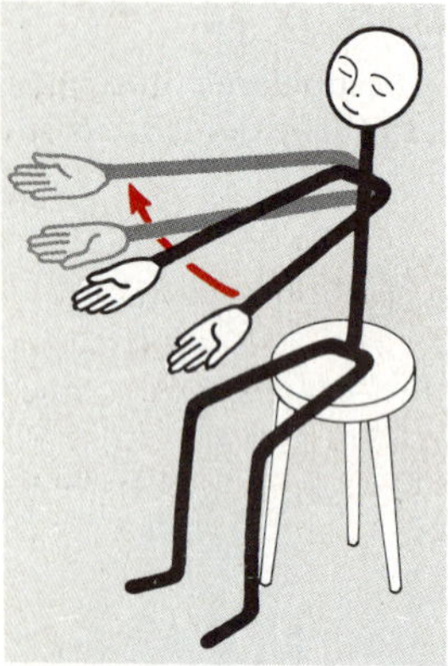

Abb. 1.**46** Spontane Abweichreaktion. Arme horizontal, in Supinationsstellung. Beobachtung von Parallelverschiebungen (meist zur Seite der Läsion) *beider* oberer Extremitäten

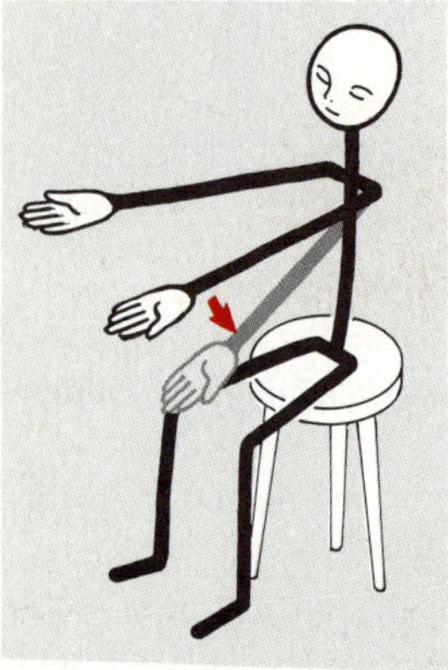

Abb. 1.**47** Spontane Arm-Tonus-Reaktion. Absinken *eines* Armes auf der Seite der Läsion (zerebelläre Hypotonie)

Prüfung auf Spontan- und Provokationsnystagmus

Nystagmus: *Konjugierte, koordinierte Augenbewegungen um eine bestimmte Achse, welche sich in eine rhythmisch-alternierende langsame und rasche Schlagphase zerlegen lassen.*

Der vestibuläre Spontannystagmus kann durch visuelle Fixation weitgehend unterdrückt werden (visuelle Fixationssuppression).

Beobachtung mit und ohne *Frenzelsche Leuchtbrille* zur Diagnose eines *Spontannystagmus;* bei der Untersuchung im abgedunkelten Raum wird durch die +15 Di-Linsen die optische Fixation praktisch unterdrückt, so daß die visuelle Fixationssuppression des vestibulären Nystagmus aufgehoben wird.

Blick geradeaus mit und ohne Fixation zur Erkennung eines *Fixationsnystagmus.* Blick seitwärts sowie nach oben und unten gewandt zur Feststellung eines *Blickrichtungs-* oder *Blicklähmungsnystagmus.*

Die beobachteten Augenbewegungen werden entsprechend ihrer Richtung (←) Frequenz (⋙) und Amplitude (=) in das Frenzelsche Schema eingetragen (Abb. 1.**48**–1.**50**).

Registrierung des Nystagmus = Elektronystagmographie (ENG)

Prinzip: Das Auge ist ein Dipol (Kornea elektropositiv, Retina elektronegativ). Das periokuläre elektrische Feld verändert sich deshalb bei Augenbewegungen. Diese Änderung der Korneoretinalpotentiale ist der Amplitude, Frequenz sowie der Geschwindigkeit des Nystagmus proportional; deshalb können sie mittels Elektroden abgeleitet, über einen Schreiber registriert und hinsichtlich der oben erwähnten Parameter analysiert werden. Die Richtung

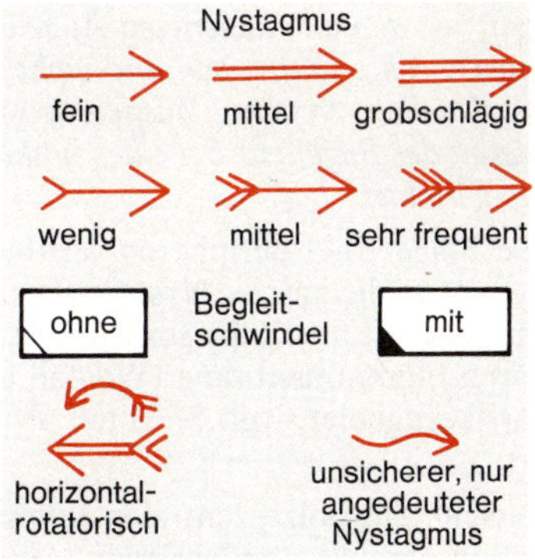

Abb. 1.**48** Aufzeichnung der Augenbewegungen

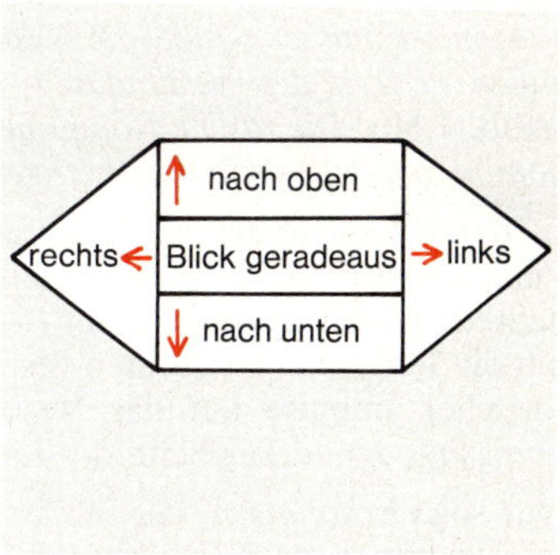

Abb. 1.**49** Eintragung in das Frenzelsche Schema

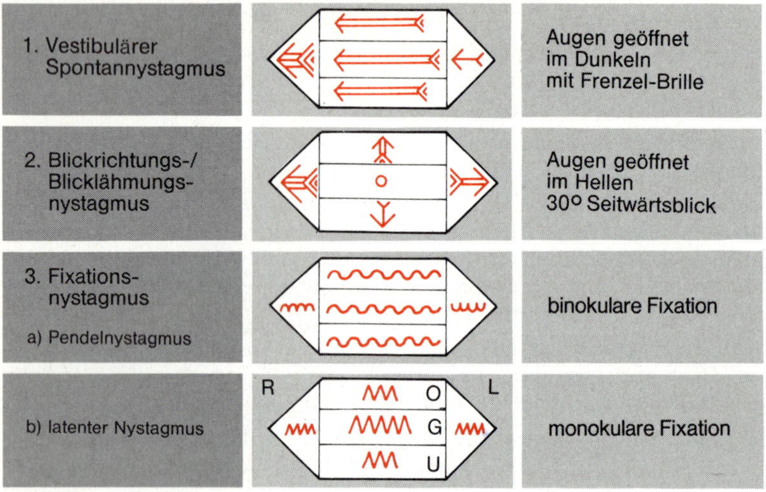

Abb. 1.**50** Einteilung des Spontannystagmus

der registrierten Augenbewegung wird durch das −- oder +-Vorzeichen des Korneoretinalpotentials angegeben (Abb. 1.**51a**–**c**).

Photoelektronystagmographie (PENG):

Die Augenbewegungen werden nicht mittels Ableitung der Korneoretinalpotentiale, sondern über Photozellen registriert (photoelektrische Messung von Intensitätsänderungen des von der Augenoberfläche reflektierten Lichtes, welche den Augenbewegungen proportional sind).

Spontannystagmus: *Unter diesem Begriff werden alle diejenigen Augenbewegungen zusammengefaßt, die Nystagmuscharakter aufweisen und nicht durch äußere Reize des vestibulären und visuellen Systems ausgelöst werden* (Abb. 1.**50**). *Die rasche Komponente ist in der Regel zur Seite des funktionell dominierenden Vestibulariskerngebietes gerichtet.*

Es handelt sich dabei entweder um die Folge einer peripheren vestibulären Funktionsstörung *(Ausfallnystagmus),* wobei die rasche Nystagmuskomponente stets zum gesunden Ohr (dominierendes Labyrinth) gerichtet ist, oder um die Folge einer zentralen vestibulären Funktionsstörung (Wegfall inhibitorischer Impulse auf das Vestibulariskerngebiet, vgl. S. 31 ff., *Enthemmungsnystagmus* zur Seite der Läsion).

Der sog. *Erholungsnystagmus* ist einerseits die Folge zentraler Kompensationsvorgänge nach peripherer Funktionseinbuße, andererseits Ausdruck einer peripheren Funktionsrückkehr und ebenfalls zur Seite des dominierenden Vestibulariszentrums gerichtet (d. h. in diesem Fall zum kranken Ohr).

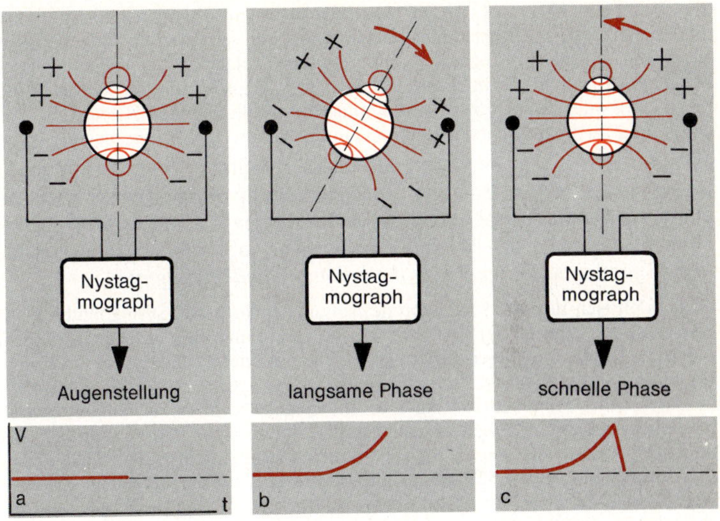

Abb. 1.**51a–c** Prinzip der Nystagmographie (Ableitung vom linken Auge):
a Blick geradeaus, nasale und temporale Elektrode +, isoelektrische Grundlinie horizontal.
b Bulbus wendet sich langsam nach rechts, nasale Elektrode +, temporale Elektrode –, Auslenkung der Grundlinie nach oben.
c Bulbus schlägt rasch in die Ausgangsstellung zurück, Grundlinie erneut in Neutralposition, da beide Elektroden wieder +

Blickrichtungs- und blickparetischer Nystagmus: Ausnahmslos zentral ausgelöst, häufig nach beiden Seiten, sowohl horizontale wie vertikale Schlagebene; tritt erst nach Bulbusdeviation von >30 Grad auf.

Sonderform: Toxisch bedingter Blickrichtungsnystagmus nach Barbiturat- oder Alkoholvergiftung (zentraler Enthemmungseffekt).

Es handelt sich um eine Störung der willkürlichen Blickmotorik, die in schweren Fällen von einer Blicklähmung begleitet ist. Übergänge vom Blickrichtungs- zum Blicklähmungsnystagmus sind fließend. Letzterer ist gekennzeichnet (partielle Blickparese) durch einen Nystagmus zur Seite der Blicklähmung.

Es handelt sich um die Folge angeborener oder erworbener (multiple Sklerose!) Veränderungen in den Blickzentren der Formatio reticularis der Brücke (Zentrum für horizontale Blickbewegungen) und der Mittelhirnhaube (Zentrum für vertikale Blickbewegungen). Diese Zentren stehen im Dienste der zentralen willkürlichen Blickmotorik (Integration willkürlicher Blickimpulse sowie visueller und vestibulärer Afferenzen) sowie im Dienste der binokulären Koordination (Fasciculus longitudinalis medialis, vgl. Abb. 1.**19** u. 1.**31**, S. 31 ff.) und der Nystagmusrhythmusbildung. Läsionen in diesem Bereich des Hirnstammes führen deshalb zu schweren Störungen der Blickbewegungen und des Nystagmus (Rhythmus und Schlagformänderungen, Dissoziation der Bewegungen des rechten und linken Auges, Auslöschen der raschen Nystagmusphase, ein- oder doppelseitige Aufhebung des optokinetischen Nystagmus, Blickrichtungs- und blickparetischer Nystagmus, internukleäre Ophthalmoplegie).

Fixationsnystagmus: Nur bei binokulärer, seltener auch bei monokulärer Fixation tritt ein Nystagmus auf, der häufig keine typische rasche und langsame Komponente aufweist, sondern pendelförmige Bewegungen (= *Pendelnystagmus*). Er ist häufig angeboren und kann sogar erblich bedingt sein (Synonyma: *kongenitaler, hereditärer Pendelnystagmus*).

Es handelt sich um meist angeborene, seltener erworbene (Syringobulbie) Veränderungen in den Zentren der Blickmotorik des Hirnstammes. Diese haben eine Enthemmung der Blickbewegungen zur Folge (Blickhyperkinesie) und deshalb treten bei jeder Blickintention konjugierte rhythmische Augenbewegungen im Sinne eines Nystagmus in der Ebene der Blickrichtung auf. Im Gegensatz zum Blicklähmungsnystagmus handelt es sich in der Regel nicht um das Symptom einer Erkrankung des Hirnstammes, sondern um eine Anomalie, welche auch subjektiv keine funktionellen Beschwerden verursacht (Abb. 1.**52**). Nicht selten bei *Amblyopie* auftretend.

Die drei Hauptformen spontaner Augenbewegungen mit den typischen Merkmalen eines Nystagmus dürfen nicht verwechselt werden mit dem

Endstellungsnystagmus: Bei extremer Blickdeviation (>50 Grad) kurzdauernde, rasch ermüdbare Schlagfolge (Intensitätsgefälle +++), nicht pathologisch.

Ermüdungsnystagmus: Bei länger dauerndem Blick nach der Seite als Folge einer Ermüdung der horizontalen Bulbuswender auftretend (analog Tremor Skelettmuskulatur), ebenfalls nicht pathologisch.

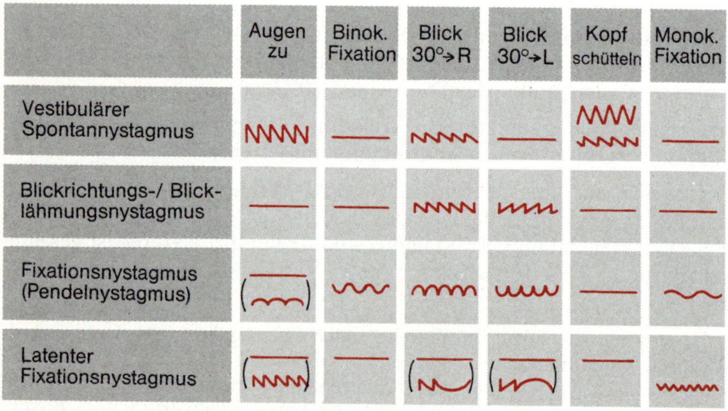

Abb. 1.**52** Differentialdiagnose des Spontannystagmus (Schema in Anlehnung an *Kornhuber*)

Einstellungsnystagmus: Einstellbewegungen von nystagmusartigem Charakter bei Fixation eines Objektes im Gesichtsfeld, rasche Schlagfolge, schnell ermüdbar (Intensitätsgefälle +++), nicht pathologisch.

Provokationsnystagmus: *Im Gegensatz zum Spontannystagmus handelt es sich ausschließlich um einen vestibulär ausgelösten Nystagmus, der nur unter bestimmten provozierenden Maßnahmen wie Körperlage- und Kopfstellungsänderungen in Erscheinung tritt.*

Man verwendet zur Untersuchung grundsätzlich die Frenzelsche Leuchtbrille. Zur Beurteilung eines Provokationsnystagmus werden dieselben *Kriterien* wie beim Spontannystagmus verwendet; zusätzlich wird jedoch auch der zeitliche Verlauf berücksichtigt:

- kurzdauernder (<60 s) *transitorischer* Nystagmus,
- kontinuierlich schlagender *persistierender* Nystagmus,
- *Kopfschüttelnystagmus* = „gelockerter" Spontannystagmus sowohl peripher als auch zentral bedingt (transitorisch oder persistierend).

Lagenystagmus (statisch): Nicht der Lagewechsel, sondern die *eingenommene Lage* selbst löst den Nystagmus aus (Verschiebung des Schädelinhaltes, Änderung der Hirndurchblutung, des Liquordruckes und des Druckes auf die Maculae der Otolithenorgane).

Methodik:

1. Horizontallagerung auf Untersuchungstisch,
2. Umlagerung des ganzen Körpers in rechte,
3. in linke Seitenlage.

Arten des Lagenystagmus: Nach Einnahme einer bestimmten Körperlage können folgende Nystagmustypen auftreten:

Richtungsbestimmter Lagenystagmus („gelockerter" Spontannystagmus, persistierend, reproduzierbar) stets in derselben Richtung schlagend. Peripher oder zentral ausgelöst.

Regelmäßig richtungswechselnder Lagenystagmus (persistierend, reproduzierbar): In einer bestimmten Körperlage stets zur selben Seite schlagend, durch Umlagerung regelmäßiger Richtungswechsel des Nystagmus. Meist zentral bedingt.

Regellos, richtungswechselnder Lagenystagmus: Ausnahmslos zentral bedingt (reproduzierbar, regellos in allen Stellungen die Richtung wechselnd, meist persistierend).

Lagerungsnystagmus (dynamisch): Der *Lagewechsel* als kinetischer Vorgang ist auslösender Faktor (mechanische Reizung der Halswirbelgelenke und vor allem direkte, kinetische Stimulation der Bogengänge und Otolithenorgane).

Methodik:

1. Aus dem Sitzen rascher Lagewechsel in vertikale Kopfhängelage.
2. Rasches Aufrichten zum Sitzen.

3. Rascher Wechsel in rechte Kopfhängelage, mit nach rechts gedrehtem Kopf.
4. Rasches Aufrichten zum Sitzen.
   Dann 5. und 6. analog 2. und 3. nach links.

Klassifikation:

Paroxysmaler Lagerungsnystagmus (s. S. 146): Nach raschem Lagewechsel tritt ein Nystagmus auf, der gekennzeichnet ist durch: kurze Latenz (ca. 5–10 Sek.); horizontal-rotatorisch zum untenliegenden Ohr schlagend, Intensitätssteigerung (Crescendo) und -abnahme (Decrescendo) in ca. 15–30 Sek. (transitorisches Phänomen), subjektiv heftiger Drehschwindel. Beim Wiederaufrichten gelegentlich ,,gegenläufiger" transitorischer Nystagmus (Umkehr der Nystagmusrichtung).

Ursache: Wahrscheinlich periphere Läsion (sog. ,,Kupulolithiasis").

Neben dem *paroxysmalen Lagerungsnystagmus* können außerdem ein persistierender oder transitorischer richtungsbestimmter, ein regelmäßiger richtungswechselnder und ein regelloser Lagerungsnystagmus beobachtet werden (letzterer stets zentraler Genese, die beiden erstgenannten können sowohl peripher als auch zentral ausgelöst sein).

Experimentelle Prüfung des vestibulären Systems

Die Durchführung dieser Prüfungen und die Interpretation der Untersuchungsergebnisse sind Aufgabe des Facharztes.

Drehprüfung: Die rotatorische oder Drehprüfung verwendet als adäquaten Sinnesreiz für die Untersuchung der Erregbarkeit der horizontalen Bogengänge die *Winkelbeschleunigung.* Das Prinzip der technisch aufwendigen Methode ist in Abb. 1.**28** (S. 30) dargestellt.

Thermische Labyrinthprüfung:

Prinzip: (Abb. 1.**53**): Der horizontale Bogengang wird beim liegenden Patienten in eine vertikale Stellung gebracht. Durch Abkühlung der Labyrinthkapsel (30° C Wasserspülung des äußeren Gehörganges) oder Erwärmung (44° C) während 30–40 Sek. wird das Volumen der Endolymphe verändert, wodurch die Kupula deflektiert wird. Aus neuesten Erkenntnissen, die während des Weltraumfluges des europäischen Raumlabors (Spacelab) gewonnen wurden, geht hervor, daß nicht eine durch Wärmekonvektion ausgelöste Endolymphströmung, sondern eine temperaturbedingte Volumenänderung der Endolymphe primär die Auslenkung der Kupula verursacht. Dieser Vorgang hat genau dieselbe elektrophysiologische Wirkung wie die Kupuladeflexion mittels Winkelbeschleunigung (s. Abb. 1.**28**, S. 30), d. h., sie löst über den vestibulo-okulären Reflex einen Nystagmus aus.

Die *Größe der thermisch ausgelösten Reizantwort* (Nystagmus und subjektive Drehempfindung) gestattet bis zu einem gewissen Grade eine Aussage über die Funktion des gereizten Bogenganges. *Untererregbarkeit* spricht für partielle Funktionseinbuße, *Unerregbarkeit* für subtotalen oder vollständigen

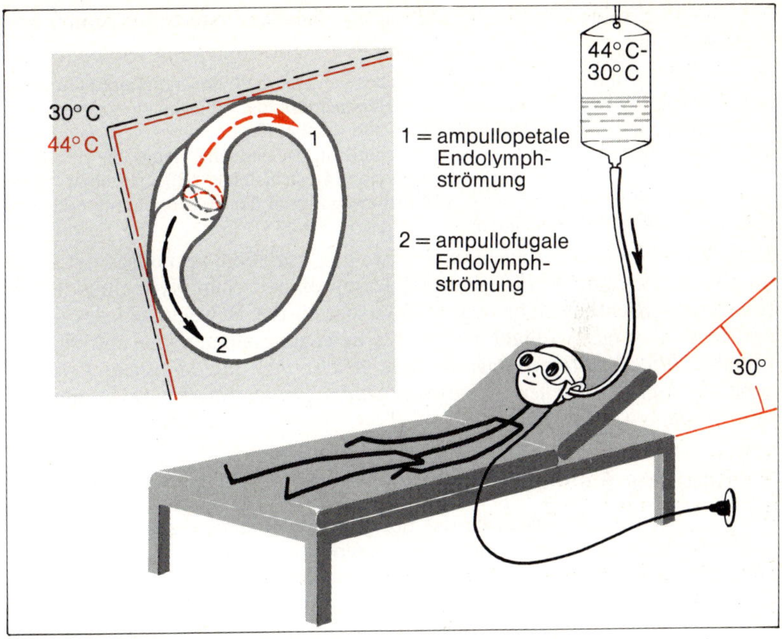

Abb. 1.**53** Prinzip der thermischen Labyrinthprüfung

Funktionsverlust, *Richtungsüberwiegen* für einen Spontanaktivitätsunterschied in den übergeordneten primären Vestibulariszentren. Vorteil: getrennte Untersuchung der beiden Bogengangssysteme bzw. Labyrinthe.

Galvanische Prüfung: Das Prinzip dieser Untersuchungsmethode beruht darauf, daß mittels galvanischem Strom im Endorgan und im Vestibularnerven Hyper- und Depolarisationseffekte und dadurch ein vestibulärer Nystagmus ausgelöst werden können, ferner eine vestibulospinale Reaktion (seitliche Verschiebung des Körperschwerpunktes = Lateropulsion). *Mit der galvanischen Prüfung ist es möglich, jedes Vestibularorgan und den dazugehörigen Nerv getrennt zu untersuchen und eine Läsion des Endorganes von derjenigen des Nervs zu unterscheiden.* (Die galvanische Erregbarkeit bleibt auch nach Zerstörung der vestibulären Sinnesendstellen erhalten, erlischt jedoch nach Untergang der Nervenfasern.)

Optokinetische Prüfung

Der optokinetische Test ist eine der empfindlichsten Untersuchungsmethoden im Hinblick auf die Erkennung einer zentralen okulomotorischen Funktionsstörung und deshalb unerläßlich für die Abgrenzung einer peripheren von einer zentralen Gleichgewichtsstörung, da beide Systeme funktionell eng verknüpft sind.

Prinzip: Beobachtung eines Objektes, welches sich innerhalb des stationären Gesichtsfeldes bewegt (foveale Stimulation) oder Beobachtung der Verschiebung des ganzen Gesichtsfeldes (foveoretinale Stimulation). Nur letztere löst den *optokinetischen Reflex* aus: konjugierte, reflexhafte Augenbewegungen, welche eine langsame Phase in Richtung der Verschiebung des sich bewegenden Gesichtsfeldes (Blickfolgebewegung) und eine rasche Phase (zentrale Korrekturbewegung) in der Gegenrichtung erkennen lassen = *optokinetischer Nystagmus.*

Pathologische Veränderungen im Hirnstamm, vor allem im Ponsgebiet sowie im Kleinhirn, rufen Veränderungen des optokinetischen Nystagmus hervor (einseitiges Richtungsüberwiegen, Dissoziation der Bewegungen des linken und rechten Auges, völliger Zerfall des Bewegungsablaufs uni- und bidirektionell). *Blickrichtungsnystagmus und gleichzeitige pathologische Veränderung des optokinetischen Nystagmus sind charakteristische Frühsymptome einer multiplen Sklerose.*

Prüfung des Fistelsymptoms

Besteht eine Fistel im Bereich des horizontalen Bogenganges oder an einer anderen Stelle der Labyrinthkapsel, hervorgerufen durch einen entzündlichen osteolytischen Prozeß (z. B. Cholesteatom), so wird eine plötzliche Druckerhöhung im äußeren Gehörgang subjektiv Schwindel und objektiv Nystagmus sowie Lateropulsion hervorrufen. Dasselbe Phänomen kann bei Verwachsungen zwischen membranösem Labyrinth und Stapesfußplatte ausgelöst werden (Fistelsymptom ohne Bogengangsfistel, vgl. S. 115).

Technik: Einsetzen des Politzer-Ballons mit der durchbohrten Olive in den Gehörgang: *K*ompression löst Nystagmus zum *k*ranken Ohr aus, *A*spiration zur *a*nderen Seite.

Pseudofistelsymptom: Bei großen Trommelfelldefekten ruft das Einblasen und Absaugen von Luft eine Abkühlung des horizontalen Bogenganges hervor, die eine thermische Labyrinthreaktion und dadurch einen Nystagmus auslöst. Dieser schlägt jedoch sowohl bei Kompression als auch bei Aspiration zum gesunden Ohr.

Beachte: Bei Verdacht auf Mittelohrcholesteatom Fistelsymptom prüfen!

Fazialisdiagnostik

Die erste und wichtigste Untersuchung dient der Unterscheidung einer zentralen von einer peripheren Lähmung:

Zentrale Lähmung: Funktion des Stirnastes (s. Abb. 1.**21**, S. 20).

Periphere Lähmung: Alle 3 Äste betroffen – Beeinträchtigung der Tränensekretion und der Geschmacksempfindung u. U. Hyperakusis (Stapediusreflex erloschen).

Die *Topodiagnose* der peripheren Läsion des N. facialis kann aus Abb. 1.**20** abgeleitet werden.

Geschmacksprüfung: Vordere zwei Drittel der Zunge sind Innvervationsgebiet der Chorda tympani. Reizung mit 20 % Zucker-, 10 % NaCl- und 5 % Zitronensäurelösung (vgl. S. 312 f., 320).

Gustometrie: Elektrische Reizung der peripheren Geschmacksfasern und Bestimmung der Reizschwelle in mA (vgl. S. 320).

Schirmer-Test: Nachweis der Vermindung der Tränensekretion auf der gelähmten Seite (Unterbrechung der Tränenanastomose im N. petrosus major, vgl. Abb. 1.**20**, S. 20).

Stapediusreflex: Reflexmessung im Rahmen der Impedanzaudiometrie (s. S. 52).

Schweregrad und Prognose der Lähmung können nur mittels der *Elektrodiagnostik* ermittelt werden.

Merke: Jede Fazialislähmung, gleich welcher Genese, muß so früh wie möglich elektrodiagnostisch abgeklärt werden.

Es werden drei Stadien einer Nervenläsion unterschieden:

Neurapraxie: sog. Leitungsblock, d. h. vollständiger Funktionsausfall, aber ohne Unterbrechung der Axone (reversibel).

Axonotmesis: Unterbrechung der Axone bei erhaltenem Bindegewebsgerüst des Nervs (Endo-, Peri- und Epineurium). Diese Veränderungen sind mehrheitlich, aber nicht vollständig reversibel.

Neurotmesis: Unterbrechung der Axone und gleichzeitig auch des Hüllgewebes; ohne operative Versorgung irreversible Läsion.

Aufgabe der Elektrodiagnostik ist es, das numerische Verhältnis der blockierten (Neurapraxie) zu den degenerierten Nervenfasern (Axonotmesis) zu ermitteln.

Methodik:

Bestimmung der Rheobase: Die geringste Stromstärke (mA), welche eine sichtbare Muskelzuckung auszulösen vermag. Bei Axonotmesis erhöht oder ∞.

Bestimmung der Chronaxie: Die kleinste Stromimpulsdauer (ms), welche bei einer konstanten Stromstärke (= doppelter Rheobasewert) eine sichtbare Muskelzuckung auszulösen vermag. Bei Axonotmesis verlängert oder ∞.

Elektromyographie (EMG): Ableitung der Muskelaktionspotentiale bei willkürlicher Innervation der Gesichtsmuskulatur mittels Nadelelektroden. Das EMG ist in der akuten Phase der Fazialislähmung von relativ geringer Aussagekraft, da Denervationspotentiale erst 12 Tage nach Beginn der Lähmung nachgewiesen werden können.

Elektroneuronographie (ENoG): Messung des Summenaktionspotentials der Gesichtsmuskulatur, ausgelöst durch eine Kontraktion bei maximaler perkutaner faradischer Reizung. Durch Vergleich der Summenpotentiale zwischen gesunder und gelähmter Seite kann die Anzahl (in %) der degenerierten Fasern annähernd bestimmt werden.

Nerve-excitability-Test: Bestimmung der Stromstärke (mA), welche gerade genügt, um eine Muskelzuckung auszulösen (konstante Reizdauer: 0,3 ms/Impuls). Bei ein und derselben Person variiert der Schwellenwert in beiden Nn. faciales nur unbedeutend (0,4 mA). Eine Seitendifferenz des Schwellenwertes ≥3,5 mA. gilt als pathologisch. Anstieg der Reizschwelle bedeutet fortschreitende Degeneration der Nervenfasern bzw. progressive Axonotmesis.

Die Ergebnisse der Rheobase- und Chronaxiebestimmung sowie diejenige der Elektroneuronographie liefern bereits in der akuten Phase der Lähmung zuverlässige Hinweise auf das Ausmaß der degenerativen Prozesse im Nerven und deren Verlauf und sind maßgebend für die Wahl der Behandlung.

Klinik der Erkrankungen des äußeren Ohres

Unspezifische Entzündungen des äußeren Ohres

Symptome: In der *akuten, exsudativen Entzündungsphase* ist der äußere Gehörgang geschwollen, meist mit fötidem Detritus verlegt (Besiedelung durch gramnegative Bakterien und durch Anaerobier); der knorpelige Gehörgangsanteil ist schmerzhaft, das Trommelfell intakt, jedoch wegen vermehrter Desquamation der Epidermis und Ablagerung von Detritus schwierig zu beurteilen. Das bei offenem Gehörgang normale Ergebnis der Hör- und Stimmgabelprüfung spricht gegen eine Mittelohrbeteiligung. Die regionären retroaurikulären Lymphknoten können jedoch in schweren Fällen derart vergrößert und druckschmerzhaft sein, daß das Bild einer Mastoiditis vorgetäuscht wird.

In der *chronisch entzündlichen Phase:* Weiter Gehörgang, atrophische (pergamentartig) epidermale Auskleidung, Ablagerung von trockenen Epidermisschuppen. Subjektiv ausgeprägter Juckreiz, der den Patienten zu instrumentellen Manipulationen im äußeren Gehörgang veranlaßt. Diese führen häufig zu Verletzungen und begünstigen damit die Entstehung einer *Superinfektion* mit akuter Dermatitis, mit oder ohne Perichondritis (z. B. Erysipel, s. Farbtafel **3b**).

Pathogenese: Exo- und endogene Noxen (Mazeration der Gehörgangshaut durch Flüssigkeit, mechanische und chemische Schädigung, Allergie, Diabetes) führen zu einer Verminderung der Elastizität der Gehörgangshaut, zu einer Atrophie der Zeruminal- und Talgdrüsen und dadurch zu einem Verlust des schützenden Sekretfilms. Folgen: Austrocknung der Gehörgangshaut, Störung ihres Chemismus, gesteigerte Anfälligkeit gegenüber Infektionen (Bakterien, Pilze). Neben Temperatur, Feuchtigkeitsgehalt und Belüftung

(Anaerobier-Wachstum!) des äußeren Gehörganges ist für die Vermehrung der Bakterien der pH-Wert der Gehörgangshaut von ausschlaggebender Bedeutung. Störungen im Säuremantel (pH-Anstieg >6,0) sind Vorbedingungen für das Zustandekommen einer Infektion.

Faktoren, die für die Elimination pathogener Keime in der Gehörgangshaut sorgen:

- Niedriger pH-Wert,
- Fettsäuren im Talgdrüsensekret,
- normaler Lysozymgehalt des Zeruminaldrüsensekrets,
- ungestörter Selbstreinigungsmechanismus durch Migration des Gehörgangsepithels nach außen.

Beeinträchtigung dieser Schutzfaktoren (pH-Verschiebung zur alkalischen Seite bei Allergien, Reduktion des Schutzfilmes und Veränderung der Sekretzusammensetzung durch mechanische Reizung oder rezidivierende Entzündungen) verursachen mit der Zeit eine chronische Otitis externa. Diese kann intermittierend zu akuten, bakteriell bedingten, exsudativen entzündlichen Schüben führen.

Diagnose und Differentialdiagnose: Typische Merkmale:

- Lokale Begrenzung der entzündlichen Veränderungen auf Ohrmuschel, äußeren Gehörgang, regionäre Lymphknoten.
- Nur in seltenen Fällen Mitbeteiligung der äußeren und mittleren Schicht des Trommelfells (Myringitis granulomatosa).
- Mittelohr und Mastoid sind frei von pathologischen Veränderungen.
- Funktionelle Ausfälle (Schalleitungsschwerhörigkeit infolge Verlegung des äußeren Gehörganges) sind selten und leichter Natur.
- Wichtig ist der Ausschluß einer Otitis media acuta, einer Mastoiditis sowie des akuten Schubes einer chronischen Mittelohrentzündung (Cholesteatom).
- Schmerzhafter Druck auf Tragus spricht für Otitis externa.

Notwendige Untersuchungen: Otoskopie, Abstrich für Bakteriologie, evtl. Ohrspülung, Hör- und Stimmgabelprüfung, Audiogramm, Röntgenaufnahmen nach Schüller zum Ausschluß einer Mastoiditis.

Therapie: Instrumentelle Reinigung des äußeren Gehörganges unter Sichtkontrolle oder Spülung mit Wasser von 37° C oder mit verdünntem Kamillenextrakt. Trocknung des äußeren Gehörgangs, im nässenden Stadium mehrmals täglich ein „Ohrbad“ mittels Instillation von Ohrtropfen (Kombination von lokal wirksamen und breitspektrigen Antibiotika und Kortikosteroiden), in schweren Fällen systemische Antibiotikatherapie. Nach Rückbildung der akuten Entzündung lokale Applikation dermatologischer Salben auf der Grundlage einer Kombination von Antibiotika und Kortikosteroiden. Gewisse Antibiotika (z. B. Neomycin) können jedoch ihrerseits allergische Hautreaktionen auslösen. In diesen Fällen ist die lokale Anwendung 70–80 % reinen Alkohols angezeigt, in der *akuten Entzündungsphase* z. B. Einlage eines feinen Gazestreifens, der ständig mit Alkohol befeuchtet wird, den äußeren Gehörgang offen hält und durch Flüssigkeitsentzug die Gehörgangshaut zum Abschwellen bringt.

Prophylaxe, Verlauf und Prognose: Verbot der Selbstreinigung des äußeren Gehörganges durch den Patienten mit untauglichen Instrumenten (z. B. Wattestäbchen, Zündhölzer) (s. Farbtafel **6a**). Statt dessen regelmäßige ohrenärztliche Kontrollen zur Reinigung des äußeren Gehörgangs von Detritus (Nährboden für Bakterien) und lokale Applikation dermatologischer Salben zur Unterdrückung des Pruritus und zur Fettung der Haut. Je nach Pathogenese mehr oder weniger schwerer chronisch-rezidivierender, schubweiser Verlauf, der eine regelmäßige periodische spezialärztliche Betreuung des Patienten erfordert.

Besondere Formen

Bakteriell-viral bedingte Otitis externa diffusa

Bei Streptokokkeninfekt Entstehung eines charakteristischen *Erysipels.* Bei der *Badeotitis* (Mazeration der Haut durch halogenhaltiges Badewasser, tiefes Eindringen virulenter Keime) entsteht meist eine tiefgreifende, *phlegmonöse Entzündung* mit *Perichondritis.* (Neben der auf das äußere Ohr begrenzten *Bade-Otitis externa* gibt es auch eine tubogene *Bade-Otitis media.)*

Symptome: Fieber, gestörtes Allgemeinbefinden, regionäre Lymphadenitis, Schmerzen bei Zug an der Ohrmuschel oder Druck auf den Tragus. Die phlegmonöse Form kann sich auf umliegende Gewebe und Organe ausbreiten (Parotis, Mastoid, Schädelbasis) und in Ausnahmefällen zur Schläfenbein-Osteomyelitis sowie zur Sepsis führen (sog. *maligne Otitis externa,* s. S. 75). Bei schwerer Otitis externa, vor allem im Säuglings- und Kleinkindesalter, vollständige Verlegung des äußeren Gehörganges mit begleitender retroaurikulärer Lymphadenitis, unter dem Bild einer Pseudomastoiditis (abstehendes Ohr).

Therapie: Systemische Behandlung mit Antibiotika; lokal: Abschwellen der äußeren Gehörgangshaut mit 70–95 %igem Alkohol, Chloraminspülungen (1 : 1000), lokale Applikation topisch wirksamer Antibiotika.

Ohrfurunkel

Gutes Allgemeinbefinden bei lokaler Schmerzhaftigkeit im Ohrbereich. Charakteristisch: umschriebene, stark dolente Schwellung im knorpligen Anteil des äußeren Gehörgangs (Haarbalgdrüsen) mit geringgradiger regionärer Lymphadenitis und Schmerzen bei Tragusdruck oder Zug an der Ohrmuschel.

Therapie: Alkoholumschläge, evtl. Gazestreifen-Einlage bis zur Reifung und spontanen Entleerung des Furunkels. Nur in Ausnahmefällen ist eine Inzision durch den Facharzt sowie die systemische Anwendung von Antibiotika angezeigt (bei heftigen Schmerzen, protrahiertem Verlauf und/oder starker Schwellung).

Merke: Bei rezidivierender Gehörgangsfurunkulose: Urin- und Blutzuckerkontrolle!

Zoster oticus (s. Farbtafel **3c**)

Multiple, zu Gruppen geordnete Herpesbläschen im Bereich der Ohrmuschel, des äußeren Gehörganges und u. U. auch des Trommelfells – in schweren Fällen Auftreten von Hör- und Gleichgewichtsstörungen sowie Fazialisparese (vgl. S. 137, 162).

Otitis externa bullosa haemorrhagica („Grippeotitis")

Sie tritt meist im Zusammenhang mit einer Influenza auf (kombinierter Infekt mit Haemophilus Influenzae und Grippevirus); sie ist gelegentlich mit einer Otitis media kombiniert (Schalleitungsstörung). Zu Beginn nässende, bläulich livide, blasenbildende Entzündung, die auch auf das Trommelfell übergreifen kann. Nach wenigen Tagen Eintrocknen der hämorrhagischen Blasen und komplikationslose Abheilung. Meist außergewöhnlich starke Schmerzen (s. Farbtafel **7d**).

Beachte: Im Falle einer Mittelohrbeteiligung im Sinne einer *echten Grippeotitis:* sofortige systemische Antibiotikabehandlung.

In den übrigen Fällen beschränkt sich die Therapie auf eine einfache Gehörgangstoilette unter otoskopischer Kontrolle, Antibiotika nur zum Schutz vor Sekundärinfektionen.

Otitis externa „maligna" oder necroticans

Aus einer banalen Otitis externa kann sich vor allem beim Diabetiker (latent oder manifest) eine schwere, nekrotisierende Entzündung entwickeln, welche im wesentlichen durch fakultativ anaerobe gramnegative Keime (Pseudomonas aeruginosa) verursacht wird. Sie durchwandert die Gewebsspalten des knorpeligen Gehörganges und breitet sich in der Tiefe der Fossa retromandibularis entlang der Schädelbasis bis zum Foramen jugulare aus und führt zu einer schleichenden Osteomyelitis des Schläfenbeines.

Therapeutisch ist neben der Behandlung des Diabetes und einer intensiven Antibiotikamedikation gegebenenfalls die großzügige Lüftung des retromandibulären Raumes (Drainage der Fossa infratemporalis, Fossa pterygopalatina, Parotisloge) und eine ausgiebige operative Ausräumung der nekrotisierenden Gewebeanteile im Bereich des äußeren Gehörganges, des Schläfenbeines und der Parotis angezeigt, u. U. auch die gleichzeitige Ligatur und/oder Resektion der mitbetroffenen V. jugularis interna.

Die **Prognose** ist trotz massiver Antibiotikabehandlung und ausgedehnter chirurgischer Eingriffe zweifelhaft (Sepsis, Sinusthrombose).

Ohrmykose – Ohrekzem

Otomykose

Symptome: Die auf den äußeren Gehörgang begrenzte Pilzinfektion verursacht einen lockeren, watteähnlichen, in der Farbe von weißgelb bis zu grünschwarz variierenden feinen, abstreifbaren Belag. Subjektiv Juckreiz, selten Schmerzen.

Diagnose: Abstrich, Nachweis von Pilzmyzelen.

Therapie: Instrumentelle Reinigung, wobei Spülungen nach Möglichkeit zu unterlassen sind, um die Bildung einer „feuchten Kammer", welche das Pilzwachstum begünstigt, zu vermeiden.

Lokal gezielte örtliche Anwendung von Antimykotika (bei Trommelfellperforation kontraindiziert!), jedoch keinesfalls von Antibiotika. U. U. tägliches Pinseln mit Merthiolattinktur. In schweren Fällen systemische Anwendung von Antimykotika.

Verlauf: Chronisch rezidivierend.

Ohrekzem

Symptome: Schubweiser Verlauf mit intermittierenden akuten Exazerbationen. Effekt der *„feuchten Kammer:* Eindringen von Flüssigkeit (Schweiß, Waschwasser) oder eine exsudative, nässende Entzündung begünstigen im relativ abgeschlossenen äußeren Gehörgang die Ansiedelung von pathogenen Keimen oder Pilzen.

Im akuten Stadium: Hochrot entzündliche Schwellung mit nässender Bläschen- und Pustelbildung, später mit borkigen Auflagerungen; Rhagadenbildung am Gehörgangseingang und Ansammlung von fötidem Detritus. Gewöhnlich Bild einer unspezifischen Otitis externa acuta; gelegentlich auch Übergang in eine Myringitis chronica mit Bildung oberflächlicher Granulationen (Myringitis granulomatosa).

Im chronischen Stadium: Objektiv atrophische, trockene, schuppende Haut, teilweise „lichenifiziert". Subjektiv: chronischer Juckreiz. Gelegentlich Neigung zur Stenosebildung.

Diagnose und Differentialdiagnose:

Kontaktekzem (Hautpflege- und Schönheitsmittel, Haarspray, Brillengestelle aus Metall und Kunststoff, Zement- und Mehlstaub, Medikamente, z. B. Antibiotika). Durchführung von Hauttests zur Bestimmung des Kontaktantigens.

Mikrobielles Ekzem: Staphylokokkeninfekt (Abstrich, Antibiogramm) oder *Ohrmykose.*

Seborrhoisches Ekzem: Häufigste Form, oft mit Akne kombiniert.

Endogenes Ekzem: Lokale Manifestation eines generalisierten Ekzems.

Therapie: Ausschaltung der Allergene, lokale Behandlung nach den eingangs aufgeführten Richtlinien.

Spezifische, chronische Entzündungen

Tbc (Lupus) sowie Lues (Stadium II) führen heute nur noch selten zu lokal umschriebenen Manifestationen im Bereich des äußeren Ohres und des Gehörganges.

Verletzungen

Grundsätzlich muß bei jeder Verletzung der Ohrmuschel und des knorpligen Anteils des äußeren Gehörganges in Erinnerung gerufen werden, daß Schädigungen des Perichondriums zu Knorpelnekrosen führen und jeder bakterielle Infekt eine Perichondritis mit teilweisem oder völligem Untergang des Knorpelgerüstes nach sich ziehen kann (Phlegmone, Schrumpfohr, Gehörgangsatresie) (s. Farbtafel **3a**). Bei partieller oder totaler *Amputation der Ohrmuschel* ist die sofortige Einweisung in eine HNO-Klinik durchzuführen unter Mitlieferung des abgetrennten Ohrmuschelstückes. Selbst vollständig abgerissene, größere Ohrmuschelanteile können bei fachgerechter plastisch-chirurgischer Behandlung wieder anheilen, vorausgesetzt, das Intervall *Trauma – chirurgische Versorgung* überschreitet nicht die 1-Stunden-Grenze.

Scharfe und offene stumpfe Verletzungen: Ausgedehntes Debridement, Primärnaht, Antibiotikaschutz.

Othämatom: Geschlossene, stumpfe Verletzung mit Décollement der Haut- und Perichondralschicht über dem Knorpel, subperichondrale Hämatombildung (s. Farbtafel **2c**).

Therapie: Breite Inzision am Vorderrand der Helix, Kürettage, evtl. Anlegen eines Knorpelfensters, um damit ein Verkleben der beiden Perichondralblätter zu ermöglichen, wodurch eine erneute Ansammlung von Blut und seröser Flüssigkeit zwischen Knorpel und Perichondrium vermieden wird. Ölwatte-Kompressionsverband während einer Woche. Antibiotikaschutz.

> ***Cave wiederholte Punktionen:*** Gefahr der Serombildung oder der Superinfektion mit nachfolgender Perichondritis.

Bei Nichtbehandlung bindegewebige Organisation des Hämatoms, sekundäre Verkalkung und Verunstaltung der Ohrmuschel („Blumenkohl-, Schwinger- oder Ringerohr"; s. Farbtafel **2d**).

Erfrierungen

1. Grades: Zyanose der Haut (Gefäßspasmus),
2. Grades: Ischämie mit Blasenbildung,
3. Grades: tiefe Gewebsnekrosen.

Therapie: Sterile Abdeckung, Antibiotika, Vasodilatantien i. v., evtl. Stellatumblockade (je nach Schweregrad); grundsätzlich Trockenbehandlung.

Verbrennungen: Es gelten dieselben therapeutischen Grundregeln wie bei der Behandlung von Hautverbrennungen, jedoch unter Berücksichtigung der engen Beziehungen zwischen Haut und Knorpel.

Spätkomplikationen: Ohrmuschelnekrose, Gehörgangsatresie oder -stenose.

Zerumen und Fremdkörper

Beachte: Solange die Selbstreinigung des äußeren Gehörganges ungestört ist, sind verstopfende Ansammlungen von Zerumen und Zelldetritus selten. Die heute weit verbreitete tägliche instrumentelle Reinigung des äußeren Gehörganges mittels präfabrizierter Wattestäbchen ist eine zivilisatorische Unsitte, die früher oder später zur Entstehung einer chronischen Otitis externa führen kann.

Zeruminalpfropf: Gelblich-braune Masse, bestehend aus dem Sekret der Talg- und Zeruminaldrüsen, abgeschilferter Epidermis, Haaren und eingedrungenen Schmutzpartikeln. Schwerhörigkeit erst bei vollständigem Verschluß des äußeren Gehörganges, gelegentlich Dröhnen im Kopf und Schwindelgefühl.

Differentialdiagnose: Epidermispfropf, Fremdkörper, eingetrocknetes Blut oder eitriges Exsudat.

Therapie: Spülung mit 37°C warmem Wasser, vorausgesetzt, daß sich hinter dem Pfropf keine Trommelfellperforation verbirgt (Anamnese!); andernfalls instrumentelle Entfernung durch den Facharzt. Bei verhärteten Pfropfen vorheriges Aufweichen (15–20 Min.) mit 3 %igem Wasserstoffsuperoxid, evtl. Novocerusol, Cerumenex und ähnliche Mittel. Austupfen des feuchten Gehörganges mit dem Watteträger; bei Vorliegen einer Gehörgangsentzündung lokale Applikation von kortikoid- und antibiotikahaltiger Creme bzw. Ohrtropfen. *Nach Abschluß der Behandlung: Hörprüfung!*

Epidermispfropf: Kompaktes weißes Gebilde, aus desquamierten Epidermisschuppen bestehend, meist fest an der Gehörgangshaut haftend.

Differentialdiagnose: Gehörgangs- oder nach außen durchgebrochenes Mittelohrcholesteatom.

Therapie: Instrumentelle Entfernung durch den Facharzt.

Fremdkörper werden durch eine sorgfältige Otoskopie diagnostiziert; bei Kindern sind u. U. anamnestische Hinweise auf die Beschaffenheit des Fremdkörpers wichtig.

Merke: Fremdkörper, die sich nicht ausspritzen lassen, müssen instrumentell entfernt werden, beim Kleinkind in der Regel in Narkose.

Bei vermuteter oder bekannter Trommelfellperforation darf nicht gespült werden.

Blinde Extraktionsversuche ohne otoskopische Kontrolle oder Extraktionsversuche unter Sicht, jedoch mit untauglichem Instrumentarium und ungenügender Anästhesie sind grob fahrlässige Handlungen.

Von einfachen Fällen abgesehen, ist deshalb die instrumentelle Entfernung eines Gehörgangsfremdkörpers Aufgabe des Facharztes.

Abb. 1.**54a** zeigt die ungeeignete und sachgemäße Extraktion eines Gehörgangsfremdkörpers.

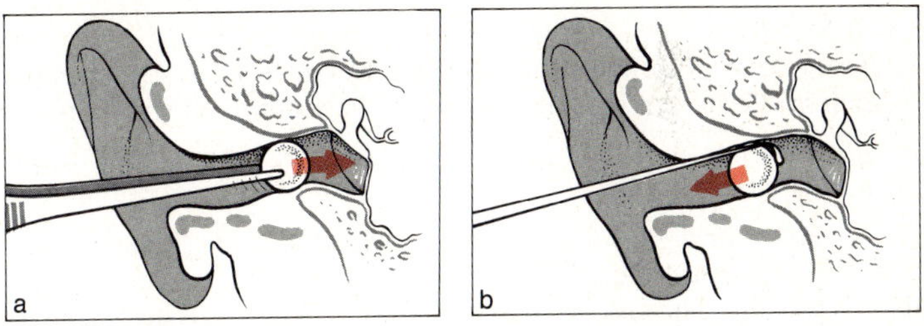

Abb. 1.**54a** u. **b** Beim Extraktionsversuch mit einer einfachen Pinzette (**a**) gleitet der Fremdkörper ab, rutscht tiefer, perforiert u. U. das Trommelfell und kann zu Verletzungen der Mittelohrstrukturen führen (Dislokation der Gehörknöchelchen, Impression des Promontoriums oder Fazialiskanals). Mit dem Ohrhäkchen dagegen gelingt es unter otoskopischer Kontrolle, den Fremdkörper mühelos und ohne Gefährdung des Patienten zu entfernen (**b**)

Tumoren

Gutartige Tumoren

Atherome (retroaurikulär), Narbenkeloide, Hämangiome und Lymphangiome, Dermoide, Fibrome, Papillome, Keratome, Lipome, Nävi.

Therapie: Exzision.

Gehörgangstumoren: Hyperostosen (durch periostalen Reiz ausgelöstes appositionelles Knochenwachstum mit fortschreitender Einengung des Gehörgangslumens – sog. ,,Schwimmerohr") und

Exostosen (echte Knochengeschwülste, aus den Ossifikationszentren im Bereich des Anulus tympanicus hervorgehend). Chirurgische Abtragung nur bei Stenosierung notwendig (vgl. Farbtafel **5d**).

Chondrodermatitis nodularis circumscripta helicis: sog. schmerzhaftes Ohrknötchen.

Differentialdiagnostisch abzugrenzen von einer Präkanzerose, von der sie sich durch die ausgeprägte Druckdolenz jedoch deutlich unterscheidet.

Therapie: Exzision.

Präkanzerosen und maligne Tumoren

Einteilung, Symptome, Diagnose und **Differentialdiagnose** s. Tab. 1.**10**.

Therapie: Übergänge von Präkanzerosen zu eigentlichen Karzinomen sind keine Seltenheit, weshalb es angezeigt ist, Präkanzerosen wie einen echten Tumor zu behandeln und einer radikalen chirurgischen Behandlung zuzuführen. Probeexzisionen sind deshalb nicht ratsam und auch aus diagnostischen Gründen sollte jede karzinomverdächtige Neubildung des äußeren Ohres im Gesunden exzidiert werden. *Grundsätzlich* in erster Linie operative Entfernung, erst in zweiter Linie Radio- oder Kryotherapie ins Auge fassen (s. S. 83).

Präkanzerosen vom Typus der senilen Keratose oder des Morbus Bowen werden im Gesunden exzidiert. Periodische Kontrollen sind notwendig.

Basaliome (im angelsächsischen Sprachgebiet ,,basal cell carcinoma") (s. Farbtafeln **4a – d**).

Das *knötchenförmige, sekundär ulzerierende Basaliom* (Randwall mit zentralem Ulkus) kann mittels Nahbestrahlung behandelt werden, vorausgesetzt, daß es auf die Ohrmuschel beschränkt ist, ebenso das begrenzte *atrophierend-vernarbende Basaliom*. In der Regel wird dieser Tumor operativ entfernt. Das *destruierende, subkutan infiltrativ wachsende Basaliom* (Ulcus terebrans und U. rodens) weist im Gegensatz zu den vorher erwähnten Formen eine schlechtere Prognose auf. Eine großzügige chirurgische Entfernung mit plastischem Wiederaufbau der Ohrmuscheldefekte ist die Methode der Wahl. Bei größeren Basaliomen der Ohrmuschel (D >1 cm) schließt die Strahlentherapie die Gefahr einer Schädigung des Perichondriums und das Auftreten einer Perichondritis ein, weshalb in diesen Fällen der primären chirurgischen Behandlung der Vorzug zu geben ist. Weitere Therapiemöglichkeiten bei kleinen Basaliomen: Kryotherapie.

Verhornende Plattenepithelkarzinome (Spinaliome) wachsen infiltrierend, exulzerieren häufig und setzen in 20 % der Fälle Frühmetastasen in den regionären Lymphknoten (s. Farbtafel **5a** und **b**). Die Behandlungsmethode der Wahl stellt die *radikale chirurgische Exzision im Gesunden* dar, ohne Rücksicht auf das primäre kosmetische Ergebnis. Eine radiologische Behandlung sollte nur bei kleinen (Durchmesser <1 cm), nicht exulzerierten und das Perichondrium nicht infiltrierenden Tumoren ohne nachweisbare regionäre Lymphknotenmetastasen durchgeführt werden. In allen übrigen Fällen ist die *partielle oder totale Ablatio auris externae* die Methode der Wahl.

Bei Lymphknotenmetastasen regionäre Lymphknotenausräumung bzw. ,,Neck dissection". *Karzinome des äußeren Gehörganges* (s. Farbtafel **5b**) machen etwa 5 % aller Ohrkarzinome aus. Ihre Prognose ist ungünstiger als die der Ohrmuschel (Spätdiagnose!); denn sie brechen u. U. frühzeitig in die Parotisloge oder ins Mittelohr durch. Die *Therapie der Wahl* ist eine ausgedehnte Resektion des Tumors im Gesunden, mit ,,Neck-dissection" und

Tabelle 1.**10** Präkanzerosen und maligne Tumoren des äußeren Ohres

Präkanzerosen und maligne Tumoren	Form	Farbe	Hautoberfläche	Ohrknorpel	Regionäre Lymphknoten	Differentialdiagnose
Cornu cutaneum	scharf begrenzte veruköse Wucherung der Epidermis	unauffällig	leicht höckerig, intakt	unbeteiligt	unauffällig	*Verruca senilis:* flacher, papillomatöser Tumor
senile Keratose	unscharf begrenzte, flache Erhebung	gelblich braun	rauh, intakt, z. T. mit Krusten belegt	unbeteiligt	unauffällig	Basaliom Ekzem
Morbus Bowen	flache, rundliche Erhebungen	intensiv braunrot	glatt, intakt	unbeteiligt	unauffällig	Basaliom
Basaliom	scharf begrenzte, flache Erhebung, langsames Wachstum	hyperämisch, z. T. stärker pigmentiert als umgebende Hautpartien (Sonderform: pigmentiertes Basaliom)	häufig oberflächlich ulzeriert, Krustenbildung, Randwall mit atrophischem Zentrum (evtl. zentrales Ulkus)	Perichondrium manchmal infiltriert, Tumor auf der Unterlage schlecht verschieblich	unauffällig, Metastasierung selten	Karzinom, senile Keratose, Morbus Bowen Ekzem, Chondrodermatitis nodularis

Fortsetzung auf S. 82

Präkanzerosen und maligne Tumoren	Form	Farbe	Hautoberfläche	Ohrknorpel	Regionäre Lymphknoten	Differentialdiagnose	
Plattenepithelkarzinome (Spinaliom)	unscharf begrenzter exophytischer Tumor, relativ rasches Wachstum	häufig hyperämisch	ulzeriert, Randwallbildung, Oberfläche höckerig, derb	stets infiltriert, Tumor auf der Unterlage nicht verschieblich, gelegentlich Perichondritis	20 % metastatisch befallen	Basaliom, senile Keratose	
malignes Melanom	rundlich erhaben, z. T. verrukös, rasches Wachstum	dunkelbraun bis schwarz, seltener schwach pigmentiert (amelanotisches Melanom)	glatt bis leicht höckerig, gelegentlich exulzeriert oder bei Berührung leicht blutend	häufig infiltriert, Tumor schlecht verschieblich	häufig metastatisch befallen, daneben auch frühzeitige Fernmetastasierung z. B. in die Lungen	*Pigmentzellnävus:*	scharf begrenzte flache Erhebungen, dunkelbraun, nie ulzeriert, solange gutartig kein Wachstum und nie infiltrativ
						Verruca seborrhoica:	scharf begrenzter veruköser Tumor, dunkelbraun, nie ulzeriert, langsames exophytisches Wachstum, nie infiltrativ

gegebenenfalls Parotidektomie. Bei Vorliegen eines *Pigmentzellnävus* und bei Verdacht auf ein malignes *Melanom* (s. Farbtafel **3d**) soll der *Tumor primär im Gesunden* exzidiert werden, ohne vorausgehende Probeexzision! Aufgrund der histologischen Untersuchung muß entweder eine chirurgische Nachresektion, je nach Ausdehnung und Tiefenwachstum (vgl. S. 518) des Tumors mit oder ohne regionäre Lymphknotenausräumung bzw. „Neck dissection" durchgeführt werden (u. U. mit Parotidektomie) und/oder eine onkologische Therapie im Anschluß an die chirurgische Behandlung (Röntgennachbestrahlung, Chemotherapie, Immunotherapie). Eine chirurgische Behandlung kommt nur dann in Betracht, wenn Fernmetastasen ausgeschlossen worden sind. Verstümmelnde Operationen bei bösartigen Ohrgeschwülsten können durch plastisch rekonstruktive Eingriffe zum Wiederaufbau der Ohrmuschel oder mittels Epithesenanfertigung kosmetisch befriedigend korrigiert werden.

Mißbildungen

Von der normalen Variationsbreite in bezug auf Stellung, Größe und Form der Ohrmuschel gibt es zahlreiche Übergänge zur entstellenden Mißbildung. Eine der häufigsten Anomalien bildet die *abstehende Ohrmuschel;* diese wird häufig durch eine Hypertrophie bzw. eine zu starke Wölbung des Konchaknorpels oder durch eine mangelhafte Faltung der Ohrmuschel (Unterentwicklung oder Fehlen der Anthelix) verursacht.

Therapie: Plastische Korrektur der zu tiefen Konchamulde und Anthelixplastik; Korrektur des Ohr-Kopf-Winkels (Annäherung an den Idealwert von 30 Grad) sowie des Koncha-Skapha-Winkels (90 Grad). Zeitpunkt: Vorschulalter.

Anotie (Fehlen der Ohrmuschel) und *Mikrotie* (kleine deformierte Ohrmuschel) sind häufig mit einer *Stenose* oder *Atresie* des äußeren Gehörganges sowie mit einer *Mißbildung des Mittelohres* kombiniert (vgl. Farbtafel **1b – d**).

Kongenitale Ohrfisteln und Aurikularanhänge: Lokalisation meist präaurikulär. Sie entstehen durch einen ungenügenden Verschluß des 1. Kiemenbogens oder eine unvollständige Verschmelzung der Ohrmuschelhöcker. Es können je nach embryologischer Zuordnung und Lokalisation drei Gruppen unterschieden werden (s. Farbtafeln **1a** und **2a, b**, vgl. S. 501):

1. Präaurikuläre Fisteln zwischen Mundwinkel und Tragus.
2. Fisteln, die vor der aufsteigenden Helix beginnen und zum Gehörgang ziehen oder sich als hyomandibuläre Fisteln unterhalb des Kieferwinkels nach außen öffnen.
3. An allen Teilen der Ohrmuschel anzutreffende kleine Fisteln oder grübchenförmige Einsenkungen.

Therapie: Chirurgische Exzision durch den Facharzt (Gefahr der Parotis- und/oder Fazialisverletzung, vgl. S. 165, 544).

Plastisch-rekonstruktive Operationen an der Ohrmuschel

Korrigierende und wiederherstellende operative Eingriffe an der Ohrmuschel

weisen beträchtliche Unterschiede hinsichtlich ihres Schwierigkeitsgrades auf. Während die Korrektur von Stellungsanomalien (Modellierung des Ohrmuschelknorpels) relativ einfach sein kann, gehört die Neubildung einer Ohrmuschel zu den schwierigsten Aufgaben der regionalen plastischen Chirurgie im Ohrbereich. Grundlegende Kenntnisse der Haut- und Knorpeltransplantation sind unbedingte Voraussetzung für die Durchführung dieser Rekonstruktionen; denn die Beschaffung der für den Aufbau einer neuen Ohrmuschel erforderlichen Haut ist nicht leicht und erfordert die Bildung von Schwenk- und Verschiebelappen aus Hals- sowie Haargrenzbereich. Als *Alternative* kommt in schwierigen Fällen die Anpassung einer *Epithese* in Betracht.
Zur Rekonstruktion des äußeren Gehörganges und des Schalleitungsapparates vgl. Mittelohrmißbildung (s. 134f.).

Klinik der Erkrankungen des Mittel- und des Innenohres

Ventilations- und Drainagestörungen der Mittelohrräume

Pathogenese: Unterbleibt die regelmäßige Öffnung der Ohrtrompete beim Schluckakt infolge Tubeninsuffizienz, d. h.

- infolge Insuffizienz des M. tensor veli palatini (Tubenöffner),
- infolge einer Schwellung der Tubenschleimhaut, verursacht durch einen fortgeleiteten Entzündungsprozeß aus der Umgebung (chronische Sinusitis, chronisch entzündete Rachenmandel) oder durch eine Allergie,
- infolge Verlegung des Tubenostiums durch eine hyperplastische Rachenmandel beim Kind oder beim Erwachsenen,
- infolge Infiltration der Tube durch einen malignen Tumor des Nasenrachens; so wird das Mittelohr nicht mehr belüftet, die vorhandene Luft resorbiert, und es entsteht ein Unterdruck („Tubenverschluß"). Dieser wirkt als Reiz auf die Mittelohrschleimhaut.

Bei *kurzdauerndem Tubenverschluß* bzw. bei einem anhaltenden Unterdruck im Mittelohr entsteht in der Paukenhöhle:

- ein Schleimhautödem,
- ein Paukenhöhlenerguß (Transsudation von Serumbestandteilen),
- eine Versteifung der Gehörknöchelchenkette mit Retraktion des Trommelfelles.

Beachte: Ursache einer Ventilations- und Drainagestörung der Mittelohrräume ist in erster Linie ein gestörter Tubenöffnungsmechanismus und nur in zweiter Linie eine organische Beeinträchtigung der Tubendurchgängigkeit durch ein mechanisches Hindernis im Nasenrachen.

Bei *längerdauerndem Tubenverschluß* und Unterdruck erfolgt:

- ein Umbau der Mittelohrschleimhaut (Umwandlung der flachen Epithelzellen des Mukoperiostes in prismatische, zilientragende und schleimbildende Becherzellen),
- eine Steigerung der sekretorischen Aktivität der Becherzellen und Vermischung des Schleims mit dem bereits vorhandenen Transsudat im Mittelohr = *Seromukotympanum,*
- Bildung von cholesterinhaltigen Schleimhautzysten (Cholesteringranulome).

Das Seromukotympanum und die Schleimhautveränderungen tragen ihrerseits zur Verschlechterung der Mittelohrbelüftung wesentlich bei, so daß auf diese Weise ein Circulus vitiosus entsteht.

Der Umbau der Mittelohrschleimhaut spielt sich auch in der Submukosa ab, wo einerseits das Bindegewebe proliferiert und andererseits ein lokales, immunologisch wirksames zelluläres Abwehrsystem heranreift. Die sekretorisch aktiven Becherzellen liefern den Schleimteppich, welcher dem neugebildeten Immunglobulin als Transportmittel zur Schleimhautoberfläche dient. Es wandelt sich somit das bisher inaktive Mukoperiost des Mittelohres in eine sekretorisch aktive hyperplastische respiratorische Mukosa um, welche gekennzeichnet ist durch ihre neu erworbene Eigenschaft, jedem neu auftretenden Reiz (mechanische, chemische, bakterielle, enzymatische, allergische, autoimmunologische Reize) ein *voll ausgebautes Abwehrsystem* entgegenzustellen. Dieses setzt sich zusammen aus:

- mukoziliaren Elementen, welche den oberflächenwirksamen *Schleimteppich* („tapis roulant") bilden = *Transportmittel,*
- enzymatischen Elementen, welche vor allem aus bakteriziden Lysozymen, Proteaseninhibitoren usw. bestehen,
- immunologischen Elementen: lokal produzierte Immunglobuline.

Die Steigerung der Aktivität des lokalen Schleimhautimmunsystems hat zur Folge, daß jeder bakterielle Reiz einerseits die Hyperplasie und Metaplasie des Oberflächenepithels anregt, andererseits die Entstehung eines Gewebeödems mit relativer zellulärer Infiltration (= Entzündung) auslöst. Die dadurch verursachte Volumenzunahme der Mittelohrschleimhaut trägt ihrerseits bei zur Verschlechterung der Ventilation und Drainage und unterstützt die Entwicklung des erwähnten *Circulus vitiosus der Ventilations- und Drainagestörung*.

Diese Hyperaktivität der Mittelohrschleimhaut hält auch nach Abklingen des äußeren Reizes an und führt zuletzt zur *Tympanosklerose* (s. S. 88, 107).

Enzyme sowie eine pathologische Anreicherung von Stoffwechselprodukten und Mediatoren der Entzündung selbst (Lipoide, Mukopolysaccharide) bedingen einen fortschreitenden Umbau der Mittelohrschleimhaut, als dessen Folgezustände die Paukenfibrose und -sklerose mit Bildung von Cholesteringranulomen zu erwähnen sind = irreversible pathologische Veränderungen → *Tympanosklerose*.

Grundsätzlich können wir zwei Hauptformen der Ventilations- und Drainagestörung von einander abgrenzen: Die erste tritt akut auf und ist reversibel; die zweite nimmt einen chronischen Verlauf und ist zumindest nur partiell reversibel.

Akuter Tubenverschluß (Serotympanum)

Symptome: Subjektiv meist im Rahmen einer Erkältung (Rhinopharyngitis) akut auftretender Druck im Ohr, manchmal begleitet von einem stechenden Schmerz, Schwerhörigkeit, knackenden Geräuschen beim Schlucken.

Diagnose: Otoskopisch retrahiertes Trommelfell (s. Farbtafel **7a**), Injektion des Hammergriffs und der Trommelfellgefäße; bei Transsudat ,,bernstein''gelbe Verfärbung der Pars tensa, u. U. dunkle Transsudatlinie (Flüssigkeitsspiegel) oder Ringe (Luftblasen). Funktionell Schalleitungsschwerhörigkeit leichten bis mittleren Grades und pathologisches Tympanogramm.

Differentialdiagnose: Otitis media.

Therapie: Die Behandlung richtet sich in erster Linie gegen die auslösende Grundkrankheit: Bekämpfung der Rhinopharyngitis mit abschwellenden Nasentropfen, Vasokonstriktoren und Antihistaminika zur Eindämmung der Hyperämie und des Ödems in der Tube. Antibiotika erst bei Gefahr des Übergangs in eine Otitis media. Später u. U. Entfernung der hyperplastischen Rachenmandel sowie Sanierung einer evtl. Sinusitis.

Merke: Bei Ohrschmerzen grundsätzlich statt analgetischer Ohrtropfen Analgetika per os.
Ohrtropfen verwischen den otoskopischen Trommelfellbefund infolge Mazeration des Oberflächenepithels und können die Erkennung einer Otitis media erschweren.

Verlauf und Prognose: Meist rasche Rückbildung der Symptome, seltener Übergang in eine chronisch seromuköse Otitis media.

Merke: Valsalva-Versuch oder Luftdusche sind bei entzündlichen Veränderungen im Nasenrachenraum nicht gestattet wegen Keimverschleppung ins Mittelohr und Gefahr einer tubogenen Otitis media.

Chronische seromuköse Otitis media

(*Synonyma:* Seromukotympanum, chronischer Tubenmittelohrkatarrh)

Symptome: Häufig im Anschluß an einen Infekt der oberen Luftwege, Druck- und Völlegefühl, erhebliche Gehörabnahme, ein- oder doppelseitig. Ohrgeräusche beim Gähnen, Schlucken, Schneuzen (Glucksen). Schmerzen fehlen.

Pathogenese: Im Vordergrund steht die tubare Insuffizienz und der daraus resultierende tympanale Unterdruck. Obturierende Prozesse im Nasenrachen, Störungen der tubaren Kinetik, speziell die muskulär bedingte Tubenöffnungsinsuffizienz bei Gaumenspalten sowie Virusinfekte sind die direkt verantwortlichen ursächlichen Mechanismen (s. S. 5).

Diagnose: Otoskopisch stark retrahiertes Trommelfell bei Paukenerguß, stellenweise vorgewölbt, dunkle Verfärbung hinter dem Trommelfell (sog. ,,Blue drum“) mit schwärzlicher Niveaulinie oder Luftblasen (Seromukotympanum). Funktionell Schalleitungsschwerhörigkeit im ganzen Frequenzbereich zwischen 40–50 dB. Typische Impedanzkurve. Im Röntgenbild (Schüller-Aufnahme) häufig Verschleierung des Zellsystems infolge Verminderung des Luftgehaltes und Erguß. Fahndung nach primärer Ursache: chronische Entzündung der Rachenmandel, Sinusitis, Allergie, Neoplasma (s. Farbtafel **8b**).

Differentialdiagnose: Hämatotympanum (der dunkelbräunliche Erguß hinter dem Trommelfell verleiht diesem u. U. eine bläuliche Farbe), chronische Otitis media (Nachweis einer Perforation, von Cholesteatomschuppen und entzündlichem Exsudat). Adhäsivprozesse nach rezidivierenden Otitiden (starres, retrahiertes Trommelfell mit schweren Vernarbungen, Kalkeinlagerungen und beeinträchtigter Tubenfunktion).

Therapie: Falls notwendig, operative Sanierung der Tubenöffnung im Nasenrachen (Adenotomie – Readenotomie unter direkter Kontrolle), Ausschaltung eines Nasennebenhöhleninfektes.
Parazentese (Abb. 1.**55**) *und Paukendrainage* durch den HNO-Arzt: Inzision des Trommelfelles im vorderen unteren Quadranten, beim Kind in Allgemeinnarkose, beim Erwachsenen in Lokalanästhesie. Absaugen des Mittelohrergusses, Dauerdrainage von mindestens 6 Monaten mittels Einlage eines Paukenröhrchens (,,grommet“) (s. Farbtafel **7b**).

Kortikoidstoß unter Chemotherapieschutz. Lokale Anwendung von Mukoly-

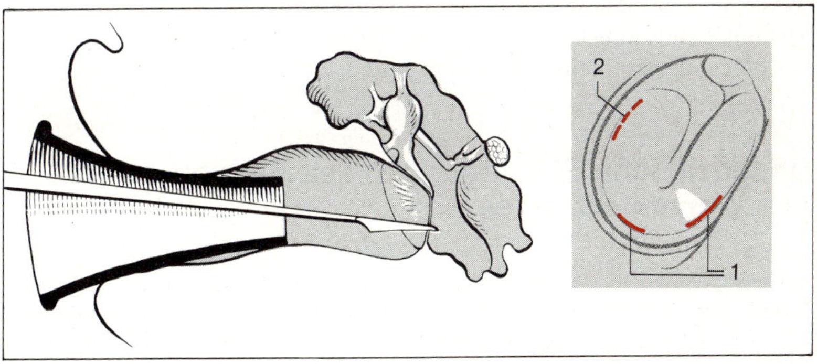

Abb. 1.**55** Prinzip der Parazentese: Links Lage des Parazentesemessers in Beziehung zu Spekulum, äußerem Gehörgang und Trommelfell. Rechts Schnittführung in der Pars tensa (vorderer und hinterer unterer Quadrant) bei Otitis media acuta und bei Paukendrainage (vorderer unterer Quadrant). 1 = richtig, 2 = falsch

tika als Aerosol (tubotympanale Applikation von schwefelhaltigen Aerosolen per inhalationem), tubotympanale, transtympanale oder systemische Anwendung von α-Chymotrypsin. Intratympanale Applikation von Hyaluronidase und Kortikosteroiden. Antiallergische Behandlung (Hyposensibilisierung) bei positivem Nachweis von Allergenen. Von einer Röntgentiefenbestrahlung oder einer lokalen Radiumeinlage, deren Ziel die radiologische Elimination des hyperplastischen lymphatischen Gewebes ist, muß heute Abstand genommen werden (therapeutischer Effekt umstritten, lokale kanzerogene Spätwirkung nicht ausgeschlossen).

Verlauf und Prognose: Dauerheilung nur in einem Teil der Krankheitsfälle, bei den anderen chronisch progredienter Verlauf bis zur Erreichung des Endstadiums: *Adhäsivprozeß* infolge bindegewebiger Organisation des Seromukotympanums und Entwicklung von Cholesteringranulomen und *Tympanosklerose* (s. Farbtafel **8d**): Hyaline Degeneration des Mukoperiostes mit Bildung sklerotischer submuköser Plaques infolge lokaler Stoffwechselveränderungen (vergl. Farbtafeln **8b** und **8d**).

Syndrom der offenen Tube

Symptome: *Autophonie* (dröhnender Widerhall der eigenen Stimme, atemsynchrone Geräusche im Ohr) infolge Trommelfellmitbewegungen und Resonanz im Nasopharynx.

Pathogenese: In erster Linie Maskierungseffekt im Tief- und Mitteltonbereich, hervorgerufen durch Resonanz und Atemgeräusch. Primäre Ursache: Insuffizienz des Tubenverschlußmechanismus (s. S. 5). Sekundäre Ursachen: Schwund des Fettpolsters im Bereich der Tubenöffnung, klaffendes Ostium, verursacht durch hormonale Störungen, evtl. auch durch Antikonzeptiva.

Diagnose: Impedanzaudiometrie, Tubenfunktionsprüfung.

Therapie: Falls möglich Behebung der Ursache, Aufklärung des Patienten, der durch die Symptome beunruhigt wird.

Unspezifische Entzündungen des Mittelohres und des Warzenfortsatzes

> ***Merke:*** Die entzündlichen Erkrankungen des Mittelohres erlangen ihre klinische Bedeutung durch ihre Häufigkeit und ihre lebensbedrohenden Komplikationen, welche durch die engen Nachbarschaftsbeziehungen zwischen Mittelohr und Endokranium bedingt werden.

Akute Otitis media

Symptome: In der *1. Phase der exsudativen Entzündung* (Dauer 1–2 Tage):

Temperaturanstieg bis 39–40° C, in schweren Fällen Schüttelfrost, beim Kind gelegentlich Meningismus. Heftige pulsierende Schmerzen, nachts stärker als am Tag. Dumpfe, pulssynchrone Ohrgeräusche, Schwerhörigkeit, druckempfindlicher Warzenfortsatz. Bei älteren Personen häufig kein Fieber.

In der *2. Phase der Abwehr und Demarkation* (Dauer 3–8 Tage) in der Regel spontaner Durchbruch des eitrigen Mittelohrexsudates nach außen, daran anschließend Abklingen der Schmerzen und Entfieberung. Diese Phase kann bei rechtzeitigem Beginn einer wirksamen Antibiotikabehandlung erheblich verkürzt sein, wobei die Spontanperforation unterbleibt.

In der *3. Heilungsphase* (Dauer ca. 2–4 Wochen) Nachlassen des Ohrflusses und Normalisierung des Gehörs.

> ***Merke:*** Auch ohne Trommelfelldurchbruch kann die akute Mittelohrentzündung einen schweren Verlauf nehmen.

Pathogenese:

> ***Merke:*** Beim Gesunden ist das Mittelohr bei intaktem Trommelfell keimfrei.

Infektionsmodus: Tubogen (am häufigsten), *hämatogen* (seltener: Masern, Scharlach, Flecktyphus, Sepsis).

Exogen: Trommelfellruptur oder vorbestehende Perforation ist Voraussetzung (Eindringen von Badewasser oder von Schmutz bei der Ohrspülung, unsachgemäße Fremdkörperentfernung aus dem äußeren Gehörgang).

Art des Erregers: in 90 % monomikrobielle Infektion. Reihenfolge der Häufigkeit: Streptokokken (Erwachsene), Pneumokokken (Kinder), Haemophilus influenzae, Staphylokokken, Kolibakterien.

Virusinfekte können Wegbereiter bakterieller Superinfektionen sein. In der Regel befällt die Entzündung nicht nur die Schleimhaut der Paukenhöhle, sondern auch diejenige des ganzen pneumatischen Systems.

> ***Merke:*** Bei jeder Otitis media acuta spielt sich gleichzeitig eine Begleitmastoiditis ab.

Diagnose: In der *1. Phase* (zu Beginn) *otoskopisch* Hyperämie, dann feuchte Durchtränkung der Trommelfelloberfläche und schollige Trübung derselben, Verwischung der Konturen des Hammergriffs und kurzen -fortsatzes = *Entdifferenzierung* (s. Farbtafel **7c**).

Bei Grippeotitis (s. Farbtafel **7d**) hämorrhagische Blasenbildung im äußeren Gehörgang und auf dem Trommelfell. *Funktionell* Schalleitungsschwerhörigkeit. Auf dem Höhepunkt der exsudativen Phase Vorwölbung des Trommelfells vor allem im hinteren oberen Quadranten, pulsierend. Übergreifen der Entzündung auf den äußeren Gehörgang und Verwischen der Grenze zwischen diesem und dem Trommelfell, Initialdruckschmerz des Warzenfortsatzes infolge Begleitmastoiditis.

In der *2. Phase,* unmittelbar vor dem Spontandurchbruch, Bildung einer nadelstichfeinen Fistel, meist im hinteren oberen Quadranten, dort Austritt von pulsierendem, dünnflüssigem, geruchlosem Eiter. *Röntgenologisch* Verschattung des Zellsystems *ohne Osteolyse* (Schüller-Aufnahme), d. h. scharfe Zeichnung der Knochensepten.

In der *3. Phase* Abnahme der Rötung und Verdickung des Trommelfells (Differenzierung). Verschwinden der Pulsationen, Ausfluß wird glasig-schleimig und sistiert schließlich. Spontaner Verschluß der Perforation unter Hinterlassung einer feinen Narbe. Normalisierung des Gehörs. *Röntgenologisch* allmähliche Aufhellung des Zellsystems.

Differentialdiagnose: *Otitis externa:* Tragusdruckschmerz, Exsudat nicht pulsierend, meist fötid, nie schleimig; keine oder geringgradige Schalleitungsstörung, unauffälliges Zellsystem im Röntgenbild.

Therapie:

- Antibiotika systemisch in hoher Dosierung, nicht nur bis zum Verschwinden der Symptome, sondern 2–3 Tage darüber hinaus, in der Regel 5 Tage.
- Bei perforiertem Trommelfell Abstrich, Antibiogramm und gezielte antibiotische Behandlung.
- Nasentropfen zum Abschwellen der Schleimhaut im Nasenrachen bzw. der Tubenöffnungen.

Parazentese (s. Abb. 1.**55**) bei

- starker Vorwölbung des Trommelfells,
- andauernd hohem Fieber und heftigen Schmerzen,
- ungenügender Spontanperforation mit unvollständiger Differenzierung des Trommelfells,
- Symptomen einer beginnenden Mastoiditis mit diskreter Fazialislähmung, bei akuter Meningitis oder Labyrinthitis mit unklarem Trommelfellbefund (als diagnostischer Eingriff).

Beachte: Keine lokale Anwendung von Kortison- und antibiotikahaltigen Ohrtropfen bei Ohrfluß, da nicht nur wirkungslos, sondern mit einer gewissen Gefahr der Antibiotikaresistenzentwicklung verbunden.

Hingegen sollte bei einer perforierten Otitis media acuta eine regelmäßige Gehörgangstoilette durchgeführt werden (Spülung mit körperwarmem, verdünntem Kamillenextrakt, anschließende Trocknung des äußeren Gehörganges. Lokale Bestäubung mit antibakteriell und zugleich antimykotisch wirkendem Puder.

Verschluß des Gehörganges mit Watte oder Salbengazestreifen schafft ideale Bedingungen für eine Besiedelung mit gramnegativen Keimen oder Pilzen (feuchte Kammer!). Deshalb offen behandeln!

Nachbehandlung: Bei Tubenverschluß Luftduschen nach Politzer bzw. Tubenkatheterismus durch den Facharzt. Kontrolle der Nebenhöhlen und des Nasenrachens, später u. U. Adenotomie.

Verlauf und Prognose: In der *1. akuten Phase* droht je nach Virulenz und Resistenz der Erreger bis zum Einsetzen der körpereigenen Abwehr und der Beherrschung des bakteriellen Infektes durch die Antibiotika jederzeit die *Gefahr der otogenen Frühkomplikation.*

In der *2. Phase* treten Komplikationen äußerst selten auf. Hingegen kann sich im Laufe dieser Periode (infolge ungenügender Dosierung des Antibiotikums, bei Resistenzzunahme der Erreger, bei ungenügender körpereigener Abwehr) das Bild einer *latenten Otitis media* und einer daran anschließenden *okkulten Mastoiditis* entwickeln. Das klinische Bild (Allgemeinbefinden – otoskopischer Befund) stimmt dann nicht überein mit der Schwere der tatsächlich vorhandenen pathologischen Veränderungen in Paukenhöhle und Mastoid. Die *Symptomarmut* verführt zur fälschlichen Annahme einer raschen und vollständigen Abheilung der Otitis media. Nach einem anscheinend *symptomfreien Intervall* tritt dann in der *3. Phase* die *otogene Spätkomplikation* (s. S. 99, 107 ff.) auf. Dieser Verlauf entspricht demjenigen der früher als *Mukosusotitis* (Erreger: Pneumococcus Typ III) bezeichneten, gefürchteten Mittelohrentzündung.

In der *3. Phase* findet in der Mehrzahl der Fälle die vollständige Ausheilung der Otitis media acuta und ihrer Begleitmastoiditis statt. Entwickelt sich jedoch in der vorangehenden 2. Phase eine *latente Otitis media* mit einer *okkulten Mastoiditis,* so kündigt sich innerhalb dieser 3. Periode (2.–3. Woche nach Beginn der Otitis) die *otogene Spätkomplikation* an durch folgende Alarmsymptome:

- Wiederanstieg der Temperatur,
- Wiederauftreten von Ohrschmerzen und Ohrfluß,
- Auftreten von Kopfschmerzen,
- Verschlechterung des Allgemeinbefindens,
- Anstieg der Blutsenkungsgeschwindigkeit.

Besondere Verlaufsformen

Otitis media acuta im Säuglings- und Kindesalter

In den meisten Fällen komplikationslose Abheilung – in wenigen Fällen *schwere Verlaufsform,* gekennzeichnet durch:

- heftige Allgemeinsymptome: hohes Fieber, meningeale und zerebrale Reizsymptome, Erbrechen, Nahrungsverweigerung, Schlafstörungen;
- sofortige Besserung des Krankheitsbildes nach Spontanperforation oder Parazentese;
- protrahierten Verlauf mit zahlreichen Rückfällen bzw. Exazerbationen mit

kombinierter Otitis media und Bronchopneumonie, Verdauungs- und Ernährungsstörungen sowie Pyelonephritis.

Merke: Je jünger das Kind, desto heftiger die Allgemeinsymptome und desto diskreter die lokalen Zeichen (gastrointestinale Symptomatik u. U. im Vordergrund!).

Säuglinge und Kleinkinder weisen eine anatomische Prädisposition für tubogene Mittelohrinfekte auf: kurze und gerade Tube, einheitlicher Schleimhautcharakter in Mittelohr und oberen Luftwegen, gehäufte Infekte des Respirationstraktes, Hyperplasie des lymphatischen Schlundringes, schlechte Belüftung der teilweise noch mit myxomatösem Gewebe sowie mit hyperplastischer Schleimhaut ausgefüllten Mittelohrräume, teils geno-, teils phänotypisch bedingte Unterschiede in der Reaktion des allgemeinen und lokalen (Schleimhaut-)Immunsystems.

Lokale Symptome: Ohrzwang (Greifen nach dem kranken Ohr), Schmerzreaktionen auf Druck und Zug, Trommelfell von stumpf-grauroter Farbe entdifferenziert, kaum vorgewölbt; Spontanperforationen eher selten, Prädilektionsstelle vorderer unterer Quadrant; Ausfluß eher selten (Abfluß durch die kurze, weite, gerade Tube) fadenziehend, stark pulsierend, Bildung von Mittelohrschleimhautpolypen. Regionäre retroaurikuläre Lymphadenitis mit Schwellung hinter dem Ohr; bei offener Fissura petrosquamalis direkter Durchbruch des Eiters aus dem Mittelohr retroaurikulär-subperiostal mit starker Schwellung.

Therapie: Antibiotika parenteral, Nasentropfen, Analgetika. Ohrspülungen mit körperwarmer physiologischer NaCl-Lösung oder verdünntem Kamillenextrakt.

Frühzeitige *Parazentese* (s. Abb. 1.**55**) bei ausgebliebener Spontanperforation.

Frühzeitige *Antrotomie* auch bei negativem Röntgenbild – maßgebend ist die klinische Symptomatologie!

Antrotomie: Beim Säugling und Kleinkind, dessen Mastoid noch nicht oder unvollständig pneumatisiert ist, in Endotrachealnarkose Ausräumen der entzündlich veränderten Anteile des Warzenfortsatzes von einem retroaurikulären Zugang aus und weite Eröffnung sowie Drainage des *Antrum mastoideum* (s. Abb. 1.**4**, S. 6).

Verlauf: Meist protrahiert, intermittierende Exazerbationen, häufig erst nach operativer Sanierung des erkrankten Ohres schlagartige Besserung und Abheilung. Bei sachgemäßer Behandlung Prognose gut; andernfalls Gefahr der Entwicklung einer periantralen Osteomyelitis *(okkulte Säuglingsantritis* mit dyspeptisch-toxischen Allgemeinerscheinungen). In diesem Fall Indikation zur sofortigen Antrotomie.

Grippeotitis

Hämorrhagische, bullöse akute Mittelohrentzündung (s. Farbtafel **7d**).

Blutblasen auf Trommelfell und Gehörgangshaut infolge toxischer Kapillarschädigung und Extravasatbildung im Gewebe. Die Symbiose Grippevirus und Haemophilus influenzae spielt eine wichtige pathogenetische Rolle. Infekte mit bakterieller Superinfektion können sehr stürmisch verlaufen und innerhalb kurzer Zeit zu Komplikationen führen (Mastoiditis mit Fazialislähmung, Labyrinthreizung, Durchwanderungsmeningitis).

Masernotitis

Hämatogene virale Otitis media mit nachfolgender tubogener Superinfektion und häufiger Entwicklung einer eitrigen Mastoiditis. Sie wird wegen der im Vordergrund stehenden Allgemeinsymptomatik nicht selten übersehen und erst nach Auftreten der Komplikation erkannt.

Scharlachotitis

Akut verlaufende nekrotisierende Entzündung bei oder im Anschluß an Scharlach mit Bildung einer subtotalen Trommelfellperforation, Nekrose der Gehörknöchelchen und Osteomyelitis des Schläfenbeines. Durch rechtzeitige Antibiotikatherapie vermeidbar.

Entzündung des Warzenfortsatzes (Mastoiditis)

Die häufigste Komplikation eine Mittelohrentzündung ist die *Mastoiditis*. Es handelt sich um eine fortgeleitete Entzündung aus der Paukenhöhle in das pneumatische System des Schläfenbeines. Im Gegensatz zur „Begleitmastoiditis" (vgl. S. 89) bleibt sie nicht auf die Schleimhaut beschränkt, sondern führt zu einer Knocheneinschmelzung. Bei außergewöhnlich guter Pneumatisation kann sie auf die Pyramidenspitze übergreifen = *Petrositis,* noch seltener auf die Diploe des Os temporale = *Schläfenbeinosteomyelitis.*

Symptome: Die Mastoiditis offenbart sich durch die Änderung des Verlaufs einer scheinbar in Abheilung begriffenen Otitis media acuta.

Allgemein: Verschlechterung des Allgemeinbefindens, Temperaturanstieg, Leukozytose mit Linksverschiebung und stark beschleunigte Blutsenkung.

Lokal: Zunehmende Ohrschmerzen (pulssynchron) ausstrahlend gegen Schläfe und Hinterhaupt, Wiederauftreten oder Zunahme des Ohrflusses (rahmig eitrig, geruchlos), eingeschränktes Gehör.

Pathogenese: In der Regel heilen eine Otitis media acuta und ihre Begleitmastoiditis komplikationslos ab. Ob eine Komplikation eintritt, hängt ab von:

- den anatomischen Verhältnissen des pneumatischen Systems und der Mittelohrräume (enge Verbindung zwischen Antrum und Mastoidzellen – schlechte Belüftung von der Tube aus),
- der Virulenz und Resistenz des Erregers,
- der lokalen Immunabwehr der Schleimhaut,
- der allgemeinen Immunabwehrlage des Patienten,
- dem allgemeinen Gesundheitszustand des Patienten (Diabetes, Allergie, Leber- und Nierenerkrankungen).

Diagnose:

- Ohrfluß,
- Druckschmerz über Mastoid,
- retroaurikuläre Schwellung mit abstehendem Ohr.

Diese *klassische Symptomentrias* wird heute infolge der antibiotischen Behandlung der Otitis media seltener beobachtet, vor allem das in der präantibiotischen Ära typische Auftreten in der „kritischen“ 3. Woche nach Beginn der Otitis media. Die Symptomatik der Mastoiditis ist diskreter und ihr Verlauf schleichender geworden als früher, weshalb der Ungeübte diese Komplikation leicht übersieht. Aus diesen Gründen muß auf folgende *otoskopische Befunde* geachtet werden, die auch unter Antibiotika auftreten:

- abgeblaßtes, jedoch immer noch verdicktes (partiell differenziertes) Trommelfell oder
- umschriebene Rötung und Verdickung des Trommelfells im hinteren oberen Quadranten oder
- schollig getrübtes Trommelfell oder
- Bildung einer Trommelfellzitze mit feiner, nadelstichgroßer Fistelöffnung oder
- Senkung der hinteren Gehörgangswand (beim Kleinkind relativ häufig – vgl. S. 4).

Befunde im Bereich des Warzenfortsatzes und seiner Umgebung:

- Teigige Schwellung der Haut (Ödem vor Durchbruch der Entzündung) über dem Planum mastoideum oder
- Rötung und prall-elastische, fluktuierende Schwellung der Haut über dem Planum mastoideum (subperiostaler Abszeß) vgl. Farbtafel **8a** oder/und
- Schwellung über dem Processus zygomaticus *(Zygomatizitis)* mit Übergreifen auf Wange und Augenlider (Lidödem) bei ausgedehnter Pneumatisation, im Kindesalter relativ häufig,
- sicht- und tastbare druckempfindliche Schwellung des seitlichen Halsdreieckes mit Schiefhals (Senkungsabszeß von der Mastoidspitze aus in die Faszienlogen der Mm. biventer, sternocleidomastoideus, splenius und longissimus capitis; sog. *Bezoldsche Mastoiditis).*
- *Röntgenbild* (Aufnahme nach *Schüller*): Abnahme der Durchlässigkeit für Röntgenstrahlen infolge Abnahme des Luftgehaltes im pneumatischen System, *Verschleierung* und *Verschattung der Mastoidzellen.* Unschärfe der feineren Knochenstrukturen infolge Entkalkung und Einschmelzung der Knochensepten zwischen den Zellen, *Knochendestruktion mit Einschmelzungsherden.*

Differentialdiagnose: *Pseudomastoiditis* bei *Otitis externa* (vgl. S. 74).

Ohrfurunkel: Dieser ruft nur eine Schwellung des knorpeligen Gehörganganteils hervor, niemals eine Senkung der hinteren oberen Gehörgangswand nahe dem Trommelfell; ferner Tragusdruckschmerz.

Parotitis (bei Vorliegen einer Entzündung der Zellen im Processus zygomaticus) sowie *Lymphadenitis cervicalis.*

Therapie:

> ***Merke:*** Eine Mastoiditis, bei der die Entzündung nicht mehr auf die Schleimhaut begrenzt ist, sondern auf den Knochen übergegriffen hat, muß grundsätzlich chirurgisch behandelt werden.

Es ist falsch, anzunehmen, daß eine Entzündung innerhalb des pneumatischen Systems im Schläfenbein durch Antibiotika zur Abheilung gebracht werden kann, wenn erstere bereits die knöchernen Strukturen befallen hat. Die schlechte Vaskularisation von Schleimhaut und Knochen verhindert die Entstehung einer ausreichend hohen Antibiotika-Gewebekonzentration; die schlecht belüfteten, mit hyperplastischer Schleimhaut und Granulationen ausgefüllten Zellen sind ideale Brutkammern für Bakterien, vor allem für solche, welche sich unter anaeroben Bedingungen gut entwickeln.

Indikationen zur Mastoidektomie: In jedem Stadium der Otitis media bei

- Auftreten der Symptome einer otogenen endokraniellen Komplikation,
- Zeichen des subperiostalen Durchbruches,
- Vorhandensein eines sicheren Einschmelzungsherdes im Mastoidröntgenbild (Schüller-Aufnahme).
- Auftreten einer Fazialislähmung.

In der Abheilungsphase (kritische 3. Woche) der Otitis media bei

- Wiederauftreten von Ohrfluß, Schmerzen, subfebrilen Temperaturen,
- Verschlechterung des Allgemeinzustandes, der Blutsenkungswerte,
- andauerndem (4–5 Wochen) therapieresistentem Ohrfluß bei guter Pneumatisation des Schläfenbeins mit herabgesetztem Luftgehalt im Röntgenbild ohne schwere Allgemeinsymptome.

Prinzip der Mastoidektomie: In Allgemeinnarkose von einem retroaurikulären Hautschnitt aus Ausräumen des pathologisch veränderten Zellsystems im Warzenfortsatz. Schaffung einer weiten Verbindung zwischen Antrum mastoideum und der ausgeräumten Mastoidhöhle und damit auch zur Pauke (Abb. 1.**56**).

Antrotomie: s. S. 92.

Verlauf und Prognose: Aus einer *Begleitmastoiditis* können (selbst unter antibiotischer Therapie) zwei Verlaufsformen der „echten“ Mastoiditis (mit Knochendestruktion) entstehen:

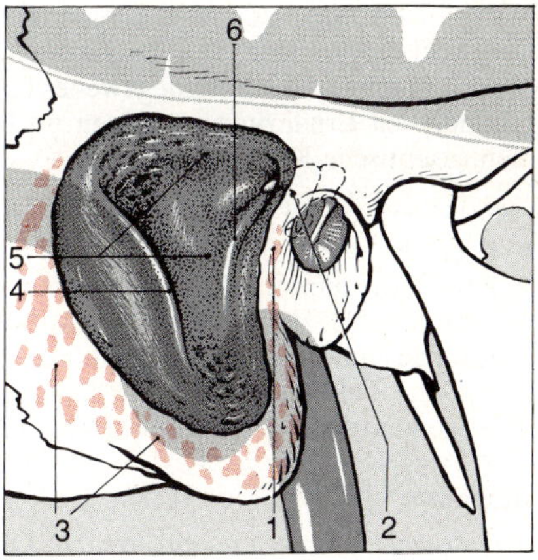

Abb. 1.**56** Prinzip der Mastoidektomie: Hintere Gehörgangswand (1) und Attikwand (2) bleiben intakt, während das pneumatische System des Warzenfortsatzes (3) von einem retroaurikulären Zugang ausgeräumt wird. Durch diesen Eingriff wird die Anatomie des äußeren Gehörgangs nicht verändert. 4 Sinus sigmoideus, 5 Mastoidektomiehöhle, 6 N. facialis (mastoidales Segment)

Akute Mastoiditis: Eitrige Einschmelzung der Knochensepten des pneumatischen Systems und Durchbruch nach außen (subperiostaler, retroaurikulärer Abszeß) – akute Symptomatik, u. U. Fazialisparese.

Chronische Mastoiditis: Teils vorwiegend produktive Entzündung mit Verlegung der Hohlräume des pneumatischen Systems durch entzündliches Granulationsgewebe; teils fortschreitender entzündlicher Knochenabbau. Daher schleichender Verlauf und zu Beginn diskrete Symptomatik.

Prognose: Bei fachgerechter Behandlung gut, sonst Gefahr der otogenen Spätkomplikation.

Otitis media chronica

Chronische Schleimhauteiterung

Symptome: *Chronische Absonderung von Exsudat* (schleimig-eitrig, geruchlos). Die Otitis weist Perioden völliger Symptomfreiheit auf, die abwechseln mit akuten Exazerbationen. Das Exsudat kann während der akuten Phase rahmig-eitrig sein, nach Abklingen derselben schleimig und fadenziehend.

Gehör: Schalleitungsstörung.

Fehlende *Schmerzen* und guter *Allgemeinzustand.*

Pathogenese: Es handelt sich nicht um eine Erkrankung einheitlicher Genese, sondern um ein multifaktoriell bedingtes Leiden. Die Entzündung bleibt im wesentlichen auf die Schleimhaut beschränkt, kann jedoch in gewissen Fällen mit der Zeit zu einer sog. „rarefizierenden Osteitis" führen, d. h. zu einem chronisch entzündlich bedingten Knochenabbau (z. B. Amboßschenkelnekrose). Im Gegensatz zum Cholesteatom sind diese destruktiven Prozesse von untergeordneter Bedeutung hinsichtlich Ausdehnung und Progredienz. Durch schwere narbige Veränderungen des gefäßführenden subepithelialen Bindegewebes kann es zu einer Gefäßobliteration und sekundär zu Ernährungsstörungen im benachbarten Knochengewebe kommen (aseptische Knochennekrose).

Pathogenetische Faktoren:

- Konstitutionelle Schleimhautminderwertigkeit (vgl. S. 9 ff.),
- Art, Pathogenität, Virulenz und Resistenz des Erregers,
- anatomische Verhältnisse im Mittelohr (Pneumatisation, Verbindung Kuppelraum–Antrum–Paukenhöhle–Tube),
- gestörte Tubenfunktion, z. B. Gaumenspaltenträger,
- Allgemeinzustand (Allergie, Immundefekte, Kachexie, Diabetes).

Diagnose:

Anamnese: Chronisch rezidivierender Ohrfluß mit Gehörverminderung. *Oto-*

skopischer Befund: Zentraler Trommelfelldefekt (vergl. Farbtafel **8c**), narbige Veränderungen der Pars tensa, im Stadium der akuten Exazerbation gelegentlich Ohrpolypen (Schleimhauthyperplasie). *Röntgenbefund* (Schüller): Entweder Pneumatisationshemmung oder bei guter Pneumatisation Verschattung des Zellsystems, u. U. mit Zeichen von Knochenabbau und -neubildung (Sklerosierung) = *chronische Mastoiditis.*

Audiogramm: Schalleitungsschwerhörigkeit.

Differentialdiagnose: *Cholesteatom* (randständiger Trommelfelldefekt, fötider Ausfluß). *Ohrtuberkulose* (mehrfache zentrale Trommelfellperforationen, hochgradige Schwerhörigkeit). *Mittelohrkarzinom* (randständiger Defekt, Gewebswucherungen auf Gehörgang übergreifend, Knochendestruktion im Bereiche der Attik- und Gehörgangswand).

Therapie:

Konservative Maßnahmen:

Ziel: „Trockenlegung" des Mittelohres. Systematische periodische Reinigung des äußeren Gehörganges (Ohrspülungen mit verdünnter Kamillenlösung oder physiologischer NaCl-Lösung [Körpertemperatur!]). In der akuten Phase Abstrich, Antibiogramm, gezielte systemische und lokale Antibiotikatherapie (cave ototoxische Antibiotika!). In der chronischen Phase (leichte Otorrhoe mit Schleimhauthyperplasie) 3 % Resorcinalkohollösung, Kaliumpermanganatlösung 1‰. Bei Ohrpolypen Abtragung mit der Schlinge. Fahndung nach chronischen Infekten des Nasenrachens und der Nebenhöhlen.

Chirurgische Maßnahmen:

Ziel: Sanierung des Entzündungsherdes im Schläfenbein *(Mastoidektomie)* und in der Paukenhöhle, Rekonstruktion des Schalleitungsapparates (Trommelfell, Gehörknöchelchenkette) = *Tympanoplastik.*

Verlauf und Prognose: Verlauf schubweise; Exazerbationen werden ausgelöst durch exogene Infekte (Badewasser usw.) sowie tubogene Infektionen. Komplikationen äußerst selten. Übergang zum Cholesteatom nur ausnahmsweise, Schwerhörigkeit meist progredient. Prognose quoad vitam gut, quoad functionem schlecht, deshalb *frühzeitig Tympanoplastik nach intensiver Vorbehandlung* (s. Abb. 1.**62a–l**, S. 103 f.). Jede chronische Schleimhauteiterung sollte grundsätzlich sobald wie möglich im Sinne einer *Tympanoplastik* operativ saniert werden, da die pathologischen Veränderungen am Schalleitungsapparat bei jedem entzündlichen Schub zunehmen. Ist ein Hörgerät notwendig, so ist die Tympanoplastik ebenfalls indiziert, da chronischer Ohrfluß das Tragen eines Ohrpaßstückes unmöglich macht.

Merke: Die chronische Schleimhauteiterung ist eine Form der chronischen Otitis media, bei welcher der Entzündungsprozeß im wesentlichen auf die Schleimhaut beschränkt bleibt, in der Regel keinen progredienten Knochenabbau verursacht und deshalb komplikationslos, aber protrahiert verläuft.

Erworbenes Cholesteatom des Mittelohres

Symptome:

- Ohrfluß fötid, manchmal diskret oder gänzlich fehlend, immer eitrig, nie glasig-schleimig,
- progrediente Schwerhörigkeit, u. U. Schwindel,
- Ohrschmerz und Fieber bei akuter Exazerbation (Verhaltung),
- dumpfe Kopfschmerzen oder Kopfdruck.

Pathogenese:

> ***Merke:*** Das erworbene Mittelohrcholesteatom ist kein Tumor, sondern eine chronische Entzündung, welche im Gegensatz zur chronischen Schleimhauteiterung zu einer fortschreitenden Zerstörung der umliegenden knöchernen Strukturen führt (Synonym: chronische Knocheneiterung).

Verantwortliche Faktoren:

- Gestörte Ventilation und Drainage des Mittelohrs (chronischer Unterdruck), Pneumatisationshemmung (s. S. 5).
- Verlagerung eines „ortsfremden" verhornenden Plattenepithels *(Matrix)* aus der Gehörgangshaut ins Mittelohr im oberen Umfang des Anulus tympanicus, entweder infolge Invagination der Pars flaccida oder durch Bildung einer Retraktionstasche der Pars tensa. Erhöhte Proliferationstendenz (Papilläres Tiefenwachstum) des Plattenepithels (vgl. Abb. 1.**6**, S. 7), ausgelöst durch Entzündungsreiz.
- Embryonal angelegte, unvollständig zurückgebildete hyperplastische Mesenchymreste in der Submukosa des Mittelohres (spätere *Perimatrix*).

Histopathogenese:

Das *Cholesteatom* bildet entweder einen kompakten Sack, der zwiebelschalenartig aneinandergelagerte abgeschilferte Hornlamellen enthält und mit einem mehr oder weniger dicken Stiel mit seinem Ausgangsort am Trommelfell (Pars flaccida oder tensa) verbunden ist. Oder es findet sich eine weit aufgefächerte Cholesteatommatrix, welche Antrum und Mastoidhöhle auskleidet und Ausläufer bis in die entferntesten Knochennischen des Warzenfortsatzes entsendet. Dieses Cholesteatom weist deshalb eine retikuläre bzw. dendritisch verzweigte Struktur auf. Letztere kommt häufiger beim Tensacholesteatom vor als beim Flaccidacholesteatom. Der *Knochenabbau* wird einerseits durch *Enzyme* (z. B. Kollagenase) verursacht, welche in der Perimatrix gebildet werden, andererseits durch *osteoklastischen Abbau* von Knochengewebe im Rahmen einer chronischen Osteomyelitis.

> ***Merke:*** Voraussetzung für die Entstehung eines Cholesteatoms ist der direkte Kontakt des verhornenden Plattenepithels im äußeren Gehörgang mit dem entzündlich veränderten Mukoperiost des Mittelohres.

Dies kann geschehen

- infolge einer *randständigen Perforation* (Zerstörung der schützenden Schranke des Anulus fibrosus),
- infolge *papillären Tiefenwachstums* (z. B. im Bereich der Pars flaccida oder des zerstörten Anulus fibrosus),
- infolge Bildung einer *Retraktionstasche* der Pars tensa,
- infolge *traumatischer Verlagerung von verhornendem Plattenepithel* bei Pyramidenlängsfrakturen oder Trommelfellrupturen mit Entwicklung einer posttraumatischen Otitis media.

Daneben gelten für die Cholesteatomgenese dieselben pathogenetischen Faktoren (s. S. 96) wie für die chronische Schleimhauteiterung.

Diagnose: Die Einteilung der entzündlichen Mittelohrcholesteatome kann nach verschiedenen Gesichtspunkten erfolgen (primär, sekundär oder topographisch anatomisch); diejenige nach dem *Ort der Entstehung* scheint uns jedoch aus diagnostischen Überlegungen sinnvoller und einleuchtender zu sein als die vorher genannten Klassifikationen:

- *Tensacholesteatom* (Synonym: sekundäres Mittelohrcholesteatom),
- *Flaccidacholesteatom* (Synonym: primäres, epitympanales oder genuines Kuppelraumcholesteatom),
- *okkultes Cholesteatom* (Synonym: Cholesteatom hinter geschlossenem Trommelfell, kongenitales Cholesteatom).

Das *Tensacholesteatom* (Abb. 1.**57**) entwickelt sich aus einer chronisch entzündlich veränderten *Retraktionstasche* meist im hinteren oberen Quadranten der Pars tensa; es ist gekennzeichnet durch eine posterosuperiore *randständige Perforation.* Subtotale randständige Perforationen sind eine

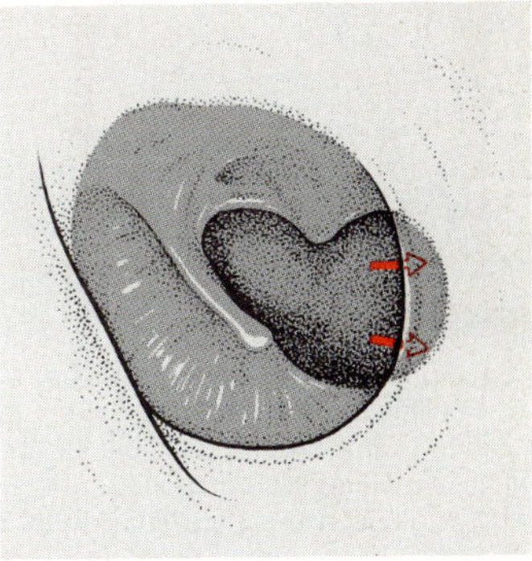

Abb. 1.**57** Entstehung eines Tensacholesteatoms im Bereich der hinteren Quadranten aus einer chronisch entzündlich veränderten Retraktionstasche. Jede *Retraktionstasche ist ein prospektives Cholesteatom.* Sie entsteht durch *Einziehung (Ventilationsstörung)* einer *atrophischen Narbe* der Pars tensa *(Verlust des kollagenen Stützgerüstes)* nach *Destruktion des Anulus tympanicus* durch die chronische Entzündung im angrenzenden submukösen Bindegewebe des Mukoperiostes. Dadurch fällt die schützende Schranke des aus straffem Bindegewebe bestehenden fibrösen Ringes und ein evtl. chronischer Entzündungsherd im Antrum oder Kuppelraum *(Perimatrix)* gelangt in engsten Kontakt mit dem proliferativ wachsenden verhornenden Plattenepithel des äußeren Gehörganges und des Trommelfellrandes *(Matrix).* Auf diese Weise entstehen Verwachsungen *(fixierte Retraktionstasche);* der Selbstreinigungsmechanismus wird gestört, und es lagert sich Detritus (verhornendes Plattenepithel) ab, der eine chronische Entzündung der Tasche verursacht und damit zur Bildung eines Tensacholesteatoms führt (vergl. Farbtafeln **8b** und **9b**).

Seltenheit. Im Bereich des Perforationsrandes häufig entzündliche *Granulationen,* fötides Exsudat mit *Cholesteatomschuppen* (Hornlamellen) und umschriebene Destruktion des angrenzenden Knochens (hintere obere Gehörgangswand). Funktionell: Schalleitungsschwerhörigkeit infolge Destruktion der Gehörknöchelchenkette (Prädilektionsort: Amboß-Steigbügel-Gelenk).

Das *Flaccidacholesteatom* (Abb. 1.**58a–c**, 1.**59a** u. **b**, s. Farbtafel **9a** und **b**) entsteht durch papilläres Tiefenwachstum des verhornenden Plattenepithels im Bereich der Shrapnellschen Membran bei gleichzeitiger chronischer Epitympanitis (Entzündungsreiz löst gesteigerte Proliferation des Plattenepithels aus). Das Merkmal dieser Cholesteatomart ist deshalb die umschriebene *Flaccidaperforation*, häufig durch eine *Kruste* verdeckt, in deren Bereich meist eine *Zerstörung der lateralen Attikwand* festzustellen ist; dahinter *entzündliches Granulationsgewebe* und fötides Exsudat mit *Cholesteatom-*

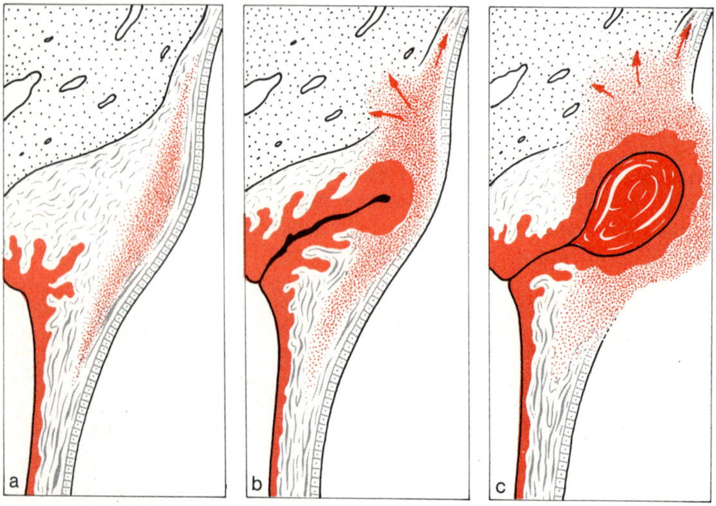

Abb. 1.**58a–c** Entstehung des Kuppelraumcholesteatoms (Histogenese):
a Papilläres Tiefenwachstum des Stratum corneum (künftige Matrix) der Pars flaccida in Richtung Kuppelraum; daselbst lockeres Bindegewebe („Mesenchympolster") und hyperplastische, chronisch entzündete Submukosa (künftige Perimatrix).
b Invagination der Pars flaccida in den Kuppelraum infolge Hypoventilation und Unterdruck im Epitympanum. Kontakt der künftigen Matrix mit der Perimatrix und *beginnende Knochendestruktion.*
c Aktivierung der Basalzellschicht der Matrix durch die chronische Entzündung. Proliferation des verhornenden Plattenepithels, Zerstörung und Unterminierung des Schleimhautepithels im Mittelohr, Ersatz durch das „ortsfremde" Plattenepithel aus der invaginierten Pars flaccida; Bildung eines Cholesteatomsackes

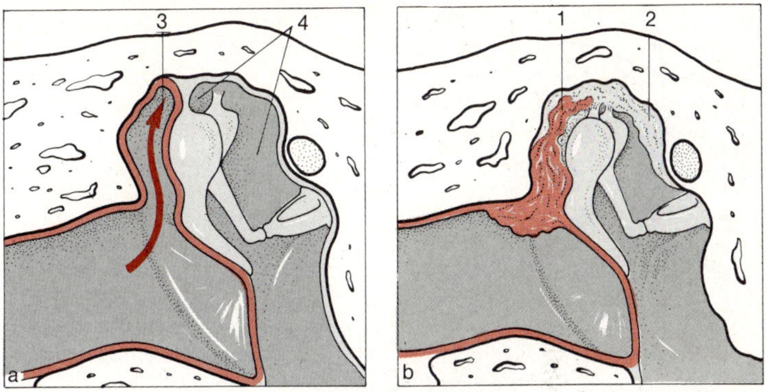

Abb. 1.**59a** u. **b** Entstehung des Kuppelraumcholesteatoms:
a Infolge anhaltenden Unterdrucks im Mittelohr Retraktion und Invagination der Pars flaccida ins Epitympanum. Dadurch Verlagerung „ortsfremden" verhornenden Plattenepithels in das Mittelohr.
b Infolge einer chronischen Entzündung hyperplasiert die Schleimhaut im Kuppelraum und verhindert dadurch ihrerseits eine ausreichende Belüftung dieser Region.
1 Cholesteatomsack, 2 hyperplastische Schleimhaut und „Mesenchympolster" des Kuppelraumes, 3 invaginierte Pars flaccida, 4 Kuppelraum

schuppen. Funktionell: Schalleitungsschwerhörigkeit, in fortgeschrittenem Stadium Innenohrbeteiligung.

Das **okkulte Cholesteatom** entsteht allmählich und bleibt längere Zeit symptomfrei *hinter einem intakten Trommelfell* ohne nachweisbare Perforation bestehen. In den meisten Fällen handelt es sich um ein *Flaccidacholesteatom,* welches sich *ohne* eine *Perforation* zu verursachen durch papilläres Tiefenwachstum im Epitympanum entwickelt und von dort aus in die angrenzenden Mittelohrräume eindringt (Abb. 1.**60**). Pneumatisation und Schleimhautfalten bestimmen die Ausbreitungswege des Cholesteatoms. In seltenen Fällen handelt es sich um ein *kongenitales Cholesteatom.*

Gemeinsame diagnostische Merkmale:

Röntgenbild: Auf den *Schüller-Aufnahmen:* Gehemmte Pneumatisation, u. U. periantrale Aufhellung (Cholesteatomhöhle), Entkalkung der knöchernen Sinusschale (Einbruch des Cholesteatoms in den Sinus sigmoideus oder die hintere Schädelgrube) oder der knöchernen Begrenzung der mittleren Schädelgrube.

Auf den *Stenvers-Aufnahmen:* Gehemmte Pneumatisation, bei Einbruch ins Labyrinth oder in den inneren Gehörgang paralabyrinthäre Aufhellungen (Destruktion der Labyrinthkapsel, sog. „Labyrinthostitis") mit Verschwinden der charakteristischen Hohlräume (Schnecke, Bogengänge, Vorhof); ferner Aufhellungen im Bereich der Pyramidenspitze (Petrositis) und des Tegmen tympani (Einbruch in die mittlere Schädelgrube).

Audiogramm: Schalleitungsstörung, evtl. kombiniert mit Innenohrschwerhörigkeit.

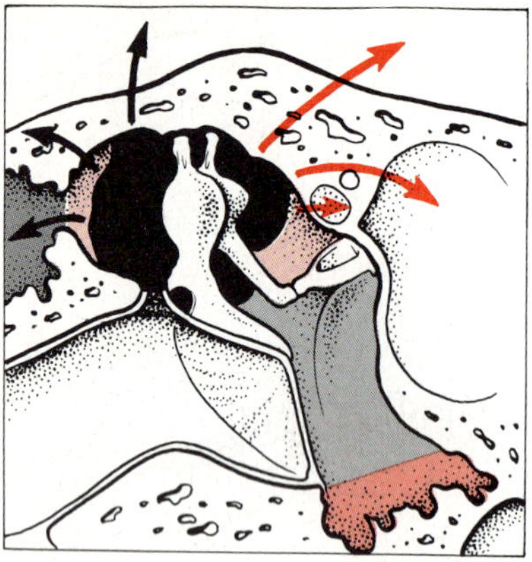

Abb. 1.**60** Ausbreitungswege des Cholesteatoms: in posteriorer Richtung (Sinus sigmoideus, hintere und mittlere Schädelgrube) oder in anteriorer Richtung (Fazialiskanal, innerer Gehörgang, Labyrinth) (vgl. Abb. 1.**4**)

Bei Einbruch in den inneren Gehörgang progrediente kochleoneurale Schwerhörigkeit mit Ertaubung (Neuritis statoacustica) und Fazialisparese.

Vestibularisprüfung: Solange die Labyrinthkapsel intakt ist, fehlen vestibuläre Spontan- und Provokationssymptome. Bei Arrosion des lateralen Bogenganges positives Fistelsymptom (vgl. S. 70).

Fazialis: Bei Arrosion des knöchernen Fazialiskanals (mastoidales oder tympanales Segment) oder Einbruch in den inneren Gehörgang zuerst Neurapraxie, später progrediente Axonotmesis (vgl. S. 71 ff.).

Differentialdiagnose: *Inaktive chronische Schleimhauteiterung* mit Verwachsungen zwischen Promontorium und atrophischer Pars tensa; *Mittelohr-* oder *Gehörgangskarzinom; Mittelohrtuberkulose.*

Therapie: *Konservative Behandlungsmaßnahmen* (Antibiotika, Ohrspülungen, Paukenröhrchenspülung, antibiotika- und kortikosteroidhaltige Ohrtropfen) führen nicht zum Ziel, da weder die lokale Entzündung beherrscht noch die Verlagerung ortsfremden Plattenepithels in die Mittelohrräume durch systemische oder lokale Anwendung von Antibiotika rückgängig gemacht werden können.

Beachte: Die *operative Behandlung* des Cholesteatoms strebt zwei Ziele an: einerseits die *radikale Sanierung der Entzündung* (Entfernung von Matrix, Perimatrix und angegriffenem Knochen), andererseits die *Erhaltung oder Wiederherstellung des Schalleitungsapparates.*

Vor der Entdeckung der Chemotherapie und Antibiotika beschränkte sich die *operative Behandlung* des Cholesteatoms aus naheliegenden Gründen auf die *radikale* Entfernung des Entzündungsprozesses, ohne Rücksicht auf die Erhaltung oder gar Verbesserung der Hörfunktion, da die Ausmerzung einer

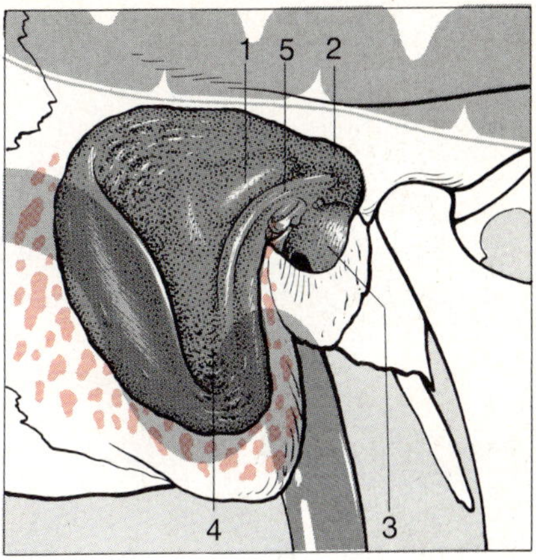

Abb. 1.**61** Prinzip der Radikaloperation. Mastoid eburnisiert; weite Eröffnung des Antrums (1), des Kuppelraumes (2), der Paukenhöhle (3) und der kleinen Mastoidhöhle (4). Präparation des knöchernen Fazialiskanals (sog. Fazialissporn) bis zum 2. Knie (tympan. Segment) (5). Vereinigung dieser Strukturen zu einem gemeinsamen Hohlraum, der sich gegen den äußeren Gehörgang öffnet (Radikalhöhle) (vgl. Abb. 1.**8** und 1.**9**).
Erfolgt gleichzeitig eine *Tympanoplastik,* so wird eine *„modifizierte Radikaloperation"* durchgeführt, d. h., die Paukenhöhle wird gegen die Radikalhöhle abgeschlossen und der Schalleitungsapparat rekonstruiert

potentiellen endokraniellen Infektion erste Dringlichkeit war. Daher die Bezeichnung „*Radikaloperation*".

Radikaloperation (Abb. 1.**61**): Kuppelraum, Paukenhöhle, Antrum und die entzündlich veränderten pneumatischen Räume des Warzenfortsatzes werden entweder von einem retroaurikulären oder einem endauralen Zugang aus freigelegt. Im Gegensatz zur Mastoidektomie werden knöcherne hintere Gehörgangswand und laterale Attikwand entfernt und eine weite Verbindung zwischen Mittelohrräumen und äußerem Gehörgang hergestellt (sog. Radikalhöhle). Cholesteatommatrix und Perimatrix werden unter mikroskopischer Kontrolle radikal entfernt. Nach einigen Wochen Ausheilung und Epidermisierung der Radikalhöhle. Nachteile: Fehlender Wiederaufbau der Schalleitungskette, deshalb im allgemeinen schlechtes funktionelles Ergebnis. Offene Verbindung zwischen Mittelohr, Mastoidhöhle und äußerem Gehörgang, deshalb häufig chronischer Ohrfluß infolge tubogenem oder exogenem Infekt.

Tympanoplastik (Abb. 1.**62a–l**)

Ziele:

1. Radikale Entfernung des Cholesteatoms samt Matrix und Perimatrix.
2. Wiederherstellung der *Schalldruckprotektion des runden Fensters und der Schalldrucktransformation zwischen Trommelfell und ovalem Fenster* mittels:

- Verschluß der Trommelfellperforation (Faszie, Perichondrium),
- Wiederherstellung einer direkten Verbindung zwischen Trommelfell und Steigbügelfußplatte bei defekter Gehörknöchelchenkette (Kolumellisation, d. h. Überbrückung des Defektes mittels Knochen-, Knorpel- oder Kunststoffprothesen),
- Abschluß der Mittelohrräume vom äußeren Gehörgang mittels Rekon-

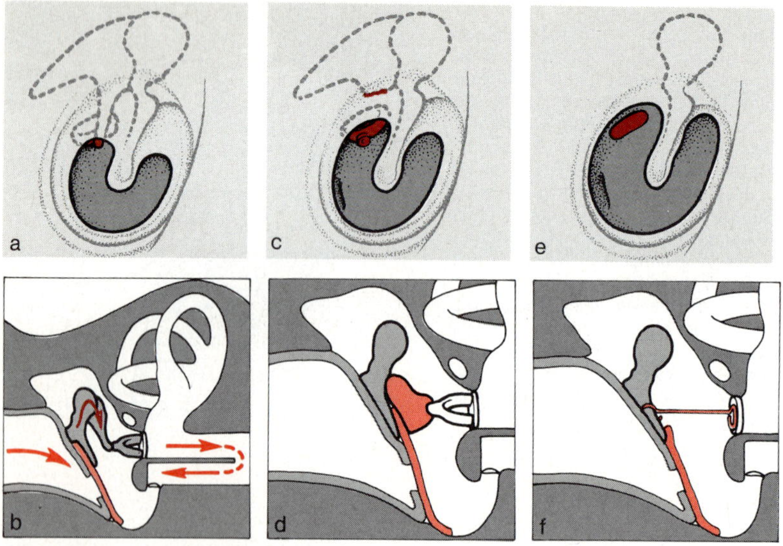

Abb. 1.**62a–f** Prinzip der Tympanoplastik:
a Einfache Trommelfellperforation, Schalleitungskette intakt.
b Unterfütterung des Tensadefektes, Wiederherstellung von Schalldruckprotektion und -transformation.
c Trommelfellperforation mit Defekt des langen Amboßschenkels.
d Verschluß der Perforation. Rekonstruktion der Schalleitungskette durch Interposition von Knochen oder Knorpel zwischen Hammer und Steigbügel (Kolumellisation).
e Defekt von Amboß und Steigbügel, Hammer und Fußplatte erhalten, bei subtotaler Trommelfellperforation.
f Überbrückung des Defektes in der Schalleitungskette mittels Interposition einer Metall-, Plastik- oder Keramikprothese.

struktion der hinteren Gehörgangs- und lateralen Attikwand durch Knorpel- oder Knochentransplantate oder Erhaltung der intakten knöchernen Gehörgangswand.

Radikale Sanierung der Entzündung und *Rekonstruktion des schalleitenden Apparates* werden heute in der Regel als einstufiger, d. h. einzeitiger operativer Eingriff durchgeführt.

Anstelle der *Tympanoplastik* wird jedoch auch heute noch die klassische *Radikaloperation der Mittelohrräume* bei folgenden Indikationen ausgeführt:

1. Cholesteatom mit endokranieller Komplikation.
2. Cholesteatom mit Fazialislähmung.
3. Bei ausgedehntem retikulär-dendritisch strukturiertem Cholesteatom in einem gut pneumatisierten Schläfenbein (vgl. S. 98).

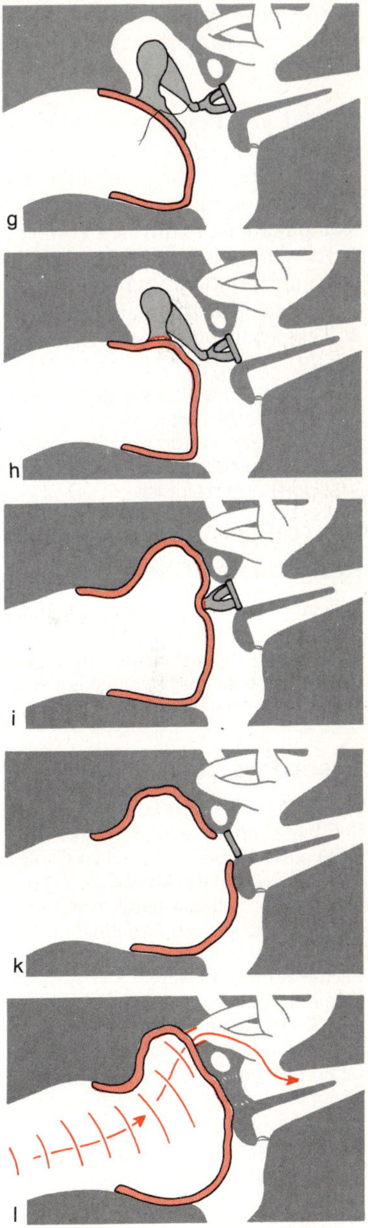

Abb. 1.**62g–l** Die klassischen fünf Tympanoplastiktypen nach Wullstein:

g Typ I – Einfache Myringoplastik (Verschlußplastik der Trommelfellperforation mit Faszie oder Perichondrium).

h Typ II – Wiederaufbau der defekten Gehörknöchelchenkette (Überbrückung des Defektes mit autologem Knochen oder Knorpeltransplantat, gegebenenfalls auch mit homologen, d. h. konservierten Gehörknöchelchentransplantaten.

i Typ III – Direkte Übertragung der Schallwellen vom Trommelfell auf den Steigbügel (Kolumellaeffekt). Bildung einer flachen Pauke.

k Typ IV – Gehörknöchelchendefekt, Schallübertragung direkt zum ovalen Fenster, hingegen Schallschutzprotektion des runden Fensters. Bildung einer kleinen Pauke.

l Typ V – Bei totalem Verschluß des ovalen Fensters durch eine knöchern fixierte Fußplatte Anlegen eines Fensters zum horizontalen Bogengang (Schallübertragung direkt auf Bogengangsfenster, analog der früher gebräuchlichen Fensterungsoperation bei Otosklerose). Diese Methode ist heute verlassen worden, da anstelle der Fensterung eine Entfernung der Fußplatte mit Interposition einer Knochen-, Knorpel- oder Kunststoffprothese durchgeführt wird, analog der Stapedektomie bei Otosklerose
(s. Abb. 1.**65**)

Die *Tympanoplastik* (Wiederaufbau) wird dann nach definitiver Ausheilung des Entzündungsprozesses in einer zweiten operativen Sitzung vorgenommen.

Verlauf und Prognose (s. Abb. 1.**60**): Das unbehandelte Cholesteatom ist die bei weitem gefährlichste Form der chronischen Mittelohrentzündung, in deren Verlauf ohne alarmierende Frühsymptome aus scheinbar bestem Wohlbefinden heraus jederzeit schwerste, vital gefährdende intrakranielle Komplikationen auftreten können:

- Labyrinthitis und Meningitis,
- Sinusthrombose und Sepsis,
- Epi- oder Subduralabszeß mit Meningitis,
- Temporallappen- oder Kleinhirnabszeß.

Beachte: Eine konservative Therapie führt in der Regel nie zur Ausheilung des Cholesteatoms, weshalb im Hinblick auf die immanente Gefahr einer endokraniellen Komplikation – von wenigen allgemeinmedizinisch begründeten Kontraindikationen abgesehen – grundsätzlich die operative Behandlung (s. dort) angezeigt ist.

Kongenitales Cholesteatom des Schläfenbeines

Seltene, ohne nachweisbaren Zusammenhang mit Gehörgang oder Trommelfell entstandene Cholesteatome. Meist handelt es sich um ein verkanntes okkultes Cholesteatom hinter intaktem Trommelfell, nur ausnahmsweise entwickelt es sich aus einer embryonalen Keimversprengung (Ektoderm) innerhalb des Felsenbeines. Synonyme: echtes oder primäres Cholesteatom (Epidermoid, vgl. S. 101).

Besondere Verlaufsformen des Cholesteatoms

Beim *Säugling und Kleinkind* ist das Cholesteatom eine Seltenheit; im *Kindesalter* (>6 Jahre) nimmt seine Häufigkeit zu.
Beim *alten Menschen* entstehen Cholesteatome verhältnismäßig selten. Meist handelt es sich um die Reaktivierung eines alten Entzündungsprozesses, der schleichend verläuft und sich erst durch Auftreten einer Komplikation (Schwindel, rasch progredienter Gehörverlust, Fazialislähmung, Meningitis) manifestieren kann. Beim *Diabetiker* treten infolge einer allgemeinen Resistenzverminderung und lokalen Gewebsstoffwechselstörung schwerere Verlaufsformen auf mit progredienter Knochendestruktion (Sequesterbildung, Einbruch ins Labyrinth, in den Fazialiskanal und ins Endokranium). Dabei kann es auch zur Entwicklung einer schleichend verlaufenden *Petrositis* mit Epi- und Subduralabszeß kommen, deren Prognose außerordentlich schlecht ist. Beim Diabetiker ist auch nach chirurgischer Behandlung des Cholesteatoms der postoperative Heilungsprozeß häufig gestört und verzögert.

Das *Gehörgangscholesteatom* kann entweder durch pathologische Proliferationstendenz der epidermalen Gehörgangsauskleidung im knöchernen Anteil entstehen, oder es handelt sich um die Folge des Durchbruches eines Mittelohrcholesteatoms vom Antrum aus in den unmittelbar vor dem Trommelfell gelegenen Gehörgangsabschnitt.

Das *posttraumatische Cholesteatom* entsteht im Anschluß an eine Pyramidenlängsfraktur mit Einstrahlung in den äußeren Gehörgang; dabei wird Gehörgangsepidermis oder ein Teil des Trommelfells in die Mittelohrräume verlagert. Dieses ortsfremde verhornende Plattenepithel bildet zunächst eine blande Epidermiszyste, erst beim Hinzutreten einer Entzündung entsteht das knochendestruierende Cholesteatom (Matrix und Perimatrix).

Adhäsivprozesse (Paukenfibrose) (s. Farbtafel **8b**)

Symptome: Retrahiertes, narbig verdicktes intaktes Trommelfell, hochgradige Schalleitungsstörung (vergl. Farbtafel **8b**).

Pathogenese: Rezidivierende Otitiden mit narbiger Fibrosierung der schlecht belüfteten Paukenhöhle, Cholesteringranulombildung (s. S. 85 ff.) und Fixation der Schalleitungskette.

Otogene entzündliche Komplikationen

(Abb. 1.**63** und 1.**64**)

Labyrinthitis

Symptome: Schwindel, Nausea, Erbrechen, Ohrensausen und Ertaubung (innerhalb kürzester Zeit); kein Fieber, keine Schmerzen.

Pathogenese: Bei *akuter Otitis media* Toxindiffusion durch die Labyrinthfenster, Einbruch der Entzündung entlang den Gefäßen (vgl. S. 109).
Bei *chronischer Otitis media* (Cholesteatom) Labyrinthfistel mit direktem Einbruch der Entzündung in den perilymphatischen Raum. Nach *Trauma* (Felsenbeinquerfraktur, operativer Eingriff) direkte Verletzung des membranösen Labyrinthes mit sekundärer Entzündung.

Diagnose: Kochleovestibuläre Symptomatologie eines rasch progredienten Innenohrfunktionsausfalls.

Differentialdiagnose: Ménièresche Krankheit (s. S. 139 ff.), Hörsturz oder akuter Vestibularisausfall (s. S. 145 f.).

Therapie: Antibiotika in hohen Dosen i. v. (Dauertropfinfusion) und Rheomacrodex. Paukendrainage, evtl. Mastoidektomie. Bei Cholesteatom Radikaloperation. Bei Frakturen nur operative Revision bei Otoliquorrhoe, Fazialisläsion oder Meningitis. Bei eitriger Labyrinthitis mit beginnender Meningitis Labyrinthektomie unerläßlich.

Verlauf und Prognose: Pathologisch anatomisch sind verschiedene Verlaufsformen möglich: serös (posttraumatisch, viraler Infekt), eitrig (bakterielle Invasion der perilymphatischen Räume), zirkumskript (Labyrinthfistel bei Cholesteatom), generalisiert (Befall des ganzen Labyrinthes bei fortgeleiteten oder allgemeinen Infekten); dann foudroyanter Verlauf mit irreversiblem totalem Funktionsverlust. Unter Umständen fortgeleitete Meningitis!

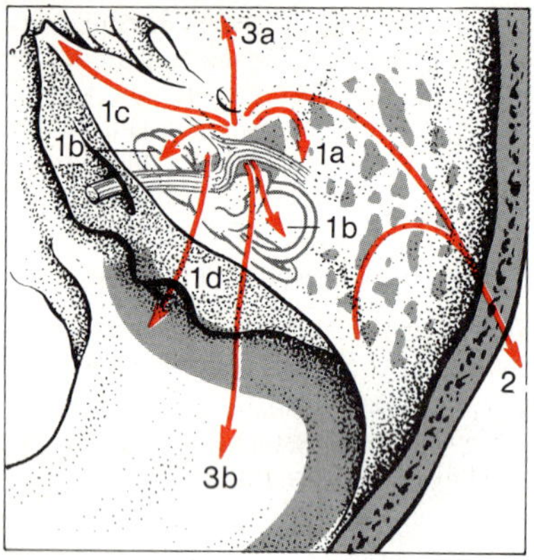

Abb. 1.**63** Pathogenese und Ausbreitungsweg otogener Komplikationen.
Intratemporale Komplikationen:
1a Otogene Fazialisparese, 1b Labyrinthitis, 1c Petrositis, 1d Sinusthrombose.
Extratemporale Komplikationen:
2 Durchbruch einer Mastoiditis nach außen (subperiostaler Abszeß).
Endokranielle Komplikationen:
3a Durchbruch in die mittlere Schädelgrube (Meningitis, Temporallappenabszeß), 3b Durchbruch in die hintere Schädelgrube (Meningitis, Kleinhirnabszeß)

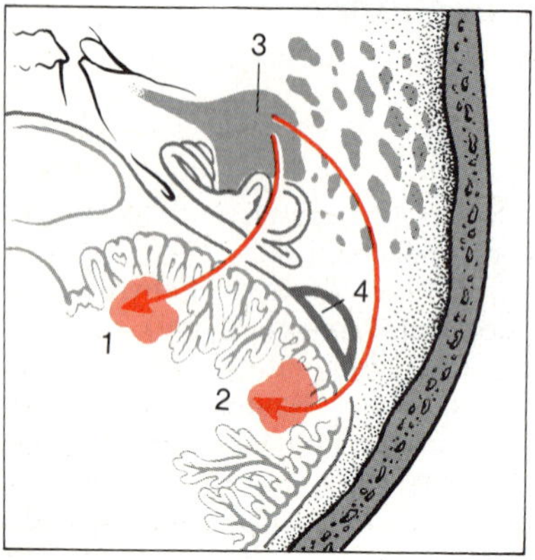

Abb. 1.**64** Durchbruch einer Mittelohrentzündung in die hintere Schädelgrube / Entwicklung von Kleinhirnabszessen: 1 präsinuöser Abszeß, 2 postsinuöser Abszeß, 3 Mittelohrräume, 4 Sinus sigmoideus

Epidurales Empyem

Symptome: Dumpfe, pulsierende Kopfschmerzen, Ohrfluß und subfebrile Temperaturen. Im ganzen uncharakteristische Symptomatik.

Pathogenese: Durchbruch einer Entzündung (chronisch oder akut) aus dem Mastoid in den epiduralen Raum infolge entzündlicher Zerstörung der inneren Kompakta. Bei intaktem Knochen Ausbreitung auf präformierten Wegen entlang den perforierenden Knochengefäßen.

Diagnose: Symptomarmut! Meist Zufallsbefund bei der Mastoidrevision. Nachweis evtl. neuroradiologisch (Angiographie, Computertomographie).

Therapie: Sofortige Mastoidektomie, breite Freilegung der Dura und Drainage, Antibiotika.

Verlauf und Prognose: Bei rechtzeitiger Erkennung gut. Sonst Gefahr der Entstehung einer Pachymeningitis mit Übergreifen auf die Leptomeninx.

Subdurale Empyeme sind selten und treten nur im Rahmen einer diffusen Meningitis auf.

Otogene Meningitis

Symptome: Kopfschmerzen, Nackensteifigkeit, Kahnbauch, zunehmende Bewußtseinstrübung, Lichtscheu, Unruhe, tonisch-klonische Krämpfe, Fazialisparese. Ohrfluß, Ohrschmerzen und selbst Schwerhörigkeit können fehlen oder sehr diskret sein. Dagegen typischerweise Druckpuls, unregelmäßige Atmung, Kontinua von 39–40° C. Okulomotorius- und Abduzensparesen, pathologischer Augenhintergrund.

Pathogenese: Durchbruch einer akuten oder chronischen bakteriellen (meist Pneumokokken) Entzündung in den Subarachnoidalraum:

- *per continuitatem* infolge entzündlicher Destruktion der knöchernen Trennwände,
- *auf präformierten Wegen* über die Knochenkanäle perforierender Gefäße und Nerven (sog. „*Durchwanderungsmeningitis*", z. B. via Nn. caroticotympanici) oder als fortschreitende Thrombophlebitis (Diploevenen),
- *über das Labyrinth* (selten) und infolge Einbruchs in den inneren Gehörgang.

Diagnose: Neben den typischen klinischen Symptomen einer akuten Meningitis einschließlich des pathologisch veränderten Liquor cerebrospinalis mehr oder weniger stark ausgeprägte Zeichen einer akuten, subakuten oder chronischen Mittelohrentzündung. Bei annähernd normalem funktionellem und unklarem otoskopischem Befund kann der Nachweis einer Entzündung innerhalb des pneumatischen Systems im Schläfenbeinröntgenbild (Schüller-Stenvers-Tomographie) ausschlaggebend für die Diagnose und operative Indikationsstellung sein.

Liquor: Pleozytose, Eiweißgehalt stark vermehrt, Zuckergehalt herabgesetzt, Chloridgehalt vermindert. Druck erhöht (>200 mm Ws). In der akuten Phase Bakterien im Liquor (häufig Pneumokokken!).

Differentialdiagnose: Abgrenzung gegenüber viraler oder bakterieller epidemischer Meningokokkenmeningitis, tuberkulöse Meningitis (Zuckergehalt erniedrigt!).

Therapie: Antibiotika – gezielt je nach Erreger – in hoher Dosierung intravenös (Dauertropfinfusion, z. B. bei Pneumokokkeninfekt Penicillin 40–60 Millionen E/24 Std.!). Wiederholte Lumbal- oder Subokzipitalpunktion.

In diesem Zusammenhang zu beachten ist die *Blut-Liquor-Schranke,* welche für Antibiotika je nach dem Schweregrad der Meningitis sehr verschieden ist: Infolge Bindung des Wirkstoffes an die Liquorproteine Inaktivierung eines

Teiles desselben; geringe Liquorgängigkeit für Zephalosporine, bessere für Breitbandpenicilline, Chloramphenikol (Risiko der Panzytopenie), Gentamycin (Ototoxizität!). Intrathekale Anwendung von Antibiotika nur in Ausnahmefällen. Sofortige Revision und Drainage der Mittelohrräume (Mastoidektomie oder Radikaloperation) mit breiter Freilegung der Dura.

Verlauf und Prognose: Unbehandelt oder unsachgemäß anbehandelt: letaler Ausgang. Bei rechtzeitiger Erkennung des ursächlichen Zusammenhangs Otitis media → Meningitis und Einleitung der entsprechenden Intensivtherapie: Heilungsaussichten >90 %.

Merke: Jede akute Meningitis unklarer Genese muß im Hinblick auf eine rhino- oder otogene Ursache abgeklärt werden.

Im Zweifelsfall (unklarer otoskopischer und röntgenologischer Befund) ist ein probatorischer Eingriff mit geringerem Risiko behaftet als das Zuwarten mit der Operation bei Vorliegen eines Entzündungsherdes in den Mittelohrräumen. Auch eine intensive Antibiotikatherapie führt nicht zur Ausheilung, solange nicht der primäre Entzündungsherd operativ saniert ist.

Otogene Sinusthrombose (otogene Septikopyämie)

Symptome: Der perisinuöse Abszeß, die Periphlebitis und die beginnende Sinusthrombose bereiten dieselben diagnostischen Schwierigkeiten wie das epidurale Empyem. Erst die Abscheidung eines bakteriell infizierten Thrombus mit Embolisierung löst die charakteristischen Merkmale einer *Sepsis* aus:

- Schüttelfrost,
- septische Temperaturkurve (mehrfache hohe Zacken am selben Tag),
- erhöhte Pulsfrequenz,
- Kopfschmerzen,
- Erbrechen,
- Somnolenz,
- Nackensteifigkeit (Begleitmeningitis),
- Dyspnoe (septische Lungenmetastasen, Pneumonie),
- Ikterus (septische Lebermetastasen; unspezifische reaktive Hepatitis).

Pathogenese: Bei Mastoiditis oder Cholesteatom Durchbruch der Entzündung (Knochendestruktion per continuitatem) in den perisinuösen Raum – Bildung eines perisinuösen Abszesses mit Periphlebitis des Sinus sigmoideus, dann Sinusphlebitis mit fortschreitender wandständiger, dann obturierender Thrombosierung sowohl in kranialer (Sinus transversus und sagittalis, Emissarium mastoideum) als auch in kaudaler (V. jugularis interna) Richtung.

Bakterielle Infiltration des Thrombus und Thrombolyse, septische Metastasierung durch hämatogene Aussaat infizierter Emboli.

Diagnose: Im Verlauf einer Otitis media acuta oder chronica (Cholesteatom) Auftreten von

- hohem Fieber (>40° C),
- septischen Temperaturen mit Schüttelfrost,
- Druckdolenz und Schwellung des Emissarium mastoideum am Hinterrand des Warzenfortsatzes = *Griesingersches Zeichen,*
- Verhärtung und Dolenz der V. jugularis interna am Vorderrand des M. sternocleidomastoideus,
- Petechien bei septischer Verbrauchskoagulopathie,
- Milzschwellung.

Laboruntersuchung: Blutkulturen +++, Urinbefund (septische interstitielle Herdnephritis) zeigt Hämaturie, Albuminurie, Zylindrurie.

Röntgenuntersuchung: Osteolytischer Herd im Mastoid (Schüller), im CT sinusnahe Knochendestruktion; Angiographie (venöse Phase der Karotisangiographie zeigt Einengung oder Verschluß des Sinus sigmoideus).

Differentialdiagnose: Miliar-Tbc, Typhus, Malaria, Morbus Bang, Viruspneumonie, Zystopyelitis.

Therapie: Sofortige chirurgische Ausschaltung des entzündlichen Primärherdes im Mastoid und Sinus sigmoideus durch *Mastoidektomie* (vgl. S. 95) oder *Radikaloperation* (bei Cholesteatom, vgl. S. 103) mit ausgedehnter Freilegung des Sinus sigmoideus, Schlitzung und *Thrombektomie*. Unterbindung und *Resektion* der *V. jugularis* im Gesunden. *Antibiotika* (möglichst gezielt nach Ergebnis des Antibiogramms) in hohen Dosen parenteral und langfristig.

Verlauf und Prognose: Bei unzureichender Behandlung oder zu später Erkennung des Grundleidens und der Sekundärkrankheit letaler Verlauf. Bei adäquater, rechtzeitig einsetzender Therapie Ausheilung in ca. 80% der Fälle.

> ***Merke:*** Jede unklare septische Erkrankung erfordert nicht nur eine Untersuchung der Tonsillen, sondern auch des Ohres, da die primär verantwortliche Otitis media unbemerkt verlaufen und sich erst durch die Sepsis manifestieren kann.

Otitischer Hydrozephalus

Es handelt sich um eine Hirndrucksteigerung infolge Liquorabflußbehinderung bei blander otogener Sinusthrombose.

Symptome:

- Visusabnahme,
- Erbrechen,
- Doppelbilder,
- evtl. Anfälle von Jackson-Epilepsie,
- Paresen, Sensibilitätsstörungen.

Pathogenese: Ausgehend von einer Otitis media acuta Entstehung einer symptomarmen Mastoiditis chronica, Bildung einer perisinuösen bakterienfreien Knochenarrosion, Sinus-sigmoideus-Phlebitis mit Bildung eines wandständigen Abscheidungsthrombus, Ausbreitung desselben u. U. bis in die Confluens sinuum und Sinus sagittalis superior, Verlegung der Pacchionischen Granulationen und nachfolgende Liquorrückresorptionsstörung mit Erhöhung des Liquordruckes.

Diagnose:

- Abduzensparese ohne Gradenigo-Syndrom (s. S. 114),
- erhöhter Liquordruck ohne Pleozytose,
- freie Liquorzirkulation ohne Sperrliquor,
- Stauungspapille – Visuszerfall,
- normales Luftenzephalogramm, da Ventrikelsystem nicht erweitert,
- Mastoidröntgen: Verschattung und perisinuöse osteolytische Aufhellung,
- anamnestisch Otitis media acuta 3–5 Wochen vor Beginn dieser Symptome.

Differentialdiagnose: *Pyramidenspitzeneiterung (Petrositis, vgl. S. 114) mit Arachnoiditis im Kleinhirnbrückenwinkel;* Karotisaneurysma im Bereich der Pyramidenspitze.

Therapie: Mastoidektomie, Sinusfreilegung, Thrombektomie, neurochirurg. Entlastung, Liquordrainage.

Verlauf und Prognose: Bei rechtzeitiger Erkennung und Behandlung gut – sonst Erblindung und Entwicklung einer Jackson-Epilepsie.

Otogener Hirnabszeß

Ein heute relativ seltenes Krankheitsbild, welches zu den ausgesprochenen Spätkomplikationen des chronisch-entzündlichen Mittelohrcholesteatoms gehört.

Symptome: s. Tab. 1.**11**.

Pathogenese: *Per continuitatem* (Tegmen tympani → Schläfenlappenabszeß; Sinus sigmoideus, hintere Schädelgrube → Kleinhirnabszeß; Labyrinth, Saccus endolymphaticus → Kleinhirnabszeß).

Auf präformierten Wegen via Gefäße (Diploevenen, fortschreitende septische Thrombangitis der Hirnvenen) oder über den inneren Gehörgang (bei Labyrinthitis).

Symptomatik des Schläfenlappenabszesses:

- Sprachstörungen (amnestische Aphasie) und Wortverständnisstörungen: ausschließlich sensorische, nie motorische Störungen der Sprache.
- Zentrale Hörstörungen (meist diskret), akustische Halluzinationen.
- Geruchsstörungen (meist diskret).
- Sehstörungen (Quadrantenhemianopsie) und Blickparese.
- Hirnnervenausfälle (III–VII).
- Pyramidenbahnstörungen (gekreuzt; nicht obligat).

Differentialdiagnose: Intrazerebraler Tumor.

Symptomatik des Kleinhirnabszesses: Störungen der Blick- und Stützmotorik. Spontannystagmus (große Amplitude, zur Seite des Herdes) vestibulärer Provokationsnystagmus (regelloser Lagenystagmus), Blickrichtungsnystagmus (sekundäre Schädigung der Pons) oder Blickparese zur Herdseite.

Ataxie, Intentionstremor, Dysmetrie, Adiadochokinese, Hypotonie.

Tabelle 1.**11** Symptomatik des otogenen Hirnabszesses

1. Initial-Stadium	Meningismus, Brechreiz, Kopfschmerz, psychische Verlangsamung, Fieber	Liquor: Pleozytose, Druck- und Eiweiß-erhöhung
2. Latenz-Stadium	epileptiforme Krämpfe, neurologische Ausfälle	pathologische Kolloidkurven
3. Manifestes Stadium	Stauungspapille psychische Veränderungen Herdzeichen: Aphasie, Alexie, Agraphie, Hemiplegie, epileptische Anfälle; bei zerebellärem Abszeß Ataxie Nachbarschaftssymptome: Hirnnervenausfälle, Gesichtsfeldausfälle, Störungen der Blick- und Stützmotorik	Erbrechen Bradykardie
4. Terminal-Stadium	Sopor, Koma Déviation conjuguée zur Herdseite, Bradykardie, Cheyne-Stokessche Atmung	

Nachbarschaftssymptome: Hirnnervenlähmungen (III, V, VI, VII, IX, X).

Differentialdiagnose: Labyrinthitis, akuter Vestibularisausfall, multiple Sklerose, Kleinhirntumor, Kleinhirnbrückenwinkelsyndrom.

Abklärungsmaßnahmen: neben dem otologischen Befund:

- Neurootologische Untersuchung (ERA, ENG, Fazialiselektrodiagnostik).
- Neuroophthalmologische Untersuchung (Fundus, Gesichtsfeld, Okulomotorik).
- Neurologische und neuroradiologische Untersuchung: Computertomographie, MRI, EEG, Hirnszintigramm, evtl. Angiographie, Echoenzephalographie, Liquordiagnostik.

Therapie:

1. In der Regel Entfernung des Primärherdes (Mastoidektomie, Radikaloperation) durch den Ohrchirurgen *vor neurochirurgischer Sanierung!*
2. *Primäre Exstirpation des Hirnabszesses* durch den Neurochirurgen. Die Punktionsbehandlung ist heute – von wenigen Ausnahmesituationen abge-

sehen – überholt; denn es ist sinnvoller, dem Infektionsweg folgend, die Infektionsherde operativ radikal zu sanieren.

Verlauf und Prognose: Mortalität trotz intensiver chirurgischer Behandlung immer noch 20–30 %. Defektheilung nicht selten (neurologische Ausfälle nach neurochirurgischer Abszeßexstirpation).

Petrositis (Pyramidenspitzeneiterung)

Früher wichtigster Ausgangsort für eine otogene endokranielle Komplikation, heute durch antibiotische Therapie meistens beherrschbar und deshalb selten geworden.

Pathogenese: Voraussetzung für die Entstehung einer Petrositis ist eine gute Pneumatisation der ganzen Felsenbeinpyramide. Infolge Übergreifens einer Entzündung vom Mittelohr auf die paralabyrinthären Zellen entsteht eine eitrige Einschmelzung im Bereich der Pyramidenspitzenzellen, häufig von einer Osteomyelitis begleitet. Infolge der engen Nachbarschaftsbeziehungen der Pyramidenspitze zu N. trigeminus und N. abducens kommt die neurologische Symptomatik der klassischen *Gradenigo-Trias* zustande. Es handelt sich um folgende Symptome:

1. Otorrhoe,
2. ipsilaterale Trigeminusreizung,
3. Abduzensparese;

daneben häufig noch weitere Hirnnervenausfälle (N. facialis, N. vagus und N. glossopharyngeus), ferner Zeichen einer Labyrinthitis infolge Ausdehnung des Entzündungsprozesses. Im Zeitalter der Antibiotika Verwischung der Symptome der primären Otitis media! Prädisponierende Faktoren: hohes Alter und Diabetes.

Diagnose: Leitsymptome sind

- Trigeminusneuralgie,
- Abduzensparese mit Doppelbildern,
- Schwindel und Ertaubung,
- tiefe, klopfende Kopfschmerzen,
- pathologisches Röntgenbild (Schüller und Stenvers, CT).

Differentialdiagnose: Hirnabszeß, Sinusphlebitis.

Therapie: Massive und langfristige Antibiotikatherapie parenteral – Mastoidektomie und translabyrinthäre Ausräumung sowie Drainage der Spitzenzellen unter Konservierung des N. facialis.

Prognose: Bei rechtzeitiger Erkennung und sachgemäßer Behandlung relativ gut, in hohem Alter und bei Diabetes schlecht (basale Meningitis mit Hirnstammerweichungen).

Spezifische Entzündungen des Mittelohres und des Warzenfortsatzes

Tuberkulose

Die Tuberkulose der Mittelohrräume, Folge einer miliaren Aussaat oder einer kanalikulär (tubogen) fortgeleiteten lokalen Entzündung im Nasenrachen, ist heute praktisch verschwunden und soll deshalb lediglich kursorisch erwähnt werden.

Syphilis

Die *Syphilis des Mittelohres* ist im Gegensatz zu den luetischen Erkrankungen des Innenohres und des Hörnervs eine ausgesprochene Seltenheit.

Die *Syphilis des Innenohres und des Hörnerven* tritt wesentlich häufiger auf, als die Tbc und ist heute wieder im Ansteigen begriffen. Sie manifestiert sich im späten Sekundär- und Tertiärstadium sowie als metaluetische bzw. konnatale Erkrankung.

Symptome: Schwindel, Ohrensausen, Schwerhörigkeit (rasch progredient, nicht fluktuierend), Kopfschmerzen (chronische luetische Meningitis).

Pathogenese: Spezifische Labyrinthitis und Neuritis statoacustica, letztere im Rahmen einer luetischen Meningitis (meningovaskuläre Neurolues). Im Tertiärstadium sowie bei der kongenitalen und der Metalues, degenerativ-atrophische Prozesse des nervösen Apparates, hervorgerufen durch eine Neurolues (meningovaskulär oder parenchymatös mit progredienter Demyelinisation des N. vestibulocochlearis).

Diagnose: Progrediente Hör- und Gleichgewichtsstörung bei augenscheinlich gesunden Jugendlichen.

Leitsymptome der Neurolues: Beiderseits Hochton-Perzeptionsschwerhörigkeit, Spontan- und Provokationsnystagmus, Sehstörungen, Argyll-Robertson-Phänomen (reflektorische Pupillenstarre, Miosis und Anisokorie), Hennebertsches Fistelsymptom bei angeborener Syphilis (Verwachsungen zwischen Stapesfußplatte und membranösem Labyrinth), vgl. S. 70.

Differentialdiagnose: Ménièresche Krankheit (fluktuierender Verlauf), Kleinhirnbrückenwinkeltumor (neuroradiologische Befunde), vertebrobasiläre Insuffizienz (höhere Altersklasse, diskretere neurologische Befunde).

Therapie: Penicillin hoch dosiert und langfristig.

Verlauf und Prognose: Bei rechtzeitiger Diagnose und Behandlung quoad vitam gut, quoad functionem schlecht.

Nichtentzündliche Erkrankungen der Labyrinthkapsel

Otosklerose

Herdförmige selbständige Erkrankung der knöchernen Labyrinthkapsel, deren kausale Genese bis heute noch ungeklärt ist. Ihre exakte Diagnose wird histologisch gestellt, jedoch nur 10 % aller bei der Sektion entdeckten Otosklerosefälle (sog. *histologische Otosklerose)* führen zu einer Schwerhörigkeit *(klinische Otosklerose)*. Bei der weißen Rasse tritt die Otosklerose (histologisch) in 8–10 % der Bevölkerung auf, bei Japanern in 1 % und bei Negern in <1 %.

Symptome: Je nach Lokalisation des Otoskleroseherdes entsteht eine

- klassische Schalleitungsstörung (Mittelohrtyp, ca. bei 80 %),
- gemischte Schalleitungs-Schallempfindungsstörung (Mischtyp, ca. bei 15 %),
- reine Schallempfindungsstörung (Innenohrtyp, Häufigkeit ca. 5 %).

Subjektiv äußert sich das Leiden durch

- eine langsam fortschreitende Schwerhörigkeit, zu Beginn meist einseitig, später mehrheitlich auf beiden Ohren ausgebildet,
- konstante Ohrgeräusche, progredient.
  Schmerzen und Ohrfluß fehlen, ebenso Schwindel oder Gleichgewichtsstörungen.

Pathogenese: Es scheint sich um ein multifaktoriell verursachtes Leiden zu handeln, wobei im Vordergrund stehen:

Heredität und Konstitution:

Familiäre Belastung in 50–60 %, dominante Vererbung (hereditärer Enzymdefekt?); ein rezessiver Erbgang wird vorgetäuscht durch das Verhältnis histologische: klinische Otosklerose = 10 : 1. Morbidität bei einem klinisch manifest an Otosklerose leidenden Elternteil ca. 20 %, bei klinisch „gesunden" Elternteilen ca. 10 %.

Hormonhaushalt- und Knochen-Stoffwechselstörungen:

Zeitlicher Zusammenhang zwischen Schwangerschaft und schubweiser Progredienz der klinisch manifesten Otosklerose bei 50 % aller Otosklerosepatientinnen ist erwiesen. Abnorme Lysosomenbildung und gesteigerte enzymatische Aktivität der Histio- und Osteozyten in der Labyrinthkapsel, enzymatische Kollagenolyse, Knochenab- und -anbau; neugebildeter Knochen fixiert die Steigbügelfußplatte im ovalen Fenster (Abb. 1.**65**).

Merke: Bei der Otosklerose handelt es sich ätiologisch um die extreme Lokalisation einer Mineral- bzw. Knochenstoffwechselstörung mit abnorm gesteigerter enzymatischer Aktivität der mesenchymalen Zellen der Labyrinthkapsel, welche in erster Linie auf genetischer, in zweiter Linie auf hormonaler Grundlage entsteht.

Diagnose: *Familienanamnese* häufig positiv. *Otoskopisch* gelegentlich Durchschimmern der hyperämischen Promontorialschleimhaut (Schwartzesches Zeichen). *Funktionell:* Mittelohrschwerhörigkeit, u. U. mit Innenohrkompo-

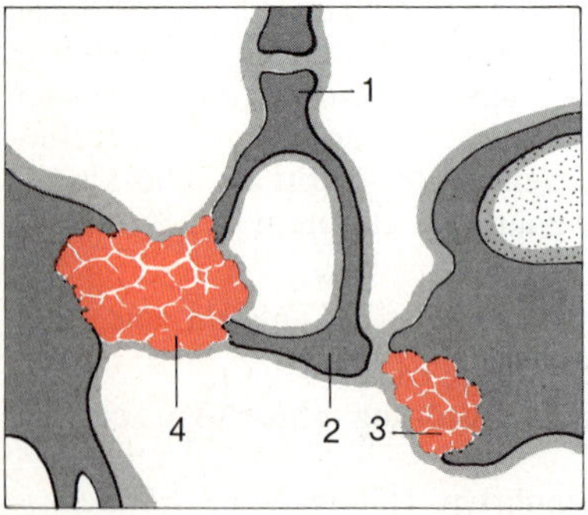

Abb. 1.**65** Histopathologie der Otosklerose. 1 Stapesköpfchen, 2 Stapesfußplatte, 3 fazialer Otoskleroseherd, 4 promontorialer Herd

nente. *Gellé-Versuch* pathologisch (vgl. S. 43). Im Tonaudiogramm meist reine Schalleitungs-, seltener gemischte oder ausnahmsweise reine Schallempfindungsschwerhörigkeit (positives Rekruitment). Häufig charakteristische Senke der Knochenleitungsschwellenkurve bei 2000 Hz (sog. Carhart-Senke). *Impedanzaudiometrie:* Im Tympanogramm meist Normkurve bei normalem Mittelohrdruck; hingegen sehr häufig Aufhebung des Stapediusreflexes infolge otosklerotischer Fixation der Fußplatte.

Röntgenologisch in der Regel sehr gute Pneumatisation der Schläfenbeine.

Differentialdiagnose: Mittelohrmißbildungen; posttraumatische Dislokation oder Fraktur der Gehörknöchelchen; Adhäsivprozesse, Tympanosklerose.

Therapie: *Stapedektomie* (Abb. 1.**66**).

Prinzip: Eröffnen der Paukenhöhle und Darstellen des Steigbügels in der ovalen Fensternische durch Umschneiden und Vorklappen des Trommelfells; Extraktion des otosklerotisch fixierten Stapes. Verschluß des ovalen Fensters durch Bindegewebe und Ersatz des entfernten Steigbügels durch Kunststoff- oder Drahtprothese bzw. durch ein Knorpel-Autotransplantat. Zurückklappen des Trommelfells. Kontraindikationen: hohes Alter, schwere Allgemeinerkrankungen, hochgradige Innenohrschädigung. Bei Ablehnung der Operation als Alternative: Anpassung eines Hörgerätes.

Verlauf und Prognose:

> ***Merke:*** Je früher im Leben sich die Otosklerose manifestiert, desto rascher und ungünstiger der Verlauf.

Unterbleibt die Operation beim reinen Mittelohrtyp, so schreitet die Schalleitungsstörung bis zur Ausbildung einer hochgradigen praktisch an Taubheit grenzenden Schwerhörigkeit fort.

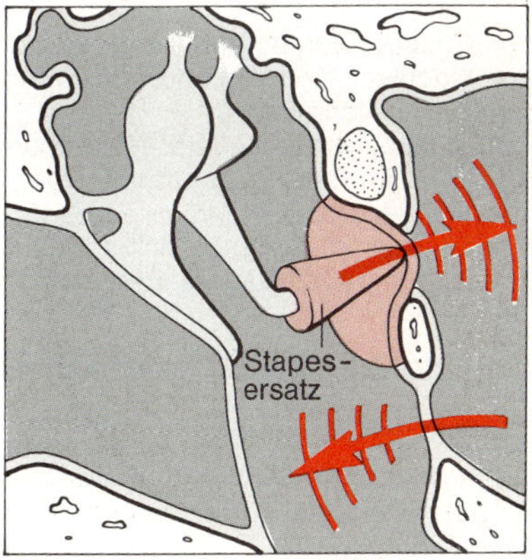

Abb. 1.**66** Prinzip der Stapedektomie: Wiederherstellung der Schalldrucktransformation

Ergebnisse der Stapedektomie: Bei normaler Innenohrfunktion in >80 % Wiederherstellung eines praktisch normalen Sprachgehörs. Ertaubungen <1 %. Wenn immer möglich soll auf operativem Wege versucht werden, das Gehör zu verbessern, vorausgesetzt, daß die Innenohrfunktion noch ausreicht. Die apparative Hörverbesserung ist einer gelungenen Stapedektomie deutlich unterlegen, da der Verstärkung vor allem frequenzmäßig Grenzen gesetzt sind.

Otologische Manifestation allgemeiner Skeletterkrankungen

Das Schläfenbein, insbesondere die Labyrinthkapsel, nimmt auch an anderen allgemeinen Skeletterkrankungen teil: Osteogenesis imperfecta, Morbus Paget, Ostitis fibrosa localisata, Osteopsathyrosis idiopathica Lobstein (blaue Skleren). In all diesen Fällen kann die Entwicklung osteosklerotischer Herde in der Labyrinthkapsel beobachtet werden, wobei eine typische, progrediente Schalleitungsstörung entsteht, in gewissen Fällen sekundär auch eine Innenohrläsion.

Traumatische Schädigungen des Mittel- und Innenohres

Für den praktischen Arzt ist eine gründliche Kenntnis der Ohrverletzungen und ihrer Folgezustände unerläßlich; denn diese werden häufig durch Unfälle verursacht, bei denen er die erste ärztliche Hilfe zu leisten hat.

Häufigkeit: Von allen Verletzungen machen diejenigen des Ohres nur 2–3‰ aus – von allen Schädelbasisfrakturen weisen jedoch 45 % einen Schläfenbeinbruch auf, welcher Mittel- und Innenohr in Mitleidenschaft zieht.

Merke: Nach jedem Schädeltrauma ist eine möglichst frühzeitige Ohr- und Nasennebenhöhlenuntersuchung dringend angezeigt. Im Bericht des erstuntersuchenden Arztes sollten folgende Angaben enthalten sein:

- Frische Blutung und/oder Liquoraustritt aus den Ohren bzw. Nase,
- Nachweis von Blut und/oder Hirnsubstanz im äußeren Gehörgang/Nase,
- Fazialislähmung,
- otoskopischer Befund (Hämatotympanum, Trommelfellruptur, Stufenbildung im Bereich des Anulus tympanicus; s. Farbtafeln **6b, c, d**),
- Hörweite bzw. Hörverminderung,
- Schwindel, Gleichgewichtsstörung, Nystagmus,
- Blutung aus Nasenrachen.

Schläfenbeinbruch (laterobasale oder Otobasisfraktur)

Pathogenese:

Direkte Frakturen infolge äußerer Gewalteinwirkung auf kleiner Fläche: Schuß- oder Hiebverletzungen (penetrierende Loch- oder Stückfraktur mit Hirnverletzung).

Indirekter Berstungsbruch infolge großflächiger äußerer Gewalteinwirkung. Frakturverlauf entweder

- längs der Pyramidenachse = *Pyramidenlängsfraktur,* ausstrahlend ins Mittelohr
- quer zur Pyramidenachse = *Pyramidenquerfraktur,* einstrahlend ins knöcherne Labyrinth und in den inneren Gehörgang.

In beiden Fällen (Abb. 1.**67**) häufig Durazerreißung und Entstehung einer offenen Verbindung zwischen pneumatischem System des Schläfenbeines einerseits und Liquorräumen der vorderen und hinteren Schädelgrube andererseits. Latente Gefahr einer tubogenen, aufsteigenden Infektion der Meningen.

Symptome der Pyramidenlängsfraktur (vorwiegend Mittelohrbeteiligung):

- Hämatotympanum oder
- Zerreißung des Trommelfelles (s. Farbtafel **6c**),
- Blutung aus dem äußeren Gehörgang,
- Stufenbildung im Bereich des Anulus tympanicus,
- Stufenbildung im äußeren Gehörgang (DD: Impressionsfraktur des Kieferköpfchens),
- Schalleitungsstörung,
- Fazialisparese (in ca. 20 %) – meist Neurapraxie oder partielle Axonotmesis,
- Otoliquorrhoe (eher selten).

Cave: Ohrspülung oder Manipulationen im äußeren Gehörgang!

Diagnose: Otoskopischer Befund, Röntgenbild (Schüller), Tomographie, evtl. CT bei Fazialislähmung oder Otoliquorrhoe.

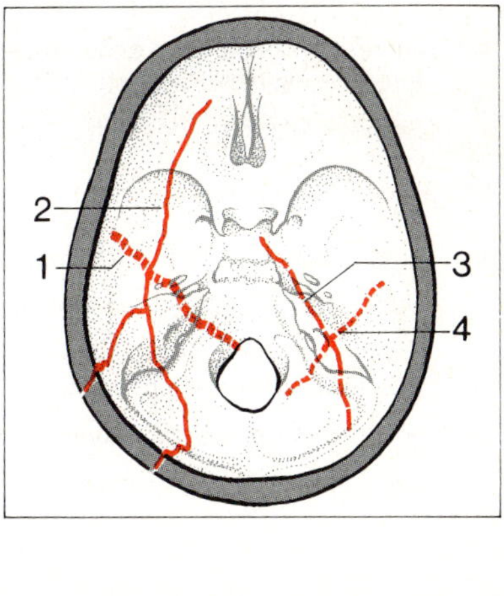

Abb. 1.**67** Felsenbeinfrakturen: 1 und 4 Querfraktur, 3 Längsfraktur, 2 kombinierte frontobasale und Pyramidenlängsfraktur

Symptome der Pyramidenquerfraktur (vorwiegend Innenohrbeteiligung):

- Intakter äußerer Gehörgang,
- intaktes Trommelfell, evtl. mit Hämatotympanum (s. Farbtafel **6d**),
- Taubheit,
- Schwindel,
- Spontannystagmus zum gesunden Ohr,
- Fazialisparese (in ca. 50 %) – meist Axonotmesis oder Neurotmesis,
- otogene Liquorrhoe via Tube in den Nasenrachen.

Diagnose: Otoskopischer und funktioneller Befund. Röntgenbild (Stenvers) und Tomographie. Zusätzliche Untersuchungen: EMG und Neuronographie, Schirmer-Test und Geschmacksprüfung bei Fazialislähmung (s. S. 71).

Therapie der Pyramidenlängs- und -querfraktur: Im Vordergrund steht die *Gefahr der otogenen Meningitis,* deshalb *Infektionsprophylaxe* mittels hochdosierter, langfristiger, parenteraler Verabreichung von Antibiotika mit breitem Wirkungsspektrum.

Operative Revision des Schläfenbeines bei Auftreten von Früh- oder Spätkomplikationen s. Tab. 1.**12**.

Tabelle 1.**12** Pyramidenfraktur
Indikationen zur ohrchirurgischen Frühversorgung
• Frühmeningitis (Mastoidektomie) • Sinusblutung (Mastoidrevision, Sinustamponade oder -ligatur) • persistierende Otoliquorrhoe (Duraplastik) • Fazialislähmung mit Zeichen progredienter Axonotmesis (Dekompression bei >90 % Denervation in der Neuronografie) • Impressionsfraktur des äußeren Gehörganges (Gefahr der sekundären Atresie – deshalb Rekonstruktion des Gehörganges) • Schußverletzungen des Schläfenbeines (Débridement der Trümmerzone)
Indikationen zur ohrchirurgischen Spätversorgung
• Antibiotikaresistente posttraumatische Otitis media und/oder • chronische Mastoiditis (Mastoidektomie) • Fazialisspätlähmung mit Denervationssymptomen (Fazialisdekompression, vgl. S. 164) • posttraumatische Schalleitungsstörung (Tympanoplastik) • posttraumatisches Cholesteatom (Radikaloperation und Tympanoplastik)

Die *Frühversorgung* muß unbedingt durchgeführt werden, sobald der Allgemeinzustand des Patienten einen operativen Eingriff gestattet und die oben aufgeführten Indikationen gegeben sind. Da es sich meistens um Polytraumatisierte handelt, muß interdisziplinär eine operative Prioritätenreihe aufgestellt werden: 1. Unfall-, 2. Neuro-, 3. Ohr-, 4. Kieferchirurg, 5. Ophthalmologe.

Verlauf und Prognose: Folgende Komplikationen sind möglich, vor allem bei unsachgemäßer Behandlung (Fehldiagnose):

Frühkomplikationen:

- Otitis media acuta mit Mastoiditis.
- Davon ausgehend Einbruch der Infektion in die Liquorräume *(Frühmeningitis)* oder Entstehung einer infektiösen Labyrinthitis mit Übergreifen auf die Meningen.

Spätkomplikationen:

- Chronische Otitis media mit Mastoiditis,
- *Otogene Spätmeningitis,*
- Epiduralabszeß,
- otogener Hirnabszeß,
- Posttraumatisches Cholesteatom.

Commotio labyrinthi oder auris internae

Posttraumatische Innenohrfunktionsstörungen (Schwerhörigkeit und Schwindel) bei normalem otoskopischem und röntgenologischem Befund werden unter dem Begriff der *Labyrintherschütterung* oder *Commotio labyrinthi (auris internae)* eingereiht.

Symptome: Ohrgeräusche, ein- oder beiderseitige Schallempfindungsschwerhörigkeit, mit positivem Lautheitsausgleich und Hochtonhörverlust oder c^5-Senke. Schwindel, vor allem bei Lagewechsel und raschen Kopfbewegungen; Gleichgewichtsstörungen.

Pathogenese: Organische, mechanisch bedingte Schädigung des häutigen Labyrinthes, analog dem *akuten akustischen Trauma* (s. S. 125). Mikrofrakturen der Labyrinthkapsel mit Blutungen in den Peri- und Endolymphraum, mechanisch ausgelöste Mikrozirkulationsstörungen mit nachfolgenden degenerativen Veränderungen an den kochleovestibulären Sinneszellen.

Diagnose:

- Normaler otoskopischer Befund,
- normaler Röntgenbefund (Schüller, Stenvers).
- Tonaudiogramm: Schallempfindungsstörung, c^5-Senke (Abb. 1.**68**) oder Hochtonhörverlust mit nachweisbarem Rekruitment.
- Bei Schwindel häufig vestibulärer Provokationsnystagmus, seltener Spontannystagmus, u. U. thermische Untererregbarkeit.

Differentialdiagnose: Akutes akustisches Trauma (Fehlen vestibulärer Symptome); posttraumatische psychogene Hörstörung (wechselnde, z. T. stark divergierende Befunde, Fehlen vestibulärer Symptome).

Therapie: Falls keine internistische Kontraindikation besteht (z. B. Hypertonie) i. v. niedermolekulare Dextraninfusionen; gegen Schwindel Antivertiginosa.

Verlauf und Prognose: In der Regel bei Jugendlichen und Kreislaufgesunden rasche, sonst häufig nur unvollständige Rückbildung der Symptome, vor allem der kochleären Funktionsausfälle. Irreversible vestibuläre Ausfälle werden zentral kompensiert (vgl. S. 33).

Direkte Verletzungen des Mittel- und Innenohres

Symptome: Bei *Verletzung des Trommelfelles* momentaner Schmerz, leichte Ohrblutung und geringe Schwerhörigkeit.

Bei *Mittelohrverletzungen* stärkere Blutung, Schmerzen und Schwerhörigkeit, Ohrgeräusche (pulsierend), u. U. Fazialislähmung.

Bei *Innenohrverletzungen* sofortiger Tinnitus, Taubheit, Schwindel, Übelkeit und Erbrechen.

Pathogenese: Verletzungen des Trommelfells, Mittel- und Innenohres infolge Eindringens spitzer Gegenstände (Streichhölzer, Zahnstocher, Strick- und Haarnadeln, Baumästchen) oder durch unvorsichtige Fremdkörperextraktionsversuche bzw. durch berufliche Verletzungen (Eindringen glühender Kohle- oder Schweißmetallpartikel), Verätzungen (Säure) oder Schußverletzungen.

Diagnose: *Otoskopischer Befund* (Trommelfellperforation mit gezackten, ausgefransten, blutig imbibierten, z. T. eingerollten Rändern – s. Farbta-

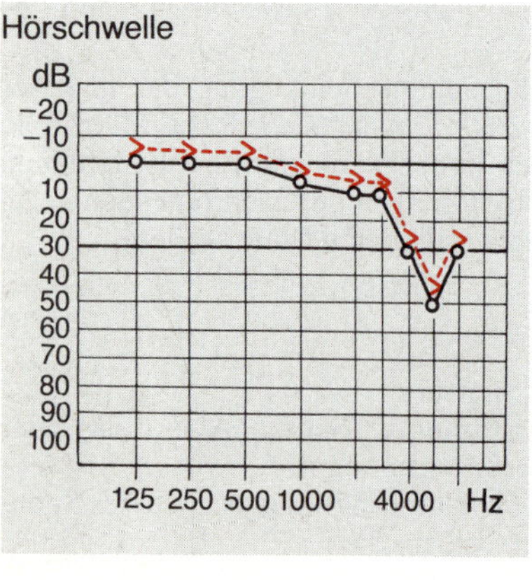

Abb. 1.**68** Posttraumatische c^5-Senke im Reintonaudiogramm

fel **5c**). Blut im äußeren Gehörgang, bei Innenohrverletzungen mit Perilymphe vermischt (ähnlicher Aspekt wie Liquorrhoe). *Schalleitungsschwerhörigkeit* bei Mittelohrverletzungen, *Schallempfindungs-* oder gemischte *Schwerhörigkeit* bei Mitbeteiligung des Innenohres, bei schweren Läsionen *Ertaubung, Spontannystagmus* zur gesunden Seite. Bei Mitverletzung des knöchernen Fazialiskanals (tympanales Segment) sofortige totale *periphere Fazialisparese* (vgl. Abb. 1.**20**, S. 20, und 1.**77**, S. 164).

Bei Schußverletzungen Lokalisation der Geschoßteile im *Röntgenbild* (Schüller, Stenvers, Tomogramme).

Therapie: Bei *einfachen Trommelfellrupturen* sofortige aseptische Reposition und Schienung der eingerollten Trommelfellfragmente unter dem Mikroskop (Myringoplastik). Infektionsprophylaxe (Antibiotika systemisch, nicht lokal).

Cave: Ohrspülung oder Manipulationen mit unsterilem Instrument.

Bei *kombinierten Trommelfell-Mittelohr-Innenohrverletzungen* sofortige operative Revision der Mittelohrräume und der Labyrinthkapsel unter dem Operationsmikroskop, Tympanoplastik. Bei Perilymphausfluß (z. B. rundes Fenster) plastischer Verschluß der Labyrinthfistel. Infektionsprophylaxe. Bei gleichzeitiger Fazialislähmung (Fazialisdekompression (vgl. S. 164 und Abb. 1.**77**).

Verlauf und Prognose: Einfache Trommelfell- sowie Mittelohrverletzungen heilen unter fachärztlicher Betreuung des Patienten in der Regel glatt und ohne Funktionseinbuße ab. Bei Mitbeteiligung des Labyrinths meist irreversibler kochleovestibulärer Funktionsausfall. Prognose bei Fazialisparese bei erhaltener Kontinuität des Nervs sehr gut – bei Neurotmesis ohne chirurgische Versorgung irreversible Paralyse, sonst Defektheilung.

Barotrauma

Symptome: Akuter Schmerzanfall, pulsierende Ohrgeräusche, Schwerhörigkeit, u. U. Schwindel und Gleichgewichtsstörungen.

Pathogenese: Plötzlich auftretende Luftdruckänderungen, welche im Mittelohr einen absoluten oder relativen Unterdruck erzeugen, verursachen Blutungen in der Mittelohrschleimhaut und im Trommelfell, u. U. sogar Rupturen des Trommelfells und der runden Fenstermembran; z. B. nach beschleunigtem Ein- oder Ausschleusen aus Unter- oder Überdruckkammern, raschem Sinkflug aus größeren Höhen in Flugzeugen ohne Druckkabine oder nach zu schnellem Absinken beim Tiefseetauchen.

Verantwortlich ist ein plötzlicher Verschluß der Tube, welche durch den rasch ansteigenden atmosphärischen Druck bzw. durch die damit verbundene Zunahme des Gewebedruckes komprimiert wird. Nach >2 Std. Tubenverschluß sind Valsalva und Luftdusche nach Politzer wirkungslos, da inzwischen wegen des Unterdruckes im Mittelohr ein Ödem der Mukosa und ein serös-hämorrhagischer Erguß der Paukenhöhle aufgetreten sind = *Aero- oder Barootitis* (s. S. 86).

Diagnose: Anamnese, Otoskopischer Befund (Retraktion des Trommelfelles, u. U. subepitheliale Blutungen in der Pars tensa, Transsudat hinter dem Trommelfell oder Hämatotympanum), Schalleitungsstörung.

Therapie: Abschwellende Nasentropfen, Tubenkatheterismus, evtl. Parazentese, Analgetika und Antiphlogistika per os. Wichtig ist die *Prophylaxe:* Vermeidung von Flügen und Tauchverbot bei entzündlichen Erkrankungen des Nasenrachens, der Nase und der Nasennebenhöhlen. Operative Behebung anatomischer Deformitäten in Nase und Nasenrachen, welche die Nasenatmung behindern und die Entstehung entzündlicher Tubenerkrankungen begünstigen (Nasenscheidewandverkrümmungen, Muschelhyperplasie, Hyperplasie der Rachenmandel). Bei Barotrauma mit Ertaubung *sofortige Tympanotomie,* Kontrolle des runden Fensters, evtl. plastischer Verschluß der Ruptur der runden Fenstermembran.

Caissonkrankheit und Tauchunfälle

Berufserkrankung bei Unterwasserarbeiten unter mehrfachem atmosphärischem Druck im Sinne eines Unfallereignisses, ferner bei zu raschem Auftauchen aus großer Tiefe beim Sporttauchen.

Symptome:

- Schwindel, Erbrechen, Kopfschmerzen,
- Ohrensausen, rasch progrediente Schwerhörigkeit,
- nach einer Latenz von Minuten bis Stunden nach dem Ausschleusen bzw. nach dem Auftauchen auftretend.
- In schweren Fällen Sehstörungen, Ataxie, Bewußtseinstrübungen.

Pathogenese: Unter der Wirkung des mehrfachen atmosphärischen Druckes (im Caisson oder beim Tauchen >10 m Tiefe) wird im Blut eine erheblich größere Luftmenge, darunter auch der schwer lösliche Stickstoff, in Lösung aufgenommen. Bei zu raschem Ausschleusen aus dem Caisson oder zu raschem Auftauchen aus Tiefen von >10 m wird gasförmiger Stickstoff im Blut frei. Dieser kann die Bildung von kleinen „Gasembolien" innerhalb der Endaufzweigungen von Gehirnarterien verursachen. Deren Folgen sind Ausfallserscheinungen im Endstromgebiet der Hirngefäße, wozu auch das Innenohr gehört. Deshalb die oben erwähnte Symptomatik.

Diagnose: Vorgeschichte bzw. Unfallereignis, Schallempfindungsschwerhörigkeit, vestibulärer Spontan- und Provokationsnystagmus, in schweren Fällen Ataxie; neurologische Ausfälle.

Therapie: Hyperbare Sauerstoffbehandlung.

Verlauf und Prognose: Abhängig vom Schweregrad der Gasembolie sowie vom zeitlichen Einsetzen der Behandlung. In schweren Fällen Blindheit, Taubheit, Gleichgewichtsstörungen, Paresen, Exitus letalis.

Akutes akustisches Trauma

Beachte: Es wird grundsätzlich zwischen *Explosions- und Knalltrauma* unterschieden, da die physikalisch-akustischen Eigenschaften des Knalls einer Explosion zwar mit denjenigen eines Mündungsknalls in *qualitativer Hinsicht* identisch, in *quantitativer Hinsicht* jedoch weitgehend verschieden sind: Explosion: hohe Druckwelle, Zeitdauer der Druckspitze (t_0) >1,5 ms; Knalltrauma: hohe Druckwelle, t_0<1,5 ms.

Symptome: Beim *Explosionstrauma* heftiger anhaltender Ohrschmerz, u. U. Blutung aus dem betroffenen Ohr, Schwerhörigkeit, Ohrensausen.

Beim *Knalltrauma* kurzer, stechener Ohrschmerz, starkes kontinuierliches Ohrgeräusch, Schwerhörigkeit.

Pathogenese: Bei Knall- und Explosionstrauma teils direkt mechanisch (Blutung), teils indirekt metabolisch (Mikrozirkulationsstörung) bedingte Schädigung der Sinneszellen im Cortischen Organ, partiell reversibel. Schweregrad und Lokalisation der Läsion in der Schnecke sind direkt abhängig vom Schalldruckpegel der einwirkenden akustischen Energie und ihrem Frequenzmaximum. Bei Explosionstrauma häufig Trommelfellruptur und andere Mittelohrläsionen.

Diagnose: Otoskopischer Befund nur bei Explosionstrauma pathologisch. Bei *Explosionstrauma* im Audiogramm Schallempfindungs- oder kombinierte Mittelohr-Innenohr-Schwerhörigkeit; *bei Knalltrauma* c^5-Senke oder Hochtonverlust, positives Rekruitment (s. Abb. 1.**68**, S. 122).

Therapie: Niedermolekulare i. v. Dextraninfusionen möglichst innerhalb 24 Std. nach dem Trauma beginnend; ferner Stellatumblockade. Bei Mittelohrverletzungen Tympanoplastik.

Verlauf und Prognose: *Mittelohrveränderungen* traumatischer Genese heilen meist komplikationslos ab oder können operativ behoben werden, Prognose gut.

Innenohrveränderungen sind nur teilweise reversibel, in schweren Fällen fortschreitende Degeneration der Sinneszellen und sekundäre aufsteigende Degeneration der peripheren Neurone.

Akustischer Unfall: Pankochleäre Hörschädigung, aufgetreten nach relativ geringer akustischer Belastung, daher besser als ,,akustisch ausgelöster Hörsturz" bezeichnet, um Verwechslungen mit dem akustischen Trauma zu vermeiden. Ursache unklar.

Chronische Lärmschädigung des Innenohres

Im Gegensatz zum akuten akustischen Trauma handelt es sich dabei um die Folge einer Schädigung des Innenohres durch schwächere, jedoch länger dauernde Schallreize (Lärm). Maßgebend für die Schwere der Läsion sind deshalb nicht allein die Schalldruckpegelspitzen des Lärms, sondern auch die Expositionszeit und nicht zuletzt die individuelle Empfindlichkeit gegenüber

Lärmeinwirkung. Emotionelle Faktoren spielen eine nicht unerhebliche Rolle (Störlärm) und lösen vegetative Begleitsymptome aus, welche sich auf den Gesamtorganismus nachteilig auswirken.

Symptome: *Subjektiv* Druckgefühl in Ohren und Kopf, Taubheitsgefühl, allgemeine Müdigkeit und Konzentrationsschwäche, oft Ohrgeräusche. Die subjektive Symptomatik ist häufig reversibel, da eine Gewöhnung an den Lärm eintritt; nur wenige realisieren zu Beginn die sich entwickelnde Hörstörung. *Objektiv* im Reintonaudiogramm zu Beginn eine c^5-Senke (4000 Hz), beim chronischen Lärmtrauma typischerweise, d. h. in der Regel, binaural symmetrisch ausgebildet. Nach der initialen Ausbildung der c^5-Senke tritt zunächst eine Schwellenerhöhung in den darüberliegenden Frequenzen auf und zuletzt weitet sich die Senke gegen die Sprachfrequenzen hin aus. Eine weitere Gehörabnahme erfolgt dann nur noch gemäß dem physiologischen Alterungsprozeß. Nach Sistieren der Lärmexposition zeigt die chronische Lärmschädigung anfänglich noch eine gewisse Rückbildungs- oder Erholungstendenz, die jedoch mit zunehmender Expositionsdauer geringer wird.

Pathogenese: Auf die Einwirkung von Schall, je nach Intensität und Dauer der Beschallung, reagiert das Hörorgan

- mit einer physiologischen *Schwellenanpassung* (Adaptation);
- Bei Dauerbelastung mit einer *Hörermüdung* oder vorübergehenden Schwellenabwanderung (TTS = Temporary Threshold Shift), die bereits in direkte Beziehung mit einer akustischen Schädigung des Hörorgans gebracht werden kann, proportional der Expositionszeit ist, sowie in einem linearen Verhältnis zur Schallintensität steht. Die ,,physiologische" TTS erholt sich jedoch in der Regel innerhalb von Minuten, längstens jedoch 2 Std. nach Ende der Lärmeinwirkung;
- mit einer *permanenten Schwellenabwanderung* (PTS = Permanent Threshold Shift), die bereits Ausdruck einer pathologischen Ermüdung und irreversiblen Schädigung des Hörorganes ist. Es handelt sich dabei um die Folge einer metabolischen Dekompensation der Sinneszellen infolge eines gestörten Verhältnisses zwischen Angebot und Bedarf im Energiestoffwechsel, bedingt durch übermäßigen O_2-Verbrauch oder gestörte O_2-Zufuhr unter permanenter, intensiver Beschallung. Als erste gehen die äußeren Haarzellen zugrunde, als letzte die inneren.

Diagnose: Vorgeschichte: soziale Anamnese (Arbeitsverhältnisse – Lebensgewohnheiten). Ton- und Sprachaudiogramm (Abb. 1.**69**).

Differentialdiagnose: Heredodegenerative kochleoneurale Schwerhörigkeit (Familienanamnese!). Infektiös-toxische Schädigungen des Innenohres und des Hörnervs (ototoxische Antibiotika). Progrediente kochleoneurale Hörstörungen bei Diabetes, chronischer Nephritis, Hypertonie.

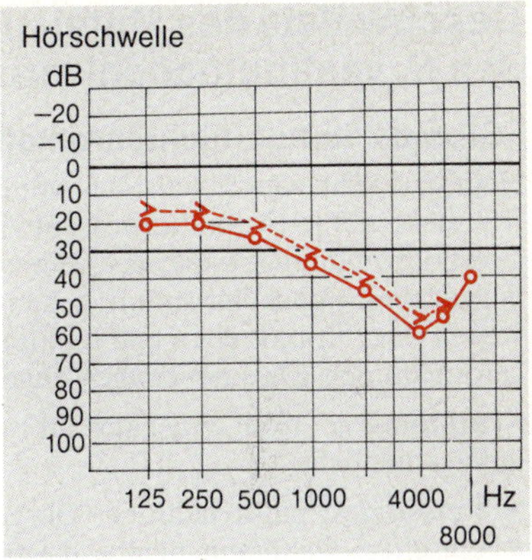

Abb. 1.**69** Chronische Lärmschwerhörigkeit im Reintonaudiogramm

Beachte: *Grenzen des gehörschädigenden Lärmes:*
Äquivalente Dauerschalldruckpegel (Leq) der Klasse 85–90 ± 2,5 dB (A) und höhere sind als gehörschädigend zu betrachten.
Impulsartige Schallereignisse (Schlag – Knall) wirken auch als Einzelereignisse gehörschädigend, wenn sie einen Schalldruckpegel von 135 dB erreichen oder überschreiten.

Therapie: Wirksame kausale Behandlungsmaßnahmen stehen nicht zur Verfügung. Bei Beeinträchtigung des sozialen Gehörs apparative Gehörversorgung. Entscheidend ist die Prophylaxe, daher Lärmschutzmaßnahmen!

Lärmschutzmaßnahmen:

- Beseitigung oder Verminderung des Lärms durch technische Maßnahmen.
- Persönlicher Gehörschutz (Gehörschutzwatte, Gehörschutzpfropfen [Stöpsel], Gehörschutzkapseln, schallisolierende Schutzhelme).
- Zeitliche Beschränkung des Aufenthaltes im Lärm (Lärmerholungspausen).
- Medizinische Gehörschadenprophylaxe (werksärztliche Kontrollen).

Merke: Gewöhnliche Watte schützt nicht vor Lärmschädigung!

Verlauf und Prognose: Bei Nichtbeachtung der Lärmschutzmaßnahmen progredienter Verlauf in Richtung einer hochgradigen Schwerhörigkeit.

Geschwülste des Mittel- und Innenohres, des N. vestibulocochlearis und N. facialis

„Glomus"tumor (nichtchromaffines Paragangliom)

Häufigste echte Geschwulst des Mittelohres, die sich embryologisch aus dem Neuroektoderm (Neuralleiste) entwickelt, hinsichtlich ihres Aufbaus dem Chemorezeptorengewebe des Glomus caroticum entspricht und durch eine ausgedehnte Vaskularisation gekennzeichnet ist. Diese Geschwulst wird wegen ihrer strukturellen und funktionellen Verwandtschaft mit dem Glomus caroticum den *Chemodektomen* zugeordnet (s. S. 506f.).

Symptome je nach Ausgangsort und Ausdehnung der Geschwulst sehr unterschiedlich:

- Einseitiges, pulssynchrones Ohrgeräusch,
- einseitige Gehörabnahme und Druckgefühl,
- Gleichgewichtsstörungen,
- im Spätstadium kaudale Hirnnervenausfälle (Gesichtslähmung, Gaumensegelschwäche, Heiserkeit, Schluckstörungen, Zungenlähmung).

Pathogenese: Der Tumor setzt sich aus Nestern von Epitheloidzellen zusammen, die von einem reichlich vaskularisierten Stroma umgeben werden. Prädilektionsstellen: Bulbus v. jugularis, Plexus tympanicus, N. petrosus minor. Die Einteilung erfolgt nach Lokalisation und Ausdehnung:

1. Glomus-tympanicum-Tumoren (auf die Paukenhöhle beschränkt).
2. Glomus-jugulare-Tumoren ohne Knochenzerstörung (auf Paukenhöhle und Bulbus v. jugularis beschränkt).
3. Glomus-jugulare-Tumoren mit Knochendestruktion (Befall des ganzen Mastoids bis zur Felsenbeinspitze).
4. Glomus-jugulare-Tumoren mit intrakranieller Ausdehnung.

Diagnose: Otoskopie: Oft rötlich durchscheinender Tumor (s. Farbtafel **9d**); bei Durchbruch in den äußeren Gehörgang leicht blutender ,,Polyp''.

Schwerhörigkeit: Schalleitungsstörung im Frühstadium; Schallempfindungsstörung oder Taubheit bei Einbruch ins Labyrinth.

Evtl. Hypoglossus-, Glossopharyngeus- oder Vaguslähmung bei primärem Befall des Bulbus v. jugularis (Syndrom des Foramen jugulare). Pontine und Kleinhirnsymptome nebst Fazialisparese und Trigeminushypästhesie sowie Taubheit und Vestibularissymptome bei intrakranieller Ausdehnung.

Zusätzliche Untersuchungen: Vergleichende Tomographie beider Schläfenbeine in a.-p. und seitlicher Richtung, Aufnahme nach Mifka zur Beurteilung des Foramen jugulare. Angiographie (Subtraktionsmethode, in ausgewählten Fällen gezielte Embolisation der zuführenden Hauptgefäße in gleicher Sitzung möglich) und Computertomographie (Darstellung des Foramen und des Bulbus v. jugularis).

Therapie: Chirurgisch.

Tumoren der Gruppe 1 und 2 können ohne Schwierigkeiten ohrchirurgisch radikal entfernt werden. Tumoren der Gruppe 3 erfordern einen kombinierten zervikotemporalen Zugang und diejenigen der Gruppe 4 einen zweiphasigen neuro-ohrchirurgischen Eingriff, der zum Ziel hat, den Tumor radikal, jedoch unter Erhaltung des N. facialis zu entfernen. Embolisation der größeren Gefäße und Verwendung der Kryosonde können die Blutung intra operationem verringern.

Die Erfolge der Röntgentherapie sind noch umstritten, weshalb die operative Behandlung die Therapie der Wahl darstellt.

Verlauf und Prognose: Langsames Wachstum. In fortgeschrittenen Stadien mit ausgedehnter intrakranieller Ausdehnung Exitus infolge Hirnstammkompression oder Karotisthrombose.

Knochengeschwülste

Unter diesen seltenen Neubildungen seien erwähnt:

- Osteome,
- Riesenzelltumoren,
- das eosinophile Granulom (lokalisierte Form der Retikuloendotheliose, s. S. 133),
- solitäre Plasmozytome.

Mittelohrkarzinom

In der Mehrzahl der Fälle handelt es sich um ein durchgebrochenes verhornendes *Plattenepithelkarzinom,* welches sich an der Grenze zwischen Gehörgang (Trommelfell) und Paukenhöhle entwickelt hat.

Adenokarzinome oder adenoidzystische Karzinome *(Zylindrome)*, die primär von der Mittelohrschleimhaut ausgehen, sind selten, ebenso Sarkome.

Symptome:

- Neuralgische Schmerzen in der Ohrgegend.
- Sanguinolenter Ohrfluß, stark fötid.
- Progrediente Schwerhörigkeit.
- Unter Umständen Schwindel, Gleichgewichtsstörungen, Gesichtslähmung, bei Infiltration der Dura Auftreten heftigster Kopfschmerzen (Dauerschmerz).

Diagnose:

- Otoskopischer Befund: stark blutender „Ohrpolyp".
- Zerstörung des Trommelfelles durch blutende Granulationen.
- Zerstörung der hinteren Gehörgangswand.
- Je nach Ausdehnung periphere Fazialisparese, Vergrößerung der regionären Halslymphknoten durch Metastasierung, funktionell hochgradige Schalleitungsschwerhörigkeit, häufig kombinierte Schalleitungs-Schallempfindungs-Störung oder Ertaubung, vestibulärer Spontannystagmus zur gesunden Seite.

- Röntgen: Tomographie unerläßlich: ausgedehnte Knochendestruktion im Schläfenbein, ausgehend von Paukenhöhle und äußerem Gehörgang.

Therapie: Operativ und/oder Röntgenbestrahlung.

Je nach Ausdehnung und histologischer Klassifizierung der Geschwulst erweiterte Radikaloperation mit „radical neck dissection" oder subtotale Petrosektomie, Parotidektomie, wenn möglich unter Erhaltung des N. facialis. Röntgennachbestrahlung in Fällen ausgedehnter Invasion des Schläfenbeines.

Verlauf und Prognose: Mit Ausnahme von räumlich begrenzten Frühfällen trotz kombinierter chirurgischer und Röntgentherapie Neigung zu lokalen und regionären Rezidiven. Prognose deshalb schlecht, da der operativen Behandlung nahe der Schädelbasis Grenzen gesetzt sind.

Akustikusneurinom oder -schwannom

Symptome: Tab. 1.**13**.

Pathogenese: Es handelt sich um eine histologisch gutartige Geschwulst, ausgehend von den Schwannschen Zellen des Neurilemms. Sie entstehen meistens in der Übergangszone von Neuroglia zu Neurolemm der Pars superior des N. vestibularis (vgl. S. 507).

Je nach dem *Ort ihrer Entstehung* unterscheidet man *laterale Akustikusneurinome* (im inneren Gehörgang, ausschließlich Herdsymptome), *mediolaterale Akustikusneurinome* (im Porusbereich, teils in den inneren Gehörgang, teils in den Kleinhirnbrückenwinkel reichend, Herd- *und* Nachbarschaftssymptome) und *mediale Akustikusneurinome* (im Kleinhirnbrückenwinkel entstehend, diskrete Herdsymptome, ausgeprägte Nachbarschafts- und später Hirndrucksymptome).

Tabelle 1.**13** Subjektive Symptome beim Akustikusneurinom
Herdsymptome: • Ohrensausen • Gehörabnahme (häufig akut als Hörsturz) • Gleichgewichtsstörungen (zu Beginn diskret) • Schwindel
Nachbarschaftssymptome: • Gesichtszuckungen, Gesichtslähmung (einseitig) • Doppelbilder • Gangstörungen, Ataxie • Ungeschicklichkeit bei Armbewegungen • Sensibilitätsstörungen im Gesicht (einseitig)
Hirndrucksymptome: • Kopfschmerzen (okzipital) • Erbrechen im Strahl • Abnahme der Sehkraft (Stauungspapille) • Persönlichkeitsveränderungen

Je nach *Tumorgröße* werden drei Stadien unterschieden (Abb. 1.**70**):

1. Kleine intrameatale Tumoren, Durchmesser 1–8 mm (Herdsymptome),
2. mittlere Tumoren, Durchmesser bis 2,5 cm, intrameatal-intrakranielle Ausdehnung (Herd- und diskrete Nachbarschaftssymptome),
3. große Tumoren, Durchmesser >2,5 cm (Herd-, Nachbarschafts- und je nach Größe bereits Hirndrucksymptome).

Diagnose: Tab. 1.**14**.

Abklärungsschema:

- Ton-Sprachaudiogramm, Stapediusreflex.
- ERA.
- Vestibularisprüfung mit Nystagmographie.

Bei Symptomen einer *retrolabyrinthären* kochleovestibulären Funktionsstörung

- Computertomographie (CT) mit Kontrastmittel,
- bei kleinen intrameatalen Tumoren (< 2 cm Durchmesser) Gasfüllung der Cisterna pontocerebellaris und CT.

Standardaufnahmen nach Stenvers und Towne ergeben bei kleinen oder medialen Tumoren häufig falsche negative Befunde. Bei kleinen Akustikusneurinomen fehlt oft die sonst charakteristische *Liquoreiweißerhöhung ohne Pleozytose* (>100 mg/100 ml).

Differentialdiagnose:

- Ménièresche Krankheit (vgl. S. 139),
- Hörsturz (vgl. S. 145),
- primäres, kongenitales Cholesteatom (Epidermoid) des Kleinhirnbrückenwinkels (vgl. S. 106),
- sekundär erworbenes okkultes Mittelohrcholesteatom mit paralabyrinthärer Ausbreitung und Einbruch in den inneren Gehörgang (vgl. S. 101),
- Meningeom, Fazialisneurinom,
- Lues connatalis mit vaskulär bedingter kochleovestibulärer Symptomatologie (vgl. S. 115).

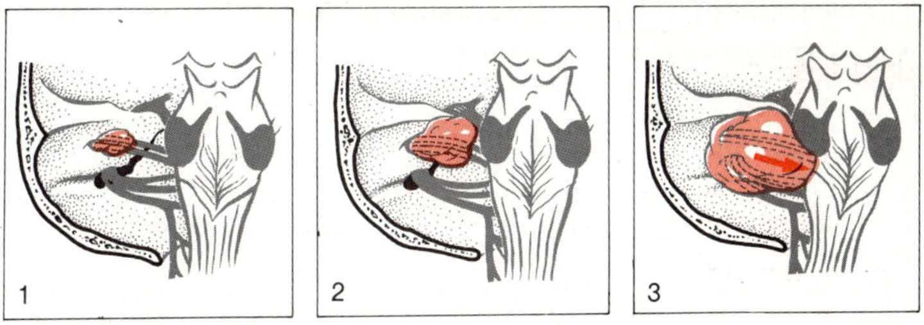

Abb. 1.**70** Die drei Wachstumsstadien des Akustikusneurinoms: 1 intrameataler Tumor, 2 intra- und extrameataler Tumor, 3 vorwiegend extrameataler, medialer Tumor mit Kompression des Hirnstamms und des Kleinhirns

Tabelle 1.**14** Objektive Symptome beim Akustikusneurinom
Herdsymptome: • *Retrokochleäre Schallempfindungsstörung:* negatives Rekruitment, pathologischer SISI- und Schwellenschwundtest (vgl. S. 51 f.) pathologische Ermüdung im Békésy-Audiogramm, Diskrepanz bzw. Hörverlust Ton-/Sprach-Audiogramm, Stapediusreflex erloschen. Pathologische ERA (vgl. S. 58 f.) • *Vestibuläre Symptome:* Spontannystagmus zum gesunden Ohr, thermische Labyrinthreaktion erloschen. Galvanische Reaktion erloschen
Nachbarschaftssymptome: • Fazialisparese (peripher, meist diskret). Neurodiagnostisch Axonotmesis, positives Hitselberger Zeichen • Abduzensparese • Abschwächung des Kornealreflexes • Trigeminushypästhesie • u. U. Gaumensegelschwäche
Hirnstammkompressionssymptome: Störungen der Blickmotorik. Bei Tumoren des Stadium 3 treten auf als Folge der pontinen Kompression: • Blickrichtungsnystagmus zur Seite des Tumors • Richtungswechselnder unregelmäßiger vestibulärer Provokationsnystagmus • Störung oder Aufhebung des optokinetischen Nystagmus
Zerebelläre Symptome: im Stadium 3 häufig Dysdiadochokinese und Ataxie
Hirndrucksymptome: Stauungspapille, Erbrechen im Strahl

Therapie: Neuro- und/oder ohrchirurgisch (Abb. 1.**71**).

Intrameatale Tumoren (Stadium 1): Extradurale, transtemporale oder retrosigmoidale (neurootochirurgische) Entfernung des Tumors. Mortalität 0 %, Erhaltung des Gehörs 20 %, Erhaltung der Fazialisfunktion >80 %.

Mittlere Tumoren (Stadium 2): Translabyrinthärer oder retrosigmoidaler Zugang. Mortalität 0 %, Ertaubung >80 %. Erhaltung der Fazialisfunktion in <80 %.

Große Tumoren (Stadium 3): Retrosigmoidaler oder subokzipitaler (neurochirurgischer) und gleichzeitig transmeataler (ohrchirurgischer) Zugang. Mortalität ca. 5 %, Erhaltung des N. facialis in ca. 40 %.

Verlauf und Prognose: Langsames Wachstum, deshalb zu Beginn diskrete Symptomatik und dementsprechend späte Diagnose. Prognose gut (vgl. Therapieergebnisse) bei kleinen und mittelgroßen Tumoren.

Merke: In jedem Fall einer einseitigen fortschreitenden Schwerhörigkeit oder eines einseitigen rezidivierenden Hörsturzes muß an die Möglichkeit eines Akustikusneurinoms gedacht und eine gründliche neuroradiologische und -otologische Abklärung durchgeführt werden (ERA, CT).

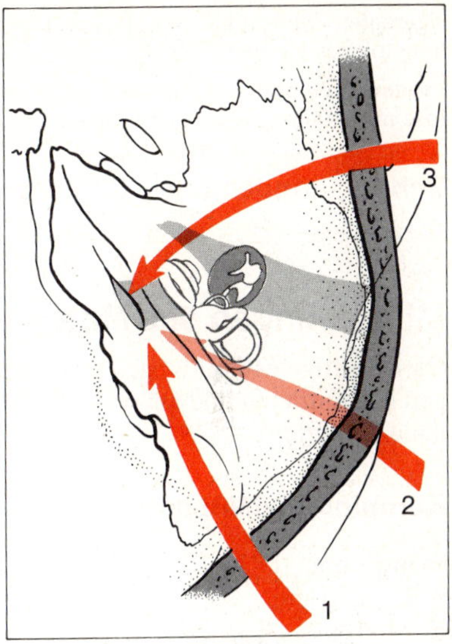

Abb. 1.**71** Neuro- und ohrchirurgische Zugangswege zum inneren Gehörgang: 1 retrosigmoidal bzw. subokzipital, 2 translabyrinthär, 3 transtemporal (mittlere Schädelgrube)

Fazialisneurinom

Symptome: Langsam progrediente Gesichtslähmung und/oder hemifazialer Spasmus; je nach Lokalisation des Tumors ähnliche Symptomatik wie das Akustikusneurinom.

Histiozytose (Retikuloendotheliose)

Hand-Schüller-Christiansche Krankheit bei Kindern und Jugendlichen

Zahlreiche Knochendefekte infolge granulomatöser Infektionsherde an Schädel. *Pathologisch anatomisch* granulomatöse retikulohistiozytäre Neubildung, auch mit Lokalisation in Mittelohr und Mastoid.

Therapie: Zytostatika, Kortikosteroide, Röntgenbehandlung lokaler Herde in enger Zusammenarbeit mit dem Radioonkologen.

Prognose: Zweifelhaft.

Letterer-Siwe-Krankheit (disseminierte Histiozytose)

Sie verläuft unter Bildung zahlreicher disseminierter Herde rasch tödlich.

Eosinophiles Granulom

Lokalisierte, chronisch verlaufende Form der Retikuloendotheliose, Schläfenbein, Rippen, Becken und lange Röhrenknochen bilden Prädilektionsstellen. Bei Herden im Os temporale *Ohrsymptome,* die eine Otitis media mit Mastoiditis und Polypenbildung im äußeren Gehörgang vortäuschen können.

Therapie: Zytostatika, Kortikosteroide, operative Entfernung und Röntgenbestrahlung lokaler Herde (s. oben).

Prognose: Je nach Lokalisation relativ gut, Übergänge in eine disseminierte Histiozytose mit letalem Ausgang möglich.

Echtes, kongenitales Cholesteatom

Siehe S. 106.

Mißbildungen des Mittel- und Innenohres

Gleichzeitige Mißbildungen des Mittel- und Innenohres sind selten, diejenigen des mittleren und äußeren Ohres jedoch relativ häufig (1 auf 10 000 normale Geburten).

Kombinierte Mißbildungen des äußeren und Mittelohres

Symptome:
- Dysplasie,
- Mikrotie,
- Gehörgangsatresie,
- Gesichtsdeformität,
- Schwerhörigkeit.

Die Kombination von Mikrotie, Gehörgangsatresie, Mikrogenie und Lidkolobom wird als Dysostosis mandibulofacialis oder Treacher-Collins-Franceschetti-Syndrom bezeichnet.

Pathogenese: Für die Entstehung dieser Mißbildungen können verantwortlich sein:

- Genetische Faktoren: chromosomale Störungen. Genmutationen.
- Exogene Faktoren: Hypoxie, Röntgenstrahlen, Ultraschall, Thalidomid.
- Polygene multifaktorielle Mißbildungen (exogen und genetisch bedingt).

Durch diese Faktoren werden die auf S. 1f. geschilderten Entwicklungsprozesse gehemmt bzw. gestört.

Diagnose:
- Inspektion,
- Röntgenaufnahmen (Feinschicht-Computertomographie unerläßlich),
- Audiometrie (mit ERA),
- Vestibularisprüfung.

Therapie: Operativ – apparativ (Hörgerät).

Ziel der Behandlung:

1. Plastischer Neuaufbau einer ästhetisch befriedigenden Ohrmuschel mit Anlage eines äußeren Gehörganges.
2. Gehörverbesserung: entweder durch Rekonstruktion des Schalleitungsap-

parates (Tympanoplastik – s. Abb. 1.**62a–l**, S. 103 ff.) oder mittels Hörgeräteanpassung.

Zeitliche Indikationen:

Bei beiderseitiger Gehörgangsatresie mit Schalleitungsschwerhörigkeit von 50 dB als *Notlösung: Frühoperation* im 3.–4. Lebensjahr auf einem Ohr.

Vorzuziehen ist jedoch in allen Fällen die Rekonstruktion des äußeren Gehörganges mit Tympanoplastik *nach Abschluß der Pneumatisation und Erreichen der endgültigen Größe der Ohrmuschel* (nach dem 8. Lebensjahr). Ohrmuschelplastik im Schulalter.

Apparative Versorgung (Knochenhörer) bei doppelseitiger Atresie so früh wie möglich, d. h. in der 2. Hälfte des 1. Lebensjahres, um eine normale Sprachentwicklung zu ermöglichen.

Mißbildungen des Innenohres

Diese sind selten und werden nur kursorisch in Tab. 1.**15** zusammengefaßt.

Tabelle 1.**15** Mißbildungen des Innenohres
• Mondini-Syndrom: isolierte Schneckendysplasie
• Kongenitale Otoliquorrhoe: Fistel im Bereich des ovalen Fensters mit klaffendem Aquaeductus cochleae („Gusher"-Syndrom)
• Thalidomidembryopathie: Labyrinthdysplasie mit Hypo- oder Aplasie der Felsenbeinpyramide
• Rubeolenembryopathie: neben Dysplasie des Mittelohres weitere labyrinthäre Fehlbildungen

Klinik der kochleovestibulären Funktionsstörungen

Toxische Schädigungen des Hör- und Gleichgewichtsapparates

Exogene Ototoxine: Medikamente (Aminoglykoside, Diuretika), Industrieerzeugnisse (gewerbliche Gifte), Genußmittel.

Endogene Ototoxine: Bakterientoxine, toxische Metaboliten bei Stoffwechselerkrankungen (Diabetes, Nierenleiden).

Symptome:

- Ohrensausen: Meist erstes Symptom.

- Gehörabnahme: Reine Schallempfindungsschwerhörigkeit, progredient. Zuerst Hochtonverlust, später Einengung des Hörfeldes von den hohen zu den mittleren und tiefen Frequenzen. Hörstörung immer beidseitig ausgeprägt.
- Schwindel: Lageabhängiger Schwindel, verbunden mit Nausea.
- Gleichgewichtsstörungen: Dauerschwindel mit Unsicherheit und Gangstörungen.
- Oszillopsie (Fixationsschwäche aus der Bewegung heraus infolge Störung des vestibulookulären Reflexes).

Aminoglykosidantibiotika (AGAB)

Pathogenese: Die lange Halbwertszeit der Aminoglykosidantibiotika ist verantwortlich für eine längere Verweildauer und höhere Konzentration dieser Stoffe in den Innenohrflüssigkeiten, als dies in den übrigen Körpergeweben und -flüssigkeiten der Fall ist. Dieser Effekt kann sich durch renale Ausscheidungsstörungen weiter verstärken, so daß durch Kumulation toxische Konzentrationen im Innenohr entstehen. Dies führt zu einer weitgehend irreversiblen Schädigung am kochleären und vestibulären Sinnesorgan. Zunächst gehen die äußeren, bei höherer Konzentration die inneren Haarzellen zugrunde, später treten Läsionen im Bereich der Stria vascularis, der Innenohrgefäße und der Ganglienzellen auf. Welche Struktur primär geschädigt wird, ist bis heute nicht eindeutig erwiesen. Nicht nur kochleäre, sondern auch vestibuläre Sinneszellen werden durch diese ototoxischen Aminoglykoside zerstört, wobei Unterschiede hinsichtlich der Prädilektion der toxischen Schädigung bestehen: Streptomycinsulfat wirkt in erster Linie vestibulotoxisch, Dihydrostreptomycin ototoxisch. Neomycin und Kanamycin wirken stark ototoxisch, Gentamycin sowohl oto- wie vestibulotoxisch.

Merke: Das Zustandekommen einer Innenohrschädigung hängt ab:
1. von der Dosis des angewandten ototoxischen Antibiotikums (unter Berücksichtigung seiner Halbwertszeit),
2. vom Ausscheidungsvermögen der Niere,
3. vom Funktionszustand der Stria vascularis und der resorptiven Zellelemente im Innenohr.

Diagnose:

- Audiogramm: Progrediente Hochton-Schallempfindungsschwerhörigkeit.
- Vestibularisprüfung: Spontannystagmus, Erlöschen der thermischen Labyrinthreaktion, pathologische vestibulospinale Reflexe.
- Pathologischer Ausfall der Nierenfunktionsprüfung.

Therapie: Sofortiges Absetzen des AGAB, i. v. Infusionen niedermolekularer Dextranlösungen zur Verbesserung des Peri- und Endolymphumsatzes im Innenohr, evtl. Kortison.

Verlauf: Auch nach Absetzen des Antibiotikums meist progredient (bis zu 6 Monaten) und infolge weitgehend irreversibler Innenohrschädigung zweifelhafte Prognose.

Merke: Vor jeder Behandlung mit Aminoglykosiden:
1. Nierenfunktionsprüfung (Clearance),
2. Audiogramm; während der Behandlung 1- bis 2mal wöchentliche periodische audiometrische Kontrollen.

Weitere ototoxische Pharmaka: Chinin und Salicylate: Bei Überdosierung Stoffwechselschädigungen der Haarzellen im Innenohr, bei frühzeitiger Erkennung weitgehend reversibel; bei langdauernder Einnahme degenerative Veränderungen von Ganglienzellen und zugehörigen Neuronen.

Diuretika (Furosemid/Lasix, Etacrynsäure) können ebenfalls mehr oder weniger stark ausgeprägte Innenohrschädigungen (Untergang von äußeren Haarzellen) infolge Ionenausgleichsregulationsstörung (Läsion der Stria vascularis) verursachen; in ca. 90% reversible Läsionen.

Ototoxisch wirkende gewerbliche Gifte

- Arsenverbindungen,
- Quecksilbersalze,
- Bleisalze,
- organische Phosphatverbindungen,
- Schwefel- und Tetrachlorkohlenstoff,
- Kohlenmonoxyd,
- Benzol, Nitrobenzol, Anilin.

Bei CO-Vergiftung periphere kochleäre und zentrale vestibuläre Ausfälle. Bei den übrigen Substanzen degenerative Veränderungen sowohl der Sinneszellen als auch der peripheren Neurone, zentralen Kerne und Bahnen.

Entzündliche Schädigungen des Hör- und Gleichgewichtsapparates

Zoster oticus

Neben dem Zoster ophthalmicus die häufigste Lokalisation der Zostervirusinfektion im Kopfbereich.

Symptome: Der Zoster oticus tritt in jedem Lebensalter auf, überwiegend jedoch zwischen 40–60 Jahren.

- Allgemeines Krankheitsgefühl mit Fieber oder subfebrilen Temperaturen,
- Auftreten eines Erythems und von Bläschen im Bereich der Ohrmuschel und des äußeren Gehörganges (s. Farbtafel **3c**),
- regionäre Lymphadenitis (diskret),
- neuralgiforme Schmerzen (stark),

- Fazialislähmung (60–90 %) peripherer Lokalisation,
- Ertaubung oder hochgradige retrokochleäre Schwerhörigkeit (40 %),
- Schwindel und Gleichgewichtsstörungen (40 %) mit Ausschaltungsnystagmus zur gesunden Seite.

Pathogenese: Virusinfekt; Eintrittspforte unbekannt, hämatogene Aussaat mit Ausweitung auf das Liquorsystem und die Meningen. Daraus entwickelt sich eine Enzephalo-Myelo-Meningitis mit Neuritis und Befall des Ganglion spirale oder vestibuli *(neurotropes Virus).*

Diagnose: Inspektion: otoskopischer Befund (Bläschen auf Ohrmuschel, im Gehörgang und auf dem Trommelfell). Audiogramm (retrokochleäre Hörstörung). Vestibularisprüfung: Spontannystagmus und Erlöschen der thermischen Labyrinthreaktion. Elektrodiagnostik der Fazialisfunktion, Schirmer-Test. Funktionsprüfung des. N. glossopharyngeus und N. vagus (relativ häufiger Befall in Form einer Parese oder Effloreszenzen im Pharynx).

Zusätzliche Untersuchungen: Virusserologie, Liquoruntersuchung (leichte Zellzahl- und Eiweißvermehrung im Sinne einer *serösen Meningitis,* manchmal auf das Labyrinth übergreifend ← Neurolabyrinthitis).

Differentialdiagnose: Myringitis bullosa (Grippeotitis), idiopathische Fazialisparese.

Therapie: *Acyclovir:* eine in vitro hochaktive antivirale Substanz speziell gegen HSV-Typ I und II sowie gegen Varizella-Zoster-Viren wirksam. *Symptomatisch:* Analgetika, Vitamin-B-Komplex, Elektrotherapie des gelähmten N. facialis zur Verhütung einer Inaktivitätsatrophie der mimischen Muskulatur.

Verlauf und Prognose: Quoad vitam gut – quoad functionem schlecht. (Nur langsame und häufig unvollständige Restitution der Fazialislähmung, kochleovestibulärer Funktionsausfall in der Regel irreversibel.)

Andere virale Infekte

Grippe-, Masern-, Adeno-, Pocken-, Coxsackie- und Mumpsviren verursachen häufig eine ,,Neuritis statoacustica“ mit entsprechender Symptomatik.

Das Virus der *Parotitis epidemica* besitzt eine besondere Affinität zur Kochlea. (Meist einseitige seröse Labyrinthitis mit Untergang der Haarzellen bzw. Degeneration des Cortischen Organs. Neurolabyrinthitis mit Befall des Ganglion spirale.) Die vestibulären Anteile des Labyrinthes werden praktisch nie vom Mumpsvirus geschädigt.

> ***Beachte:*** Die Infektion mit dem Virus der Parotitis epidemica ist die häufigste Ursache der frühkindlichen einseitigen Ertaubung.

Verlauf: Häufig bland oder abortiv im Hinblick auf Primärerkrankung.

Prognose: Schlecht, irreversible Schädigung.

Seröse Labyrinthitis

Toxisch oder viral bedingte abakterielle seröse Entzündung der peri- und endolymphatischen Räume mit partiellem oder totalem Untergang der kochleären und vestibulären Sinneszellen. Meist irreversible kochleovestibuläre Ausfälle (vgl. S. 107).

Traumatische Schädigungen

Siehe S. 118 ff.

Ménièresche Krankheit*

Symptome: Die klassische, von P. Ménière 1861 erstmals beschriebene Trias umfaßt:

- Anfallsweises Ohrensausen,
- anfallsweise Schwerhörigkeit,
- anfallsweiser Schwindel.

Der *typische Anfall* setzt akut ein, es beherrschen zuerst die drei genannten Symptome das Krankheitsbild, gefolgt von Nausea, Erbrechen und anderen vegetativen Symptomen (charakteristischerweise keine auslösenden Faktoren bekannt außer psychischem Streß).

Symptome in der Regel einseitig. Im beschwerdefreien Intervall, wenigstens zu Beginn der Erkrankung, häufig Normalisierung des Gehörs, Verschwinden des Tinnitus. Später *fluktuierende Tieftonschwerhörigkeit.* Im *Endstadium* meist einseitiger hochgradiger pankochleärer Hörverlust (Abb. 1.**72** und 1.**73**), ferner Tinnitus. Die kochleäre Symptomatik steht zu Beginn der Erkrankung im Vordergrund des Krankheitsbildes.

Pathogenese: Störung der *quantitativen* Beziehung zwischen Peri- und Endolymphvolumen; ferner Störung der *qualitativen Elektrolytzusammensetzung* der beiden Flüssigkeiten mit nachfolgender *Beeinträchtigung der osmotischen Druckregulierung* innerhalb des membranösen Labyrinthes.

Dadurch entsteht der sog. *endolymphatische Hydrops,* der histologisch an Felsenbeinpräparaten objektiv nachgewiesen worden ist.

Die primäre Ursache dieser Druckerhöhung innerhalb des endolymphatischen Systems ist eine Rückresorptionsstörung der kaliumreichen Endolymphe. Diese führt zu einer Erhöhung des osmotischen Druckes, worauf es nach Überschreiten eines kritischen Grenzdruckes zur Ruptur der membranösen Trennwand (Reißnersche Membran) zwischen endo- und perilymphatischem Raum kommt, die eine Vermischung von Endo- und Perilymphe zur Folge hat. Prädilektionsstellen dieser Ruptur (histologisch

---

* Gemäß einer Inschrift in der Familiengruft auf dem Friedhof Montparnasse (Paris) wird heute der Name MENIERE mit é und è geschrieben.

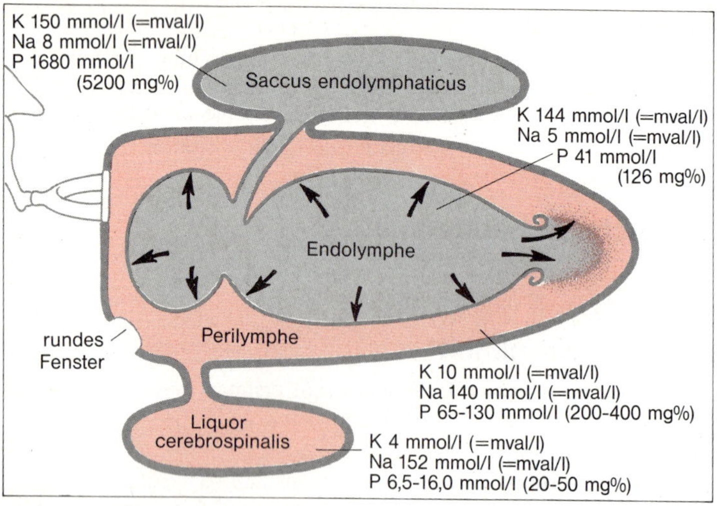

Abb. 1.**72** Pathogenese der Ménièreschen Krankheit (nach Schuknecht): Die Störung der quantitativen Beziehung zwischen Peri- und Endolymphvolumen führt zum Hydrops. Die Ruptur des membranösen Labyrinthes verursacht eine pathologische Verschiebung der K- und Na-Ionenkonzentration in den Innenohrflüssigkeiten

nachgewiesen) sind Helikotrema, basale Schneckenwindung und Utrikulus- sowie Sakkulusanteile, welche den Ampullen der Bogengänge gegenüberliegen. Dies erklärt das Zustandekommen der kochleovestibulären Symptomatologie des klassischen Ménière-Anfalles.

Die Ruptur des hydropischen Labyrinthes und die dadurch bedingte Vermischung der kaliumreichen Endolymphe mit der normalerweise kaliumarmen Perilymphe führt zu einem erheblichen Anstieg des Kaliumionengehaltes in den Interzellulärspalten des perilymphatischen Maschenwerkes, worin die afferenten Neurone des Hör- und Gleichgewichtsnervs verlaufen. Diese werden infolge Depolarisation (Kaliumanstieg!) gelähmt, und es kommt zu kochleovestibulären Ausfallserscheinungen. Dieser Prozeß kann wenige Minuten bis mehrere Stunden dauern und ist zu Beginn der Erkrankung reversibel; dadurch wird die klinisch bekannte funktionelle Restitution, vor allem das fluktuierende Gehör, erklärt (Abb. 1.**73** und 1.**74**).

Psychische Faktoren (Streßsituationen) können als Triggermechanismus einen Anfall auslösen, sind jedoch nicht primär für die Entstehung der Erkrankung verantwortlich.

Diagnose: Tab. 1.**16** und 1. **17**, S. 142 f.

Therapie im Anfall: Bettruhe, i. v. Infusionen (Flüssigkeits- und Elektrolyt-

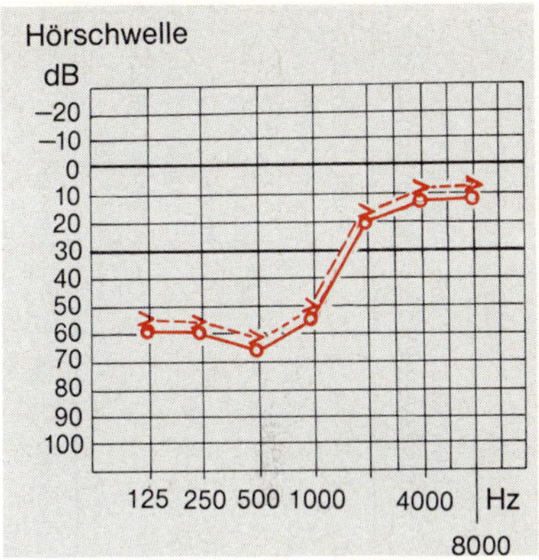

Abb. 1.**73** Typische Tieftonschwerhörigkeit im Anfangsstadium der Ménièreschen Krankheit

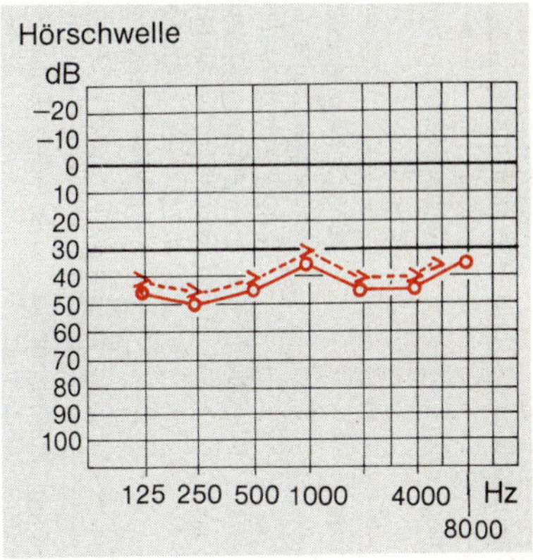

Abb. 1.**74** Typische pankochleäre Schwerhörigkeit (Flachkurve) im Spätstadium der Ménièreschen Krankheit

ersatz bei wiederholtem Erbrechen); i. v. Anwendung von Antivertiginosa (z. B. Cyclizin-hchl., Diphenhydrazin, Thiethylperazin) und Antiemetika; niedermolekulare Dextraninfusionen zur verbesserten Labyrinthdurchblutung sowie Steigerung des Peri- und Endolymphdurchflusses. Keine Psychopharmaka im Anfallstadium wegen Gefahr der zentralen Enthemmung des vestibulären Systems und Verstärkung der Symptome.

Im *beschwerdefreien Intervall* psychische Betreuung, u. U. psychiatrische Exploration, nötigenfalls Psychopharmaka.

Bei *protrahiertem Verlauf mit gehäuften Anfällen*, welche den Patienten invalidisieren können, *gezielte Ausschaltung* des vestibulären Endorgans bei *erhaltenem sozialen Gehör,* durch medikamentöse Ausschaltung der für die

Tabelle 1.**16** Synopsis der wichtigsten Gleichgewichts- (und Hör-)störungen

Diagnose	Subjektive Symptome	Audiogramm	Vestibuläre Symptome	Neulogische Begleitsymptome	Weitere klinische Symptome
akuter einseitiger Vestibularisausfall	akuter Drehschwindel und anschl. Dauerschwindel, evtl. lageabhängig; Nausea, Erbrechen; Bewußtsein erhalten, normales Gehör, kein Ohrensausen	normal	Spontannystagmus zur gesunden Seite, evtl. Lagenystagmus; thermisch Unerregbarkeit, Ataxie, galvanische Prüfung meist pathologisch (erhöhte Reizschwelle)	keine	häufig Diabetes, akuter Infekt (Virus, Toxoplasmose); Hyper-, Hypotonie, immunologische Störung
Ménièresche Krankheit	anfallsweiser Schwindel, Ohrensausen (einseitig), Schwerhörigkeit (einseitig), Fluktuation der Hörstörung!	einseitige fluktuierende Schallempfindungsschwerhörigkeit (kochleär) mit positivem Rekruitment, häufig Flach- oder Tieftonkurve	nach dem Anfall Spontannystagmus zur gesunden Seite, thermisch herabgesetzte Erregbarkeit, normale galvanische Prüfung	keine	keine
Akustikusneurinom	progredienter einseitiger Hörverlust, progrediente Gleichgewichtsstörungen, okzipitale Kopfschmerzen. Gelegentlich auch rezidiv. Hörsturz mit partieller Remission, Tinnitus	einseite Schallempfindungsschwerhörigkeit (retrokochleär), zuerst Hochtonverlust; fehlendes Rekruitment, Stapediusreflex erloschen, schlechte Diskrimination (Diskrepanz Reinton-/Sprachaudiogramm) pathologische ERA	Spontannystagmus zur gesunden Seite, evtl. Blickrichtungsnystagmus zur kranken Seite, Lagenystagmus, reduzierte thermische Erregbarkeit, evtl. pathologische optokinetische Reizantworten bei Hirnstamm- und Kleinhirnkompression	Nachbarschaftssymptome, Kornealreflex (−), pathologischer Lidschlußreflex, Fazialisschwäche, Stauungspapille und Abduzensparese bei großen Tumoren	keine

Tabelle 1.**17** Subjektive Symptome einer peripheren vestibulären Funktionsstörung
• Drehschwindel • Lateropulsion • Unsicherheit
Vorausgesetzt, daß diese Symptome entweder
• anfallsweise auftreten und/oder • von Schwerhörigkeit begleitet und/oder • durch Lageänderung ausgelöst und/oder • mit Ohrfluß und Fazialisparese kombiniert sind

Auslösung der Schwindelanfälle verantwortlichen Sinneszellen mittels *lokaler Applikation von Gentamycin* im Bereich des runden Fensters (Diffusionseffekt); Vorteil: Gehör bleibt meist erhalten. In therapieresistenten Fällen transtemporale Eröffnung des inneren Gehörganges mit selektiver Resektion des N. vestibularis.

Bei *schlechtem Gehör und starkem Tinnitus* totale Ausschaltung des hochgradig geschädigten Innenohres mittels *Labyrinthektomie* (transtympanal) oder in therapieresistenten Fällen *translabyrinthäre Eröffnung des inneren Gehörganges mit Resektion der intrameatalen Portion des N. vestibulocochlearis* (Ertaubung). Die operative Freilegung des Ductus und Drainage des Saccus endolymphaticus (Sakkotomie) ist ein Eingriff, der sich auf spekulative Hypothesen stützt (Entlastung des Hydrops) und sowohl aus kritischer pathophysiologischer Sicht als auch aufgrund klinischer Beobachtungen mehr als fragwürdig bezeichnet und deshalb abgelehnt werden muß.

Verlauf: Es gehört zu den Merkmalen der Ménièreschen Krankheit, daß ihr Verlauf nicht voraussehbar ist. Es gibt einerseits *abortive Formen,* die ohne bleibende Schwerhörigkeit nach einigen Anfällen völlig ausheilen. Andererseits verläuft die Erkrankung schubweise über Jahre, wobei die beschwerdefreien Intervalle große zeitliche Schwankungen aufweisen. Die fluktuierende Schwerhörigkeit geht jedoch im Laufe der Zeit allmählich in eine irreversible Hörstörung über. Daneben gibt es auch eher *akut verlaufende Krankheitsformen,* bei denen eine Häufung der Anfälle innerhalb kurzer Zeit zur praktisch an Taubheit grenzenden Schwerhörigkeit und infolge der Gleichgewichtsstörungen zur Invalidisierung des Patienten führt. In diesen Fällen ist die gezielte Ausschaltung der erkrankten vestibulären Innenohranteile mittels transtympanaler Gentamycinanwendung oder auf operativem Wege (s. oben) unbedingt angezeigt. Doppelseitiger Befall des Innenohres ist relativ selten ($\leq$10 %).

Akuter einseitiger Vestibularisausfall (sog. „Neuronitis“ vestibularis)

Symptome: Tab. 1.**18**.

Pathogenese: Bis heute weitgehend ungeklärt: Möglicherweise Folge einer *Mikrozirkulationsstörung,* ausgelöst durch einen Infekt, eine Autoimmunkrankheit oder eine Stoffwechselstörung, dadurch verminderte Suspensionsstabilität des Blutes und ,,*Sludging*'' (z. B. diabetische Angiopathie). In anderen Fällen möglicherweise Folge einer direkten entzündlichen Schädigung des vestibulären Endorgans oder peripheren Vestibularisneurons bzw. der übergeordneten primären Zentren in der Medulla oblongata (Meningoenzephalitis) durch neurotrope Viren oder andere Erreger (Rickettsien, Protozoen wie z. B. Toxoplasma Gondii). Daher die ungerechtfertigt verallgemeinernde Bezeichnung ,,Neuronitis'' vestibularis, welche nur bestimmte Fälle betrifft. Hinsichtlich Verlauf (einseitige Lokalisation – akutes Ereignis) gewisse Analogie zum ,,Hörsturz''.

Diagnose: vgl. Tab. 1.**6**.

Differentialdiagnose: vgl. Tab. 1.**16** und 1.**18**.

Therapie: Zu Beginn (akute Phase) im wesentlichen symptomatisch (Antivertiginosa, Sedativa), abgesehen von der durchblutungssteigernden i. v. Rheomakrodexbehandlung in der akuten Krankheitsphase; bei objektivem Nachweis eines bakteriellen Infektes Antibiotika, bei Verdacht auf Autoimmunkrankheit Kortikosteroide. Sobald als möglich aktive Bewegungstherapie, Durchführung von Übungen, die das Gleichgewicht trainieren (sog. ,,Labyrinthgymnastik''). Keine Psychopharmaka in der akuten Phase!

Verlauf und Prognose: Je nach *Lokalisation* (Endorgan, peripheres Neuron, primäre Zentren im Hirnstamm), *Ursache* (Diabetes, Infekt) und *Alter* ganz verschieden: Endorganläsionen beim Jugendlichen bilden sich meistens voll-

Tabelle 1.**18** Symptome des akuten Vestibularisausfalls
Aus vollem Wohlbefinden heraus: • Drehschwindelanfall • Nausea und Erbrechen • gefolgt von Dauerschwindel (Tage – Wochen) • Ataxie Typischerweise fehlen: • Ohrensausen • Schwerhörigkeit • Bewußtseinstrübungen • Doppelbilder, Gesichtsfeldausfälle

ständig und in kurzer Zeit zurück. Zentrale Vestibularisausfälle beim alten Menschen dagegen benötigen Wochen bis Monate, um zu kompensieren; Restitutionen sind die Ausnahme (vgl. S. 34).

Hörsturz

Merke: Der Hörsturz ist eine medizinische Notfallsituation!

Symptome:

- Zuerst Druckgefühl im Ohr,
- dann meist heftiger Tinnitus, gefolgt von einer innerhalb von Minuten einsetzenden hochgradigen Gehörabnahme, u. U. sofortige völlige Ertaubung.

Es fehlen:

- Schwindel,
- Gleichgewichtsstörungen,
- neurologische und ophthalmologische Begleitsymptome.

Pathogenese: Wie beim Vestibularisausfall im wesentlichen ungeklärt, jedoch einheitliche Lokalisation der Läsion im Innenohr, selten retrokochleär. Sehr wahrscheinlich wie beim Vestibularisausfall Folge einer *Mikrozirkulationsstörung,* evtl. auch einer Autoimmunkrankheit.

Diagnose: Symptome in der Regel einseitig. Schallempfindungsschwerhörigkeit (im Audiogramm vorwiegend auf die hohen und mittleren Frequenzen beschränkte Hörstörung mit Rekruitment) oder vollständige Taubheit.

Differentialdiagnose: *Akustikusneurinom.*

Beachte: Neurinome des VIII. Hirnnervs können ohne auffällige subjektive Begleitsymptome nicht selten einen Hörsturz mit partieller Gehöreinbuße verursachen. Auf dieses Initialsymptom muß geachtet und jeder Hörsturz neurootologisch und -radiologisch abgeklärt werden. (s. S. 130).

Akuter Tubenverschluß (Schmerzen, Schalleitungsstörung und otoskopischer Befund). *Cerumen obturans, Parotitis epidemica, Zoster oticus.*

Therapie: I. v. Infusionen von niedrig-molekularem Dextran. Bei Verdacht auf Autoimmunkrankheit Kortikosteroid-Langzeitbehandlung, zu Beginn unter Antibiotikaschutz. Hyperbare Sauerstoffbehandlung technisch aufwendig, Ergebnisse zweifelhaft. Ferner Grenzstrangblockade (s. S. 489).

Verlauf und Prognose: Bei frühzeitigem Behandlungsbeginn (<24 Std. nach Beginn der Hörstörung) innerhalb Tagen häufig teilweise oder gänzliche Restitution. Nicht selten auch Spontanremission möglich. Beim Diabetiker und beim alten Menschen (vorbestehende irreversible Gefäßveränderungen) Prognose schlecht.

Symptomatische kochleovestibuläre Funktionsstörungen

Pathogenese: Es handelt sich um kochleäre und/oder vestibuläre Symptome uneinheitlicher Genese, welche teils auf *Zirkulationsstörungen* (Diabetes, Hypertonie, zerebrale Durchblutungsstörungen, z. B. vertebrobasiläre Insuffizienz), teils auf *traumatische Schädigungen* (posttraumatisches Zervikalsyndrom, Commotio cerebri), teils auf *entzündlich-degenerativ* bedingte Veränderungen der Halswirbelsäule (Zervikalsyndrom) zurückgeführt werden.

Syndrom des paroxysmalen „benignen" Lagerungsnystagmus (vgl. S. 68):

Die charakteristische Symptomatik wird auf eine periphere Störung zurückgeführt (sog. *Kupulolithiasis);* d. h. Ablagerung anorganischer Substanzen in der Kupula des hinteren Bogenganges erhöht die Sensibilität der betroffenen Sinnesendstellen abnorm sowohl auf lineare als auch auf zentrifugale Beschleunigungsreize. Dadurch Auslösung eines Lagerungsnystagmus bereits durch physiologische Stimuli möglich.

Das *Zervikalsyndrom* beinhaltet neben zervikobrachialen Neuralgien das Auftreten kurzdauernder kopfstellungs- und lageabhängiger Schwindelanfälle, gelegentlich verbunden mit Ohrensausen und Nackenschmerzen, die gegen Hinterhaupt- und Scheitel-Stirn-Region ausstrahlen können. Objektiv: HWS-Torsionsnystagmus.
Ursache: Pathologische Veränderungen der Zwischenwirbelgelenke und der Nackenmuskulatur (s. S. 18).

Das *posttraumatische Zervikalsyndrom* verursacht nach einem mehrwöchigen beschwerdefreien Intervall praktisch dieselben Symptome, jedoch sind die objektiven vestibulären Störungszeichen stärker ausgeprägt (Lage- und Lagerungsnystagmus, HWS-Torsionsnystagmus nach „whip-lash"-Trauma der Halswirbelsäule).

Die sog. *vertebrobasiläre Insuffizienz* verursacht vor allem zentrale vestibuläre Symptome (Spontannystagmus, unregelmäßiger Provokationsnystagmus), Koordinationsstörungen der Blickmotorik bei der optokinetischen Prüfung (s. S. 69 f.), Sehstörungen sowie kurzdauernde Bewußtseinstrübungen. Letztere sind wichtig für die Abgrenzung gegenüber dem Zervikalsyndrom. In diese Gruppe gehört auch das sog. Subclavian-steal-Syndrom: Infolge Stenose des proximalen Anteils der A. subclavia Strömungsumkehr in der zugehörigen A. vertebralis und „Anzapfen" des vertebrobasilären Kreislaufsystems zur Kompensation der peripheren Mangeldurchblutung. Folge: Vorübergehende, d. h. reversible Ischämien im Hirnstamm mit entsprechenden Ausfallserscheinungen (s. S. 482 f.). Diabetes, Hypertonie und Gefäßerkrankungen prädisponieren zur vertebrobasilären Insuffizienz.

Presbyakusis – Altersschwerhörigkeit

Symptome: Meist beiderseitige Gehörabnahme, zunächst im hohen, danach auch im mittleren Frequenzbereich. Allmähliche Entstehung einer „Gesellschaftstaubheit", d. h., das Unvermögen an einer Konversation teilnehmen zu können, woran mehrere Personen beteiligt sind. Beeinträchtigung des Sprachgehörs durch Störlärm und Unbehaglichkeitssensationen bei lauten Geräuschen (positiver Lautheitsausgleich). Reintongehör oft besser als Sprachgehör; Silbenverständnis besser als Satzverständnis (sog. *Schizakusis).*

Ohrgeräusche; psychische Veränderungen infolge der Hörstörung, welche eine zunehmende kommunikative Isolierung des alten, schwerhörigen Menschen von seiner nächsten Umgebung verursacht (depressive Verstimmungen, Mißtrauen und Verfolgungsideen).

Pathogenese:

Physiologische Presbyakusis: Involutive Prozesse im Innenohr und ZNS ohne exogene Schädigung.

Ursache der degenerativen Prozesse: DNS-Synthesestörungen, Pigmentablagerungen (Lipofuscin), extrazelluläre Ablagerung von Cholesterin, Lipiden, Um- und Abbau von Kollagensubstanzen und Verlust von interzellulärer Flüssigkeit.

Auftreten der ersten Veränderungen im 5.–6. Lebensjahrzehnt.

Pathologische Presbyakusis: Exogene Faktoren wie Umweltbedingungen (Lärmimmission) sowie Lebensgewohnheiten (Ernährung, Genußgifte, physischer und psychischer Streß), Hypertonie, Altersdiabetes führen zu zusätzlichen ZNS- und Innenohrläsionen. Zusammenfassend handelt es sich um einen multifaktoriell bedingten, zeitlich früher als bei der physiologischen Presbyakusis einsetzenden degenerativen Prozeß innerhalb des peripheren und zentralen auditiven Systems.

Aufgrund der Lokalisation morphologisch faßbarer degenerativer Veränderungen werden 4 Formen von Presbyakusis unterschieden:

1. *Sensorische Presbyakusis:* Haarzelldegeneration; im Audiogramm Hochtonverlust.
2. *Neurale Presbyakusis:* Untergang größerer Populationen kochleärer Neurone; daher Diskriminationsverlust für Sprache im Vordergrund der Symptomatik.
3. *Stria-Typ der Presbyakusis:* Degeneration der Stria vascularis; daher pathologische Veränderungen in der Endolymphproduktion und -sekretion mit Rückwirkungen auf den Energiestoffwechsel der Haarzellen. Im Audiogramm flache Hörschwellenkurve vom pankochleären Hörverlusttyp bei erhaltener Diskrimination für Sprache.

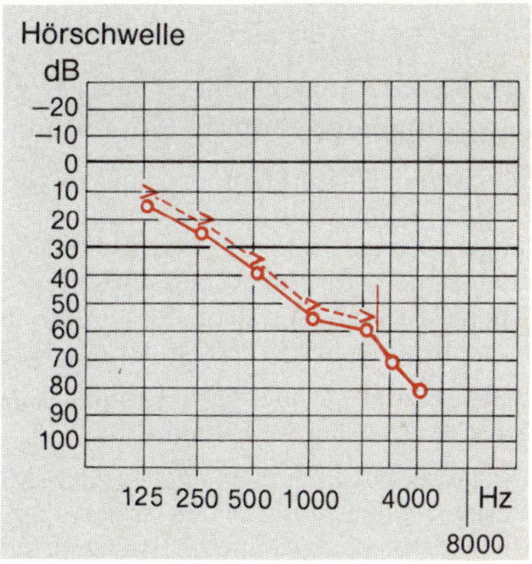

Abb. 1.**75** Audiometrischer Befund bei Altersschwerhörigkeit, *Reintonaudiogramm:* Hochgradige Altersschwerhörigkeit mit einem durchschnittlichen Hörverlust von 55 dB in den Hauptsprachfrequenzen – Typus der *neuralen Presbyakusis.*

4. *Kochleärer Leitungstyp der Presbyakusis:* Altersbedingte involutive Prozesse innerhalb des Ductus cochlearis verursachen physikalisch-anatomische Veränderungen der Struktur der Basilarmembran. Daraus resultiert eine Beeinträchtigung des Reiztransportes in der Kochlea (vgl. S. 21 ff.), die sich audiometrisch in einer bilateral symmetrisch ausgebildeten Schallempfindungsschwerhörigkeit manifestiert (charakteristischerweise schräg verlaufende Hörschwellenkurven, „linear" zunehmender Hörverlust oberhalb 1000 Hz).

Diagnose: Beiderseitige Schallempfindungsschwerhörigkeit, meist symmetrisch ausgebildet; vom Typus (s. oben) abhängiger Kurvenverlauf im Audiogramm (Abb. 1.**75**).

Differentialdiagnose: Bei einseitig stärker ausgeprägter Schallempfindungsschwerhörigkeit: Akustikusneurinom oder Kleinhirnbrückenwinkeltumor. Bei pulssynchronen ein- oder doppelseitigen starken Ohrgeräuschen: intrakranielles Aneurysma im Bereich der hinteren Schädelgrube, Glomustumor.

Merke: Der Altersschwerhörige bedarf einer frühzeitigen kommunikativen Rehabilitation im gleichen Maße wie ein jugendlicher Schwerhöriger, solange seine geistigen Fähigkeiten nicht merklich eingeschränkt sind.

Therapie: Hörgeräteanpassung – Hörtraining – Ablesekurs.
Aufklärung der Umgebung über den Umgang mit Schwerhörigen.
Rückführung in die Gemeinschaft.

Verlauf und Prognose: Tab. 1.**19**.

Neurosensorielle Hörstörungen anderer Genese

Hörstörungen im Kindesalter (Pädaudiologie)

Siehe Tab. 1.**20**–1.**23**, S. 152 f.

Klinik der zentralen Hörstörungen

Akustische Agnosie

Synonyma: Sensorische Aphasie, Seelen- oder Worttaubheit, sensorische Hörstummheit, zentrale Hörstörung.

Symptome: Hauptsymptom ist die verzögerte Sprachentwicklung, welche leider häufig zu spät erkannt wird, da die Kinder nicht selten mit der Diagnose „geistiger Entwicklungsrückstand" oder „Autismus" behaftet werden. Akustische Unaufmerksamkeit = mangelndes akustisches Differenzierungsvermögen, Wahrnehmungsstörungen, verwaschene Artikulation, lebhafte Gestik und Mimik. Aufgehobenes Richtungshören, Paramusie, Amusie, Verlust der Musikalität.

Pathogenese: Schädel-Hirn-Trauma, Enzephalitis, prä-, peri-, postnatale Schädigungen des Zentralnervensystems.

Diagnose: Die klinische Diagnose der akustischen Agnosie läßt sich nur aufgrund einer Verlaufsbeobachtung stellen. Elektroenzephalographie, Computertomographie, Electric Response Audiometry, psychotechnische Untersuchungen gehören zur Abklä-

Tabelle 1.**19** Synopsis der Hörstörungen und ihrer Behandlung

Anatomisches Substrat	Funktion	Art der Störung	Auswirkung auf das Gehör	Therapie	Prognose der auditiven Rehabilitation	
Mittelohr	Schalleitung	entzündlich bedingte Diskontinuität der Gehörknöchelchen oder Ventilationsstörung des Mittelohrs (Unterdruck), oder Versteifung der Gehörknöchelchenkette und des Trommelfells mit zunehmendem akustischen Widerstand (Impedanzerhöhung)	*quantitativer* Hörverlust infolge eines mechanisch bedingten Verlustes an Schallenergie	Gehör-verbessernde Operation, Hörapparat, Maßnahmen zur Verbesserung der Mittelohrbelüftung	gut	Mittelohrschwerhörigkeit } Schalleitungsstörung

Tabelle 1.**19** Fortsetzung

Anatomisches Substrat	Funktion	Art der Störung	Auswirkung auf das Gehör	Therapie	Prognose der auditiven Rehabilitation	
Innenohr	mechanische Frequenzanalyse; Reiztransformation (Umwandlung des mechanischen in einen bioelektrischen Stimulus); Kodierung?	Untergang der Sinneszellen im Innenohr infolge traumatischer, vaskulärer, toxischer, metabolischer oder entzündlicher Schädigung	*quantitativer* Hörverlust, kombiniert mit einer *qualitativen* Verschlechterung der Sprachverständlichkeit infolge mangelhafter Frequenzanalyse, Reiztransformation und Kodierung; Verzerrungseffekte infolge Rekruitment	Hörapparat, Hörtraining, Ablesekurs, u. U. Versuch einer medikamentösen Therapie	relativ gut in Abhängigkeit vom Grad des Hörverlustes	Schallempfindungsstörung: Innenohrschwerhörigkeit, Nervenschwerhörigkeit, kochleoneurale bzw. sensorineurale Schwerhörigkeit
peripheres Neuron	Kodierung, Leitungsfunktion für nervöse Impulse; seitliche Hemmung und interneurale Inhibition gewährleisten die akustische Trennschärfe	Degeneration des peripheren Neurons infolge entzündlicher, vaskulärer, traumatischer oder metabolischer Schädigung	*quantitative* und *qualitative* Verschlechterung des Sprachgehörs infolge pathologischer Kodierung, Neuronenverlust, ungenügender Trennschärfe und mangelhaften Diskriminationsvermögens	Hörapparat, Hörtraining, Ablesekurs	zweifelhaft (begrenzte Möglichkeiten)	

Tabelle 1.**19** Fortsetzung

Anatomisches Substrat	Funktion	Art der Störung	Auswirkung auf das Gehör	Therapie	Prognose der auditiven Rehabilitation	
zentrale Hörbahn und Hörzentren	Integration (Zusammenfügung nervöser Einzelleistungen in eine funktionell abgestimmte Gesamtaktivität); Datenspeicherung (auditives Gedächtnis); Dekodierung (Entschlüsselung der akustisch übermittelten Information)	Degeneration und Untergang der zentralen Leitungsbahnen sowie der Ganglienzellen in primären und sekundären Hörzentren infolge entzündlicher, vaskulärer, traumatischer oder metabolischer Schädigung	weitgehend vollständiger Verlust des Informationsgehaltes infolge ungenügender Integration und Dekodierung der akustischen Signale, teilweiser Verlust des auditiven Gedächtnisses; Endzustand: seelische Taubheit	eine apparative Versorgung ist aussichtslos. In ausgewählten Fällen Hör- oder Ablesetraining	schlecht	zentrale Schwerhörigkeit – Schallwahrnehmungsstörung

Tabelle 1.**20** Genetisch bedingte Formen der Schwerhörigkeit

Sporadisch-rezessive Schwerhörigkeit:	Pathologisch anatomisch fortschreitende, bei Geburt meist totale Degeneration der Kochlea und der peripheren Kochlearisneurone
Typ • Michel • Mondini • Scheibe	Hypo- oder Aplasie des Labyrinthes mit praktisch vollständigem kochleo-vestibulärem Funktionsverlust
Dominant hereditär-degenerative Schwerhörigkeit:	Progressive, in ihrer Weiterbildung unregelmäßige Störung; Manifestierung teilweise erst in und nach der Pubertät. Zum Teil in Verbindung mit anderen erblichen Symptomen als fest umschriebene Krankheitsbilder oder Syndrome auftretend
• Waardenburg-Syndrom	Mißbildung des Gesichtsschädels (Dystopia canthorum und Blepharophimosis, Pigmentstörung der Augen, Haare und Haut (Albinismus) Degenerative Atrophie der Kochlea und der Ganglienzellen
• Usher-Syndrom	Hereditäre, progressive perzeptive Schwerhörigkeit mit Retinitis pigmentosa; Degeneration der Kochlea und des Ganglion spirale
• Refsum-Syndrom	Dieselben Symptome, zusätzlich Polyneuropathie und Ataxie. Manifestierung häufig erst zwischen dem 10.–20. Lebensjahr
• Alport-Syndrom	Progrediente Innenohrschwerhörigkeit, bilateral, jedoch oft asymmetrisch, im 2. Lebensjahrzehnt auftretend, in Verbindung mit einer prognostisch meist infausten unspezifischen chronischen Glomerulo- und interstitiellen Nephritis. Häufigkeit 1 : 200 000 in der Gesamtbevölkerung. Vererbt wird die Nierenerkrankung, Innenohrläsion möglicherweise Sekundäreffekt (nephrogen)
• Pendred-Syndrom	Perzeptive Hörstörung bei Labyrinthdysplasie in Verbindung mit Schilddrüsenstörungen
Chromosomal bedingte Mißbildungen:	Mißbildungen des äußeren und mittleren Ohres (verbunden mit zahlreichen anderen Organanomalien) sowie Entwicklungsstörungen des Innenohres
• Trisomie 13	Labyrinthhypoplasie mit Aplasie des Cortischen Organs und der Stria vascularis
• Trisomie 18	Dieselben Veränderungen mit Aplasie des VII. Hirnnervs
• 5p- (cri-du-chat-) Syndrom	Ähnliche Malformationen in Verbindung mit Kehlkopfmißbildungen

Tabelle 1.**21** Pränatal erworbene (exogene) Schwerhörigkeit

Infektionen der Mutter	
• Rubeolenembryopathie	Entwicklungsstörung des Mittel- und Innenohres, bilaterale hochgradige Schallempfindungsschwerhörigkeit
• Konnatale Lues	Fortschreitende Degeneration des Innenohres und der peripheren Neurone, zusammen mit interstitieller Keratitis und Zahndefekten (Hutchinsonsche Trias)
• Toxoplasmose	Entzündliche Schädigung des Innenohres
• Virusinfekte	Parotitis epidemica, Herpes zoster, Poliomyelitis, Influenza, Zytomegalie
Toxische Schäden durch:	Chinin, Aminoglykoside, Thalidomid (multiple Mißbildungen)
Weitere exogene Schäden durch:	Diabetes mellitus der Mutter, fetale Hypoxie, Röntgenstrahlen

Tabelle 1.**22** Perinatal erworbene (exogene) Schwerhörigkeit

Perinatale Hypoxie:	Schädigung der Kochlea und der zugehörigen Kerne im Hirnstamm
Frühgeburt:	Hämorrhagien der Kochlea
Kernikterus (perinatale Hyperbilirubinämie):	Rhesusinkompatibilität; massive Ablagerung von Bilirubin in den kochleären Kernen und u. U. in der Kochlea selbst mit entsprechender kochleoneuraler Schwerhörigkeit

rungsmethodik und gestatten, im Rahmen einer Gemeinschaftsarbeit zwischen Otologen, Neuropädiater, Kinderpsychiatern und Kinderpsychologen eine endgültige Diagnose zu stellen.

Therapie: Langzeitbehandlung: Akustische Differenzierungsübungen, Artikulationstraining, im Fall einer objektiv nachgewiesenen gleichzeitigen Schallempfindungsschwerhörigkeit Hörgeräteanpassung (bei echter sensorischer Agnosie sinnlos). Rhythmische Übungen, Musiktherapie, Ausnützung visueller Wahrnehmungen zum Aufbau eines Begriffschatzes (Ablesetraining).

Motorische Hörstummheit

Dieser Begriff ist ungenau, da er eine verzögerte Sprachentwicklung nur ungenügend charakterisiert. Dabei sind die Kinder stumm, obschon sie hören. Als „Hörstumme" im eigentlichen Sinn dürfen nur diejenigen Kinder bezeichnet werden, die sich nach dem 3. Lebensjahr noch ausschließlich durch Gebärden verständlich machen, kein

Tabelle 1.**23** Postnatal erworbene (exogene) Schwerhörigkeit

Infektionskrankheiten:	
• Meningitis und Meningoenzephalitis	Labyrinthitis und Neuritis cochleovestibularis mit Schädigung der Sinneszellen und peripheren Neurone; zentrale Läsionen
• Parotitis epidemica	Kochleäre und neurale Läsionen (s. S. 138, 539 f.)
• Masern	Degeneration der Kochlea und ihrer peripheren Neurone infolge infektiös-toxischer Schädigung (seröse Labyrinthitis)
• Otitis media	Rezidivierende Otitiden; infektiös-toxische Schädigung des Innenohres, in Verbindung mit Schalleitungsstörung

Wort sprechen, nicht schwachsinnig sind und nachweislich ein gutes, d. h. normales Gehör aufweisen. Auf Zusammenhänge zwischen Hörstummheit und frühkindliche Hirnschädigungen ist hingewiesen worden.

Der Begriff Hörstummheit ist deshalb fallengelassen und durch denjenigen des „fehlenden bzw. verzögerten Spracherwerbs“ ersetzt worden.

Grundlagen der Rehabilitation des Schwerhörigen im Kindes- und Erwachsenenalter

Merke: Die Beurteilung eines Schwerhörigen im Hinblick auf die Möglichkeit seiner sozialen Rehabilitation hängt nicht nur vom Schweregrad und der Lokalisation der Hörstörung ab, sondern ebenso vom Alter wie vom Grad der körperlichen, geistigen und sprachlichen Entwicklung des Individuums.

Einteilung der Schwerhörigkeit nach Schweregrad

Normalhörigkeit: Im Reintonaudiogramm (RTA) überschreitet die Hörschwelle in keiner Frequenz die 20-dB-Grenze (Einteilung s. Tab. 9.**1**).

Geringgradige Schwerhörigkeit: Diese weist im RTA innerhalb des ganzen Frequenzbereiches einen ungleichmäßig ausgebildeten Hörverlust von >20 bis maximal 40 dB auf. Beim Kind verursacht dieser Schwerhörigkeitsgrad in der Regel noch keine wesentliche Behinderung der sprachlichen Entwicklung, vorausgesetzt, daß keine Beeinträchtigung der geistigen Funktion vorliegt.

Schalleitungsstörungen können meist durch medizinische Maßnahmen behoben werden; Schallempfindungsstörungen müssen nach individuellen Gesichtspunkten apparativ versorgt werden (akustisch qualifizierte Berufsgruppen, Fremdsprachenunterricht). Sonderschulung und Hörtraining nicht angezeigt.

Mittelgradige Schwerhörigkeit: Durchschnittlicher Hörverlust innerhalb der Hauptsprachfrequenzen 250–4000 Hz: >40– <60 dB. Erhebliche Verständigungsschwierigkeiten, Sprachentwicklung dementsprechend behindert. Hörgeräteversorgung absolut indiziert, bei Kindern frühzeitige Hör-Sprach-Erziehung. Zu Beginn behinderungsgerechte Schulausbildung in Schwerhörigen-Sonderschulen, später mit apparativer Versorgung bei ungestörter geistiger Entwicklung Besuch einer Normalschule in der Regel möglich.

Hochgradige Schwerhörigkeit: Durchschnittlicher Hörverlust innerhalb der Hauptsprachfrequenzen >60–80 dB; Tonbereich von >1000 Hz am stärksten betroffen. Hörgeräteanpassung bei ungestörten geistigen Funktionen unbedingt angezeigt, da mittels elektroakustischer Verwertung auch kleinster Gehörreste und durch eine frühzeitig einsetzende Hör-Sprach-Erziehung die sprachliche Kommunikation bis zu einem hohen Grade entwickelt werden kann. Im Kindesalter Besuch von Sonderkindergärten und Sonderschulen (Schwerhörigen-, weiterführende und Sonderberufsschulen) für Hörbehinderte. Beim Erwachsenen, dessen Gehör und Sprachentwicklung früher ungestört waren, erfordert die hochgradige Schwerhörigkeit neben der apparativen Versorgung ebenfalls ein intensives Hörtraining (Vokal-, Konsonanten- und Lautunterscheidungsübungen mit Hörgerät) sowie ein mehrjähriges Ablesetraining zur Förderung der visuellen Kompensation des auditiven Funktionsverlustes.

Die doppelseitige *Taubheit* ist glücklicherweise ein seltenes Ereignis; da auch bei sog. praktisch an Taubheit grenzender Schwerhörigkeit noch elektroakustisch verwertbare Hörreste (Versorgung mit Hochleistungshörgeräten) bestehen. Erziehung in Sonderschulen für Gehörlose, wobei heute die Gebärdensprache der ,,Taubstummen'' durch die echte Sprache (Einüben artikulierten Sprechens unter Ausnützung des Vibrationssinnes und mittels visueller Kontrolle (Ablesetraining), teils direkt, teils durch Videorekorder) ersetzt ist. In ausgewählten Fällen bei Erwachsenen Implantation von Elektroden ins Innenohr *(Cochlear implant)*. Dadurch kann bei Spätertaubten in ca. ⅓ der Fälle wieder ein offenes Sprachverständnis erzielt werden, in den übrigen Fällen ist eine wesentliche Verbesserung der Kommunikation durch die wieder erlangte akustische Wahrnehmung möglich.

Mehrfachbehinderung: Sondergruppe hörgestörter Kinder, die zusätzlich geistig retardiert sind, Verhaltensstörungen zeigen, motorisch behindert sind (Sprachfehler) oder ausgeprägte hirnorganische Schäden aufweisen. Für diese Gruppe müssen besonders anspruchsvolle therapeutische Programme aufgestellt und in Gemeinschaftsarbeit mit dem Ohrenarzt (Phoniater), Neurologen, Kinderpsychiater, Psychologen, Heilpädagogen und Logopäden durchgeführt werden.

Hörbedingte Stimm- und Sprachstörungen: Die Folgen einer Hörstörung wirken sich in erster Linie beim Kind, in zweiter Linie auch beim Erwachsenen auf die Kommunikationsfähigkeit aus. Die physiologische *auditiv-verbale Kommunikation* erfordert nicht nur einen normalen Stimm- und Sprechapparat, sondern auch eine funktionstüchtige Rückkopplung über das Hörorgan.

Die Veränderungen der Sprache beim gehörlos Geborenen, beim Spätertaubten, Resthörigen und Schwerhörigen werden als *audio- oder otogene Dyslalie* bezeichnet.

Eine **Übersicht über die Sprachentwicklung** im Kindesalter gibt Tab. 1.**24**.

Tabelle 1.**24** Zeittafel der Sprachentwicklung (nach *Kussmaul*)

Bis 7. Lebenswoche	Schreiperiode
6. Woche–ca. 6. Monat	1. Lallperiode (Beginn der auditiven Rückkoppelung)
ca. 6.– 9. Monat	2. Lallperiode (Hören im Vordergrund)
ca. 8.– 9. Monat	Echolaliestadium (Nachahmung und erstes Sprachverständnis)
ca. 9.–12. Monat	Beginn intentionaler Sprachäußerungen
ca. 13.–15. Monat	Entstehung präzisierter Wortbedeutungen (Symbolfunktion der Sprache)
ca. 12.–18. Monat	Einwortsätze – Entwicklungsstammeln
ca. 18.–24. Monat	Zweiwortsätze – ungeformte Mehrwortsätze – erstes Fragealter
Ende 2. Lebensjahr	agrammatische Aussagesätze – Festigung des Symbolbewußtseins
ab 3. Lebensjahr	geformte Mehrwortsätze (Übernahme erster grammatikalischer Beziehungsmittel)
ab 4. Lebensjahr	2. Fragealter – erste Ergründung logischer und emotionaler Beziehungen – Vervollkommnung des Denk-Sprech-Prozesses

Das gehörlose Kind

Beim *gehörlosen* und *„hörrestigen"* *Kind* (= praktisch an Taubheit grenzende Schwerhörigkeit) fehlt die auditive Kontrolle, und es entsteht die typische monotone Sprechweise, die das gehörlose und hörrestige Kind vom Schwer- oder Normalhörigen unterscheidet.

Die besten Rehabilitationserfolge werden erzielt durch:

- Ohrenärztliche Früherfassung, -erkennung und -behandlung;
- Hörgeräteanpassung,
- langfristiges Hörtraining, Frühstimmbehandlung und Spracherziehung in Vorschuleinrichtungen, Gehörlosen- bzw. Schwerhörigenschulen. Deren Aufgaben bestehen in der Erarbeitung des fehlenden Lautbestandes (Sprechen und Absehen) sowie der Sprachinhalte.
- In ausgewählten Fällen Versorgung durch ein Kochlearimplantat.

Hörgeräteversorgung

Kann eine Schwerhörigkeit nicht durch medizinische Maßnahmen (z. B. gehörverbessernde Operation) behoben oder gebessert werden, so ist die Anpassung eines *Hörgerätes* angezeigt. Dieses ist eine *Funktionsprothese* und muß vom HNO-Arzt aufgrund einer eingehenden audiometrischen Untersuchung verordnet werden.

Ein Hörgerät setzt sich zusammen aus Mikrophon, Verstärker (Transistoren) und elektromagnetischem Hörer (Betrieb mit Batterie oder aufladbarem Akku.) Viele HdO-Geräte (s. unten) sind mit einem Richtmikrophon ausgestattet. Die Empfindlichkeit dieser Mikrophone ist abhängig von der Einfallsrichtung des Schalls. Die Schallzufuhr vom Hörgerät ins Ohr des Patienten erfolgt über einen Schlauch und ein Ohrpaßstück. Bei einzelnen Geräten können auch Knochenleitungshörer angeschlossen werden. Diese werden verwendet, wenn die anatomischen Verhältnisse des apparativ zu versorgenden Ohres das Tragen eines Ohrpaßstückes nicht gestatten (chronische Gehörgangs- oder Mittelohrentzündung mit Ohrfluß, Mißbildungen, Unverträglichkeit des Ohrpaßstückes). Die Wahl des Hörgerätes (Hinter-dem-Ohrgerät, Im-Ohr-Hörgerät, Hörbrille, Taschenapparat) richtet sich in erster Linie nach seinen *elektroakustischen Eigenschaften* (Verstärkung; Frequenzcharakteristik; maximal erreichbarer Ausgangsschalldruckpegel; automatische Verstärkungsregelung wie AGC = automatic gain control, oder PC = peak clipping, d. h. Schalldruckspitzenbeschneidung). Diese müssen dem Typus der Schwerhörigkeit in bezug auf ihre Lokalisation (Mittel- oder Innenohr) entsprechen, ferner dem Verlauf der Hörschwelle innerhalb des zu verstärkenden Frequenzbereiches, den Hördynamikverhältnissen (s. S. 27, 50) und dem Verlauf der Diskriminationskurve. Diese erfordert eine genaue audiometrische Abklärung (Abb. 1.**76a** u. **b**).

Das *Tonaudiogramm* gibt Aufschluß darüber, ob es sich um eine Schallei-

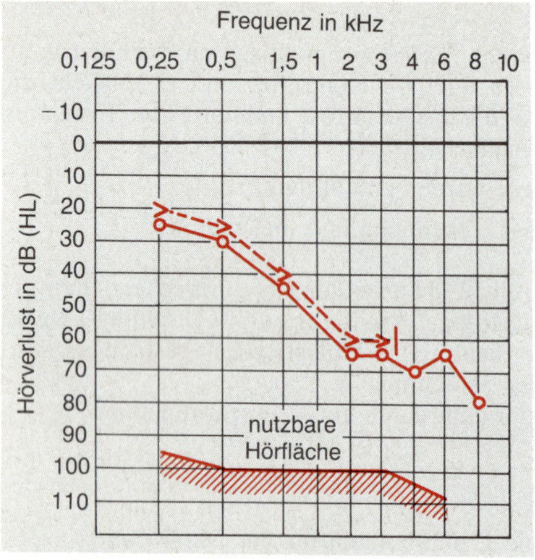

a

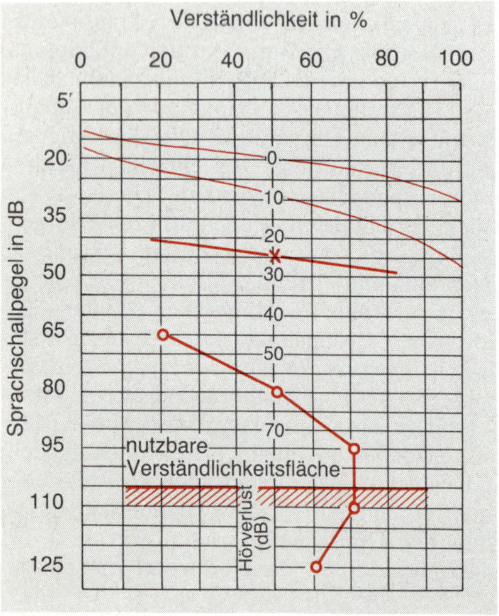

b

Abb. 1.**76a** u. **b** Vergleich der *nutzbaren Hörfläche* im Tonaudiogramm mit der *nutzbaren Verständlichkeitsfläche* im Sprachaudiogramm (▨ = Unbehaglichkeitsschwelle) (nach *Lehnhardt*).
Die Indikation zur Hörgeräteanpassung ergibt sich in erster Linie aus dem Sprachaudiogramm. Dabei kommt es nicht nur darauf an, ein Gerät zu finden, welches eine zum Tonhörschwellenverlauf spiegelbildliche Frequenzcharakteristik aufweist, sondern es muß auch mit einer automatischen Verstärkungsregelung ausgestattet sein, welche dem Lautheitsverhalten im überschwelligen Bereich Rechnung trägt. Maßgebend für die Begrenzung der Verstärkung (maximal erreichbarer Ausgangsschalldruckpegel) ist die *Unbehaglichkeitsschwelle* (unangenehm laut, jedoch nicht als schmerzhaft empfundene Lautstärke). Diese markiert zusammen mit der *Hörschwelle* das verbliebene, zwischen diesen beiden Schwellen gelegene *Nutzhörfeld*. In dieses hinein projiziert sich das *Sprachfeld* des Schwerhörigen, welches apparativ vergrößert werden soll

tungs- oder um eine Schallempfindungsschwerhörigkeit handelt; ferner über den Verlauf der Hörschwelle innerhalb des Frequenzbereiches und über den Hördynamikbereich, dessen obere Begrenzung durch die Unbehaglichkeitsschwelle erfolgt (vgl. S. 27 u. 50).

Das *Sprachaudiogramm* orientiert über den Hörverlust für Zahlen und über das Gesamtwortverständnis (vgl. S. 54 ff.), womit der Einstufungsgrad der Schwerhörigkeit ermittelt werden kann (vgl. Tab. 9.**1**). Ferner orientiert es über den minimalen *Diskriminationsverlust* bzw. über die *maximale Verständlichkeit* des geprüften Ohres. Im Falle einer monauralen Hörgeräteanpassung wird dasjenige Ohr mit dem geringsten Diskriminationsverlust gewählt. Der Verlauf der *Diskriminationskurve* gibt wichtige Hinweise auf die Wahl einer automatischen Verstärkungskontrolle, die heute in den meisten Hörgeräten eingebaut ist; denn der Pegel der *maximalen Verständlichkeit* ist maßgebend für die Vorwahl der notwendigen Verstärkung. Auch die *Unbehaglichkeitsschwelle für Sprache* ist ein wichtiger Parameter im Hinblick auf die obere Begrenzung der Verstärkung. Sie stellt eine Grenze dar, welche bei der Übertragung von Sprache durch das Hörgerät nicht überschritten werden darf, da sonst eine zunächst unverzerrte, unangenehme Lautheit auftritt, welche beim Innenohrschwerhörigen von einem Diskriminationsverlust und einer damit verbundenen subjektiven Verzerrung begleitet sein kann.

Für die Beurteilung der apparativ erzielten Gehörverbesserung ist die erreichte maximale Verständlichkeit oder Diskrimination wichtiger als der Hörverlust für das Sprachverständnis zwei- oder mehrsilbiger Testworte.

> ***Merke:*** Jede Schwerhörigkeit beinhaltet eine Beeinträchtigung der zwischenmenschlichen Kommunikation. Deshalb ist es notwendig, jede Hörstörung so früh wie möglich zu erfassen, abzuklären und einer adäquaten Behandlung zuzuführen.

Diese umfaßt einerseits medizinische, andererseits heilpädagogische Aufgaben und Maßnahmen. Es ist dabei die vornehme Pflicht des Arztes, nicht nur den Behinderten zu betreuen, sondern auch bei seiner Umgebung aufklärend zu wirken und das menschliche Verständnis für den Schwerhörigen und seine Probleme zu wecken und zu fördern.

Klinik der zentralen Gleichgewichtsstörungen

Symptome: Die folgenden Beschwerden weisen auf einen zentralen Ursprung der Gleichgewichtsstörung hin:

- Plötzliche Schwindelanfälle kurzer Dauer (1–2 Sek.);
- fluktuierende Schwindelzustände mit Benommenheit oder *Bewußtseinstrübung;*

- Schwindel mit *„drop attacks"* (kurzdauernder Verlust des muskulären Tonus, wodurch der Patient zu Boden sinkt *ohne* Bewußtseinsstörung);
- Schwindel mit Doppelbildern und anderen *Sehstörungen* (Hemianopsie, Skotome usw.);
- Schwindel mit *Dysarthrie* und *Wesensveränderungen.*

Pathogenese: Zentrale vestibuläre Funktionsstörungen sind meist die Folge *multilokulärer Läsionen* des Hirnstamms. Sie treten deshalb häufig zusammen mit funktionellen Ausfallserscheinungen des visuell-okulomotorischen und des somatosensorischen Systems in Erscheinung (Tab. 1.**25** und 1.**26**).

Klinik der Funktionsstörungen des N. facialis

Die *Symptomatik* sowie die *Differentialdiagnose* einer *zentralen* und einer *peripheren Funktionsbeeinträchtigung des N. facialis* sind bereits auf S. 19 u. 70 besprochen worden. Daher sollen nun ausschließlich die Folgen einer *peripheren Läsion des Gesichtsnervs* (Entstehung, Merkmale und Behandlungsrichtlinien) erörtert werden.

Tabelle 1.**25** Pathogenese zentraler vestibulärer Funktionsstörungen

Entzündungen:	• Meningitis • Meningoenzephalitis • Kleinhirnabszeß
Traumatische Schädigungen:	• Commotio und Contusio cerebri
Raumfordernde Prozesse:	• Infratentorielle Tumoren • Kleinhirnbrückenwinkeltumoren • Glomustumoren • Arachnoidalzysten
Vaskuläre Prozesse:	• Vertebrobasiläre Insuffizienz • Migräne des Basilarisstromgebietes • Arteriovenöse Mißbildungen
Intoxikationen:	• Barbiturate • Alkohol
Degenerative Erkrankungen des Zentralnervensystems:	• Multiple Sklerose • Syringobulbie • Kleinhirndegeneration

Tabelle 1.**26** Synopsis der zentralen Gleichgewichtsstörungen

	Neurootologische Leitsymptome	Neuroophthalmologische Symptome	Neurologische Leitsymptome
Enzephalomyelitis	Spontannystagmus (oft dissoziiert), Lagenystagmus (regellos), Blickrichtungsnystagmus, pathologische optokinetische Reflexe	Stauungspapille	Meningismus, Somnolenz, Unruhe, Hirnnervenausfälle, neurologische Herdsymptome, pathologischer Liquor
Commotio cerebri	vestibulärer Provokationsnystagmus; pathologische vestibulospinale Reflexe	–	Kopfschmerzen, Gedächtnisstörungen, Konzentrationsschwäche
infratentorielle Tumoren mit Hirnstammkompression	Spontannystagmus, Lagenystagmus (regellos), Blickrichtungs- und Lähmungsnystagmus, pathologische optokinetische Reflexe, pathologische vestibulospinale Reflexe (Ataxie), pathologische thermische Labyrinthreaktionen	Augenmuskelparesen, Stauungspapille, horizontale und vertikale Blickparesen	nukleäre Hirnnervenausfälle (V, VII, IX, X), Schluckstörungen, Pyramidenzeichen, Extremitätenparesen, dissoziierte Sensibilitätsstörungen, Kopfschmerzen, Erbrechen
vertebrobasiläre Insuffizienz mit Ausfällen in Medulla oblongata und Pons	vestibulärer Spontannystagmus, vestibulärer Provokationsnystagmus, pathologische vestibulospinale Reflexe, pathologische optokinetische Reflexe	Horner-Syndrom	zerebelläre Ataxie, motorische Hemiparese, dissoziierte Sensibilitätsstörungen, Hirnnervenausfälle (VII, IX, X evtl. V)

Tabelle 1.**26** Fortsetzung

	Neurootologische Leitsymptome	Neuroophthalmologische Symptome	Neurologische Leitsymptome
multiple Sklerose	vestibulärer Spontannystagmus, vestibulärer Lagenystagmus (regellos), Blickrichtungs- und Lähmungsnystagmus, pathologische thermische Labyrinthreaktionen (Enthemmung), pathologische optokinetische und pathologische vestibulospinale Reflexe (Ataxie)	dissoziierte Augenbewegungen, horizontale und vertikale Blickparesen, Retrobulbärneuritis	multiple, zeitlich gestaffelte Schübe einer multilokulären demyelinisierenden Erkrankung des ZNS mit spastischer Paraparese, Miktionsstörungen, Intentionstremor, Dysdiadochokinese, Par- und Dysästhesien
Barbituratintoxikation	vestibulärer Spontannystagmus, vestibulärer Lagenystagmus (regellos), Blickrichtungsnystagmus „Enthemmung" des VOR. Pathologischer optokinetischer Reflex	Störung der Blickmotorik	zerebelläre Ataxie, Dysarthrie, Somnolenz

Entzündliche (otogene) Fazialislähmung

Neurotrope Viren (Herpes zoster – S. 137 – Coxsackie, Poliomyelitis), eine neuroallergische Polyradikulitis Guillain-Barré, eine Besnier-Boeck-Schaumannsche Sarkoidose (sog. Heerfordt-Syndrom mit Uveitis und Parotitis, s. S. 542) können eine zum mindesten partiell reversible periphere Fazialislähmung verursachen. Die für unser Fach wichtigste und häufigste Form ist jedoch die *otogene Fazialislähmung:*

Sie tritt entweder als unmittelbare Komplikation einer *Otitis media acuta* mit *Begleitmastoiditis* auf (*Therapie:* neben Antibiotika unverzügliche Mastoidektomie), wobei es sich in der Regel um eine Neurapraxie handelt; oder sie entsteht als Komplikation eines *Mittelohrcholesteatoms* mit Einbruch in den knöchernen Fazialiskanal (Übergreifen der Entzündung auf die Nervenscheide, das Epi-, Peri- und Endoneurium, mit anschließender Axondegeneration und Demyelinisierung im mastoidalen, tympanalen und labyrinthären Segment). *Therapie:* Radikaloperation, Freilegung des Nervs.

Die *Prognose* ist im ersteren Falle ausnahmslos gut (vorausgesetzt, daß kein latenter oder manifester Diabetes vorliegt), im letzteren Fall trotz intensiver Antibiotikatherapie und Dekompression des Nervs gelegentlich schlecht, da die neurale Restitution beim Cholesteatom meist nur partiell erfolgt und daher eine Defektheilung auftritt.

Idiopathische Fazialislähmung

Synonyma: Kryptogenetische, a frigore, rheumatische, Bellsche Lähmung.

Die **Ursache,** wie aus der Nomenklatur hervorgeht, ist noch nicht geklärt. Möglicherweise handelt es sich um die Folge einer Mikrozirkulationsstörung, die zu einer serösen Entzündung mit Ödembildung und infolge des nicht dehnbaren knöchernen Kanals zur Kompression des Nervs mit Ischämie, venöser Abflußstörung und damit zu einem Circulus vitiosus führt. Auch ein Virusinfekt kann die oben beschriebenen Veränderungen auslösen.

Elektrodiagnostisch in ca. 80% der Fälle prognostisch gutartiger *Leitungsblock (Neurapraxie).*

In 20% der Fälle teilweise *Axondegeneration (Axonotmesis).* In einem Teil dieser Fälle (ca. 5–10%) aller idiopathischen Lähmungen schreitet die Axondegeneration zwischen dem 4.–10. Tag trotz Kortikosteroidbehandlung fort. Zeigt die *Neuronographie* >90% degenerierte Neuronen an (vgl. Fazialisdiagnostik, S. 70f.), so besteht eine *Indikation zur Dekompressionsoperation* (s. unten).

Therapie: Kortikoidstoß, Stellatumblockade, niedermolekulare i.v. Dextraninfusionen.

Schema der Prednisonbehandlung bei idiopathischer Fazialisparese: 4 Tage 60 mg – dann täglich Dosis um 5 mg reduzieren bis auf 5 mg am 15. Tag – dann ausschleichende, intermittierende Verabreichung von 5 mg Prednison während 10 Tagen.

Bei fortschreitender Denervation sofortige operative *Dekompression* des Nervs (Abb. 1.**77** und 1.**78**) nach exakter Indikationsstellung (s. S. 71, 120).

(Prinzip der Operation: Entlastung der Nervenfasern durch Freilegung des Nervs und Schlitzung seiner Scheide.)

Da die Elektromyographie in den ersten 2 Wochen nach Einsetzen der Lähmung keine prognostisch verwertbaren Informationsdaten liefert, ist in

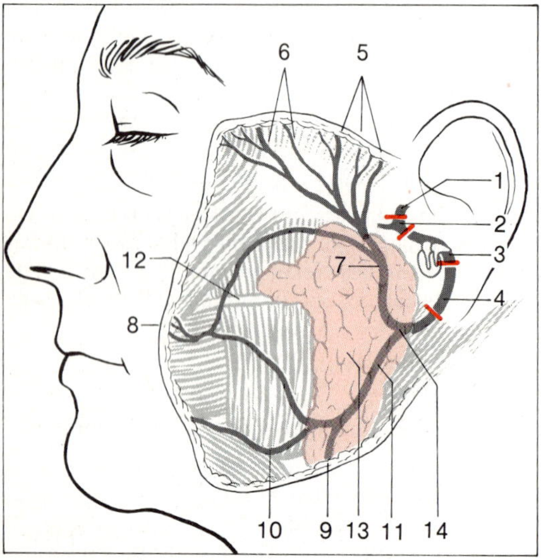

Abb. 1.**77** Topographisch anatomische Darstellung des Fazialisverlaufes im Hinblick auf die chirurgische Freilegung des Nervs: 1 meatales Segment, 2 labyrinthäres Segment, 3 tympanales Segment, 4 mastoidales Segment, 5 Rr. temporales, 6 Rr. zygomatici, 7 temporofaziale Portion, 8 Rr. buccales, 9 Rr. cervicales, 10 R. marginalis mandibulae, 11 zervikofaziale Portion, 12 Ductus parotidicus, 13 Glandula parotis, 14 extratemporaler Anteil des Fazialisstammes.
1–4 intratemporaler Fazialisanteil, 5–11 extratemporaler Anteil

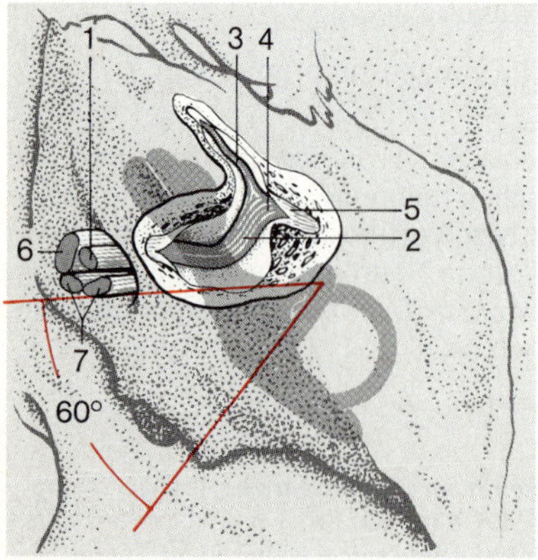

Abb. 1.**78** Operative Zugangswege zum inneren Gehörgang und zu den intratemporalen Fazialissegmenten: 1 N. facialis (meatales Segment), 2 N. facialis (labyrinthäres Segment), 3 N. petrosus major, 4 Ganglion geniculi, 5 N. facialis (Anfangsstrecke des tympanalen Segmentes), 6 N. cochlearis, 7 N. vestibularis

dieser Zeitspanne die Durchführung einer zweitäglichen elektrodiagnostischen und neuronographischen Verlaufskontrolle unbedingt angezeigt, um die rechtzeitige Indikation zur Dekompression nicht zu verfehlen.

Eine besondere Erscheinungsform der idiopathischen Fazialislähmung stellt das sog. *Melkersson-Rosenthal-Syndrom* dar.

Symptome:

- Rezidivierende Fazialislähmung,
- Faltenzunge und Cheilitis,
- Gesichtsödem.

Ursache unbekannt, Behandlungserfolge mit Kortison unbefriedigend, Prognose zweifelhaft.

Traumatische Fazialislähmung

Ursachen: Schädelbasisfrakturen, Explosions- und Schußverletzungen, iatrogene Läsion bei Mittelohroperationen und Parotidektomie.

Häufigkeit: Bei den laterobasalen Schädelbrüchen tritt die Fazialislähmung in ca. 10–20 % aller Pyramidenlängsfrakturen und in 50 % aller Pyramidenquerfrakturen auf. 75 % der Frühlähmungen (voll ausgebildet <24 Std. nach dem Trauma) und 90 % der Spätlähmungen heilen spontan ab.

Die **Prognose** der Lähmung bei Pyramidenfrakturen richtet sich nach der Art der Läsion: Impression des Kanals mit Verletzung des Nervs durch Knochensplitter, Traktionsläsionen des Nervs (Abscherung) ohne Fraktur des knöchernen Kanals, Nervenscheidenhämatom mit nachfolgendem Ödem bei Fissuren. Nur mittels elektrodiagnostischer Untersuchungsmethoden ist es möglich, diejenigen Fälle herauszugreifen welche eine rasche Degeneration der Axone entwickeln und deshalb ohne Dekompression unweigerlich zu einer Defektheilung führen würden (s. Abb. 1.**78**, S. 70 f., 120).

Therapie: Für die *Indikationsstellung* zur operativen Behandlung gelten grundsätzlich dieselben Regeln wie bei der idiopathischen Lähmung. Die konservative Behandlung beschränkt sich auf einen Kortisonstoß in den ersten 6 Tagen nach dem Trauma, vorausgesetzt, daß keine Kontraindikation vorliegt.

Grundzüge der Wiederherstellungschirurgie bei Fazialislähmungen

Fazialislähmungen treten als Folge verschiedenartiger Läsionen des Gesichtsnervs auf, deren Grad davon abhängt, inwieweit die Kontinuität des Nervs noch erhalten und in welchem Segment die Läsion lokalisiert ist (s. Abb. 1.**77**).

Bei Quetschungen, Strangulationen und Impressionen des knöchernen Kanals und direkter Verletzung des Nervs durch Knochensplitter genügt die

Freilegung des Nervs innerhalb seiner intratemporalen Verlaufsstrecke, soweit diese traumatisch geschädigt ist, u. U. mit Schlitzung der Nervenscheide zur Entlastung eines Hämatoms = *Dekompression*. Verletzungen des N. facialis im Gesichtsbereich (Ursachen: Schädelunfälle; Schnitt-, Stichverletzungen; Operationsfolgen) sind relativ selten. *Alle* Nervenäste sind nur bei Verletzungen im Verlauf des Nervenstammes (einschl. Regio parotidea) unterbrochen (s. Abb. 1.**20**, S. 20, u. 1.**77**, S. 164), periphere Schädigungen betreffen meist nur einzelne Äste.

Behandlungsrichtlinien

Nach Möglichkeit innerhalb 48 Stunden Verletzungsstelle am Nerv aufsuchen und mikrochirurgische Nervennaht ausführen, notfalls unter Einschaltung eines freien Nerventransplantates aus N. auricularis magnus oder N. suralis. Falls *alte* Verletzung: Versuch der operativen Nervrekonstruktion im Verletzungsbereich; wenn nicht möglich, u. U. Anastomosenbildung zu Fazialisästen der Gegenseite („Crossing“).

Liegt ein *Kontinuitätsunterbruch* vor, so handelt es sich entweder um eine glatte Durchtrennung oder um eine ausgedehnte Defektbildung, welche eine der folgenden operativen Maßnahmen erfordert:

End-zu-End-Naht: Diese ist bei Durchtrennung des Nervs angezeigt, wenn proximaler und distaler Stumpf spannungsfrei nach vorangegangener Epineuriumresektion aneinandergelegt werden können (Abb. 1.**79**).

Rerouting besteht in der Freilegung des verletzten Nervs auf einer weiten Verlaufsstrecke, in einer Verkürzung derselben mittels Herauslösen des Nervs aus dem gewundenen knöchernen Kanal. Dadurch wird auch bei größeren Substanzdefekten eine spannungsfreie Nerven-End-zu-End-Naht ermöglicht (Abb. 1.**79** und 1.**80**).

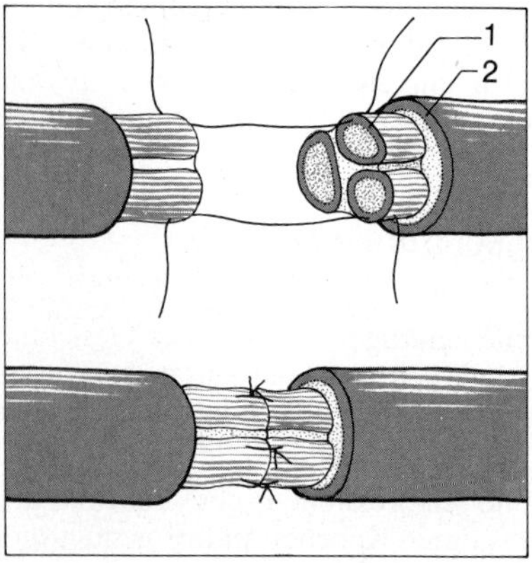

Abb. 1.**79** Faszikuläre Nervennaht. Perineurale Rekonstruktion, beginnend im Bereich der zentralen Faszikel
1 Epineurium, 2 Perineurium

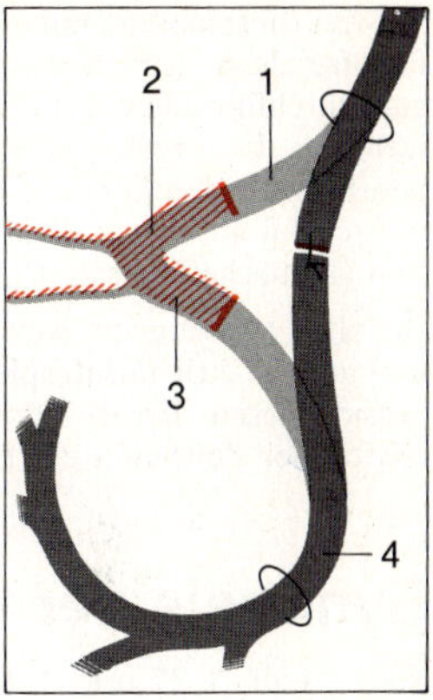

Abb. 1.**80** Fazialisplastik mittels „Rerouting" des geschädigten N. facialis in seiner intratemporalen Verlaufsstrecke: 1 meatales Segment, 2 labyrinthäres Segment, 3 tympanales Segment, 4 mastoidales Segment. Substanzdefekt in Segment 2 und 3.

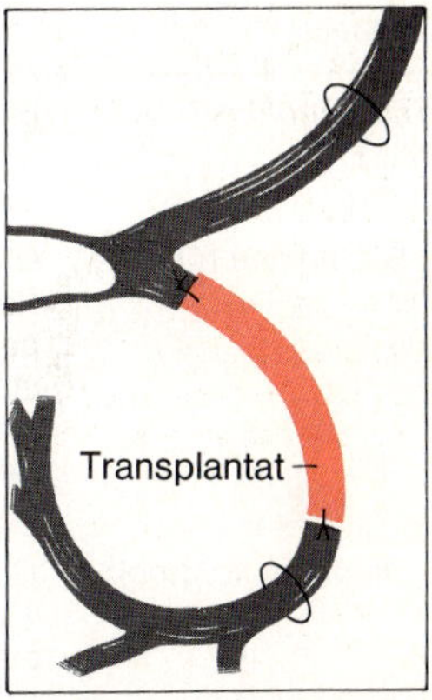

Abb. 1.**81** Fazialisplastik mittels Nerventransplantation

Autogene Nerventransplantation mittels Implantation eines freien Nerventransplantates (N. auricularis magnus, N. suralis) bei großen Defekten, die keine spannungsfreie Vereinigungen der angefrischten Nervenstümpfe gestatten (Abb. 1.**81**).

In der Mehrzahl der irreversiblen Fazialisschädigungen ist es möglich, durch die aufgeführten Operationstechniken eine befriedigende Wiederherstellung der Funktion zu erreichen. Bei zu ausgedehnten Verletzungen des Nervs und seiner unmittelbaren Umgebung sowie vor allem bei Defekten innerhalb der Verlaufsstrecke im Kleinhirnbrückenwinkel gelingt die Reneurotisation der mimischen Gesichtsmuskulatur meist nur mittels *Ersatz-Nervenplastiken*. Diese lassen sich grundsätzlich in 2 Methoden unterteilen: Entweder wird der distal von der Läsionsstelle gelegene periphere Stumpf mit einem ipsilateralen Hirnnerven anastomisiert (N. hypoglossus, N. accessorius) oder es werden einzelne Äste der funktionstüchtigen Gegenseite durch freie autologe

Nerventransplantate mit dem gelähmten Nerven verbunden (sog. Cross-face- oder faziofaziale Anastomose). Die *Hypoglossus-Fazialis-Anastomose* erzielt bei gleichzeitiger Durchführung einer Epineuriumresektion heute die besten funktionellen Erfolge, während die Ergebnisse der faziofazialen Anastomosetechnik noch nicht eindeutig beurteilt werden können. Bei Fazialisdefekten im Kleinhirnbrückenwinkel nach Tumorresektion: End-zu-End-Anastomose mittels Fibrinkleber oder Nerventransplantation (Dottsche Operation).

Bei alten Lähmungen, welche bereits zu einer Degeneration der motorischen Endplatten und Inaktivitätsatrophie der Muskelfasern geführt haben, wird anstelle einer aussichtslosen Ersatz-Nervenplastik eine Muskel-Faszien-Zügelplastik ausgeführt. (Kritischer Zeitpunkt der Endplattendegeneration: 1 Jahr nach Denervation.)

Synopsis der Ohrbeschwerden

Siehe Tab. 1.**27** und 1.**28**.

Tabelle 1.**27** Lokalsymptome bei Ohrerkrankungen

Druckgefühl:	Ein-/doppelseitig, konstant/intermittierend, (Zerumen, Tubenverschluß, Morbus Ménière, Glomustumor)
Schmerzen (Otalgie):	Dumpf, bohrend, (beginnende Otitis media, Petrositis), pulsierend (Otitis media acuta, Ohrfurunkel), stechend, intermittierend (Irradiationsotalgie bei Affektionen der Zähne, des Kiefergelenkes, der Parotis, bei Tumoren des Zungengrundes, der Tonsillen, des Hypopharynx und des Larynx)
Ohrfluß (Otorrhoe):	*Geruch:* fötid (Otitis externa, Cholesteatom) *Farbe:* gelb (Zerumen, eitriges Sekret), hämorrhagisch (Grippeotitis) *Konsistenz:* wässerig (Liquorrhoe), schleimig (chronische Schleimhauteiterung), schmierig (Otitis externa, Cholesteatom). Pulsierend (perforierte Otitis media), nicht pulsierend (Otitis externa)

Tabelle 1.**28** Funktionelle Ohrsymptome	
Ohrgeräusche (Tinnitus):	*Art:* Sausen, Brummen, Läuten, Zischen, Knacken (Tubenverschluß) *Auftreten:* konstant, intermittierend, anfallsweise (Morbus Ménière) *Charakter:* gleichmäßig, pulssynchron (Hypertonie, Aneurysma, Glomustumor)
Schwerhörigkeit:	*Hochtonschwerhörigkeit* (Lärm-, Altersschwerhörigkeit), *Tieftonschwerhörigkeit* (Morbus Ménière, Otitis media, Otosklerose), *Beeinträchtigung des Sprachgehörs* (Diskriminationsverlust bei Innenohr-/Hörnervenläsionen). *Fluktuierend, anfallsweise* (Morbus Ménière, Hörsturz). *Verstärkt durch Nebengeräusche* (typisch für Schallempfindungsschwerhörigkeit). *Einseitig* (Morbus Ménière, Akustikusneurinom), *doppelseitig* (Alters-, Lärmschwerhörigkeit)
Schwindel (Vertigo):	*Drehschwindel* (Morbus Ménière, akuter Vestibularisausfall), *Lift- und Schwankschwindel* (Innenohraffektionen), *Schwarzwerden vor den Augen* (extravestibulär, orthostatisch). *Anfallsweise* (Morbus Ménière), *Dauerschwindel* (Vestibularisausfall), *spontan auftretend* (Morbus Ménière) *provoziert* durch Kopfbewegungen und Lageänderungen (Commotio auris internae, Zervikalsyndrom, vertebrobasiläre Insuffizienz). *Unsicherheit* im Stehen und beim Gehen (zentrale vestibuläre Funktionsstörung, multiple Sklerose). *Kombiniert mit* • Nausea, Erbrechen (akuter Vestibularisausfall und akuter Ménière-Anfall), • Doppelbildern (Hirnstammaffektion), • Bewußtlosigkeit (Hirnstammaffektion, raumverdrängender intrakranieller Prozeß)

2. Nase, Nasennebenhöhlen und Gesicht

Angewandte Anatomie und Physiologie

Anatomische Grundlagen

Äußere Nase

Das Stützgerüst der Nase wird von Knochen, Knorpeln und Bindegewebe gebildet. Abb. 2.**1** zeigt die wichtigsten Skelettelemente. Der *knöcherne,* kraniale Teil der sog. Nasenpyramide ist bei typischen Nasenbeinfrakturen, sehr oft aber auch bei Frakturen des Mittelgesichtes betroffen. Der *knorpelige,* kaudale Anteil dagegen ist wegen seiner elastischen Strukturelemente zumindest bei leichteren (stumpfen) Gesichtstraumen weniger gefährdet (Ausnahmen: Stich-, Schnitt- und Schußverletzungen). Andererseits beeinflussen Form, Lage und Beschaffenheit der Knochen und Knorpel der Nase in hohem Maße sowohl die *Form* und ästhetische *Harmonie* eines Gesichtes (s. S. 281) als auch wesentlich die *Funktion* der inneren Nase!

Von den *Blutgefäßen* der äußeren Nase sind praktisch wichtig:

- die A. facialis mit ihren Ästen und
- die A. dorsalis nasi (aus der A. ophthalmica),

weil sie bei Verletzungen des Mittelgesichtes zu ernsten Blutungen Anlaß geben können (Abb. 2.**2**).

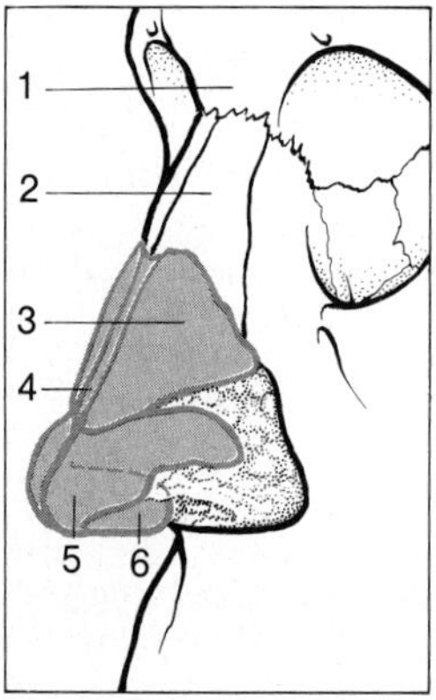

Abb. 2.**1** Gerüst der Nase: 1 Glabella, 2 Nasenbein, 3 Cartilago nasi lateralis (Dreieckknorpel), 4 Oberkante des knorpeligen Nasenseptums, 5 Cartilago alaris major (Flügelknorpel), 6 medialer Schenkel von 5 (Teil der Kolumella)

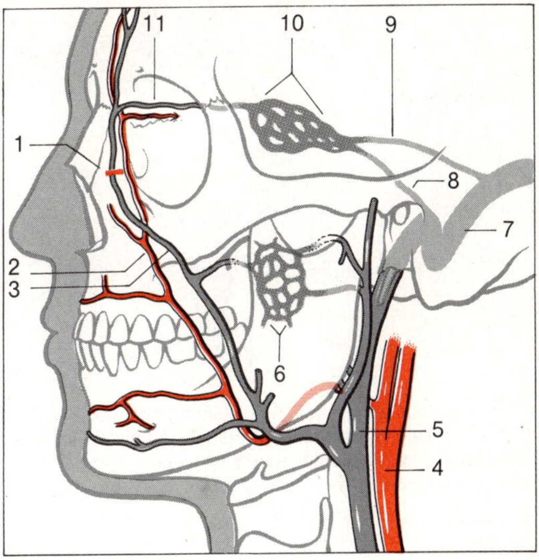

Abb. 2.**2** Wichtige Gefäßbeziehungen im Gesicht: 1 Unterbindungsstelle für V. angularis, 2 A. facialis, 3 V. facialis, 4 A. carotis communis, 5 V. jugularis interna, 6 Plexus pterygoideus, 7 Sinus sigmoideus, 8 Sinus petrosus inferior, 9 Sinus petrosus superior, 10 Sinus cavernosus, 11 A. und V. ophthalmica superior

Klinisch wichtig ist auch die V. angularis, über welche bei Oberlippen- oder Nasenfurunkeln eine Thrombophlebitis via V. ophthalmica zum Sinus cavernosus (Sinus-cavernosus-Thrombose) ins Endokranium fortgeleitet werden kann (s. S. 250 und Abb. 2.**2**).

Die *Nervenversorgung* der äußeren Nase erfolgt sensibel vom ersten und zweiten Trigeminusast (s. Abb. 2.**13 a** u. **b**, S. 188) und motorisch (mimische Muskulatur) vom N. facialis.

Innere Nase

Das Naseninnere wird durch die Nasenscheidewand (Septum nasi) in zwei meist ungleiche Höhlen geteilt. In jeder unterscheidet man den *Nasenvorhof* (Vestibulum nasi) und die *Nasenhaupthöhle* (Cavum nasi) (Abb. 2.**3 a** u. **b**). Das Vestibulum nasi ist mit Epidermis samt Haaren (Vibrissen) und Talgdrüsen ausgekleidet. Letztere sind der Entstehungsort für Nasenfurunkel. Diese können sich also im Naseninneren *nur* im Nasenvorhof entwickeln!

Die mediale Wand des Nasenvorhofs enthält als Stützstruktur den vorderen Anteil des knorpeligen Septums und das bindegewebige Septum, nämlich den *Nasensteg* (Kolumella). Das Dach des Vestibulums (die Kuppel, der ,,Dom``) wird geformt vom hufeisenförmigen Flügelknorpel, dessen medialer Schenkel in die Kolumella hineinreicht und dessen lateraler Schenkel die äußere Wand des Vestibulums stützt (s. Abb. 2.**1** und 2.**3 a** u. **b**). Der Flügelknorpel bestimmt somit entscheidend Form und Beschaffenheit der Nasenspitze und des Nasenloches. Dementsprechend ist er relativ oft Gegenstand korrigierender Nasenplastiken.

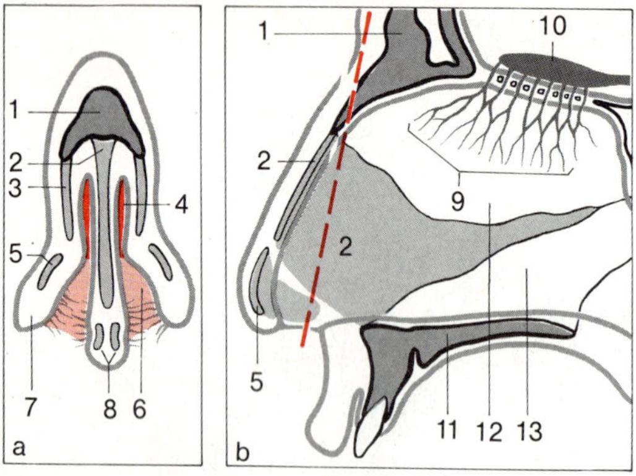

Abb. 2.**3a** u. **b** **a** Schnitt durch vordere Nase (Vestibulum, Cavum und Limen nasi). Limen nasi = Grenze zwischen rosa und rot. **b** Mediale Nasenwand: 1 knöcherner Nasenrücken, 2 Nasenscheidewand, 3 seitlicher Nasenknorpel, 4 Nasenhöhle (Cavum nasi), 5 Flügelknorpel, 6 Vestibulum nasi, 7 Nasenflügel, 8 Nasensteg mit medialen Schenkeln des Flügelknorpels, 9 Fila olfactoria, 10 Bulbus olfactorius, 11 Os palatinum, 12 Lamina perpendicularis, 13 Vomer. – Unterbrochene rote Linie = Schnittebene von **a**

Am Übergang vom Vestibulum zum Cavum nasi befindet sich eine funktionell sehr wichtige Struktur, das *Limen nasi* (Synonym: inneres Nasenloch, innere Nasenklappe). Es entsteht durch eine mehr oder weniger prominente Wulstbildung des Vorderrandes des Dreiecksknorpels an der lateralen Nasenwand (Abb. 2.**3a**). Das Limen nasi ist normalerweise die engste Stelle im gesamten Querschnitt der inneren Nase und hat deshalb erheblichen Einfluß auf die Nasenatmung (s. S. 182).

Die *Nasenhaupthöhle* reicht vom Limen nasi bis zur Choane, die Strukturelemente des Nasenbodens und -daches gehen aus Abb. 2.**3a** u. **b** hervor, ebenso wie die der medialen Wand, der *Nasenscheidewand.*

Die *laterale Wand der Nasenhöhle* weist einen komplizierteren Bau als die mediale Wand auf. In ihr finden sich einige für die Funktion der Nase und der Nasennebenhöhlen sehr wichtige Strukturen (Abb. 2.**4**):

- Die drei Nasenmuscheln (Conchae nasales),
- die Ausführungsöffnungen (Ostien) der Nasennebenhöhlen – mit Ausnahme jener für die Keilbeinhöhle – und
- die Ausmündung des abführenden Tränenweges (Ductus nasolacrimalis).

Unter den drei Nasenmuscheln sind die drei Nasengänge (oberer, mittlerer, unterer) (Abb. 2.**4**) gelegen. Dies ist von praktischem Interesse, weil die Nasennebenhöhlen und auch die abführenden Tränenwege in die Nasengänge münden und diese hierdurch besondere diagnostische und therapeutische Bedeutung erhalten.

a) Der *untere Nasengang* – zwischen Nasenboden und dem Ansatz der unteren Muschel gelegen – enthält keine Nebenhöhlenostien, wohl aber

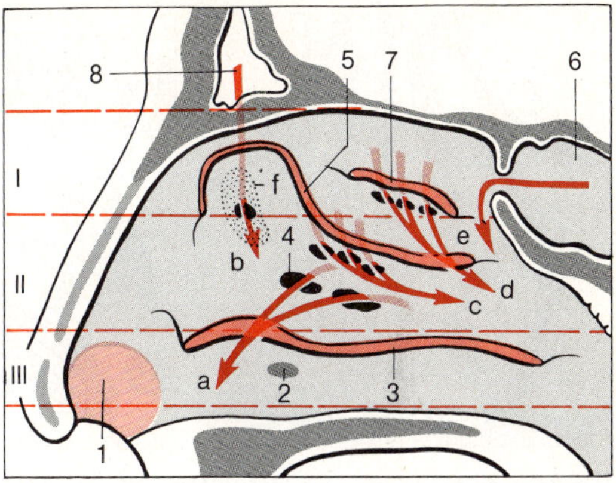

Abb. 2.**4** Laterale Nasenwand: I oberer Nasengang, II mittlerer Nasengang, III unterer Nasengang; 1 Vestibulum nasi, 2 Ausmündung des Ductus nasolacrimalis, 3 Ansatz untere Muschel, 4 Ostium maxillare, 5 Ansatz mittlere Muschel, 6 Keilbeinhöhle, 7 Ansatz obere Muschel, 8 Stirnhöhle; a Drainage Kieferhöhle, b Drainage Stirnhöhle (Ductus nasofrontalis), c Drainage vordere Siebbeinzellen, d Drainage hintere Siebbeinzellen, e Drainage Keilbeinhöhle, f Gegend des Infundibulums (schwarz gepunktet)

die Ausmündung des Tränennasenganges, die etwa 3 cm hinter der äußeren Nasenöffnung liegt (Abb. 2.**4**).

b) Der *mittlere Nasengang* – zwischen unterer und mittlerer Muschel – ist klinisch besonders wichtig, weil in ihn die Stirnhöhle (Ductus nasofrontalis), die Gruppe der vorderen Siebbeinzellen und die Kieferhöhle münden (Abb. 2.**4**).

c) Der *obere Nasengang* – zwischen mittlerer und oberer Muschel – enthält die Öffnung(en) für die Gruppe der hinteren Siebbeinzellen (Abb. 2.**4**). – Die Keilbeinhöhle hat ihr Ostium in Höhe des oberen Nasenganges in der Vorderwand des Keilbeines (Abb. 2.**4**).

Die innere Nase wird von zwei unterschiedlich aufgebauten Schleimhauttypen ausgekleidet, der *respiratorischen* und der *olfaktorischen Schleimhaut* (Abb. 2.**5 a–d**).

Die *respiratorische Schleimhaut* kleidet die gesamten Atemwege und ihre Ausbuchtungen und Ausläufer (z. B. Nasennebenhöhlen und Mittelohrbereich!) vom Naseneingang bis in den Bronchialbereich aus – wenn auch mit standortabhängigen morphologischen Varianten. Abb. 2.**5 b** zeigt das Bauprinzip der respiratorischen Schleimhaut im Bereich der Nasenhaupthöhle mit flimmerndem Zylinderepithel samt Zilien und Becherzellen, mit der Schicht der (gemischten) Drüsen, mit einer mehr oder weniger deutlich ausgeprägten lymphoidzelligen Zone sowie mit einer vor allem im Bereich der Muscheln und Nebenhöhlenostien stark ausgebildeten Zone mit venösen kavernösen Räumen (Schwellgewebe) (Abb. 2.**5 a**).

Die *olfaktorische Schleimhaut* überzieht den Bereich der „Riechspalte" (Rima olfactoria), also das Areal, das der Lamina cribrosa und den dort austretenden Fasern des N. olfactorius benachbart ist und etwa in Höhe der oberen Muschel und des korrespondierenden Septumbereichs liegt. Spezifisch für diesen Bereich ist das Vorkommen der

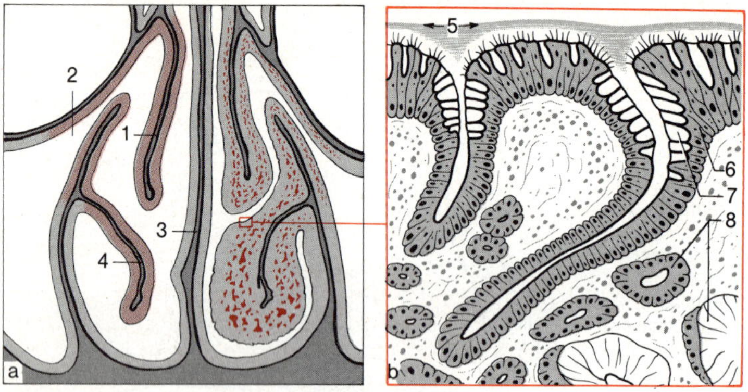

Abb. 2.**5 a–d** **a** Frontalschnitt durch Nasenhöhlen (links = abgeschwollene Nasenschleimhaut, rechts = normal durchblutete Nasenschleimhaut), **b** respiratorische Schleimhaut. 1 mittlere Muschel, 2 Kieferhöhle mit Ostium, 3 Nasenscheidewand, 4 untere Muschel, 5 Sekretschicht, 6 respiratorisches Epithel mit Zilien, 7 Becherzellen, 8 Schleimhautdrüsen

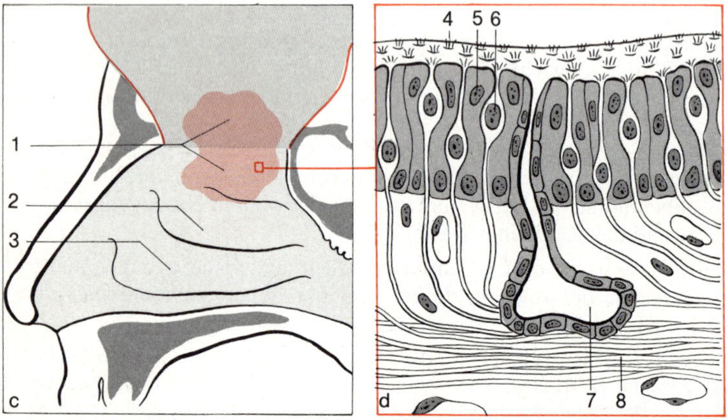

Abb. 2.**5 c** Sagittalschnitt durch Nase mit hochgeklapptem Septum, **d** olfaktorische Schleimhaut. 1 Regio olfactoria, 2 mittlere Muschel, 3 untere Muschel, 4 Riechkegel mit Riechhärchen, 5 Stützzelle, 6 Riechzelle, 7 Bowmansche Drüse, 8 Riechfasern

Bowmanschen Drüsen, die ein lipolipides Sekret produzieren. Dieses überzieht die Regio olfactoria und dient mit den in ihm enthaltenen Enzymen der Geruchswahrnehmung. Mit dem Sekret der Drüsen der respiratorischen Schleimhaut hat es keine Ähnlichkeit. Das Bauprinzip der olfaktorischen Schleimhaut ist in Abb. 2.**5 d** wiedergegeben, die topographische Ausdehnung in Abb. 2.**5 c**.

Nasennebenhöhlen

Die Nasennebenhöhlen stellen Ausbuchtungen der Nasenhaupthöhle in die benachbarten Schädelknochen dar (Abb. 2.**6a** u. **b**).

Die *Kieferhöhle* (Sinus maxillaris) ist der größte Sinus (paranasalis), mit einem Inhalt von durchschnittlich 15 ml und oft beim Vergleich zwischen rechts und links asymmetrisch entwickelt (die dadurch unterschiedlich dicke Knochenwand kann Anlaß für röntgenologische Fehldiagnosen sein!). In der Regel nicht gekammert, kann ein Sinus maxillaris aber auch Buchten und Nischen, ja echte Kammern enthalten. Dies kann für Diagnostik und Therapie Schwierigkeiten bereiten! Die Öffnung des Ausführungsganges (Ostium maxillare) liegt im obersten Teil der medialen Kieferhöhlenwand, seine Ausmündung in die Nase im mittleren Nasengang (Abb. 2.**6a**). Diese Lage des Ausführungsganges ist für die Spontanentleerung der Höhle sehr ungünstig, da die Drainageöffnung bei aufrechter Körperhaltung nicht am tiefsten Punkt der Höhle, sondern weit oben lokalisiert ist („Überlaufventil").

Die *obere,* orbitale *Wand* („das Dach") der Kieferhöhle ist gleichzeitig der Orbitaboden. In ihr verläuft der N. infraorbitalis.

Die *mediale Wand* ist gleichzeitig die laterale Wand der Nasenhaupthöhle. In ihr liegen das Ostium maxillare sowie akzessorische Ostien.

Die *vordere* (faziale) *Wand* enthält das Foramen infraorbitale.

Die *Hinterwand* stellt die Trennwand zwischen Sinus und Fossa pterygopalatina dar; in der Flügelgaumengrube liegen die A. maxillaris, das Ganglion pterygopalatinum, Äste des N. trigeminus und des vegetativen Nervensystems (s. Abb. 2.**10**, S. 180).

Der Kieferhöhlen*boden* hat im Bereich der alveolären Bucht enge Beziehungen zu den Zahnwurzeln, besonders des 2. Prämolaren und des 1. Molaren (Überleitung für eine dentogene Sinusitis!) (s. Abb. 3.**15a** u. **b**, S. 343).

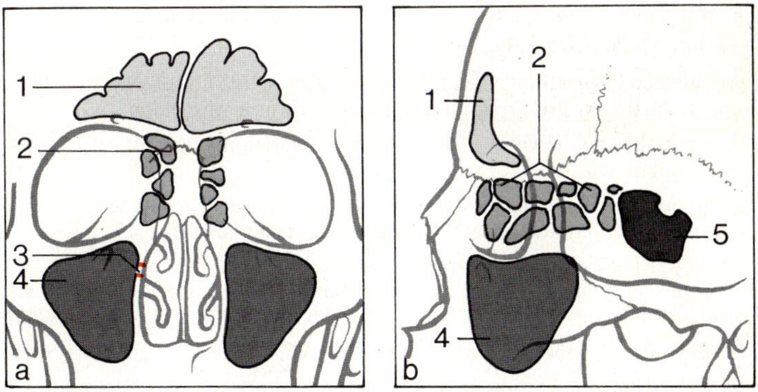

Abb. 2.**6a** u. **b** Nasennebenhöhlen, **a** frontal, **b** sagittal: 1 Stirnhöhle, 2 Siebbeinzellen, 3 Ostium maxillare, 4 Kieferhöhle, 5 Keilbeinhöhle

Vor der zweiten Dentition, also bis etwa zum 7. Lebensjahr, ist die Kieferhöhle in der Regel noch sehr klein, da die Maxilla in diesem Bereich die Zahnkeime der zweiten Dentition enthält. Erst nach dieser entwickelt sich der Sinus maxillaris zu seiner endgültigen Form und Größe.

Die *Stirnhöhle* (Sinus frontalis) variiert nach Form und Ausdehnung weit mehr als die Kieferhöhle; das durchschnittliche Fassungsvermögen einer Stirnhöhle beträgt 4–7 ml; die Differenzen zwischen rechter und linker Stirnhöhle beim gleichen Individuum sind oft beträchtlich! Stirnhöhlen können ein- oder beidseitig völlig fehlen (Stirnhöhlenaplasie in etwa 3–5 %), sie können andererseits auch eine extreme Ausdehnung und/oder eine Kammerung aufweisen. Letztere begünstigt das Entstehen von entzündlichen Komplikationen. Der knöcherne Ausführungsgang der Stirnhöhle (Ductus nasofrontalis) hat einen gewundenen Verlauf, seine Ausmündung in die Nase liegt unter dem Kopf der mittleren Muschel im sog. Infundibulum des Hiatus semilunaris (s. Abb. 2.**4**).

Die Stirnhöhlen entwickeln sich nach der Geburt und sind erst im 2. Dezennium voll ausgebildet. Zwischen beiden Stirnhöhlen findet sich eine knöcherne Trennwand (Septum interfrontale). Der Boden der Stirnhöhle ist ein Teil des Orbitadaches (Überleitung von entzündlichen ,,orbitalen Komplikationen"!). Im Boden der Stirnhöhle verläuft der Kanal des N. supraorbitalis.

Die Stirnhöhlen-Hinterwand ist ein Teil der knöchernen vorderen Schädelgrube und damit eine typische Überleitungsstelle für rhinogene endokranielle Komplikationen (frontobasale Verletzung, Komplikation bei Sinusitis, s. S. 248 ff.).

Das *Siebbeinlabyrinth* besteht aus je 6–10 lufthaltigen Zellen (Cellulae ethmoidales), sein Hohlraumvolumen beträgt etwa 2–3 ml. Klinisch unterscheidet man eine *vordere* und *hintere* Siebbeinzellen-Gruppe (embryologisch paarige Anlage, die erst im 1. Lebensjahr zu *einem* Siebbein verschmilzt). Verbindungen zwischen *allen* Siebbeinbereichen einer Seite sind vorhanden, oft auch gemeinsame Ausführungsgänge – für den vorderen Siebbeinkomplex im mittleren Nasengang, für den hinteren Siebbeinkomplex im oberen Nasengang (s. Abb.2.**4**).

Das Siebbeinlabyrinth ist beim Neugeborenen – im Gegensatz zu allen anderen Nebenhöhlen – im Prinzip schon in endgültiger Form vorhanden.

Oben grenzt es an die vordere Schädelbasis (Überleitungsweg für rhinogene endokranielle Infektionen).

Lateral trennt die Lamina orbitalis (sive papyracea) den Siebbeinbereich von der Augenhöhle (Überleitungsweg für orbitale Komplikationen).

Hinten grenzt das Siebbeinlabyrinth an die Keilbeinhöhle. Der N. opticus verläuft oft in engster Nachbarschaft zu den hinteren Siebbeinzellen oder er ist sogar von diesen umgeben (retrobulbäre Neuritis usw.) (s. Abb. 2.**36a**, S. 246 und 2.**53**, S. 276)!

Medial wird das Siebbeinlabyrinth begrenzt von der mittleren und oberen Muschel.

Die *Keilbeinhöhle* (Sinus sphenoidalis) liegt in der Schädelbasis am weitesten dorsal – am Übergang der vorderen zur mittleren Schädelgrube im Keilbeinkörper. Form und Größe variieren individuell sehr stark, ihr Fassungsvermö-

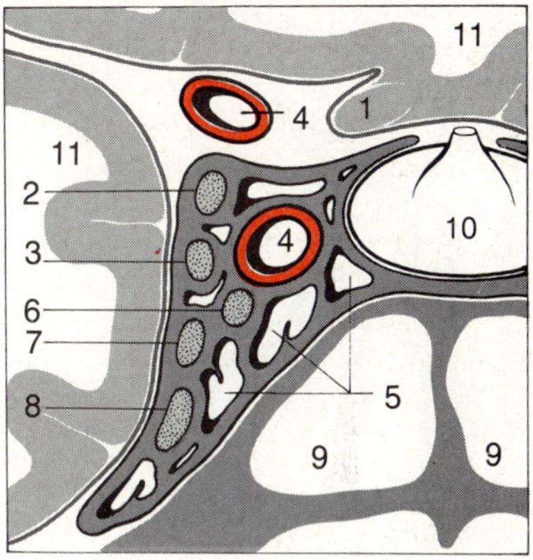

Abb. 2.**7** Frontalschnitt durch Keilbeinhöhle und Nachbarschaft: 1 N. opticus, 2 N. oculomotorius, 3 N. trochlearis, 4 A. carotis interna, 5 Sinus cavernosus, 6 N. abducens, 7 N. ophthalmicus, 8 N. maxillaris, 9 Keilbeinhöhle, 10 Hypophyse, 11 Gehirn

gen reicht von 0,5–3 ml. Die Keilbeinhöhlen können ganz fehlen (3–5 %). – Der Ausführungsgang des Sinus sphenoidalis liegt an der Vorderwand des Keilbeinkörpers (Recessus sphenoethmoidalis), hinter und etwas oberhalb der oberen Muschel (s. Abb. 2.**4**).

Die Keilbeinhöhle entsteht erst postfetal etwa ab dem 6. Lebensjahr.

Die *obere* Wand (das Dach) der Keilbeinhöhle grenzt an die vordere und mittlere Schädelgrube (Überleitung rhinogener endokranieller Komplikationen!); in ihrer unmittelbaren Nachbarschaft befinden sich das Chiasma opticum und die Foramina optica. Außerdem liegen die Sella turcica und die Hypophyse auf dem Keilbeinhöhlendach (Zugangsweg für Hypophysenoperation über die Keilbeinhöhle).

An der *Seitenwand* der Keilbeinhöhle befinden sich der Sinus cavernosus, die A. carotis interna und die Hirnnerven II, III, IV, V, VI. Der Canalis opticus kann oben frei in der Seitenwand der Keilbeinhöhle verlaufen, ebenso die A. carotis interna oder auch die Nn. III und VI (Abb. 2.**7**).

Der *Boden* der Keilbeinhöhle begrenzt das Rachendach und das Dach der Choane.

Hinter der sehr dicken *Hinterwand* liegt die hintere Schädelgrube und die Pons. Nachbarschaftliche Beziehungen: Abb. 2.**7**, 2.**34a, b**, 2.**36a–c** und 2.**53** (S. 243, 246, 276).

Die *Schleimhautauskleidung* der Nasennebenhöhlen ist einfacher aufgebaut als die der Nasenhaupthöhle. Im Bereich der Ausführungsgänge und ihrer Nachbarschaft findet sich in der Schleimhaut kavernöses Schwellgewebe, das die Durchgängigkeit der Ostien beeinflussen kann (s. S. 186). Diese Variabilität der Öffnung der Ausführungsgänge wird verstärkt durch gleichzeitige Volumenschwankungen der benachbarten Muscheln (Abb. 2.**8** und 2.**5a**, S. 174), so daß man in funktioneller Hinsicht von einer *ostiomeatalen Einheit* sprechen kann.

An der *Gefäßversorgung* der inneren Nase (sowie der Nasennebenhöhlen) sind sowohl die A. carotis externa als auch die A. carotis interna und beide

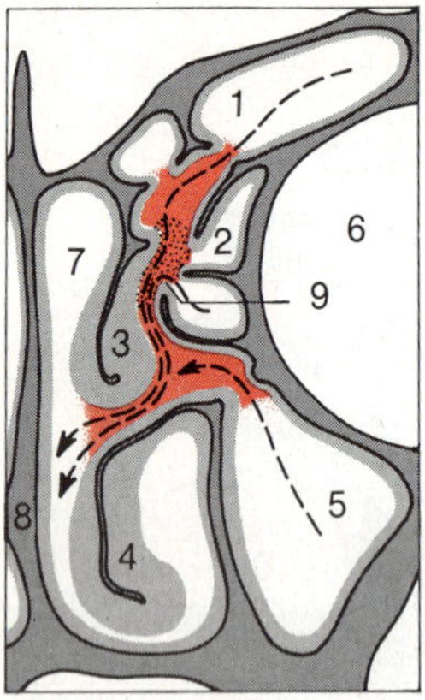

Abb. 2.**8** Ostiomeatale Einheit: 1 Stirnhöhle, 2 Siebbeinzellen, 3 mittlere Muschel, 4 untere Muschel, 5 Kieferhöhle, 6 Orbita, 7 Nasenhaupthöhle, 8 Septum nasi, 9 Infundibulum (unter dem Kopf der mittleren Muschel; schwarz gepunktet)

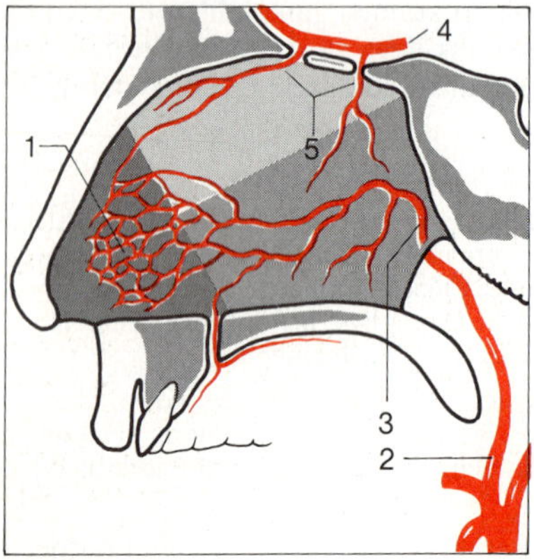

Abb. 2.**9** Gefäßbezirke innere Nase: 1 Locus Kiesselbach, 2 A. maxillaris (aus A. carotis externa), 3 A. sphenopalatina, 4 A. ophthalmica, 5 Aa. ethmoidales anterior und posterior

- Region des Locus Kiesselbach
- Versorgungsbereich der A. carotis externa
- Versorgungsbereich der A. carotis interna (stark schematisiert)

venösen Analoga beteiligt. Die Abb. 2.**9** zeigt die Verhältnisse im Bereich der *medialen* Nasenwand. Die Gefäßverteilung im Bereich der *lateralen* Nasenwand geht aus Abb. 2.**42a**, S. 259 hervor.

Die A. carotis *externa* versorgt die Nase via A. maxillaris (innen) und A. facialis (außen). Wichtigster Ast der A. maxillaris für den Nasenbereich ist die A. sphenopalatina.

Der Zufluß von der A. carotis *interna* verläuft über die A. ophthalmica und von dort über die Aa. ethmoidales anterior und posterior.

Im vorderen Anteil der Nasenscheidewand *(Locus Kiesselbach,* Abb. 2.**9** sowie Farbtafel **11c** und **d**) liegt ein besonders dichtes und zugleich relativ oberflächlich angeordnetes Geflecht kleiner Gefäße, das seinen Zufluß sowohl aus dem System der A. carotis externa wie aus dem der A. carotis interna erhält.

Venöser Abfluß: V. facialis und V. opththalmica, Plexus pterygoideus sowie Plexus pharyngeus – also teilweise endokraniell (Sinus cavernosus, Sinus coronarius und Sinus transversus!), teilweise extrakraniell. Siehe hierzu Abb. 2.**2**, S. 171.

Klinisch sehr wichtig sind die *kavernösen Räume* in der Schleimhaut der Nasenmuscheln, auch an der Nasenscheidewand und um die Ostien der Nasennebenhöhlen. Durch ihre stark variable Füllung (vegetative Steuerung) mit venösem Blut regulieren sie die Schleimhautdicke und damit den funktionell nutzbaren Querschnitt der inneren Nase und der Nebenhöhlen-Ausführungsgänge (Atmung; Ventilation, Drainage) (s. Abb. 2.**5a** und 2.**8**, S. 174, 178).

Lymphabfluß: Ein *vorderes System* sammelt die Lymphe der Nasenpyramide und leitet sie in die submandibulären und oberflächlichen Halslymphknoten. Das *hintere System* drainiert den hinteren Anteil der Nasenhöhle und den Nasenrachen und leitet die Lymphe zu den retropharyngealen Lymphknoten und der Kette der jugularen Halslymphknoten (s. Abb. 6.**11**, S. 484).

Nervenversorgung: Nasenhöhlen und Nasennebenhöhlen werden sensibel und autonom (sekretorisch und vasomotorisch) versorgt. Dazu tritt als spezielle Leistung die sensorische Funktion des N. olfactorius.

Die *sensible* Versorgung übernimmt der 1. und 2. Ast des N. trigeminus. Über die komplizierte *vegetative* Innervation für Sekretion und Vasomotion gibt Abb. 2.**10** Auskunft.

Vegetative Innervation: Die *sympathischen* Fasern (Vasokonstriktion) entstammen dem ersten bis fünften Thorakalsegment des Rückenmarks, erfahren im Ganglion cervicale superius eine Umschaltung und verlaufen als postganglionäre Fasern mit den Blutgefäßen zur Schleimhaut der Nase und der Nebenhöhlen. Ein Teil von ihnen geht – ohne Umschaltung – durch das Ganglion pterygopalatinum.

Die *parasympathischen* Fasern (Vasodilatation) kommen vom N. intermedius (Nucleus lacrimomuconasalis → N. intermedius → Ganglion geniculi → N. facialis → N. petrosus major → N. canalis pterygoidei (N. Vidianus) → Ganglion pterygopalatinum.

Im Ganglion pterygopalatinum werden die bis dahin präganglionären parasympathischen Fasern umgeschaltet. Von hier versorgen sie die Schleimhaut von Nase und Nebenhöhlen mit sekretorischen und vasodilatatorischen Fasern.

Das *Ganglion pterygopalatinum* erfüllt für Nase und Nebenhöhlen eine Schlüsselfunktion: Es ist die Hauptsteuerstelle für ihre vegetative Innervation und besitzt drei „Wurzeln":

1. Fasern vom Parasympathikus (verstärkend sekretorisch sowie vasodilatatorisch);
2. Fasern vom Sympathikus (Vaskonstriktion und hemmende Beeinflussung der Sekretion);
3. Fasern vom N. trigeminus (via Ganglion Gasseri → N. maxillaris) mit sensiblen (auch sensorischen) Funktionen.

Die Nase und speziell die Kieferhöhlen sind anatomisch und funktionell eng verbunden mit dem *Oberkiefer* (Maxilla), der von der Funktion her als Antagonist des Unterkiefers zu verstehen ist, die obere Hälfte des Kausystems enthält und zugleich den Hauptteil des mittleren Drittels des Gesichtsskeletts repräsentiert. Rhinologische Relevanz gewinnt der Oberkiefer einerseits aus seiner unmittelbaren Nachbarschaft zu Nase und Nasennebenhöhlen

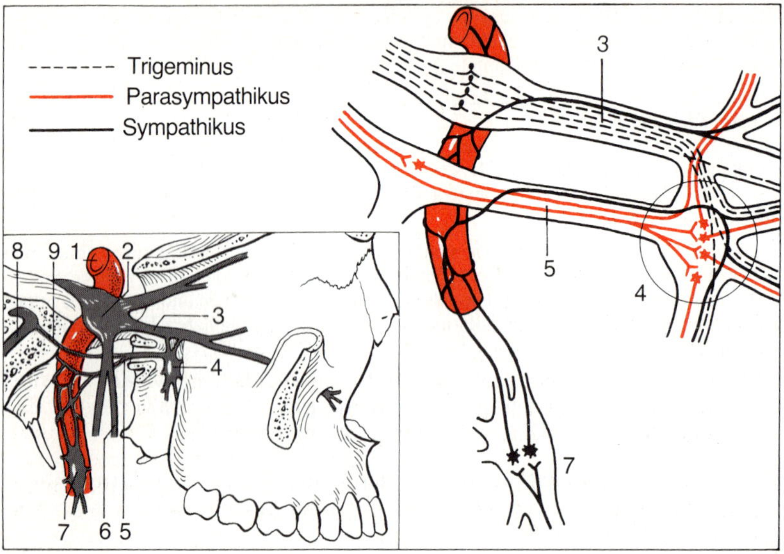

Abb. 2.**10** Nervale Versorgung Nasenschleimhaut: 1 A. carotis interna mit Geflecht des Sympathikus, 2 Ganglion Gasseri (N. V), 3 N. maxillaris, 4 Ganglion pterygopalatinum, 5 N. canalis pterygoidei (Vidianus), 6 N. mandibularis, 7 Ganglion cervicale superius, 8 N. facialis mit N. intermedius, 9 N. petrosus major. – Im Kreis: Faserverlauf im Ganglion pterygopalatinum

und andererseits aus seiner häufigen Beteiligung bei Verletzungen des Gesichts- und Nebenhöhlenbereiches, wie auch als Struktur, in welcher rhinogene Tumoren sich ausbreiten. Die anatomische Situation geht aus Abb. 2.**47**, S. 266, hervor (vgl. auch Abb. 2.**69a** u. **b**, S. 294).

Physiologische und pathophysiologische Grundlagen

Die Nase gehört einerseits zu den *Sinnesorganen* und andererseits zu den *Atmungsorganen*. Neben diesen beiden *Hauptfunktionen* versieht die Nase wichtige *Schutzfunktionen* für den Gesamtkörper in Form der *Adaptation des Organismus an die Umwelt* (dies gilt für rein physikalische Parameter, aber auch im Sinne der immunologischen Abwehr), und sie ist schließlich auch am Klang von Stimme und Sprache beteiligt.

Die Nase als Riechorgan

Der Geruchssinn des Menschen ist im Vergleich zu dem der meisten Säugetiere, aber auch Insekten usw. relativ schlecht entwickelt. Desungeachtet ist er auch für den Menschen hochempfindlich und für das einzelne Individuum (fast) unentbehrlich: Das Schmecken z. B. ist nur teilweise eine Funktion des Geschmackssinnes, denn dieser kann nur die Qualitäten süß, sauer, salzig und bitter erkennen – alle anderen Sinneseindrücke, die z. B. Speisen hervorrufen, werden über den Geruchssinn vermittelt (das „Aroma", die „Blume" usw.). Dieses *gustatorische Riechen* kommt dadurch zustande, daß beim Essen und/oder Trinken die Riechstoffe der Speisen und/oder Getränke während der Exspiration der Atemluft die Riechspalte passieren. Der Geruchssinn kann nicht nur *Appetit anregen,* sondern ihn auch *verderben,* er kann zudem vor verdorbenen oder giftigen Nahrungsmitteln, aber auch vor schädlichen Stoffen in der unmittelbaren Umgebung (z. B. Gas) *warnen.* Eine besondere Rolle spielt der Geruchssinn im psychischen und psychologischen Bereich, starke Affekte können von Gerüchen ausgelöst wie auch gedämpft werden. Nicht zu vergessen ist, daß für bestimmte Berufe ein gutes Riechvermögen unbedingt erforderlich ist (z. B. Köche, Konditoren, Wein-, Kaffee-, Teespezialisten, Parfümeure, Tabakmischer, Chemiker), wie auch der Arzt nicht nur den „klinischen Blick" für seine Diagnostik benötigt, sondern auch die „klinische Nase".

Das *Riechfeld* in der Nase ist relativ klein (s. Abb. 2.**5c,** S. 174). Es enthält die Riechzellen, d. h. *bipolare Nervenzellen,* die gleichzeitig als Sinneszellen und als erstes Neuron aufzufassen sind. Sie sammeln sich in etwa 20 Fila olfactoria, die zum *primären Riechzentrum,* dem *Bulbus olfactorius* ziehen (s. Abb. 2.**3b**, S. 172 und 2.**11**).

Von hier gehen die Neuriten der Bulbuszellen über den *Tractus olfactorius* zu den Gebieten des sog. *sekundären Riechzentrums. Tertiäre kortikale Riechfelder* werden im Gyrus dentatus und Gyrus semilunatus angenommen.

Das Wirkungsprinzip, über welches Duftmoleküle auf die Riechzelle einwirken, ist noch nicht gesichert bekannt. Zahlreiche Theorien (Emission von Riechstoff-Korpuskeln, selektive Absorption, spezifische Rezeptoren an den Sinneszellen, enzymatische Steuerungen, Molekülvibrationen, elektrobiologische Vorgänge wie Zellmembran-Potentialänderungen usw.) werden heute diskutiert.

Gesichert ist, daß nur Stoffe, die *verdunsten,* vom Menschen gerochen werden können. Diese Stoffe müssen wasser- und lipidlöslich sein. Einige wenige Moleküle können genügen, um einen Geruchsreiz hervorzurufen. Man nimmt einen durchschnittlichen Schwellenwert von 10^{-15} Mol pro 1 ml Luft für die Auslösung des Riechempfindens an.

Es soll 30000 verschiedene Riechstoffe in der freien Atmosphäre geben – davon soll der Mensch etwa 10000 wahrnehmen und etwa 200 unterscheiden bzw. erkennen können.

Ähnlich wie bei anderen Sinnesorganen gibt es auch beim Geruchssinn das Phänomen der *Adaptation* (Anpassung). Die Empfindlichkeit des Riechorgans ist abhängig auch vom Hungerzustand: Ist der Hunger groß, riecht man

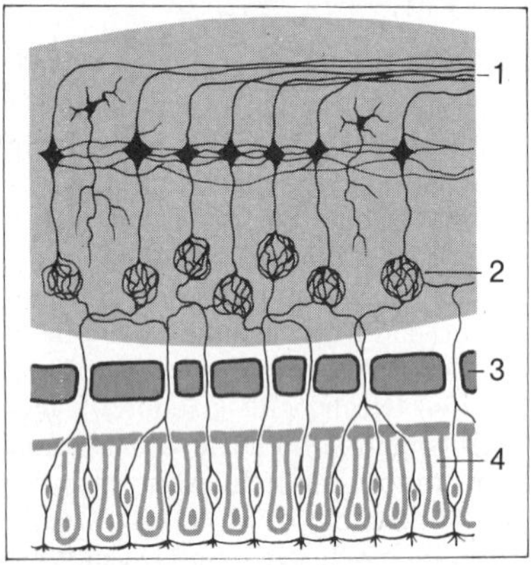

Abb. 2.**11** Riechorgan: 1 Riechfasern im Bulbus olfactorius, 2 Glomeruli olfactorii (Schaltstellen), 3 Lamina cribrosa, 4 Riechepithel

um mehrere Faktoren besser als kurz nach einem Essen – eine sehr sinnvolle physiologische Regelung.

Anosmie und Hyposmie können mechanisch durch Verlegung der Riechspalte (Polyposis o. ä.) bedingt sein *(respiratorische Anosmie)*. Von einer *gustatorischen Anosmie* spricht man, wenn die den Speisen und Getränken beigegebenen Riechstoffe vom Mundrachenbereich etwa wegen eines verlegten Nasenrachens oder einer verschlossenen Choane nicht zum Riechepithel der Nase gelangen können. Eine *zentrale Anosmie* liegt vor, wenn bei freien Atemwegen ein Riecheindruck nicht zustande kommt, weil eine Störung in den zentralnervösen Anteilen des Riechsystems vorliegt (z. B. traumatischer Abriß der Fila olfactoria, Hirnkontusion, Hirnerkrankungen). Von einer *essentiellen Anosmie* spricht man, wenn angenommen werden kann, daß – bei freier Riechspalte – eine lokale Schädigung des Riechepithels (z. B. nach Grippe) vorliegt.

Die Nase als Atmungsorgan

Der einzige physiologische Atemweg führt beim Menschen über die Nase, die Mundatmung ist unphysiologisch und wird nur im Notfall zur Unterstützung der Nasenatmung mit herangezogen. Die strömungsphysiologischen Vorgänge in der ,,normalen" Nase bei In- und Exspiration lassen sich – auf wenige Gesichtspunkte zusammengedrängt – folgendermaßen zusammenfassen:

Bei physiologischer Atmung rechnet man für die ,,normale" Nase mit etwa 6 l/min für eine mittlere Ventilation und bei maximaler Ventilation mit etwa 50–70 l/min.

Strömungsphysikalisch ist das Limen nasi in der ,,normalen" Nase die engste Stelle. Es hat damit die Funktion einer Düse (hohe lokale Strömungsgeschwindigkeit).

Der Nasenabschnitt unmittelbar hinter dem Limen bis zu den Muschelköpfen wirkt als *Diffusor* (Verlangsamung der Strömungsgeschwindigkeit und erhöhte Turbulenzbildung). Der mittlere Nasenabschnitt mit Muscheln und Nasengängen ist der für die Nasenatmung wichtigste Abschnitt. Die durchströmende Luftsäule setzt sich aus Anteilen mit laminarer und turbulenter Strömung zusammen. Das Verhältnis zwischen laminarer und turbulenter Strömung beeinflußt erheblich die Funktion und den Zustand der Nasenschleimhaut.

Bei der *Exspiration* werden die Nasenhöhlen in umgekehrter Richtung durchströmt. Die Ausatmungsluftsäule weist im mittleren Nasenabschnitt wesentlich kleinere Turbulenzwerte und damit geringere Wärme- und Stoffaustauschvorgänge zwischen Strömung und Nasenwand auf als die Einatmungsluftsäule. Die Ausatemphase bietet für die Nasenschleimhaut somit Gelegenheit zur Erholung. Bei ausschließlicher Inspiration über die Nase und Exspiration über den Mund kommt es rasch zur Austrocknung der Nasenschleimhaut.

Der Gesamtwiderstand der Nase (Druckdifferenz Δ p zwischen Naseneingang und Nasenrachen) liegt normalerweise bei 8–20 mm H_2O. Wird der Wert von 20 mm H_2O überschritten, erweitert sich bei der Atmung das innere Nasenloch (limen nasi, s. S. 172). Bei Werten über 40 mm H_2O setzt zusätzlich Mundatmung ein.

Bei völligem Ausschluß der Nase von der Atmung (z. B. nach Laryngektomie) kommt es langfristig zu tiefgreifenden Schleimhautveränderungen. – Mechanische Hindernisse im Naseninneren (z. B. Leistenbildung des Septums, Muschelhyperplasie, narbige Stenosen usw.) können nicht nur zu vorwiegender Mundatmung und allen ihren schädlichen Folgen für den Organismus führen (s. S. 321 ff.), sondern auch zu Schleimhauterkrankungen im Bereich von Nase und Nasennebenhöhlen.

Die *Nasendurchgängigkeit* kann von sehr unterschiedlichen Faktoren beeinflußt werden: Temperatur und Feuchtigkeit der umgebenden Luft; bestimmte Körperpositionen, körperliche Arbeit; Änderung der Körpertemperatur; Kälteeinwirkung auf umschriebene Körperabschnitte (z. B. die Füße), Hyperventilation ebenso wie psychische Stimuli. Auch der Zustand der Lungenfunktion, des Herzens und Kreislaufes, endokrinologische Sonderzustände (Gravidität, Über- und Unterfunktion z. B. der Schilddrüse) und einige lokal, oral oder parenteral verabreichte Medikamente (z. B. Rauwolfia, Ephedrin) können erheblichen Einfluß auf die Durchgängigkeit der Nase nehmen (s. S. 217). – Über Meßmöglichkeiten s. S. 193.

Bei normaler Nasenatmung wird die Atemluft während ihrer Passage durch die Nase für die tieferen Luftwege *angewärmt, befeuchtet* und *gereinigt*.

Die *Anwärmung* der Atemluft durch die Nase ist sehr wirksam, die Temperaturkonstanthaltung für die tieferen Luftwege erstaunlich stabil. Ebenso wie die Befeuchtung ist die Anwärmung eine Leistung der Mukosa der Nase. Die Temperatur im Nasenrachen hat bei intakter und ausschließlicher Nasenatmung konstant eine Temperatur von 31–34° C – weitgehend unabhängig davon, wie hoch oder wie niedrig die Außentemperatur ist! Das bedeutet, daß im physiologischen Rahmen die Heizleistung der Nase bei Abnahme der Außentemperatur so weit ansteigt, daß die tieferen Luftwege und die Lunge stets im physiologischen Temperaturmilieu arbeiten können.

Ähnliches gilt für die *Befeuchtung* der Atemluft. Die für das subjektive Wohlbefinden und die Funktion der Schleimhaut der Nase *optimale relative Luftfeuchtigkeit* liegt bei 50–60 %. Die Wasserdampfsättigung der eingeatmeten Luft liegt im Nasenrachen bei 80–85 % und in den tieferen Luftwegen ziemlich konstant bei 95–100 %, unabhängig von der relativen Luftfeuchtigkeit der Außenwelt. Die vom gesamten Respirationstrakt verdunstete Wassermenge beträgt bis zu 30 g pro 1000 l Luft; der größte Teil hiervon wird von der Nase geliefert. Andererseits hat der Sekretfilm für die Schleimhaut eine wasserabdichtende Funktion, indem er eine zu hohe Wasserabgabe an die Atemluft und damit eine Austrocknung der Schleimhaut verhindert.

Die *Reinigungsleistung* der Nase umfaßt einerseits die Reinigung der Atemluft von beigegebenen Fremdpartikeln, Keimen, Staub usw. und andererseits die Eigenreinigung der Nase selbst (s. unten). Von den größeren Partikeln (>4,5 μm) werden etwa 85 % von der Nase herausgefiltert, von Partikeln mit Teilchengrößen <1 μm aber nur etwa 5 %!

Die in die Nase gelangten Fremdstoffe kommen in Kontakt mit der feuchten Schleimhautoberfläche, dem Sekretfilm, der kontinuierlich das Fremdmaterial abtransportiert. Einzelheiten s. unten.

Merke: Die Nase dient der *Klimatisation* (Erwärmung und Befeuchtung) und der *Reinigung* der Atemluft.

Die Nasenschleimhaut als Schutzorgan

Von den Schutzleistungen „Anwärmen", „Befeuchten" und „Reinigen" der Atemluft war die Rede, von den *Schutzreflexen* der Nase wird noch zu sprechen sein. Auf eine weitere Protektionsfunktion der Nase muß hingewiesen werden: Die *Verteidigungsfunktion* der Nasenmukosa. Diese besitzt ein sehr differenziertes, effizientes und polyvalentes Abwehrpotential gegenüber Umwelteinwirkungen auf den Organismus. Ein Grundelement dieses Verteidigungssystems ist der sog. *Mukoziliarapparat,* d. h. die funktionelle Kombination von Sekretfilm und Zilien des respiratorischen Epithels, wobei der kolloidale Sekretfilm wie ein großflächiges Transportband kontinuierlich vom Naseneingang in Richtung auf die Choanen bewegt wird. Der Transport eines Fremdpartikels vom Kopf der unteren Muschel bis zur Choane benötigt durchschnittlich 10–20 Min. Die optimale Leistung dieses Reinigungssystems hängt von vielen Faktoren ab (pH, Temperatur, Zustand des Kolloids, Feuchtigkeit, Weite der Nase, schädigende Gase usw.). Störungen in der Zusammensetzung – oder in der physikalischen Zustandsform – des Sekretfilms oder Störungen der Ziliartätigkeit können schwerste Beeinträchtigungen der Physiologie der inneren Nase zur Folge haben.

Die Schutzfunktion der Nasenmukosa gegenüber dem Gesamtorganismus schließt auch Kontaktnahme und zugleich Abwehr gegenüber belebtem und unbelebtem Fremdmaterial, also Aufklärung und Verteidigung gegenüber der Peristase ein. Pathophysiologisch kann man an der Nasenschleimhaut *zwei Verteidigungszonen* unterscheiden: die Sekretdecke samt Epithelzone und andererseits das Gefäßbindegewebe der Lamina propria.

Abwehrfaktoren der 1. Verteidigungszone: a) Physikalische Reinigung durch Mukoziliarapparat („Transportband"); b) unspezifische Schutzfaktoren im Sekret (Lysozyme, Interferon, sekretorische Proteaseninhibitoren, Komplementsystem, sekretorische Glukosidasen); c) spezifische Schutzfaktoren (Immunglobulin A als überaus wirksamer „Oberflächenschutz", ferner IgM und IgG).

Abwehrfaktoren der 2. Verteidigungszone: a) Unspezifische Schutzfaktoren und Strukturen (Grundsubstanz und Fibrillen, Mikro- und Makrophagen, Mastzellen, Gefäße, vegetatives Nervensystem, Gewebshormone; ferner Interferon, Proteaseninhibitoren, Komplement usw.); b) spezifische Schutzfaktoren (sensibilisierte B- und T-Lymphozyten, eosinophile Granulozyten, Immunglobulin G sowie IgM und IgE).

Die Nase als Reflexorgan

Nasenspezifische reflektorische Mechanismen können in verschiedenem Sinn und in verschiedener Richtung auftreten:

- Reflexe, die mit Auslösung und Folge in der Nase selbst liegen;
- Reflexe, die von anderen Körperregionen bzw. Organen aus auf die Nase einwirken;
- Reflexe, die von der Nase aus auf andere Körperregionen bzw. Organe übergreifen.

Ein offenbar auf die Nase beschränktes Reflex- bzw. Steuersystem, dessen Zweck nicht bekannt ist, ist der nasale *Zyklus.*

Ein Zyklus (Plus- und Minusphase) dauert – individuell und unterschiedlich – zwischen 2 und 6 Stunden. Vorausgesetzt, beide Nasenhälften sind normal durchgängig, kommt es alternierend zu Lumenerweiterung und -verengung, d. h. Erniedrigung bzw. Erhöhung des Atemwiderstandes in jeder Nasenhälfte. Der Atemwiderstand der *gesamten* Nase bleibt – im Idealfall – dabei konstant. Dieses reflektorische Geschehen wird vom autonomen Nervensystem via Gefäßsystem (kavernöse Räume!) der Nasenschleimhaut gesteuert.

Nasopetale Reflexe bestehen z. B. mit der Haut in Form von Änderungen des Atemwiderstandes bei Abkühlung der Extremitäten, sie bestehen ferner von der Lunge und den Bronchien und von anderen vegetativen Steuerstellen aus.

Wichtige *nasofugale* Verbindungen bestehen von der Nase zur Lunge, zu Herz und Kreislauf, zu den Organen des Stoffwechsels wie auch zu den Genitalorganen.

Dazu treten Nies-, Tränen- und Hustenreflex sowie unter bestimmten Alarmsituationen sogar der reflektorische Atemstillstand!

Einfluß der Nase auf die Sprache

Beim Sprechen nimmt auch die Nase Einfluß auf den Klang der Sprache. Bei der Bildung der sog. Resonanten (Rhinophone) „m", „n" und „ng" z. B. strömt die Luft durch die offene Nase, bei der Bildung der Vokale dagegen sind Nase und Nasenrachen mehr oder weniger durch das Gaumensegel vom Resonanzraum der Mundhöhle abgetrennt.

Weitere Einzelheiten s. S. 563.

Funktion und Aufgaben der Nasennebenhöhlen

Über den biologischen Zweck der Nasennebenhöhlen ist viel spekuliert worden. Es liegt nahe, daß diese Pneumatisationskammern der Schädelknochen der Gewichtsersparnis bei gleichzeitiger Oberflächenausdehnung der Schädelknochen außen und innen dienen.

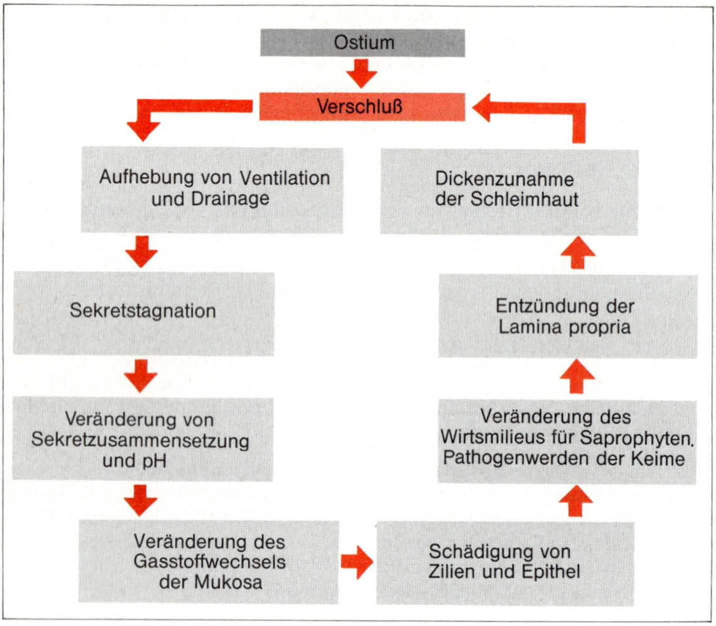

Abb. 2.**12** Folgen des Verschlusses eines Nebenhöhlenostiums

Pathophysiologische Probleme der Nasennebenhöhlen ergeben sich aus der Existenz der *Ostien* (Ausführungsgänge), über welche sowohl die *Ventilation* als auch die *Drainage* erfolgen.

Pathophysiologische Gesichtspunkte:

Kommt es zur *Verlegung eines Ostiums,* so bedeutet das für die zugehörige Nebenhöhle, daß die Selbstreinigung unterbrochen wird, das Sekret stagniert und sich in seiner Zusammensetzung verändert. Das retinierte Sekret stellt einen idealen Nährboden für Mikroben dar, die als Saprophyten auch in normalen Nebenhöhlen häufig vorkommen.

Aus der Verlegung eines Ostiums resultiert ein Circulus vitiosus, der in Abb. 2.**12** dargestellt ist.

Ursachen für einen Verschluß der Ostien sind:

1. Umweltfaktoren (relative Trockenheit der Nase, schädliche Gase oder Agentien in der Atemluft);

2. lokale Faktoren (angeborene oder erworbene Fehlbildungen wie Septumdeviation, Narben, Muschelveränderungen; Infektionen der Nase und/oder

der Nebenhöhle[n], auch dentogen; allergische Prozesse der Nase und/oder der Nebenhöhlen, besonders auch bei Kindern; vasomotorische Dysfunktionen auf nervaler oder hormonaler Grundlage; Stoffwechseleinwirkungen wie Avitaminosen, Diabetes, gestörter Elektrolythaushalt usw. sowie die mechanische Verlegung durch Borken, Polypen, Fremdkörper, lange liegende Magensonden oder Nasotrachealtuben, benigne und maligne Tumoren).

Nur die Ausschaltung dieser kausalen Faktoren und die Unterbrechung des durch den Ostienverschluß bedingten Circulus vitiosus – evtl. mit gezielter medikamentöser und/oder chirurgischer Unterstützung – vermag auf die Dauer Abhilfe zu schaffen.

Die Nebenhöhlen nehmen nur in bescheidenem Umfang an den Atemphasen der Nasenhaupthöhlen teil, die registrierbaren Druckschwankungen sind gering. Bei Verlegung des Ostiums genügt aber offenbar schon ein geringer Unterdruck im Sinus (minus 20–50 mm H_2O), um das Krankheitsbild eines „*Verschlußsinus*" (fälschlich „Vakuumsinus") hervorzurufen: Mehr oder weniger starke Kopfschmerzen, die schlagartig mit der Wiederherstellung der Sinusventilation (Druckausgleich) verschwinden.

Untersuchungsmethoden

Inspektion und Palpation von außen

Zu achten ist auf:

- Beschaffenheit der Haut (zart, derb; Verfärbungen; entzündliche Schwellung; Druckempfindlichkeit).
- Äußerlich sichtbare Formveränderung der knorpeligen und/oder knöchernen Infrastruktur (angeborene Mißbildung oder erworbener Formfehler z. B. Sattel-, Höcker-, Breit- oder Schiefnase; akute Traumafolge oder Spätfolge; schmerzhafte Schwellung als Begleitsymptom einer Entzündung; nicht schmerzende Schwellung als Begleitsymptom eines Tumors).
- Vorwölbung in unmittelbarer Umgebung der Nase (Stirn, Wange, Oberlippe, Augenlider; Protrusio bulbi, Fehlstellung oder Verdrängung des Augapfels sowie Einschränkung seiner Beweglichkeit).
- Beobachtung der Nasenflügel beim Atmen (Ansaugen der Nasenflügel, Aufblähen, sog. Nasenflügelatmung usw.).
- Durch Anheben der Nasenspitze Beurteilung des Nasenvorhofs, der Vorderkante der Nasenscheidewand, der sog. Spitzentasche (Dach des Vestibulums) und des inneren Nasenloches.
- Prüfung der Krepitation und Dislozierbarkeit des knöchernen Nasengerüstes.
- Prüfung der Nervenaustrittsstellen (Abb. 2.**13a** u. **b**).
- Klopfempfindlichkeit über Stirn, Schädelkalotte oder Wange.

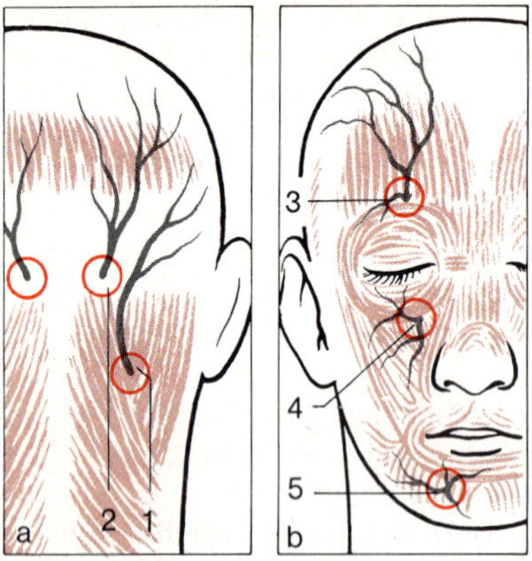

Abb. 2.**13 a** u. **b** Klinisch wichtige Nervenaustrittspunkte
a Am Hinterkopf: 1 N. occipitalis minor, 2 N. occipitalis major
b Im Gesicht: 3 N. frontalis (supraorbitalis), 4 N. infraorbitalis, 5 N. mentalis

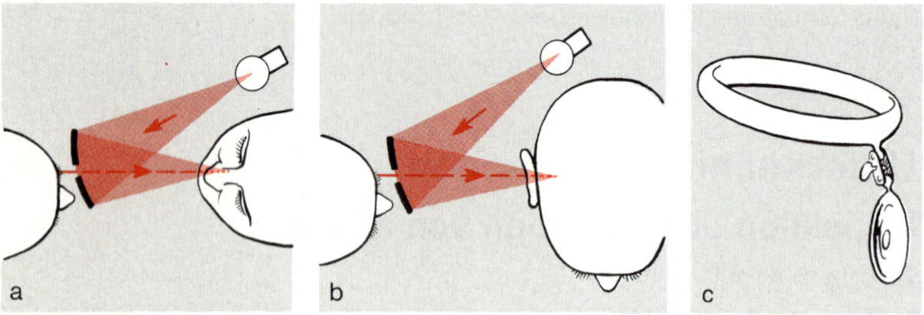

Abb. 2.**14 a–c** **a** Strahlengang bei vorderer Rhinoskopie mit Stirnreflektor, **b** Strahlengang bei Ohrspiegelung mit Stirnreflektor, **c** Stirnreflektor (Hohlspiegel mit Mittelloch)

Vordere Rhinoskopie

Erst *nach* der Inspektion *ohne* Instrumente wird die Rhinoscopia anterior mit Nasenspekulum, starker Lichtquelle und Stirnreflektor (Abb. 2.**14 a–c**) oder mit einer Stirnlampe ausgeführt. Die Handhabung des Nasenspekulums geht aus Abb. 2.**15 a** u. **b** hervor. Üblicherweise führt die linke Hand das Spekulum für *beide* Nasenseiten.

Technik: Spekulum in *geschlossenem Zustand* in den Nasenvorhof *einführen,* Spekulumspitze bleibt etwas nach lateral gerichtet im Nasenvorhof liegen.

Spekulum nun im Nasenvorhof aufspreizen und mit dem Zeigefinger der haltenden Hand am Nasenflügel fixieren. *Beim Ausführen* des Instrumentes bleibt das Spekulum *leicht geöffnet* (sonst Gefahr des schmerzhaften Ausreißens von Vibrissen!). – Die rechte Hand wird für die Führung des Patientenkopfes benötigt. Entsprechend Abb. 2.**15 a** bleibt der Patientenkopf zunächst in vertikaler Position (Einblick parallel

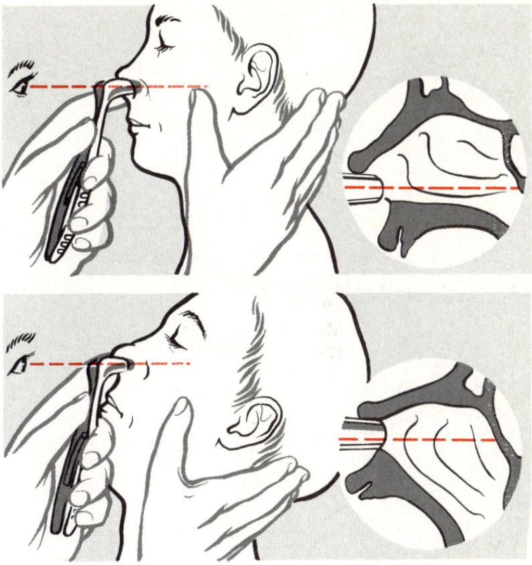

Abb. 2.**15 a** u. **b**
Vordere Rhinoskopie.
a Position I,
b Position II

zum Nasenboden und entlang der unteren Muschel und dem unteren Nasengang; *Position I*). Dabei ist bei weiten Nasenverhältnissen auch die Choane und die Rachenhinterwand zu sehen. – Um die oberen Nasenabschnitte einsehen zu können, wird der Kopf des Patienten etwas nach rückwärts gebeugt *(Position II)* (Abb. 2.**15 b**). Damit kommen der mittlere Nasengang (klinisch sehr wichtig!), die mittlere Muschel und evtl. – bei noch stärkerem Rückwärtsbeugen des Kopfes *(Position III)* – die Riechspalte zur Ansicht.

Bei kleinen Kindern und Säuglingen empfiehlt es sich, anstelle eines Spekulums einen Ohrtrichter zur vorderen Rhinoskopie zu verwenden.

Nach endgültig erreichter Kopfstellung kann die Spekulumhand auch die Fixierung des Kopfes mit übernehmen. Die rechte Hand ist dann für Manipulationen in der Nase (Führung von Instrumenten, Sauger usw.) frei.

Beachte: Die Nasenschleimhaut ist oft so geschwollen, daß die Einblickmöglichkeit in die Nase minimal ist. In diesen Fällen wird mit einem Spray und/oder einer Watteeinlage ein schleimhautabschwellendes Medikament (z. B. ein Imidazolinderivat) in die Nase eingebracht und die Wirkung etwa 10 Min. abgewartet. Danach ist die Übersicht in der Regel gut.

Bei der vorderen Rhinoskopie ist besonders zu achten auf

- Sekret in der Nase: Farbe, Menge, Beschaffenheit; Schleim, Eiter, Borkenbildung;
- Lokalisation des (krankhaften) Sekretes („Eiterstraße“);

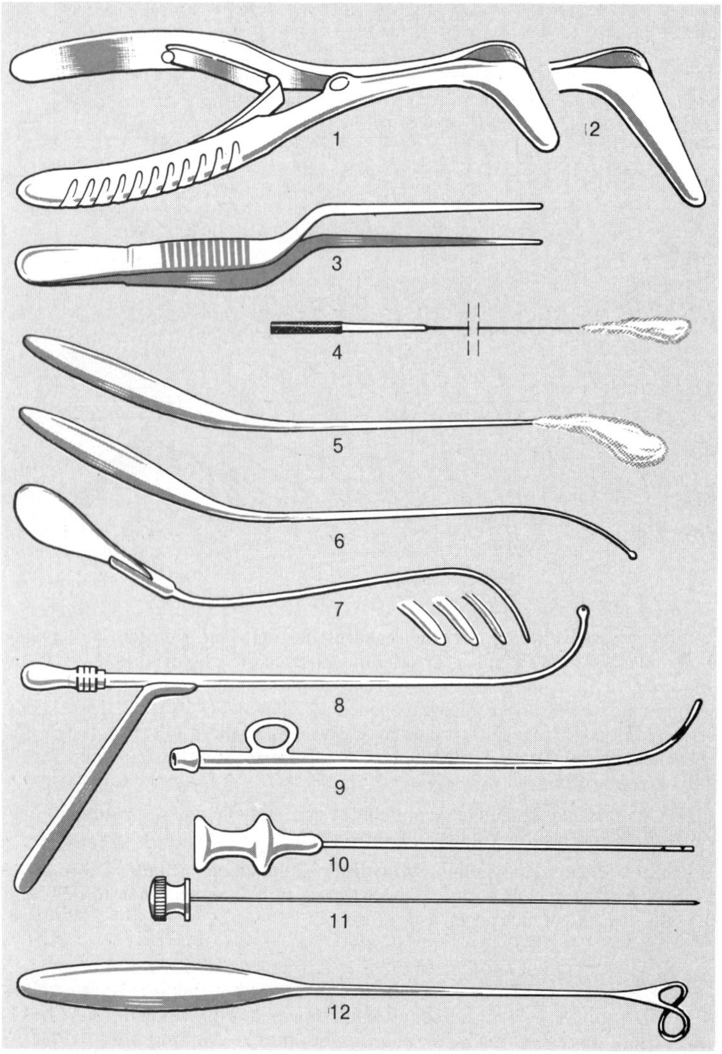

Abb. 2.**16** Naseninstrumente: 1 Nasenspekulum normal, 2 überlanges Nasenspekulum (Killian), 3 Bajonettpinzette, 4 Watteträger, 5 gebogener Watteträger, 6 Nasensonde, 7 Ritter-Bougie (verschiedene Kaliber), 8 Spülröhrchen für operierte Nebenhöhlen, 9 Spülröhrchen für Kieferhöhlenspülung über mittleren Nasengang, 10 Lichtwitz-Nadel für Kieferhöhlenspülung über unteren Nasengang, 11 Trokar für 10, 12 Gaumensegelhaken

- Schwellungszustand der Muscheln; Enge oder Weite der Nasengänge;
- Beschaffenheit der Schleimhautoberfläche (feucht, trocken; glatt, gekörnt, uneben; Farbe usw.);
- Stellung der Nasenscheidewand und Septumdeformitäten;
- Blutaustrittsstellen (z. B. Locus Kiesselbach);
- Verfärbungen;
- Gewebsneubildungen;
- Ulzerationen oder Perforationen;
- Fremdmaterial (falls Verdacht auf einen intranasalen Fremdkörper).

Die klinisch sehr wichtige Region des mittleren Nasenganges kann man sich – falls sie anatomisch eng ist – mit einem überlangen Nasenspekulum (nach Killian) (s. Abb. 2.**16** Nr. 2), sichtbarmachen – allerdings nur nach vorheriger gründlicher Lokalanästhesie der Nasenschleimhaut (z. B. durch Pinseln mit Xylocain oder Pantocain 1%ig, beides mit Suprareninzusatz (Lösung 1:1000, 1 Tropfen davon auf 1 ml Lokalanästhetikum) *(Rhinoscopia media)*.

- Für die Beurteilung von versteckt liegenden Abschnitten der Nasenhaupthöhle (Ostien, Infundibulum, hintere Abschnitte der Nasengänge) setzt man häufig starre Staboptiken (s. Abb. 2.**23**) oder auch spezielle flexible Fiberglasoptiken ein.

Die Abb. 2.**16** zeigt einige praktisch wichtige, für die Nase bestimmte Instrumente.

Hintere Rhinoskopie

Abb. 2.**17 a** u. **b** gibt die Situation beim Spiegeln und das (zusammengesetzte) postrhinoskopische Bild wieder. Die Rhinoscopia posterior dient der Sichtbarmachung der hinteren Nasenabschnitte (Choane, hintere Muschelenden, hintere Septumkante) sowie der optischen Kontrolle des Nasenrachens samt Rachendach und Tubenostien.

Technik: Die hintere Rhinoskopie erfordert Übung vom Untersucher sowie Kooperation vom Untersuchten. Mit der einen Hand wird ein Zungenspatel in die Mitte des Zungengrundes aufgelegt und der Zungengrund *langsam* nach unten gedrängt. Auf diese Weise wird der Abstand von der Zungenoberfläche zum Gaumensegel wie zur Rachenhinterwand vergrößert. Die andere Hand führt dann einen kleinen, auf der *Glasseite angewärmten* Spiegel (am Handrücken prüfen, ob der Spiegel nicht zu heiß ist!) zwischen Uvula bzw. Gaumensegel und Rachenhinterwand – ohne mit dem Spiegel die Schleimhaut zu berühren (sonst Würgreflex!). Sollte das Gaumensegel noch gespannt sein, wird der Untersuchte aufgefordert, entspannt über die Nase zu atmen oder mehrfach zu schnüffeln oder „ha" zu sagen. Dabei erschlafft das Velum und gibt den Blick in den Nasenrachen frei. Durch Bewegen und Verkanten des Spiegels erhält man zahlreiche Teilansichten des Nasenrachens (Abb. 2.**17 b**). Man orientiert sich an dem senkrechten Hinterrand des Septums (Vomerkante) und sucht von dort aus die übrigen Strukturen. Gelingt der Einblick z. B. wegen Würgereiz nicht, kommt man oft mit einer Lokalanästhesie des Oropharynx, besonders des Velum palatini und der Rachenhinterwand (Spray mit Xylocain 1% zur Ausschaltung der Rachenreflexe) zum Ziel.

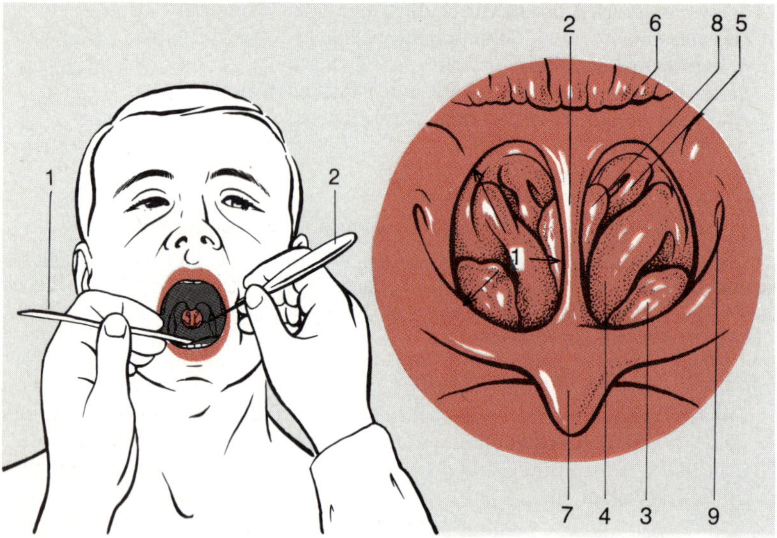

Abb. 2.**17a** u. **b** Hintere Rhinoskopie. **a** Haltung von Mundspatel (1) und Spiegel (2). **b** Aus einzelnen Spiegelbildern zusammengesetztes Bild des Nasenrachens: 1 Choane, 2 hintere Septumkante, 3 untere Muschel, 4 mittlere Muschel, 5 obere Muschel, 6 Rachenmandel, 7 Uvula, 8 sog. Septumpolster, 9 Tubenostium

Velotraktio

Ist der Einblick in den Nasenrachen mit obigen Maßnahmen nicht möglich, kann entweder eine *Endoskopie mit einer Optik* (s. S. 203) oder eine *Velotraktio,* oft beides in Kombination, ausgeführt werden. Abb. 2.**18** zeigt das Prinzip der Velotraktio.

Bei der *hinteren Rhinoskopie* ist besonders zu achten auf:

- Öffnung und Weite der Choanen,
- Gestalt der hinteren Enden vor allem der unteren und mittleren Muscheln,
- Nachweis von Narben oder Deformierungen im Nasopharynx (z. B. nach Trauma),
- Form der hinteren Anteile der Nasenscheidewand,
- Nasenpolypen,
- Gestalt der beiden Tubenostien und der Rosenmüllerschen Gruben,
- (teilweise) Verlegung des Nasenrachens durch vergrößerte Rachenmandel (bei Kindern),
- Verlegung oder Veränderung des Nasenrachens durch Tumorbildungen,
- krankhaftes Sekret in den Choanen,
- Beschaffenheit der Schleimhaut in der hinteren Nase und im Nasenrachen (feucht, trocken, verdickt usw.; Farbe).

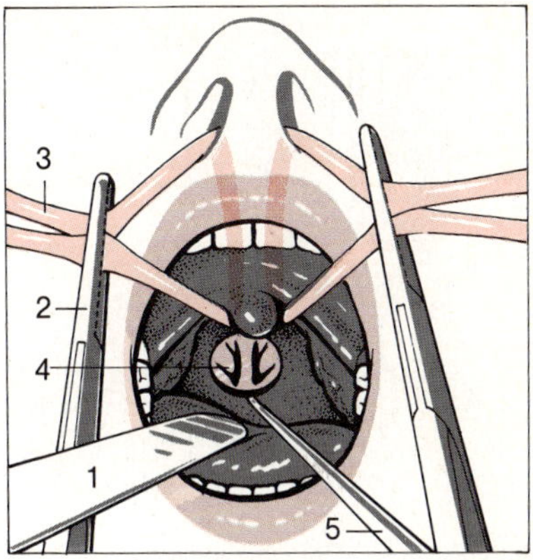

Abb. 2.**18** Velotraktio. 1 Mundspatel, 2 Klemme, 3 Gummikatheter o. ä., 4 postrhinoskopisches Spiegelbild, 5 Spiegelgriff.

Lokalanästhesie beider Nasenhöhlen und des Naso- und Oropharynx (Spray, Pinsel). Durch beide Nasenseiten wird je ein dünner Schlauch (Katheter, Saugschlauch o. ä.) geschoben. Über den Mund faßt man die im Rachen liegenden Enden mit einer Klemme und zieht unter Anspannen der Schläuche das Velum palatini kräftig nach vorn. Anklemmen der zusammengehörenden Schlauchenden und Fixierung in dieser Position. Die Untersuchung des Nasenrachens erfolgt nun mit einem angewärmten Spiegel oder einem Endoskop. Unter Umständen genügt statt des Einbringens der Schläuche die Verwendung eines *Gaumenhakens* (s. Nr. 12 in Abb. 2.**16**)

Manuelles Austasten des Nasenrachens: Bei kleineren Kindern, bei denen die Postrhinoskopie mangels Kooperationsbereitschaft oft schwierig oder unmöglich ist, kann man sich über den Zustand des Nasenrachens (Rachenmandel!) mit dem Zeigefinger orientieren. Dies muß sehr schonend und vorsichtig durchgeführt werden und dürfte deshalb in der Regel dem geschulten Facharzt vorbehalten bleiben. In wichtigen und unklaren Fällen sollte eine Untersuchung in Narkose erfolgen, die auch die Entnahme einer Biopsie ermöglicht.

Untersuchung der Luftdurchgängigkeit der Nase

Hierfür wird die *Rhinomanometrie* (Rhinorheographie) eingesetzt. In der Praxis wird aus den folgenden direkt meßbaren Parametern der Atemströmung (s. S. 182), nämlich

- dem nasalen Differenzdruck (= Δ p = Druckdifferenz zwischen Naseneingang und Nasenrachen) und der
- Volumenströmung (= $\dot{V}$ = Luftvolumen, das in der Zeiteinheit die Nase durchströmt)
- der Nasenwiderstand = W

bestimmt: $W = \frac{\Delta p}{\dot{V}}$

Üblicherweise wird die Eigenatmung des Untersuchten *(Eigenstrommessung)* zugrunde gelegt (Abb. 2.**19a**); dabei werden das bei aktiver Nasenatmung die Nase passierende Luftvolumen und gleichzeitig der Differenzdruck über der Nase registriert. Die Aufzeichnung kann kontinuierlich mit einem Kur-

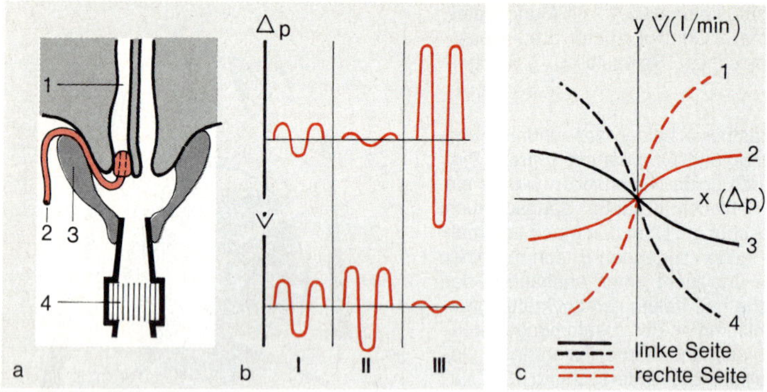

Abb. 2.**19a–c** Rhinomanometrie. **a** Prinzip der einseitigen „Eigenstrom"-Messung: 1 rechte Nasenhöhle, 2 Druckschlauch mit Olive, 3 Gesichtsmaske, 4 Strömungswiderstand (nach Fleisch); **b** Registrierung mittels zweier simultan geschriebener Kurven: I normal, II überdurchschnittliche Nasendurchgängigkeit, III zu schlechte Nasendurchgängigkeit; **c** xy-Darstellung: Inspirium rechts, Exspirium links der Y-Achse. Inspirium rechts nach oben und Inspirium links nach unten registriert. 1 Atemwiderstandskurve rechts bei guter Nasenatmung, 2 Atemwiderstandskurve rechts bei schlechter Nasenatmung, 3 Atemwiderstandskurve links bei schlechter Nasenatmung, 4 Atemwiderstandskurve links bei guter Nasenatmung

venpaar (Abb. 2.**19 b**) oder als xy-Funktion (Abb. 2.**19 c**) dargestellt werden und gibt Auskunft über die einseitige oder auch beidseitige Luftdurchgängigkeit (bzw. den *Atemwiderstand)* der Nase. Siehe auch S. 182.

Eine grobe, *qualitative* Prüfung der Luftdurchgängigkeit der Nase ist mit einer polierten Metallplatte möglich, die beim Ein- und Ausatmen vor die Nasenlöcher gehalten wird. Die Fläche des entstehenden Niederschlages (Atemfleck) gibt einen ungefähren Anhalt für die Luftdurchgängigkeit der beiden Nasenseiten.

Beim *Säugling* prüft man die Luftdurchgängigkeit der Nase durch Vorhalten eines Wattebausches oder einer Flaumfeder.

Untersuchung des Riechvermögens (Olfaktometrie)

Eine Riechprüfung kann *qualitativ* als grobe Orientierungsprüfung durchgeführt werden (Schnüffelprobe) oder *quantitativ* semiobjektiv (bzw. subjektiv) durch das Angebot definierter Reiz-(Riech-)substanzen (in sog. Elsberg-Flaschen) oder sogar quantitativ *und* objektiv durch ein computergesteuertes Riechstoffangebot und simultane computergesteuerte Ableitung und Auswertung der hierdurch ausgelösten Hirnströme (ERO = *E*voked *r*esponse *o*lfactometry; ähnlich der ERA = Evoked response audiometry). Für die

Praxis kommt vor allem die qualitative Orientierungsprüfung in Betracht. Man hält für diesen Zweck eine kleine Batterie von Glasfläschchen (mit eingeschliffenem Glasstopfen!) bereit, in welchen sich die verschiedenen Reiz- bzw. Prüfsubstanzen befinden. Den Prüfling läßt man mit zwischengeschalteten Pausen an den geöffneten Flaschen schnüffeln. Man unterscheidet dabei Stoffe, die fast ausschließlich den N. olfactorius reizen (*„reine Riechstoffe“;* sensorische, Olfaktorius-Reizstoffe) von Stoffen, die außer dem N. olfactorius auch den N. trigeminus reizen *(Trigeminus-Reizstoffe;* sensibel) und schließlich von einer 3. Stoffgruppe, bei der außer dem N. olfactorius auch der N. glossopharyngeus (Geschmack) gereizt wird (Tab. 2.**1**).

Diese Unterschiede können differentialdiagnostisch-neurologisch von Bedeutung sein.

Man kann zwei verschiedene Parameter prüfen: 1. die *Wahrnehmungsschwelle* und 2. die *Erkennungsschwelle.* Die erste Schwelle liegt niedriger als die zweite.

Alle bisher genannten Methoden sind von der Kooperation des Prüflings abhängig, die Ergebnisse somit mehr oder weniger subjektiv. Objektive Befunde erhält man lediglich über die oben bereits genannte *Computer-Olfaktometrie (= ERO).*

Tabelle 2.**1** Zusammenstellung einiger bekannter Riechstoffe

Reiz auf Substanz	N. olfactorius	sensorische Anteile des N. V (N. trigeminus)	Geschmacksreiz der Chorda tympani (VII) und des N. glossopharyngeus (IX)
Kaffee	+		
Wachs	+		
Vanille	+		
Lavendelöl	+		
Terpentinöl	+		
Birkenteer	+		
Zimt	+		
Benzaldehyd	+	+	
Menthol	+	+	
Terpentin	+	+	
Petroleum	+	+	
Pfefferminze	+	+	
Kampfer	+	+	
Alkohol	+	+	
Formalin	+	+	
Essigsäure	+	+	
Ammoniak		+	
Chloroform	+		+
Pyridin	+		+

Tabelle 2.**2** Ursachen für Riechstörungen

Intranasal

Mechanische Verlegung des Luftweges:
- Septumdeviation
- posttraumatische Verlegung der Nasenatmung
- Rhinitis (infektiös, vasomotorisch, allergisch)
- Sinusitis
- Polyposis nasi
- Tumoren in der Nase und/oder im Nasenrachen
- Choanalatresie
- Zustand nach Laryngektomie

Erkrankung der Riechrezeptoren:
- atrophische Rhinitis – Ozäna
- Vitamin-A-Mangel
- chronische Inhalationsgifte (industriell, Rauchen)

toxische Schäden (Cadmium, Chromsäure, Lacke und Lösungsmittel, Osmiumtetroxid, Schwefeldioxid, Schwefelwasserstoff; Schwermetalle z. B. Blei; Zink). Schon *einmaliger* Kontakt mit Butylenglykol, Benzolsäure, Fäulnisgasen, Kampfgiften, Selenwasserstoff kann bleibende Schäden setzen!

Intrakraniell

Trauma:
- Schädigung des N., Bulbus oder Tractus olfactorius
- Blutungen an der Frontalhirnbasis
- Fraktur der Lamina cribrosa (Abriß der Fila olfactoria)

Infektion:
- Viruserkrankung
- Hirnabszeß des Frontallappens
- Lues des ZNS

Tumor:
- Frontalhirntumor
- Ästhesioneuroblastom
- Gefäßtumor in der vorderen Schädelgrube
- Meningeom im Olfaktoriusverlauf
- Hypophysentumor oder parasellärer Tumor

Vaskulär:
- Arteriosklerose der vorderen Hirnarterien

Systemerkrankungen:
- Diabetes mellitus
- Vitamin-B-Mangel-Anämie (Perniziosa)

Angeborene Riechstörung (z. B. Aplasie des Bulbus olfactorius)

Hormonale Riechstörung

Psychisch bedingte Riechstörung (Hysterie)

Simulationsprüfungen sind u. a. möglich mit der Computer-Olfaktometrie oder mit der Zimtprobe (der sog. „Zimtgeschmack" wird über den Riechnerven wahrgenommen; bei Ausfall des Riechvermögens wird Zimt nicht erkannt).

Von *Anosmie* spricht man, wenn das Riechvermögen ganz aufgehoben ist, von *Hyposmie* bei vermindertem Riechvermögen, von *Parosmie,* wenn ein Fehlriechen vorliegt; d. h., wenn der subjektive Riecheindruck nicht dem angebotenen Riechstoff entspricht. Bei einer *Kakosmie* werden alle Riecheindrücke als übelriechend empfunden (eine Kakosmie ist oft ein Hinweis auf einen zentral-nervösen Schaden!).

Ursachen für Riechstörungen sind in Tab. 2.**2** zusammengestellt.

Merke: Vor jeder Nasen- und/oder Nebenhöhlenoperation sollte das Riechvermögen grundsätzlich kontrolliert werden – auch aus medikolegalen Gründen!

Röntgenuntersuchung von Nase und Nasennebenhöhlen

Die Diagnostik der Nasennebenhöhlen und ihrer Erkrankungen ist ohne die Einbeziehung von Röntgenaufnahmen kaum möglich.

Röntgenaufnahmen der Nase (seitlicher Strahlengang) werden notwendig vor allem zum Nachweis von Nasenbeinfrakturen, evtl. auch bei Verdacht auf intranasale Fremdkörper.

Die röntgenologische Darstellung der verschiedenen *Nasennebenhöhlen* ist durch deren Lage im knöchernen Schädel, ihre Nachbarschaft zur Schädelbasis und durch die damit zwangsläufigen Konturüberlagerungen im Röntgenbild kompliziert. Eine Röntgenprojektion, auf welcher *alle* Sinus beurteilbar dargestellt sind, gibt es nicht. Zur Beurteilung *aller* Sinus sind also *mehrere* Röntgenbilder notwendig! Die wichtigsten Routineprojektionen und ihre hauptsächliche Aussagemöglichkeit sind in Abb. 2.**20 a–e** zusammengestellt, ihre Indikationen und Aussagemöglichkeiten in Tab. 2.**3**.

Nicht weniger wichtig sind *Tomogrammserien* im anteroposterioren und bitemporalen Strahlengang und/oder *Computertomogramme* (bei Übergreifen von Nebenhöhlenprozessen auf die Nachbarschaft, vor allem auf die Schädelbasis, das Endokranium, den retromaxillären Raum und die Orbita, ferner bei Verletzungen).

Seltener notwendig sind folgende **Ergänzungsverfahren:**

Szintigraphie (speziell zur Beurteilung stoffwechselaktiver Knochenerkrankungen und Tumoren);
stereoskopische Aufnahmen;
Angiographie (Carotis interna und/oder Carotis externa: endokranielle sinugene Komplikationen, Tumoren, raumfordernde Prozesse);
Xeroradiographie.

Für die Darstellung des *Gesichtsskeletts* stehen spezielle Aufnahmetechniken

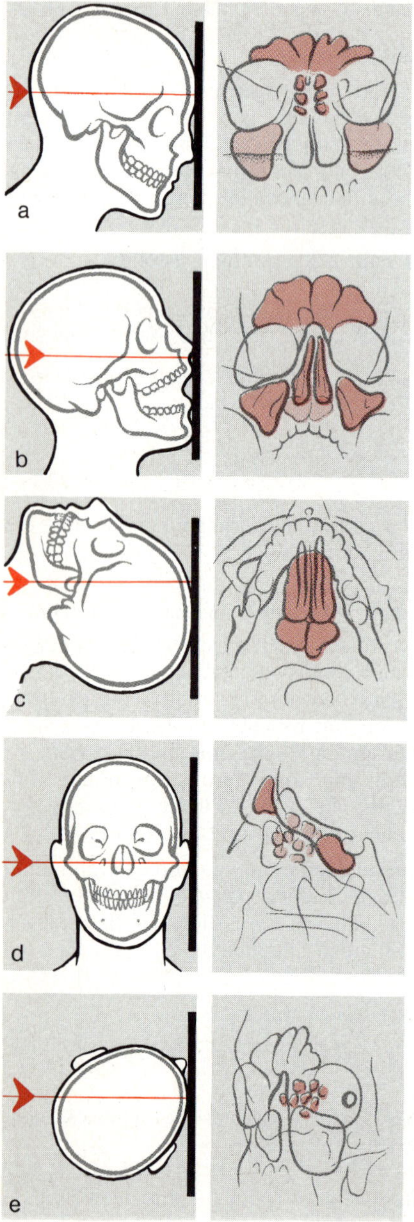

Abb. 2.**20a–e** Die wichtigsten Röntgenprojektionen für Nasennebenhöhlen: **a** Okzipitofrontal, **b** okzipitomental (bzw. okzipitodental), **c** axial, **d** bitemporal, **e** nach Rhese (seitlich-schräg)

Tabelle 2.3. Die wichtigsten Röntgenprojektionen für die Nebenhöhlendiagnostik

Strahlengang	Stirnhöhlen	Kieferhöhlen	Siebbeinzellen	Keilbeinhöhlen	Beurteilbare sonstige Strukturen
posterior-anterior					
okzipitofrontal	+	(+)	+	–	Stirnbein, Unterkiefer, Jochbeine, Orbita
okzipitomental	+	+	(+)	(+)	Jochbeine, Orbita, Mittelgesicht, Nasenhöhlen
kaudal-kranial					
axial (submentovertikal)	–	–	+	+	Schädelbasis, Nasenhöhlen, Nasenrachen, Jochbögen
überkippt axial (nach Welin; in Abb. 2.**20 a–e** nicht abgebildet	+	–	–	–	Tiefenausdehnung der Stirnhöhlen
seitlich					
bitemporal	+	(+)	(+)	+	Sella turcica, Epipharynx, Nasenwurzel, Stellung des Mittelgesichts
Rhese (schräg seitlich)	–	–	+	–	Orbita, Foramen opticum

\+ = gut dargestellt
(+) = teilweise oder überlagert dargestellt
– = schlecht oder nicht dargestellt

für Maxilla, Unterkiefer, Kiefergelenk, Jochbein und Jochbogen, Alveolarkamm sowie Panoramaaufnahmen für Kiefer und Zähne zur Verfügung.

Die *Kernspintomographie* (MRI = *M*agnetic *R*esonance *I*maging) vermeidet Strahlenbelastung und vermittelt völlig neue morphologische Aussagemöglichkeiten im Kopf- und Halsbereich.

Auch die *Ultraschalldiagnostik (Ultrasonographie* mit A- und B-Scan) kann zur Diagnostik der Nasennebenhöhlen eingesetzt werden. Vorteil: kann Röntgenaufnahmen

(Verlaufskontrollen) einsparen. Nachteile: weniger detaillierte Befunde; im technischen Prinzip begründete Fehlermöglichkeiten.

Diaphanoskopie (Transillumination der Sinus):

Dieses Verfahren findet als Groborientierungsmöglichkeit noch Anwendung in der Praxis. Prinzip: Im verdunkelten Raum werden vom Mund aus die Kieferhöhlen und von den medialen Augenwinkeln aus die Stirnhöhlen mit einer geeigneten kleinen Lampe durchleuchtet. Wegen der vielen Möglichkeiten einer Fehlinterpretation der Befunde hat dieses Verfahren nur eine sehr beschränkte Aussagekraft, zumal es dazu verführen könnte, notwendige Röntgenaufnahmen zu unterlassen.

Spülung der Nebenhöhlen

Im eigentlichen Sinne sind die Kieferhöhle, die Stirn- und die Keilbeinhöhle, nicht aber das Siebbeinlabyrinth spülbar. Nebenhöhlenspülungen werden aus *diagnostischen Gründen* (Punktion der Nebenhöhle, Ansaugen und Ausspülen pathologischen Sekretes, mikrobiologische und zytodiagnostische Analyse, evtl. auch Instillation eines Kontrastmittels zur Röntgendiagnostik), aber auch mit *therapeutischem Motiv* (z. B. Entleerung pathologischen Sekretes und Instillation lokal wirkender Medikamente) ausgeführt.

Spülung der Kieferhöhle: Zwei verschiedene Methoden werden routinemäßig eingesetzt:

a) Der Zugang über den unteren *Nasengang* (= scharfe Spülung) und
b) der Zugang über den *mittleren Nasengang* (= stumpfe Spülung) (Abb. 2.**21a** u. **b**).

Prinzip der scharfen Spülung: Lokalanästhesie des *unteren* Nasengangs. Einsetzen eines nadelförmigen Trokars (Lichtwitz-Nadel) an der lateralen Nasenwand unter dem Ansatz der unteren Muschel (Abb. 2.**21a**). Nach Durchstoßen der hier meist dünnen lateralen Nasenwand kann über die Kanüle abgesaugt, gespült und/oder ein Medikament eingefüllt werden.

Prinzip der stumpfen Spülung: Lokalanästhesie des *mittleren* Nasengangs. Aufsuchen des Ostiums der Kieferhöhle und Einführen einer stumpfen gebogenen Spülkanüle (z. B. nach Siebenmann; Abb. 2.**21b**), über die abgesaugt und/oder gespült und/oder ein Medikament eingefüllt werden kann.

Einlegen eines *Dauerdrains* zur konservativen Therapie vor allem bei Kindern: s. S. 243.

Komplikationsmöglichkeiten bei der Kieferhöhlenspülung: Bei der stumpfen Spülung sind bei sachgemäßer Technik die Risiken gering; bei der spitzen Spülung besteht die Möglichkeit des Eindringens der Kanülenspitze in die Wangenweichteile, in die Flügelgaumengrube oder in die Orbita – allerdings auch nur bei ungeschickter Handhabung.

Beachte: Die Anwendung von Druckluft (zum „Ausblasen" eines gespülten Sinus) ist unbedingt zu vermeiden, da es hierdurch zu einer Luftembolie kommen kann (Symptome: Kollaps, Bewußtlosigkeit, Zyanose; evtl. Hemiplegie, Amaurose)!

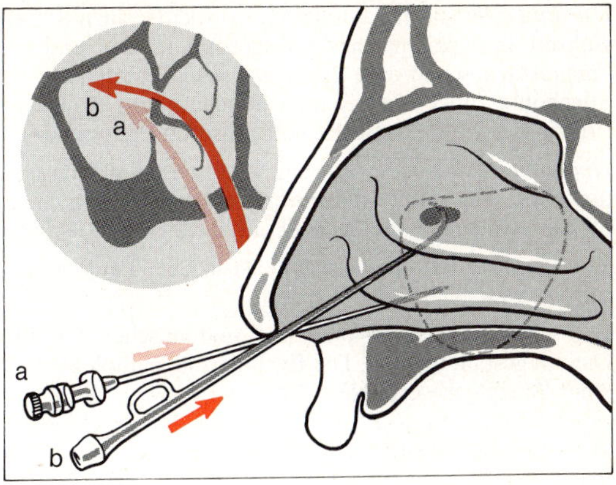

Abb. 2.**21a** u. **b** Kieferhöhlenspülung:
a Scharfe Spülung über unteren Nasengang,
b stumpfe Spülung über Ostium im mittleren Nasengang

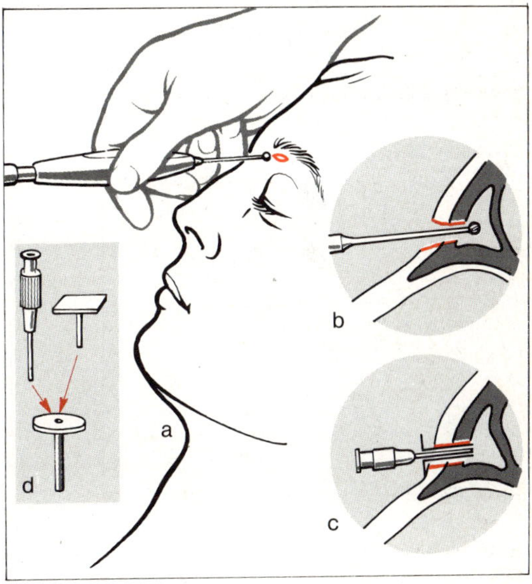

Abb. 2.**22a–d** Stirnhöhlenpunktion nach Kümmel-Beck. **a** Zugang und Haltung des Bohrers, **b** angelegtes Bohrloch in Stirnhöhlen-Vorderwand, **c** installiertes Führungsröhrchen und eingeführte Spülkanüle, **d** Führungsröhrchen mit Spülkanüle und Verschlußplatte

Spülung der Stirnhöhle: Wegen des stark variierenden, gewundenen Verlaufs des Ductus nasofrontalis ist eine Sondierung und Spülung der Stirnhöhle über den Ausführungsgang problematisch (in schätzungsweise 50 % der Fälle Schleimhautverletzungen durch die einzuführenden Instrumente). Man umgeht dies durch einen Zugang von außen über die Vorderwand der Stirnhöhle.

Die *Punktion* (nach Kümmel und Beck) (s. auch S. 241) kann mit Hilfe eines feinen Bohrers in Lokalanästhesie ausgeführt werden und gestattet sowohl *Spülungen* aus *diagnostischen* und/oder *therapeutischen* Gründen als auch eine „*Dauer“-Drainage* der Stirnhöhle (über ein bis zwei Wochen) mit täglicher Medikamentinstillation. Das Prinzip der Kümmel-Beckschen „Bohrung“ zeigt Abb. 2.**22 a–d**.

Gefahren: Vor einer „Bohrung“ müssen Röntgenaufnahmen der Stirnhöhlen anteroposterior und seitlich angefertigt werden! Bei nicht angelegten oder sehr flachen Stirnhöhlen sonst Gefahr der Punktion des Frontalhirns!

Eine *Spülung der Keilbeinhöhle* ist in der Hand des Erfahrenen mit speziellen Spülröhrchen möglich.

Das *Siebbeinlabyrinth* kann aus anatomischen Gründen nicht über ein definiertes Ostium gespült werden. Die Evakuierung pathologischen Sekretes kann jedoch mittels einer Saugglocke erfolgen.

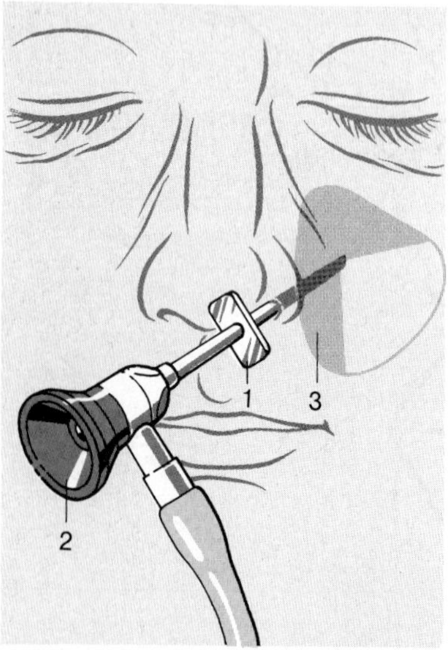

Abb. 2.**23** Sinuskopie: 1 mittels Trokar appliziertes Führungsrohr in Kieferhöhle, 2 Staboptik in Kieferhöhle, 3 Kieferhöhle
Die Staboptik wird entweder über die mediale Kieferhöhlenwand (im Bild) oder über den Mundvorhof in die Kieferhöhle eingeführt

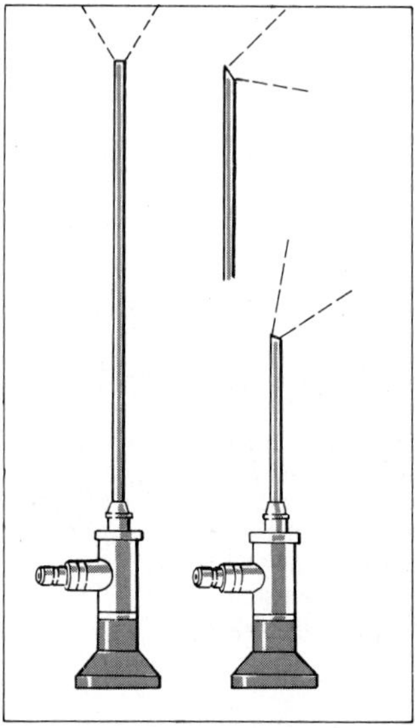

Abb. 2.**24** Verschiedene Staboptiken für den rhinologischen Einsatz

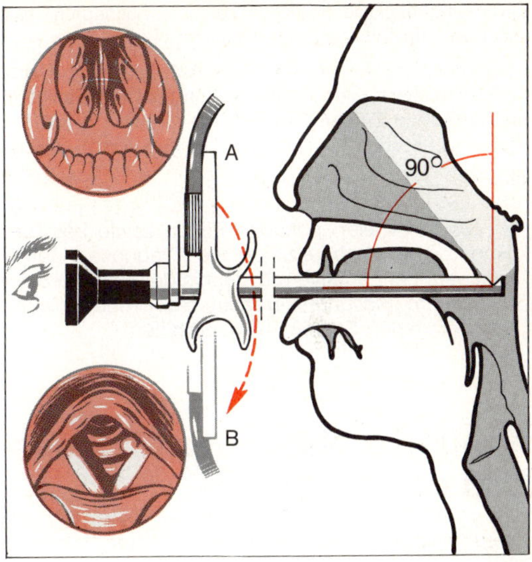

Abb. 2.**25** Lupenendoskop (nach v. Stuckrad). Stellung A: Kontrolle des Nasenrachens, Stellung B: Kontrolle von Hypopharynx und Larynx (Bildbeispiel: Polyp an der linken Stimmlippe)

Instrumentelle endoskopische Möglichkeiten

Die *Nasenhaupthöhle* ist bei abgeschwollener Schleimhaut mit dem *Operationsmikroskop* weitgehend einzusehen. Außerdem kann man mit feinen Staboptiken alle Winkel optisch kontrollieren. Die gleichen Optiken verwendet man bei der *Sinuskopie (Antroskopie)*, d. h. der endoskopischen Kontrolle vor allem der Kieferhöhle, aber auch der Stirnhöhle und der Keilbeinhöhle (Abb. 2.**23** und 2.**24**).

Der *Nasenrachen* läßt sich mit dem „indirekt" arbeitenden *Lupenendoskop* nach v. Stuckrad sehr gut unter optimaler Beleuchtung (Kaltlicht) und unter variabler Vergrößerung optisch kontrollieren. Abb. 2.**25** zeigt dieses Endoskop, das – nach Drehung um 180 Grad – auch für die Kontrolle des Hypopharynx und Larynx verwendet (s. S. 397) wird. Ein anderes brauchbares Instrument ist eine 30°-(Nasen-)Optik mit einem Kaliber von nur 2,7 mm.

Besondere diagnostische Möglichkeiten

Biochemische und immunologische Sekretdiagnostik: Biochemische und immunologische Analysen des Nasensekretes werden zu klinisch-diagnostischen Zwecken, aber auch für die Routinediagnostik in der Praxis zunehmend eingesetzt.

Zytodiagnostik: Sekretausstriche oder auch Abstriche von der Schleimhautoberfläche können zytodiagnostisch beurteilt werden. Nützliche Aussagen vor allem bei der

Differentialdiagnose zwischen banalem Schnupfen, bakteriellen Infektionen, allergischen Rhinopathien und Schleimhautmykosen.

Allergologische Untersuchungen: Am Patienten: Hauttests (Scratch-, Prick-, Intrakutan-, Reibetest) sowie Provokationstests (Konjunktival-, Intranasaltest). – *Laborbefunde:* Gesamt-IgE im Serum (PRIST) sowie spezifisches IgE im Serum (RAST). – Wenig aussagefähig: Suche nach Eosinophilen in Blut und/oder Nasensekret.

Biopsie.

Beachte: In allen *unklaren* Fällen sowie bei Tumorverdacht sichert in der Regel eine *Probeexzision* die Diagnose. Man sollte es sich zur Regel machen, bei negativem Ergebnis der Probeexzision, aber bei fortdauerndem klinischem Malignomverdacht die Probeexzision u. U. mehrfach und von verschiedenen Stellen zu wiederholen!

Klinik der Nase, der Nasennebenhöhlen und des Gesichtes

Es gibt einige *Leitsymptome,* die auf eine Erkrankung der Nase und/oder der Nebenhöhlen hinweisen:

- Vermehrte Sekretion aus der Nase (s. Tab. 2.**4**, S. 212)
- Verlegung der Nase, behinderte Nasenatmung (s. Tab. 2.**5**, S. 216)
- Blut oder blutiges Sekret (s. Tab. 2.**8** und 2.**9**, S. 254 f.)
- Foetor e naso (s. Tab. 2.**6**, S. 220)
- verändertes und aufgehobenes Riechvermögen (s. Tab. 2.**2**, S. 196)
- Kopf- und/oder Gesichtsschmerzen (s. Tab. 2.**7**, S. 228)
- Erkrankungen in der Nachbarschaft (Zustand der Zähne? Zustand der Tränenwege? Zustand der Augen, z. B. Refraktionsfehler, Gesichtsfeldeinschränkungen, akute Sehverschlechterung, Fehlstellung des Augapfels? Zustand von Mund und Rachen? Qualität von Stimme und Sprache?).

Entzündliche Erkrankungen der Nase und der Nasennebenhöhlen

Entzündungen, die sich vorwiegend an der äußeren Nase manifestieren

Wie die übrige Haut, kann auch die Haut der Nase und des Gesichtes Sitz typischer Hauterkrankungen sein, wie etwa einer *Impetigo,* einer *Akne,* einer *Trichophytie,* einer *Rosacea,* eines *Lupus erythematodes.* Diagnose und Therapie folgen den dermatologischen Regeln.

Im Folgenden einige Hauterkrankungen, die für den Nasenbereich spezielles Interesse haben:

Nasenekzem

Symptome: Zu Beginn nässend (Bläschen und Pusteln), später dicke Krusten. Schmerzhafte Rhagaden. Im chronischen Stadium Juckreiz, Brennen und trockene Schuppung. Lokalisation: Äußere Nase und Haut des Nasenvorhofes (nie Schleimhaut!).

Pathogenese: Oft pathologische Nasensekretion; auch Kontaktallergene (Allergentestung!); begünstigend: Diabetes mellitus; generalisiertes Ekzem; bei Kindern auch Ernährungsschäden (Stoffwechselkontrolle!).

Therapie: Aufweichen der Krusten mit weichen Fettsalben; dann Kortikosteroidsalbe. Bei Rhagaden: Betupfen mit Argentum nitricum (5- bis 10 %ig). Ursache suchen und ausschalten!

Follikulitis des Naseneinganges (Sykosis) und Nasenfurunkel
(s. Farbtafel **10 c**)

Symptome: Zunehmende Schmerzen, starke Druckempfindlichkeit und Spannungsgefühl in der Nasenspitze, dann Rötung und Schwellung der Nasenspitze, eines Nasenflügels und/oder der Oberlippe (Oberlippenfurunkel!). Ödem, evtl. Fieber, Zurückbildung der Schwellung *vor* der Einschmelzung ist möglich; sonst Bildung eines typischen Furunkels mit Eiter und zentralem Nekrosepfropf.

Pathogenese: Von den Haarbälgen des Vestibulum nasi oder der Oberlippe ausgehende Pyodermie (meist Staphylokokkeninfektion), häufig im Bereich der sog. Spitzentasche; immer auf die Haut beschränkt, niemals im Bereich der Schleimhaut!

Therapie: Solange umschriebene Follikulitis: Antibiotikahaltige Salbe in den Nasenvorhof (Wattetampon). Manipulieren in der Nase untersagen. Falls Verdacht auf Bildung eines Furunkels: Hochdosiert oral oder parenteral, evtl. zusätzlich lokal Antibiotika (bis mehrere Tage nach Abklingen der Beschwerden; nicht zu früh absetzen und nicht zu niedrig dosieren!). Evtl. flüssige Ernährung und/oder Breikost sowie Sprechverbot zur Ruhigstellung von Nasenspitze und Oberlippe. Äußerlich auf die Nase Alkohol- oder Eiswasserumschläge. Stationäre Behandlung, wenn fortgeschrittenes Stadium erreicht!

> ***Merke:*** Nie versuchen, einen Nasen- und/oder Oberlippenfurunkel „auszudrücken“! Gefahr der Verschleppung und Komplikation (Thrombophlebitis und Kavernosusthrombose [s. S. 250]!). Die Venen von Nase und Oberlippe führen über die V. facialis zum Venensystem des Halses, aber über die V. angularis auch via Orbita (V. ophthalmica) zum Sinus cavernosus. Abb. 2.**2**, S. 171, gibt die anatomische Situation wieder und zeigt die Stelle, an welcher bei Verdacht auf eine beginnende Thrombophlebitis die V. angularis (vom Facharzt) operativ unterbrochen werden kann.

Erfrierung und Verbrennung
Die Nase ist unter extremen Witterungs- oder Temperaturbedingungen sowohl der

Gefahr von Erfrierungen als auch von Verbrennungen besonders ausgesetzt. Die Schädigung wird nach 3 Schweregraden unterteilt, wobei am Ende der Skala die Gewebsnekrose (trocken oder feucht) steht.

Therapie: Wie bei thermischen Schädigungen anderer Körperpartien.

Erysipel (Wundrose)

Symptome: Inkubationszeit wenige Stunden bis zwei Tage. Beginn mit hohem Fieber (Schüttelfrost). Starke Schmerzen; scharf abgesetzte Rötung der ödematösen Haut; häufig schmetterlingsartige Ausbreitung beiderseits der Nasenpyramide mit zungenförmigen Ausläufern. Abklingen oft innerhalb einer Woche.

Pathogenese: Erreger: Streptokokken; Eintrittspforte: feinste Hautverletzungen.

Differentialdiagnose: Quincke-Ödem, akute Dermatitis, Zoster.

Therapie: Antibiotika (mindestens 8 Tage über Abklingen des Exanthems!), lokal feuchte Umschläge.

Prognose: Günstig.

Rhinophym („Knollennase“, „Kartoffelnase“, „Säufernase“)
(s. Farbtafel **10 b**)

Symptome: Beginn mit Vergröberung der Haut der knorpeligen Nase; langsam fortschreitende knollige, blaurote Pseudotumorbildung bis zu stark entstellenden, zum Teil sogar Atmung und Nahrungsaufnahme behindernden, lappigen Wucherungen der vorderen Nase. Meist bei älteren Männern.

Pathogenese: Ein Zusammenhang mit der Rosazea wird diskutiert; möglicherweise jedoch eigenes Krankheitsbild, bei dem es zu einer massiven Hypertrophie der Talgdrüsen der Nasenhaut kommt. Häufig bei Alkoholikern.

Therapie: Nur operativ möglich: Schichtweise Abtragung mit dem Skalpell bzw. Abschleifen bis auf das Niveau der normalen Nasenkonturen. Abwarten der Spontanüberhäutung oder Decken der Wundfläche mit freien Spalthauttransplantaten.

Lues

Symptome: Stadium I: Identisch mit Primäraffekt der Haut; selten. Stadium III (gummöse Infiltration): Schmerzhafte Schwellung im Bereich der *knöchernen* Nase; übelriechende Sekretion; Sequesterbildung; scharfrandige Ulzeration; regionale Lymphknoten meist vergrößert. Endzustand: Typische Sattelnase (im *knöchernen* Nasenteil!); strahlige, derbe Narbenbildungen im Naseninneren.

Pathogenese: Infektion mit Treponema pallidum; entweder intrauterin (Lues connata als a) *Lues connata praecox,* „Coryza syphilitica neonatorum“, Beginn in den ersten Lebensmonaten, oder b) *Lues connata tarda:* Beginn zwischen 3. Lebensjahr und Pubertät mit Ausbildung der Hutchinson-Trias, d. h. Keratitis parenchymatosa, Tonnenzähne, Innenohrschwerhörigkeit) und andererseits extrauterin, d. h. nach der Geburt als *Lues acquisita.*

Diagnose: Hinweisende Anamnese, Serologie (im Stadium III nicht immer eindeutig positiv!), Nelson-Test, Probeexzision.

Differentialdiagnose: Tuberkulose, Malignome.

Therapie: Behandlung mit Antibiotika erfolgt in der Regel durch den Venerologen. Rhinologisch u. U. Lokalbehandlung in der Nase im Stadium III zweckmäßig sowie nach der Ausheilung die plastisch-chirurgische Rekonstruktion der entstandenen Defekte.

Rhinosklerom

Vorkommen: Osteuropa, Nordafrika, Mittel- und Südamerika, Asien.

Symptome: *Beginn* mit uncharakteristischer Rhinitis mit eitrigem Sekret und Borkenbildung; dann flächige, höckrige Infiltrate in der Nasenschleimhaut. Zunehmende Vergröberung auch der äußeren Nase („Tapir-Nase"). Ausheilung unter Entstehen ausgedehnter Narben.

Pathogenese: Infektion mit Klebsiella rhinoscleromatis.

Diagnose: Anamnese (Aufenthalte im Ausland!), Probeexzision, Erregernachweis.

Differentialdiagnose: Tuberkulose, Lues, Sarkoidose, Mykosen, Morbus Hodgkin.

Therapie: Antibiotika (Antibiogramm!).

Prognose: Fraglich; Rezidive möglich.

Morbus Boeck (Sarkoidose, Morbus Besnier-Boeck-Schaumann)

Symptome: Im Nasenbereich als isolierte Organsarkoidose möglich. Beginn mit Auftreten von blauroten bis bräunlichen Knötchen und Infiltration in der Gesichtshaut. Regionale Lymphknoten derb und vergrößert.

Diagnose: s. S. 498.

Differentialdiagnose: Rhinophym, Lupus, Gumma, maligne Neubildung.

Therapie: In Zusammenarbeit mit dem Internisten (Kortikosteroide). Operative Therapie nur bei Solitärknoten und dringlicher Symptomatik erwägenswert.

Lepra

Vorkommen: In tropischen und subtropischen Gebieten.

Symptome: Knollige Verdickungen im Nasenvorhof, Verlegung des Naseninneren; ausgeprägte Borkenbildung; fötide Sekretion; Ulzerationen und Einschmelzung des Nasengerüstes, „Facies leontina".

Pathogenese: Infektion mit Mycobacterium leprae (Hansen).

Diagnose: Vorgeschichte (Kontaktmöglichkeit); Symptome auch an anderen Körperstellen (Leukoderm); neurologische (sensible) Ausfälle. Erregernachweis. Leprominreaktion.

Therapie: Langzeitsulfonamide (z. B. Diaminodiphenylsulfon [DADPS]), auch Tuberkulostatika (Resistenzbildung!).

Lupus vulgaris der Nase

Symptome: Im Nasenvorhof, am Kopf der unteren Muschel und an Septumschleimhaut feine rötliche Knötchen. Auf Knötchenstadium folgt zentrale Nekrose mit Ulzeration und Granulationsbildung und schließlich Narbenbildung; narbige Stenose des Naseneingangs und/oder Einsinken des knorpeligen Nasengerüstes.

Pathogenese: Tuberkuloseinfektion unter relativ günstiger immunologischer Abwehrsituation des Körpers (proliferative Form). *Erreger:* Mycobacterium tuberculosis; sowohl Typ humanus wie bovinus.

Diagnose: Erregernachweis, Probeexzision. *Erkrankung ist anzeigepflichtig!*

Differentialdiagnose: Naseneingangsekzem, Rhinitis sicca anterior, Ulcus septi perforans, Lues (Tuberkulose meist im knorpeligen, Lues meist im knöchernen Teil der Nase lokalisiert), Mykosen; Lupus erythematodes, Sarkoidose, Malignome.

Therapie: Tuberkulostatische Langzeittherapie („Dreifachkombination", s. S. 332) sowie Vitamin D_2.

Entzündungen, die vorwiegend im Naseninneren lokalisiert sind

Aus didaktischen Gründen werden im Folgenden die Erkrankungen mit primärer Lokalisation im Naseninneren nach Möglichkeit getrennt von denen mit einer Entstehung in den Nasennebenhöhlen abgehandelt – obwohl sehr oft Erkrankungen der Nase auch auf die Nebenhöhlen übergreifen – und umgekehrt.

Akute Formen

Akute Rhinitis (Koryza, Schnupfen, Common cold)

Symptome: Da sehr verschiedene Erreger für das Krankheitsbild „akuter Schnupfen" in Frage kommen können, ist die Symptomatik nicht uniform. Beim *banalen* Schnupfen unterscheidet man ein *trockenes Vorstadium:* Gestörtes Allgemeinbefinden (Frösteln, Frieren wechselnd mit Hitzegefühl; Kopfdruck, Abgeschlagenheit, Appetitlosigkeit. Evtl. subfebrile Temperatur; bei Kindern aber oft auch hohe Temperaturen). Kitzeln, Brennen und Trockenheitsgefühl in Nase und Rachen; Niesreiz, Nasenschleimhaut meist blaß und trocken. – Meist schon nach einigen Stunden *katarrhalisches Stadium:* Wäßrige Sekretion und Behinderung der Nasenatmung; temporäre Herabsetzung oder Aufhebung des Riechvermögens; Augentränen; Rhinophonia clausa; Zunahme der Allgemeinsymptomatik. Nasenschleimhaut hochrot, geschwollen, stark sezernierend. – Nach wenigen Tagen Übergang in das *schleimige (bzw. schleimig-eitrige) Stadium:* Nachlassen der Allgemeinsymptome; Eindicken des Sekretes; Besserung des Riechvermögens; allmählicher Rückgang der Lokalsymptomatik und Ausheilung, die nach etwa einer Woche erreicht sein soll.

Bei *bakterieller Superinfektion:* Auftreten eitrigen, (grün-)gelben Sekretes; verzögerter Rückgang der Symptomatik.

Begleitschnupfen (Initialschnupfen): Bei Virusgrippe (Influenza) sowie bei Infektionen mit anderen Virusarten wie etwa Parainfluenza-, Adeno-, Reo-, Corona-, Entero-, Myxoviren, RS-(„respiratory syncytial"-)Viren: Symptomatik wie oben beschrieben, aber kompliziert durch zusätzliche Erscheinungen z. B. Beteiligung des gesamten Respirationstraktes, des Gastrointestinaltraktes (Diarrhoe), der Meningen, des Perikards, der Nieren, der Muskulatur (Gliederschmerzen).

Pathogenese: Infektion durch Rhinoviren (über 100 Typen isoliert; gehören zur Gruppe der Picornaviren), aber auch durch zahlreiche andere Virusarten. Inkubationszeit bei Rhinoviren zwischen 1 und 3 Tagen; Tröpfcheninfektion; unterstützend wirkt eine Infektionsdisposition des Organismus etwa durch Abkühlung.

Diagnose: Anfangs oft nicht erkennbar, ob der „Schnupfen" nicht nur ein Initial- oder Begleitsymptom für eine schwerere Virusinfektion ist.

Differentialdiagnose: Oft erst nach Tagen möglich. Initialphase eines „akuten Exanthems"; allergische oder vasomotorische Rhinopathie; Coryza specifica luica (connatale Lues); Nasendiphtherie (vorwiegend im Kindesalter!).

Therapie: *Kausale* Therapie noch nicht verfügbar. – *Symptomatisch:* Abschwellende Nasentropfen (vor allem Imidazolinabkömmlinge oder oral einzunehmende Dekongestantien. *Keine* Antibiotika – außer bei hartnäckiger bakterieller Superinfektion (Antibiogramm!). Inhalationen mit Kamille o. ä. – Kopflichtbäder, Rotlichtbestrahlungen; notfalls Analgetika und Bettruhe.

Prophylaxe: Abhärten (Sauna), Klimareiz, Hydrotherapie, Sport, Vitamin C; sorgfältige Hygiene – speziell gegenüber Kleinkindern. Beim Kind u. U. Adenotomie (s. S. 322). Impfung gegen Koryzaviren (noch) nicht möglich – im Gegensatz zur Influenzaimpfung.

Allergische Rhinopathie (Rhinitis allergica)

Häufigste Form: Pollinose (Heuschnupfen), aber auch andere Allergene möglich (s. unten).

Symptome: Kitzeln und Jucken in der Nase, Verlegung der Nase, Niesreiz ← Niesattacken; wäßrige, klare Sekretion. Völlegefühl und Juckreiz im ganzen Kopf; evtl. Konjunktivitis. (Starkes) Krankheitsgefühl, auch temporär Fieber, Appetitlosigkeit; neurovegetative Störungen, u. U. Arbeitsunfähigkeit. Passagere Hyp- oder Anosmie. – Superinfektion möglich!

Pathogenese: Inhalationsallergie; Schockorgan: Nasenschleimhaut; auch Bindehaut und andere Schleimhäute. Oft hereditär.

Saisonale allergische Rhinopathie: Hervorgerufen durch Pollen (Blütekalender!).

Perenniale allergische Rhinopathie: Hervorgerufen durch unabhängig von der Jahreszeit vorkommende Inhalationsallergene wie Schimmelpilze, Tierhaare, Hausstaub, Milben, Zimmerpflanzen (Primeln, Rosen), aber auch Nahrungsmittelallergene (Fisch, Erdbeeren, Nüsse, Eier, Milch, Mehl) und „Berufsallergene" wie Mehl (Bäcker), Haare, Schuppen (Friseur) sowie bakterielle Allergene und Parasiten kommen in Frage.

Infektion und Allergie
Bakterien und Viren können als Allergene wirken, die praktische Bedeutung ist aber heute noch umstritten. Drei pathogenetische Abläufe möglich:

a) Allergische Reaktion auf Bakterien oder Viren ohne klinische Infektion (z. B. auf Saprophyten in der Nase),
b) allergische Reaktion auf bakterielle oder virogene Infektion (z. B. chronische bakterielle Rhinitis oder Sinusitis mit folgender Sensibilisierung gegen die Erreger),
c) Superinfektion bereits allergisch veränderten Gewebes (wobei die Infektionserreger nicht mit dem Antigen identisch sind).

Form b) entspricht dem Begriff der „Infektallergie". Ihr zeitlicher Ablauf macht eine Zuordnung zum Formenkreis der *allergischen Spätreaktion* (Typ IV nach Coombs/Gell) notwendig.

Bei klinischem Verdacht auf das Vorliegen einer „Infektallergie" Versuch des Antigennachweises (positive kutane Spätreaktion auf Bakterienextrakte), Antibiotika (testgerecht). Dauerhafter Wert einer Hyposensibilisierung derzeit klinisch noch nicht bestätigt.

Diagnose: Typische Anamnese, Sekret- (und Zyto-)Diagnostik, Intrakutantestung, Prick-Test, Epikutanproben; Intranasaltestung (Test am Schockorgan!) unter Einsatz der Rhinomanometrie; Serumantikörper-Nachweis (IgE-Bestimmung), *R*adio-*A*llergo-*S*orbent-Test (= RAST).

Lokalbefund: Livide, blasse Nasenschleimhäute. Im akuten Stadium auch hochrote Schleimhaut; geschwollene Nasenmuscheln. Klares Sekret in großer Menge.

Differentialdiagnose: Vasomotorische Rhinopathie, Koryza. Siehe Tab. **4**.

Therapie: *Kausal:* Spezifische Hyposensibilisierung (aufgrund des Allergentests) möglichst präsaisonal (bei Pollinose im Herbst) und für mehrere Jahre hintereinander wiederholt durchführen. – Allergenkarenz (Helgoland, Hochgebirge). – Notfalls Berufswechsel. – Ferner: Lokal oder allgemein Dinatrium cromoglicicum (Intal, Lomupren), das die Freisetzung von H-Substanzen (Histamin, Serotonin usw.) aus Mastzellen hemmt.

Symptomatisch: Antihistaminika; Kortikosteroide (spezielle Präparationen zur lokalen Anwendung in der Nase [z. B. Beclomethason-Dipropionat-Spray]; cave: Kortikosteroid-Nebenwirkungen!), abschwellende Nasentropfen (s. S. 224). – Falls Polypen oder bleibende ödematöse Schwellungen in der Nase; operative Abtragung bzw. Polypektomie (s. S. 218).

Prognose: Im allgemeinen günstig – mit zunehmendem Lebensalter allmählicher Rückgang der allergischen Beschwerden. Aber auch Übergang in Bronchialasthma (vice versa!) möglich.

Komplikationsmöglichkeiten: Beteiligung der Nasennebenhöhlen und der tiefen Luftwege; Polyposis nasi et sinuum.

Vasomotorische Rhinopathie (Rhinitis vasomotorica)

Symptome: Wie bei der perennialen allergischen Rhinopathie. Paroxysmaler Verlauf meist sehr deutlich.

Lokalbefund: Livide, blasse Nasenschleimhaut; im Anfall profuse wäßrige Sekretion und Schwellung der Nasenmuscheln.

Pathogenese: Neurovaskuläre, d. h. vegetative Störungen der Gefäße der Nasenschleimhaut (Überwiegen des Parasympathikus), bei denen Allergene und/oder spezifische Antikörper nicht nachgewiesen werden können. Offensichtlich unspezifisch-reflektorischer Überempfindlichkeitszustand der Nasenschleimhaut, bei dem die anfallsartige Symptomatik durch verschiedene Einflüsse (z. B. Temperaturwechsel, Wechsel der Luftfeuchtigkeit, Alkohol, Staub, Rauch, mechanische Irritation [Septumleisten usw.], Streß, seelische Belastung, Erwartungsneurosen, endokrine Sondersituationen, Medikamente und Medikamentenabusus [Imidazolin- bzw. Brenzkatechinabkömmlinge, Clometiazol u. a.]) ausgelöst werden kann.

Diagnose: Per exclusionem (negativer Allergentest usw.), vor allem auch typische Anamnese.

Differentialdiagnose: Allergische Rhinopathie, Fremdkörper in der Nase (bei Kindern!), beginnende „Erkältung" (s. Tab. 2.**4**).

Therapie: *Konservativ:* Eliminierung aller erkennbaren Reizfaktoren (nur selten möglich!), Antihistaminika, abschwellende Nasentropfen und/oder oral Schleimhaut abschwellende Medikamente, Kortikosteroide (z. B. Beclomethason) in sehr kleinen Dosen und zeitlich begrenzt (!), Psychopharmaka bzw. Sedativa, bei *Medikamentenabusus* keine Imidazolinpräparate! – Regulierung des Stoffwechsels und des endokrinen Systems.

Operativ (nach oft erfolgloser konservativer Therapie meist wirkungsvoller). Verschiedene Möglichkeiten (in zunehmend eingreifender Reihenfolge): 1. Stichelung der unteren (und/oder mittleren) Muschel mit Elektrokaustiknadel (bzw. Setzen oberflächlicher Schleimhautnarben) kryochirurgisch oder mit dem Laserstrahl, s. S. 216 und Abb. 2.**26a**, S. 217. – 2. Begradigung der inneren Nase und Entfernung möglicher mechanischer Reizpunkte (Septum-Dorn- oder -Leistenbildung, s. S. 260). – 3. Verkleinerung der unteren (selten der mittleren) Muschel und evtl. Abtragen eines vergrößerten Muschelendes (Konchotomie, s. S. 216 und Abb. 2.**26c**).

Prognose: Unsicher; oftmals schlagartiger Erfolg, bisweilen therapieresistent.

Fremdkörper in der Nase (s. Farbtafel **12a**)

Zumeist bei Kindern; u. U. sehr lange Liegezeit (Kugeln, Münzen, Metallpartikel, auch Erbsen usw.).

Symptome: (Einseitige) Behinderung der Nasenatmung; zunehmende Symptome einer chronisch-eitrigen Rhinitis oder Sinusitis; fötides Sekret. – Bildung von Rhinolithen (Kalkmäntel um Fremdkörper).

Tabelle 2.4 Symptom: Akuter Schnupfen

	Ätiologie	Auftreten (Vorzugsalter)	Subjektive Beschwerden	Nasensekret	Befund an Nasenschleimhaut	Verlauf	Komplikationen	Diagnose
Rhinitis acuta (Koryza, Common cold)	Virusinfektion (evtl. sekundär bakterielle Superinfektion)	als „Erkältungskrankheit“ (jede Altersstufe)	Niesreiz, Sekretion, behinderte Nasenatmung, Kopfdruck	serös, nach einigen Tagen schleimig-eitrig	Schleimhautschwellung, -rötung	Dauer 3–8 Tage	akute Sinusitis, Pharyngitis, Otitis media, Laryngotracheitis, Bronchitis	Nachweis einer Infektion, Anamnese
Vasomotorische Rhinopathie	neurovaskuläre Reaktion auf verschiedene mechanische und chemische Reize; auch Streß und psychische Faktoren möglich	anfallsweise nach Einwirkung des Reizes oder nach psychischen Erregungen (oft erst in mittlerem Alter)	Niesattacken, massive wäßrige Sekretion. Behinderte Nasenatmung, Kopfdruck	sehr viel klares, dünnflüssiges, eiweißarmes Sekret	starke Schleimhautschwellung, wenig Rötung; im Intervall: blasse Schleimhäute; auf Berührung rasch anschwellende Muscheln und oft profuse Sekretion	Im Regelfall Dauer Minuten bis Stunden, häufige Rückfälle	Reflexasthma, Erythem der äußeren Nase, begleitende Gesichtsschwellungen	Anamnese (Ermittlung des auslösenden Reizes), Allergietests negativ

Allergische Rhinopathie	Antigen-Antikörper-Reaktion in der Nasenschleimhaut auf bestimmte Antigene, z. B. 1. Pollen (Gräser, Bäume) 2. Hausstaub, Tierhaar, Bettfedern, Schimmelpilze usw. 3. Nahrungsmittel und Berufsantigene	meist erstmalig bei jungen Patienten 1. saisonal (Frühjahr, Sommer, Frühherbst) 2. und 3. perennial	Juckreiz in Nase und Augen, behinderte Nasenatmung, Niesanfälle, Konjunktivitis, Tränenfluß, Kopfdruck	sehr reichlich wäßrig oder dünnschleimig; später evtl. auch schleimig-eitrig	akut: Schleimhautschwellung, -rötung; im Intervall livide, blasse Schleimhaut	1. Pollinose: Dauer 1-2 Monate jährlich zur gleichen Zeit (Blütekalender!) 2. und 3. Dauer Wochen bis Monate, evtl. chronisch, je nach Sensibilisierungsgrad, Antigen und Exposition	Asthma bronchiale, (chronische) Sinusitis, Otitis media simplex, (sehr selten purulenta), Nasenpolypen	Anamnese; Allergen-Nachweis durch Testung (intrakutan, intranasal), evtl. -Eosinophilie im Nasensekret; spezifische Immunglobuline im Nasensekret erhöht

Diagnose: Röntgenuntersuchung (oft Zufallsbefund); nach Abschwellen und Lokalanästhesie der Nase Inspektion (u. U. mit Stab-Optik) sowie Sondierung.

Therapie: Instrumentelle Entfernung – in kurzer Narkose, da länger liegende Fremdkörper sehr fest sitzen und beim Mobilisieren starke Blutung hervorrufen können.

> ***Merke:*** Beim Kleinkind ist jede einseitige chronische eitrige Rhinorrhoe verdächtig auf einen Fremdkörper und erfordert spezialärztliche Abklärung!

Chronische Formen

Rhinitis sicca anterior

Symptome: Trockenheitsgefühl, Juckreiz, Krustenbildung in der Nase; evtl. auch schwaches Nasenbluten.

Pathogenese: Mehrere Faktoren verantwortlich (Schädigung der besonders exponierten vorderen Schleimhautanteile, Staub, bohrender Finger, extreme Temperaturen usw.).

Diagnose: Trockene Schleimhaut im vordersten Bereich des Nasenseptums (unmittelbar hinter der Haut-Schleimhaut-Grenze). Fleckförmige, vergröberte, rauhe Schleimhautoberfläche; Borken, später Ulzerationen und schließlich evtl. auch Septumperforation.

Differentialdiagnose: Chemische Schädigung (Chromatarbeiter); iatrogene Septumperforation (nach Operationen oder unsachgemäßen Ätzungen), traumatische Schädigung. – Lupus, Lepra, Lues.

Therapie: Schleimhautpflege mit ölhaltigen Nasensalben (Unguentum leniens, Eucerin, Bepanthen-Nasensalbe usw.). Bei Septumperforation s. S. 262.

Chronische Rhinitis (chronische Rhinopathie)

Sammelbegriff für chronische Irritations- und/oder Entzündungszustände der Nasenschleimhaut mit Volumenzunahme der Schleimhaut vor allem im Bereich der Nasenmuscheln, die entweder durch Hyperämie und Ödem oder durch echte Gewebszunahme bedingt ist.

Symptome: Leitsymptom: behinderte Nasenatmung; anfangs wechselnd stark und auch von Seite zu Seite alternierend, später ständig und hochgradig und meist beidseitig („blockierte Nase"). Zähe, schleimige, farblose – selten eitrige – Sekretion („Stockschnupfen") besonders in Richtung Nasenrachen. Schniefen und Räusperzwang. Rhinophonia clausa. Evtl. Tränenträufeln; auch sekundäre Dakryozystitis möglich. – Sekundäre Pharyngitis. In schweren Fällen Abgeschlagenheit, Schlaflosigkeit, „verlegter, benommener Kopf", bisweilen auch Kopfdruck und Kopfschmerz. Herabsetzung der geistigen und körperlichen Leistung.

Pathogenese: Viele kausale Faktoren möglich: Rezidivierende akute Entzündungen mit allmählicher irreversibler Schädigung der Mukosa; Entzündungen in der Nachbarschaft (Sinus!); Verlegung der Nasendrainage (vergrößerte Rachenmandel, Nasenrachen-Neoplasmen); vasomotorische Störungen der Schleimhaut; chronische Reize (Tabakrauch und Staub; Chemikalien; gewerbliche Noxen; extreme Dauertemperaturen; exzessive und abnorme Luftfeuchtigkeitsverhältnisse); Gravidität, Menstruation, Menopause; endokrine Störungen (z. B. Schilddrüse, Nebennieren, Diabetes), Herz- und Kreislaufinsuffizienz, Medikamentnebenwirkungen (s. unten), Infektallergie (Spättypallergie, s. S. 210).

Diagnose: Langzeitanamnese, evtl. mit einer oder mehreren der genannten Noxen. Spiegelbefund: dunkelrote, teilweise auch blauviolette („rote" oder „blasse") Schwellung vor allem der unteren Muscheln; Nasenlumen eng bzw. verlegt. Auf abschwellende Nasentropfen schrumpft die verdickte Schleimhaut *(Rhinopathia chronica simplex),* oder sie bleibt wegen echter Gewebszunahme volumenstabil *(Rhinopathia chronica hyperplastica).*

In *späteren Stadien* erhält die Muschelschleimhaut eine leicht granulierte Oberfläche („Maulbeermuschel"), die allmählich höckrig wird und glasige Ausstülpungen aufweisen kann („Mikropolypen"). Diese ödematösen Fortsätze oder Zotten können sich zu einzelnen oder multiplen *Nasenpolypen* (s. Farbtafel **11a, 12c** und **26a**) vergrößern, vor allem im Bereich der mittleren Muschel. – Oft beginnt diese echte *Gewebshypertrophie* im Bereich *der hinteren Enden* der – bevorzugt unteren – Muscheln (s. Farbtafel **25a**). Die Choanen werden dann mehr oder weniger von himbeerförmigen Wucherungen verlegt, die nur durch *Spiegelung auch des Nasenrachens* (!) oder durch lupenendoskopische Kontrolle des Nasopharynx entdeckt werden können.

Differentialdiagnose: Nebenhöhlenentzündungen, Fremdkörper, spezifische Schleimhautentzündungen (s. S. 221), Rachenmandelvergrößerung, Allergie, Morbus Wegener, Neoplasmen. Notfalls Biopsie! (Tab. 2.**5**).

Therapie: *Konservativ:* Versuch, kausal vermutete oder nachweisbare ätiologische Faktoren auszuschalten (Medikamente absetzen, Medikament-Abusus unterbinden, internistische und/oder endokrinologische Durchuntersuchung, Umwelt- und Berufsbedingungen kontrollieren usw.). Symptomatische medikamentöse Therapie (abschwellende Nasentropfen usw.) nur *kurzfristig* (s. S. 224); auf Dauer ist eine kritiklose symptomatisch-medikamentöse Behandlung nicht nur nutzlos, sondern schädlich!

Operativ (in zunehmend eingreifender Reihenfolge):

1. *„Kaustik" der unteren Muschel;* ähnlich: Verwendung von Kryochirurgie oder Laser.

Elektro-„Stichelung": Elektrokoagulation mit nadelförmiger differenter Elektrode, die an mehreren Stellen in das Gewebe der unteren (selten mittleren) Muschel unter Lokalanästhesie eingestochen wird (Abb. 2.**26a**) ← Erzeugung multipler, sehr umschriebener Narben in der Muschelschleimhaut.

Tabelle 2.5 Symptom: Behinderte Nasenatmung
Naseneingang, Nasenhaupthöhle, Nasennebenhöhlen
Kurze Anamnese:
Follikulitis und Ekzem des Naseneingangs
Rhinitis und Sinusitis acuta (infektiös, vasomotorisch oder allergisch)
Trauma (Ödem, submuköses Hämatom, Fraktur)
Fremdkörper
Lange Anamnese:
Schlaffe Nasenflügel („Ansaugen" der Nasenflügel)
Naseneingangsstenose, „Klappen"-Stenose
Rhinitis sicca anterior mit Borkenbildung
Septumdeviation, Septumleisten oder -dornbildungen
Rhinitis und Sinusitis chronica (evtl. auch allergisch)
Muschelhyperplasie (auch vergrößerte hintere Muschelenden)
Polyposis nasi
Concha bullosa
Narbenbildung (Synechie) und/oder unzureichend korrigierte posttraumatische Zustände; u. U. auch Septumperforationen (Turbulenzbildung)
Rhinopathia medicamentosa
Blutender Septumpolyp
Fremdkörper evtl. Rhinolith
Rhinitis atrophicans und Ozäna
Tumoren
Mißbildungen
Nasenrachen
Kurze Anamnese:
Angina pharyngea (retronasalis)
Retropharyngealabszeß
Lange Anamnese:
Hyperplasie der Tonsilla pharyngea („Adenoide")
Choanalpolyp
Choanalatresie
Juveniles Nasenrachenfibrom
Synechie Gaumensegel-Rachenhinterwand
Tumoren (vor allem Malignome!)

Bei *Anwendung des (CO_2- oder Argon-)Laser-Strahles* werden entsprechende Schleimhautnarben durch Gewebsverdampfung und/oder -koagulation erreicht.

2. *Konchotomie:*

Abtragung (Abb. 2.**26c**) eines Gewebestreifens am Unterrand der unteren, selten mittleren Muschel und/oder der vergrößerten hinteren Muschelenden mit Schere oder

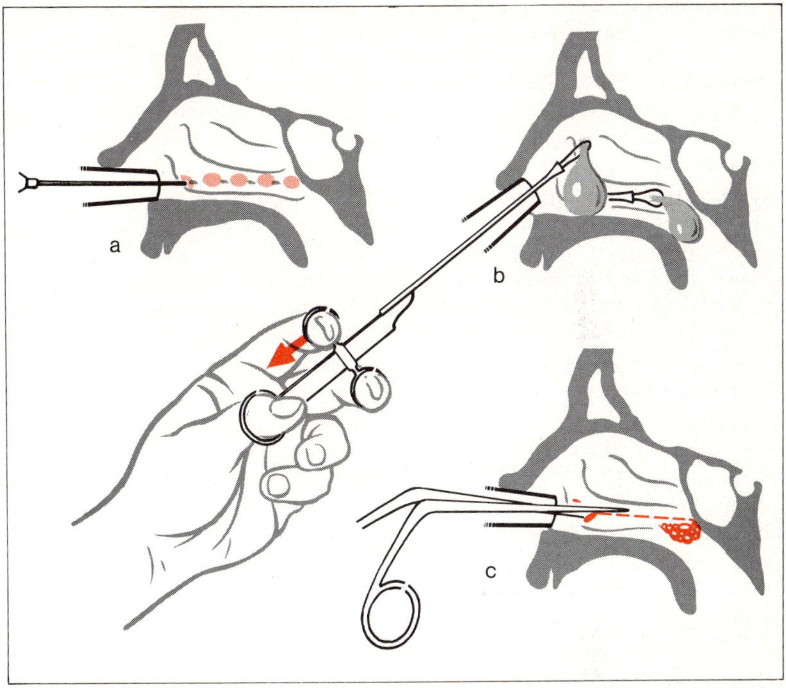

Abb. 2.**26a–c** Endonasale Eingriffe. **a** Elektro-„Stichelung" an der unteren Muschel, **b** Abtragung von Polypen mit der Schlinge, **c** Konchotomie an der unteren Muschel mit Abtragung des hinteren Muschelendes

Schlinge. Ziel: Reduzierung des Volumens der entsprechenden Koncha. – *Cave:* Rhinitis atrophicans (s. S. 219) nach zu ausgiebiger Resektion!

Schwangerschaftsrhinopathie

Vor allem in der zweiten Hälfte der Gravidität zunehmende Schwellung und Verstopfung der Nase; die Symptome klingen nach der Geburt ab.

Rhinopathia medicamentosa = Schleimhautschädigung (reversibel oder irreversibel) durch Medikamente.

Schleimhautschwellung bis zu hyperplastischer Rhinopathie u. a. durch: Acetylsalicylsäure, Antikonzeptiva, Guanethidin, Hydantoine, Östrogene, Paraminosalicylsäure, Phenothiazine, Rauwolfiapräparate, Betablocker, Tetraäthylammonium.

Trockene Schleimhaut u. a. durch: Atropin, Belladonnapräparate, Kortikosteroide, Imidazolin- bzw. Brenzkatechinabkömmlinge.

Toxische Rhinopathie („overtreated nose") durch Abusus mit abschwellenden Nasentropfen – s. S. 224.

Polyposis nasi (s. Farbtafel **11 a** und **12 c**)
Nasenpolypen sind entzündlich bedingte, gutartige, gestielte oder breitbasig aufsitzende Wucherungen der Schleimhaut in der Nase und/oder den Nasennebenhöhlen.

Symptome: Mechanische Verlegung der Nasenatmung, evtl. Anosmie (mechanisch bedingt), Epiphora, farblose schleimige oder eitrige Sekretion, „Verschleimung" des Rachens, Kopfdruck, Schnarchen, Rhinophonia clausa, bei Kindern (noch im Wachstum befindliches Gesichts- und Nasenskelett!) Ausbildung einer knöchernen Breitnase („Froschnase"). Durch Verlegung der Nebenhöhlenostien: chronische Sinusitis. Polypen können auch bei freier Nasenhaupthöhle (!) in einzelnen oder allen Nebenhöhlen vorkommen.

Choanalpolyp = meist in der Kieferhöhle entspringender, langgestielter Polyp, der eine Choane und auch den Nasenrachen mehr oder weniger vollständig verlegen kann.

Pathogenese: Häufig Schleimhautallergie (Spättyp) (in 25% Allergietest positiv), aber auch banale chronische Rhinitis und/oder Sinusitis (oft Sinusitis ethmoidalis!). Folgende Trias nicht selten: Polyposis nasi, Aspirin-Überempfindlichkeit und Asthma.

Diagnose: Typischer Spiegelbefund mit solitären oder multiplen, glasig-transparenten, glattwandigen, weißlichen bis gelblichen, auf Sondendruck beweglichen Neubildungen, vor allem im mittleren Nasengang und in den Choanen (sehr oft beidseitig!).

Beachte: Sehr oft besteht außer einer Polyposis nasi auch eine polypöse Sinusitis. Daher ist bei Nasenpolypen immer eine entsprechende Nebenhöhlendiagnostik (Röntgen, evtl. Endoskopie) notwendig (s. S. 227).

Differentialdiagnose: Enzephalomeningozele (Röntgen, Sondierung), blutender Septumpolyp (s. S. 253), intranasale Malignome, durchgebrochene Hypophysentumoren (z. B. Adenome).

Therapie: Obwohl unter Kortikosteroiden Nasenpolypen kleiner werden oder ganz verschwinden, ist diese Therapie nicht sinnvoll, da nach Absetzen der Kortikosteroide auch die Polypen wieder kommen. – Falls Allergen nachweisbar, Versuch mit Allergenkarenz. – Da durch Polypen irreversible Schäden an der inneren (bei Jugendlichen auch an der äußeren) Nase und am Gesamtorganismus entstehen können, ist eine operative Entfernung (Polypektomie) notwendig.

Polypektomie: In Lokalanästhesie oder Narkose Abtragen der polypösen Wucherungen (Abb. 2.**26 b**), oft kombiniert mit Siebbeinausräumung und/oder Kieferhöhlenoperation (s. S. 238 ff.).

Prognose: Vor allem bei allergischer Ätiologie starke Neigung zum Rezidivieren.

Rhinitis atrophicans und Ozäna

Die atrophische Rhinitis kommt ohne und mit üblem Geruch vor. Im letzteren Falle spricht man von einer Ozäna (= Stinknase).

Symptome: Überwiegend beim weiblichen Geschlecht; Beginn oft in der Pubertät. Gesicht äußerlich oft typisch abgeflacht und breit.

Spiegelbefund: mit grünlich-gelben bis braunschwarzen Borken belegte, oft ganz ausgefüllte innere Nase. Nach Ablösen der Borken sehr weite Nasenhöhle(n). Atrophische, trockene Schleimhaut (fibröse Umwandlung der subepithelialen Schicht), verkümmerte untere Muschel. – Bei Ozäna: fötides („aashaft" stinkendes) Sekret bzw. Krusten; erhebliche zwischenmenschliche Schwierigkeiten durch die abstoßende Geruchsentwicklung! Beim Patienten Anosmie, so daß er den von ihm ausgehenden üblen Geruch selbst nicht wahrnimmt. Gefühl behinderter Nasenatmung. – Oft schwere Schleimhautveränderungen (Trockenheit, leimartige Borken) auch im gesamten Rachen, im Kehlkopf und in der Luftröhre.

Pathogenese: Nicht sicher bekannt und wahrscheinlich multifaktoriell. Rassenunterschiede (bei der gelben Rasse häufiger als bei der weißen und bei dieser häufiger als bei der schwarzen Rasse), geographische Schwerpunkte (z. B. Osteuropa, Indien). – Durch Atrophie von Schleimhaut und Knochenskelett abnorme Weite des Cavum nasi, Degeneration der Schleimhautdrüsen und sensiblen Nervenfasern sowie Metaplasie des respiratorischen Epithels in Plattenepithel. Untergang des mukoziliaren Reinigungssystems. Zersetzen des leimartigen Sekretes durch bakterielle Proteolyse.

Eine *sekundäre* Rhinitis atrophicans kann nach Traumen der Nasenregion, als berufsbedingte Schädigung (Glas, Holz, Asbest u. a.) oder nach zu ausgedehnten Nasen- und/oder Nebenhöhlenoperationen auftreten.

Diagnose: Leimartiges, grüngelbes Sekret und Borken, bisweilen das Naseninnere als kompletter Ausguß überziehend. Nach Säubern der inneren Nase sehr weite Nasenhöhle; sehr kleine Nasenmuscheln; bei der Ozäna Gestank der Borken.

Differentialdiagnose: s. Tab. 2.**6**.

Therapie: *Konservativ:* Reinhalten der Nase durch konsequente Nasenpflege (täglich mehrfach Nasenspülungen mit Salzwasser sowie Einbringen von in Fettsalben getränkten, großen Wattetampons). Lokale Anwendung von *öligen* Nasentropfen, Emulsionen oder Salben, evtl. unter Zusatz von Vitamin A. Dampfinhalationen mit Kochsalzlösung; Einschnupfen von osmotisch wirkenden Pulvern (z. B. Dextrose).

Operativ: Ziel: Vermeidung der Austrocknung durch Verengung der Nasenhöhlen. Zwei Prinzipien:

a) Unterfüttern der Nasenschleimhaut (Abb. 2.**27a**) mit auto- oder homologem Gewebe (Knorpel- oder Knochen-Chips).

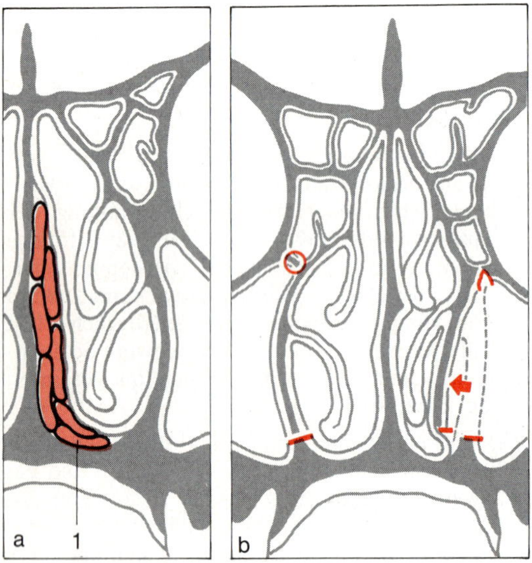

Abb. 2.**27a** u. **b** Eingriffe bei Rhinitis atrophicans. **a** Submuköse Unterfütterung mit Knorpel-Chips (1), **b** Mobilisierung und Medianverlagerung der lateralen Nasenwand (nach Lautenschläger); roter Kreis: Drehpunkt für laterale Nasenwand. Die Medianverlagerung ist in der rechten Bildhälfte ausgeführt

Tabelle 2.**6** Symptom: Foetor e naso (Ursachen)
Rhinitis atrophicans cum foetore (= Ozäna) beiderseits fötide stinkende Borkenbildung
Nasen-, Nasennebenhöhlentumor bei Tumorzerfall fauliger Geruch
Rhinitis purulenta – Sinusitis purulenta ein- oder beidseitig eitrige Sekretabsonderung; vor allem bei dentogener Sinusitis *erheblicher* Fötor!
Rhinolith – Nasenfremdkörper dauernd einseitig behinderte Nasenatmung mit stinkender Sekretion
Gumma (Lues III) stark fötide Eiterung bei Gummazerfall
Nasen-Diphtherie und Nasen-Tbc süßlich-fader Geruch
Rotz (Malleus) faulig riechendes, eitriges Nasensekret

b) Medianverlagerung der lateralen Nasenwände (Lautenschläger) (Abb. 2.**27b**) durch Einwärtsklappen der mobilisierten seitlichen Nasenwand zur Verengung der Nasenhöhle und Fixierung in der neuen Stellung.

Diphtherie der Nase
Meist bei Kindern jenseits des 6. Lebensmonats: Blutig-eitrige oder rein eitrige Sekretion aus der Nase mit Borken und Rhagaden am Naseneingang. Selten bei Erwachsenen. Nasendiphtherie kann isoliert auftreten oder in Kombination mit Rachendiphtherie (s. S. 347).

Diagnose: Abstrich und Erregernachweis.

Meldepflichtige Erkrankung!

Therapie: Antitoxische Serumtherapie (s. S. 347).

Tuberkulose der inneren Nase
Zwei unterschiedliche Verlaufsformen: a) Lupus (s. S. 207). – b) Exsudative, ulzeröse Schleimhauttuberkulose. Meist Folge einer hämatogenen oder intrakanalikulären Streuung bei Phthise. Schmierig belegte Schleimhautulzerationen („Mottenfraß").

Diagnose: Erregernachweis, Biopsie.

Lues der inneren Nase
Sehr selten als Stadium I (Infektion durch Instrumente!) oder II, häufiger als Stadium III (s. S. 206). – **Diagnose:** Serumreaktionen positiv, Biopsie; u. U. Erregernachweis.

Sarkoidose der inneren Nase (s. S. 207 u. 498), **Sklerom** (s. S. 207), **Lepra** (s. S. 207)

Rotz (Malleus)
Vorkommen: Besonders in Osteuropa und Nordamerika. – Erreger: Malleomyces mallei; Übertragung von Einhufern.

Symptome: Eitrige, faulig riechende Sekretion; Geschwüre auf der Nasenschleimhaut. Übergreifen auf äußere Nase.

Diagnose: Erregernachweis, Agglutinationsprobe, Biopsie. *Schon Verdacht meldepflichtig.*

Therapie: Antibiotika.

Blastomykose (Parakokzidioidose)

Vorkommen: Nord-, Mittel- und Südamerika. Erreger: Verschiedene Blastomyzesarten (Gruppe der Hefepilze).

Symptome (Nase): Borkenbildung und Schleimhautgeschwüre.

Diagnose: Erregernachweis, Biopsie.

Therapie: Amphotericin B, evtl. Exzision der veränderten Haut-- und/oder Schleimhautbereiche.

Rhinosporidiose

Vorkommen: Indien, Ceylon, Afrika, auch Nord- und Südamerika. – Erreger: Rhinosporidium Seeberi.

Symptome (Nase): Schleimhautgranulationen (leicht blutend) im vorderen Nasenabschnitt. Übergreifen auf Nebenhöhlen und Rachen.

Diagnose: Pilznachweis, Biopsie.

Therapie: Operative Entfernung der polypösen Gewebsveränderungen (Blutungsgefahr!) und Elektrokautern der Unterlage.

Weitere Mykosen, die gelegentlich Nasensymptome machen

Aktinomykose, Soormykose (Moniliasis), Aspergillose, Mukormykose, Kokzidioidose, Histoplasmose, Leishmaniose u. a.

Wegenersche Granulomatose

Symptome: (in der Nase): Zunehmende Nasenatmungsbehinderung; Nasenbluten; Sekretion aus der Nase; Borkenbildung und Schleimhautgranulationen; später Perforation der Nasenscheidewand, evtl. auch Sattelnasenbildung (meist im *knorpeligen* Bereich). Fortschreitender Gewebszerfall. Dazu auch pulmonale Symptome (chronische Bronchitis) und Allgemeinsymptome wie Krankheitsgefühl, Müdigkeit, Nachtschweiß, wechselnde Gliederschmerzen.

Pathogenese: Unklar; möglicherweise Autoimmunkrankheit mit granulomatöser Arteriitis, Perivaskulitis und nekrotisierender Vaskulitis. Generalisiertes Geschehen: Manifestation auch an anderen Körperstellen (Lunge, Niere, Leber, Mittelohr, Larynx, Trachea).

Diagnose: Klinisches Bild, Lokalbefund und Verlauf; Probeexzision; BSG meist stark erhöht. Elektrophorese: Albumine reduziert, Globuline vermehrt. – Auch Lunge (Röntgen-Thorax) und Niere sorgfältig kontrollieren!

Differentialdiagnose: Granuloma gangraenescens, Leukämie, malignes Lymphom, Morbus Boeck.

Therapie: Möglichst frühzeitig beginnend und hochdosiert Langzeittherapie mit Kortikosteroiden kombiniert mit Immunsuppressiva; evtl. zusätzlich Zytostatika und/oder Strahlentherapie.

Prognose: Schlecht. Tod oft durch Nierenversagen (chronische Glomerulonephritis).

Granuloma gangraenescens (letales Mittelliniengranulom, malignes Granulom)

Monolokuläre Erkrankung. Prodrome in der Nase ähnlich wie bei der Wegenerschen Granulomatose. Später fortschreitender ulzerierender Zerfall des Mittelgesichtes (Beteiligung auch der Kieferhöhlen!).

Pathogenese: Unbekannt. Immundefizit? Verwandtschaft zu Malignomen des retikulohistiozytären Systems (?).

Diagnose: Typische Lokalisation im Mittelgesicht. Erhöhte BSG. Hypochrome Anämie.

Differentialdiagnose: Wegenersche Granulomatose, Malleus, Sklerom, Gumma, Noma, Blastomykose, Histoplasmose.

Therapie: Kombination von Strahlentherapie, Kortikosteroiden, Zytostatika (Immunsuppressiva) und Antibiotika. U. U. gleichzeitige umfassende operative Ausräumung.

Prognose: Bei frühzeitiger Diagnose und massiver Therapie nicht unbedingt infaust.

Grundsätzliches zur lokalen konservativen Behandlung der oberen Luft- und Speisewege

Die oberen Luft- und Speisewege zeichnen sich durch einige für die Therapie günstige Voraussetzungen aus:

- Gute Zugängigkeit für gezielte medikamentöse lokale Therapie;
- problemlose Kombinationsmöglichkeit von lokaler und systemischer (allgemeiner) medikamentöser Behandlung;
- gute Zugängigkeit für Maßnahmen der sog. physikalischen Therapie (Inhalationen, Bestrahlungen, Bäder- und Klimakuren, Einsatz ionisierender Strahlen bei Malignomen usw.)

Physikalische Therapie

Inhalationsbehandlung. Prinzipiell zwei Möglichkeiten:

a) *Dampfinhalation* („feucht"); in der Regel warmer Wasserdampf als Therapeutikum oder Wirkstoffträger (z. B. „Bronchitis-Kessel", „Dampf"-Inhalationsapparate, Kopfdampfbad). Tröpfchengröße ≥ 30 µm („feuchte" Nebel, Spray), dadurch erhebliche Instabilität und rasche Niederschlagsbildung. Häufig verwendete Zusätze bei Feucht-Inhalation: Salze (Ems, Soden, Gleichenberg usw.; 1 %ige isotone Lösung), ätherische Öle (Menthol, Latschenkiefer, Eukalyptus, Turiopine und andere Kombinationspräparate), Kamille, Salbei; auch oberflächenaktive Stoffe („Detergentien", Netzmittel z. B. Tacholiquin) oder auf Sekret-Mukopolysaccharide wirkende Mittel wie Bromhexin, Ozothin und andererseits Ammoniumchlorid. Niederschlag vorwiegend in Nase, Mund, Rachen und Larynx.

b) *Aerosolinhalation* („trocken") mit echten Aerosolen (Tröpfchengröße < 30 µm) als quasistabile Suspension von Flüssigkeit in Luft. Je kleiner die Tröpfchengröße, um so tiefer das Eindringen in die (tiefen) Luftwege. Optimale Tröpfchengröße für Nase und Rachen: 10–15 (bis 50) µm, für die Trachea 5–10 µm, für Bronchialbereich und Alveolarraum < 5 µm. – Geräte mit *Düsen*vernebelung sind für die oberen und mittleren Luftwege günstiger als *Ultraschall-* oder *Treibgasgeräte.* Als Aerosol verwendbare Medikamentgruppen: Vasoaktive Wirkstoffe (schleimhautabschwellend), Sekretolytika, Antiallergika, Kortikosteroide, Antibiotika, Chemotherapeutika, Antiasthmatika, Vitaminpräparate.

Regeln für Inhalationstherapie:

- Tröpfchengröße des Aerosols entsprechend dem Haupterkrankungsbereich innerhalb des Atemtraktes wählen.
- Verwendete Medikamente sollen bei einem pH um 7,0 wasserlöslich, annähernd isotonisch, atoxisch und reizlos, gut haltbar und zerstäubbar sein.
- Die Dauer einer Einzelinhalation soll 10–15 Min. betragen.

Lokale Thermobehandlung: Derzeit bevorzugte Wärme-Anwendungsformen: Mikrowellen (λ < 1 m, „cm"- bzw. „dm"-Wellen) für Nasennebenhöhlen, Kehlkopf etc.; Infrarot (λ > 760 nm) als Strahler für oberflächliche Weichteilentzündungen, als „Kopflichtbad" mit Kohlefadenlampen und reicher Infrarotemission besonders effektiv bei chronisch-katarrhalischer Rhinosinusitis [„Heißluftbehandlung"]. Sichtbares Licht, vor allem als Rotlicht (λ zwischen 760 und 400 nm) für oberflächliche Weichteilentzündungen sowie feucht-warme Umschläge, Fango, Heizkissen.

Durch Erwärmung → Hyperämie (direkt und reflektorisch in der Tiefe) → Beschleunigung und Intensivierung der antientzündlichen Vorgänge im Gewebe.

Durch Applikation von Kälte andererseits → Drosselung der Durchblutung → Abbremsen der Entzündungsvorgänge.

Balneotherapie und Klimatherapie: Bei chronischen Schleimhauterkrankungen der oberen Luft- und Speisewege indiziert: Sol- oder Schwefelquellen. – Trockenes Reizklima des Hochgebirges bei chronischen Katarrhen mit starker Sekretionsneigung; feuchtes Reizklima des Meeres bei trockenen chronischen Katarrhen. Bade- und/oder Klimakuren sollten mindestens 4–6 Wochen lang durchgeführt werden, bei Kindern möglichst über mehrere Monate.

Medikamentöse Therapie

Leitprinzipien für Schleimhautmedikamente:

- Medikamente, die nur auf der Schleimhaut-*Oberfläche* wirksam werden sollen (z. B. öllösliche Präparate) sind zu unterscheiden von solchen, die resorbiert werden und *in der Mukosa* selbst wirken (wasserlösliche Präparate).
- Wäßrige echte Lösungen gehen u. U. mit der Geschwindigkeit einer intravenösen Injektion über Resorption durch die Schleimhautoberfläche in den Kreislauf über!
- Durch Medikamente darf weder die Zilientätigkeit noch das Schleimhautepithel noch der oberflächliche Sekretfilm nachhaltig verändert werden.
- Der Medikament-pH-Wert soll um 7,0 liegen, der osmotische Druck der Medikamentlösung zwischen 0,5 und 2mal isotonisch.
- Lokal applizierte Medikamente sollen weder Wirkungen auf den Gesamtorganismus auslösen noch antigene (oder gar kanzerogene) Eigenschaften aufweisen.

Medikamentgruppen

Vasoaktive Substanzen (z. B. Adrenalin oder Imidazolinabkömmlinge wie Privin, Nasivin, Otriven u. v. a.) führen durch Vasokonstriktion zur Schleimhautabschwellung. Bei unkritischem, längerem Gebrauch Gefahr der Gewöhnung; dann „medikamentöse Rhinopathie“ („toxische Rhinitis“, „overtreated nose“) mit therapieresistenter Schleimhautschwellung, Zusammenbruch der vegetativen Gefäßregulation und organischen Schleimhautschäden! Abschwellende Schleimhautmedikamente (lokal oder systemisch appliziert und praktisch unabhängig vom jeweiligen Wirkstoff) deshalb jeweils nur kurzfristig, d. h. für maximal 1–2 Wochen geben, dann Pause einschalten!

Beachte: Bei Säuglingen und Kleinkindern Gefahr der akuten Intoxikation durch „Nasentropfen“ möglich (Spezialpräparate für Kinder verwenden!).

Antibiotika: In den seltenen Fällen einer lokalen Anwendung auf der Schleimhaut möglichst nur antibiogrammgerecht einsetzen und nur, wenn orale oder parenterale Applikation nicht ausreichend wirksam. Für Wirkung an der Schleimhautoberfläche großmolekulare Antibiotika wählen, die nicht oder nur schlecht resorbiert werden (z. B. Neomycin, Bacitracin, Gramicidin). – Vor Einsatz Wirkung und mögliche Nebenwirkungen abwägen (Resistenzbildung, allergische Sensibilisierung, Änderung von Ortsmilieu und Ortsflora [sekundäre Mykose!], Rückwirkungen auf Gesamtorganismus)!

Kortikosteroide: In der Regel *nicht* einsetzen bei Virusinfekten! Für Schleimhauteinsatz möglichst nur lokal applizierbare, schwer resorbierbare, d. h. keine allgemeinen

Nebenwirkungen auslösende Präparate verwenden (z. B. Beclomethason-Dipropionat). Orale oder parenterale Kortikoidmedikation bei Schleimhautindikation auf sonst therapieresistente Erkrankungen und/oder Notsituationen beschränken (z. B. bedrohliche Ödeme)! Kontraindikationen (Diabetes, Tuberkulose, Magengeschwüre, Nebennierenrinden-Insuffizienz etc.) beachten!

Einsatz bei allergischen Schleimhauterkrankungen: Die antiallergische Therapie sollte nach Testung möglichst *kausal* erfolgen, d. h. durch Allergenkarenz oder eine testgerechte Hyposensibilisierung. Wenn dies nicht möglich ist, symptomatisch Antihistaminika (oral) oder DNCG (Dinatrium cromoglycicum), evtl. auch Ipratropium (Atrovent) (lokal) oder Kortikosteroide (möglichst nur lokal).

Entzündungen der Nasennebenhöhlen

Gemeinsame Gesichtspunkte

Ätiologie, Pathophysiologie, Pathologie, aber auch klinische Gesichtspunkte sind bei den Entzündungen der verschiedenen Nasennebenhöhlen oft identisch oder zumindest ähnlich – sie werden deshalb zusammengefaßt dargestellt. „Banale" Entzündungen überwiegen weitaus – spezifische Entzündungen kommen vor allem als fortgeleitete Erkrankungen der Nasenhaupthöhle vor, sind aber sehr selten.

Nasennebenhöhlen-Entzündungen sind eine sehr häufige Erkrankung. Man schätzt, daß rund 5 % der mitteleuropäischen Bevölkerung an einer chronischen Sinusitis leiden. Klinisch am häufigsten ist – beim Erwachsenen – die Kieferhöhle betroffen, in abnehmender Reihe gefolgt von Siebbein, Stirnhöhle und Keilbeinhöhle. Beim Kind andererseits ist das Siebbein die am häufigsten erkrankte Nebenhöhle. Sind mehrere Sinus betroffen, spricht man von einer *Polysinusitis,* sind alle erkrankt, von einer *Pansinusitis* (ein- und beidseitig).

Pathophysiologische Mechanismen (Ventilation und Drainage der Sinus) sind auf S. 186 dargestellt. Die Abb. 2.**28** zeigt schematisch die Entstehungs- bzw. Fortleitungsarten. Der häufigste Entstehungsmodus einer Sinusitis ist die Fortleitung einer Erkrankung der Nasenhaupthöhle in den oder die Sinus; schon jeder einfache Schnupfen zieht prinzipiell auch die Schleimhaut der Nebenhöhlen in Mitleidenschaft („Begleitsinusitis") – sehr oft allerdings ohne klinische Zeichen.

Pathogenese: Entzündungserreger (vor allem Viren; Pneumokokken, Hämophilus influenzae, hämolysierende Streptokokken, Staphylokokken, E. coli; seltener Anaerobier; sehr oft Mischinfektionen; Pilze). Verlaufsbestimmend zum Teil auch immunologische Faktoren (Allergie, Anergie) sowie Art der Interaktionen zwischen Entzündungserregern (Virulenz) und Abwehrprinzipien (z. B. Infektallergie, superinfizierte Allergie; sinubronchiales Syndrom). – Ausgangspunkt speziell für Kieferhöhlenentzündungen (10 %) auch erkrankte Zahnwurzeln (Wurzelspitzengranulome – vor allem des 2. Prämolaren und des 1. Molaren, dentogene Sinusitis maxillaris). Die Erreger dabei

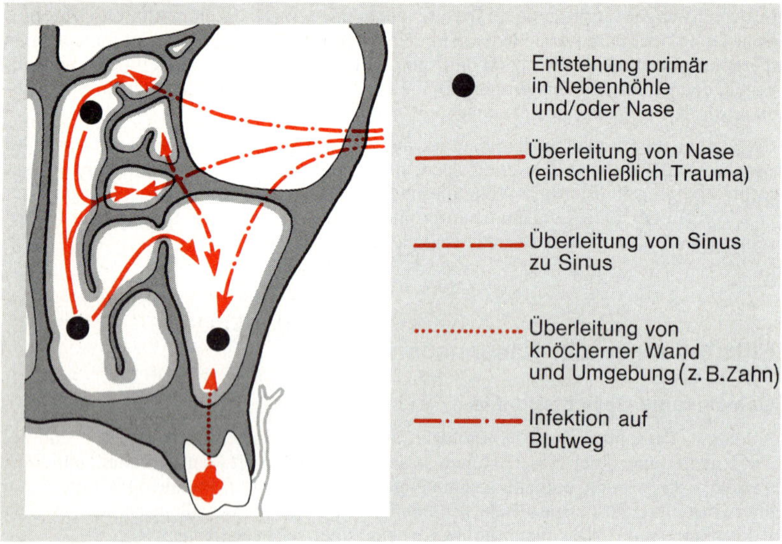

Abb. 2.**28** Entstehungsmöglichkeiten einer Sinusitis

vorwiegend Anaerobier, das Sekret charakteristischerweise fötide (pathognomonisch!), der Verlauf chronisch – ohne Zahnsanierung keine Ausheilung der Sinusitis!

Badesinusitis: In engem zeitlichem Zusammenhang mit Schwimmen und Tauchen auftretende akute Sinusitis. Pathogenese: Beim Tauchen Eindringen von Infektionserregern in Nase und Nebenhöhlen; auch Reizung durch Chlor möglich.

Der Respirationstrakt als Ganzes kann – hereditär oder erworben – Defektbildungen aufweisen, die Nasennebenhöhlen sind dann obligat mit betroffen – wie z. B. bei der Mukoviszidose und beim Kartagener-Syndrom (s. S. 244).

Pathologische Anatomie: Je nach Erregern und deren Virulenz, pathologisch-physiologischer Ausgangssituation und immunologischer Reaktionslage kommt es bei einer Sinusitis entweder zu einer *katarrhalischen (serösen bzw. mukösen)* oder zu einer *eitrigen* Entzündung, wobei Mischformen nicht selten sind. Die pathologisch-anatomischen Veränderungen in den Sinus sind auch von der Dauer des Krankheitsprozesses abhängig, man unterscheidet nach dem Verlauf *akute,* (subakute) und *chronische Sinusitiden.*

Symptome: *Gesichts- und Kopfschmerzen,* für welche charakteristisch ist, daß sie beim Bücken, Heben, Husten usw., d. h. bei erhöhtem Druck in den Nebenhöhlen, stärker werden. Bei akuter Sinusitis sind die Schmerzen in der Regel sehr viel stärker als bei chronischem Verlauf, bei welchem Schmerzen ganz fehlen können! Charakteristisch für Nasennebenhöhlen-Schmerzen:

Druckgefühl im Schädel und/oder stechende, bohrende, auch pulsierende Schmerzen vor allem im vorderen Schädel (Tab. 2.**7** und Abb. 2.**29**, S. 237). Nicht selten Druck- und Klopfempfindlichkeit über den befallenen Nebenhöhlen (über der Wange bei Sinusitis maxillaris, über der Stirn bei Sinusitis frontalis, im medialen Augenwinkel bei Sinusitis ethmoidalis) – vor allem bei akutem Verlauf. Auch Beteiligung der Nn. V 1 und V 2 (direkte Reizung der in der Nebenhöhlenwand verlaufenden Nerven). – Bei der Keilbeinhöhlenentzündung treten typischerweise Schmerzen im Hinterhaupt, aber auch in der Schläfenregion und in der Schädelmitte auf (s. Abb. 2.**29**).

Sekretion: Einseitiger Schnupfen ist vor allem beim Erwachsenen immer verdächtig auf eine Sinusitis! Das Sekret kann farblos und von wechselnder Viskosität sein, ist jedoch zumeist gefärbt (eitrig, gelb, grün; auch Blutbeimengungen) (s. Farbtafel **12 b**); geballter Eiter oder „sandig" bzw. „bröckelig"; häufig (nahezu) geruchlos, seltener fötide (dentogene Ursache!). Der Abfluß erfolgt nicht nur nach vorn, sondern auch – bei den hinteren Nebenhöhlen sogar vorwiegend – rachenwärts. Typische Eiterstraßen entsprechend den Ausführungsgängen der Nasennebenhöhlen (s. Abb. 2.**4**, S. 173) und an der Rachenhinterwand.

Behinderung der Nasendurchgängigkeit: Sie kann wechselnd oder permanent vorhanden sein. Bei einseitiger Nasenatmungsbehinderung immer auch an Sinusitis denken!

Geruchsstörungen: Eine Hyposmie oder Anosmie kommt nicht selten vor, eine Kakosmie vor allem bei dentogenen Empyemen und bei chronischer Sinusitis.

Naseneingangsekzem und/oder Konjunktivitis: Vor allem bei Kindern (Schmierinfektion).

Beteiligung der tiefen Luftwege, Husten, Heiserkeit und/oder Bronchitis s. S. 244.

Allgemeinsymptome: Abgeschlagenheit, Arbeitsunlust evtl. psychische Alteration (depressives Verhalten). Fieber wohl nur als Folge eines begleitenden Allgemeininfektes oder als Zeichen einer beginnenden Komplikation.

Symptomatik der Kindersinusitis: s. S. 243.

Diagnostische Möglichkeiten

- Rhinoskopie (anterior und posterior) (s. S. 188 und 191),
- Nasenendoskopie (s. S. 203),
- Röntgen evtl. auch Kontrastmittelfüllung (s. S. 197),
- Tomographie (s. S. 197), evtl. auch Computertomogramme,
- Ultraschalldiagnostik (Sonographie) (s. S. 199),
- Sondierung bzw. Punktion und Probespülung (s. S. 200),
- Sinuskopie bzw. Becksche Bohrung (s. S. 201),
- bakteriologische Untersuchung des Sekrets,
- Probeeröffnung und Probeexzision.

Tabelle 2.7 Symptom: Kopf- und/oder Gesichtsschmerz (häufige Ursachen)

Ätiologische Gruppen und Untergruppen	Bevorzugte Schmerzlokalisation	Typische Symptome
Rhinogene und sinugene Kopfschmerzen		
Nasenfurunkel, Lippenfurunkel	anfangs lokalisiert auf Nase, Lippe und Wange, dann diffus	stechender, brennender Schmerz; Berührungsschmerz
Behinderte Nasenatmung Septumdeviation, Muschelhyperplasie, Fremdkörper, Verwachsungen	diffus, wechselnd, im mittleren Stirnbereich und zwischen den Augen	vorwiegend Völle- und Druckgefühl
vasomotorische und allergische Rhinopathie	diffus im mittleren Stirnbereich und zwischen den Augen	Völlegefühl mit Prickeln und Kitzeln in der Nase, im Beginn Niesanfälle
Sinusitis frontalis	Stirn, meist einseitig; Stirnhöhlenvorderwand, Stirnhöhlenboden druckempfindlich	Beginn mit Schnupfen, allmählich zunehmend, Remissionen zu bestimmten Tageszeiten möglich; Verstärkung der Schmerzen beim Bücken, Pressen und Heben; vorwiegend dumpfer Schmerz (gilt für Sinusitis frontalis, maxillaris, ethmoidalis und sphenoidalis)
Sinusitis maxillaris	Wange, Oberkiefer, oft Stirn, ein- oder beidseitig	
Sinusitis ethmoidalis	Nasenwurzel, mediale Augenhöhle	
Sinusitis sphenoidalis	Scheitelbereich, Schädelmitte, Hinterhaupt	
Rhinitis atrophicans, Ozäna	diffus	dumpfer Kopfdruck mit Trockenheitsgefühl

Überdruck- und Unterdruck-Sinus	über betroffenem Sinus	Dauerschmerz
Tumoren in Nase, Nasennebenhöhlen und Nasopharynx	abhängig vom Tumorsitz, oft tief im Schädelinneren	Dauerschmerz, bei Erreichen der Dura kaum erträglich („Duraschmerz“)
Vasomotorische Kopfschmerzen		
Cephalea vasomotorica (Bing)	Maximum oft über Stirn, Schläfe, Scheitel; meist bilateral	diffus, dumpf, oft pulsierend; ausgelöst oft durch Wetterwechsel, Schlafdefizit, Alkoholabusus; Dauerschmerz für Stunden oder Tage
Migräne	meist halbseitig (auch wechselseitig), periodische Attacken; an- und abschwellend. Hervortreten der geschwollenen und geschlängelten Temporalgefäße	anfallsartig; hämmernd, pochend, bohrend, tiefsitzend; vorausgehend gelegentlich visuelle Symptome (Flimmerskotome); oft verbunden mit Übelkeit und Erbrechen. Dauer über viele Stunden. Beginn und Ende deutlich abgrenzbar
Erythroprosopalgie (Bing) (Horton-Syndrom) (Cluster-headache, Histaminkephalgie)	streng einseitig, Schläfen-Augen-Region; Schmerzen in ganze Kopfhälfte ausstrahlend; Kopfhaut überempfindlich	anfallsartig; intensiver stechender, umschriebener Schmerz mit Rötung des Auges, Tränen- und Nasenfluß, behinderte Nasenatmung; vorwiegend Männer betroffen. Oft nachts! Dauer 1–2 Stunden. Auslösbar durch Nitroglycerin oder Histamin

Tabelle 2.**7** Fortsetzung

Ätiologische Gruppen und Untergruppen	Bevorzugte Schmerzlokalisation	Typische Symptome
Neuralgien		
Trigeminusneuralgie	einseitige, meist blitzartige, äußerst intensive Attacken – immer im gleichen Gebiet lokalisiert; vorwiegend Gebiet des N. V_2 (N. maxillaris; Druckpunkt: Foramen infraorbitale; Oberkiefer, Wange; ferner N. ethmoidalis; Druckpunkt: Grenze zwischen Os nasale und Nasenknorpel; Palpebralpunkt; Parietalpunkt) *oder* Gebiet des N. V_3 (N. mandibularis; Druckpunkt: Foramen mentale; Unterkiefer, Zunge) *selten* N. $V._1$ (N. ophthalmicus; Druckpunkt: Foramen supraorbitale; Stirn, Auge, Nasenrücken)	plötzlich einschießende Schmerzen (Tic douloureux), besonders bei Berührung, Essen oder Sprechen, mit freien Intervallen; Beginn ohne erkennbare Ursache, Verstärkung der Schmerzen durch äußere Reize. Typische Triggerzonen. – Unterscheide: „idiopathische" und symptomatische Form (letztere auch posttraumatisch) Dauer: <1 Minute
Glossopharyngeusneuralgie	einseitig am Zungengrund und in der Tonsillengegend, Hypopharynx, Gaumen, Ohrregion. Triggerzone: Hypopharynx	blitzartige, ins Ohr ausstrahlende intensive Schmerzattacken, durch Schlucken oder Sprechen ausgelöst. Kopfschiefhalten zur gesunden Seite
Vagusneuralgie	einseitig Hals, von Ohr bis Larynx oder Sternum. Druckpunkt: Membrana hyothyreoidea; großes Zungenbeinhorn	ziehende Schmerzen (s. auch N. laryngeus superior)

Aurikulotemporalisneuralgie (aus N. V_3)	prä- und periaurikulär, Schläfe; Tiefe des Ohres	brennende Schmerzen mit Hautrötung, profusem Schwitzen, Hyperästhesie, häufig durch Kauen und warme oder heiße Speisen ausgelöst; tritt bisweilen nach Parotiserkrankungen auf; auch durch Lückengebiß verursacht
Nasoziliarisneuralgie (Charlin-Syndrom)	medialer Augenwinkel, Nasenrücken. – Triggerzone: innerer Augenwinkel. Im Vordergrund: Augensymptomatik	anfallsweise, selten dauernde Schmerzen, Stirnrötung, Nasenschleimhautschwellung, Tränenfluß, Konjunktivitis, einseitiger Schnupfen. Beeinflußbar durch Anästhesie des N. ciliaris
Sluder-Neuralgie („lower half headache", Reizzustand des Ganglion pterygopalatinum)	Nasendach, Augenhöhle, Nasenwurzel, Oberkiefer evtl. auch Zähne, bis zu Schläfe und Mastoid ausstrahlend. Im Vordergrund: Nasensymptomatik	häufig mit Niesreiz und einseitigem Schnupfen verbundener anhaltender oder anfallsweiser heftiger Schmerz, vor allem nachts. Vorwiegend bei Frauen. – Beeinflußbar durch Anästhesie des Ganglion pterygopalatinum
Hunt-Neuralgie (Reizzustand des Ganglion geniculi, N. intermedius)	präaurikulär und im Gehörgang, Gaumendach. Paroxysmen in der Tiefe des Ohres	anfallsartig bohrend, abnorme Geschmacksempfindungen, gelegentlich Fazialisparese (oft im Zusammenhang mit Zoster oticus)
Dentogener Gesichtsschmerz		
Pulpitis	lokalisiert auf den betroffenen Zahn und dessen Umgebung mit Ausstrahlung bis ins Ohr	bohrend, klopfend, durch Reize bis zur Unerträglichkeit verstärkt, häufig während der Nacht

Tabelle 2.**7** Fortsetzung

Ätiologische Gruppen und Untergruppen	Bevorzugte Schmerzlokalisation	Typische Symptome
Dentitio difficilis	Druckschmerz hintere Molaren	intermittierende Schmerzen, bes. beim Kauen; Kieferklemme
Periodontitis und Parulis	in der Tiefe und Umgebung des betroffenen Zahnes mit Ausstrahlung bis ins Ohr	quälender, intensiver Dauerschmerz, durch thermische Reize und Kauakt ausgelöst
Kieferentzündung	lokalisiert um dentogenen Entzündungsherd	schwerste Dauerschmerzen mit Weichteilschwellung; evtl. Kieferklemme
Mandibulärer Gesichtsschmerz		
Osteomyelitis	diffus, in beide Kopfhälften ausstrahlend	heftig bohrend
Arthritis und Arthrosis mandibularis (auch „Costen-Syndrom"; „Temporo-mandibuläres Syndrom")	Kiefergelenk, ausstrahlend ins Ohr, Druckempfindlichkeit Kiefergelenk	bei Kieferbewegung stechend oder drückend; Malokklusion
Augenbedingter Kopf- oder Gesichtsschmerz		
Keratitis	im Augenvorderteil lokalisierte Schmerzen	anhaltend, solange Ulcus corneae oder Fremdkörper vorhanden. Durch Korneaanästhesie zu unterbrechen

Brechungsfehler und Akkommodationsstörung	in oder hinter den Augen, manchmal in die Schläfen ausstrahlend	ziehend, drückend, dumpf. Bei längerem Lesen Kopfschmerz („Brauenschmerz")
muskuläre Asthenopie	Orbita und Periorbita	Spannungsgefühl, Druck, bis zu migräneartigem Charakter
Iridozyklitis	Auge, in Stirn- und Schläfengegend ausstrahlend, manchmal auch am Hinterkopf	Druckgefühl, dumpf, bohrend; „viszeral" im Augeninneren; Lichtscheu
Neuritis N. optici	in der Tiefe der Orbita	bohrend, reißend oder dumpf; zunehmende Sehverschlechterung; u. U. N. trigeminus mit beteiligt
Glaukomanfall	vom Auge in Stirn, Schläfe, Wange, Oberkiefer, Zähne oder Hinterhaupt ausstrahlend. Schmerzprojektion in oder hinter das Auge	plötzlich auftretend, drückend, spannend. Harter, prall-gespannter Bulbus. Ziliar geröteter Bulbus
chronisches Glaukom	in und über Augen	dauernder, wechselnder, dumpfer Druck, auch Kopfschmerz
Vertebrogener Kopfschmerz		
Zervikalspondylose *Schleudertrauma* *Myogelosen* (Myalgie, „Tension headache")	okzipital, evtl. halbseitig, ins Schädeldach ausstrahlend, evtl. Armschmerzen. Auch wandernde Lokalisation	Druckpunkte okzipital (Nn. occipitalis major und minor), oft nach langdauernder ungünstiger Kopfhaltung. Allmählicher Beginn und allmähliches Aufhören, „helmartige" Schmerzausbreitung
Migraine cervicale	anfallsweise, halbseitig	mit Brechreiz, Schwindel, Ohrensausen

Tabelle 2.**7** Fortsetzung

Ätiologische Gruppen und Untergruppen	Bevorzugte Schmerzlokalisation	Typische Symptome
Otogene Kopfschmerzen		
Otitis externa und Gehörgangsfurunkel	Gehörgang, präaurikulär, Kiefergelenk, oft in Schläfen und Hinterkopf ausstrahlend	starke stechende Schmerzen, Tragusdruckschmerz
Zoster oticus	Gehörgang, präaurikulär, Kiefergelenk, oft in Schläfe und Hinterkopf ausstrahlend	starke stechende Schmerzen mit Bläschenausschlag in Gehörgang und Ohrmuschel
Otitis media acuta	in der Tiefe des Ohres, ausstrahlend in die Schläfe	stechend, klopfend, nachts verstärkt, pulsierendes Ohrgeräusch
Mastoiditis	hauptsächlich retroaurikulär, Warzenfortsatz	klopfend, Druckempfindlichkeit am Warzenfortsatz
Cholesteatom	seitliche Schädel- und Hinterhauptsregion	dumpf, meist nicht sehr stark
Pyramidenspitzeneiterung	Scheitelkopfschmerz, ins Kopfinnere projizierter Halbseitenkopfschmerz	dumpf, Gradenigo-Syndrom mit Abduzensparese und Trigeminusneuralgie
Tumoren der Ohrregion und des Felsenbeins	abhängig von Tumorlokalisation	Dauerschmerz. Bei Mitbeteiligung der Dura kaum erträglich
Otalgien		
meist *Neuralgien* (mit Schmerzprojektion ins Ohr) des N. facialis (N. intermedius) N. glossopharyngeus	je nach betroffenem Nerven von tiefer Kopf- und /oder Halsregion ins Ohr ausstrahlend	meist blitzartig stechend

N. vagus und R. auricularis N. laryngeus superior	stechende paroxysmale Schmerzen am seitlichen Hals	Druckempfindlichkeit der Membrana hyothyreoidea; Trigger: Schlucken, Husten, Gähnen
N. auricularis magnus N. trigeminus		
Intrakranielle Ursachen		
zerebraler Insult und intrazerebrale Blutung	halbseitig	schlagartig auftretend, evtl. mit Erbrechen; Herdsymptome
Subarachnoidalblutung	diffus, selten halbseitig	schlagartig auftretend, evtl. Bewußtseinsstörung, Erbrechen, Meningismus, Herdsymptome
entzündliche, intrakranielle Erkrankung Meningitis, Enzephalitis	diffus	Meningismus, evtl. Herdsymptome
Hirntumor, subdurales Hämatom, Hirnabszeß	diffus, selten lokalisiert	tief bohrender Schmerz, Hirndruckzeichen, Stauungspapille, Herdsymptome, evtl. Erbrechen
intermittierende Liquorabflußbehinderung	diffus, evtl. halbseitig	schlagartig auftretend, evtl. bei Lagewechsel, mit Erbrechen, Verwirrtheit
Liquorunterdruck	diffus	tritt oft beim Stehen oder Sitzen auf; verschwindet beim Liegen und beim Druck auf Vv. jugulares internae

Tabelle 2.**7** Fortsetzung

Ätiologische Gruppen und Untergruppen	Bevorzugte Schmerzlokalisation	Typische Symptome
Sonstige Ursachen		
Hypertonie	diffus	Maximum am Morgen und beim Erwachen
Hochdruckkrisen	diffus	anfallsartig, evtl. Erbrechen, Verwirrtheit
Hypotonie	diffus	nach schnellem Aufstehen, Benommenheit, Schwankschwindel
Arteriitis temporalis	Schläfe einseitig oder häufig beidseitig	Temporalarterie druckschmerzhaft; meist bei alten Patienten; Gefahr der N.-opticus-Schädigung
toxisch-medikamentös	diffus	je nach Ursache
fieberhafter Infekt	diffus	je nach Infektionsort
Prä-Urämie	diffus	Sehstörungen, Appetitlosigkeit, Brechdurchfall, Hautjucken, Durstgefühl
psychogener Kopfschmerz	seelische Belastung	variabel, meist einstrahlend, oft beidseitig

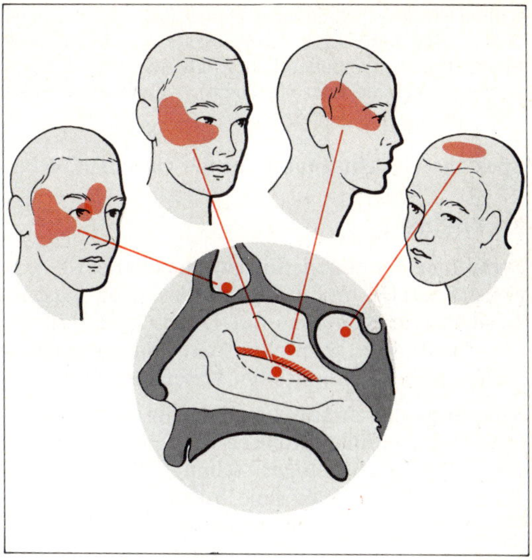

Abb. 2.**29** Schmerzprojektionen bei verschiedenen Reizpunkten in Nase und Nebenhöhlen

Differentialdiagnose

Verschiedene Ursachen für Kopf- und Gesichtsschmerzen sind in Tab. 2.**7** zusammengestellt.

Grundregeln für die konservative Sinusitisbehandlung

a) *Akute Sinusitis:*

Mehrfach täglich schleimhautabschwellende Nasentropfen, besonders auch Abschwellen der Sinusostien (evtl. Watteeinlage mit Vasokonstringens).

Wärmeapplikation (Kopflichtkasten, Rotlicht, Mikrowelle) (s. S. 223). Bei Unverträglichkeit von Wärme Versuch mit Kälteapplikation.

Kopfdampfbäder; zu Beginn der Erkrankung wirken Schwitzpackungen, heiße Bäder etc. oft kupierend. Bei Krankheitsgefühl Bettruhe.

Antibiotika möglichst nur, wenn entsprechendes Antibiogramm. Bei foudroyantem Verlauf auch Maßnahmen unter b).

b) *Subakute Sinusitis:*

Wenn innerhalb einer Woche mit obigen Maßnahmen keine Besserung, Sinuspunktion und -spülung (s. S. 200) mit oder ohne Instillation eines antibiogrammgerechten Antibiotikums (Spezialzubereitung zur lokalen Applikation, „Depot"); je nach Verlauf auch systemisch Antibiotika. – Alle sonst unter a) genannten Maßnahmen.

c) *Chronische Sinusitis:*

Versuch mit Spülungen (evtl. Dauerkatheter [s. S. 200, 244], vor allem beim Kind).

Falls nach 6(–10) Spülungen Dauereffekt unbefriedigend, muß operativ saniert werden. – Bei allergischer Komponente Kombination der unter a) bis c) genannten Maßnahmen mit antiallergischer Behandlung (Testung, Hyposensibilisierung, Kortikosteroide lokal und/oder allgemein). – Unterstützend Klima- und Balneotherapie.

Spezielle Gesichtspunkte für die einzelnen Nebenhöhlen

Kieferhöhle

Symptome der akuten Sinusitis maxillaris: Meist starke Schmerzen im Mittelgesichtsbereich und in der gleichseitigen Gesichtshälfte; Hyperästhesie der Gesichtshaut; bisweilen nur Druck- und Völlegefühl. Klopfempfindlichkeit über der Wange. Schwellung der homolateralen Muscheln (eitriges Sekret – „Eiterstraße") im mittleren Nasengang und am Nasenboden.

Symptome der chronischen Sinusitis maxillaris: Oft sehr geringe Schmerzen, eher Druckgefühl; chronisch verlegte Nasenseite und schleimiges oder eitriges Sekret („einseitiger Schnupfen"); Neuralgien des N. infraorbitalis. Riechstörungen (Kakosmie); evtl. Foetor e naso; chronische Rhinitis und Muschelhyperplasie; Sekretstraße; evtl. Polypen.

Therapie: *Konservativ,* s. S. 237; Spülbehandlung: s. S. 200.

Operativ: Kieferhöhlen-Radikaloperation nach Caldwell-Luc (Abb. 2.**30a** u. **b**).

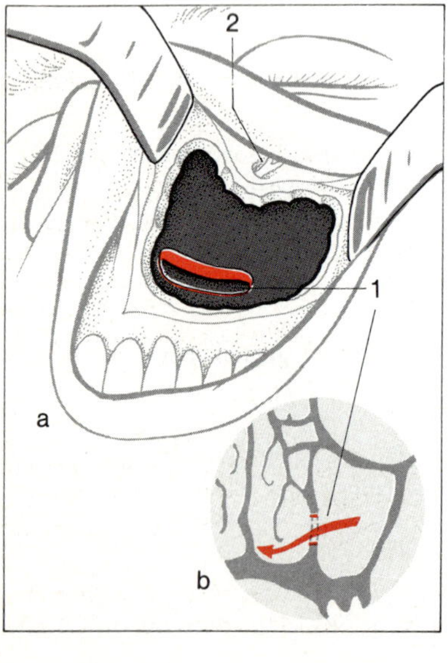

Abb. 2.**30a** u. **b** Kieferhöhlen-Radikaloperation. **a** Blick in eröffnete Kieferhöhle mit Fenster zum unteren Nasengang (1) und N. infraorbitalis (2). **b** Lage des Fensters zwischen Sinus maxillaris und unterem Nasengang

Prinzip: Lokalanästhesie oder (Intubations-)Narkose. Zugang vom Mundvorhof; Abschieben der Wangenweichteile von der Fossa canina, Eröffnen derselben durch Anlegen eines Fensters in die faziale Kieferhöhlenwand. Ausräumung der erkrankten Schleimhaut aus dem Sinus maxillaris. Anlegen eines großen Fensters in die laterale Nasenwand von der Kieferhöhle zum unteren Nasengang.

Transnasale Kieferhöhlenfensterung nach Siebenmann-Claouè.

Prinzip: Palliativeingriff bei rezidivierender katarrhalischer Sinusitis maxillaris. – Lokalanästhesie oder Allgemeinnarkose. Von Nasenhöhle aus Anlegen eines großen Fensters zwischen unterem Nasengang und Kieferhöhle.

Siebbein

Symptome der akuten Ethmoiditis: Häufig Druck- und Völlegefühl zwischen den Augen und an der Nasenwurzel oder in der Schläfengegend; ausgeprägter Schmerz selten. Riechstörungen, verstopfte Nase und verstärkte Sekretion. Schwellung der Nasenmuscheln, besonders der mittleren, auf der erkrankten Seite. Sekretstraße aus dem mittleren oder auch oberen Nasengang.

Symptome der chronischen Ethmoiditis: Diagnose oft schwierig, da häufig uncharakteristische Symptomatik: chronischer (einseitiger) Schnupfen, Abgeschlagenheit, auch Globusgefühl kann ausgelöst werden! Sekretstraßen, ,,postnasal drip", Schwellung der Schleimhaut im mittleren Nasengang, Polyposis nasi sowie Hyp- oder Anosmie möglich. Speziell die *vorderen* Siebbeinzellen sind häufig versteckter Infektionsherd (Tomographie, Endoskopie!).

Therapie: Konservativ: s. S. 237.

Operativ: Drei Zugangsmöglichkeiten für eine Ethmoidektomie (in Lokalanästhesie oder Intubationsnarkose):

a) Transnasal (= endonasale Methode) Abb. 2.**31b**, 2.**32a**):

Vorsichtiges Abspreizen der mittleren Muschel nach median; falls enger Zugang: vorher hohe submuköse Septumresektion notwendig. Eingehen in Siebbeinkomplex lateral von der mittleren Muschel und schrittweises Ausräumen aller Siebbeinzellen mit Faßzangen etc. – Vorteil: Keine äußeren Narben, Intaktlassen der Kieferhöhle. – Nachteil: Enges Operationsfeld, u. U. mit Sichtbehinderung, daher Operationsrisiko (Verletzung vordere Schädelgrube oder Orbitainhalt) u. U. größer als bei Weg b) oder c).

b) Transmaxillär (= *durch* Kieferhöhle) (Abb. 2.**31c**, 2.**32b**):

Zugang zur Kieferhöhle nach Caldwell-Luc (s. S. 238). Von hier aus Eröffnung des Siebbeinkomplexes und restlose Ausräumung der erkrankten Schleimhaut. – Vorteil: Guter Zugang und ausreichende Übersicht über Siebbein. – Nachteil: Kieferhöhle muß eröffnet werden (was bei oft bestehender gleichzeitiger Sinusitis maxillaris jedoch ohnehin notwendig ist).

c) Von außen (Abb. 2.**31a**): Bogenschnitt um medialen Augenwinkel. Eingehen über Fenster in der knöchernen Nasenpyramide. Von hier aus Ausräumen der Siebbeinzel-

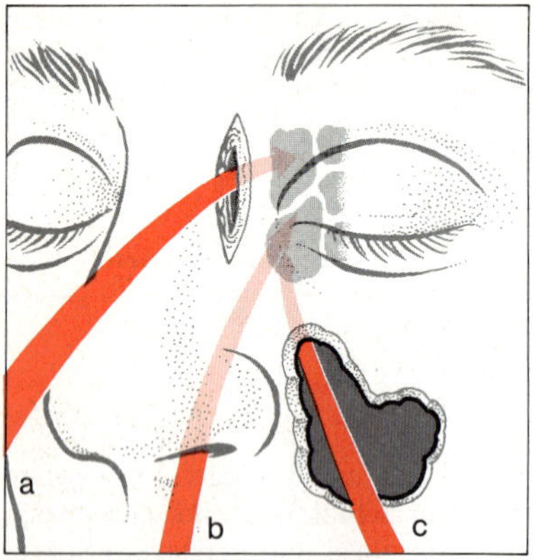

Abb. 2.**31a–c** Operative Zugänge zum Siebbein. **a** Von außen, **b** transnasal („endonasal"), **c** transmaxillär

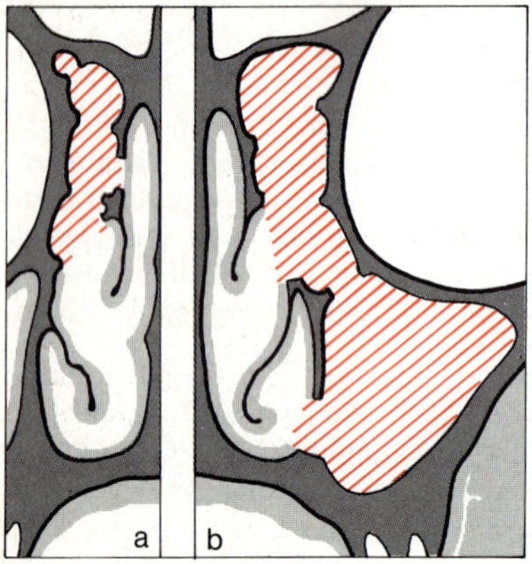

Abb. 2.**32a** u. **b** Zustand nach Siebbeinoperation. **a** Endonasale Ausräumung, **b** transmaxilläre Ausräumung

len. – Vorteil: Beste Übersicht über Siebbein und tangentiales Arbeiten an gut überschaubarer knöcherner Schädelbasis möglich – Nachteil: Äußere Narbe an der seitlichen Nase.

d) Außerdem sind schonende endonasale mikrochirurgische Maßnahmen möglich, wenn eine Ausheilung lediglich durch die Beseitigung kleiner mechanischer Hindernisse (Schleimhautprolaps o. ä.) wahrscheinlich erreichbar ist.

Stirnhöhle

Symptome der akuten Sinusitis frontalis: Meist starke Stirn- und Kopfschmerzen; Druck- und Klopfempfindlichkeit der Stirn, auch der Nervenaustrittstelle des N. supraorbitalis. – Sekret- oder Eiterstraße weit vorn im

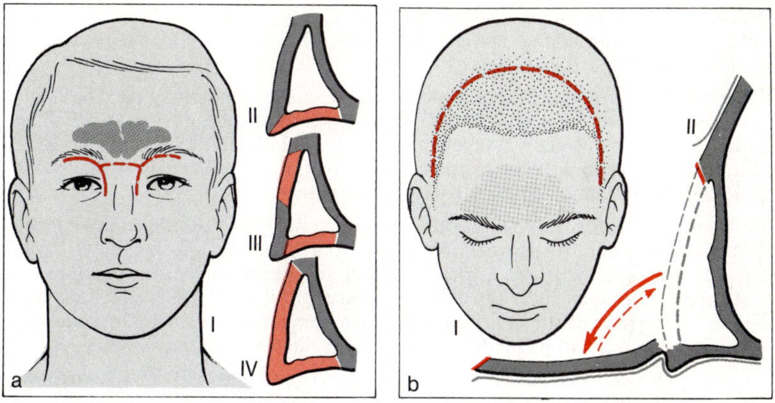

Abb. 2.**33a** u. **b** **a** Schnittführungen (I), Prinzip der Stirnhöhlenoperation nach Jansen-Ritter (II), nach Killian (III) und nach Riedel (IV). **b** Osteoplastische Stirnhöhlenoperation. Schnittführung (I) und temporäre Knochendeckelbildung (II)

mittleren Nasengang. Schleimhaut im mittleren Nasengang oft glasig geschwollen und gerötet.

Symptome der chronischen Sinusitis frontalis: Oft nur leichtes Druckgefühl in der Stirngegend; Empfindlichkeit des N. supraorbitalis auf Druck; chronischer einseitiger Schnupfen; Hyposmie und Kakosmie möglich. Große, weit ausladende Stirnhöhlen sind häufiger chronisch entzündlich verändert als kleine. Polypen bilden sich relativ oft in einer erkrankten Stirnhöhle, sie gehen von hier aber nur selten in die Nasenhaupthöhle über.

Therapie: *Konservativ*, s. S. 237.

Operativ: Stirnhöhlenoperation. Alle Eingriffe sind in Lokalanästhesie oder (Intubations-)Narkose möglich.

Prinzip der (Kümmel-)*Beckschen Punktion bzw. Bohrung* (s. Abb. 2.**22a–d** und S. 201): Von Stirn aus Anlegen eines Bohrloches in der Stirnhöhlenvorderwand. Einsetzen einer kurzen stumpfen Kanüle („Buchse"), über welche Stirnhöhlenlumen abgesaugt, irrigiert und mit Medikamenten gefüllt werden kann. – Spülröhrchen sollte nicht länger als 8 Tage liegen bleiben (Fremdkörperreaktion der Sinusschleimhaut).

Prinzip verschiedener Stirnhöhlenoperationen:

a) *Methode nach Jansen-Ritter:* Bogenschnitt im medialen Augenwinkel und entlang der Augenbraue. Anlegen eines Fensters in den Stirnhöhlenboden und völlige Schleimhautausräumung aus dem Sinus (Abb. 2.**33a** II). Anschließend Anlegen eines weiten Zugangs zur Nasenhaupthöhle. Sichern einer permanenten Kommunikation zwischen Nase und Stirnhöhle mittels Schleimhautplastik (Uffenorde) und/oder Platzhalter. –

Vorteil: Kosmetisch keine Entstellung außer Zugangsinzision. – Nachteil: Nur bei relativ kleinen Stirnhöhlen anwendbar; meist nicht ausreichend bei Revision einer verletzten vorderen Schädelbasis.

b) *Methode nach Killian:* Zugang wie bei a). Zusätzlich Fensterung der Stirnhöhlenvorderwand unter Erhaltung des knöchernen Orbitabogens (Profilerhaltung) (Abb. 2.**33a** III). Weiteres Vorgehen wie bei a). Indiziert u. U. bei sehr großen Stirnhöhlen (Zugang zu allen Sinusbuchten zur Ausräumung aller Schleimhautteile bei gleichzeitiger Erhaltung der Stirnkontur gewährleistet).

c) *Methode nach Riedel* (Abb. 2.**33a** IV): Zugang wie bei a). Abtragen des Stirnhöhlenbodens und der -vorderwand. Weiteres Vorgehen sonst wie bei a). – Vorteil: Zuverlässige Sanierung der Stirnhöhlen und sichere postoperative Verödung des ehemaligen Stirnhöhlenbereichs möglich. – Nachteil: Entstellung des Gesichts durch Einsinken der Stirnpartie; Notwendigkeit der späteren plastischen Korrektur (Einpflanzen von profilkorrigierenden Kunststoffimplantaten o. ä.).

d) *Osteoplastische Methode* (Abb. 2.**33b**): Bügelschnitt innerhalb der Haargrenze als Zugang. Umschneiden der Stirnhöhlengrenzen an drei Seiten, Vorklappen des Knochendeckels. Ausräumen der erkrankten Schleimhaut (oder Revision der verletzten Frontobasis usw.), Rückklappen des Knochendeckels und des Skalps. – Vorteil: Hervorragende Übersicht über Stirnhöhle und Frontobasis, auch bei sehr großen Stirnhöhlen. Bei „normaler“ Kopfbehaarung unsichtbare Narbe. – Nachteil: Relativ aufwendiger Zugang; für kleine Stirnhöhlen nicht geeignet.

Keilbeinhöhle

Symptome: Zumeist uncharakteristisch: Schmerz oder Druckgefühl in der Schädelmitte, ins Hinterhaupt oder in die Schläfen ausstrahlend (s. Abb. 2.**29**, S. 237). Auch tiefer Augenschmerz möglich. Nasenatmung meist nicht behindert, Sekretentleerung in den Rachen („postnasal discharge“, „postnasal drip“). Meist Eiterstraße an der Rachenhinterwand oder im oberen Nasengang. An die Möglichkeit einer Keilbeinhöhlenaffektion zu denken bedeutet manchmal schon die halbe Diagnose!

Therapie: *Konservativ:* s. S. 237; Spülung möglich.

Operativ: Keilbeinhöhlenoperation (in Intubations-Narkose)

a) *Transethmoidaler Weg* (Abb. 2.**34a**): Nach Ethmoidektomie (s. S. 239) Fortführen der Ausräumungsmaßnahmen in der dem hinteren Siebbein unmittelbar benachbarten Keilbeinhöhle.

b) *Transseptaler Weg* (Abb. 2.**34b**): Zugangsinzision im Nasenseptum. Aufsuchen des dorsalen Endes der Nasenscheidewand, das in der Vorderwand der Keilbeinhöhle (Rostrum) verankert ist. Abtragen des Knochens des Septums und der Keilbeinhöhlenvorderwand. Ausräumen der Keilbeinhöhle(n) und Tamponade über die Nasenhaupthöhle.

Beide Wege können auch für die transnasale Eröffnung des Türkensattels *(Hypophysenoperationen)* verwendet werden; der transethmoidale Weg wird dabei häufiger benutzt.

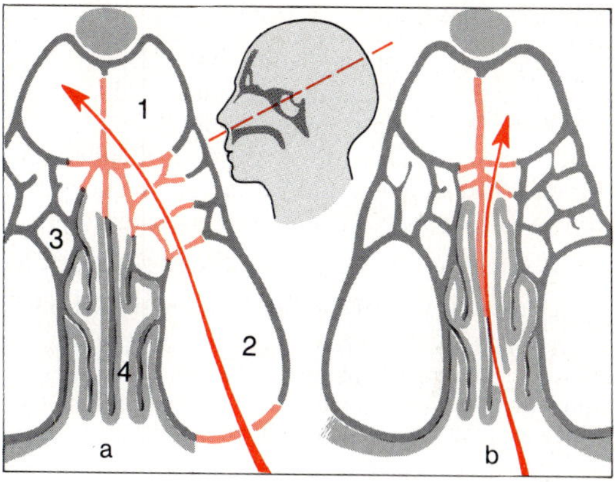

Abb. 2.**34a** u. **b** Keilbeinhöhlenoperation. **a** Transmaxilläres Vorgehen, **b** transseptales Vorgehen 1 Keilbeinhöhle, 2 Kieferhöhle, 3 Siebbein, 4 Nasenhaupthöhle

Sinusitis-Sonderformen

Pansinusitis

Entsprechende kombinierte Symptomatik – evtl. auch beidseitig. Die Diagnose ist meist erst durch Röntgenaufnahmen zu sichern.

Therapie: Bei akutem Verlauf Versuch der konservativen Therapie (s. S. 237). Falls dies nicht erfolgreich oder bereits längerer Verlauf und/oder schwere Symptomatik: auf die befallenen Nebenhöhlen ausgerichtete Kombination der oben aufgeführten operativen Verfahren, u. U. auch beidseitig.

Kindersinusitis

Gleiche Symptomatik wie beim Erwachsenen möglich, aber sehr oft auch symptomarmer („okkulter", „latenter") Verlauf (Entzündungsform: meist chronisch-katarrhalisch). Nicht selten Hyperplasie der Rachenmandel als (Teil-)Ursache! – Eine Ethmoiditis ist schon kurz nach der Geburt möglich, eine Entzündung der Kieferhöhlen ist beim Säugling sehr selten, beim Kind ab dem 4. Lebensjahr jedoch zunehmend häufig; Stirnhöhlen- und Keilbeinhöhlenentzündungen sieht man in der Regel erst ab dem 5.–12. Lebensjahr. Die „okkulte" chronische Kindersinusitis (Vorzugsalter 7.–12. Lebensjahr) ist oft verantwortlich für Sekundärerkrankungen (Bronchien und Lunge, Entwicklungsstörungen, unklare Temperaturen, Magen-, Darm- und Nierenstörungen).

Hinweissymptome: Reizhusten, Schniefen und Schnüffeln; chronischer Schnupfen; rezidivierende Erkältungen; Appetitlosigkeit; Gedeihstörungen. – Röntgenbefund der Nasennebenhöhlen!

Therapie: Konservative Behandlung s. S. 237.

Spezielle Therapie:

Adenotomie; Kopflichtbäder; evtl. ,,Dauer"drainage des erkrankten Sinus (Über dicke Spülkanüle wird feiner Silikonschlauch in Sinuslumen vorgeschoben. Nach Entfernen der Spülkanüle liegt Silikonschlauch mit einem Ende im Sinus. Das andere Ende wird außen an der Wange fixiert und steht für das Ansetzen von Spülinstrumenten zur Verfügung); Abhärten, Klimakuren (z. B. Nordsee). Kieferhöhlenfensterung (s. S. 239).

Zurückhaltung mit ausgedehnteren operativen Maßnahmen!

Einige pathophysiologische **Beziehungen der Nebenhöhlen zum Gesamtorganismus**

1. *Nebenhöhlen und Bronchialsystem (,,sinubronchiales Syndrom"):* Gemeinsame Zugehörigkeit zum Funktionssystem der Luftwege setzt voraus, daß z. B. die nervale und humorale Steuerung in allen Abschnitten des Systems nach gemeinsamer Zweckmäßigkeit vor sich geht und Reaktionen an einer Stelle auch Rückwirkungen an anderer Stelle des Systems haben müssen. Diese können absteigend (rhinobronchologisch, ,,syndrome descendant") oder aufsteigend (bronchorhinologisch) sein.

2. *Mukoviszidose (zystische Pankreasfibrose, zystische Fibrose):* Häufigste Erbkrankheit des Kindesalters. Funktionsstörung der exokrinen Drüsen (konstante Erhöhung von Chlor und Natrium in Schweiß und Speichel, abnorm zähes Sekret). – Hauptsymptome: Pulmonal (progrediente Bronchusobstruktion) und abdominal (Pankreasenzymmangel, Rektumprolaps, Leberzirrhose). Rhinologisch: Sinusitis, Polyposis nasi et sinuum.

3. *Kartagener Trias:* Erbliche Genese. Bronchiektasen gekoppelt mit Situs inversus (Dextrokardie!) und Nebenhöhlenveränderungen (Sinusitis, Polyposis). Auch genetische Defekte der Ziliarstruktur (,,immotile Cilia-Syndrom") wurden beobachtet.

Zelen und Zysten

Mukozelen oder *Pyozelen* entstehen durch Verlegung des Ausführungsganges einer Nebenhöhle (in abnehmender Häufigkeit betroffen: Stirnhöhle, Siebbein, Keilbeinhöhle, Kieferhöhle) und durch Retention des Sekrets im Sinus. Ursache: entzündlich, traumatisch – auch postoperativ; Verlegung durch Neubildungen. Falls keine Spontanentleerung, bewirkt steigender Innendruck allmählich Umbau der knöchernen Sinuswandung in eine fibröse Kapsel, die sich in Richtung des geringsten Widerstandes (Stirnhöhlenboden, Lamina orbitalis usw.) ausdehnt und die Nachbarschaft verdrängt (s. Farbtafel **15a**).

Leitsymptome: ,,Pergament"-Knistern der Zelenwand beim Palpieren; Verdrängung des Augapfels, meist nach außen und/oder unten; Bewegungseinschränkung des Bulbus und entsprechende Sehstörungen (Doppelsehen). Im Extremfall: Optikusatrophie und Amaurose. Zelen der hinteren Sinus können ein Apex-orbitae-Syndrom (s. S. 246) bewirken oder Hypophysen- bzw. Hirntumoren vortäuschen! – Beim Sitz in der Kieferhöhle zunehmende Auftreibung der Wange, aber nur selten Augensymptome.

Diagnose: Röntgen, Tomographie.

Differentialdiagnose: Beginnende entzündliche Komplikation, Malignom, Meningozele.

Therapie: Operative Sanierung des betroffenen Sinus mit Schaffung einer weiten Kommunikation zur Nasenhöhle.

Zysten

Vorwiegend in der Kieferhöhle als *dentogene radikuläre* (ausgehend von Zahnwurzel) oder *follikuläre* (ausgehend von verlagertem Zahnkeim) Zysten (Röntgenbefund!) (Abb. 2.**35a** u. **b**).

Therapie: Entweder rhinochirurgische Entfernung der Zyste über die Kieferhöhle oder (bei radikulären Zysten) zahnärztlich-kieferchirurgisch vom Mund aus (Partsch I und II).

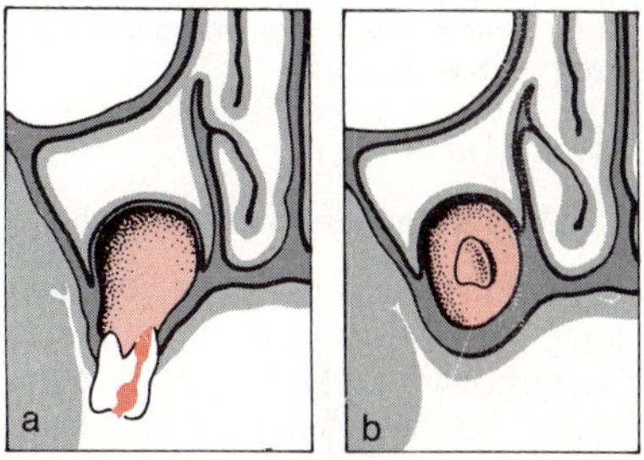

Abb. 2.**35a** u. **b** Dentogene Kieferzysten. **a** Radikulär, **b** follikulär

Komplikationen bei Nebenhöhlenentzündungen

Durchbrüche in die äußeren Weichteile (s. Farbtafel **13b, 14c, 15b**)

Man sieht sie im Gefolge einer Sinusitis frontalis (Schwellung der Stirnweichteile und/oder des Oberlides), einer Ethmoiditis (Lidschwellung, vor allem Unterlid oder beide Lider), oder einer Sinusitis maxillaris (Wangenschwellung und Unterlidödem). Der Beginn ist meist eine *akute* Sinusitis oder eine *akute* Exazerbation einer chronischen Sinusitis. Die typischen Durchbruchsrichtungen sind in Abb. 2.**36a–c** dargestellt. Die Weichteile über einem Durchbruch weisen eine teigige Schwellung, meist auch Rötung und Druckschmerzhaftigkeit auf.

Diagnose: Anamnese, Spiegelbefund, Röntgen.

Therapie: Operative Sanierung der betroffenen Nebenhöhle(n).

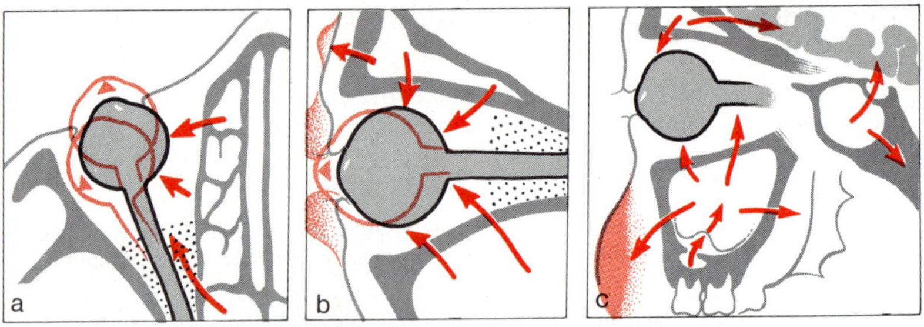

Abb. 2.**36a–c** Entzündliche Komplikationen bei Sinusitis. **a** Horizontalschnitt. Durchbruch vom Ethmoid zur Orbita mit Verlagerung des Bulbus. **b** Sagittalschnitt: Durchbrüche von Stirnhöhle und/oder Kieferhöhle zur Orbita, zu den Lidern und zur Stirn. **c** Sagittalschnitt: Durchbruchsrichtungen von Kieferhöhle zu Wangenweichteilen und Orbita; Durchbruch von Zahn zur Kieferhöhle; Durchbruch von Stirnhöhle zu Orbita und Frontalhirn; Durchbruch von Keilbeinhöhle zum Endokranium und zur knöchernen Schädelbasis – ⁚⁚⁚ Region der Apex orbitae (s. S. 248)

Orbitale Komplikationen (s. Farbtafel **13a, c, 14a**)

Sie kommen relativ häufig vor und stellen in jeder Form eine ernste Erkrankung dar. Ausgangssinus: vorwiegend Siebbein und Stirnhöhle, sehr selten Kieferhöhle. Je nach Ausdehnung der pathologischen Veränderungen (Abb. 2.**37a–c**) unterscheidet man

- Orbitaödem (als Prodrome),
- orbitale Periostitis (Abb. 2.**37a**),
- subperiostaler Abszeß (Abb. 2.**37b**),
- Orbitalphlegmone (Abb. 2.**37c**).

Das *Orbitaödem* kann als kollaterale (Lid-)Begleitschwellung oder als *entzündliches* Ödem auftreten, beim Kind häufiger als beim Erwachsenen. – *Symptome:* Lid(er) mehr oder weniger stark teigig und glasig geschwollen. Auf konservative Nebenhöhlentherapie (s. S. 237) und Antibiotika Symptomatik u. U. noch vollständig rückbildungsfähig (vor allem beim Kind).

Periostitis der Orbita

Sie ist das erste sicher destruktive Stadium einer orbitalen Komplikation, denn in diesem Fall hat ein echter Eiterdurchbruch durch die knöcherne Orbitawand stattgefunden („periorbitales Empyem") (Abb. 2.**37a**).

Symptome: Lidschwellung; umschriebene Druckschmerzhaftigkeit des Knochens in der Umgebung des Durchbruchs, zumeist im medialen Augenwinkel.

Therapie: Unverzüglich operative Sanierung der Ausgangsnebenhöhle, sonst bildet sich ein subperiostaler Abszeß.

Subperiostaler Abszeß (mit „periorbitalem Ödem") (Abb. 2.**36a** u. **b** und 2.**37b**)

Symptome: Lidschwellung, Schmerzen, Verdrängung des Bulbus (meist nach lateral und unten), seltener als Protrusio, noch seltener als Enophthalmus – abhängig von der Durchbruchsstelle. Chemosis möglich. Beim Kind evtl. Fieber. Bei Entwicklung in die Augenlider:

Lidabszeß mit starker Schmerzhaftigkeit, Rötung und praller Schwellung des oder der Lider. – Typische Durchbruchrichtungen s. Abb. 2.**36a** u. **b**.

Therapie: Sofortige operative Entlastung der Ausgangsnebenhöhle und Drainage des subperiostalen Abszesses.

Orbitalphlegmone (Abb. 2.**37c**; Farbtafel **13c** und **14a**)

Eine Orbitalphlegmone bedeutet höchste und unmittelbare Gefahr für das Auge!

Symptome: Starkes Ödem und Verfärbung der Lider, Chemosis, starke Protrusio bulbi, rasche Verschlechterung des Visus. Starke Schmerzen, die bei Druck auf den Bulbus – auch bei Bewegung des Augapfels – zunehmen. Bewegungseinschränkung auch durch Schädigung von Augenmuskeln und ihrer Nerven; später völlige Starre des Augapfels. Erweiterung der Retinavenen, Papillitis und Papillenschwellung, evtl. Panophthalmie. Sekundäre endokranielle Ausbreitung (Sinus cavernosus) möglich!

Therapie: Sofortige breite Entlastung der Ausgangsnebenhöhle(n), sowie *frühzeitige* augenärztliche Konsultation und Kooperation.

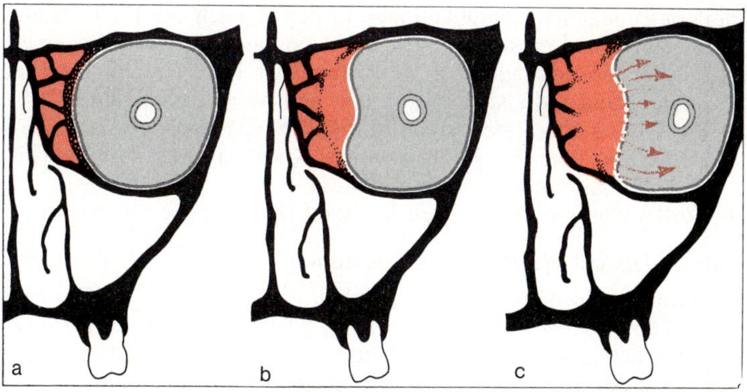

Abb. 2.**37a–c** Orbitale, vom Siebbein ausgehende Komplikationen. **a** Orbitale Periostitis, **b** subperiostaler Abszeß, **c** Orbitalphlegmone

Differentialdiagnose: Röntgen; Tomogramme, speziell auch Computertomogramme; augenärztlicher Befund (!). – Ausschluß von Malignomen in Orbita und/oder Nachbarschaft. Zelen, gutartige Tumoren (z. B. Osteome). Entzündungen der ableitenden Tränenwege. Kavernosus-Thrombose; nichtentzündliche reine Orbitalprozesse; Erysipel.

Das **Apex-orbitae-Syndrom** (s. Abb. 2.**36a–c**) weist auf einen pathologischen Prozeß in der Augenhöhlenspitze, der die Nerven und Gefäße betrifft, welche das Foramen opticum und die Fissura orbitalis superior durchqueren. Leitsymptome: Visusverschlechterung, Ptose, Doppelbilder, schwere temporoparietale Schmerzen, Exophthalmus – durch Kompression der Hirnnerven II, III, IV, V, VI. – *Ursachen:* Trauma, Neoplasien, Durchbruch einer Sinusitis ethmoidalis und/oder sphenoidalis. – *Therapie:* Sofortige operative Entlastung (Gefahr der Amaurose!).

Rhinogene retrobulbäre Neuritis des N. opticus (s. Abb. 2.**36a–c**) durch Überleitung von entzündlichen Prozessen in Keilbeinhöhle oder hinterem Siebbein auf den retrobulbären Raum. Selten. – *Symptome:* Primär ophthalmologisch. – *Therapie:* Operative Sanierung des betroffenen Nebenhöhlenbereiches, wenn entsprechende entzündliche Sinusitis *sicher* nachweisbar.

Rhinochirurgische Möglichkeiten beim **malignen Exophthalmus** (bei Morbus Basedow, s. S. 523): Durch Ödem der Orbitaweichteile mit folgenden Zirkulationsstörungen und durch echte Gewebszunahme → erhöhter intraorbitaler Druck mit folgender Schädigung von Bulbus und Sehnerv. Zur Entlastung entfernt man – unter Erhaltung des N. infraorbitalis – von der Kieferhöhle aus den knöchernen Orbitaboden, die Siebbeinzellen und die Lamina orbitalis.

Beachte: Jede ein- oder doppelseitige Visusabnahme und/oder jede okulomotorische Störung (Doppelbilder!) erfordert eine eingehende rhinologische Abklärung!

Endokranielle Komplikationen

Die Abb. 2.**38** gibt das Prinzip der Ausbreitung rhinogener (zumeist sinugener) entzündlicher Komplikationen in den Bereich des Endokraniums wieder. Morphologisch kann diese Überleitung auf folgenden Wegen erfolgen:

- Direkte Fortleitung unter Zerstörung der Knochenschranke (umschriebene Ostitis und Osteonekrose der Sinuswand, auch Trauma!);
- Fortleitung über eine Osteomyelitis (s. S. 251);
- Fortleitung über Blutgefäße (zumeist Knochenvenen), die zwischen Sinus und Endokranium kommunizieren;
- Fortleitung über den großen Kreislauf (hämatogene Metastasen).

Epiduralabszeß (Pachymeningitis externa)

Symptome: Uncharakteristisch (subfebrile Temperaturen, Kopfdruck und/oder Kopfschmerz, Abgeschlagenheit). Meist keine auf das lokale Geschehen deutlich hinweisende Krankheitszeichen. Liquorbefund unauffällig. Der epidurale Abszeß wird oft erst bei der operativen Sanierung der Ursprungsnebenhöhle zufällig entdeckt (Ostitis, Osteonekrose z. B. an der Stirnhöhlenhinterwand).

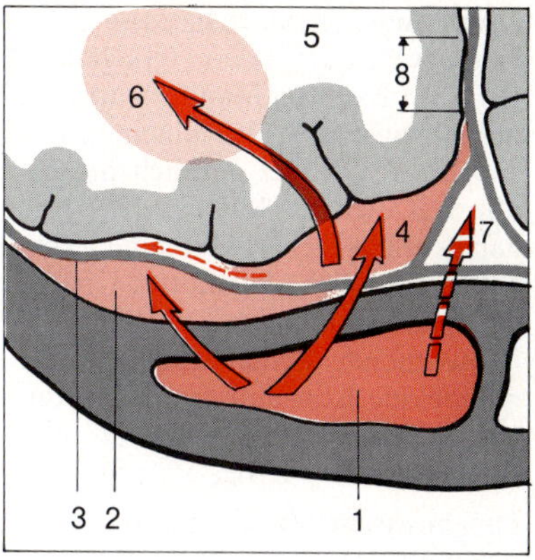

Abb. 2.**38** Entstehung endokranieller Komplikationen bei Sinusitis: 1 Stirnhöhle mit Empyem, 2 epiduraler Abszeß, 3 Dura, 4 subduraler Abszeß mit Randverklebung (8) oder Fortleitung als Meningitis (<--), 5 Gehirn, 6 Abszeß, 7 Überleitung auf Sinus sagittalis

Diagnostische Zusatzmethoden: Röntgen der Nasennebenhöhlen, Angiographie, Computertomogramm.

Differentialdiagnose: Epidurales Hämatom.

Therapie: Operative Sanierung der Ursprungshöhle mit breiter Freilegung der entzündlich veränderten Dura bis weit ins Gesunde und Drainage über die Nebenhöhle.

Subduralabszeß (Pachymeningitis interna purulenta)

Symptome: Meist ähnlich uncharakteristisch wie beim Epiduralabszeß, gelegentlich Kopfschmerz und zunehmende Zeichen einer meningealen Reizung (Liquorpleozytose). Allmählich Symptomatik wie bei Meningitis und/oder bei Hirnabszeß (Beeinträchtigung des Sensoriums; neurologische Reiz- und/oder Ausfallserscheinungen, Krampfanfälle, Hemiparesen usw.). Entstehung einer (oft infausten) „Konvexitätsmeningitis" möglich! – Der Liquorbefund kann normal, aber auch entzündlich verändert, der Liquordruck kann erhöht sein.

Diagnostische Zusatzmethoden: Röntgen der Nasennebenhöhlen; Computertomogramm; neurologischer Befund, Elektroenzephalogramm; Karotisangiographie.

Differentialdiagnose: Subdurales Hämatom (blutiger Liquor!)

Therapie: Operative Sanierung der Ursprungsnebenhöhle und – dem Infektionsweg folgend – Eröffnung und Drainage des Subduralabszeß über diese Nebenhöhle. Hochdosierter Antibiotikaschutz.

Rhinogener Hirnabszeß

Meist von der Stirnhöhle, seltener vom Siebbein ausgehender, noch seltener hämatogen-metastatischer *Stirnhirnabszeß*.

Symptome: Stirnhirnabszesse sind vergleichsweise symptomarm. Trotzdem lassen sich auch beim rhinogenen Stirnhirnabszeß die vier Verlaufsstadien (Initial-, Latenz-, Manifest- und Terminalstadium) unterscheiden. Auch die Allgemeinsymptome, allgemeinen Hirndrucksymptome und Herdsymptome sind in der Regel deutlich ausgeprägt (s. Lehrbücher der Neurologie). – Hinweiszeichen: Mehr oder weniger herabgesetztes Allgemeinbefinden, gelegentlich Fieber; zunehmend bohrender Kopfschmerz und Klopfempfindlichkeit der Schädelkalotte; Übelkeit, Erbrechen, Pulsverlangsamung; Stauungspapille möglich; ebenso einseitige Anosmie. Gestörtes Sensorium (zunehmende Schläfrigkeit, Abnahme des Interesses an der Umgebung, mangelnde Konzentrationsfähigkeit, allgemeine Verlangsamung und psychische Alteration (Witzelsucht, übermäßige Euphorie). Hirnnervenausfälle (besonders Nn. I, III, VI); motorische Unruhe; Koma.

Diagnostische Zusatzmethoden: Röntgen der Nasennebenhöhlen, Computertomogramm, Karotisangiogramm, Elektroenzephalogramm, Echoenzephalogramm, Olfaktometrie.

Therapie: Abhängig von Krankheitsphase, Größe und Lokalisation des Abszesses. Bei von Sinus oder Nase fortgeleiteten Abszessen Prinzip des kombinierten neurorhinochirurgischen Vorgehens mit Exstirpation des Abszesses und gleichzeitiger oder möglichst unmittelbar folgender operativen Sanierung der schuldigen Nebenhöhle.

Sinusthrombose: s. S. 110 (analog).

Sinus-cavernosus-Thrombose

Symptome: Ödem des Unter- und Oberlides; Motilitätsstörungen des Augapfels; Protrusio bulbi, Stauungspapille und zunehmende Sehstörungen bis zur Erblindung; Chemosis (s. Farbtafel **14b**). Septische Temperaturen (Schüttelfröste, hohe Continua oder remittierend unregelmäßiges Fieber), Kopfschmerzen, wechselnder Puls, zunehmende Bewußtseinstrübung. Zellzahlvermehrung und Eiweißerhöhung im Liquor. Septische Allgemeinsymptomatik mit Milzschwellung und typischen Blutbildveränderungen.

Pathogenese: Fortgeleitete Thrombophlebitis, ausgehend von Oberlippen- oder Nasenfurunkel (V. angularis!), Septumabszeß, Keilbeinhöhleneiterung mit Nachbarschafts-Osteomyelitis, akute Stirnbeinosteomyelitis, orbitale Phlegmone, Petrositis mit Übergreifen auf Sinus cavernosus (s. Abb. 2.**2**, 2.**36c**, S. 171, 246).

Differentialdiagnose: Orbitalphlegmone, dentogene oder tonsillogene Phlegmone und Sepsis, otogene Sinusthrombose, hämatogene Aussaat z. B. bei Staphylokokkensepsis.

Therapie: Schon bei Verdacht auf Thrombophlebitis *höchstdosiert* und *langdauernd* (!) Breitbandantibiotika (möglichst antibiogrammgerecht!). Bettruhe, flüssige Ernährung. Einsatz von Antikoagulantien umstritten

(Risiko einer Hirnblutung?). – Bei Nasen- oder Oberlippenfurunkel abhängig vom Lokalbefund zusätzlich elektrochirurgische Unterbrechung und/oder partielle Resektion der V. angularis (s. Abb. 2.**2**).

In fortgeschrittenen Fällen u. U. auch Versuch der operativen Entlastung des Sinus cavernosus.

Prognose: Sehr ernst.

Komplikationen: Meningitis, septische Metastasen im großen und kleinen Kreislauf.

Meningitis (rhinogen)

Symptome der typischen eitrigen Meningitis: Hohes Fieber, Hyperästhesie, Lichtscheu; wechselnde Pulsfrequenz; Nackensteifigkeit, Kopfschmerz, Erbrechen; Jackson-Anfälle; motorische Reizerscheinungen („Flockenlesen“). Kernig, Lasègue- und Brudzinski-Zeichen positiv, später Opisthotonus und Kahnbauch. Hirnnervenbeteiligung (z. B. III und IV). Liquor: hochgradige Pleozytose (normal: bis 12/3 Zellen), stark erhöhter Liquordruck (normal: 7–12 cm H_2O), Eiweißvermehrung (normal: 25–40 mg/100 ml), Zuckerverminderung (normal: 40–90 mg/100 ml). Evtl. Erregernachweis.

Diagnostische Zusatzverfahren: Lumbal- oder Subokzipital-Punktion, neurologischer Befund, bakteriologische Liquoruntersuchung.

Differentialdiagnose: Nicht rhinogene Gehirnhautentzündung (z. B. epidemische Meningitis, Virusmeningitis), Subarachnoidalblutung, andere Erkrankungen des ZNS.

Therapie: Sofortige operative Sanierung der Ursprungsnebenhöhle und Revision sowie Abdichtung der Übergangszone im Durabereich. Hochdosiert Antibiotika; häufige Liquorpunktionen, bis Zellzahl auf $<100/_3$ zurückgegangen.

Knochenkomplikationen

Osteomyelitis der flachen Schädelknochen (s. Farbtafel **14c**)

Lebensbedrohliche Erkrankung, die *fortgeleitet* von einer Sinusitis frontalis (entzündlich, traumatisch), aber auch *hämatogen-metastatisch* entsteht (Abb. 2.**39**).

Oft foudroyanter Krankheitsverlauf: Die Diploeschicht der Kalotte (Spongiosa, Markräume, Brechetsche Diploevenen) besitzt keine anatomischen Barrieren; eine in die Diploeschicht eingebrochene Infektion breitet sich wie ein Waldbrand schnell in alle Richtungen aus! Von den Spongiosaräumen aus (multipel) Durchbrüche zum Endokranium mit Entwicklung der typischen endokraniellen Komplikationen (s. S. 248 ff.); Durchbrüche auch nach außen (subperiostale Abszesse) möglich.

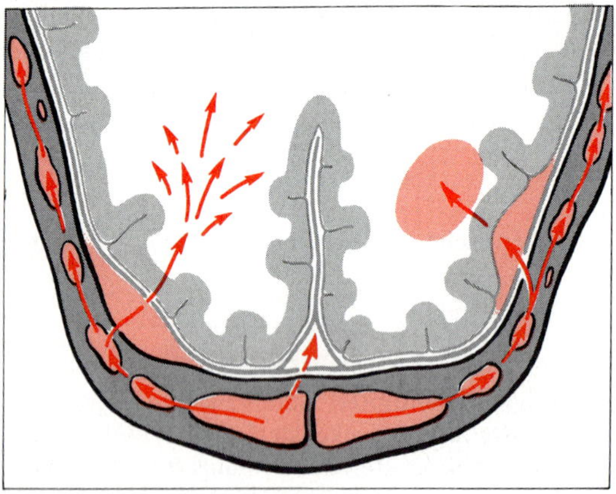

Abb. 2.**39** Entstehung einer Osteomyelitis der flachen Schädelknochen. Überleitung von Stirnhöhlenempyem auf Diploe und Markräume der Kalotte, gefolgt von Epidural- und/oder Subduralabszeß, Sinusthrombose (Sinus sagittalis) oder diffuser oder zirkumskripter Enzephalitis (Hirnabszeß)

Symptome: Vor allem sind Jugendliche (2. Dezennium) betroffen. Der Verlauf kann stürmisch, aber auch träge sein.

Leitsymptome: Hohes Fieber, Schüttelfröste, schlechter Allgemeinzustand und Verfall; starke Kopfschmerzen; Bewußtseinstrübung. Druck- und Klopfempfindlichkeit der Stirnregion und Schädelkalotte; teigige und kissenartige Weichteilschwellung über den erkrankten Knochenpartien; dazu über kurz oder lang immer deutlicher werdende Symptomatik endokranieller Verwicklungen (s. S. 248 ff.).

Diagnose: Nachweis einer Sinusitis frontalis; Röntgen (typische Knochenaufhellungen im Schädelknochen aber erst nach der zweiten Woche zu erwarten!). Im Blutbild Linksverschiebung, Senkung erhöht. Stauungspapille und Liquorbefund weisen auf endokranielle Komplikation hin.

Differentialdiagnose: Erysipel, andere septische Erkrankungen.

Therapie: Hochdosierte Antibiotikaabschirmung zwar dringend, allein aber nicht ausreichend! Sofortige operative Sanierung der Stirnhöhle bzw. des Ursprungsherdes. Breites Freilegen der knöchernen Schädeldecke und ausgedehnte, weit ins Gesunde reichende „Dekortikation" (= Abtragung der Tabula externa und Diploe – u. U. auch der Tabula interna der Kalotte), ggf. mit operativer Versorgung bereits manifester endokranieller Komplikationen.

Oberkieferosteomyelitis

Nicht häufig; Ursache vorwiegend Zahnerkrankung, seltener hämatogen oder sinugen (traumatisch) oder als Knochennekrose nach Infektionskrankheiten (Typhus, Masern, Scharlach). Auch als Radionekrose nach Strahlentherapie!

Symptome: Wangenschwellung, Gesichtsschmerzen, Abszedierung zur Mundhöhle, in die Kieferhöhle und/oder nach außen.

Therapie: Entfernung der (dentogenen) Ursache. Antibiotikaschutz und operative Entfernung des erkrankten Knochens.

Oberkieferosteomyelitis des Säuglings

Akute Wangenschwellung; Zeichen der lokalen Infektion, evtl. Abszedierung mit Durchbruch zum Mund oder nach außen.

Ursache: Möglicherweise Infektion der (noch sehr kleinen) Kieferhöhle.

Therapie: Hochdosiert Antibiotika; evtl. vorsichtige Entlastungsinzision vom Mundvorhof aus. *Cave:* Verletzung der Zahnkeime!

Ursachen für Schwellungen im Gesicht: s. Tab. 2.**11**.

Nasenbluten (Epistaxis)

Meist mit harmlosem Verlauf und banaler Ursache, kann Nasenbluten auch ein lebensbedrohliches Ereignis mit äußerst schwierig zu behandelnder oder auch nicht zu beeinflussender Ursache werden und sogar zum Tode führen *(sog. „unstillbares“ Nasenbluten).*

Weder in diagnostischer noch in therapeutischer Hinsicht darf das Symptom Nasenbluten immer als harmloses Ereignis abgetan werden!

Häufigste *Blutungsquellen* s. S. 178 und Abb. 2.**9**. Nach den *Ursachen* unterscheidet man *örtlich bedingte Epistaxis* (Ursache in der Nase selbst) vom *symptomatischen Nasenbluten* (Ursache systemisch, d. h. Ausdruck einer Allgemeinerkrankung). Die wichtigsten Ursachen sind in Tab. 2.**8** zusammengestellt. Zwei Besonderheiten:

Die weitaus häufigste Blutungsquelle (etwa 90 %) ist der sog. *Locus Kiesselbach* am Septum (s. Abb. 2.**9**, S. 178 und Farbtafel **11c** und **d**). In diesem Bereich ist die Schleimhaut sehr zart, fest mit der knorpeligen Unterlage verbunden und demgemäß wenig anpassungsfähig an mechanische oder funktionelle Belastungen.

Im vorderen Drittel des Septums findet sich gelegentlich auch eine andere Blutungsquelle, der *blutende Septumpolyp* (umschriebene, angiomatös gebaute, dunkelrote, gutartige Neubildung: Granuloma teleangiectaticum). Als Entstehungsursache wird mechanische Irritation angenommen.

Diagnose: Tab. 2.**9** enthält die notwendigen Diagnostikschritte. U. U. kann es sehr schwer oder unmöglich sein, die Blutungsquelle sicher zu lokalisieren. Blutungen aus den hinteren Nasenabschnitten und aus der Höhe des mittleren und oberen Nasenganges (s. Abb. 2.**9**) sind meist nicht harmlos und bedürfen sofortiger fachärztlicher Abklärung und Behandlung (A. ethmoidalis anterior et posterior, A. sphenopalatina).

Differentialdiagnose: Blutungen, die nicht in der Nase ihren Ursprung haben, sondern nur über die Nase weitergeleitet werden (z. B. bei Tumoren des (Naso-)Pharynx und Larynx; Lungenblutungen; blutende Ösophagusvarizen; Blutungen nach Gefäßverletzungen im Schädelbereich außerhalb der Nase wie z. B. A. carotis interna via Keilbeinhöhle oder via Tuba Eustachii).

Tabelle 2.**8** Symptom: Nasenbluten (Ursachen)

Ursachen für lokal bedingtes Nasenbluten

1. *Idiopathisch, „konstitutionell"* (vorwiegend schwache rezidivierende Blutungen bei Kindern und Jugendlichen)
2. *Gefäßverletzung („Mikrotrauma")* am Locus Kiesselbach (meist schwache, kurzdauernde und einmalige Blutung)
3. *Rhinitis sicca anterior;* chemische oder thermische *Schleimhautschädigung; Septumperforation* (häufige, schwache Blutungen oder blutig gefärbtes Nasensekret, oft mit Trockenheitsgefühl und/oder Borkenbildung in der Nase)
4. *Umwelteinflüsse* wie Aufenthalt in großer Höhe; geringer Luftdruck; Austrocknung durch künstliche Raumklimatisierung
5. *Trauma* wie Nasenbein-, Nasenscheidewandfrakturen; Verletzung des Gesichtsschädels und/oder der vorderen Schädelbasis (meist starke bis profuse Blutung als unmittelbare Traumafolge). Verletzung der A. carotis interna (sofortige lebensbedrohliche Symptomatik oder freies Intervall mit Ausbildung eines Aneurysmas und Blutungsattacken)
6. *Fremdkörper* in der Nase und/oder Rhinolithen (einseitige schwache Blutung. Bei längerem Verweilen mit Fötor und eitriger Sekretion)
7. *Blutender Septumpolyp* (histologisch teleangiektatisches Granulom oder Hämangiom mit hoher Blutungsneigung bei Berühren)
8. Benigne, vor allem aber maligne *Tumoren* der *Nase* und/oder der *Nebenhöhlen* (oft nur blutig tingiertes Sekret)
9. *Tumoren des Nasenrachens,* vor allem *juveniles Nasenrachenfibrom* (massive, u. U. lebensgefährliche Blutungsattacken)

Ursachen für symptomatisches Nasenbluten

1. Infektionen, vor allem akute *Infektionskrankheiten* wie Grippe, Masern, Typhus, Schnupfen (meist leichte, schnell versiegende Blutungen vorwiegend bei Kindern und Jugendlichen)
2. *Gefäß- und Kreislaufkrankheiten* wie Arteriosklerose und Hypertonie (arterielle, oft pulsierende und/oder spritzende Blutung. Bevorzugt mittleres und höheres Lebensalter. Neigung zu wiederholten Blutungsattacken)
3. *Blutungskrankheiten und Gerinnungsstörungen:*
   a) Thrombopathien (thrombopenische Purpura, Morbus Werlhof, Sichelzellanämie, Leukämie, Thrombasthenie Glanzmann, konstitutionelle Thrombopathie Willebrand-Jürgens),
   b) Koagulopathien (Hämophilie, Morbus Waldenström; Prothrombin-Mangelzustände, auch nach Überdosierung von Antikoagulantien; Fibrinogen-Mangelzustände; Mangel an Vitamin K und C),

c) Vasopathien (Skorbut, Möller-Barlow-Krankheit, Schönlein-Henoch-Purpura (rheumatica)
(die Blutungen der Gruppe 3 sind vorwiegend flächige Sickerblutungen mit relativ dunklem Blut)

4. Urämie und Leberzellinsuffizienz

5. *Endokrine Ursachen,* z. B. vikariierende Monatsblutung und Epistaxis während der Schwangerschaft. – Phäochromozytom (Blutdruckkrisen, Katecholamine!)

6. *Morbus Osler-Rendu* (Teleangiectasia haemorrhagica hereditaria) mit typischer Schleimhautzeichnung (rezidivierende, schwache bis mittelstarke, hartnäckige und oft multilokuläre Blutungen, vorwiegend im vorderen und hinteren Septumbereich)

Tabelle 2.**9** Symptom: Nasenbluten (diagnostische Schritte)

1. Anamnese
2. Lokalisation der Blutungsquelle (und Ursachenermittlung)
   vorn: Verletzung durch Finger, idiopathische Epistaxis,
   Rhinitis sicca anterior,
   Begleitepistaxis bei Infektionskrankheiten
   hinten oder *Mitte:* Hypertonie, Arteriosklerose, Frakturen, Tumoren
   flächenhaft: hämorrhagische Diathese, Gerinnungsstörung, Morbus Osler
3. Blutdruckmessung und Kreislaufkontrolle
4. Blut- und Gerinnungsanalyse

evtl. 5. Röntgen Schädel, Nase, Nebenhöhlen (Übersichtsaufnahmen, evtl. Tomogramme und Computertomogramme); evtl. Nasenendoskopie
evtl. 6. Internistische Ursachen der Blutung ausschließen (s. Tab. 2.**8**)

Therapie (s. auch Tab. 2.**10**):

Allgemein symptomatisch:

- Ruhe bewahren!
- Patient soll mit etwas nach vorn gebeugtem Oberkörper sitzen und den Mund geöffnet halten, damit er das Blut ausspucken kann und nicht verschlucken muß. Zumindest Oberkörper hoch lagern.
- Eiskompressen oder kalten Gegenstand in den Nacken legen, auch auf den Nasenrücken Kälte applizieren.
- Leichten Druck auf beide Nasenflügel für einige Minuten ausüben.

Örtliche Maßnahmen

Bei harmloser Blutung am Locus Kiesselbach und sicher dort zu lokalisierender alleiniger Blutungsquelle:

Tabelle 2.**10** Therapie bei Nasenbluten
1. *Allgemeine Maßnahmen:* • Beruhigung des Patienten (evtl. auch medikamentös) • Hochlagerung des Oberkörpers • Applikation von Kälte im Nacken • „Hämostyptischer Cocktail" (s. S. 260) • bei Hypertonie Blutdrucksenkung • Flüssigkeitszufuhr, Plasmaexpander • evtl. Bluttransfusionen (bei Absinken des Hb auf <50 %) • ggf. Antikoagulation absetzen
2. *Lokale Maßnahmen:* Verschluß der Blutungsquelle durch • lokale Applikation von gefäßverengenden Mitteln (Einlage von Privinwatte o. ä.) und/oder hämostyptisch wirkenden Substanzen (Thrombin, Gelatinetampons, Oxyzellulose, Fibrin) • Unterspritzen des Blutungsareals mit Novocain, Thrombin o. ä. • Ätzen, Galvanokaustik oder Laseranwendung bei kleinen Blutungsquellen • vordere Tamponade oder „pneumatische" Tamponade • hintere Tamponade (Ballonkatheter, Schaumstoff, Bellocq)
3. *Gefäßunterbindung:* Je nach Blutungsquelle und nur, falls Blutung anderweitig nicht beherrschbar: • A. maxillaris • Aa. ethmoidales anterior und posterior • A. carotis externa
4. *Substitution bei Blutungskrankheiten:* • bei Thrombopathien: Frischbluttransfusion, Vitamin C, Rutin, systemisch Hämostyptika • bei Koagulopathien: Frischbluttransfusion, Cohn Fraktion, Vitamin K • bei Vasopathien: ACTH, Corticosteroide, Ca^+, Vitamin C, Östrogene
5. Bei *Morbus Osler:* Dermatoplastik

a) *Ätzung*

Technik:

1. Aufsprayen von Privin 1 : 1000 o. ä. auf Schleimhaut der blutenden Nasenseite (Vasokonstriktion der Schleimhaut). 5 Min. warten.
2. Einbringen eines Wattebausches, getränkt mit Pantocain 1–2 % oder Xylocain 1 % und Privin, in die vordere Nasenhöhle. 5–10 Min. liegen lassen (lokale Oberflächenanästhesie und Vasokonstriktion). Vorbereiten des Ätzmittels, z. B. einer Chromsäureperle (Abb. 2.**40**) oder 40–70 %ige Trichloressigsäure (am Watteträger).
3. Nach Entnahme des Wattebausches Betupfen der Blutungsstelle mit der Chromsäureperle bis sich gelber Schorf (oberflächliche Nekrose) bildet. Überschüssiges Ätzmittel sofort neutralisieren, z. B. mit 5 % $AgNO_3$-Lösung oder Natriumbicarbonat (appliziert mit mehrfach zu wechselnden Wattetampons).

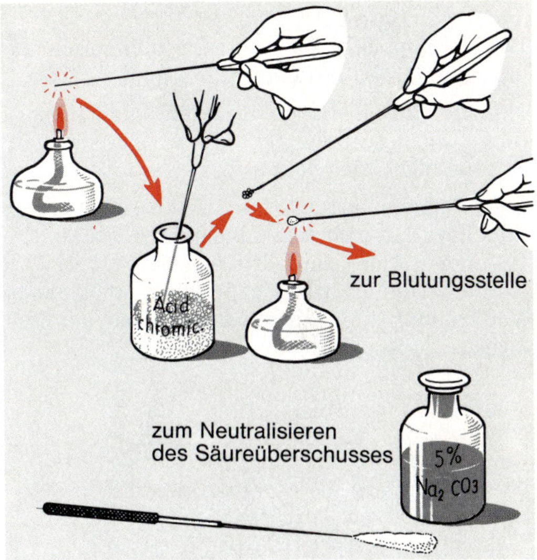

Abb. 2.**40** Herstellung einer Chromsäureperle

Statt mit Chrom- oder Trichloressigsäure kann die Verschorfung der Blutungsstelle auch – nach Lokalanästhesie – mit Kaltkaustik, Galvanokaustik oder Laser erfolgen. Evtl. zusätzlich Aufbringen von Tachostyptan und/oder vordere Nasentamponade.

Merke: Nie in einer Sitzung *beide* Septumseiten an korrespondierender Stelle gleichzeitig ätzen (Gefahr der Septumperforation!). Sehr *feine* Watteträger mit wenig Ätzfläche verwenden, meist nur punktförmige Ätzungen notwendig. – Nie „blutstillende" Watte (Eisenchloridwatte) in der Nase verwenden (ebenfalls Gefahr schwerer Schleimhautschädigung bzw. des Entstehens einer Septumperforation).

b) *Vordere Nasentamponade*

Technik: Zunächst Oberflächenanästhesie der Nasenschleimhaut (s. unter a)). Dann fortlaufende Tamponade mit in Salbe getränktem, 2–4 cm breitem Tamponadestreifen, der schichtweise von oben nach unten oder von hinten nach vorn in die Nase eingelegt wird. Die liegende Tamponade soll ausreichenden Druck auf die Blutungsquelle ausüben (Abb. 2.**41a** u. **b**). Statt des fortlaufenden Tamponadestreifens kann auch eine *pneumatische* Tamponade mit entsprechend geformtem aufblasbarem Gummiballon („Epistaxisballon") verwendet werden.

Bei schwerer zu beeinflussender Nasenblutung (z. B. nach Trauma, Gefäßruptur bei Hypertonie, bei versteckter, weit hinten liegender Blutungsquelle usw.) kommen folgende Maßnahmen zur Blutstillung zum Einsatz – falls eine vordere Tamponade nicht ausreicht:

c) *Hintere Nasentamponade (Bellocq)*

Diese Tamponade möglichst bei intubiertem und narkotisiertem Patienten einlegen, da die Prozedur sehr schmerzhaft ist.

Prinzip: Ein mit Fäden armierter, die Choane dicht abschließender Gaze- oder Schaumstofftampon wird im Nasenrachen fixiert und verhindert das Herabfließen von Blut aus dem Nasenbereich.

Die Originaltamponade nach Bellocq stellt eine erhebliche Belastung für den Patienten dar, erfordert Übung des Arztes und ausreichende Anästhesie des Patienten. Man kann den gleichen Zweck, das Abdichten der hinteren Nasenabschnitte vom Nasenrachen, schonender und einfacher durch die Verwendung z. B. eines Katheters mit aufblasbarer Manschette erreichen (Abb. 2.**41b**).

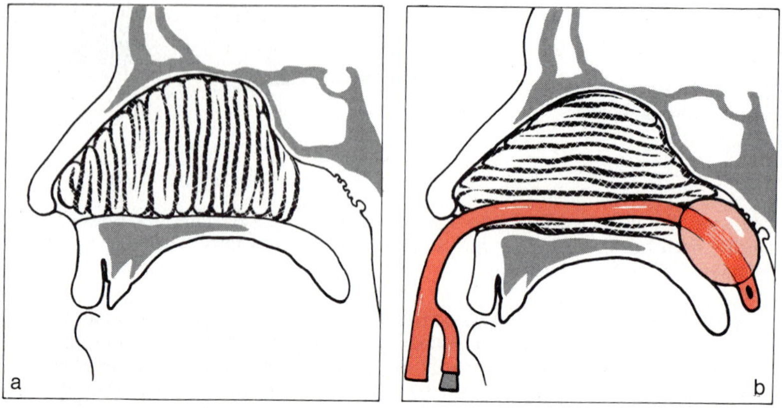

Abb. 2.**41a** u. **b** Nasentamponade. **a** Vordere Nasentamponade mit Vertikalschichtung, **b** vordere (horizontal geschichtete) und hintere Tamponade (mittels Ballonkatheter)

Technik: In Narkose, notfalls auch ohne diese, wird ein Blasenkatheter nach Foley auf der Blutungsseite durch die Nase in den Nasenrachen vorgeschoben und seine Manschette mit Wasser aufgefüllt, bis der Nasenrachen zuverlässig abgeblockt und der Blutabfluß nach hinten damit gestoppt ist. Es folgt eine vordere Tamponade zur Ausfüllung der Nasenhaupthöhle(n) und eine Fixierung des aus dem Naseneingang herausragenden Katheterendes.

Derartige Tamponkatheter (z. B. Ballonkatheter der Firma Rüsch, Nr. 180105, Charrière 16, 18 oder 20) sollten in jeder Praxis griffbereit zur Verfügung sein.

Merke: Weder der in der Nase liegende Katheter noch evtl. verwendete Haltefäden bei einer Bellocq-Tamponade dürfen auf die Nasenflügel oder auf den Nasensteg Druck ausüben! Es kommt sonst sehr schnell zu Nekrosen und entstellenden Narben an der Nasenspitze und/oder im vorderen Nasenanteil. – Eine hintere Tamponade sollte nur so lang wie unbedingt notwendig liegenbleiben (keinesfalls länger als 5–7 Tage!). Während der Zeit der Tamponade muß Antibiotikaschutz gegeben werden (Gefahr einer Sinusitis oder einer Otitis media, da auch die pharyngealen Tubenostien bei korrekt sitzender Tamponade blockiert sind).

d) Beim unstillbaren, lebensbedrohlichen Nasenbluten muß eine *Gefäßunterbindung* ausgeführt werden, falls die bisher genannten Maßnahmen zur Blutstillung nicht ausreichten. Je nach Blutungsquelle erfolgt die Ligatur im Bereich der A. maxillaris (in der Fossa pterygopalatina [Abb. 2.**42c**]) oder im Bereich der A. ethmoidalis anterior und posterior (Abb. 2.**42b**), notfalls

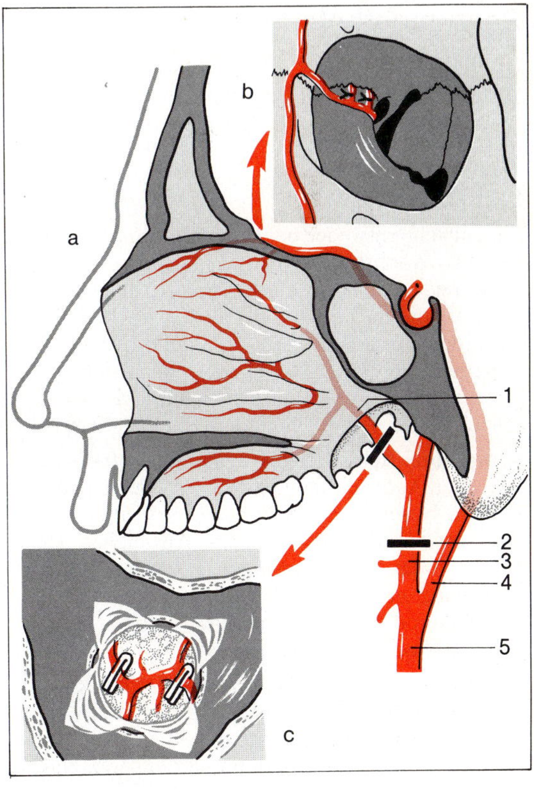

Abb. 2.**42a** Unterbindungsorte bei schwerem Nasenbluten.
a Übersicht: 1 A. maxillaris, 2 Unterbindung der A. carotis externa, 3 A. carotis externa, 4 A. carotis interna, 5 A. carotis communis, **b** Unterbindung der Aa. ethmoidales, **c** Unterbindung der A. maxillaris in der Fossa pterygopalatina

auch im Bereich der A. carotis externa (am Hals, am Vorderrand des M. sternocleidomastoideus und oberhalb des Abgangs der A. lingualis [Abb. 2.**42a**]).

e) Begleitende *allgemeine* therapeutische *Maßnahmen* bei schwerem Nasenbluten: s. Tab. 2.**10**, S. 180.

Zusammensetzung des „*hämostyptischen Cocktails*": 2 Amp. Ugurol, 2 Amp. ε-Aminocapronsäure, 1 Amp. Birutan, 1 Amp. Konakion, 1 Amp. Polybion, 1 Amb. Tachostyptan, 1 Amp. Cebion in 500 ml 5%iger Lävulose als Tropfinfusion.

f) *Beim Morbus Rendu-Osler-Weber (Teleangiectasia hereditaria)* (s. Farbtafel **16c** und **d**) kommt man wegen der Vielzahl der Blutungsquellen und des chronischen Verlaufs in schweren Fällen auf die Dauer mit lokalen Blutstillungsmaßnahmen und Blutersatz nicht aus. Die Nasenschleimhaut muß, soweit sie krankhaft veränderte, brüchige Blutgefäße enthält, dann entfernt und durch ein Hauttransplantat ersetzt werden (Dermoplastik nach Saunders).

Septumpathologie

Nur wenige Menschen haben eine lotrechte Nasenscheidewand; zumeist weist das Septum nasi leichte Verbiegungen und/oder Dorn- und Leistenbildungen auf. Solange hierdurch die Nasenatmung nicht behindert wird, ist dies nicht als pathologisch zu werten.

Septumdeviation

Sie entsteht entweder bei der *Entwicklung* durch ungenau aufeinander abgestimmte Wachstumsvorgänge in Knorpel und Knochen der Nasenscheidewand oder *traumatisch* (Gesichtsfrakturen, Nasen-, Septumfrakturen, evtl. auch schon intra partum). Die Teile des Septums sind dann insgesamt entweder für den gegebenen Skelettrahmen zu groß oder disloziert und fehlerhaft eingeheilt. In jedem Falle entstehen Verbiegungen (Deviationen), Dornen (Spinae) und/oder Leisten (Cristae), die die Durchgängigkeit der inneren Nase beeinträchtigen können (s. Farbtafel **11e**).

Symptome: Behinderte Nasenatmung, oft einseitig, auch wechselnd; Hyposmie oder Anosmie möglich; u. U. Kopfschmerzen, die je nach Zustand der inneren Nase wechseln können. Vor allem nach *Trauma bei bestehender Schiefnase:* Subluxatio septi (= Abweichen der ventralen Septumkante und Verlegen des Naseneingangs) nach der einen Seite und Deviatio septi (mit Verlegung einer Nasenhaupthöhle) nach der anderen Seite. Durch diese Kombination kommt es oft zur völligen und beidseitigen Verlegung der inneren Nase (Abb. 2.**43a**).

Spannungsseptum: Für den anatomischen Rahmen zu große, deshalb unter Spannung stehende Nasenscheidewand, z. B. bei Höckernasen. Dies kann zu Behinderung der Nasenatmung und zu Kopfschmerzen Anlaß geben, außerdem zu störenden Formfehlern der äußeren Nase.

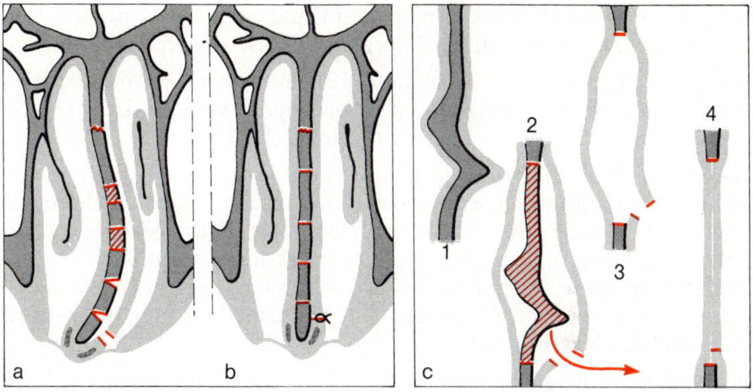

Abb. 2.**43a–c** Operationen an Nasenscheidewand. **a** Septumdeviation mit Inzisionen und Streifenresektionen, **b** Endzustand, **c** submuköse Septumresektion nach Killian: 1 Septum mit Leisten, 2 submuköse Isolierung des knorpeligen und knöchernen Septums und partielle Entfernung, 3 Schleimhautsack nach Septumsresektion, 4 Endzustand mit aneinandergelegten Schleimhautblättern

Diagnose: Vordere Rhinoskopie, evtl. zusätzlich Rhinomanometrie.

Therapie: *Operativ:*

a) *Septumplastik:* Im Prinzip (Abb. 2.**43a** u. **b**) werden möglichst alle Teile der Nasenscheidewand – nach der notwendigen Verlagerung und Umgestaltung – belassen bzw. reimplantiert. – Sehr oft läßt sich das Naseninnere jedoch nur dann funktionell zufriedenstellend gestalten, wenn gleichzeitig die äußere Nasenpyramide mit korrigiert wird *(„Septorhinoplastik“,* s. S. 282).

b) *„Submuköse Septumresektion“* nach Killian (Abb. 2.**43c**): Nach Anlegen eines Schleimhauttunnels können alle deviierten knorpeligen und knöchernen Teile der Nasenscheidewand entfernt, begradigt und im notwendigen Umfang auch replantiert werden.

Komplikationsmöglichkeit bei a) und b): Septumperforation (s. unten). Nach zu ausgedehnter Knorpelresektion Einsinken der knorpeligen Nase (vorderer oder unterer Sattel; Entenschnabelnase) (s. S. 284 u. 262). In beiden Fällen plastisch-rekonstruierende Maßnahmen möglich und notwendig.

Septumhämatom und Septumabszeß (s. Farbtafel **11b**)

Meist traumatische Genese und meist bei Kindern; nach einem stumpfen Nasentrauma mit Schereffekt Abheben des Mukoperichondriums bzw. -periostes von der knorpeligen und/oder knöchernen Unterlage und Entstehen eines Hämatoms in der neu entstandenen Perichondrium-Periost-Tasche; oft beidseitig. Bei Infektion ← Septumabszeß.

Symptome: Zunehmende Behinderung der Nasenatmung, unterschiedliche Schmerzhaftigkeit; bei Abszedierung erhebliche Schmerzen lokal, Kopfschmerzen, Fieber; Druckschmerz und Rötung des Nasenrückens. Bei längerem Bestehen: Einsinken der knorpeligen Nase (Knorpelnekrose).

Diagnose: Trauma in der Anamnese; Hämatom meist im vordersten Septumbereich lokalisiert: kissenartige, das Nasenlumen verlegende Vorwölbung der Nasenscheidewand, mit einer Sonde eindrückbar.

Therapie: Breite Inzision und Ablassen des Hämatoms; Antamponieren des Mukoperichondriums bzw. -periosts. – Bei infiziertem Inhalt Offenhalten der Inzision (Gummilasche), um Knorpelnekrosen (Verunstaltungen der äußeren Nase) oder permanente Septumverdickungen (Fibrose) zu vermeiden. Nasentamponade, Antibiotikaschutz. – Bei eingetretener Nekrose: Entfernen des nekrotischen Materials; evtl. Implantation von Bankknorpel zur Stützung des Nasenrückens.

Komplikationsmöglichkeiten: Bei Abszedierung ohne operative Entlastung ist Fortleitung auf die Meningen und/oder Sinus cavernosus möglich!

Septumperforation

Meist Folge eines Traumas, einer Nasenoperation, einer Rhinitis sicca anterior, häufigen Nasenbohrens; Kokainschnupfen; auch durch Infektion (Lupus, Lues usw.) sowie professionelle Schleimhautschädigung.

Symptome: Krustenbildung in der Nase, auch Fötor möglich (selten); habituelles leichtes Nasenbluten; bei kleinen Perforationen u. U. pfeifendes Geräusch beim Ein- und Ausatmen. Weit hinten liegende große Perforationen können symptomlos sein!

Therapie: *Operativ:* Plastische Deckung der Perforation durch Schleimhaut-, Schwenk- oder Brückenlappen oder durch freie Faszientransplantate.

Konservativ: Linderung der lokalen Beschwerden (Krusten, Epistaxis) durch tägliche Nasenduschen und milde Salben. – Der Versuch mit einem kragenknopfähnlichen Obturator aus weichbleibendem Kunststoff zum Verschluß der Perforation kann gemacht werden. Ein Obturator ist aber als Fremdkörper einer plastischen Rekonstruktion im Effekt unterlegen.

Sattelnase im knorpeligen Anteil („Entenschnabelnase")

Folge eines Traumas, einer fehlerhaft durchgeführten Nasenoperation, eines Septumabszesses, aber auch angeboren. Der Septumknorpel fehlt teilweise oder ganz.

Symptome: Typisches Profil (s. Abb. 2.**56b**, S. 281), u. U. behinderte Nasenatmung wegen mangelnder Stützung des Naseneingangs.

Therapie: Nasenplastik mit Spaneinpflanzung (s. Abb. 2.**59a** u. **b**).

Verletzung im Bereich der Nase, der Nasennebenhöhlen und des Gesichtsschädels

Verletzungen der Nase

Symptome: Mehr oder weniger deutliche Deformierung und/oder seitliche Dislokation (Schiefstand der Nase) und/oder Impression (Einsinken) der Nasenpyramide; Hämatom der Weichteile, evtl. Monokel- oder Brillenhämatom (kann auch fehlen); Schwellung der bedeckenden Weichteile; Druckschmerz im Bereich der Nasenpyramide, evtl. auch Kopfschmerz; Nasenbluten (nicht obligat), ebenso Verlegung der Nasenatmung; auch Riechstörung möglich.

Pathogenese: Umschriebene Gewalteinwirkung von vorn (Abb. 2.**44a**) und/oder von der Seite (Abb. 2.**44b**) auf den Nasenbereich oder als Begleitverletzungen bei schweren Gesichts-Schädel-Verletzungen (Abb. 2.**46** und 2.**47** sowie S. 266 ff.).

Ursache: Verkehrs- und Berufsunfälle, Schlägereien, Stürze usw.

Gedeckte Verletzung (durch stumpfes Trauma): nicht penetrierend, d. h. Nasengerüst überall von Weichteilen *ohne* Kommunikation mit der Außenwelt bedeckt. *Offene* Verletzung (Schürf-, Schnitt-, Stich-, Hiebwunden): mit Freiliegen von Teilen des knorpeligen und/oder knöchernen Nasengerüstes.

Diagnose: Anamnese; Deformierung und abnorme Beweglichkeit der äußeren Nase; evtl. Weichteilwunden über der Nase; Krepitation der Frakturfragmente bei seitlichem Druck auf Nase. Röntgen der Nasenpyramide (*weiche* seitliche Aufnahme, z. B. auf Zahnfilm); Riechprüfung; Mitbeteiligung der Nebenhöhlen und der vorderen Schädelbasis (Rhinobasis) ausschließen (s. S. 275).

Beachte: Sogenannte Grünholzfrakturen bei Jugendlichen und/oder scheinbar harmlose Weichteilschwellungen können Fraktursymptome und schwerste Skelettverletzungen zunächst überdecken! *Gründliche* Diagnostik wegen evtl. funktioneller wie auch kosmetischer Folgen und aus forensischen Gründen bei Verdacht auf Nasenbeinfraktur immer erforderlich!

Therapie: Bei offenen Verletzungen zunächst sorgfältige Säuberung, dann Wund- und Skelettkontrolle und Reposition der dislozierten Skelettanteile, dann atraumatische Weichteilnähte („von innen nach außen“). Evtl. Antibiotikaschutz.

Reposition einer einfachen Nasenbein- bzw. Nasenpyramidenfraktur

Sie sollte *innerhalb der ersten 24 Stunden* (maximal 48 Stunden!) nach dem Unfall erfolgen, weil dann in der Regel problemlos. (Ein zeitliches Ver-

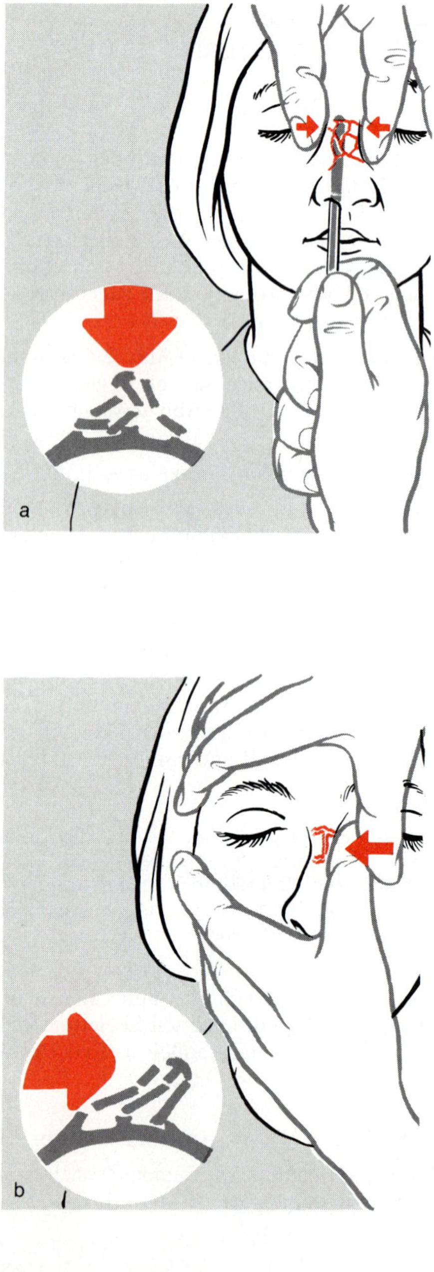

Abb. 2.**44a** u. **b** Nasenbeinfraktur.
a Durch Gewalteinwirkung von vorn und Reposition,
b durch Gewalteinwirkung von der Seite und Reposition

schleppen kann erhebliche kosmetische und funktionelle Folgen nach sich ziehen!)

Technik: Intravenöse Kurz- oder Intubationsnarkose. Reponieren deviierter Skelettanteile, ebenso Aufrichten des imprimierten Nasenskeletts entsprechend Abb. 2.**44a** u. **b**. Bei bereits eingetretener elastischer Fixierung oder Verkeilung der Frakturelemente ist Anwendung des *Redressement forcé* (Schlag mit umwickeltem Hammer entgegen der ursprünglichen Gewalteinwirkung) notwendig. Kontrolle und ggf. Korrektur des Septums; vordere Nasentamponade; äußere Gipsschale (Abb. 2.**45**) für 8 Tage zur Fixierung.

Versorgung einer komplizierten Nasenbein- bzw. Nasenpyramidenfraktur:

Von der Weichteilwunde aus, die evtl. erweitert werden muß, sorgfältige Kontrolle und Reinigung des betroffenen Skelettareals, Reposition der Fragmente, evtl. Drahtosteosynthese(n). Weichteilverschluß, Tamponade, Gipsschiene (Abb. 2.**45**). Antibiotikaschutz.

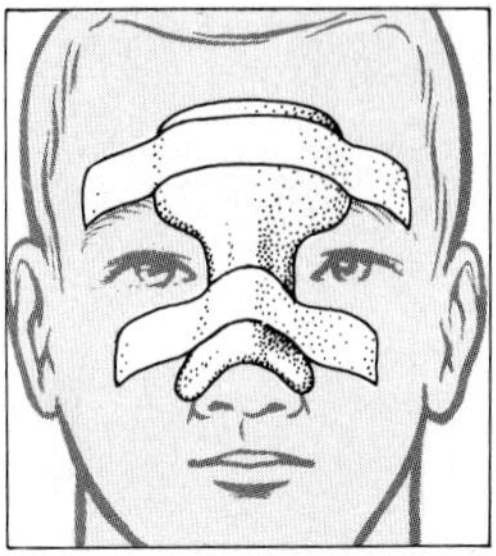

Abb. 2.**45** Fixierung der reponierten Fraktur durch Gipsschale

Bei erheblichen Weichteilschäden (Verschmutzung, Schwellung, Nekrosen) kann eine komplizierte Nasenbeinfraktur u. U. erst nach Abklingen der akuten Gewebsreaktionen (8–14 Tage) endgültig versorgt werden. Die Entscheidung über den Zeitpunkt der Versorgung einer Nasenbeinfraktur muß der Rhinochirurg treffen.

Komplikationsmöglichkeiten: Septumdeviation (s. S. 260), Septumhämatom und -abszeß (s. S. 261). Bei schlechter Erstversorgung und/oder Sekundärinfektion u. U. erhebliche kosmetische Entstellung als Dauerfolge! Dies erfordert dann ausgedehnte und schwierige korrigierende plastische Maßnahmen, oft in mehreren Sitzungen (s. S. 282).

Verletzungen des Mittelgesichtes und seiner Nebenhöhlen

Abb. 2.**46** zeigt einige typische Entstehungsmechanismen.

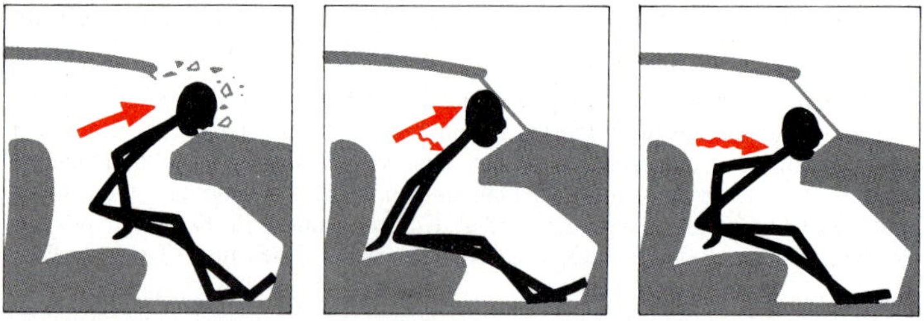

Abb. 2.**46** Entstehungsmechanismen von Gesichtsschädel- und/oder Schädelbasisfrakturen im PKW (vgl. auch Abb. 2.**15a–c**)

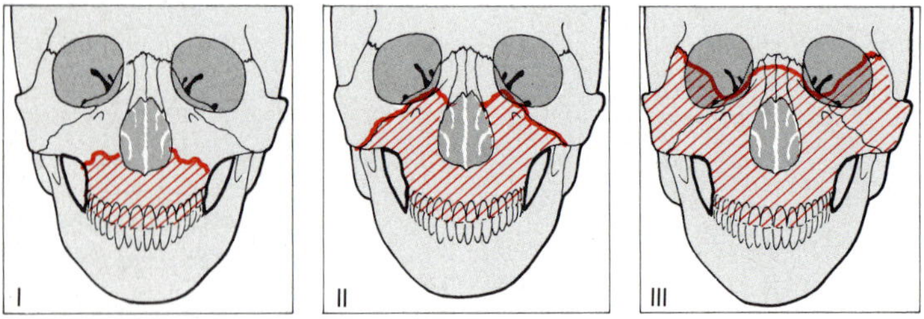

Abb. 2.**47** Typen der Mittelgesichtsfrakturen (LeFort I, II, III)

Oberkieferfraktur

Selten Sagittalfrakturen (Vertikalfrakturen), meist Transversal-(Quer-)Brüche, die beide Gesichtsseiten einbeziehen und *immer* zumindest die Kieferhöhle, oft auch weitere Nasennebenhöhlen und zum Teil auch die vordere Schädelbasis mitbetreffen! Abb. 2.**47** zeigt die drei typischen Querfrakturverläufe im Mittelgesichtsbereich, die meist nach Le Fort klassifiziert werden.

Symptome:

- Beim *Le Fort I* (tiefe maxilläre Querfraktur) ist der obere Alveolarkamm abgesprengt: Biß-(Okklusions-)Störungen; Fehlbiß. Dazu oft Hämatome und Wandfrakturen in der Kieferhöhle.
- Beim *Le Fort II* (Pyramidenfraktur der Maxilla): Abriß des Oberkiefers unter Frakturbeteiligung der Nasenbeine, der Stirnfortsätze der Maxilla, des medialen Orbitabodens und der Sutura zygomaticomaxillaris. Bei dieser Frakturform nicht selten erhebliche Dislokation und auch Impression des Mittelgesichts unter Beteiligung der Siebbeine, des Orbitainhaltes, der abführenden Tränenwege, u. U. auch Vergrößerung des Zwischen-Augen-Abstandes (Hypertelorismus).

- Beim *Le Fort III* (Abriß des Gesichtsschädels von der Schädelbasis): Fraktur meist entlang der zygomatikofrontalen, maxillofrontalen und nasofrontalen Nähte. Betroffen sind Siebbein, Keilbeinhöhle, oft Stirnhöhle, ferner Orbita und Inhalt sowie letztlich alle Strukturen des mittleren Gesichtsschädels, vielfach unter massiven Impressionen des Mittelgesichtes und multiplen zusätzlichen Gesichtsknochenfrakturen („Tellergesicht"). Mitbeteiligung der Rhinobasis (Frontobasis, vordere Schädelbasis) ist bei dieser Frakturform die Regel (s. S. 275).
- Unmittelbar nach der Verletzung in aller Regel außerdem die typischen Symptome des Schocks sowie Commotio oder Contusio cerebri. – Gesichtsschwellung als Symptom s. Tab. 2.**11**.

Pathogenese: Die Mittelgesichtsfrakturen sind überwiegend die Folge von Verkehrsunfällen, seltener Berufsunfällen.

Diagnose: *Anamnese* (auch bezüglich Art, Richtung und Stärke der einwirkenden Gewalt); *Inspektion* (oft bei scheinbar nur geringen Weichteilverletzungen massive Skelettfrakturen und -dislokationen sowie Impressionen!). Auf Asymmetrien im Mittelgesichtsbereich und Stirnbereich achten (Abb. 2.**48a–e**, S. 271)! – Kontrolle der äußeren *und* inneren Nase; Kontrolle der Orbita samt Inhalt. Monokel- oder Brillenhämatome; Bulbusbeweglichkeit; Doppelbilder; Visus. *Palpation:* Druckschmerzhaftigkeit; Prüfung abnormer Beweglichkeit im Oberkieferbereich (Gaumenplatte) (Abb. 2.**48c**); Unterbrechung der normalen Gesichtskonturen, Stufen- und Lückenbildungen an der knöchernen Unterlage (z. B. Orbitarand); Kieferklemme; Krepitation an Nasenwurzel. Prüfung der Beweglichkeit der Mandibula in allen Richtungen; Okklusionskontrolle, Zahnstatus. – *Ausfälle* der sensiblen und/oder motorischen *Innervation* – *Ausschluß* einer *Rhinoliquorrhoe* oder eines *Hirnprolapses.*

Röntgenuntersuchung: Schädelübersichten und Tomogramme anteroposterior und seitlich; evtl. Spezialaufnahmen. Fahndung nach eingedrungenen Fremdkörpern, soweit diese kontrastfähig. Angiographie, Computertomogramm. Olfaktometrie.

Konsilium mit Kieferchirurgen bzw. Zahnarzt, evtl. mit Augenarzt, Neurologen und/oder Neurochirurgen; bei Mehrfachverletzungen zusätzlich Konsilium mit Allgemein- und/oder Unfallchirurgen. Vor Behandlungsbeginn Abstimmung über den zeitlichen Behandlungsablauf zwischen allen im Kopfbereich tätigen Spezialfächern!

Beachte: Bei Mittelgesichtsfrakturen werden Skelettasymmetrien bzw. -deformierungen durch die meist schnell eintretende Weichteilschwellung und/oder Blutergüsse sehr oft verdeckt!
Zudem können sich unter scheinbar harmlosen Weichteilverletzungen im Schädelbereich schwerste und lebensbedrohliche Skelettverletzungen verbergen.

Tabelle 2.**11** Symptom: Gesichtsschwellung

Lokalisation	Ursache	Typische Symptome
Stirn und Oberlid	Sinusitis frontalis und entzündliche Komplikation	Weichteilödem, Druckschmerzhaftigkeit, Rötung
	Osteomyelitis des Stirnbeins	teigige Weichteilschwellung, Klopfempfindlichkeit der Kalotte, rasch fortschreitendes Ödem; Chemosis; Lidschwellung; septische Temperaturen
	Mukozele der Stirnhöhle oder des Siebbeins	elastische Vorwölbung, nicht druckschmerzhaft, nicht gerötet; langsame Entwicklung
	Enzephalozele	nicht entzündliche, pulsierende Vorwölbung im Bereich der Nasenwurzel
	Tumoren	nicht entzündliche, derbe, meist unverschiebliche Vorwölbung, Ödem möglich, ebenso Druckschmerz
	Trauma	Ödem, oft Hämatom des Oberlides, evtl. Frakturzeichen, Druckschmerzhaftigkeit
Oberkiefer, Wange und Unterlid	Sinusitis maxillaris aut ethmoidalis	Weichteilödem Wange, Unterlid, medialer Augenwinkel, Druckschmerzhaftigkeit, Rötung
	Mukozele der Kieferhöhle oder Siebbeinzellen	elastische, nicht entzündliche Vorwölbung der Wange oder des medialen Augenwinkels, nicht druckschmerzhaft, nicht gerötet
	Oberkieferosteomyelitis (z. B. sinugen, dentogen, radiogen)	entzündliche schmerzhafte Schwellung und Rötung

Zygomatizitis als Komplikation der Otitis media	entzündliche, schmerzhafte Schwellung der Schläfen-Jochbein-Gegend (Lidödem), Ohrsymptomatik
Parotitis	entzündliche Schwellung präaurikulär und Wange, starke Schmerzhaftigkeit und Druckempfindlichkeit
Sialadenose der Glandula parotis	schmerzlose, u. U. wechselnd starke Schwellung präaurikulär
Parotistumoren	gutartige: langsames Wachstum, keine Schmerzen, keine Fazialislähmung bösartige: schnelles Wachstum, Schmerzen, evtl. Fazialislähmung
entzündliche Zahnerkrankung	schmerzhafte Wangenschwellung (Lidödem), evtl. Kieferklemme
odontogene Zyste	schmerzlose Wangenschwellung, langsames Wachstum
Dakryozystitis	sehr druckempfindliche, entzündliche Schwellung, evtl. Fluktuation im medialen Augenwinkel; Eiteraustritt aus Tränenpünktchen (s. Farbtafel **15c**)
Tumoren	derbe, meist schlecht verschiebliche Vorwölbung, meist *geringe* Druckempfindlichkeit
Trauma	Ödem, oft Hämatom des Unterlides, evtl. Frakturzeichen, Druckschmerzhaftigkeit
Quincke-Ödem	allergisches Ödem mit Spannungsgefühl und Pruritus; plötzlich einsetzende Gesichtsschwellung besonders der Lippen und der Lider, rezidivierend

Tabelle 2.**11** Fortsetzung

Lokalisation	Ursache	Typische Symptome
Unterkiefer	Unterkieferosteomyelitis (z. B. dentogen, radiogen)	entzündliche, schmerzhafte Schwellung, evtl. mit Kieferklemme
	entzündliche Zahnerkrankung	schmerzhafte Schwellung, evtl. Kieferklemme
	odontogene Zyste	schmerzlose Schwellung, langsames Wachstum
	Masseterhyperplasie	schmerzlose Verdickung des M. masseter beim Kauen
	Sialadenitis der Glandula submandibularis	entzündliche Schwellung im Bereich der Regio submandibularis
	Sialadenose der Kopfspeicheldrüsen	schmerzlose Schwellung, langsame Vergrößerung
	Tumoren	derbe, meist schlecht verschiebliche Vorwölbung
	Trauma	Schwellung, oft Hämatom im traumatisierten Bereich, evtl. Frakturzeichen

Ferner diffuse Gesichtsschwellung bei Nephrose, chronischer Nephritis, endokriner Dysregulation wie Myxödem, Morbus Cushing

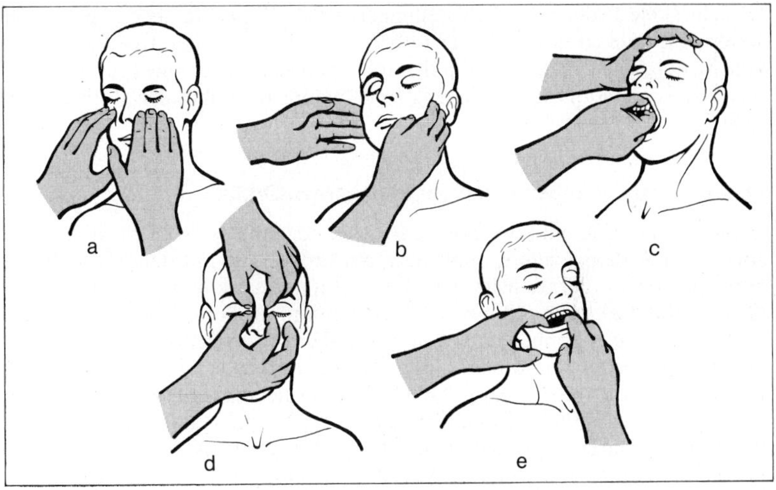

Abb. 2.**48a–e** Palpatorische Untersuchung auf Gesichtsschädelfrakturen. **a** Knöcherner Orbitarand, **b** Jochbein, **c** Oberkiefer, **d** Nasenbeine, **e** Unterkiefer

Therapie: Am Ort der Verletzung: Beachtung des ,,traumatologischen A – B – C'':

A = Sicherstellung freier **A**temwege, Verhindern einer Aspiration,
B = Versorgung bzw. Verhütung einer **B**lutung,
C = Sicherstellung des Kreislaufs (**C**irculation), Schockbekämpfung.

Beachte: Jede Mittelgesichtsfraktur gehört – wie jede Schädelfraktur – *umgehend in stationäre Behandlung!* Von Ausdehnung und Art der Schädelverletzung und zusätzlichen Verletzungen (Extremitäten, Thorax, Bauch) hängt es ab, wo diese zweckmäßigerweise erfolgt. Da bei Kopfverletzungen sehr oft und umgehend eine Behandlung durch traumatologische Spezialteams (Neurochirurg, Rhinochirurg, Kieferchirurg, Augenchirurg) notwendig ist, ist die unmittelbare Einlieferung in entsprechend ausgestattete große Kliniken bzw. traumatologische Zentren anzustreben.

Ziel der endgültigen operativen Versorgung ist die Wiederherstellung normaler anatomischer Verhältnisse und Funktionen (Débridement, Ventilation, Drainage). Spezielle *rhinochirurgische* Aufgaben sind dabei Weichteilversorgung, Versorgung von Nase und Nasennebenhöhlen (Säuberung, Drainage und Ventilation), Kontrolle der knöchernen Schädelbasis (oft Kombination mit Rhinobasisfraktur!) und der Flügelgaumengrube, Korrekturen des Gesichtsskeletts und der knöchernen Orbita (s. S. 272 u. 273). Da sich im

Gesichtsskelett sehr rasch Fehlstellungen durch Kallusbildung endgültig konsolidieren, muß so *rasch* wie vertretbar die endgültige operative Versorgung von Mittelgesichtsfrakturen durchgeführt werden! Über die Indikation zur operativen Versorgung gleichzeitig bestehender frontobasaler Verletzungen s. S. 275.

Frakturen des Jochbeins und der knöchernen Orbita

Oft handelt es sich um kombinierte Brüche, bei denen sowohl das dreiarmige Jochbein mit dem Jochbogen als auch der Orbitarand mit dem Orbitaboden betroffen sind (laterale Mittelgesichtsfraktur), doch kommen auch isolierte Orbitabodenfrakturen (Blow-out-Fraktur) und isolierte Jochbogenbrüche vor. Andererseits können Jochbein-Orbita-Frakturen Teil schwerster Mittelgesichts- und/oder Frontobasisfrakturen sein! Praktisch immer ist die Kieferhöhle mit betroffen (s. Abb. 2.**49b**). Frakturmechanismus: Meist stumpfe Gewalt auf das seitliche Gesicht (Faustschlag, Verkehrsunfall, Treppensturz usw.). Fast immer Impressionsfraktur. Die Fragmentdislokation kann minimal sein, andererseits gibt es schwerste Trümmerbrüche mit multiplen, nur sehr schwierig reponier- und fixierbaren Bruchstücken (Abb. 2.**49a** u. **b**).

Symptome: Monokelhämatom, Augenlidschwellung, Asymmetrie des Mittelgesichtes (eingesunkene Wangenkonturen auf der Bruchseite); Absinken evtl. auch Enophthalmus des Augapfels auf der Bruchseite; Stufenbildung am knöchernen Orbitarand kaudal und/oder lateral, seltener am Oberrand; evtl. Kieferklemme oder Kiefersperre. Anfangs Weichteilschwellung in der Jochbeingegend, aber Abflachen der knöchernen Unterlage; Sensibilitätsausfall des N. infraorbitalis. – Bei der Blow-out-Fraktur: partielle Bewegungseinschränkung des Bulbus mit Doppelbildern (Einklemmen des M. rectus inferior und/oder M. obliquus inferior).

Diagnose: Anamnese (Art und Richtung der einwirkenden Gewalt), Inspektion, Palpation bimanuell! Asymmetrie des Gesichtsskeletts und Stufenbildung am Orbitarand. – Beweglichkeitseinschränkung des Unterkiefers (s. Abb. 2.**49a** u. **b**). – *Röntgen:* Nasennebenhöhlen-Standardaufnahmen, Spezialaufnahmen für den Jochbogen („Henkeltopf"), Tomogramme. – Augenärztlicher Befund.

Beachte: Jochbeinfrakturen sind relativ häufig. Sie werden oft wegen Weichteilschwellungen im Wangen- und seitlichen Gesichtsbereich zunächst übersehen und erst nach knöcherner Konsolidierung der Fehlstellung – also zu spät! – bemerkt. Nach – auch leichteren – Gewalteinwirkungen auf das Mittelgesicht (von vorn oder von der Seite) auf Asymmetrien des Gesichtsskeletts und/oder Stufenbildungen am Orbitarand (bimanuelles, vergleichendes Palpieren!), auch auf Sensibilitätsausfälle (N. infraorbitalis) achten!

Therapie: Es gibt mehrere operative Prinzipien zur *Reposition* und *Stabilisierung* von Jochbeinfrakturen (Abb. 2.**50a** u. **b**):

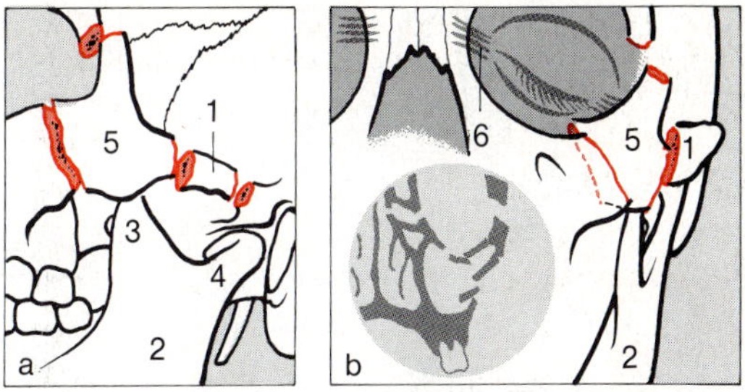

Abb. 2.**49a** u. **b** Jochbeinfraktur. **a** Seitlich: 1 Jochbogen, 2 Mandibula, 3 Processus coronoideus, 4 Kiefergelenk; **b** von vorn: 5 Jochbeinkörper, 6 Lig. palpebrale mediale. Im Kreis: Beteiligung von Orbita, Kieferhöhle und Siebbein an Fraktur

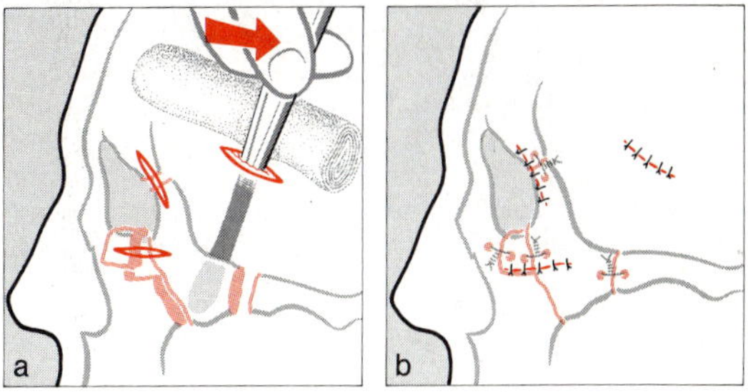

Abb. 2.**50a** u. **b** Versorgung einer typischen Jochbeinfraktur. **a** Weichteilinzisionen zur Fragmentreposition und Fixierung, Zugang zur Hebelreposition. **b** Zustand nach Reposition und Osteosynthesen

1. Zugang von Mundvorhof und Kieferhöhle aus,
2. Zugang von der Schläfenregion aus,
3. Zugang direkt durch bedeckende Weichteile.

Anwendung und Kombination der Repositions- und Stabilisierungsmaßnahmen (Einzinker-Haken; Drahtosteosynthese usw.) hängen ab von der Art und Schwere der Fraktur(en). Äußerliche Fixationsapparate sind bei Jochbeinfrakturen praktisch immer entbehrlich. – Bei Sensibilitätsstörungen des N. infraorbitalis muß dieser aufgesucht und bis ins Gesunde freigelegt („dekomprimiert") werden.

Isolierte Orbitabodenfraktur (Blow-out-Fraktur)

Sie entsteht durch umschriebene Gewalteinwirkung auf den Inhalt der Orbita (Faustschlag, Tennisball, Sektpfropfen usw.), wobei der dünne knöcherne Orbitaboden frakturiert und zur Kieferhöhle ausweicht (Abb. 2.**51a**). Dies kann zur Einklemmung von Orbitainhalt (Fett, Augenmuskeln, z. B. Mm. rectus und obliquus inferior) durch Frakturfragmente und/oder zur Absenkung des frakturierten Orbitabodens in die Kieferhöhle (Orbitahernie) führen.

Symptome: Enophthalmus, Doppelbilder, Einschränkung der Bulbusbeweg-

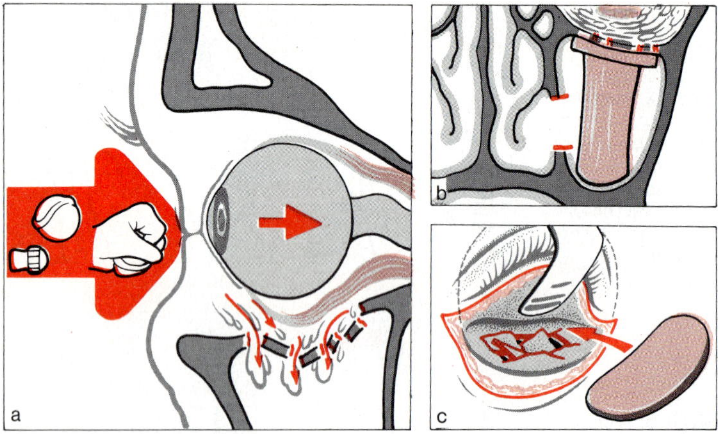

Abb. 2.**51a–c** Blow-out-Fraktur. **a** Mechanismus, **b** Fixierung des Orbitabodens über Kieferhöhle (Stempel), **c** Fixierung über Orbita (Überbrückung)

lichkeit (deutlich meist beim Blick nach oben!) durch Einklemmung der unteren Augenmuskeln. – Sensibilitätsstörung des N. infraorbitalis.

Diagnose: Röntgenübersicht, Tomogramme, augenärztlicher Befund.

Therapie: So rasch wie möglich operative Revision von der Kieferhöhle aus (s. S. 238). Darstellen der Knochenfragmente, Reposition des Prolapses, evtl. Überbrückung bzw. Stabilisierung des Knochendefektes durch lyophilisierte Dura, Knorpel oder durch das Einbringen eines Kunststoffstempels in die Kieferhöhle (Abb. 2.**51b**). *Alternativ oder zusätzlich:* Zugang über die Orbita (Lidrandschnitt) und Einfügen lyophilisierter Dura oder einer elastischen Kunststoffscheibe (Silikon, Teflon) zur Stützung des Orbitainhaltes (Abb. 2.**51c**). – Bei fehlerhaft verheiltem, bereits konsolidiertem Frakturbereich läßt sich der Enophthalmus durch das Unterfüttern des Orbitainhaltes mit meniskusähnlichen Implantaten (körpereigenes Material besser als Kunststoff) korrigieren.

Barotrauma der Nebenhöhlen

Es entsteht bei erheblichen Differenzen zwischen dem Luftdruck in einem Sinus und dem der Außenwelt, wenn rascher Druckausgleich (aus anatomischen Gründen) nicht möglich ist. Betroffen vor allem Flieger, Taucher, Fallschirmspringer.

Symptome: Plötzliche starke, stechende Schmerzen im Bereich der Nebenhöhle(n) (häufigst Stirnhöhle, seltener Kieferhöhle) während und nach dem Passieren starker Druckdifferenzen. Nasenbluten, Sinusitis als Folge schwerer Schleimhautschädigung in betroffener Nebenhöhle.

Therapie: Abschwellen der Nasenschleimhaut; symptomatische, u. U. antiinfektiöse Behandlung; prophylaktisch: Sanieren von Nase und Nebenhöhlen (Septumkorrektur, Konchotomie usw.).

Frontobasale Verletzungen (Verletzungen der vorderen Schädelbasis [= Rhinobasis] und der benachbarten Nasennebenhöhlen)

Vor allem durch Verkehrs-, weniger oft durch Berufsunfälle kommt es zu Gewalteinwirkung auf den Bereich der Stirn und Nasenwurzel und damit zu Frakturen, die entweder primär die oberen Nebenhöhlen (Stirnhöhle, Siebbein und Keilbeinhöhle) und sekundär von hier aus die vordere Schädelgrube in Mitleidenschaft ziehen (für die Nebenhöhlen zumeist *Biegungs- bzw. Impressionsfrakturen)* oder die primär das obere Stirnbein (samt Dura und Endokranium) betreffen und von hier aus sich mit Bruchspalten in den Nebenhöhlenbereich fortsetzen (für die Nebenhöhlen oft *Berstungsbrüche).* Frontobasale Frakturen entstehen in 70 % aller Schädelbasisbrüche! – Ähnlich wie bei den laterobasalen Frakturen (s. S. 118) gibt es auch im Bereich der Rhinobasis typische Frakturverläufe (Abb. 2.**52a–d** und 2.**53**). Im Gebiet der vorderen Schädelgrube entstehen dabei oft Durazerreißungen und/oder Hirnverletzungen (gedeckte und/oder offene Hirnverletzung) (s. Farbtafel **16b**). Über die Bresche der Frakturspalte(n) ist von der Nase oder einer Nebenhöhle her eine Infektion des Endokraniums (rhinogene aufsteigende Infektion) möglich, und zwar unmittelbar nach dem Trauma (Frühinfektion), aber auch noch Jahre später (Spätinfektion) in Form einer *Meningitis* und/oder eines *Hirnabszesses* (s. Abb. 2.**38**, S. 249).

Symptome: *Kardinalsymptome:* Rhinoliquorrhoe, Hirnprolaps aus Nase oder äußerer Wunde im Nasofrontalgebiet, ausgedehnte Gesichtshämatome (evtl. mit Luftemphysem), Protrusio bulbi mit und ohne Visusverlust, frontales Pneumenzephalon.

Commotio oder Contusio; Monokel- oder Brillenhämatom (aber *nicht* beweisend für frontobasale Verletzung!) (s. Farbtafel **16a**); zum Teil schwerste Blutungen aus Pharynx und Mund sowie Nasenbluten; Liquorrhoe *sicheres* Zeichen einer Durazerreißung, diese aber auch ohne Liquorrhoe möglich!); Anosmie (75 %); Verletzung des N. II, seltener der Nn. III, IV, V, VI. Äußerliche Weichteilwunden oft gering oder (in 20 %) gar nicht vorhanden! Unter Umständen Zeichen sich anbahnender endokranieller Druckerhöhung bzw. Blutung (Druckpuls, homolaterale Pupillenerweiterung, Lichtstarre).

Diagnose: Anamnese und Art der Verletzung, Röntgen-Schädelübersicht in zwei Ebenen, Nebenhöhlenaufnahmen in verschiedenen Projektionen (okzipitomental, okzipitofrontal, axial, axial-überkippt), Tomogramme, Computertomogramm.

Nachweis einer Liquorrhoe: Positiver Glukosetest sowie erhöhter Eiweißgehalt der liquorverdächtigen Flüssigkeit gegenüber Nasensekret, Isotopennachweis und -lokalisation des Duradefektes, evtl. Fluoreszeinnachweis; Beta 2-Transferrin-Nachweis.

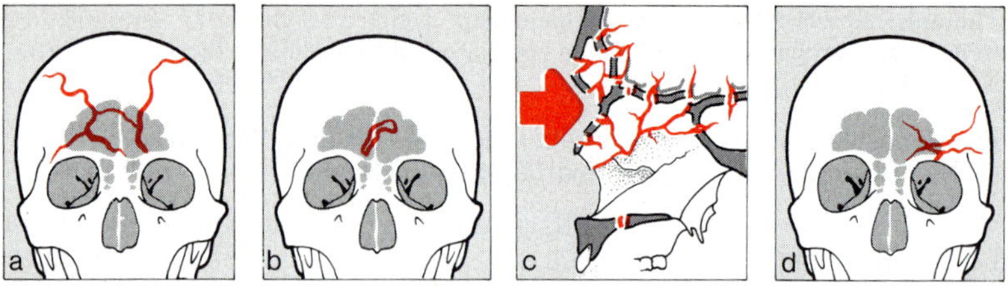

Abb. 2.**52a–d** Frontobasale Frakturen. **a** Hohe Fraktur (Escher I), **b** mittlere Fraktur (Escher II), **c** tiefe Fraktur (Escher III), **d** lateroorbitale Fraktur (Escher IV)

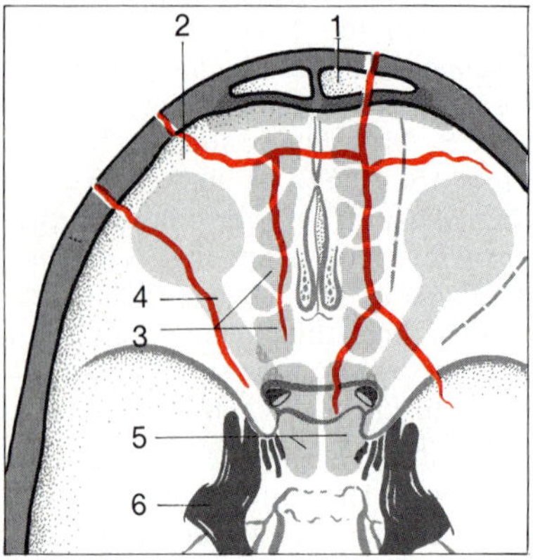

Abb. 2.**53** Typische Frakturverläufe in der vorderen Schädelbasis: 1 Stirnhöhle, 2 Orbita, 3 Siebbein, 4 N. opticus, 5 Keilbeinhöhle, 6 Ganglion Gasseri

Therapie: So rasch wie möglich, d. h. nach Abklingen des Schocks und Eintreten der Operationsfähigkeit, operative Kontrolle der vorderen Schädelbasis und der mitverletzten Nebenhöhlen zum Zweck der Enttrümmerung, des ,,wasserdichten" Abschlusses des Endokraniums (Duraversorgung bzw. -plastik) vom Nasennebenhöhlenbereich und Sanierung und Restaurierung der verletzten Nebenhöhlen.

Die drei Indikationsgruppen für das operative Eingreifen

1. *Vitale Indikationen* (,,sofort"):
- Lebensbedrohliche Hirndrucksteigerung durch endokranielle Blutung,
- lebensbedrohliche Blutung im Bereich von Nebenhöhlen, Nasopharynx, Gesichtsschädel.

2. *Absolute Indikationen* (,,so rasch wie möglich"):
- Nachgewiesene Durazerreißung (Rhinoliquorrhoe, Pneumenzephalon),
- offene Hirnverletzung,
- endokranielle Früh-, aber auch Spätkomplikationen (Meningitis; Extra-, Subduralabszeß, Hirnabszeß),

- eingedrungene Fremdkörper,
- orbitale Komplikationen,
- Osteomyelitis des Stirnbeins,
- Impressionsfraktur mit Verdacht auf Durazerreißung,
- Hirnnervenläsionen, die eine Dekompression erforderlich machen,
- Pfählungsverletzungen.

3. *Relative Indikationen* (innerhalb 1–2 Wochen):

- Frakturen, die Stirnhöhle und/oder Siebbein und Keilbeinhöhle betreffen und Möglichkeit einer Durabeteiligung nicht sicher ausschließen lassen,
- Impressionsfrakturen und Frakturen mit deutlichen Fragmentverschiebungen, auch ohne Verdacht auf Durabeteiligung,
- Nebenhöhlenverletzungen mit penetrierenden Weichteilwunden,
- Nebenhöhlenentzündungen zum Zeitpunkt der Verletzung,
- posttraumatische Sinusitis und Mukopyozele.

Operationsziele: Breite Freilegung des Verletzungsgebietes samt der Dura sowie Enttrümmerung und Versorgung evtl. Hirnverletzungen und der knöchernen Schädelbasis; dann Abdichten der Dura mit Faszie oder Galea aponeurotica sowie Gewährleistung einer freien Drainage der mitbetroffenen Sinus durch Einsatz der typischen rhinochirurgischen Nebenhöhleneingriffe (s. S. 239 ff.).
Die drei typischen Zugangswege sind in Abb. 2.**54** schematisch dargestellt:

a) frontoorbital (extrakraniell),
b) transfrontal-extradural (rhinochirurgischer Zugang);
c) transfrontal-intradural (neurochirurgischer Zugang).

Wahl des Vorgehens und Reihenfolge der operativen Schritte im gesamten Schädelbereich sind abhängig vom Einzelfall und Gegenstand gemeinsamer Therapieplanung von Neurochirurg, Rhinochirurg und Kieferchirurg, ggf. auch Augenchirurg und bei Mehrfachverletzungen Allgemein- bzw. Unfallchirurg.

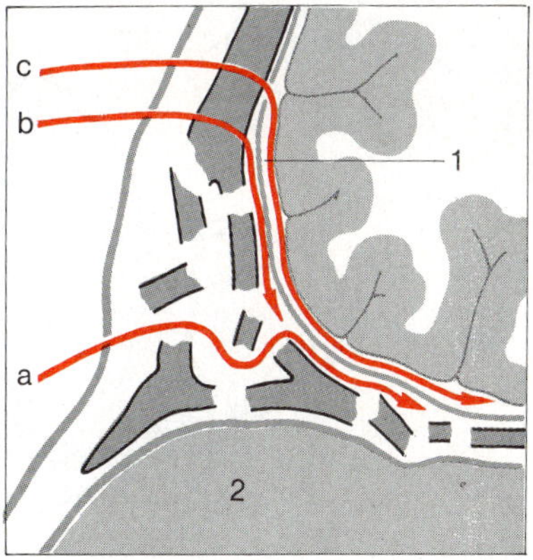

Abb. 2.**54** Zugangswege zur Versorgung frontobasaler Frakturen. a Frontoorbital (extrakraniell), b transfrontal-extradural (rhinochirurgisch), c transfrontal-intradural (neurochirurgisch). 1 Dura, 2 Nasenhöhle

Komplikationen: Liquorfistel, (rezidivierende) Spätmeningitis, Früh- oder Spätthirnabszeß, Osteomyelitis der flachen Schädelknochen (s. S. 251), Zelenbildung (Muko-, Pyozele, s. S. 245).

Einige Hinweise auf sonstige Verletzungsmöglichkeiten im Bereich des Gesichtsschädels

Verletzung des N. facialis s. S. 165.

In Verbindung mit Verletzungen der Nasennebenhöhlen und des Mittelgesichts kommt es nicht selten zu *Mitverletzung der abführenden Tränenwege* (Abb. 2.**55**)! Deren Rekonstruktion möglichst gleichzeitig mit der Versorgung von Nebenhöhlen und Mittelgesicht durchführen! Ist dies nicht möglich oder mißlungen, kommt es zur Stenose oder kompletten Verlegung des Saccus lacrimalis und/oder Ductus nasolacrimalis (s. Farbtafel **15c**). Die dann notwendige korrigierende Operation (Dakryozystorhinostomie) (Abb. 2.**55**) ist entweder Aufgabe des Augenchirurgen oder des Rhinochirurgen.

Die Versorgung von *Verletzungen der Mandibula und des Kiefergelenks* erfolgt durch den Kieferchirurgen, der auch für die Wiederherstellung einer funktionsgerechten Okklusion Sorge trägt.

Leitsymptome für Unterkieferfrakturen: Schwellung des Untergesichts, abnorme Beweglichkeit und/oder Deformierung des Unterkiefers, Veränderungen des Bisses (Zahnstellung); Schmerzen bei Bewegung, Stauchung oder Torsion der Mandibel; evtl. Kieferklemme.

Sofortige Notaufnahme bei Trümmerfraktur besonders im Kinnbereich und erheblichen Weichteilzerreißungen: Wegen Gefahr der Atemwegsverlegung Intubation oder Tracheotomie!

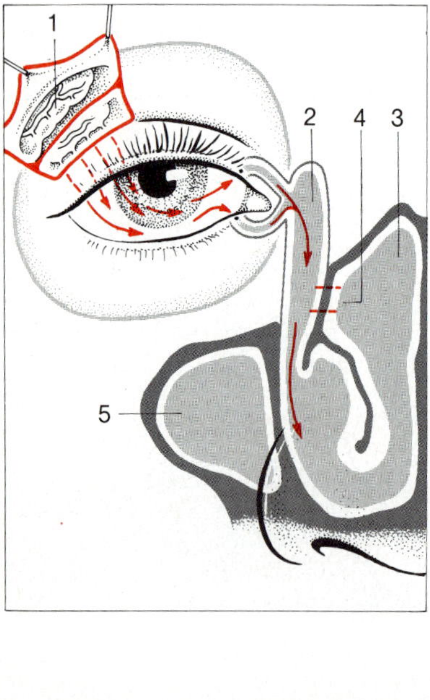

Abb. 2.**55** Auge und Nase: 1 Tränendrüse, 2 Tränensack mit Tränengängen, 3 Nasenhöhle, 4 Stelle für Dakryozystorhinostomie, 5 Kieferhöhle

Bei starker Blutung: Blutstillung, Druckverband.

Defekte und Narbenbildungen im Bereich der Gesichtsweichteile werden nach plastisch-rekonstruierenden Regeln versorgt.

Mißbildungen und Formfehler im Nasenbereich

Mißbildungen

Das embryonale Gesicht bildet sich aus neun „Wülsten“ oder „Fortsätzen“. Bei dem komplizierten Entwicklungsgang ist es verständlich, daß Mißbildungen im Gesichtsbereich relativ häufig – wenn auch oft nur rudimentär – vorkommen. Mit dem Leben unvereinbare Mißbildungen (z. B. eine *Arhinie*) sind äußerst selten.

Gesichtsspalten und Nasenspalten

Schräge Gesichtsspalten – auch in rudimentärer Form – sind selten, ebenso *quere* Gesichtsspalten, bei denen der Mundwinkel mehr oder weniger nahe an den Tragus rückt („Makrostomie“).

Häufiger finden sich *mediane Spaltbildungen* – oft nur angedeutet, seltener als echte Spalten. Die Skala reicht vom *Hypertelorismus* (ohne und mit echter medianer Spaltbildung im Gesicht sowie ohne und mit Meningo-Enzephalozelen-Bildung) bis zur *Doggennase,* Rüsselbildung *(Proboszis)* oder gar *Doppelnase.*

Therapie: Plastisch-operative Korrektur.

Lippen-, Lippen-Kiefer- sowie Lippen-Kiefer-Gaumen-Spalten

Sie kommen demgegenüber sehr häufig vor (man schätzt 1‰ der [weißen] Bevölkerung).

Therapie: Plastisch-operative Korrektur(en) (u. U. zeitlich gestuft) sowie kieferorthopädische und prothetische Maßnahmen. Dazu kommt logopädische Sprachbehandlung. Therapie-Zeitplan s. S. 375.

Für den Rhinologen ergeben Lippen-Kiefer-Gaumen-Spalten zusätzliche Aufgaben, einerseits wegen der stets vorhandenen korrekturbedürftigen Mißbildung(en) der äußeren Nase (abgeflachter Nasenflügel usw.) und im Naseninneren (Fehlstellung der Nasenscheidewand) als auch wegen der mehr oder weniger starken Sprachstörungen (Rhinophonia aperta, s. S. 563); andererseits wegen der praktisch immer vorhandenen Tubenbelüftungsstörungen (Auftreten eines Seromukotympanons oder einer Otitis media chronica).

Nasenfisteln, Nasenzysten, Dermoidzysten, Gliome

Mediane Nasenfisteln, aus denen sich trübes Sekret entleeren kann, enden meist blind in Höhe der Glabella oder im Siebbein-Septumbereich. Ähnliches gilt für *kongenitale Nasenzysten* (gleiche Lokalisation, aber auch im Nasenvorhof und Nasenseptum vorkommend).

Dermoidzysten sind häufiger; sie enthalten oft Haare und Anhangsgebilde (ektodermale Einstülpungen, die über, unter oder auch im Stirnknochen liegen).

Gliome stellen Vorwölbungen an Stirn und Nasenwurzel in der Medianen dar und bestehen aus solidem Gliagewebe. – Alle diese Bildungen müssen operativ entfernt werden.

Meningoenzephalozelen

Hirnhaut- und Hirnbrüche (Hernien, Zelen) können intranasal (Verwechslung mit Nasenpolypen!) oder extranasal auftreten und stehen in Beziehung zu Stirn, Siebbein und Nasenscheidewand. *Ursache:* Mangelhafter Verschluß des Neuroporus (dritte Embryonalwoche), evtl. auch Traumafolge möglich!

Diagnose: Tomographie, Arteriographie, Hirnszintigraphie.

Therapie: Operative Abtragung, Duraverschluß, evtl. osteoplastische Korrektur des Hypertelorismus.

Naseneingangsstenosen und -atresien

Meist angeboren, aber auch erworben (posttraumatisch) oder nach verstümmelnden Infektionskrankheiten.

Therapie: Operativ-plastisch.

Choanalatresie (s. Farbtafel **26b**)

Knöcherner oder bindegewebig-membranöser Verschluß der hinteren Nasenöffnung, nicht selten doppelseitig. Das weibliche Geschlecht ist häufiger betroffen. Erbliche Faktoren sind nachgewiesen; meist angeboren, sehr selten (traumatisch) erworben. Auch inkomplette Atresien (= Stenosen) kommen vor.

Symptome: Chronischer eitriger Schnupfen; Unmöglichkeit, durch die Nase zu atmen oder zu schneuzen; Anosmie.

Beachte: Die *doppelseitige* Atresie beim *Neugeborenen* ist lebensbedrohlich! Der Säugling kann wegen des relativen Hochstandes des Larynx nicht oder nur unzureichend die Mundatmung einsetzen und ist auch bei der Nahrungsaufnahme auf die Nasenatmung angewiesen! Dementsprechend besteht zumindest bei doppelseitiger Atresie Erstickungsgefahr, Zyanose, evtl. eine Atelektase der Lunge und/oder eine Aspirationspneumonie. Die spontane Nahrungsaufnahme ist stark behindert oder unmöglich.

Diagnose: Sondierung der Nase, Endoskopie von Nase und Nasenrachen, Röntgen (Kontrastmittelfüllung der Nase in Rückenlage).

Differentialdiagnose: Alle die Nase verlegenden Erkrankungen, vor allem Polyposis, Fremdkörper, Enzephalozele und Tumoren.

Therapie: *Bei doppelseitiger Atresie des Neugeborenen:*

Bei Asphyxie Intubation oder notfalls Tracheotomie; Nährsonde; sofortige palliative Maßnahmen notwendig (Durchstoßen der Atresie wenigstens einseitig, Einführen eines Kunststoffrohres durch die eröffnete Choane). Versuchen, mit diesen Maßnahmen über die ersten Wochen zu kommen, bis der

Säugling evtl. Umstellung auf Mundatmung gelernt hat. Endgültige operative Versorgung der Atresie (beidseitig) möglichst nicht vor Ablauf des ersten Lebensjahres. Dann *transpalatinale* Freilegung der Atresieplatten, ausgedehnte Resektion des Atresiebereiches und Schleimhautplastik zur Epithelisierung der Choanalöffnung. – Alternativ auch endonasales Vorgehen möglich. – Bei *einseitiger* Atresie kann Operation später erfolgen.

Formfehler

Formfehler der äußeren Nase (Abb. 2.**56a–e**) sind nicht nur aus ästhetischen Gründen, sondern oft auch wegen einer gestörten Funktion der inneren Nase (Nasenatmung) eine Indikation für eine korrigierende Rhinoplastik.

Derartigen Formfehlern der Nase liegen entweder zu große oder zu kleine knorpelige und/oder knöcherne Skeletteile der äußeren und inneren Nase oder aber Stellungsfehler dieser Skeletteile zueinander und zu der Nachbarschaft zugrunde. Für die Analyse von Deformitäten (standardisierte Photographien) verwendet man bestimmte Kanons, wie z. B. in Abb. 2.**57** dargestellt. Auch bestimmte Winkel in den Gesichtskonturen sind zu berücksichtigen (Abb. 2.**57**).

Grundzüge der Rhinoplastik

Eine Rhinoplastik soll 1. eine „normal“ empfundene, harmonisch in das Gesicht sich einfügende unauffällige Nasenform herstellen und 2. die Funktion der Nase und der Nebenhöhlen (Atmung, Riechvermögen usw.) erhalten oder – wo notwendig – verbessern und möglichst normalisieren. Sehr oft verlangt dieses Doppelziel eine Korrektur sowohl der äußeren als auch der

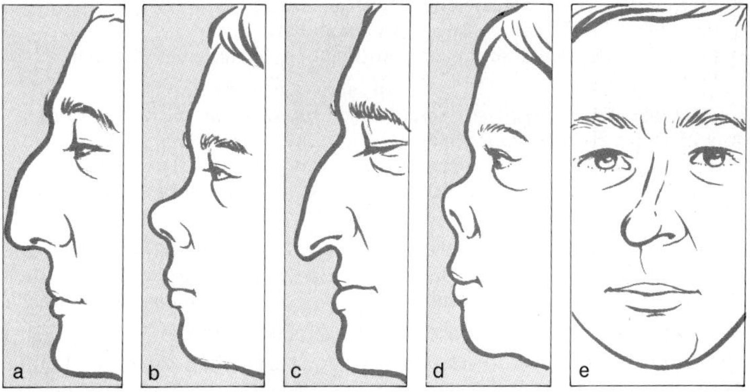

Abb. 2.**56a–e** Verschiedene Nasentypen. **a** Höckernase, **b** Sattelnase, **c** hängende Nasenspitze, **d** Kurznase, **e** Schiefnase

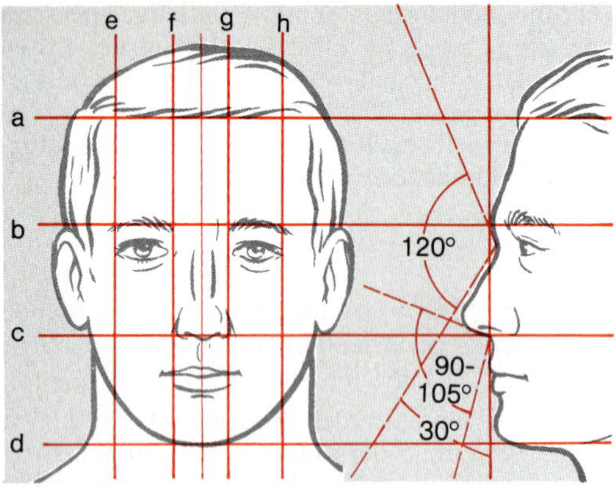

Abb. 2.**57** Maßrelationen des „Normal"-Gesichts und wichtige Profilwinkel

inneren Nase, eine *Septorhinoplastik.* Damit gehören derartige Operationen in die Hand des entsprechend ausgebildeten Rhinochirurgen.

Man unterscheidet *korrektive* und *rekonstruktive* Eingriffe. Bei der *korrektiven* Rhinoplastik (vor allem Korrekturen des Stützgerüstes der Nase) werden praktisch alle operativen Schritte ohne äußerlich sichtbare Inzisionen vom Naseninneren her durchgeführt.

Der prinzipielle Ablauf einer *Rhinoplastik* besteht in:

- Inzision(en) im Nasenvorhof,
- Dekollement der Weichteildecke,
- Isolieren, Mobilisieren und Korrektur aller Skelettelemente,
- Zusammenfügen der korrigierten Skeletteile zu einem formal günstigen Nasengerüst und einem funktionell günstigen Naseninneren,
- Fixierung der mobilisierten und korrigierten Skelettanteile in der gewünschten Position.

Im Bereich der *knorpeligen* Nase handelt es sich vor allem um *Formfehler der Nasenbasis* (z. B. *Nasenspitze* hängend, zu flach, zu breit, gespalten, zu lang, zu kurz; *Nasenflügel* zu schlaff, zu stark gewölbt, asymmetrisch; *Nasensteg* zu stark vorspringend, zu stark retrahiert, zu dick, zu kurz, schief; Nase insgesamt zu lang, zu kurz usw.).

Im Bereich der *knöchernen* Nase sind es vor allem Formfehler an *Nasenrücken* (Höcker-, Sattel-, Schiefnase; Breit- oder Schmalnase), *Nasenwurzel* und *Nasenscheidewand.* Meist sind *knorpelige* und *knöcherne* Nase *gemeinsam* korrekturbedürftig.

Bei der *rekonstruktiven* Nasenplastik werden partielle Gewebsverluste (an Weichteilen und/oder Infrastruktur der Nase) oder auch Totalverluste der Nase beseitigt und eine komplette Nase gebildet. Je nach Art und Ausdehnung des Defektes kommen hierfür Lappen aus der Nachbarschaft oder Fernlappen in Frage (s. z. B. Abb. 2.**62a, b** und 2.**66a–c**, S. 286, 288).

Höckernase

Überschußbildung im knöchernen und/oder knorpeligen Skelettanteil der Nase. Funktionell in der Regel keine nennenswerte Behinderung.

Therapie: Rhinoplastik mit Höckerabtragung und Verschmälerung des Nasenrückens (Prinzip s. Abb. 2.**58a–c**).

Sattelnase

Sehr oft durch Trauma, auch postoperativ (!) oder durch Infektion (Lues, Tuberkulose) entstandene oder angeborene charakteristische Defektbildung im knöchernen und/oder knorpeligen Skelettanteil der Nasenpyramide. Oft erhebliche funktionelle Störungen!

Therapie: Rhinoplastik mit Unterfütterung (und evtl. Stützung des Nasenstegs), Prinzip s. Abb. 2.**59a** u. **b**.

Schiefnase

Meist knorpeliges *und* knöchernes Nasenskelett betroffen, aber auch die Nasenscheidewand! Ursache meist traumatisch, aber auch angeboren. In der Regel erhebliche funktionelle Störungen!

Therapie: Septorhinoplastik mit Korrektur sowohl aller Skelettanteile der äußeren Nase als auch der Nasenscheidewand (Prinzip s. Abb. 2.**60a–c**; Eingriff am Septum s. Abb. 2.**43a–c**, S. 261).

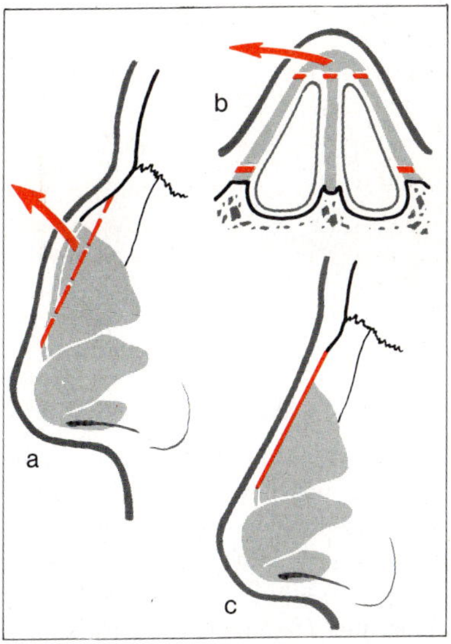

Abb. 2.**58a–c** Korrektur Höckernase. **a** Subkutane Höckerabtragung, **b** Osteotomien, **c** Endzustand

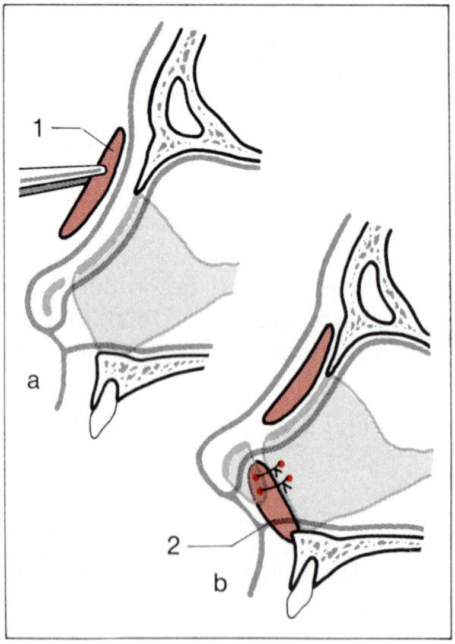

Abb. 2.**59a** u. **b** Korrektur Sattelnase. **a** Anpassen des Implantates (1), **b** Implantat eingeführt, zusätzliches Implantat in Nasensteg (2) zur Hebung der Nasenspitze

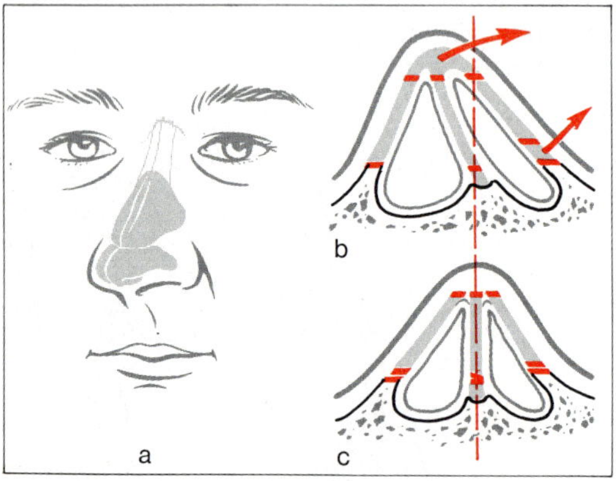

Abb. 2.**60a–c** Korrektur Schiefnase.
a Präoperativ,
b Osteotomien und Resektionen,
c Endzustand

Andere Nasendeformitäten

Die *Breitnase* entsteht meist traumatisch (oft ungenügende Erstversorgung nach Trauma), während die *Schmalnase*, die *Großnase* wie auch die *Langnase* angeboren sind. Funktionelle Störungen sind vor allem bei der Schmalnase und bei der posttraumatischen Breitnase zu erwarten, Groß- und Langnase sind meist ästhetisch störend.

Therapie: (Septo-)Rhinoplastik.

Nasenflügelanomalien

Zu weiche („Ansaugen der Nasenflügel"), andererseits zu große (geblähte) Nasenflügel werden durch Verstärkung bzw. durch Reduktion der Nasenknorpel korrigiert.

Neben der Nasenform ist auch die Form von Stirn und Kinn bei der Beurteilung des ästhetischen Gesamteindruckes eines Gesichtes mit zu berücksichtigen und u. U. in die korrektiven operativen Maßnahmen mit einzubeziehen („Profilplastik"; Reduktions- oder Aufbauplastiken an Kinn und/oder Stirn).

Einige Grundbegriffe plastisch-rekonstruktiver Maßnahmen im Kopf-Hals-Bereich

Weichteil- und/oder *Skelettdefekte* im Kopf-Hals-Bereich nach *Verletzungen* und verstümmelnden *Tumoroperationen,* aber auch bei angeborenen *Mißbildungen* sind relativ häufig und bedürfen sowohl aus *funktionellen* als auch *ästhetischen* und *kosmetischen Gründen* Funktion und Form *wiederherstellender plastisch-operativer Maßnahmen.* Derartige Eingriffe erfordern spezielle operative Techniken und auch sehr gründliche Kenntnisse der komplizierten formalen und funktionellen Zusammenhänge im Kopf-Hals-Bereich. Sie gehören deshalb in die Hand von Operateuren, die in diesen Bereichen zu Hause sind und dementsprechend die Erhaltung der Funktionen in die plastischen Maßnahmen optimal miteinbeziehen können. Eine derartige *regional* verankerte *plastische Chirurgie* ist auch dann unabdingbar, wenn bei verstümmelnden Tumorresektionen zugleich die plastischen Rekonstruktionen zu berücksichtigen, vorzubereiten und auszuführen sind.

Die operativen Methoden, die bei plastischen Eingriffen zur Anwendung kommen, sind sehr zahlreich, sie lassen sich jedoch auf einige Grundprinzipien reduzieren, die allerdings – abhängig von Art und Lokalisation des zu versorgenden Defektes – modifiziert und kombiniert werden müssen. Dies gilt schon für Planung und Ausführung der *Inzision(en)*, für *Wundverschluß* und *Wundversorgung.*

Defekte der bedeckenden Weichteile lassen sich je nach Lokalisation und Größe durch unterschiedliche operative Prinzipien schließen:

Freie Hauttransplantate unterschiedlicher Dicke werden z. B. zur Deckung oberflächlicher Haut- und Schleimhautdefekte an den verschiedensten Stellen eingesetzt.

Abb. 2.**61** zeigt verschiedene Typen.

Nahlappen werden aus der unmittelbaren Defektumgebung entwickelt und sind infolge günstiger Ernährungsverhältnisse ohne operative Zwischenschritte (z. B. „Autonomisierung") durch „Verschiebung" oder „Rotation" sofort endgültig einzusetzen. Das Prinzip des Verschiebelappens geht aus Abb. 2.**62a** u. **b**, das des Rotationslappens aus Abb. 2.**63a** u. **b** hervor.

Bei den *Transpositionslappen* unterscheidet man *lokale,* wie z. B. bei ein- und mehrfachen *Z-Plastiken* (Abb. 2.**64a** u. **b**), und *regionale Transpositionslappen,* die *gestielte Lappen* darstellen und in verschiedener Weise zur Deckung großer Weichteildefekte eingesetzt werden, wie der Deltopektorallappen (Abb. 2.**65a**), der seitliche Halshautlappen (Abb. 2.**65b**) und der Stirnlappen (Abb. 2.**65c**).

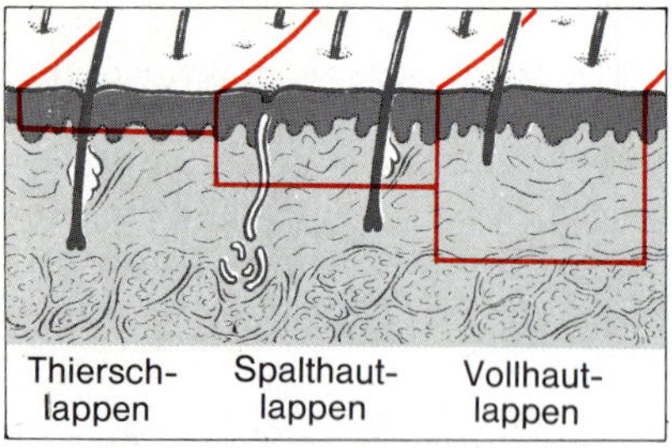

Abb. 2.**61** Freie Haut-transplantattypen

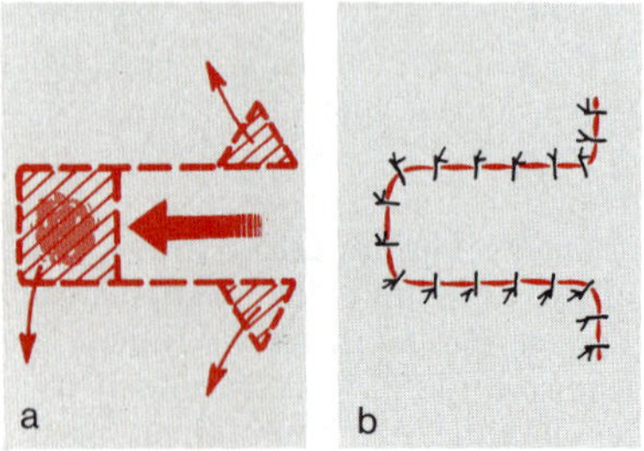

Abb. 2.**62a** u. **b** Typ Verschiebelappen. **a** Schnittführung mit Burowschen Dreiecken, **b** Endzustand

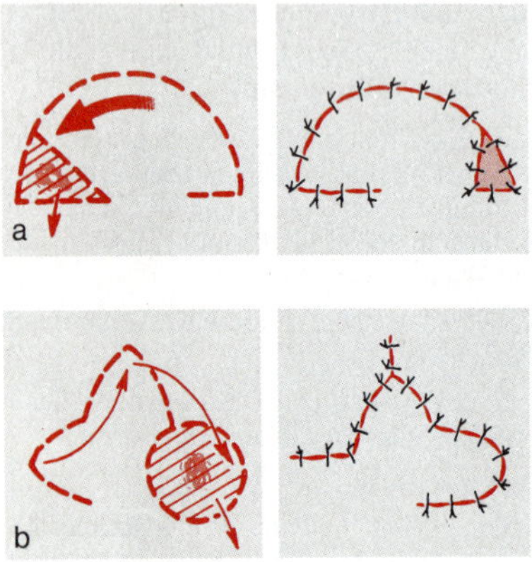

Abb. 2.**63a** u. **b** Typ Rotationslappen. **a** Einfache Rotation, Restdefektdeckung evtl. mit freiem Hauttransplantat, **b** „bilobed flap"

Abb. 2.**66a–c** zeigt den Einsatz eines Skalplappens zur Rekonstruktion der Nase.

Von diesen mannigfaltigen Möglichkeiten wird bei sehr vielen Indikationen, z. B. auch zur Rekonstruktion von Wange, Mundhöhle, Schlund und oberer Speiseröhre Gebrauch gemacht.

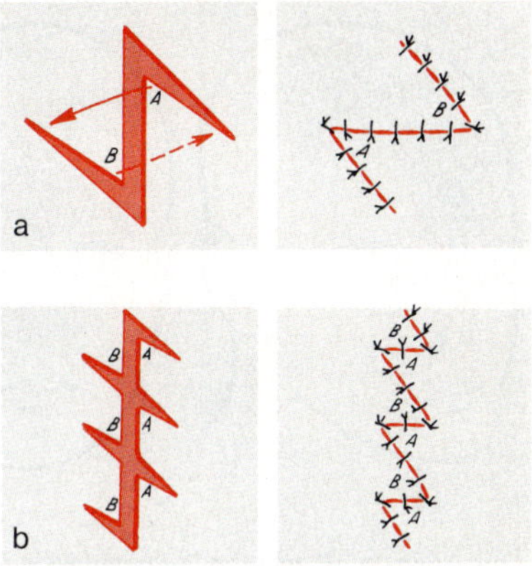

Abb. 2.**64a** u. **b** Typ Z-Plastik. **a** Einfach, **b** mehrfach

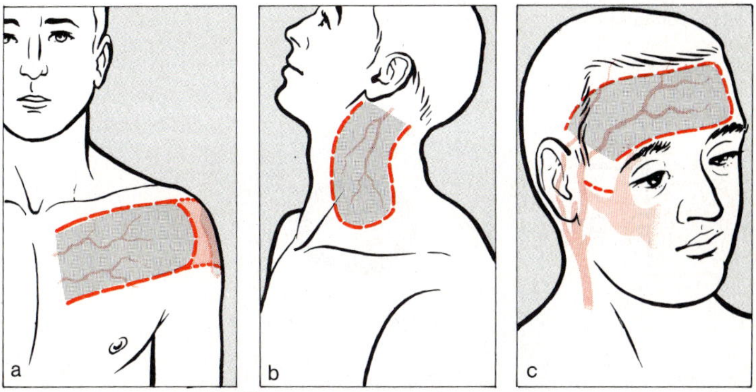

Abb. 2.**65a–c** Typ Regionallappen. **a** Deltopektorallappen (rot gerastert: Verlängerungsmöglichkeit), **b** seitlicher Halslappen, **c** Stirnlappen

Fernlappen werden – u. U. in mehrfachen „Wanderungs"-Schritten von entfernten Körperregionen zur Defektstelle gebracht. Ein klassisches Beispiel ist der *Roll- oder Rundstiellappen.* Typische Entnahmestellen für derartige Wanderlappen zeigt Abb. 2.**67**.

Die verschiedenen *myokutanen Lappen* (z. B. aus dem M. pectoralis major, dem M. latissimus dorsi, dem Platysma oder dem M. sternochleidomastoideus) stellen auf ein größeres Blutgefäß gestielte, aus Haut und Muskelgewebe kombinierte Wanderlappen dar, die sehr zuverlässig zur Deckung sehr großer und mehrschichtiger Gewebsdefekte verwendet werden (z. B. an Wange, Mundboden, Schlund usw.).

Die für die Einheilung ausschlaggebende Blutversorgung großer, zusammengesetzter

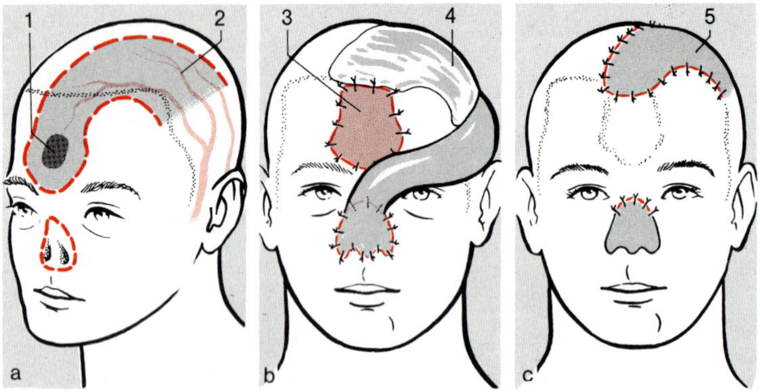

Abb. 2.**66a–c** Plastische Rekonstruktion einer Nase. **a** Bildung eines Skalplappens (2) mit implantiertem Stützgerüst (1), **b** Skalplappen eingepflanzt, Stirndefekt mit Spalthaut (3), Skalpdefekt temporär mit Folie (4) gedeckt, **c** Nase rekonstruiert, restlicher Skalplappen (5) zurückverlagert

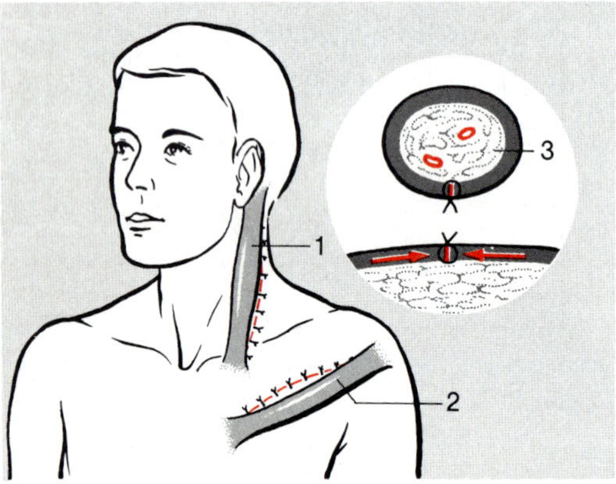

Abb. 2.**67** Prinzip des Rundstiellappens: 1 Halslappen, 2 Brustlappen, 3 fertiger Rundstiel im Querschnitt

Gewebsverbände läßt sich bei deren Verpflanzung von fernen Körperregionen in den Kopf-Hals-Bereich andererseits auch auf mikrochirurgischem Wege sicherstellen. Die ernährenden Blutgefäße werden bei der Lappenbildung dargestellt und im Empfängerbett an entsprechende ortsständige Gefäße durch Mikrogefäßnähte direkt angeschlossen (z. B. der „groin-flap“).

Defekte im Bereich zusammengesetzter Weichteilstrukturen (z. B. knorpelige Nase) bedürfen zur Wiederherstellung z. B. der Atemfunktion meist auch der Rekonstruktion der Stützstruktur. Hierfür eignet sich die Transplantation zusammengesetzter

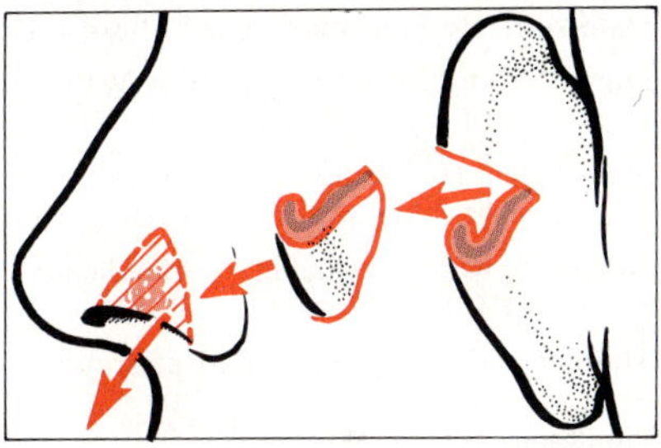

Abb. 2.**68** Composite graft aus Ohrmuschel zur Einpflanzung in Nasenflügel

Transplantate („composite graft"), die speziell von der Ohrmuschel in den notwendigen drei Schichten entnommen werden können (Abb. 2.**68**).

Andererseits erfolgen Ergänzungen des (knöchernen und/oder knorpeligen) Stützgerüstes oder auch die subkutane Auffüllung von Defekten der Weichteilkonturen durch Einpflanzen von autologen oder auch homologen *Implantaten* (Rippenknorpel, Bekkenkammknochen, Faszie usw.). Das homologe biologische Implantationsmaterial wird in einer sog. Gewebebank vorrätig gehalten. Notfalls können unter bestimmten Voraussetzungen auch gewebsfreundliche Kunststoffe (z. B. Silikonpräparate) Verwendung finden.

Bisweilen ist es sinnvoll, statt einer u. U. mehrzeitigen, langdauernden plastisch-operativen Rekonstruktion den Defekt (z. B. bei Totalverlust der Ohrmuschel oder des Orbitainhaltes) durch *Kunststoffepithesen* zu überbrücken, zu ergänzen oder zu verschließen, d. h. körpereigenes Gewebe durch eine Kunststoffattrappe zu ersetzen.

Geschwülste der Nase und ihrer Nebenhöhlen

Gutartige Geschwülste

Sie kommen im Naseninneren und/oder in den Nebenhöhlen nicht häufig vor. Abgesehen von Raritäten handelt es sich um Osteome, ossifizierende Fibrome, Papillome, Häm- und Lymphangiome, Chondrome, Fibrome und Riesenzelltumoren.

Osteome

Sie sind relativ oft im Stirnhöhlen- und Siebbeinbereich lokalisiert.

Symptome: Kopfschmerzen und Kopfdruck; rezidivierende Sinusitis oder Mukozele (Abflußbehinderung!); Verdrängungserscheinungen des Auges, später evtl. auch Beteiligung des Endokraniums.

Diagnose: Röntgenbild der Nasennebenhöhlen (typische kalkdichte, gut abgegrenzte Neubildung), Probeexzision.

Therapie: Operative Entfernung über eine Stirnhöhlen- und/oder Siebbeinoperation (s. S. 239 ff.).

Ossifizierende Fibrome (ähnlich: fibröse Dysplasie)

Diese finden sich vorwiegend im Mittelgesichtsbereich und an der Schädelbasis bei Kindern und Jugendlichen.

Symptome: Halbseitige Auftreibung des (Mittel-)Gesichtsskeletts, Kopfschmerzen, evtl. Gesichtsfeldausfall und Ausfall anderer Hirnnerven.

Diagnose: Röntgen (mäßig schattendichter, von normalen Skelettstrukturen ausgehender Tumor), Probeexzision.

Therapie: Meist nur partielle Entfernung durch Operation möglich.

Papillome

(Selten) in Nasenhöhle und/oder Nebenhöhlen; von besonderer Bedeutung wegen der Neigung zur Malignisierung („invertierte Papillome") und wegen der Rezidivfreudigkeit.

Symptome: Verlegte Nasenatmung! Endoskopischer Befund in der Nasenhöhle, evtl. Nasenbluten.

Diagnose: Probeexzision.

Therapie: Wegen der erhöhten Neigung zur malignen Entartung und der Rezidivneigung möglichst frühzeitig radikale Operation. Papillome sind nicht strahlensensibel!

Hämangiome (und ähnlich Lymphangiome, kapillär oder kavernös)

In der Regel angeboren; 90 % im ersten Lebensjahr manifest, 60 % beim weiblichen Geschlecht. Häufigste gutartige Tumoren des Kindesalters! Da Spontanrückbildung vor allem innerhalb der ersten Lebensjahre vorkommen kann, sollte mit Therapie möglichst bis zum 3. oder 4. Lebensjahr gewartet werden.

Therapie: Operativ (evtl. Laser- oder Kryochirurgie). Obwohl auch Strahlentherapie wirksam, verdient operative Entfernung absoluten Vorzug, da bei Strahlentherapie Gefahr von Wachstumsschäden des Gesichtsskeletts und Gefahr der Entstehung von Spätkarzinomen gegeben.

Gliome: s. S. 279.

Juveniles Nasenrachenfibrom: s. S. 384

Bösartige Tumoren

Äußere Nase

An der äußeren Nase kommen vor allem *Basaliome* und *Spinaliome* (spinozelluläre Karzinome), auch *maligne Melanome* als Primärtumoren vor. – In die Gruppe der *Präkanzerosen* sind einzureihen das *Keratoma senile* und das *Xeroderma pigmentosum*. – Das *Keratoakanthom* ist zwar gutartig, oftmals aber nur sehr schwierig von einem Plattenepithelkarzinom abzugrenzen.

Basaliom (Basalzellepitheliom, Basalzell„karzinom"*, Ulcus rodens).

* amerikanischer Sprachgebrauch

Lokalisation: Am Kopf in 86 % (davon 26 % an der Nase, 19 % an der Stirn oder Schläfe, 16 % an der Wange, 14 % um das Auge, speziell medialer Augenwinkel, 11 % Ohr und Umgebung). An der äußeren Nase häufigster maligner Tumor.

Symptome: Anfangs kleines, derbes Knötchen, oft mit eingezogener Mitte – langsames Wachstum. Später Ulzeration; flächenhafte, auch in Unterlage infiltrierende Ausbreitung. – Keine Geschlechtsbevorzugung. Erstauftreten meist zwischen 60. und 70. Lebensjahr. – Die oberflächlich erkennbare Hautveränderung hat meist einen Durchmesser von <1 cm (70 %), die Ausbreitung in die umgebenden Weichteile ist sehr oft *erheblich* weiter (bis 20 cm^2!). – Das echte Basaliom soll nicht metastasieren, auch ein Übergang in ein Plattenepithelkarzinom soll sehr selten sein. Klinisch ist jedoch nach Vorbestrahlung und/oder ungenügender operativer Behandlung nicht selten Kanzerisierung festzustellen („verwildertes“ oder „echt metatypisches“ Basaliom; u. U. auch Röntgenkarzinom?).

Diagnose: Lokalisation bevorzugt Mittelgesicht und Ohrmuschel. – Probeexzision.

Differentialdiagnose: Plattenepithelkarzinom, Präkanzerosen.

Therapie: Möglichst *schon als Erstbehandlung* Exzision mit großzügiger Sicherheitszone im Gesunden und plastisch-operative Sofortversorgung. Auch Kryochirurgie oder Laser aus kosmetischen Gründen bei *kleinen* Läsionen indiziert. – *Andere Therapieformen:* Strahlentherapie; dermatologische Chemochirurgie nach Mohs („mikroskopisch kontrollierte Chirurgie“).

Prognose: Günstig, wenn von Anfang an großzügige operative Therapie (mit histologischer Schnittrandkontrolle und ggf. unmittelbarer Nachresektion). – *Keine* Metastasierung, solange keine echte Kanzerisierung vorliegt!

Verhornendes Plattenepithelkarzinom (spinozelluläres Karzinom, Spinaliom, Stachelzellkrebs)

Zweithäufigster Tumor der äußeren Nasenregion (s. Farbtafel **10d**).

Symptome: Beginn als Präkanzerose oder als knötchenförmige, derbe, nicht abheilende Hautveränderung; rasches Wachstum; bald Ulzeration mit Kraterrand. Relativ frühzeitig regionale Lymphknotenmetastasen.

Diagnose: Sitz bevorzugt im unteren Gesichtsdrittel, Probeexzision.

Differentialdiagnose: Präkanzerosen, Keratoakanthom, Basaliom.

Therapie: Möglichst primär sehr großzügige operative Entfernung einschließlich knorpeliger und knöcherner Unterlage; rekonstruktivplastische Defektdeckung möglichst erst, wenn 1 Jahr rezidivfrei. *Andere therapeutische Möglichkeiten:* Strahlentherapie.

Prognose: Nur günstig, wenn sofort konsequent und großzügig der Tumor samt ausreichender Sicherheitszone entfernt wurde.

Malignes Melanom (MM) (s. Farbtafel **17a** und **b**)

Häufigster *Hauttumor* (1–2 auf 100 000 Einwohner). Morbidität: Frauen : Männer = 2 : 1. Maximum der Inzidenz zwischen 20. und 60. Lebensjahr. – Häufig (10 %) Sitz im Kopf-Hals-Bereich (Gesicht, Skalp).

Symptome: Sehr häufig ausgehend von Pigmentmal, aber auch von ,,normaler" Haut.

Verdachtskriterien: Flächenzunahme, Zunahme der Prominenz und Dunklerwerden des Farbtons bei pigmentierten Hautmalen (evtl. brombeerartige Oberfläche); Bildung von Satelliten in der Nachbarschaft und/oder Vergrößerung regionaler Lymphknoten. – *Klinische Formen:* a) Superfiziell spreitendes Melanom (SSM) (~45 %); b) lentigomalignes Melanom (LMM) (~10 %); c) akrolentiginöses malignes Melanom (ALM) (~5 %, an Kopf und Hals kaum vorkommend); d) primär noduläres malignes Melanom (NM) (~40 %). Am ungünstigsten NM, da von Anfang an vertikal in die Tiefe wachsend und rasch metastasierend, während sich SSM, LMM und ALM zunächst horizontal oberflächlich ausbreiten. – Lokalisation häufig im Gesicht, an Kopfschwarte, um das Ohr und am Hals. An der äußeren Nase selten; häufiger am vorderen Septum. Hinweis dann erst durch Nasenbluten, Behinderung der Nasenatmung, Krustenbildung! – Auch an Schleimhäuten von Mund und Rachen!

Diagnose: Dermatologisches Konsilium! *Probeexzision vermeiden* (Aussaat und Aktivierung)! Bei begründetem Verdacht auf malignes Melanom sofort Totalentfernung (mit sehr breiter Sicherheitszone!). – Es gibt auch amelanotische Melanome; ferner zahlreiche pigmentierte Geschwulstarten ohne die Gefährlichkeit des malignen Melanoms, deshalb ist eine *sichere* Diagnose ohne eine Probeexzision oft schwierig!

Differentialdiagnose: Juveniles Melanom, Warzen, Granuloma teleangiectaticum, pigmentierte Basaliome, blauer Nävus.

> ***Merke:*** Bei Verdacht auf MM vermeidbare Manipulationen unbedingt unterlassen! Keine Zeit verlieren!

Therapie: Im Vordergrund der Therapie steht eine rasche und maximal umfassende Exzision (,,dreidimensionale" Chirurgie mit Sicherheitszone im makroskopisch Gesunden bis 5 cm [!] ist allerdings im Gesichtsbereich nicht immer einzuhalten). Eingriff mit Schnellschnitt-Histologiekontrolle, damit notfalls sofort Nachresektion möglich. Unmittelbare plastische Defektdeckung (Verschiebelappen; freie Hauttransplantate) meist möglich und notwendig. – Neck dissection systematisch zumindest bei ,,high-risk"-MM an Kopf und Hals indiziert. Wert jedoch wegen teilweise sehr rascher und weiter Metastasierung nicht unumstritten. – Evtl. unterstützende immunbiologische sowie zytostatische Behandlung und/oder endolymphatische Radionuklidtherapie durch Dermatologen und/oder Radiologen. – Keine überzeugenden

Erfolge mit konventioneller Strahlentherapie, Immuntherapie mit BCG sowie derzeitigen chemotherapeutischen Möglichkeiten.

Prognose: Hängt ab von Frühdiagnose, Tiefenwachstum („Clark-Level" I–V) bzw. Tumordicke (Bretlau) und – fehlender – Metastasierung. Bei adäquater *Früh*-Operation (im Stadium I) liegt die 5-Jahres-Überlebensrate *insgesamt* derzeit um 70 %. im Stadium II um 30–40 % niedriger! Prognose verschlechtert sich weniger durch die Flächenausdehnung als durch das Tiefenwachstum und durch Metastasenbildung. – Grenze zwischen „high-risk-MM" und „low-risk-MM" liegt bei 0,76 mm Tiefenausdehnung des MM in die Kutis!

Innere Nase und Nasennebenhöhlen

Im Bereich der inneren Nase und/oder der Nebenhöhlen herrschen *Plattenepithelkarzinome, adenoidzystische Karzinome („Zylindrome")* und *Adenokarzinome* aus der *epithelialen Tumorreihe* vor. Die *mesenchymalen* Tumoren (Spindelzell-, Rundzell-, Chondro-, Osteosarkome sowie die malignen Lymphome) sind selten. – Die im Inneren der Nase und/oder der Nebenhöhlen entstehenden Malignome machen weniger als 1 % aller bösartigen Geschwülste aus. – Histologisch teilt sich das Gesamtkollektiv folgendermaßen auf: Plattenepithelkarzinome etwa 57 %, Adenokarzinome und verwandte Formen etwa 18 %, undifferenzierte Karzinome etwa 10 %, mesenchymale Tumoren (maligne Lymphome, Sarkome, Melanome) etwa 15 %.

Bei Kindern ist die *Hystiozytosis X (eosinophiles Granulom)* und das *Rhabdomyosarkom* relativ häufig (s. S. 133).

Lokalisation und Ausbreitungstendenz der malignen Geschwülste (s. Farbtafel **12d, 17c, d**): Aus klinischen Gründen (Therapie, Prognose) unterscheidet man nach der Tumorlokalisation drei Etagen (nach Sébileau) und/oder die Beziehung zu einer ideellen Ebene (nach Öhngren) (Abb. 2.**69a** u. **b**).

Die Prognose verschlechtert sich von Etage I nach Etage III; analog dazu sind Tumoren ventral von der Öhngrenschen Ebene prognostisch deutlich günstiger (70 % 3-Jahres-Überlebensrate) als solche dorsal von ihr (30 % 3-Jahres-Überlebensrate).

Die Ausbreitungsrichtungen der Tumoren – abhängig vom Ursprungsort – gehen aus Abb. 2.**70** hervor. Ursprung ist in etwa 60 % die Kieferhöhle, in etwa 20 % die Nasenhöhle, in etwa 15 % das Siebbein, in etwa 4 % der Naseneingang und in etwa 1 % die Stirn- oder Keilbeinhöhle.

Symptomatik der Malignome in Nase und/oder Nebenhöhlen: Geschwülste des inneren Nasenbereiches sind oft lange Zeit klinisch stumm, eine Frühdiagnose ist deshalb sehr erschwert.

Verdachtssymptome (vor allem ab dem 50. Lebensjahr): Einseitige Verlegung der Nase und einseitiger chronischer Schnupfen, blutiges Nasensekret, fötide

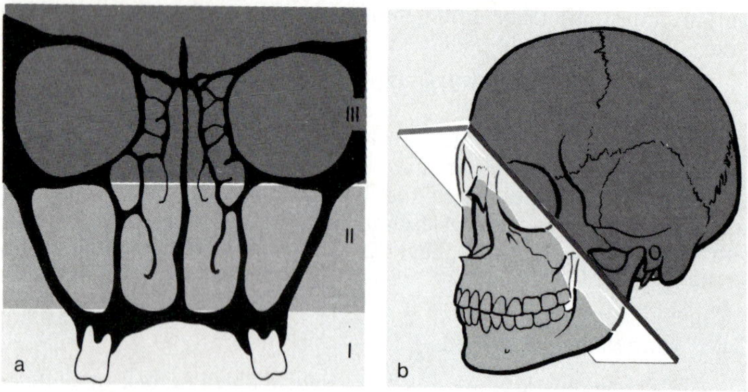

Abb. 2.**69a** u. **b** Tumorlokalisationen. **a** Etagen nach Sébileau, **b** Öhngren-Ebene

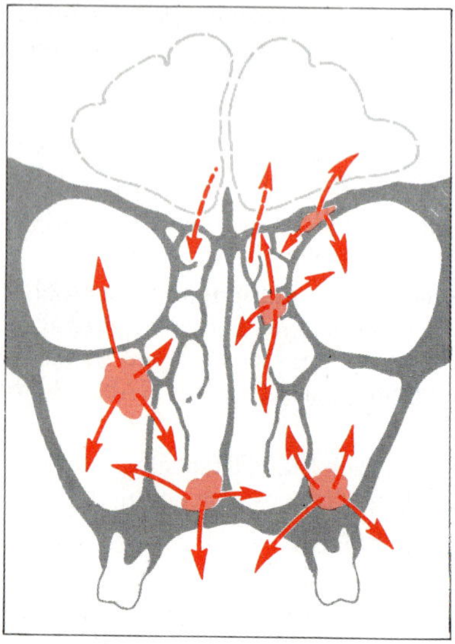

Abb. 2.**70** Typische Ausbreitungsrichtungen von Nasen- und/oder Nebenhöhlentumoren

Sekretion. Sensibilitätsverlust im Bereich eines Trigeminusastes. Schwellung der Wange oder des medialen Augenwinkels. Kopf- und/oder Gesichtsdruck; Druckgefühl in Nasenregion; ausgesprochene Kopfschmerzen oft erst im Spätstadium – bei Erreichen der Dura durch das Tumorwachstum allerdings rasende, therapieresistente Schmerzen („Duraschmerz“). – Zeichen des Durchbruchs in die Nachbarschaft: Behinderung der Augenbewegung, Verdrängung des Bulbus, Protrusio. Auftreiben der Weichteile (medialer Augenwinkel, Augenlider, Wange, auch Gaumen, Alveolarfortsatz! Lockerwerden von Zähnen, Störungen der Kaufunktion, Hirnnervenausfälle. – Tränenträufeln. Regionaler Lymphknotenbefall.

Diagnostik: Anamnese; Inspektions- und Palpations(!)-Befund in Mundhöhle, Naso- und Oropharynx! Endoskopische Kontrolle. Röntgen Nasennebenhöhlen und Schädelbasis (axial) (diffuse, die normalen Knochengrenzen auflösende und verwischende Verschattung). Ferner Tomogramme (einschließlich Computertomographie). Augenärztlicher Befund, neurologischer Befund. Probeexzision, Probeeröffnung des verdächtigen Bezirks. – Bei Verdacht auf Beteiligung der Schädelbasis: zusätzlich Angiographie, Liquoruntersuchung. – Suche nach Regionalmetastasen (Lymphknoten) und Fernmetastasen (Lunge, Skelett, Gehirn, Leber).

Differentialdiagnose: Entzündungen und entzündliche Nebenhöhlenkomplikationen sowie gutartige Geschwülste (s. S. 245 u. 289).

Für die Behandlungsindikation und Prognose wird ebenso wie für Dokumentation und Analyse bei den Nasen- und Nasennebenhöhlentumoren das *TNM-System* verwendet, das derzeit auch als Grundlage für die *Stadieneinteilung* dient (Tab. 2.**12**).

Prinzipien der Therapie der Nasen- und Nasennebenhöhlen-Malignome

Drei Behandlungsmöglichkeiten:

a) Operation, b) Strahlentherapie, c) Chemotherapie (Zytostatika).

Je nach spezieller Situation auch Kombinationen dieser Therapieprinzipien.

Operative Therapie: Für die operative Tumorausrottung stehen drei Standardmethoden zur Verfügung:

a) die partielle Oberkieferresektion oder ggf. Stirnbeinresektion,
b) die totale Oberkieferresektion und
c) die Exenteratio orbitae kombiniert mit a) oder b).

Die Prinzipien sind in Abb. 2.**71a–c** dargestellt. Ihre Indikation richtet sich u. a. nach Lokalisation und Größe des Tumors, der individuellen Situation, der Tumorart usw.

Bei der oft notwendigen Ausdehnung der operativen Eingriffe sind auch sekundäre rekonstruktiv-plastische Maßnahmen und fast immer eine zusätzliche epi- und prothetische Versorgung (Obturator, Teilprothese, Kunststoffüberbrückungen der entstandenen Defekte außen und innen) notwendig.

Da bei dieser Malignomgruppe nur in rund 15 % mit einer lymphogenen und nur in maximal 5 % mit einer hämatogenen Metastasierung zu rechnen ist, wird in der Regel eine Neck dissection nur bei manifesten Lymphknotenmetastasen und/oder bestimmten anderen klinisch-kanzerologischen Voraussetzungen durchgeführt.

Tabelle 2.**12** TNM-System für Oberkiefer und Nase

Einteilung	T-Kategorie
Äußere Nase	T_1 = Tumorausdehnung bis 2 cm ohne Infiltration T_2 = Tumorausdehnung 2–5 cm oder kleiner mit geringer Infiltration der Kutis T_3 = Ausdehnung größer als 5 cm oder tiefe Infiltration der Kutis T_4 = Infiltration von Knorpel, Knochen oder Muskulatur
Innere Nase mit den Bezirken: 1. Nasendach und obere Muschel 2. seitliche Nasenwand mit mittlerer und unterer Muschel 3. Septum 4. Nasenboden	
Obere Nebenhöhlenregion mit den Bezirken: 1. Stirnhöhle 2. Siebbeinzellen 3. Keilbeinhöhle 4. maxilloethmoidaler Winkel	T_1 = Tumor betrifft einen Bezirk T_2 = Tumor betrifft eine Region T_3 = Tumor überschreitet die Grenzen einer Region T_4 = Tumor befällt mehr als eine Nachbarregion oder überschreitet die Grenzen des Organs (Befall von Haut, Schädelbasis, Nasopharynx usw.)

Kieferhöhlenregion			
mit den Bezirken: 1. obere Kieferhöhle 2. untere Kieferhöhle 3. mediale Kieferhöhle 4. laterale Kieferhöhle	Nachbarregion ist auch: Mundhöhle mit Gaumen Orbita		
N = regionäre Lymphknotenmetastase: (s. auch S. 512)	N_0 = keine N_1 = beweglich homolateral N_2 = beweglich kontralateral oder bilateral N_3 = fixierte		
M = Fernmetastasen:	M_0 = keine M_1 = vorhanden		
Stadieneinteilung (Staging) (s. auch Abb. 6.**18**)			
Stadium I	T_1	N_0	M_0
Stadium II	T_2	N_0	M_0
Stadium III	T_3 oder T_4 jedes T	N_0 N_1 oder N_2	M_0 M_0
Stadium IV	jedes T jedes T	N_3 jedes N	M_0 M_1

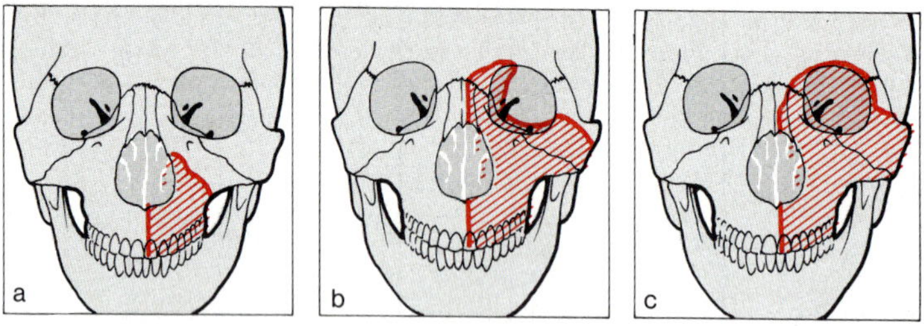

Abb. 2.**71a–c** Oberkieferresektionen. **a** Partielle Resektion, **b** totale Resektion, **c** totale Resektion mit Exenteratio orbitae

Strahlentherapie: Sie *kann* als einzige Behandlungsart oder als Ergänzungsbehandlung (Vor- und/oder Nachbestrahlung) zur operativen Therapie durchgeführt werden. Da die statistischen Überlebensraten der alleinigen Strahlentherapie – abhängig von Stadium und Ausgangssituation – beim Plattenepithelkarzinom der inneren Nase und ihrer Nebenhöhlen die entsprechenden Quoten der operativen Therapie nicht erreichen, werden nur ausgesprochen strahlensensible Tumoren (z. B. Malignome der mesenchymalen Reihe) sowie inoperable Tumoren der *alleinigen* Strahlentherapie zugeführt. Für alle anderen Tumoren wird heute zumeist die *Kombination* von *Operation* und *Strahlen*, evtl. ergänzt durch Chemotherapie, bevorzugt. In der Regel sollte die Operation der Bestrahlung vorausgehen, aber auch Vorbestrahlung (vor allem bei sehr großer Tumorausdehnung) und sog. Sandwich-Bestrahlungen (halbe Strahlendosis, dann Operation, dann zweite Strahlendosishälfte) werden praktiziert. – Die Strahlenbehandlung erfolgt in der Regel mit ultraharten Strahlen (z. B. ^{60}Co) oder Supervolttherapie (z. B. Betatron) und mit einer Tumorherddosis von 6000 rad bzw. 60 Gy. – Bei *kleinen* Tumoren der *äußeren* Nase *ohne* Skelettbeteiligung kann die Strahlenbehandlung unter bestimmten Voraussetzungen die Therapie der Wahl sein.

Chemotherapie: Die Chemotherapie spielt beim heutigen Stand als Primärtherapie bei den epithelialen Malignomen des Gesichts, der Nase und der Nebenhöhlen noch keine überzeugende Rolle, vor allem was die Dauer-Ergebnisse angeht. Als Palliativbehandlung bei Inoperabilität wird sie jedoch eingesetzt.

Prognose: Man kann bei sachgemäßer Therapie bei dieser Tumorlokalisation mit 30–40 % 5-Jahres-Überlebensraten rechnen. Diese Zahl gibt lediglich die Tendenz an und wird durch mehrere kanzerologische Faktoren nach oben oder unten beeinflußt.

3. Mundhöhle und Pharynx

Angewandte Anatomie und Physiologie

Anatomische Grundlagen

Mundhöhle

Sie wird vorn begrenzt von den Lippen, hinten von den vorderen Gaumenbögen, unten vom Mundboden und oben vom harten und weichen Gaumen. Am vorderen Gaumenbogen geht die Mundhöhle in den Oropharynx über (Abb. 3.**1**). Die Gaumenbögen mit dem Zungengrund bilden den *Isthmus faucium.* Durch die Alveolarfortsätze von Maxilla und Mandibula und die jeweilige Zahnreihe wird die Mundhöhle in zwei Teile getrennt: das *Vestibulum oris* (zwischen Lippe und Wange einerseits und Zähnen und Alveolarkamm andererseits) und die *eigentliche Mundhöhle,* die vom Alveolarkamm und den Zähnen nach außen begrenzt wird.

Der *Mundvorhof* (Vestibulum oris) hat beiderseits, auch bei geschlossenem Gebiß und vollständigem Zahnbesatz eine direkte Verbindung mit der eigentlichen Mundhöhle zwischen aufsteigendem Unterkieferast und letztem Molaren.

Dies ist von praktischem Interesse z. B. bei der intermaxillären Schienung, weil über diese Verbindung auch bei geschlossenem und fixiertem Gebiß die orale Aufnahme von flüssiger Nahrung möglich ist.

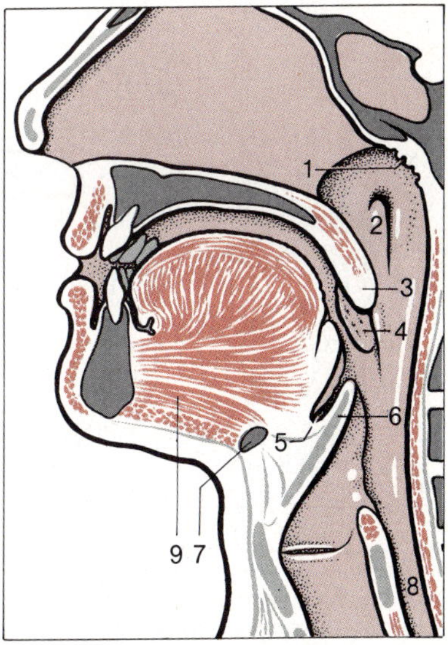

Abb. 3.**1** Topographie von Mund und Rachen: 1 Rachendach, 2 Ostium der Tuba auditiva, 3 weicher Gaumen, 4 Gaumenmandel, 5 Vallekula, 6 Epiglottis, 7 Zungenbein, 8 Hypopharynx, 9 Mundboden

Die *Zunge* füllt bei geschlossenem Mund die Mundhöhle praktisch völlig aus. Schon das Vorhandensein eines geringen negativen Druckes in der Mundhöhle genügt, um die Zunge dem (harten und weichen) Gaumen direkt anzulagern und hierdurch ein Geschlossenhalten des Mundes zu unterstützen.

Man unterscheidet an der Zunge die Zungen*spitze,* die Zungen*ränder*, den Zungen*körper* und die Zungen*wurzel,* ferner den Zungen*rücken* (Oberseite) und ihre *Unterseite* (Abb. 3.**2a–c**).

Der Zungenrücken ist mit einem modifizierten Epithel überzogen, das die Papillae filiformes (Zungenspitze), Papillae fungiformes (Zungenspitze und Rand), Papillae foliatae (seitliche hintere Zunge) und die Papillae vallatae (Zungenrücken) enthält. Die Grenze zwischen Zungenkörper und -wurzel bildet der V-förmige *Sulcus terminalis,* der sich vom Foramen caecum (Rest des Ductus thyreoglossus) als Mittelpunkt nach vorn öffnet.

In den Zungengrund eingelagert ist die *Tonsilla lingualis* (Zungenmandel), die Ausgangsort von Entzündungen und Abszeßbildungen (eingespießte Fremdkörper), aber auch von mechanischen Schluckbehinderungen (Hypertrophie) sein kann. Der Zungengrund wird nach kaudal vom Rand der *Epiglottis* (Kehldeckel) begrenzt. In dem Winkel zwischen Epiglottis und Zungengrund liegen die beiden Valleculae epiglotticae, die bisweilen schlecht einsehbar sind und Sitz von Zysten, Fremdkörpern und bösartigen Neubildungen sein können. – Bei Bewußtlosigkeit, Narkose usw. kann der Zungengrund unkontrolliert rückwärts sinken, sich mit der Epiglottis auf den Kehlkopfeingang legen und so zu Atemnot führen (Gegenmaßnahme: Vorziehen der Zunge, evtl. Einführen eines sog. Guedel-Tubus in den Oropharynx).

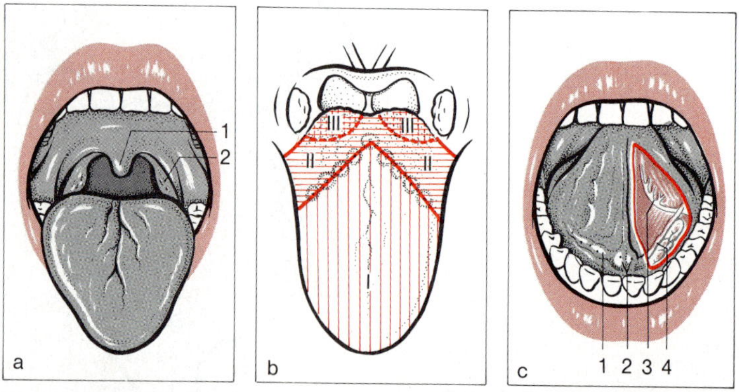

Abb. 3.**2a–c** Zunge. **a** Von oben: 1 Uvula, 2 Gaumenmandel; **b** sensible und sensorische Innervation: I N. lingualis mit Chorda tympani, II N. glossopharyngeus, III N. vagus; **c** Zunge von unten und Mundboden: 1 Plica sublingualis, 2 Caruncula sublingualis, 3 N. lingualis, 4 Ductus submandibularis (Wharton)

Die Anordnung der Muskulatur der Zunge gewährleistet deren extreme Mobilität. Man unterscheidet Muskeln, die ohne knöcherne Ansatz- oder Ursprungspunkte frei im Zungenkörper verlaufen (M. transversus, Mm. longitudinalis superior und inferior, M. verticalis) von Muskeln, die von festen Punkten ihren Ursprung nehmen (M. styloglossus, M. genioglossus, M. hyoglossus, M. palatoglossus) (Abb. 3.**3** und 3.**15a** u. **b**).

Der *Mundboden* wird vor allem vom M. mylohyoideus gebildet, der wie ein Diaphragma in den U-förmigen Unterkiefer eingespannt ist und am Zungenbein und der medianen Raphe inseriert. *Mundwärts* findet man – bei angehobener Zungenspitze – im Mundboden beiderseits vom *Zungenbändchen* (Frenulum linguae) eine Plica sublingualis mit der Caruncula sublingualis (Abb. 3.**2c**).

In der Karunkel und in ihrer unmittelbaren Nachbarschaft liegen die Ausführungsgänge der Glandula submandibularis mit dem Ductus submandibularis (Wharton) und der Glandula sublingualis mit dem Ductus sublingualis (Bartholini). Der Ausführungsgang der Glandula parotis (Ductus parotideus [Stenon]) mündet im Wangenbereich in Höhe des zweiten oberen Molaren und der der Glandula lingualis anterior (Blandin-Nuhnsche Drüse) im Bereich der Plica fimbriata an der Zungenunterseite (Abb. 3.**2c**).

Der *Unterkiefer*, bei der Geburt aus zwei getrennten Knochen bestehend, verwächst innerhalb des ersten Lebensjahres zu *einem* kompakten Knochen. Abb. 3.**4a** zeigt die wichtigsten anatomischen Details und die typischen Frakturstellen. Im horizontalen Ast der Mandibel verläuft der dritte Ast des N. trigeminus (N. mandibularis: Eintritt am Foramen mandibulare, Austritt

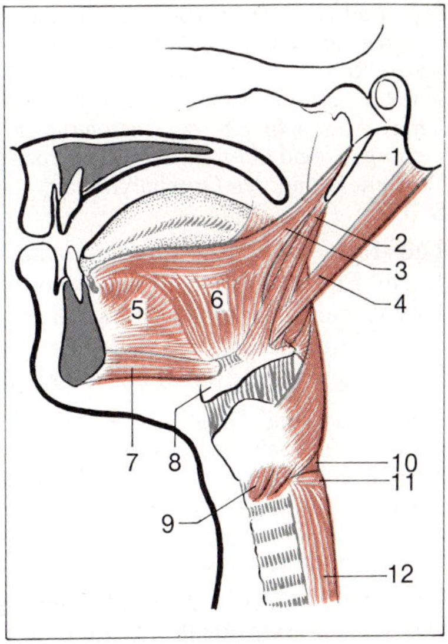

Abb. 3.**3** Muskeln von Zunge und Rachen: 1 Processus styloideus, 2 M. stylohyoideus, 3 M. styloglossus, 4 M. digastricus, 5 M. genioglossus, 6 M. hyoglossus, 7 M. geniohyoideus, 8 Zungenbein, 9 M. cricothyroideus, 10 Killiansches Dreieck, 11 Pars fundiformis des M. cricopharyngeus, 12 Ösophagus

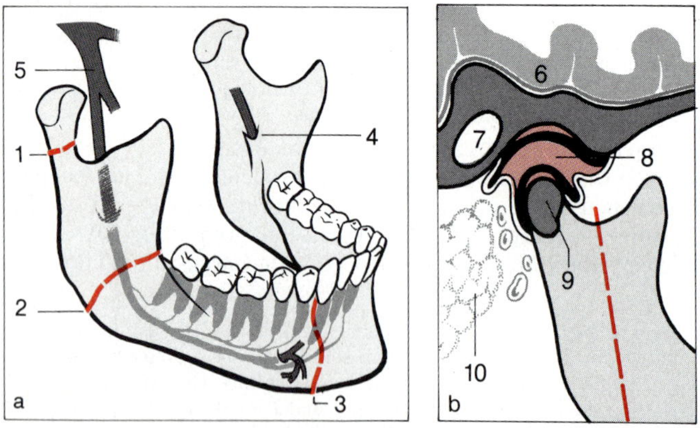

Abb. 3.**4a** u. **b** Unterkiefer. **a** Typische Frakturverläufe: 1 Fraktur des Kollums, 2 Fraktur im Kieferwinkel, 3 Fraktur im Kinnbereich, 4 Foramen mandibulare, 5 N. mandibularis. **b** Kiefergelenk und Nachbarschaft. 6 mittlere Schädelgrube, 7 äußerer Gehörgang, 8 Discus articularis, 9 Kiefergelenkköpfchen, 10 Glandula parotis

am Foramen mentale) samt den Gefäßen für die Versorgung der unteren Zahnreihe.

Das *Kiefergelenk* ist von breitem klinischem Interesse (s. auch kieferchirurgische Lehrbücher), da es nicht nur bei dentogenen Ursachen, sondern auch bei Gesichts- und Schädeltraumen, bei otogenen Erkrankungen und bei generalisierten Arthropathien beteiligt sein und andererseits auch „Kopfschmerzen" (Costen-Syndrom) verursachen kann. Abb. 3.**4b** gibt die anatomischen Verhältnisse wieder. Beachte die Nähe zu Gehörgang und Mastoid, zur knöchernen lateralen Schädelbasis, zur Glandula parotis, zur Seitenwand des Oropharynx und Nasopharynx! – „Kieferklemme" s. Tab. 3.**6**, S. 357.

Die *Auskleidung der Mundhöhle* besteht aus nicht verhornendem, geschichtetem Plattenepithel, welches in bestimmten Bereichen (z. B. Alveolarkamm, harter Gaumen) stark verdickt und mit dem Periost der Unterlage zu einem Mukoperiost verschmolzen ist. Regional unterschiedlich dicht gelagert finden sich subepithelial überall kleine Speicheldrüsen (s. Abb. 7.**2**, S. 528).

Gefäßversorgung: Die A. carotis externa versorgt über die A. lingualis die Zunge, über die A. sublingualis den Mundboden, über die A. facialis die Wange und über die A. pharyngea ascendens und die A. palatina descendens (letztere via A. maxillaris) den Gaumen. Der *venöse Abfluß* läuft über gleichnamige Venen zur V. facialis oder zum Plexus venosus pterygoideus und zur V. jugularis interna. Auch eine Verbindung zum Sinus cavernosus besteht über den Plexus pterygoideus!

Der *Lymphabfluß* erfolgt über die regionalen submentalen und submandibulären sowie parotidealen Lymphknoten zur Kette der Lymphknoten entlang

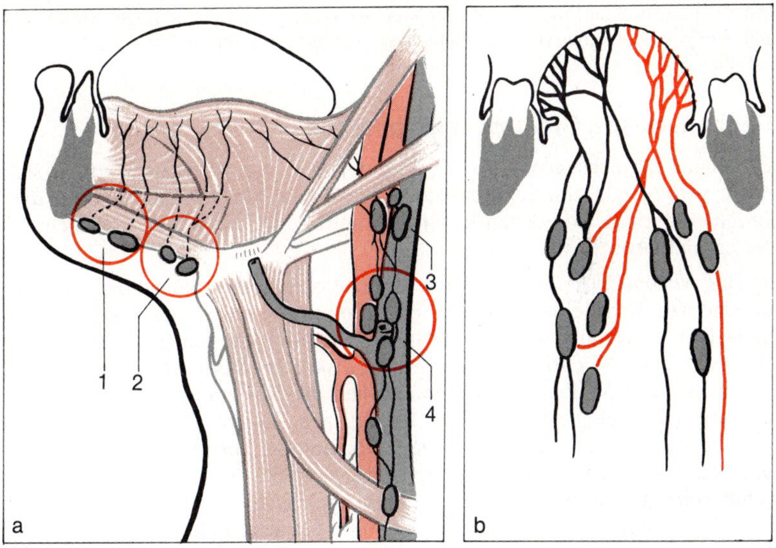

Abb. 3.**5a** u. **b** Lymphabfluß Zunge. **a** Lymphknotenstationen: 1 Nodi lymphatici submentales, 2 Nodi lymphatici submandibulares, 3 Nodi lymphatici jugulares craniales mit Lymphknoten am oberen Venenwinkel (4). **b** Gekreuzter Lymphabfluß aus der Zunge

der V. jugularis interna. Der Lymphabfluß im Zungen- und Mundbodenbereich verläuft homolateral *und* gekreuzt zur Gegenseite (Abb. 3.**5a** u. **b**) (wichtig wegen kontralateraler lymphogener Metastasierung!) (s. S. 483 u. 515).

Nervenversorgung:
Zunge: Motorisch vom N. hypoglossus; *sensibel* vom N. lingualis (aus dem N. V) sowie vom N. vagus (im hintersten Teil des Zungengrundes); *sensorisch* (Geschmack) aus dem N. glossopharyngeus (für den Zungengrund) und der dem N. lingualis sich beigesellenden Chorda tympani (Fasern des N. VII; für die Zungenspitze) (s. Abb. 3.**2b** u. **c**).

Mundboden: Motorisch: N. mylohyoideus aus N. mandibularis; *sensibel:* N. trigeminus; *sekretorisch* (Speicheldrüsen): parasympathisch über Chorda tympani und Äste vom Ganglion submandibulare; sympathisch (Gefäße der Drüsen): Plexus carotideus.

Kaumuskulatur: Motorisch vom N. mandibularis des N. trigeminus; Wangenmuskulatur (M. buccinator): N. facialis.

Zähne: Sensibel für Oberkiefer: N. maxillaris; für Unterkiefer: N. mandibularis (beide aus N. V).

Kiefergelenk: N. auriculotemporalis (aus N. mandibularis).

An der motorischen Innervation des *Gaumens*, speziell des Gaumensegels sind beteiligt die Nn. glossopharyngeus, vagus und trigeminus; wahrscheinlich auch der N. facialis.

Rachen: Naso-, Oro- und Hypopharynx

Der beim Erwachsenen etwa 12–13 cm lange, von oben nach unten sich etwas verengende, mit Schleimhaut ausgekleidete Muskelschlauch ist in *drei Etagen* unterteilt, von denen jede nach ventral eine Öffnung des Rachenrohres enthält (Abb. 3.**6**):

a) Der *Nasopharynx* (Epipharynx, Nasenrachen) wird nach oben von der knöchernen Schädelbasis, nach unten von einer durch das Gaumensegel gedachten Horizontalen begrenzt und öffnet sich zu den Nasenhöhlen (s. Farbtafel **24b**). Wichtigste anatomische *Strukturen:* Vorn die Choanen, oben der Boden der Keilbeinhöhle, hinten oben die Rachenmandel, seitlich die pharyngealen Tubenostien mit dem knorpeligen Tubenwulst, dorsal unmittelbar benachbart die Rosenmüllersche Grube und die Tubentonsille, nach vorn unten der weiche Gaumen. An der Hinterwand des Nasopharynx kann eine (embryologisch angelegte) *Bursa pharyngea* (Abb. 3.**6**) persistieren und Anlaß zu chronischen Entzündungen und Sekretverhaltungen geben. Die Hinterwand des Nasenrachens enthält als Trennschicht zur Wirbelsäule die (derbe) Fascia praevertebralis, welche im Nasenrachen den Mm. longi capitis und den tiefen Halsmuskeln sowie dem Bogen des ersten Halswirbels

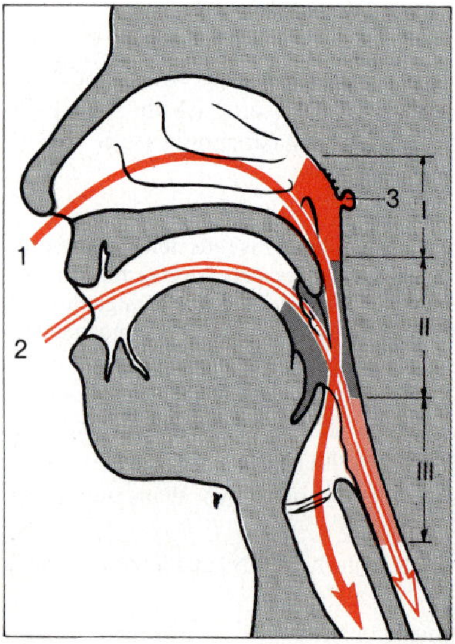

Abb. 3.**6** Pharynxetagen: I Nasopharynx, II Oropharynx, III Hypopharynx. Kreuzung von oberem Luftweg (1) und oberem Speiseweg (2). Stelle der Bursa pharyngea (3)

aufliegt. Form und Weite des Nasenrachens unterliegen starken individuellen Schwankungen. Die *Auskleidung:* Schleimhaut mit Flimmerepithel, mehrschichtigem Plattenepithel und am Übergang zum Oropharynx Übergangsepithel.

b) Der *Oropharynx* (Mesopharynx, Mundrachen) erstreckt sich von der genannten Gaumensegel-Horizontalen abwärts bis zum Oberrand der Epiglottis (Abb. 3.**6**).

Er öffnet sich über den Isthmus faucium zur Mundhöhle. In seinem Bereich sind folgende anatomische *Strukturen* erwähnenswert: Hinterwand: prävertebrale Faszie und Körper des 2. und 3. Halswirbels; Seitenwand: Tonsilla palatina mit vorderem (Arcus palatoglossus) und hinterem (Arcus palatopharyngeus) Gaumenbogen sowie der Fossa supratonsillaris (oberhalb der Tonsille zwischen vorderem und hinterem Gaumenbogen).

Die Vallekulae (s. Abb. 3.**1**, S. 299), der Zungengrund, die Vorderfläche des weichen Gaumens und die linguale Epiglottisfläche werden in der Regel zum Oropharynx gerechnet.

Die *Auskleidung:* Schleimhaut mit nicht verhornendem mehrschichtigem Plattenepithel.

c) Der *Hypopharynx* (Laryngopharynx, Schlund) reicht von der Epiglottisoberkante abwärts bis zum Unterrand der Ringknorpelplatte (Abb. 3.**6**). Er öffnet sich nach vorn zum Larynxeingang. Beiderseits des Larynx bildet er je eine trichterförmige Schleimhauttasche, die Sinus piriformes. Wichtige anatomische *Strukturen* und Nachbarschaft: Vorderwand: Randstrukturen des Introitus laryngis und Rückseite des Kehlkopfs; Seitenwand: M. constrictor pharyngis (oberer Abschnitt) und Sinus piriformis (unterer Abschnitt); letzterer wird begrenzt medial von der aryepiglottischen Falte, lateral von der Schildknorpelinnenseite und der Membrana hyothyreoidea. Der Hypopharynxwand unmittelbar benachbart liegen in Kehlkopfhöhe A. carotis communis, V. jugularis interna und N. vagus. Hinterwand: Abgesehen vom Muskelschlauch des M. constrictor pharyngis (s. unten) die Fascia praevertebralis und die Körper des 3. bis 6. Halswirbels. Nach unten geht der Hypopharynx in den Ösophagus über (Grenze: oberer Sphinkter der Speiseröhre, Ösophagus-„Mund"). – Die *Auskleidung:* Schleimhaut mit nicht verhornendem mehrschichtigem Plattenepithel.

Der Muskelschlauch des gesamten Pharynx besteht aus zwei Schichten mit unterschiedlichen Funktionen:

a) Eine zirkuläre Muskelschicht (= Schlundschnürer) besteht aus den drei Mm. constrictor pharyngis superior (Insertion: Schädeldach), medius (Insertion: Zungenbein) und inferior (Insertion: Ringknorpel) (s. Abb. 3.**3** und 3.**7**), wobei jeder dieser trichterförmigen muskulären Abschnitte an seinem unteren Ende von dem tiefer liegenden Abschnitt etwas überlappt wird. An der Rückwand strahlen alle Abschnitte in eine mediane Sehnenraphe ein.

Von besonderer klinischer Bedeutung ist der M. constrictor pharyngis inferior, der sich unterteilt in eine kraniale Pars thyropharyngea und eine kaudale Pars cricopharyngea

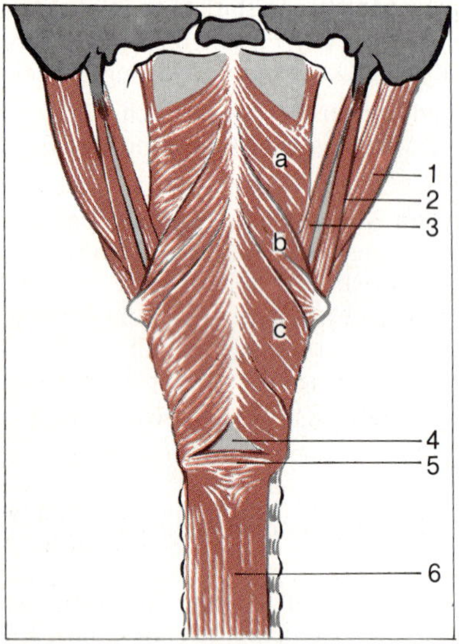

Abb. 3.**7** Schlundmuskulatur: a) M. constrictor pharyngis superior, b) M. constrictor pharyngis medius, c) M. constrictor pharyngis inferior. 1 M. digastricus, 2 M. stylohyoideus, 3 M. stylopharyngeus, 4 Killiansches Dreieck, 5 Pars fundiformis des M. cricopharyngeus, 6 Ösophagus

(,,Killianscher Schleudermuskel''). Abb. 3.**7** zeigt, daß durch die einerseits schräg, andererseits horizontal verlaufenden Muskelzüge an der Hinterwand des Hypopharynx eine dreieckige Dehiszenz der Muskelschicht, das sog. *Killiansche Dreieck* entsteht. An dieser Schwachstelle der Pharynxwand entwickeln sich die typischen Pulsionsdivertikel (Zenker) des Hypopharynx, die dementsprechend *nicht* Ösophagus-, sondern Hypopharynxdivertikel sind!

b) Die Hebung und Senkung des Pharynxrohres wird ebenfalls durch drei Muskelpaare bewerkstelligt, die von außen in die Pharynxwand einstrahlen: M. stylopharyngeus, M. salpingopharyngeus, M. palatopharyngeus. Auch der M. stylohyoideus und M. styloglossus unterstützen die Hebefunktion. Eine eigentliche Längsmuskulatur findet sich im Pharynxbereich nicht, sie beginnt erst am Speiseröhrenmund. Die Gleitfähigkeit des Pharynxschlauches um mehrere Zentimeter (!) wird im übrigen erst möglich durch die Existenz von mit lockerem Bindegewebe ausgefüllten Faszienräumen, dem Spatium parapharyngeum und Spatium retropharyngeum (s. S. 477). Über die klinische Bedeutung dieser Bindegewebsräume für die Ausbreitung von Infektionen s. S. 478 u. Abb. 3.**17a** u. **b**, S. 355).

Gefäßversorgung des Rachens: *Arteriell* wird der Rachen von Ästen der A. carotis externa versorgt (A. pharyngea ascendens, A. palatina ascendens, Rr. tonsillares der A. facialis, Äste der A. maxillaris, z. B. die A. palatina descendens; Äste der A. lingualis). Der *venöse* Abfluß erfolgt über die V. facialis, den Plexus pterygoideus und schließlich über die V. jugularis interna.

Der *Lymphabfluß* erfolgt entweder über inkonstante retropharyngeale Lymphknoten und dann zu den tiefen jugularen Halslymphknoten oder direkt in diese. Die kaudalen Pharynxabschnitte drainieren auch in die paratrachealen Lymphknoten und bekommen damit Anschluß an das Lymphgefäßsystem des Bronchial- bzw. Thoraxbereiches! Siehe auch S. 483 ff.

Nervenversorgung des Rachens: Motorisch werden die einzelnen Pharynxmuskeln von den Nn. glossopharyngeus, vagus und hypoglossus sowie facialis versorgt. Sensibel wird der Nasopharynx vom N. maxillaris des N. trigeminus, der Oropharynx vom N. glossopharyngeus und der Hypopharynx vom N. vagus kontrolliert (s. S. 488 ff.).

Lymphoepitheliales System im Rachenbereich

Merke: Unter lymphoepithelialem Gewebe versteht man eine in anatomischer und funktioneller Hinsicht auffällig enge Symbiose von epithelialen und lymphatischen Zellen an der Oberfläche von Schleimhäuten.

Der Epithelverband lockert sich so auf („retikuliertes Epithel", „Schwammkörper"), daß lymphatische Zellen in großer Zahl in seinen Bereich eintreten können („physiologische Wunden"). Im lymphoepithelialen Gewebe ebenfalls auffällig stark vertreten ist das retikulohistiozytäre System (= RHS) mit seinen speichernden Zellen. Abb. 3.**8** zeigt das Prinzip einer lymphoepithelialen „Einheit". Derartige solitäre Einheiten (Solitärfollikel) oder auch nur diffuse lokale Durchsetzungen des Epithels mit Lymphozyten finden sich überall in den Schleimhäuten.

Am Beginn des Speise- und des Atemweges (im Oro- und im Nasopharynx) liegen besonders ins Auge fallende Ansammlungen („Organe") lymphoepithelialen Gewebes, die als *Waldeyerscher Rachenring* zusammengefaßt werden. Diese *„lymphoepithelialen Organe"* werden *Tonsillen* (Mandeln) genannt. Man unterscheidet (von oben nach unten):

1. Die *Tonsilla pharyngea* (Rachenmandel); unpaar, am Dach und an der Hinterwand des Nasopharynx;
2. die *Tonsilla tubaria* (Tubentonsille, paarig) um das Ostium der Tuba auditiva in der Rosenmüllerschen Grube;
3. die *Tonsilla palatina* (Gaumenmandel, paarig) zwischen vorderem und hinterem Gaumenbogen;
4. Die *Tonsilla lingualis* (Zungentonsille, unpaar) am Zungengrund. – Dazu kommen weniger konstant und weniger auffallend;
5. die *Seitenstränge* (Plicae tubopharyngicae), die annähernd senkrecht am Übergang von der seitlichen zur hinteren Wand des Oro- und Nasopharynx entlang ziehen und
6. lymphoepitheliale Ansammlungen um den Morgagnischen Ventrikel des Kehlkopfes.

Im Gegensatz zu Lymphknoten besitzen lymphoepitheliale Organe *keine* afferenten, sondern nur efferente Lymphgefäße. Ein Grund für pathophysiologische Unterschiede bei den einzelnen Tonsillen ist ihr verschiedener

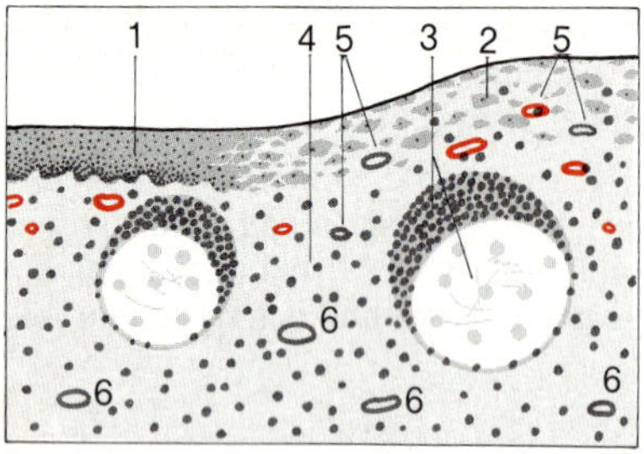

Abb. 3.**8** Lymphoepitheliales Gewebe: 1 solides Plattenepithel, 2 retikuliertes Epithel, 3 Sekundärknötchen mit hellem Zentrum und dunkler Kopfkappe, 4 lymphatisches Grundgewebe, 5 Arteriolen und Venolen, 6 postkapillare Venen

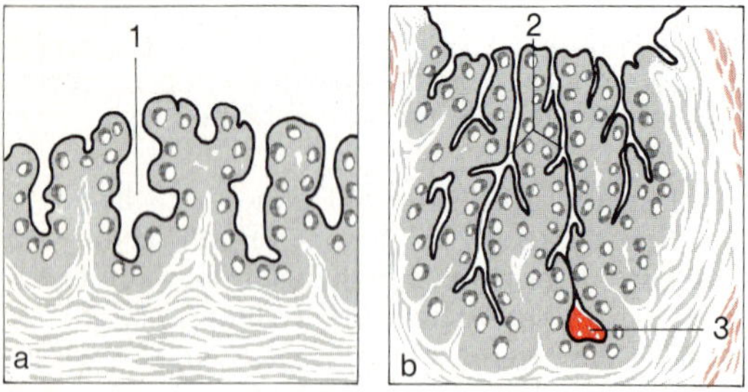

Abb. 3.**9a** u. **b** Schematischer Aufbau der Rachenmandel (**a**) und der Gaumenmandel (**b**): 1 Tonsillenlakune, 2 Tonsillenkrypten, 3 Kryptenabszeß

Aufbau. Abb. 3.**9a** u. **b** zeigt schematisch den Aufbau einer *Rachentonsille* und einer *Gaumentonsille.*

Der feingewebliche Aufbau einer *Mandel* (Abb. 3.**8** und 3.**9a** u. **b**) ist im Prinzip folgender: Von einer basalen Bindegewebsschicht (Kapsel) aus erheben sich Bindegewebslamellen (Septen), die als Stützgerüst dienen und in denen Blut- und Lymphgefäße sowie Nerven für das Tonsillenorgan verlaufen. Dieses aufgefächerte Stützgerüst vergrößert die ,,aktive" Tonsillenoberfläche erheblich, denn es trägt das eigentliche lymphoepitheliale Parenchym. Die Epitheloberfläche einer Gaumentonsille wird auf 300 cm^2 geschätzt! Im Falle der *Gaumenmandeln* wird die aktive Oberfläche in die Schleimhaut versenkt (Prinzip der Reuse), im Falle der *Rachenmandel* überragt sie das Schleimhautniveau (Prinzip des Kammes). – Die durch Fältelung entstehenden, zur Mundhöhle offenen breiten und flachen Buchten nennt man *,,Lakunen"*, die den ganzen Tonsillenkörper durchsetzenden verzweigten Spalten *,,Krypten"*. Das eigentliche Tonsillengewebe setzt sich aus einer sehr großen Zahl der oben beschriebenen lymphoepithelialen Funktionseinheiten (s. Abb. 3.**8**) zusammen. Der Inhalt der Krypten besteht in der Regel aus blandem Zelldetritus und Rundzellen, er kann jedoch auch Bakterien- und/oder Pilzkolonien enthalten, und es können dort Eiteransammlungen, ja sogar abgekapselte Mikroabszesse (,,Kryptenabszesse") entstehen (s. S. 349; chronische Tonsillitis).

Die Tonsillen des Waldeyerschen Rachenringes sind schon embryonal angelegt, ihre typische Ausstattung mit Sekundärknötchen erhalten sie jedoch erst postnatal, d. h. nach direkter Kontaktaufnahme mit der pathogenen Umwelt (dritter Extrauterinmonat). Ihre Größe nimmt vom 1. bis 3. Lebensjahr an rasch zu (Gipfel um das 3. und

7. Lebensjahr), um etwa mit Beginn der Pubertät sich langsam wieder zurückzubilden (physiologische Involution) und mit zunehmendem Alter – wie das gesamte lymphatische System – individuell unterschiedlich immer mehr zu involvieren.

Gefäße der Gaumentonsillen: Die *arterielle* Versorgung der Gaumenmandeln erfolgt individuell variabel aus Ästen der A. carotis externa (Aa. facialis und/oder palatina ascendens mit R. tonsillaris; ferner Aa. pharyngea ascendens und lingualis, evtl. auch direkte Tonsillenäste).

Die *Venen* der Gaumenmandel drainieren zumeist über die V. palatina zur V. facialis und von hier zum „jugulofazialen Venenwinkel" der V. jugularis interna. Es gibt auch einen Abfluß über den Plexus venosus pterygoideus zur V. jugularis interna; diese Route enthält eine Übertragungsmöglichkeit von Entzündungen der Tonsille zum Sinus cavernosus (s. Abb. 3.**17a, b** und 3.**19**, S. 355, 359)!

Physiologische und pathophysiologische Grundlagen

Im Bereich von Mund und Rachen sind sehr viele Funktionssysteme zusammengefaßt (Kausystem, Schluckapparat, Geschmacksorgan, lymphoepithelialer Rachenring, prägastrische Digestion, Sprachbildung), ganz abgesehen davon, daß im Rachenbereich Respirations- und Digestionstrakt sich kreuzen (s. Abb. 3.**6**, S. 304). Dies erfordert zuverlässige Sicherungssysteme mit reflektorischen Automatismen. Eine wesentliche Voraussetzung hierfür ist einerseits eine leistungsfähige autonome und willkürliche nervale Ausstattung dieser Region, andererseits aber auch eine den teilweisen Doppelfunktionen angepaßte Schleimhautausstattung. Dabei ist zu berücksichtigen, daß der Mund nur *aushilfsweise* auch in die Atemfunktion mit eingeschaltet werden kann (s. S. 182) und daß eine ständige Mundatmung erhebliche Schäden lokal, aber auch für den Gesamtorganismus nach sich ziehen kann (s. S. 321). Typische funktionelle Störungen bei Ausfall der nervalen Versorgung sind in Tab. 3.**7**, S. 366 zusammengestellt.

Nahrungsaufnahme, Nahrungsvorbereitung und Schluckakt

Eine ungestörte Funktion des Kauapparates samt Zähnen, Kaumuskeln und Kiefergelenk ist Voraussetzung für eine problemlose *Nahrungsaufnahme*. Die Funktion vor allem der Hirnnerven V, VII, IX, X und XII darf ebenfalls nicht gestört sein (s. Tab. 3.**7**). Der *Nahrungsvorbereitung* dient neben der Zerkleinerung durch das Kauen die Durchfeuchtung der Speise mit Speichel, von welchem täglich durchschnittlich etwa 1–1,5 l zur Verfügung stehen. Durch den Speichel werden die Schleimhäute gleit- und die Speisen schluckfähig. Die im Speichel enthaltenen Enzyme (s. Tab. 7.**3**, S. 532) bereiten außerdem die Speisen durch chemischen Teilaufschluß bzw. -abbau für die weitere Verdauung im Gastrointestinaltrakt vor.

Die Folgen quantitativ und/oder qualitativ fehlerhaften Speichels sind auf S. 532 ff. zusammengetragen. Eine ausreichende Befeuchtung der Schleimhäute des Mundes und Rachens mit Speichel ist auch für ein normales Sprechen und für die Entwicklung normaler Geschmacksempfindungen notwendig (Speichelfunktion s. S. 531).

Ablauf des *Schluckaktes* (s. hierzu auch S. 458):

1. Verschieben des Speisebreis nach rückwärts durch Anlegen der Zunge an den harten Gaumen.
2. Auslösen des Schluckreflexes, sobald Bolus Zungengrund erreicht: Alle nicht zum Speiseweg gehörenden Wege und Öffnungen verschließen sich:

   a) Der Nasenrachen wird durch das nach hinten oben bewegte Velum palatini abgedichtet.

   b) Der Kehlkopf rückt durch Muskelzug nach oben und vorn unter die Zungenwurzel. Die Epiglottis legt sich über den Kehlkopfeingang.

   c) In der gleichen Phase kommt es zum reflektorischen Verschluß der Glottis (Stimmlippen). Der Speisebrei gleitet am Kehlkopfeingang vorbei in die beiden Sinus piriformes.

   d) Beim Durchtritt des Bolus durch den Hypopharynx öffnet sich der Ösophagusmund. Durch metachrone Kontraktion der einzelnen Teile des M. constrictor pharyngis wird der Speisebrei weiter abwärts in die Speiseröhre transportiert.

   e) In der Speiseröhre übernimmt die autonome Peristaltik der Längs- und Ringmuskulatur den Transport über den unteren Speiseröhrensphinkter (Kardia) in den Magen.

Man unterscheidet im Speiseröhrenbereich eine *primäre, sekundäre* und *tertiäre Peristalik.* Die primäre Peristaltik wird durch den Schluckakt automatisch eingeleitet; die sekundäre Peristaltik kommt in Gang, wenn die Ösophaguswandung durch Steckenbleiben der Speisen o. ä. gedehnt wird; eine tertiäre Peristaltik findet sich als Begleiterscheinung einiger organischer Ösophaguskrankheiten (z. B. beim idiopathischen Ösophagusspasmus, beim Presbyösophagus usw.); es handelt sich dabei nicht um eine wandernde Peristaltik, sondern um stationäre Kontraktionen.

Nervale Versorgung des Schluckaktes.
Afferente Bahnen: Nn. V_2, IX, X;
Zentrum: in der Medulla oblongata;
efferente Bahnen: Nn. X, IX und XII.
Die pharyngeale und ösophageale Phase laufen unwillkürlich ab.

Pathophysiologische Gesichtspunkte: Der Kehldeckel ist für einen ungestörten Schluckablauf zum Abschluß des Kehlkopfeingangs nicht unbedingt notwendig. Patienten, deren Kehldeckel (z. B. im Gefolge einer Tumoroperation) entfernt werden mußte, lernen in der Regel ein fehlerfreies Schlucken auch ohne Epiglottis. Die sensible Versorgung von Hypopharynx und Larynxeingang (N. laryngeus superior aus dem N. vagus) muß allerdings ebenso intakt sein wie die Funktion des M. constrictor pharyngis (reflektorischer Schutz für Kehlkopfeingang). Ein erhöhter Tonus oder Krampf des oberen Speiseröhrensphinkters (M. cricopharyngeus) kommt als vegetative Störung nicht selten vor (z. B. bei Hyperthyreose, beim Plummer-Vinson-

Syndrom). Dies kann Ursache sein für ein sog. *Globusgefühl*, für Schmerzen beim Schlucken (in Höhe des Ringknorpels), für echte *Dysphagien* (s. Tab. 3.**7**) und möglicherweise auch für das Entstehen von *Hypopharynxdivertikeln.*

Störungen des Schluckaktes sind auch möglich bei Lähmungen eines oder mehrerer Hirnnerven (vor allem des X., aber auch des IX. und XII. Hirnnervs) mit Auswirkung auf Zunge, Gaumensegel und/oder Pharynxmuskulatur.

Geschmackssinn

Die Grundqualitäten des Geschmackssinnes sind *,,süß``*, *,,salzig``*, *,,sauer``* und *,,bitter``* – alle anderen Geschmackssensationen sind Mischeindrücke, wobei auch sehr stark Leistungen des Geruchssinnes integriert werden. Viele Speisen z. B. ,,schmeckt`` man über den N. olfactorius! Aber auch sensible Nervenfasern der Zunge und der Mundschleimhaut können gereizt werden (saure, scharfe Speisen usw.).

Sensoren des Geschmackssinnes sind die Geschmackssinneszellen in den Geschmacksknospen (Papillae vallatae, Papillae foliatae und fungiformes) auf der Zunge, aber auch am harten Gaumen, den vorderen Gaumenbögen, den Tonsillen, der hinteren Rachenwand, am Ösophaguseingang und an der Wangenschleimhaut. Die feinen Geschmackshärchen der Geschmackszellen müssen von Speichel bzw. anderen Flüssigkeiten umspült werden, wenn ein Geschmackseindruck entstehen soll. Die topische Zuordnung auf der Zunge für das Erkennungsvermögen für die verschiedenen Geschmacksqualitäten zeigt Abb. 3.**10**. Die sensorisch-nervale Leitung wird peripher vor allem von zwei Nerven, der Chorda tympani (aus dem N. VII), die den N. lingualis (aus dem N. V) begleitet und dem N. glossopharyngeus (N. IX) übernommen.

Die den einzelnen sensorischen Nerven zugesprochenen Versorgungsgebiete im Mund- und Rachenbereich sind teilweise noch Gegenstand der wissenschaftlichen Diskussion. Relativ gesichert läßt sich jedoch folgendes feststellen (Abb. 1.**20**, S. 20): Die vordere Zungenhälfte wird von der Chorda tympani (via N. intermediofacialis) mit Umschaltung im Ganglion geniculi sensorisch versorgt; zumindest das hintere Zungendrittel

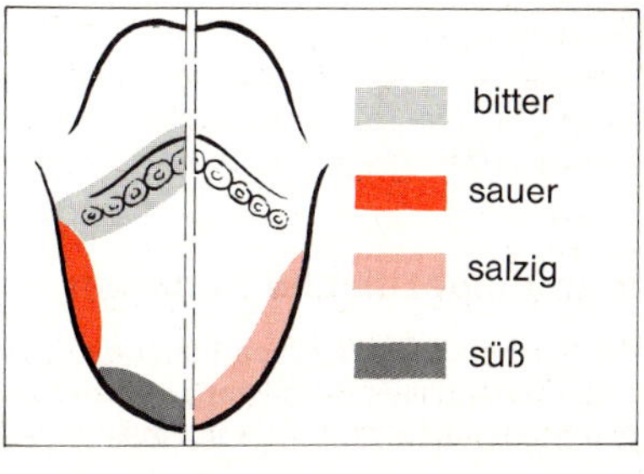

Abb. 3.**10** Verteilung der Geschmacksqualitäten auf der Zunge

und die Wände des Oropharynx versorgt der N. glossopharyngeus (N. IX) sensorisch. Wahrscheinlich übernimmt auch der N. vagus (N. X) sensorische Leistungen (im Bereich der Epiglottis, des Aditus ad laryngem, der obersten Ösophagusabschnitte und möglicherweise auch in einem kleinen Bezirk im medianen Zungengrund). Vom weichen Gaumen werden gustatorische Sensationen über die Nn. palatini via Ganglion pterygopalatinum und N. petrosus major – Ganglion geniculi – N. intermedius – Medulla oblongata geleitet. Eine definitive Übereinstimmung über die Abgrenzung des Versorgungsgebietes des N. lingualis (bzw. der ihn begleitenden Chorda tympani) und des N. glossopharyngeus liegt zur Zeit noch nicht vor.

Mit dem Geschmackseindruck können – ähnlich wie beim Riechen – reflektorische Vorgänge verknüpft sein: Änderung der Speichelsekretion nach Quantität und Qualität; auch der Magensaftproduktion; Beeinflussung des Ablaufs des Schluckvorganges.

Pathophysiologische Gesichtspunkte:

Einteilung der Geschmacksstörungen

Hypogeusie: Verminderte Empfindlichkeit (z. B. nach Radiotherapie oder als ,,Presbygeusie''); *Hypergeusie:* Gesteigerte Empfindlichkeit (z. B. bei Glossopharyngeusneuralgie); *Ageusie:* Ausfall des Geschmackssinnes (z. B. *partiell* bei Ausfall der Chorda tympani, *total* nach toxischer Schädigung, *selektiv* bei ,,Geschmacksblindheit'' für bestimmte Stoffe).

Parageusie: Fehlschmecken (z. B. nach Virusinfektionen), *Kakogeusie:* Mißgeschmack (z. B. bei Zerebralsklerose).

Daneben gibt es *Geschmackshalluzinationen* (z. B. nach Rauschgiftgebrauch, bei Psychosen, bei Störungen des ZNS).

Störungen des Geschmacksvermögens kommen häufiger vor, als gemeinhin angenommen wird. Sie werden, abgesehen von direkten – akzidentellen, entzündlichen, virogenen oder iatrogenen – *Nervenschädigungen,* durch bestimmte *Medikamente* (s. unten), durch *Endokrinopathien, Mangelzustände* usw. in verschiedener Stärke und mit unterschiedlicher Beteiligung der verschiedenen Geschmacksqualitäten hervorgerufen (s. Tab. 3.**1**). Zumeist handelt es sich um eine Heraufsetzung der Reizschwelle, also eine Herabsetzung der Geschmacksfunktion, seltener kommen deutlich herabgesetzte Reizschwellen vor (z. B. bei der Mukoviszidose) oder es findet sich ein dissoziiertes Verhalten für die vier Geschmacksqualitäten.

Medikamentnebenwirkungen auf den *Geschmackssinn* sind u. a. beschrieben durch: Acetylsalicylsäure, Biguanidine, Carbamazepin, l-Dopa, Ethambutol, Gold, Griseofulvin, Lithium, Methylthiouracil, Oxyfedrin, Penicillamin, Phenylbutazon; ferner bei *lokaler* Anwendung von ätherischen Ölen, Chlorhexin, Hexetidin.

Immunspezifische Funktion des Waldeyerschen Rachenrings

An der immunspezifischen Funktion der verschiedenen, zum Waldeyerschen Rachenring zusammengefaßten lymphoepithelialen Organe (Tonsillen) und Solitärknötchen in den Schleimhäuten besteht heute kein Zweifel mehr. Experimentell ließ sich beweisen,

Tabelle 3.**1** Symptom: Geschmacksstörung

Einteilung	Ursache
angeborene, erbliche Störung	Aplasie der Geschmacksknospen (bei familiärer Dysautonomie) „Geschmacksblindheit“
lokale Störung	Schleimhautatrophie im Mund-Rachen-Bereich (auch zusammen mit Rhinitis atrophicans), Glossitis, Stomatitis, Mundsoor, Morbus Sjögren
exogene chemische Noxen	Schädigung der Sinnesendstellen: Alkohol, Nikotin; Mundpflegemittel, Verätzung mit Säuren, Laugen; Lösungsmittel, Pflanzengifte; Schädigung der peripheren Nerven: Arsenverbindungen, Schwefelkohlenstoff, Tetrachloräthan, Tetrachlorkohlenstoff Schädigung der zentralen Riechbahn: CO-Vergiftung
medikamentöse Störung	s. S. 312
periphere Nervenläsion	Chorda tympani bei Fazialisparese, bei Otitis media, nach Ohrenoperationen, Schädigung des N. lingualis N. glossopharyngeus Tumoren und Läsionen der Schädelbasis, Neuralgie, nach Tonsillektomie (sehr selten!)
zentrale Geschmacksstörung	CO-Vergiftung, Hirnkontusion, Hirnrindenerkrankung, Zerebralsklerose, progressive Paralyse
endokrin bedingt	Schwangerschaft, Diabetes mellitus, Hypothyreose, Nebenniereninsuffizienz
Sonstiges	radiogene Geschmacksschäden, Zahnersatz (mechanisch, chemisch), Zink- und Kupfermangel, Vitaminmangel (A, B_2)

daß geeignetes (auch antigenes) Fremdmaterial im Bereich der Tonsillenkrypten über das retikulierte Epithel in das Tonsillenparenchym eindringen kann. Andererseits wird zelliges Material (Lymphozyten, segmentkernige Leukozyten, Zelldetritus) auch in relativ großer Menge aus Tonsillenparenchym und retikuliertem Epithel in die Kryptenlumina ausgeschieden und gelangt von hier aus in die Mundhöhle. Die Menge der auf diese Weise täglich in den Digestionstrakt gelangenden Rundzellen aus *einer* Tonsille wurde mit einer Größenordnung von 100 Millionen angegeben! Nicht sicher bekannt ist bis heute die besondere Funktion dieser die Tonsillen in Richtung Mundhöhle verlassenden Rundzellen; sehr wahrscheinlich handelt es sich um Abwehraufgaben an der ,,inneren Oberfläche" des Organismus. Unabhängig davon produzieren die lymphoepithelialen Organe aber auch immunaktive lymphatische Zellen der B- und der T-Reihe, die sie – wie alle anderen lymphatischen Organe – in den allgemeinen Kreislauf (Blut- und Lymphgefäße) abgeben.

Kurz zusammengefaßt läßt sich nach heutiger Kenntnis über die *Funktion der Tonsillen* folgendes sagen:

1. Kontrollierte und geschützte Kontaktstellen des Organismus mit der pathogenen und antigenen Umwelt (,,physiologische Wunde") zum Zweck der ,,immunologischen Aufklärung". Speziell bei Kindern auch im Sinne einer Adaptation an die Peristase.
2. Produktion von Lymphozyten.
3. Prägung von B- und T-Lymphozyten auf aktuelle Antigene sowie Produktion von spezifischen Messenger-Lymphozyten und Memory-Lymphozyten.
4. Bereitstellung spezifischer Antikörper (nach Produktion entsprechender Plasmazellen [sämtliche Immunglobulinarten kommen im Tonsillengewebe vor!]).
5. Ausschüttung aktuell immunstimulierter Lymphozyten (sowohl der humoralen wie der zellvermittelten Immunität) in die Mundhöhle und den anschließenden Digestionstrakt.
6. Bereitstellung und Abgabe der gleichen immunaktiven Lymphozyten auch an den Blut- und Lymphkreislauf (Information dieser Teile des Immunsystems [Milz, Lymphknoten] über die aktuelle Antigensituation am Beginn der ,,inneren Oberfläche" des Organismus) (,,stille Feiung").

Pathophysiologische Gesichtspunkte: Die Zunahme des lymphoepithelialen Gewebes während der frühen kindlichen Entwicklung erklärt sich aus den immunbiologischen Aufgaben, die ihm zukommen. Diese Größenzunahme ist primär nur Ausdruck einer lebhaften Abwehrfunktion des kindlichen Organismus gegenüber antigenen Stoffen aus der Umwelt. *Tonsillenhyperplasien* wären aus diesem Blickwinkel also durchaus zu begrüßen; sie sind keineswegs Ausdruck einer übermäßigen Entzündung. Da die Tonsillen aber an ohnehin engen Stellen des Atem- und/oder Digestionstraktes liegen (Nasenrachen, Isthmus faucium), bewirkt ihre Volumenzunahme *von einer bestimmten Größe ab* eine zunehmende Einengung des Querschnitts dieser lebenswichtigen Zugangswege und damit erhebliche Schädigungen des Gesamtorganismus (Abb. 3.**11a** u. **b**). Es kann im Extremfall sogar zu einem sog. „Apnoe-Syndrom" (obstruktive Schlafatmung; „SIDS") kommen.

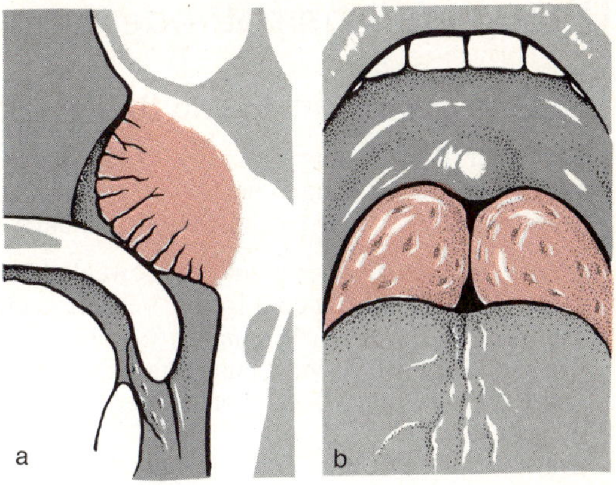

Abb. 3.**11a** u. **b** Verlegung des Nasopharynx durch hyperplastische Rachenmandel (**a**) und des Oropharynx durch hyperplastische Gaumenmandeln (**b**)

Dies ist der Grund, weshalb bei Abwägen der (immunologischen) Vorteile und (pathophysiologischen) Nachteile letztere überwiegen können und deshalb Atmung und/oder Nahrungsaufnahme behindernde hyperplastische Tonsillen entfernt werden *müssen*.

Nur die *Gaumenmandel* hat in ihrem Bauplan schlitzförmige, baumartig verzweigte, den ganzen Tonsillenkörper durchsetzende, schlecht drainierbare *Krypten*. Solange die Entleerung dieser Spalten zur Mundhöhle hin gewährleistet ist, ist auch die Funktion der Tonsillen nicht gefährdet. Stagniert – durch anatomisch bedingte oder erworbene (entzündliche Strikturierung!) Stenosen – der physiologische Inhalt der Krypte, so bildet er einen idealen Nährboden für Mikroorganismen. Es entstehen Bakterien – und/oder Pilzkolonien und konsekutiv chronische Eiterungen (Kryptitis) und kleine Abszesse (Kryptenabszesse), auch oberflächliche Ulzerationen an der Kryptenoberfläche – also pathologisch-anatomisch eine *chronische Tonsillitis*. Eine solche ist somit keineswegs an die Größe der Tonsille gebunden! Abb. 3.**8** zeigt, wie nahe und ungeschützt die oberflächlichen Tonsillenkapillaren am Kryptenlumen verlaufen und damit dem (infektiösen oder toxischen) Krypteninhalt relativ ungehinderten Eintritt in den Gesamtkreislauf des Organismus ermöglichen. Klinische Gesichtspunkte s. S. 351.

Laut- und Sprachbildung

Mundhöhle und Pharynx sind als variabler Resonanzraum wesentlich an der Klangfarbe von Stimme und Sprache mitbeteiligt (s. S. 557) und die Zunge ist im Zusammenspiel mit dem Gaumen bei der Entstehung der Sprache (Bildung der Konsonanten und Formung der Vokale) notwendig (s. Abb. 8.**1** und S. 558). Trotzdem ist es erfahrungsgemäß – z. B. bei Tumoroperationen – möglich, große Teile der Zunge zu entfernen und dennoch sehr oft eine gute Verständlichkeit der Sprache zu erhalten.

Untersuchungsmethoden

Inspektion, Palpation und Spiegeluntersuchung

Unter guter Beleuchtung mit einem Stirnreflektor oder einer Stirnlampe sowie unter Zuhilfenahme von zwei Mundspateln (s. Abb. 2.**14b** u. **c**, S. 188, 3.**12**, 3.**13**, S. 318 f.) ist zu achten auf:

- Farbe und normale, symmetrische Beweglichkeit der Lippen. Zustand von Haut und Schleimhaut der Lippen; Veränderungen der Oberfläche, Ulzerationen, Verhärtungen; Schmerzhaftigkeit.
- Bei geöffneten Lippen: Zahnausstattung – Stellung und Biß; Symmetrie der Kieferkonturen; Beweglichkeit der Mandibel und Funktion der Kiefergelenke.
- Bei geöffnetem Mund: Form und Beweglichkeit der Zunge (Hypoglossusparese: Zunge weicht zur *gelähmten* Seite ab), bei angehobener Zunge: Zustand des Mundbodens und der beiden Karunkeln (evtl. Zuhilfenahme eines Mundspatels). Beurteilung der Oberfläche und Konsistenz der Zunge sowie der Sprechfunktion.
- Beurteilung der Schleimhautbeschaffenheit im Mund- und Wangenbereich (Farbe, feucht, trocken, Auflagerungen, Ulzerationen, Neubildungen, Sensibilitätsstörungen).
- Zustand des harten und weichen Gaumens, seitengleiche Innervation (bei Gaumensegellähmung weicht die Uvula nach der *gesunden* Seite ab!). Prüfung der Innervation der Schlundmuskulatur.
- Aufspreizen des oberen und unteren Mundvorhofs mit einem Mundspatel.
- Inspektion des Ausführungsganges der Parotis (Wange gegenüber dem zweiten Molaren oben).
- Unter Zuhilfenahme zweier Mundspatel (Abb. 3.**13**) Kontrolle der Gaumenmandeln, der Zungenmandeln und der Schleimhaut der Rachenhinterwand (normalerweise gelblich bis blaßrot, feucht und glänzend). Achte auf Trockenheit, Beläge, firnisartige Borken, gelbe Eiterstraßen.

Tonsillenuntersuchung: Mit der linken Hand wird *vorsichtig* ein Zungenspatel auf den seitlichen Zungenrücken (*nicht* auf den Zungengrund, sonst Würgreflex!) aufgelegt und die Zunge sanft abwärts gedrückt. Sobald die Tonsillenbucht zu übersehen ist, führt die andere Hand einen zweiten Spatel zwischen aufsteigenden Unterkieferast und Tonsille, setzt die Spatelkante behutsam am vorderen Gaumenbogen hinter der sich abzeichnenden Tonsillenkontur auf und luxiert die Tonsille aus der Tonsillennische Richtung Mundhöhle. Dabei versucht man Material aus den sichtbaren Kryptenöffnungen herauszudrücken. Man achtet ferner auf die Größe der Tonsillen, ihre bindegewebige Fixierung in der Tonsillennische („Luxierbarkeit"), die Farbe und Beschaffenheit der Schleimhaut in der Tonsillenumgebung (Gaumenbögen) sowie die Farbe und Beschaffenheit der Tonsillenoberfläche (auch Beläge!) und des exprimierten Krypteninhalts sowie auf evtl. Unterschiede des Tonsillenbefundes bei Vergleich beider Seiten. Es folgt die *Palpation der Lymphknoten* im Kieferwinkel, am Unterkieferrand sowie submandibulär und submental (s. Abb. 6.**11** und 6.**16a–e**, S. 484, 493).

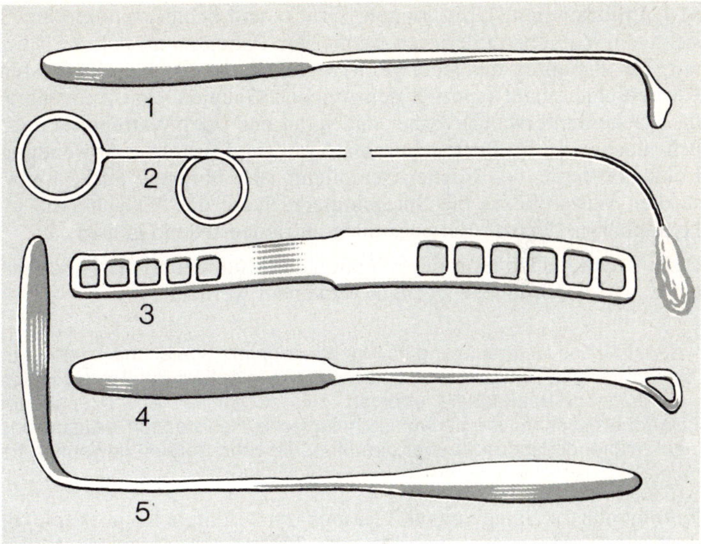

Abb. 3.**12** Instrumente für Mund und Rachenbereich: 1 Reichertscher Haken, 2 langer gebogener Watteträger, 3 Mundspatel nach Brünings, 4 Zungenspatel nach Türck, 5 abgewinkelter Zungenspatel für Zungengrund

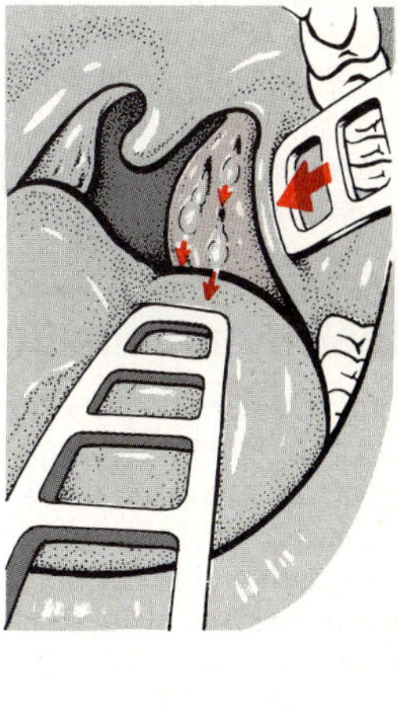

Abb. 3.**13** Untersuchung der Gaumenmandel mit zwei Mundspateln

Verdächtige Bezirke im Bereich des Mundes und des Zungengrundes sollten stets auch *palpiert* werden. Ein mit Gummifingerling oder -handschuh bekleideter Zeigefinger tastet behutsam den verdächtigen Bereich auf Indurationen, Infiltrationen, Ulzerationen, Druck- und Schmerzpunkte ab. Bei vorsichtigem Vorgehen tolerieren die meisten Patienten dies ohne Schwierigkeiten. Bei Patienten mit niedriger Würgreflexschwelle kann man Mund- und Rachenschleimhaut (speziell den weichen Gaumen, den Zungengrund und die Rachenhinterwand) vorher mit Spray und/oder Wattepinsel unempfindlich machen (z. B. Pantocain oder Xylocain 1 %). Die Anwendung dieser Lokalanästhesie des Rachens empfiehlt sich übrigens auch, wenn wegen starken Würgreflexes die Spiegeluntersuchung des Nasopharynx und/oder Hypopharynx-Larynx-Bereichs nicht zufriedenstellend gelingt.

Beim Kleinkind kann für die Palpation des Mundes und des Nasopharynx die auf S. 193 beschriebene Technik verwendet werden.

Beachte: Die Untersuchung im Mundbereich mit Spatel und/oder Finger muß mit zarter und ruhiger Hand unter vorheriger Aufklärung des Patienten über die folgende Maßnahme erfolgen. Nur so können Abwehrspannung und Würgbereitschaft vermieden, pathologische Resistenzen ertastet und eine ausreichende Übersicht über den Mund-Rachen-Bereich gewonnen werden.

Es folgt nun die Spiegelung des Nasopharynx (hintere Rhinoskopie) und/oder die des Hypopharynx und Larynx. Technik der hinteren Rhinoskopie, s. S. 191, die der indirekten Laryngoskopie s. S. 395, Einsatz des Lupenendoskops s. S. 203.

Die indirekte Spiegeluntersuchung des Hypopharynx kann – bei mächtigem oder infiltriertem Zungengrund, bei Schmerzhaftigkeit oder Würgebereitschaft – sehr schwierig sein. In diesen Fällen ist die Anwendung der *transnasalen Hypopharyngoskopie* mit einem flexiblen Endoskop ratsam.

Merke: Bei *klinischem Tumorverdacht* muß das *gesamte* Lymphknotenareal des Kopfes und Halses sorgfältig palpiert werden (s. S. 492).

Instrumentelle Endoskopie

Für schwierige und/oder unklare Lokalbefunde, die durch die Spiegeluntersuchung allein nicht geklärt werden können, stehen folgende endoskopische Untersuchungsmöglichkeiten zur Verfügung, die – abgesehen vom Lupenendoskop, welches meist keine Anästhesie erfordert – zwar in Lokalanästhesie anwendbar sind, im Interesse des Patienten jedoch besser in Narkose (Intubationsnarkose) ausgeführt werden sollten:

- Lupenendoskop mit indirektem optischem Strahlengang (s. S. 203 und Abb. 2.**25**),
- kurze gerade Endoskopierohre (Hypopharyngoskop) oder normale Ösophagoskopierohre (s. S. 460 und Abb. 5.**3**),
- Stützlaryngoskop (s. S. 398 und Abb. 4.**8**).

Röntgenuntersuchung

Der *Nasopharynx* läßt sich in der *seitlichen Schädelprojektion* gut darstellen (z. B. Nachweis eines Tumors, einer vergrößerten Rachenmandel usw.). Für den Nachweis einer *Choanalatresie* ist diese Projektion ebenfalls (nach Füllung der Nasenhöhle mit Kontrastmittel) geeignet.

Für die Darstellung von Tumorbegrenzungen bzw. tumorbedingten Destruktionen im Nasopharynxbereich kommen vor allem die *Tomographie*, die *Computertomographie*, die Kernspintomographie (MRI = *M*agnetic *R*esonance *I*maging) und gelegentlich auch die *Szintigraphie* in Frage; für die präoperative Abklärung z. B. des gefäßreichen Nasenrachenfibroms (s. S. 384) die beidseitige *Karotisangiographie* und die sog. *superselektive Angiographie* zur Identifizierung einzelner Karotisäste (z. B. als Vorbereitung für eine Embolisation; s. S. 386).

Der *Hypopharynx* stellt sich am besten unter Füllung mit einem *Kontrastmittel* (Gastrografin, Barium usw.) dar („Breipassage", „Breischluck"). Die Breipassage ist ebenso bei Divertikeln, Stenosen und Schluckstörungen diagnostisch sehr ergiebig.

Seitliche (Leer-)*Aufnahmen* des Halses und der oberen Thoraxregion können den Sitz kontrastgebender Fremdkörper in Hypopharynx und oberem Ösophagus lokalisieren. Bei entzündlichen Weichteilschwellungen und/oder traumatischem Lufteintritt (Emphysem) ins parapharyngeale Gewebe (Pharynxverletzungen, pharyngeale Abszesse, Mediastinaleiterung usw.) kann diese Projektion sehr aufschlußreiche Befunde ergeben.

Zur röntgenologischen Darstellung der Speicheldrüsen (Sialographie und Szintigraphie) s. S. 535.

Untersuchung des Speichels

Siehe S. 531 ff.

Prüfung des Geschmacksvermögens (Gustometrie)

Für die *orientierende Geschmacksprüfung* hat es sich bewährt, Substanzen, die die vier Geschmacksqualitäten süß, salzig, sauer und bitter repräsentieren, in Konzentrationsabstufungen auf die Zunge zu applizieren und die niedrigste noch wahrgenommene Konzentration (Schwelle) zu bestimmen.

Für eine orientierende Geschmacksprüfung verwendet man die Börnsteinschen Konzentrationen: Glukose 4 %, 10 %, 40 %; Natriumchlorid 2,5 %, 7,5 %, 15 %; Zitronensäure 1 %, 5 %, 10 %; Chinin 0,075 %, 0,5 %, 1 % (möglichst keine abgestandenen Lösungen!). Der Geschmackseindruck wird, abhängig von Testort, Temperatur der Lösung und Größe des Applikationsareals, nach 0,5–4 Sek. wahrgenommen. Man appliziert die Testlösung mit Tropfpipette oder besser mit kleinen Stückchen Löschpapier (Größe etwa 1 cm^2) abwechselnd auf die rechte und linke Zungenseite. Für die Praxis ist die Festlegung der *Erkennungsschwelle* in der Regel ausreichend.

Statt mit Geschmacksstofflösungen kann man auch mit elektrischem Strom (Anodenstrom, normale Schwelle beim Erwachsenen zwischen 2 und 7 μA) die Geschmacksrezeptoren reizen. Diese *Elektrogustometrie* bietet zahlreiche methodische Vorteile. Sie wird in der Regel nur in der fachärztlichen Praxis und der Klinik eingesetzt.

Der Klinik ist wegen der aufwendigen Apparatur auch die sog. *objektive Gustometrie* vorbehalten, bei welcher entweder reflektorisch auf einen Geschmacksreiz auftretende Änderungen des Atemwiderstandes der Nase oder des elektrischen Hautwiderstandes simultan aufgezeichnet werden.

Eine Zusammenstellung der häufigsten Ursachen für Störungen des Geschmacks bringt Tab. 3.**1**, S. 313.

Phoniatrische Untersuchung

Zur Analyse von Sprechfehlern (s. S. 561).

Besondere diagnostische Verfahren

Bakteriologische, mykologische und/oder virologische Abstriche:
Der Erregernachweis ist nach wie vor in aller Regel die Grundlage jeder antientzündlichen chemotherapeutischen Behandlung. Von diagnostischen Möglichkeiten der Mikrobiologie (Abstrich, Resistenzbestimmung usw.) sollte auch in der Praxis häufig Gebrauch gemacht werden.

Entnahme einer Probeexzision:
Bei Tumorverdacht, aber auch bei sonstigen klinisch unklaren Befunden muß bioptisches Material gewonnen werden. Da im Mund-Rachen-Bereich die Tumoren und Läsionen meist gut zugänglich sind, ist die Probeexzision in diesem Areal einer Punktion oder einem zytodiagnostischen Abstrich in aller Regel weit überlegen.

Klinik des Mundes und des Rachens

Leitsymptome, die auf Erkrankungen im Mund und/oder Rachen hinweisen:

- Schmerzen bei Speiseaufnahme, Kauen und/oder Schlucken,
- Schluckstörungen (Dysphagien) (s. Tab. 3.**7**, S. 366),
- „Hals“-Schmerzen,
- „Globus“-Gefühl (s. S. 368 und Tab. 3.**7**),
- Zungenbrennen (s. Tab. 3.**5**, S. 341),
- blutiges Sputum,
- „Verschleimung“,
- Foetor ex ore (s. Tab. 3.**3**, S. 335),
- Störung der Speichelsekretion (s. S. 533),
- Geschmacksstörung (s. Tab. 3.**1**, S. 313),
- Atembehinderung (s. Tab. 4.**13**, S. 443),
- Sprachstörung (s. S. 561 ff.),
- Schwellung an Kopf und Hals, Mund, Mundboden und Kieferwinkellymphknoten (s. Tab. 2.**11**, S. 268).

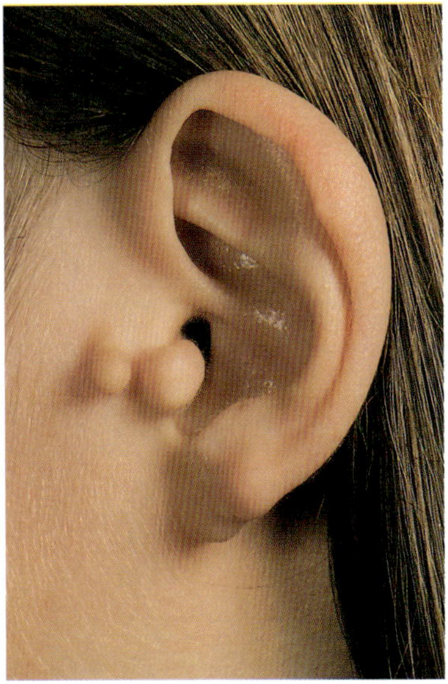

a Aurikularanhänge

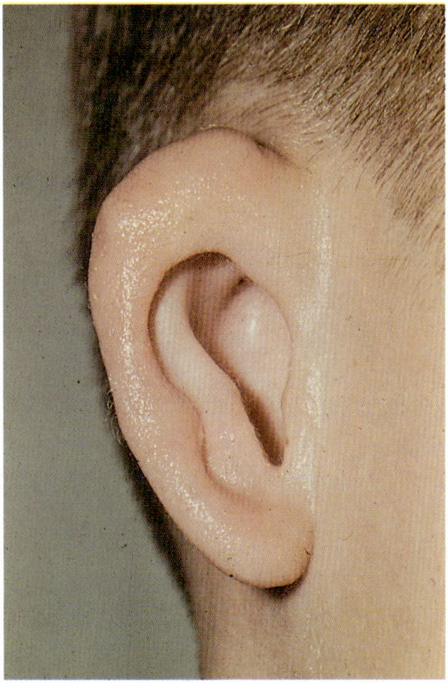

b Tassenohr

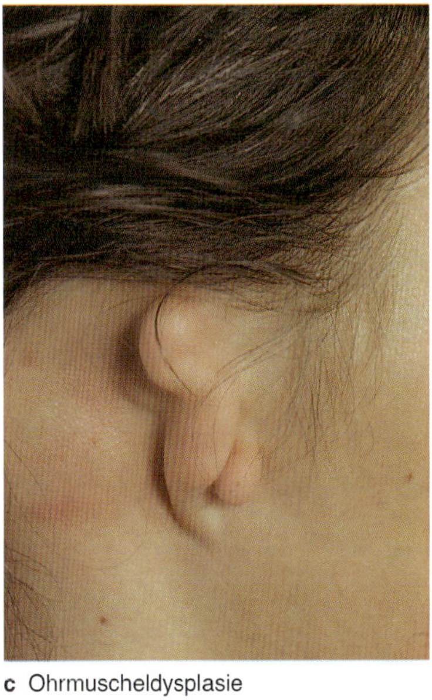

c Ohrmuscheldysplasie

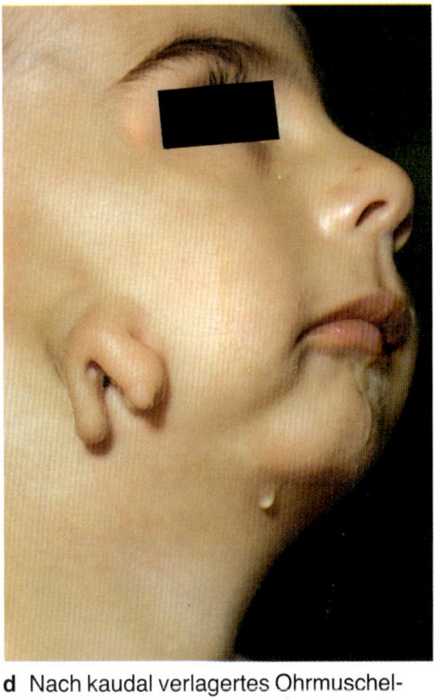

d Nach kaudal verlagertes Ohrmuschelrudiment

Farbtafel 2

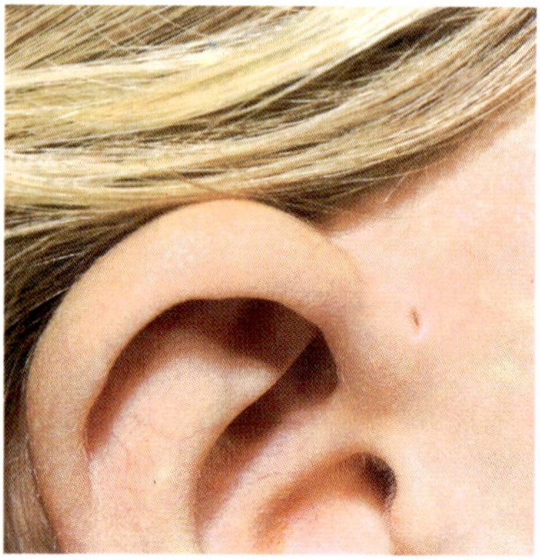

a Präaurikuläre Fistel

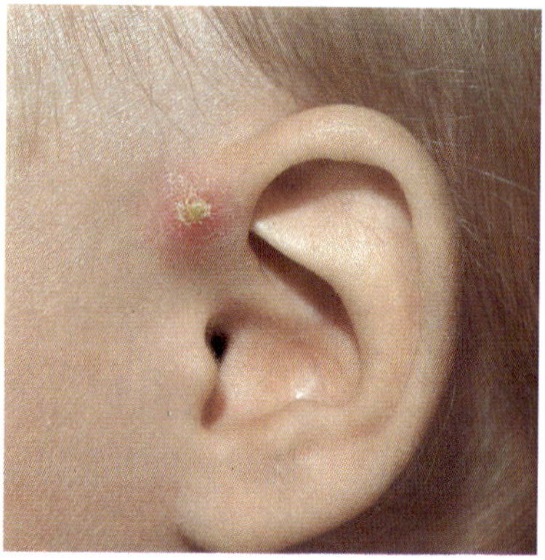

b Infizierte präaurikuläre Fistel

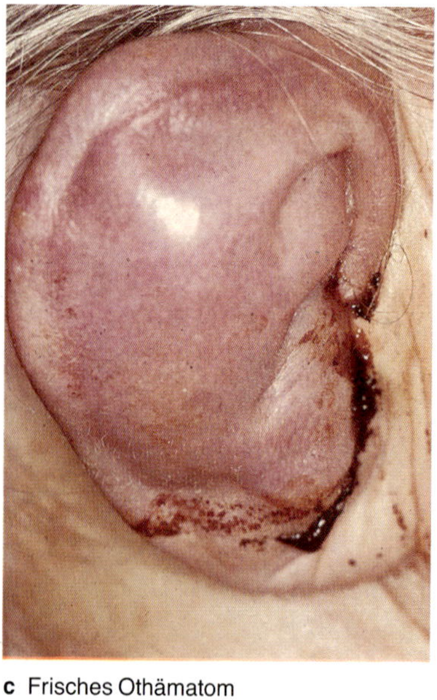

c Frisches Othämatom

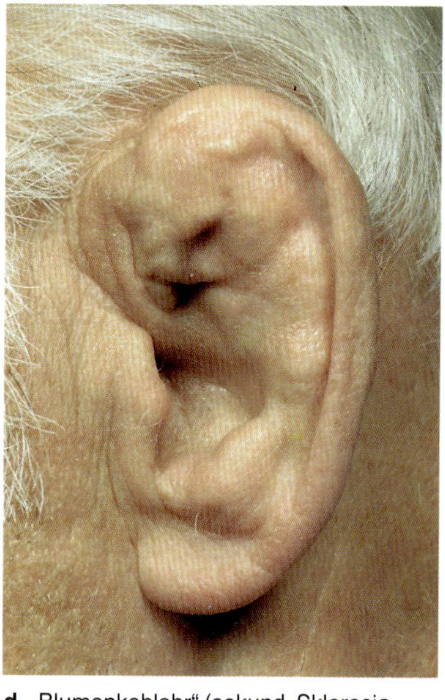

d „Blumenkohlohr" (sekund. Sklerosierung nach Othämatom)

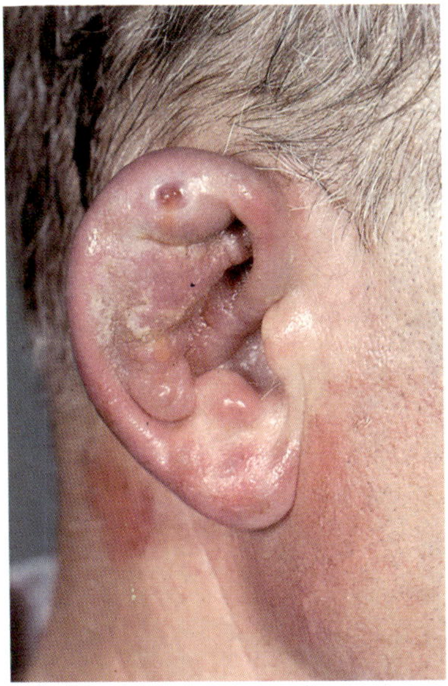

a Perichondritis

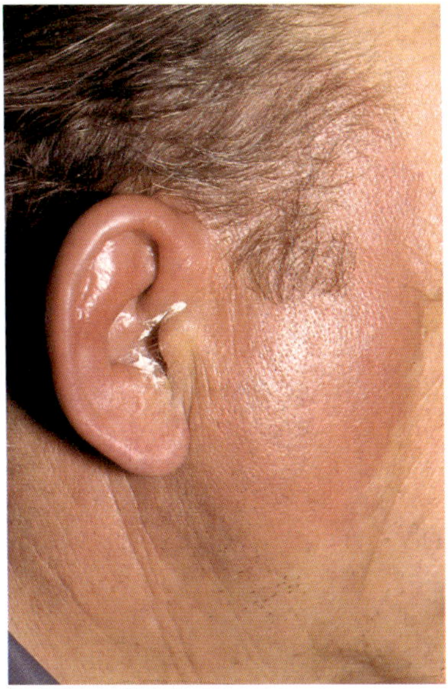

b Bullöses Erysipel

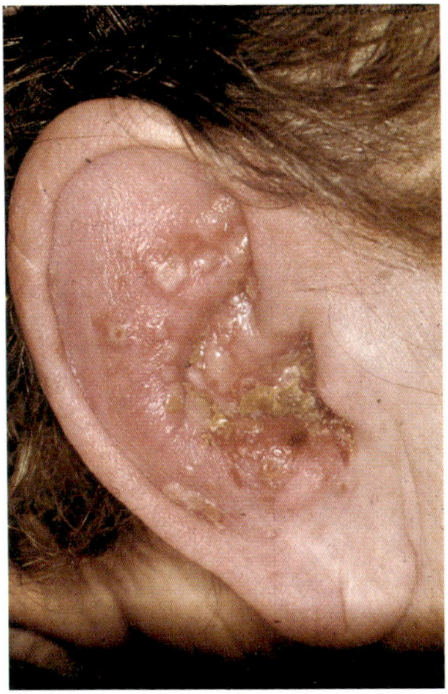

c Zoster oticus

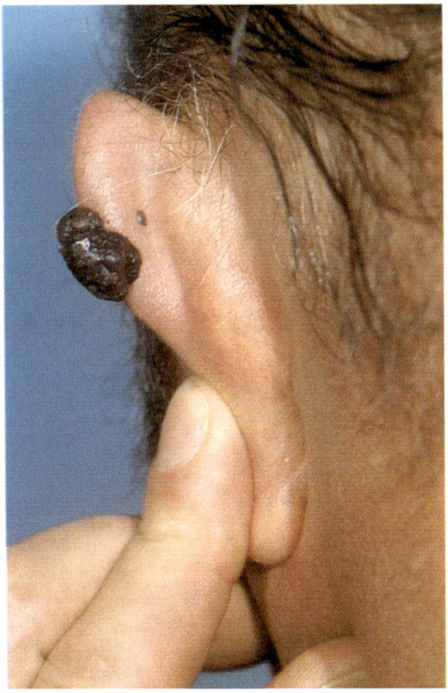

d Noduläres Melanom mit kleiner kutaner Metastase (Satellit)

Farbtafel 4

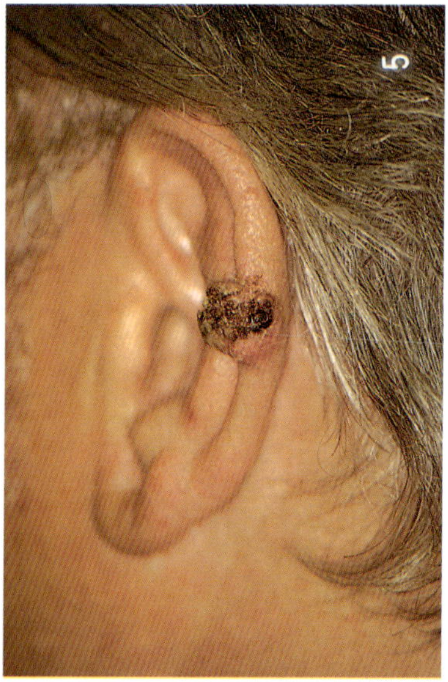

a Noduläres Basaliom

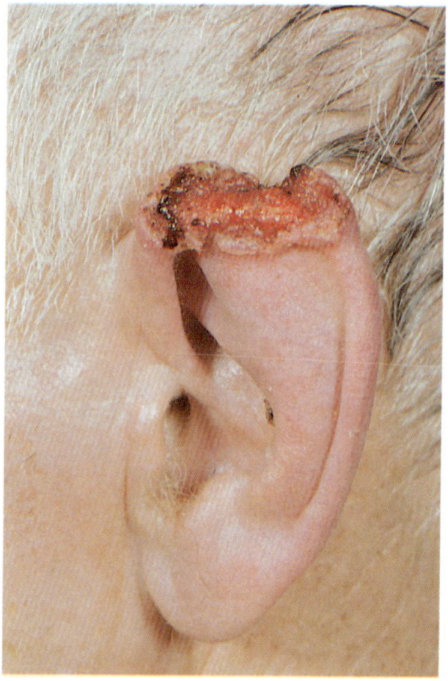

b Ulcus rodens

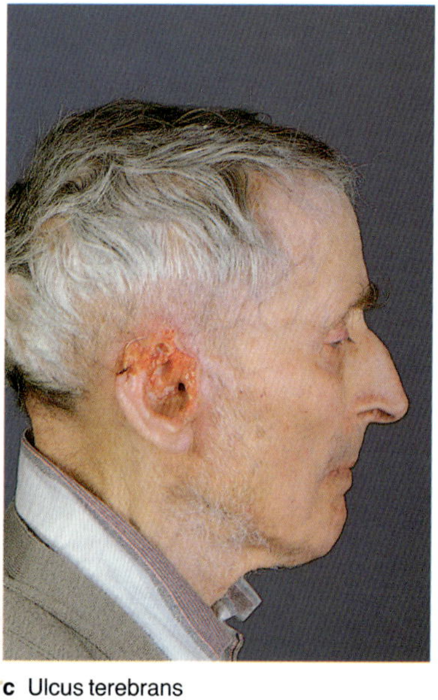

c Ulcus terebrans

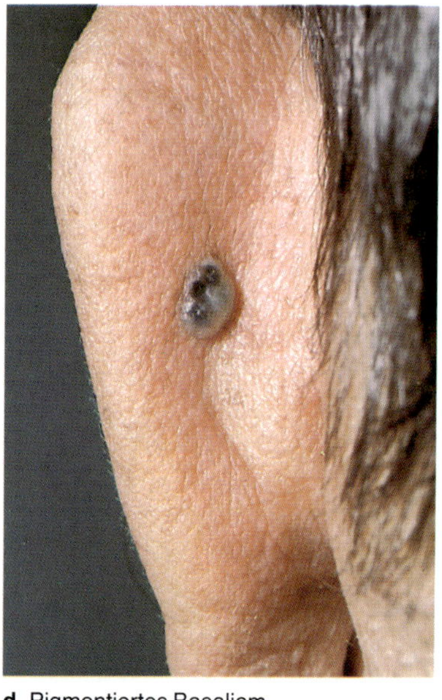

d Pigmentiertes Basaliom

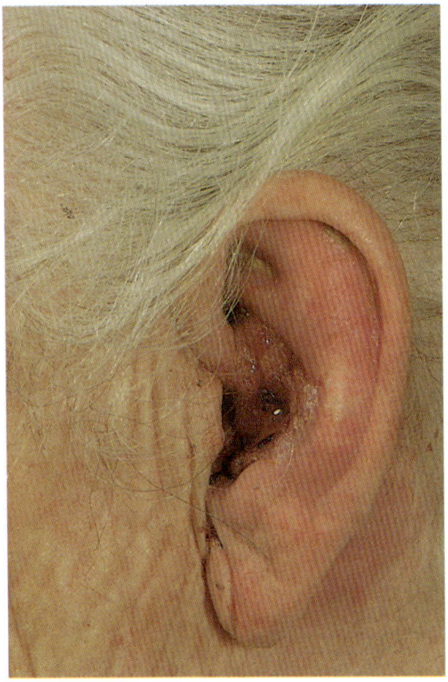

a Ohrmuschelkarzinom mit Gehörgangsinvasion

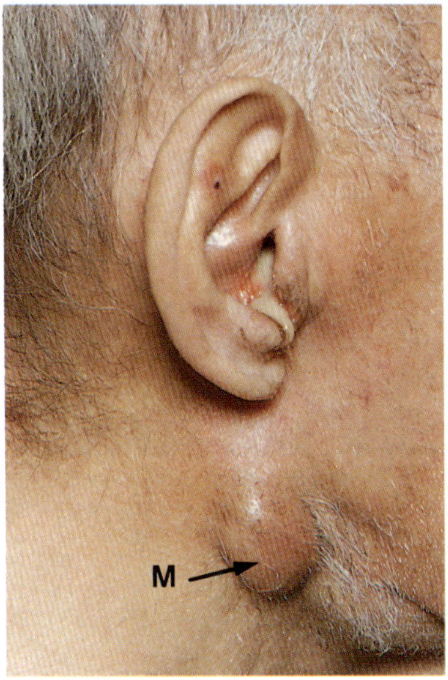

b Gehörgangskarzinom mit Lymphknotenmetastase (M)

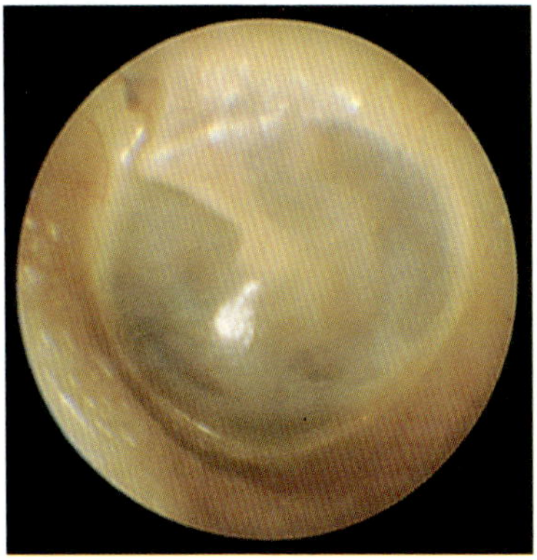

c Normales Trommelfellbild

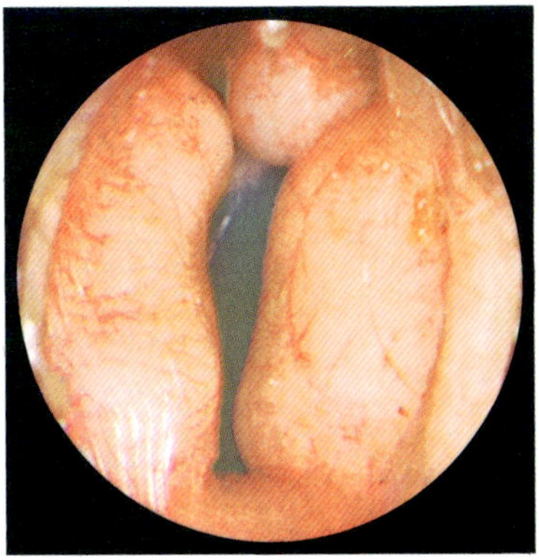

d Osteomartige breitbasige Gehörgangsexostosen

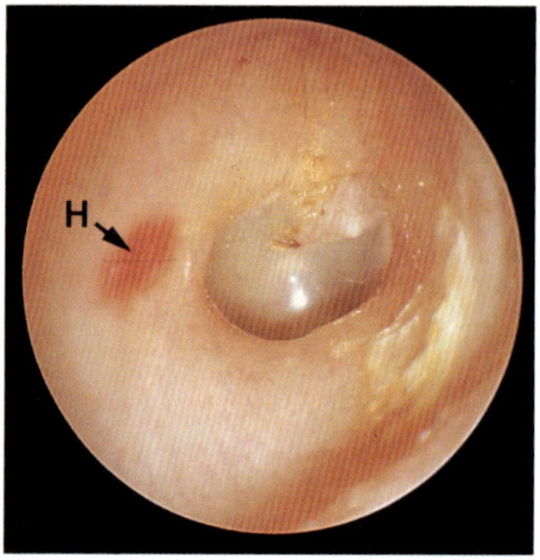

a Subepitheliales Hämatom (H) und Verteilung von Zerumen auf Trommelfell nach Selbstreinigungsversuch

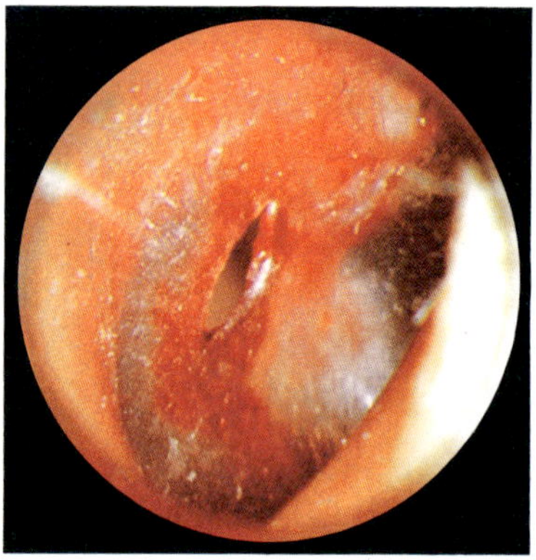

b Trommelfellperforation rechts nach Schlag

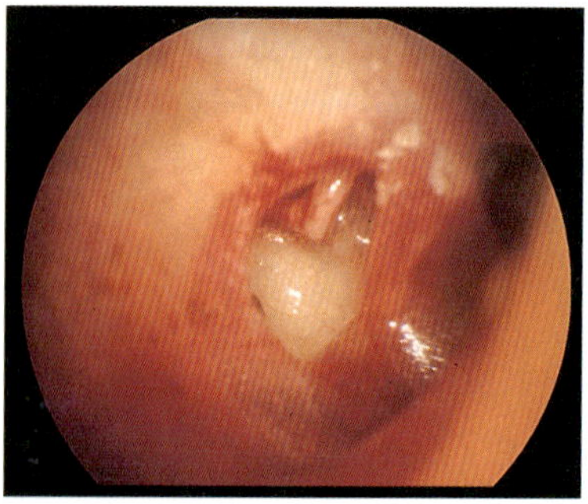

c Ausgedehnte Trommelfellperforation (kantige Ränder) mit Einblick in Pauke und auf Amboß-Steigbügel-Gelenk

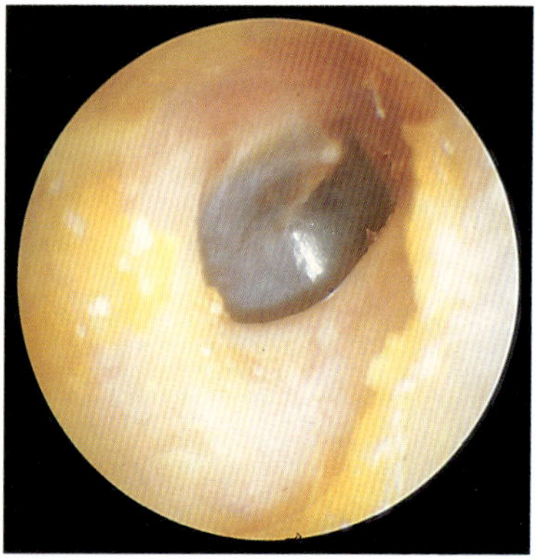

d Hämatotympanon bei Felsenbeinquerbruch

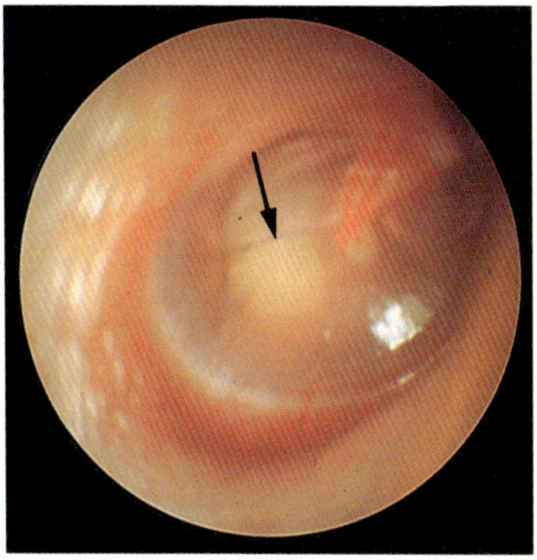

a Serotympanon (akute seröse Otitis media) mit Spiegelbildung (Pfeil) und Retraktion des Trommelfells

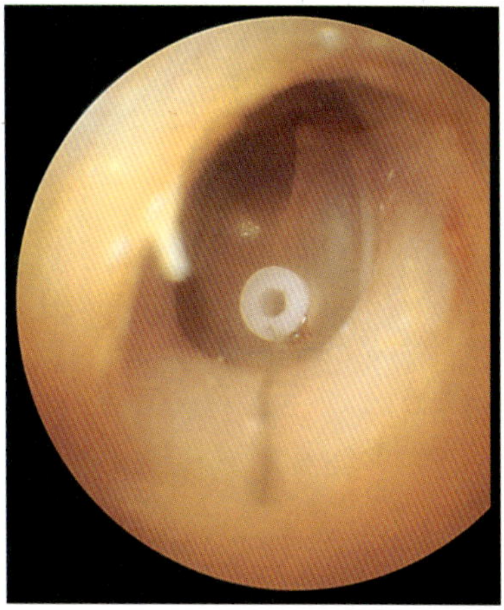

b Transtympanale Paukendrainage („Paukenröhrchen")

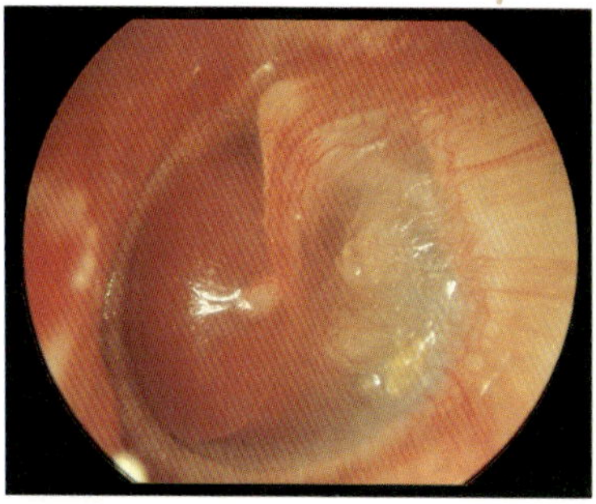

c Beginnende akute Otitis media mit radiärer Gefäßinjektion

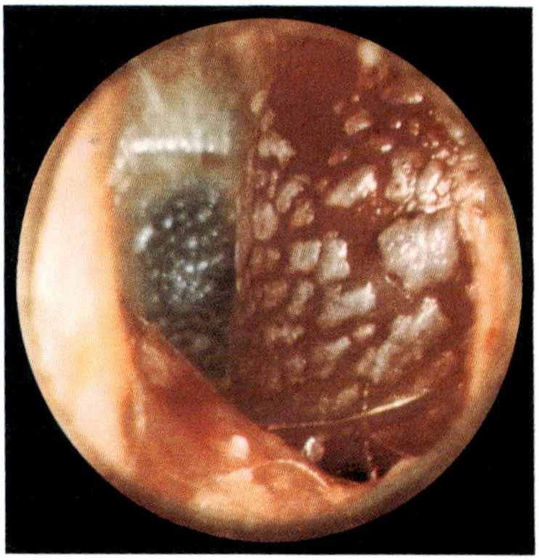

d Akute hämorrhagische Mittelohrentzündung (Grippeotitis); entdifferenziertes Trommelfell

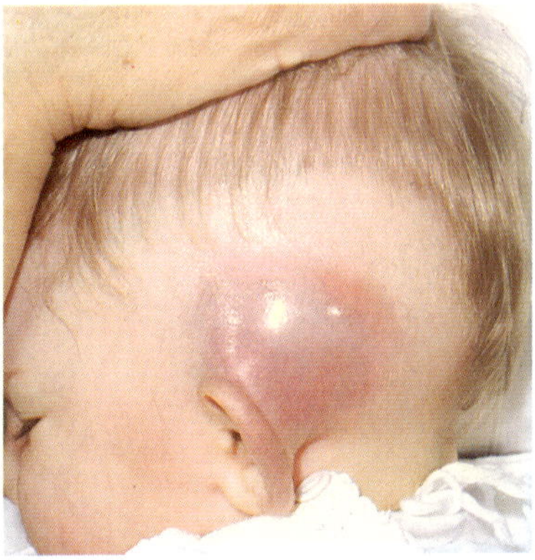

a Mastoiditis mit subperiostalem Abszeß

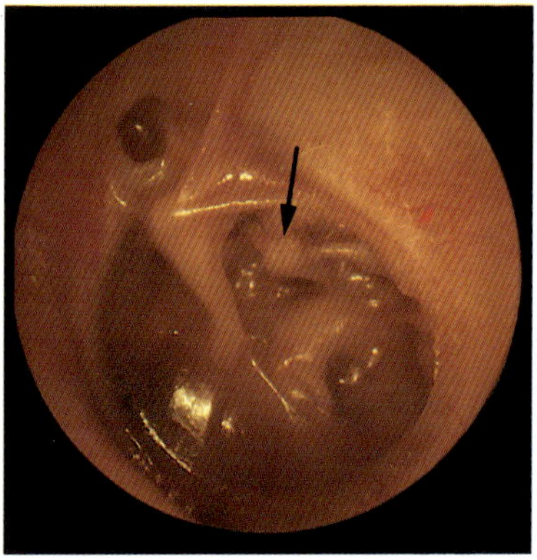

b Adhäsivprozeß mit Paukenatelektase und Retraktionstasche; Zerstörung des langen Amboßschenkels (Pfeil) (Spontantyp III)

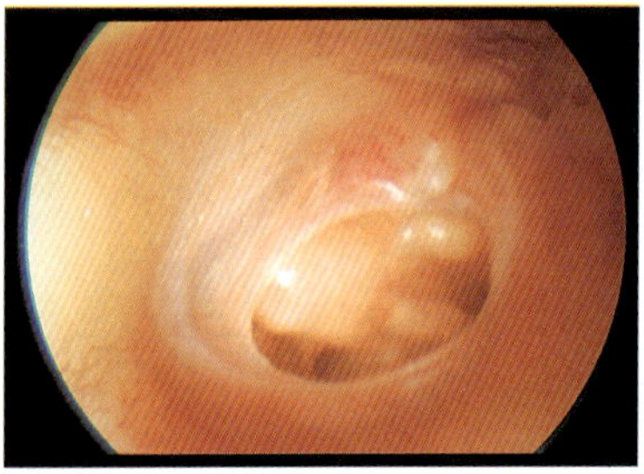

c Chronische Schleimhauteiterung mit zentraler Perforation

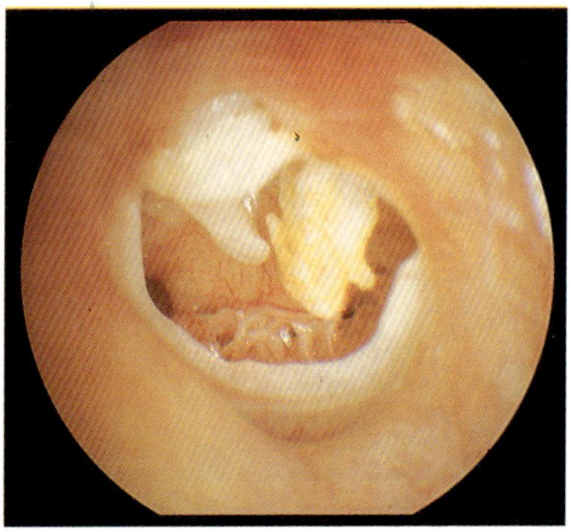

d Tympanosklerose mit zentraler Perforation und Kalkeinlagerungen

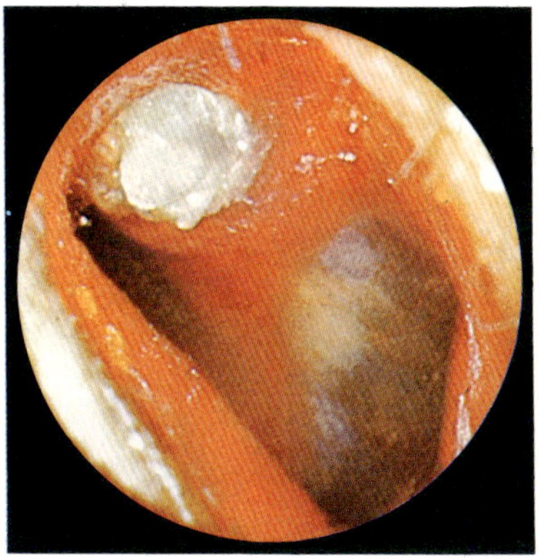

a Flaccida-(epitympanales) Cholesteatom (randständige Perforation)

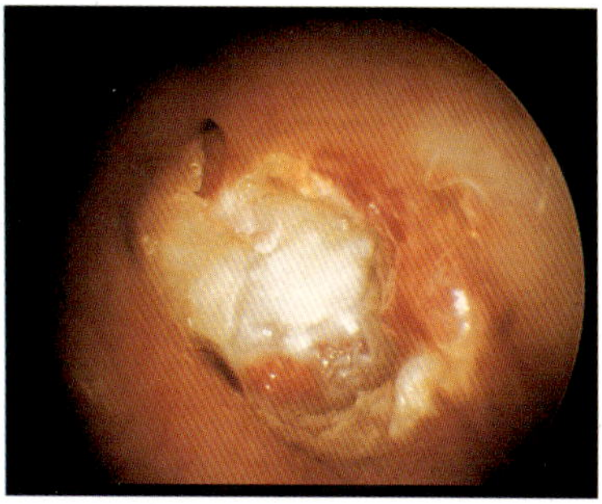

b Ausgedehntes, destruierend wachsendes Cholesteatom des gesamten Mittelohres

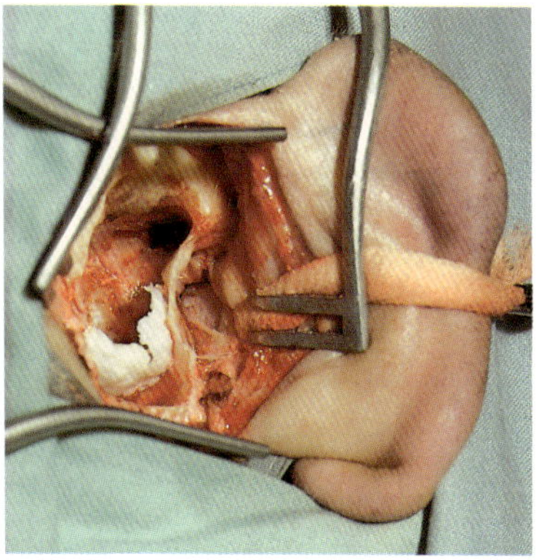

c Cholesteatom, vordringend bis zur Mastoidspitze (Operationssitus)

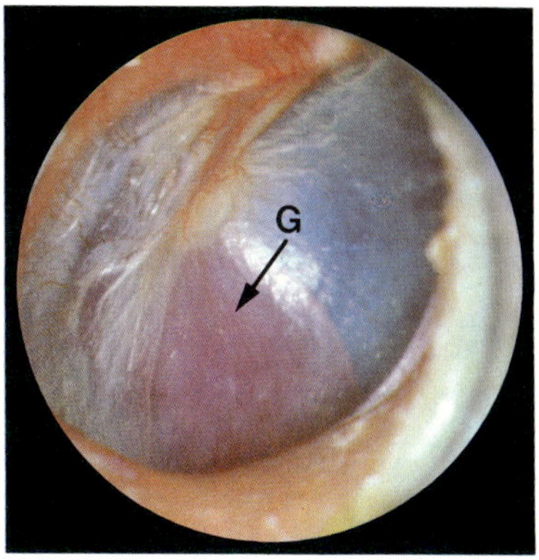

d Glomustumor (g) rechts, ausgehend vom Hypotympanum

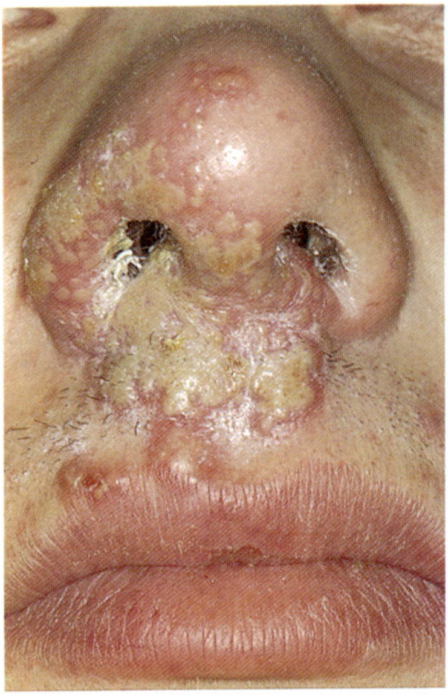

a Herpes simplex

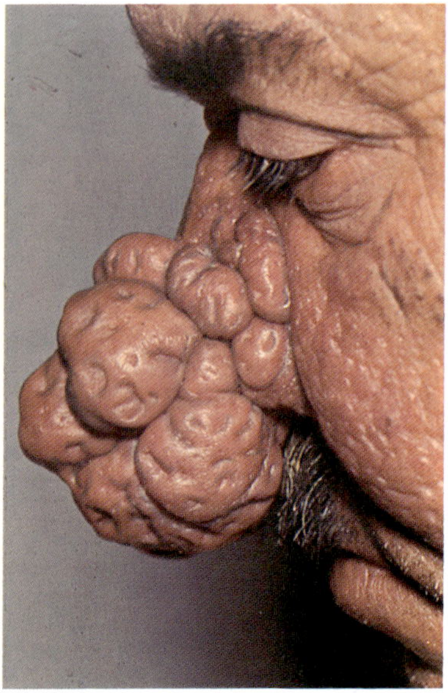

b Rhinophym

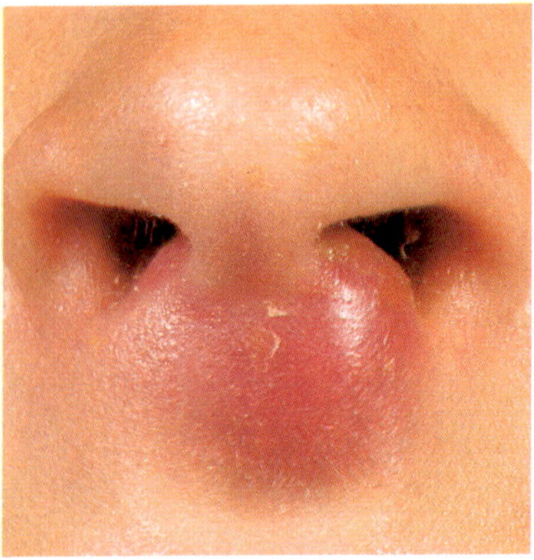

c Naseneingangsfurunkel

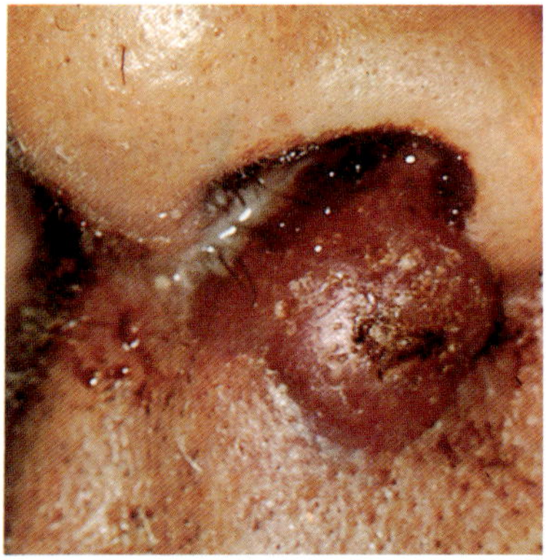

d Plattenepithelkarzinom, Naseneingang links

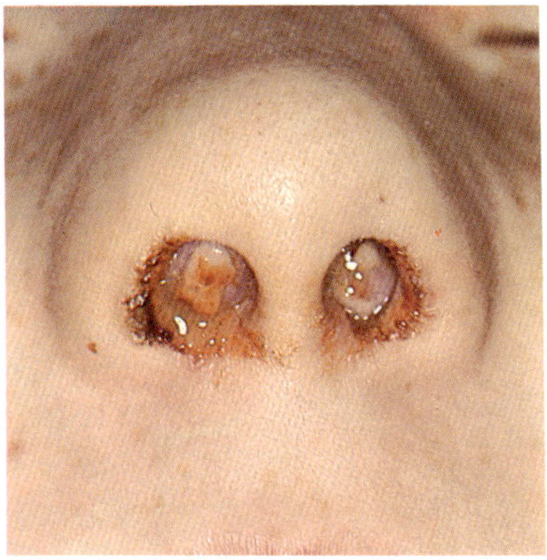

a Nasenpolypen beiderseits

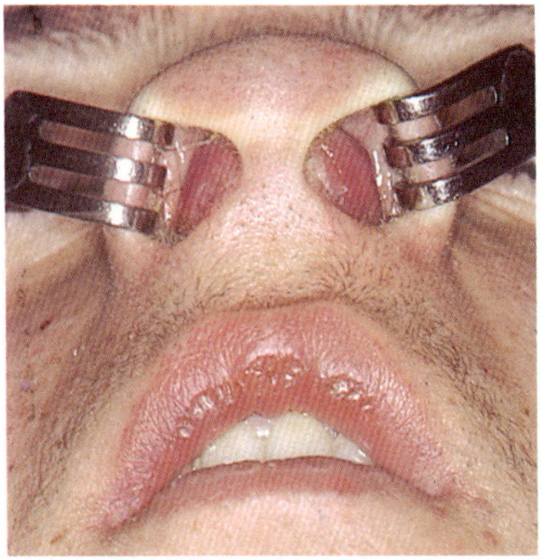

b Septumhämatom

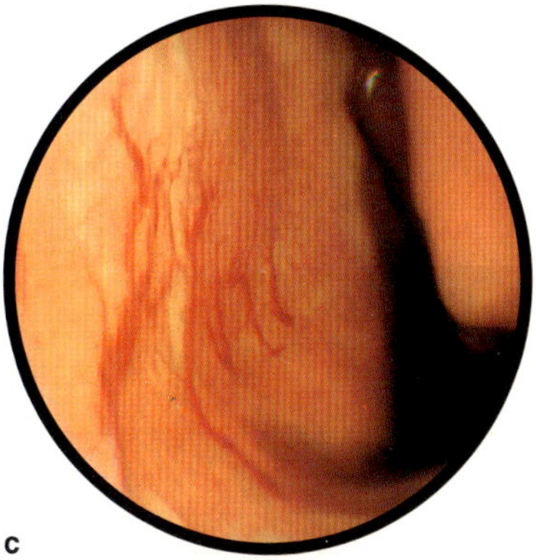

c

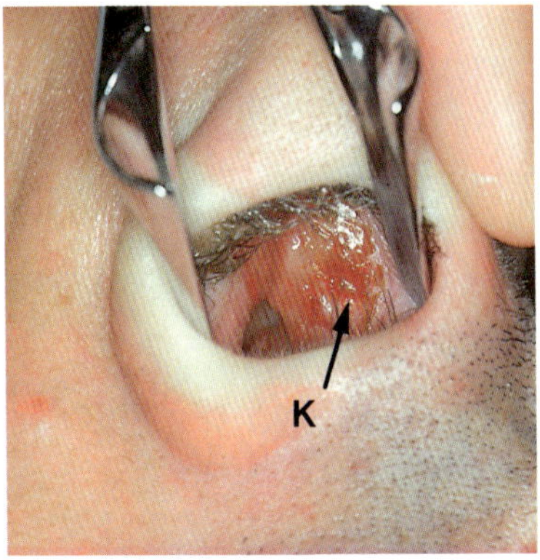

d Locus Kiesselbach (K)

c Gefäßgeflecht im Bereich des Locus Kiesselbach links

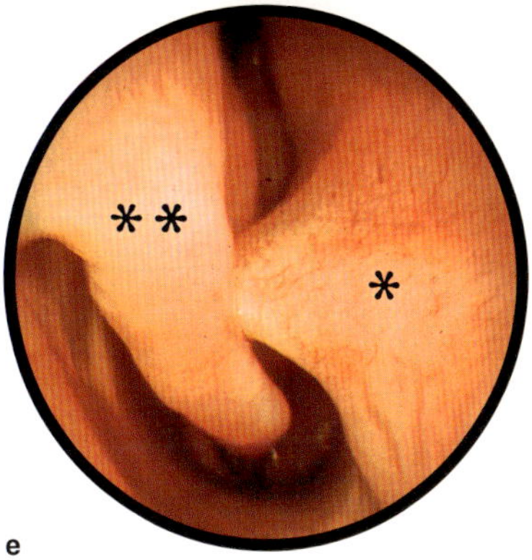

e

e Septumsporn (x), Kontakt mit der unteren Muschel (xx)

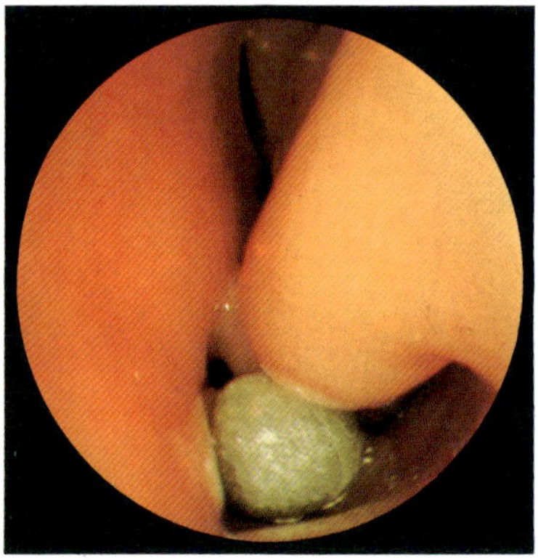

a Fremdkörper (Murmel) im linken unteren Nasengang eines Kindes

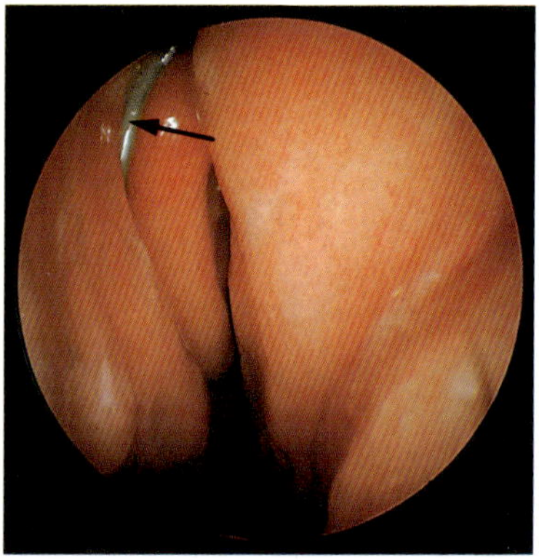

b Eitriges Sekret im mittleren Nasengang bei akuter Sinusitis (Pfeil)

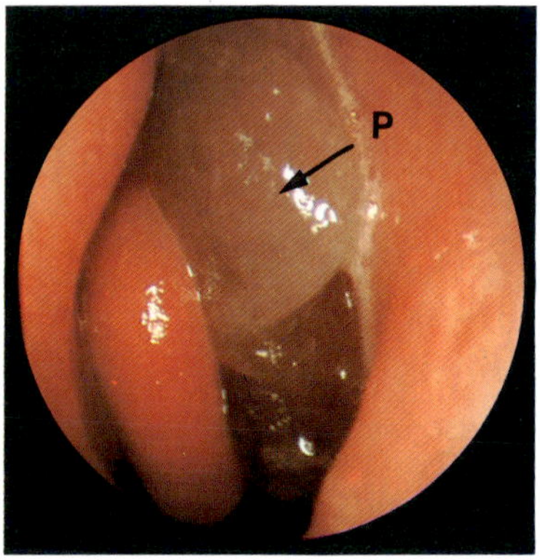

c Polyposis (P), im mittleren Nasengang bei chronischer Sinusitis

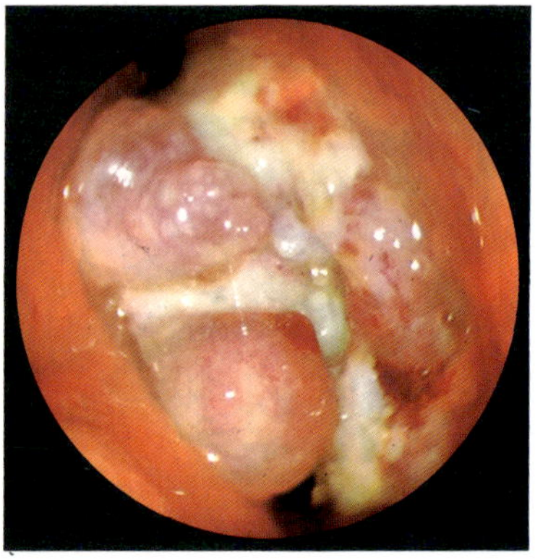

d Maligner Tumor in der Nasenhöhle links

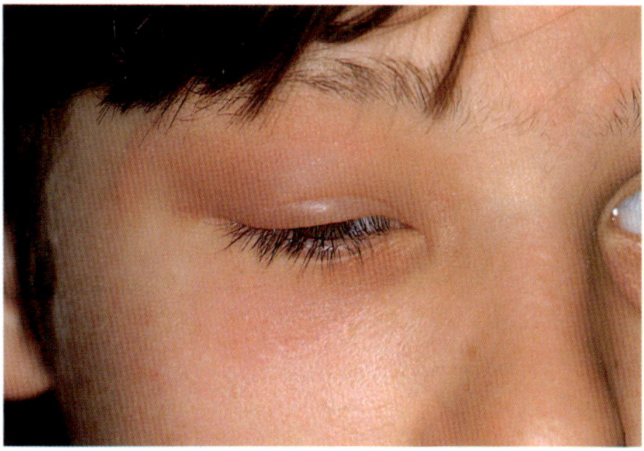

a Periostitis der Orbita

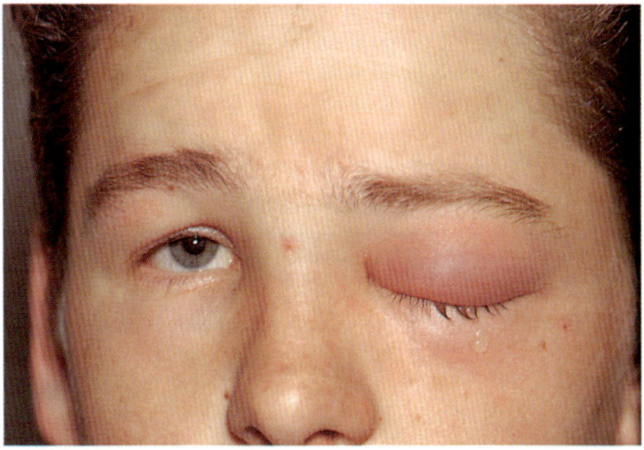

b Subperiostaler Abszeß

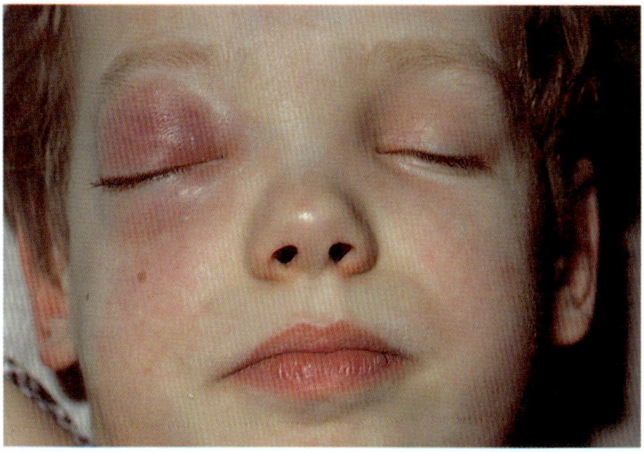

c Orbitalphlegmone

Farbtafel 14

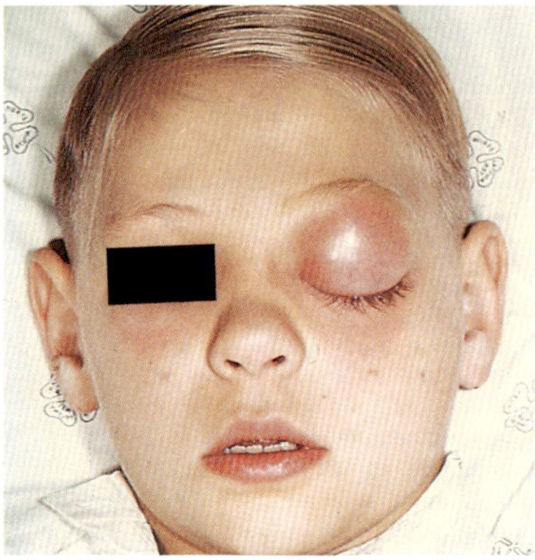

a Orbitalphlegmone, Oberlidabszeß

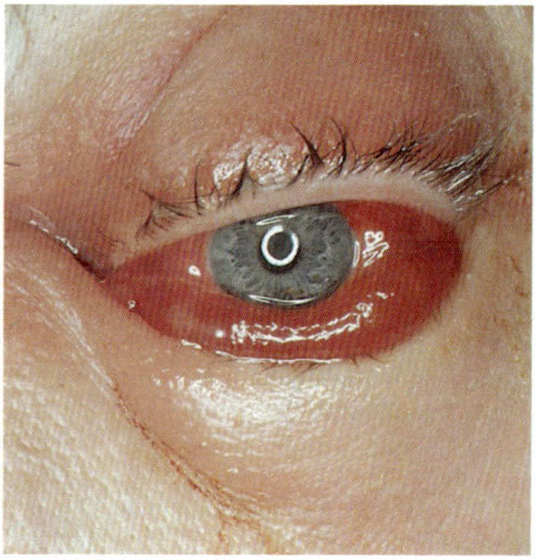

b Chemosis

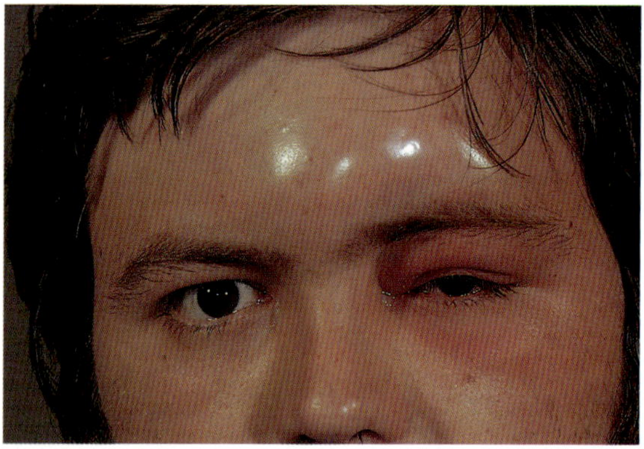

c Stirnbeinosteomyelitis bei Sinusitis frontalis mit subperiostaler Abszeßbildung im Stirnbeinbereich

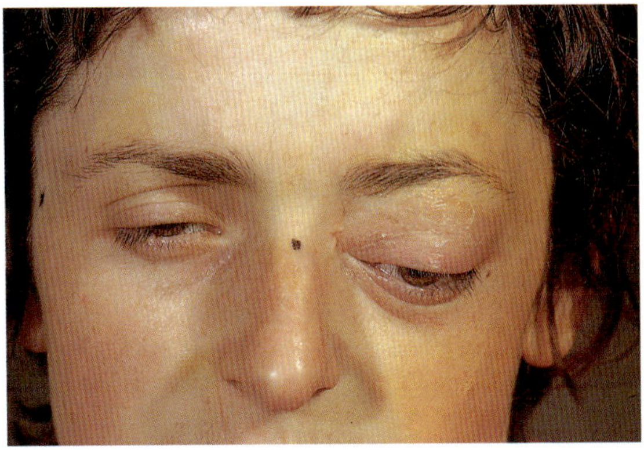

a Mukozele des Siebbeinzellsystems

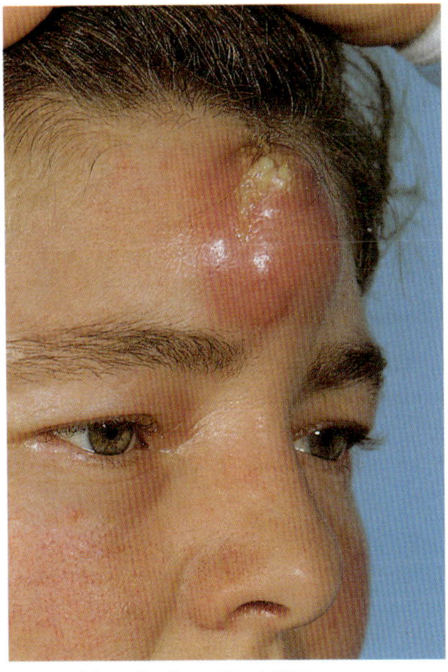

b Durchbruch einer Stirnhöhlen-pyomukozele

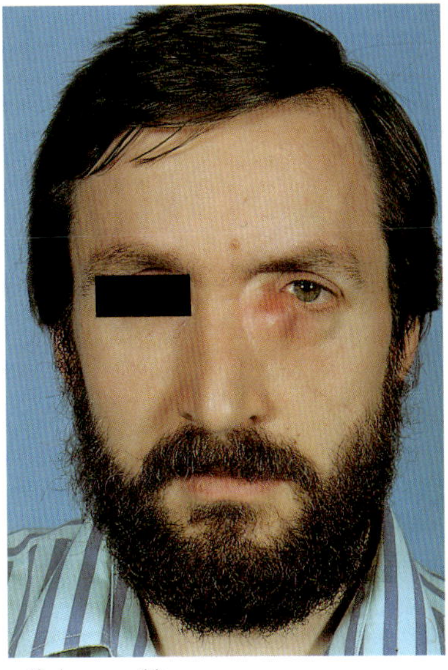

c Dakryozystitis

Farbtafel 16

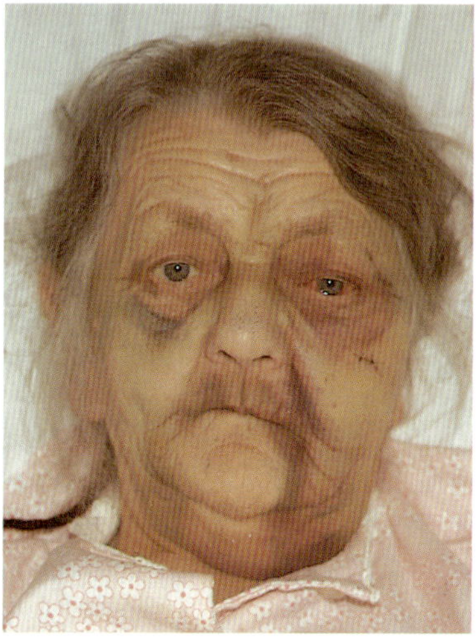

a Brillenhämatom bei frontobasaler Fraktur

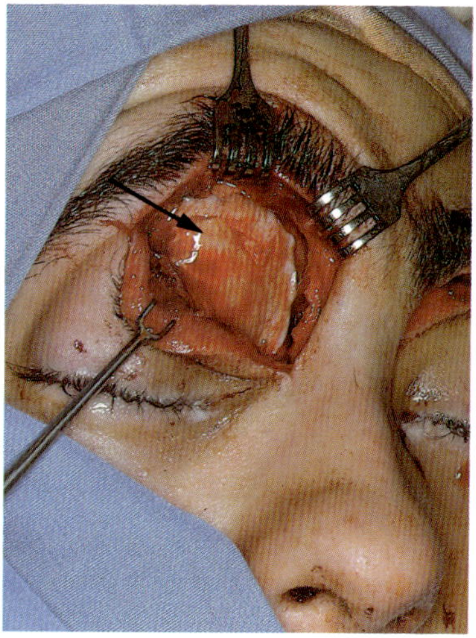

b Stirnhirnprolaps (Pfeil) in die Stirnhöhle nach Zerreißung der Dura bei frontobasaler Fraktur

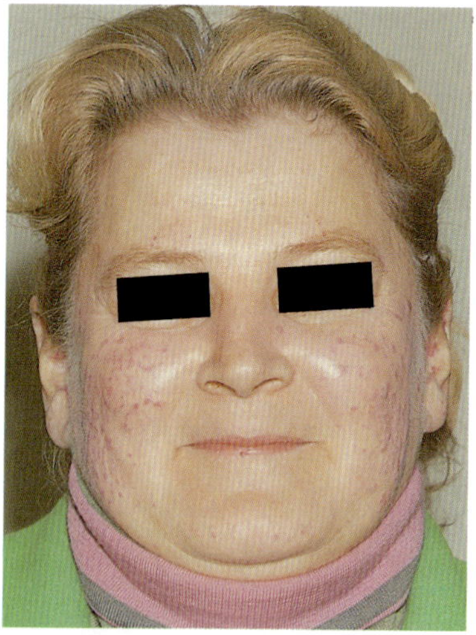

c Gefäßektasien der Gesichtshaut bei Morbus Rendu-Osler

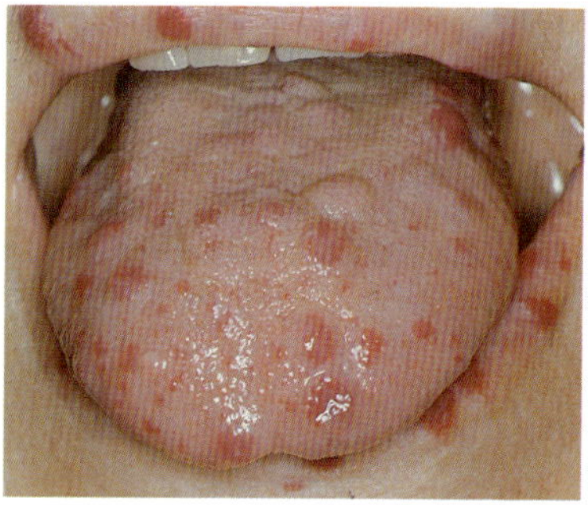

d Gefäßektasien der Zunge bei Morbus Rendu-Osler

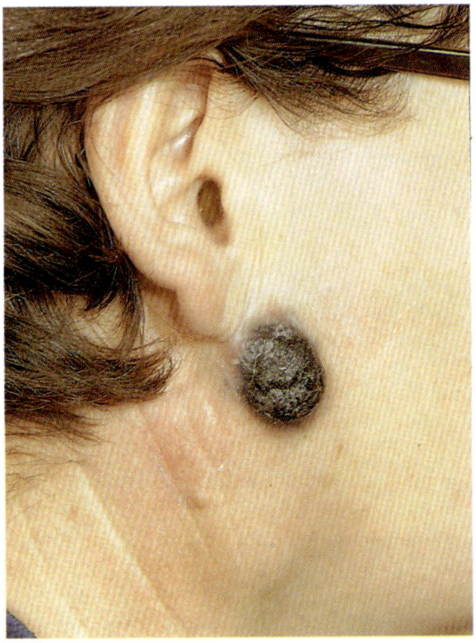

a Noduläres Melanom der Wange

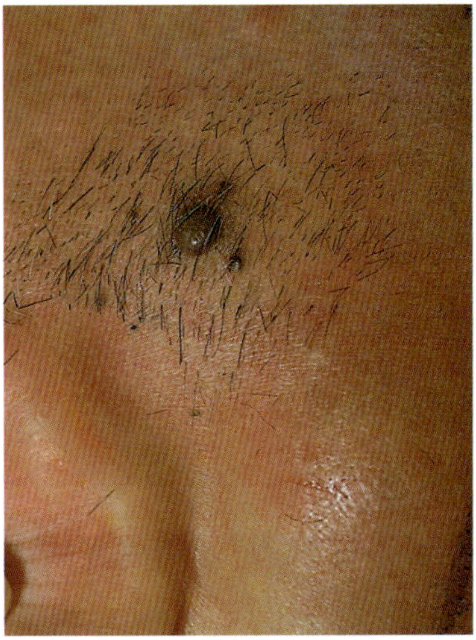

b Noduläres Melanom der Kopfhaut (retroaurikulär) mit Satellitenbildung

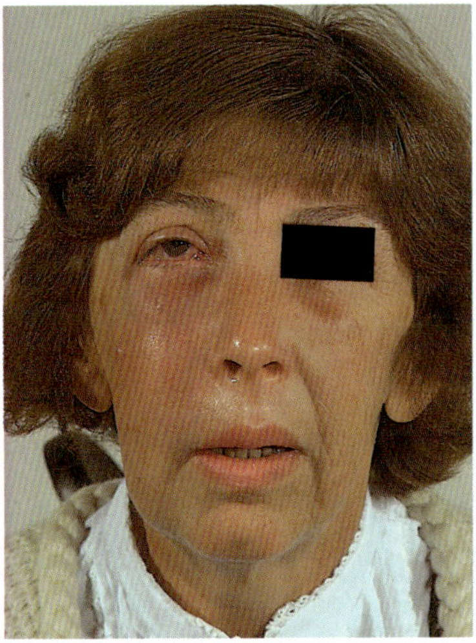

c Karzinom der rechten Kieferhöhle mit Verdrängung des Auges

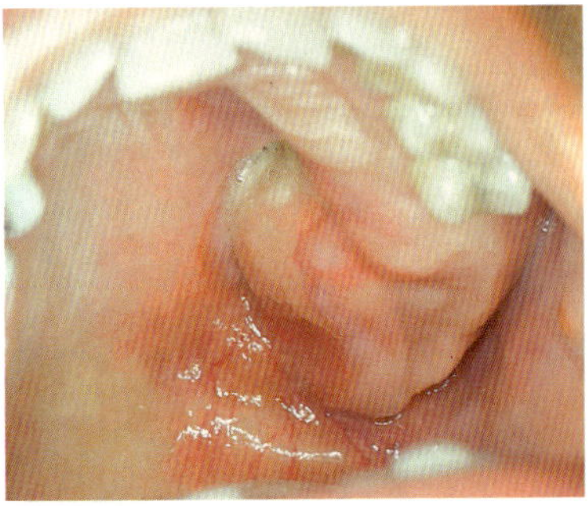

d Oberkieferkarzinom links

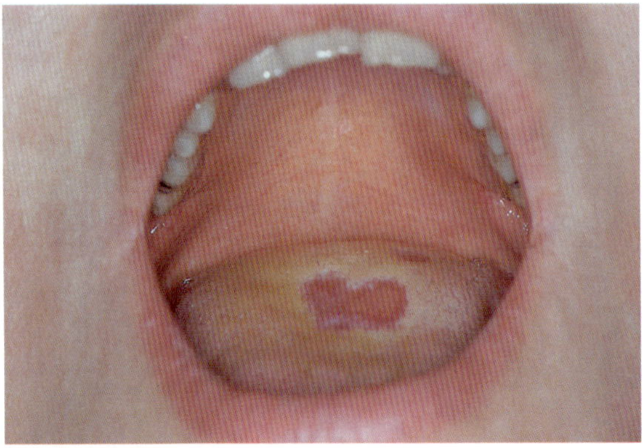

a Landkartenzunge

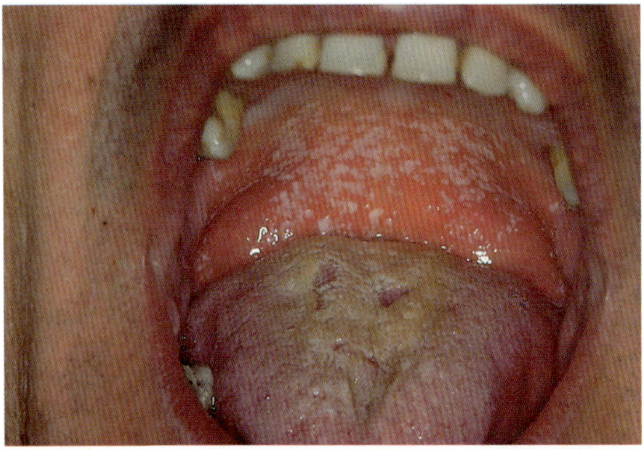

b Soorinfektion

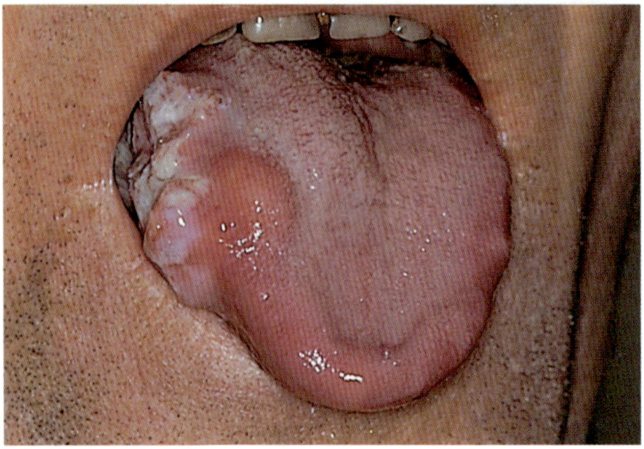

c Zungenkarzinom

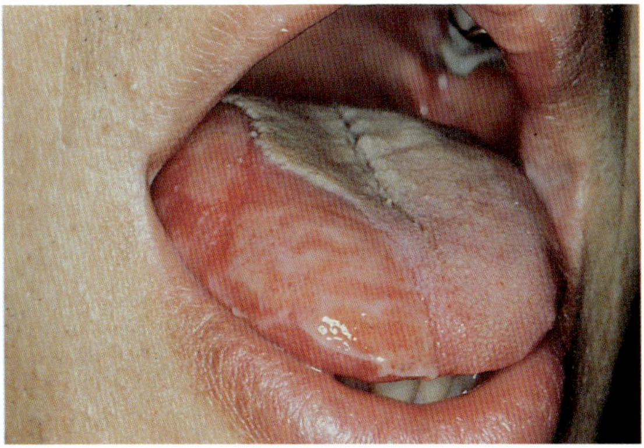

a Exsudative Arzneimittelreaktion (mit freundl. Genehmigung von Herrn Prof. Dr. O. Braun-Falco, München)

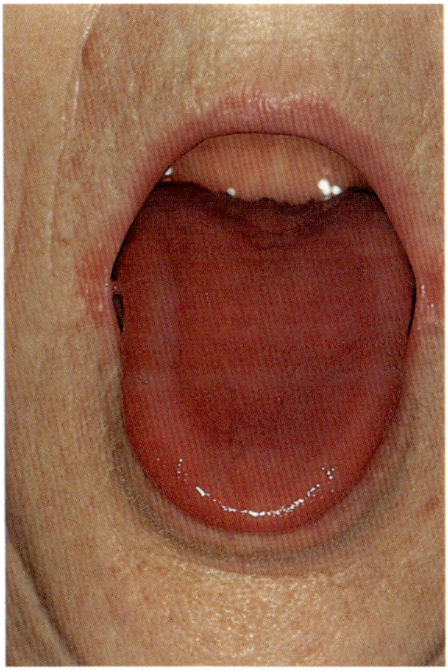

b Hunter-Glossitis bei perniziöser Anämie

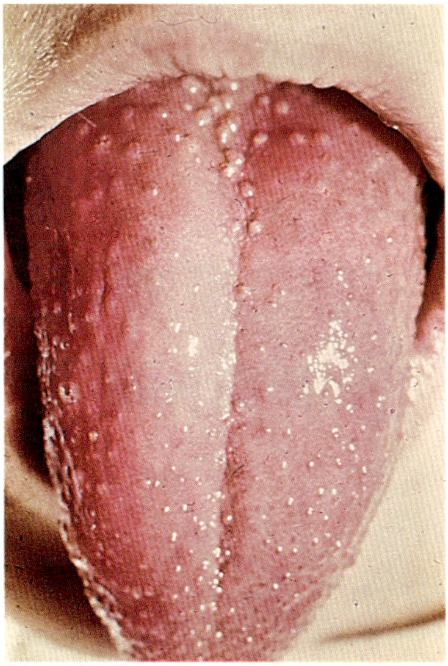

c Himbeerzunge bei Scharlach

Farbtafel 20

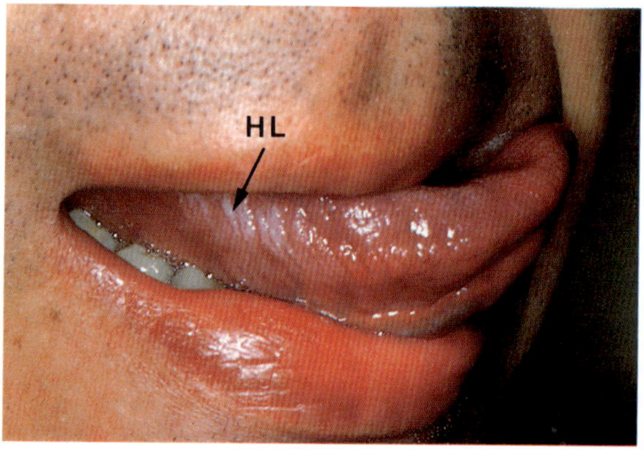

a Haarleukoplakie (HL) bei AIDS

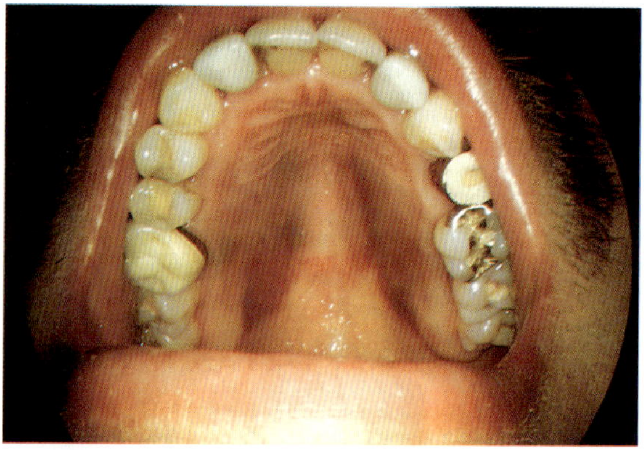

b Kaposi-Sarkom des Gaumens

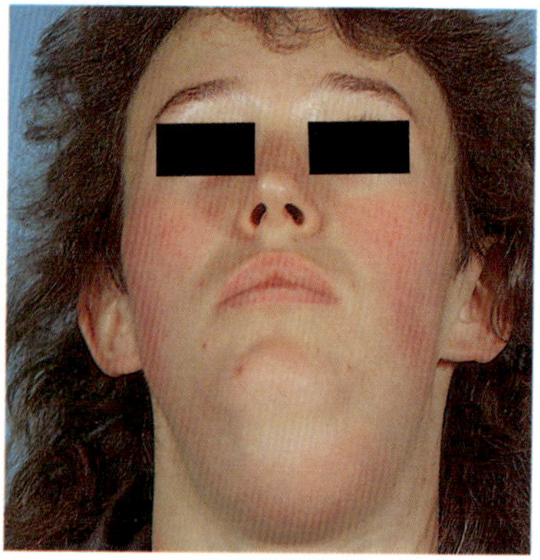

c Mundbodenphlegmone (Angina Ludovici)

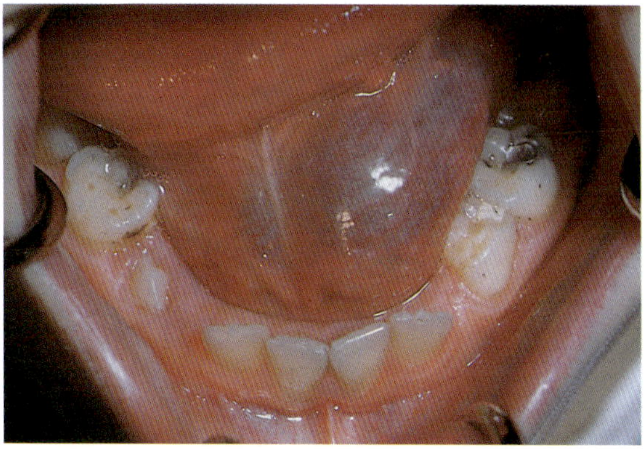

a Ranula

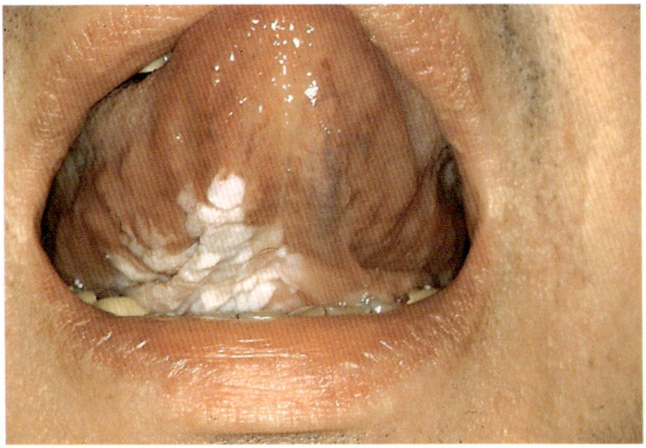

b Leukoplakie im Mundbodenbereich

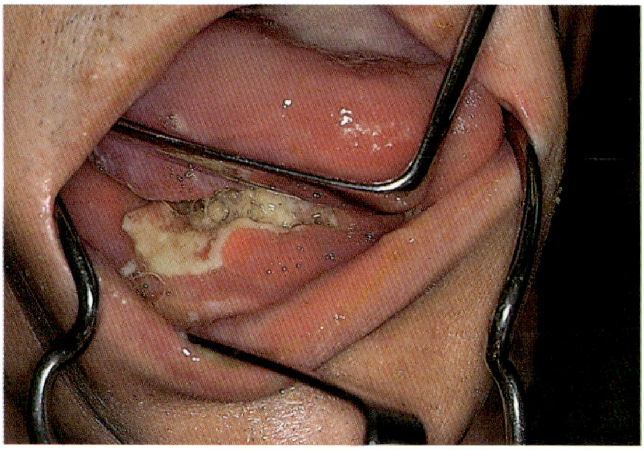

c Mundbodenkarzinom

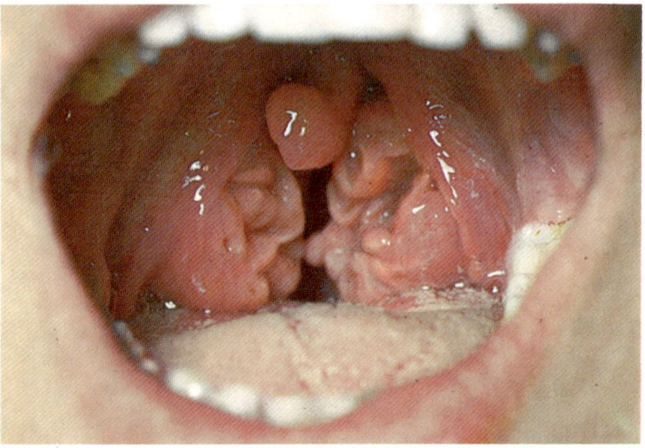

a Ausgeprägte Tonsillenhyperplasie

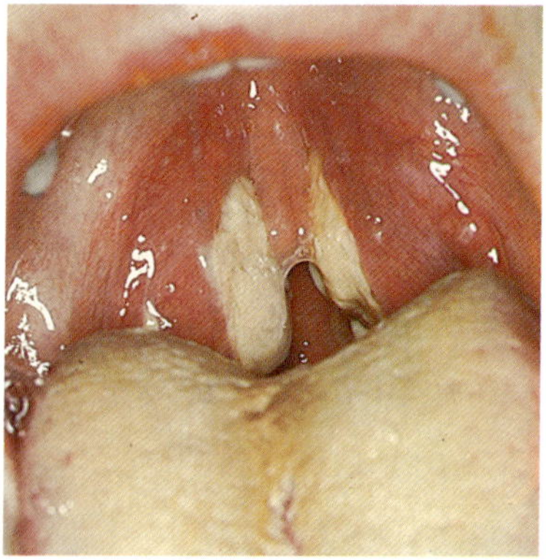

b Angina bei Mononukleose

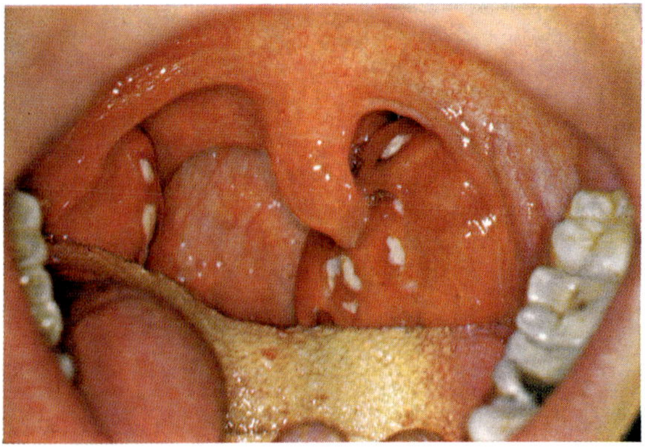

c Angina lacunaris

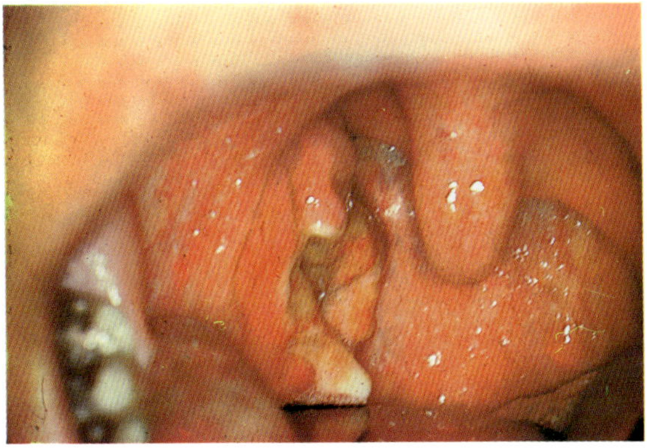

a Angina Plaut-Vincent (Fusospirochätose) rechts mit typischer einseitiger, ulzeromembranöser Tonsillitis bei einem 21jährigen Patienten.

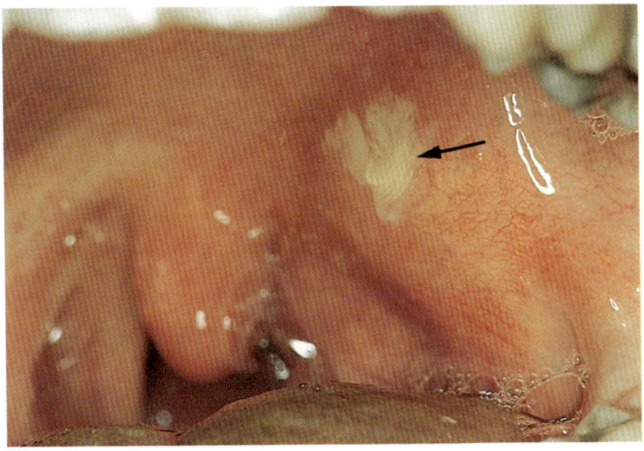

b Peritonsillarabszeß links mit spontaner Perforation (Pfeil)

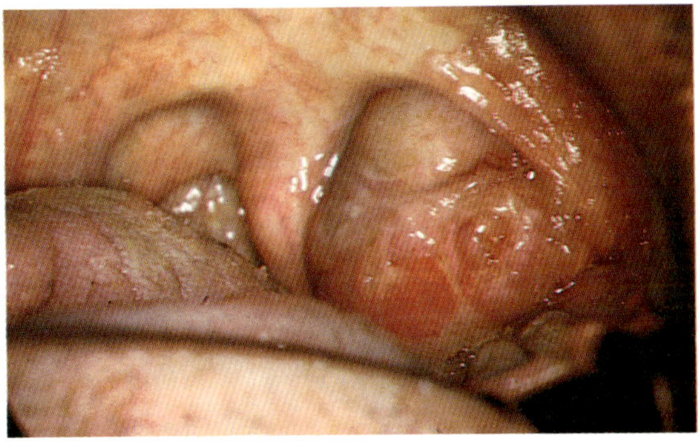

c Malignes Lymphom der Tonsille links

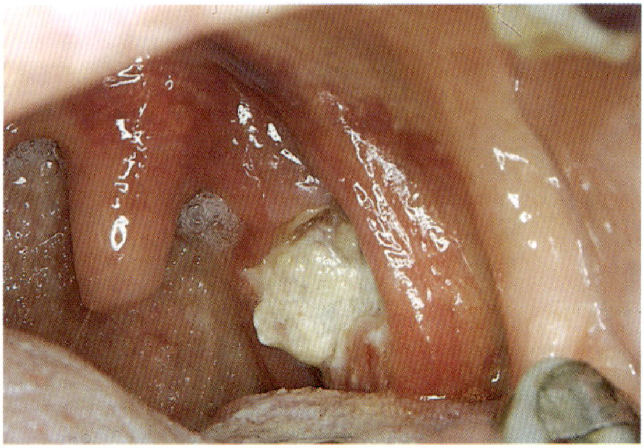

a Tonsillen-(Oropharynx-)karzinom

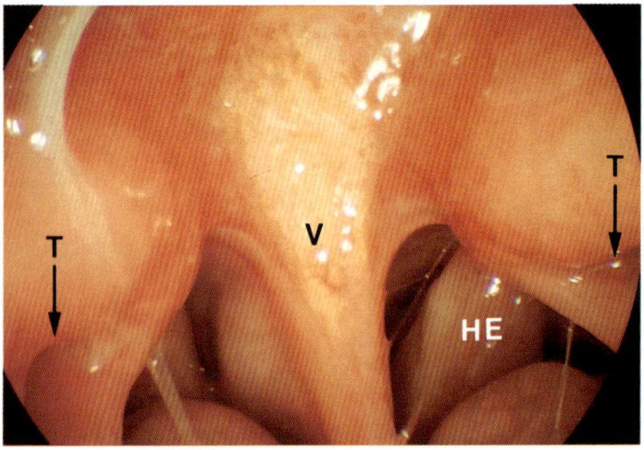

b Nasopharynx-Übersichtsbild (V = Vomerkante, HE = hinteres Ende der Nasenmuschel, T = Ostium der Eustachischen Röhre)

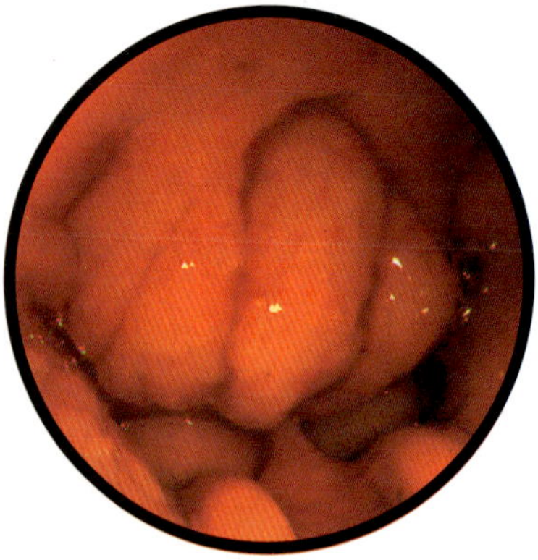

c Hyperplastische, die Choanen fast völlig verlegende Rachenmandel mit typischen Furchen

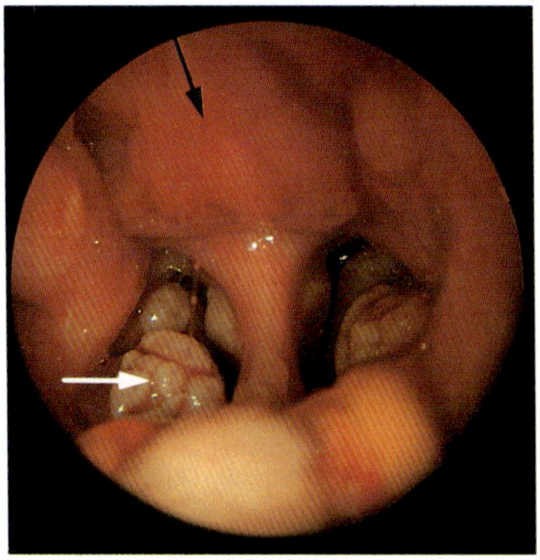

a Adenoide (Pfeil), hyperplastische hintere Enden der unteren Nasenmuschel (lichter Pfeil)

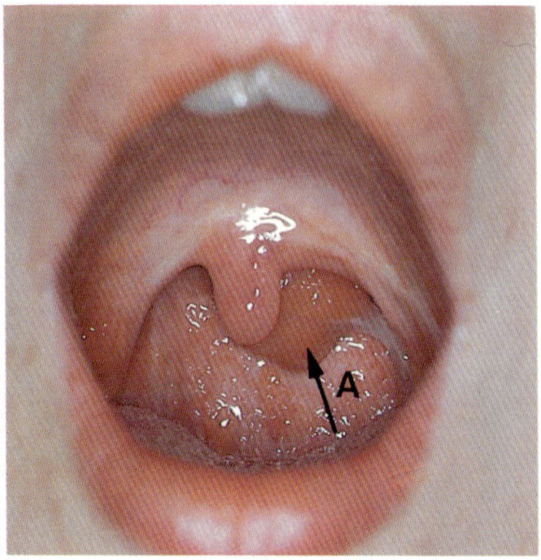

b Extrem große Adenoide (A), Zustand nach Tonsillektomie mit Narbensträngen im Bereich des linken Gaumenbogens

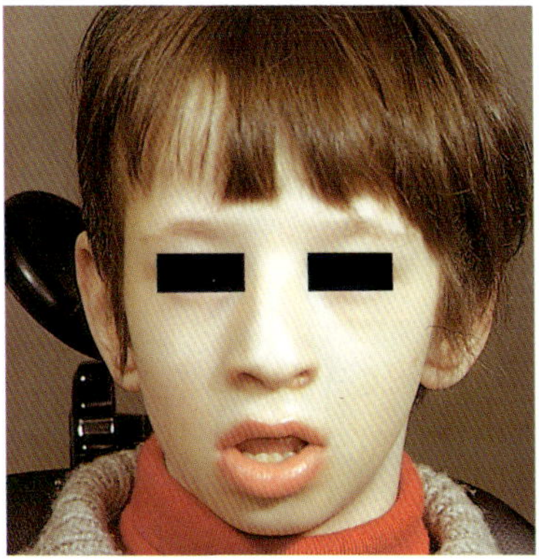

c „Facies adenoidica", Mundatmung bei großen Adenoiden (verlegte Nasenatmung)

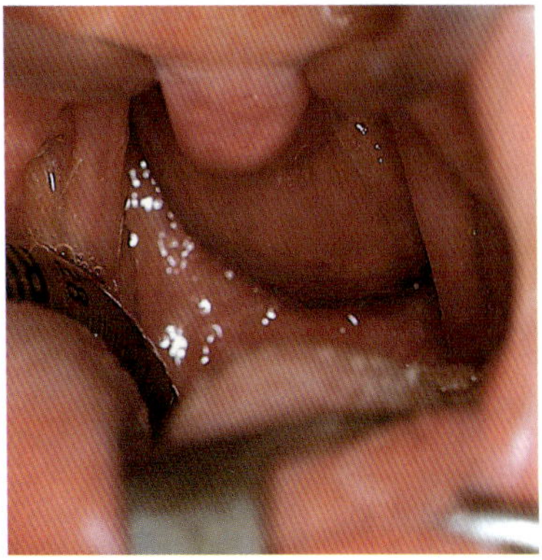

d Nasenrachenfibrom, als kugeliger Tumor hinter dem Gaumensegel sichtbar

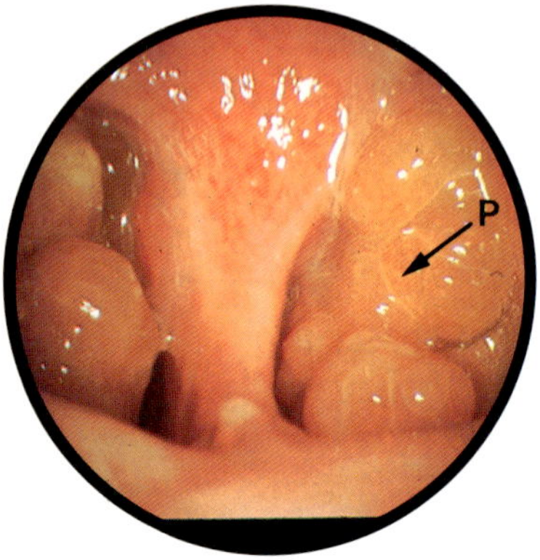

a Siebbeinpolypen (P) beiderseits bei chronisch-polypöser Sinusitis, in den Choanen sichtbar

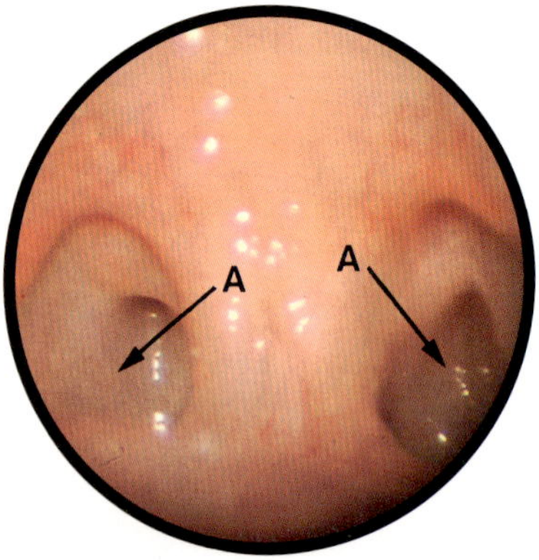

b Choanalatresie (A) beiderseits und verbreitertes hinteres Vomerende bei einem Neugeborenen

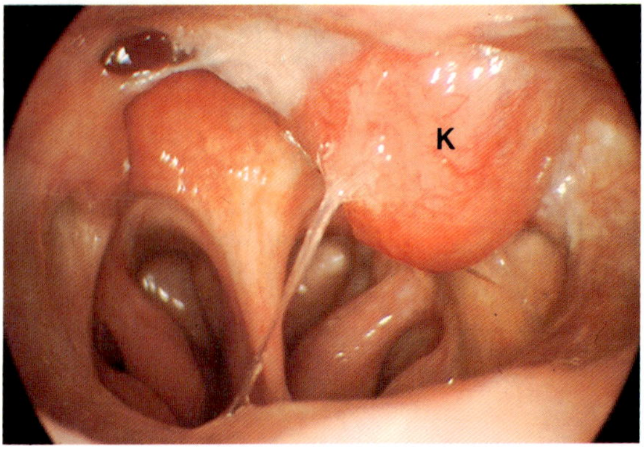

c Lymphoepitheliales Karzinom (K) des Nasopharynx

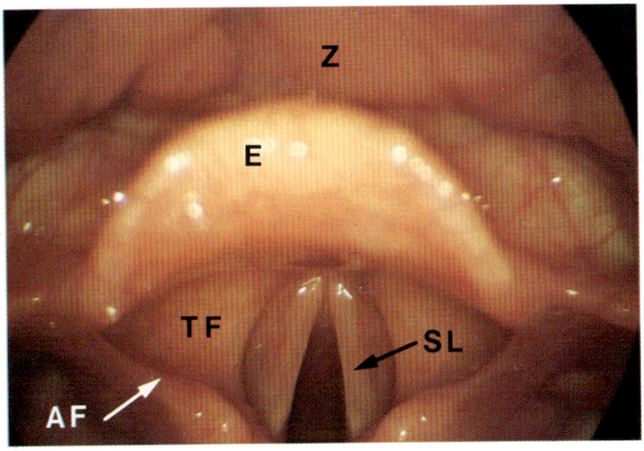

a Normales Larynxbild, Inspiration (E = Epiglottis, SL = Stimmlippe, TF = Taschenfalte, Z = Zungengrund, AF = Aryepiglottische Falte)

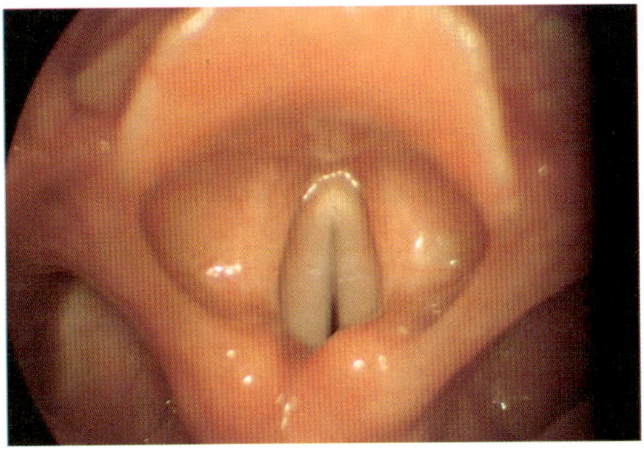

b Phonation

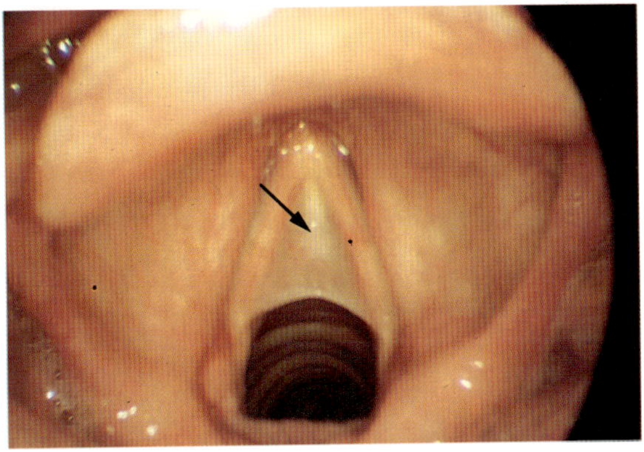

c Partielle Atresie („web") (Pfeil), kindlicher Larynx

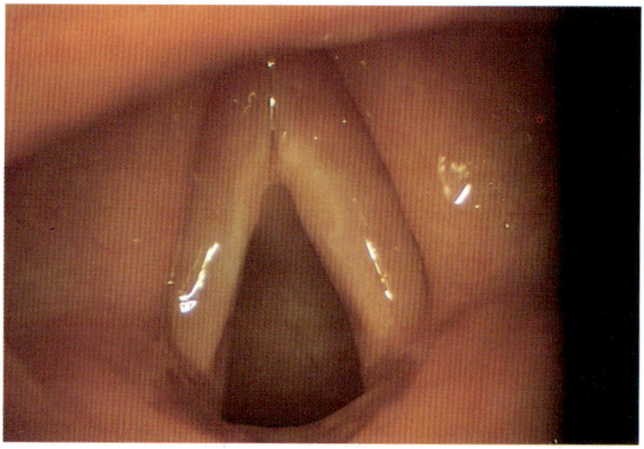

a Akute Laryngitis

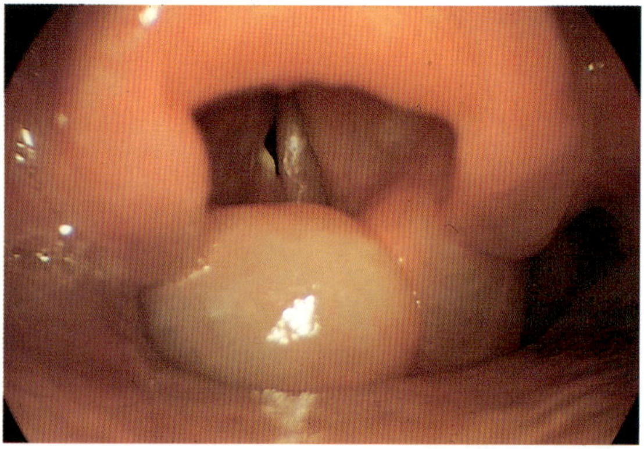

b Perichondritis des Larynx

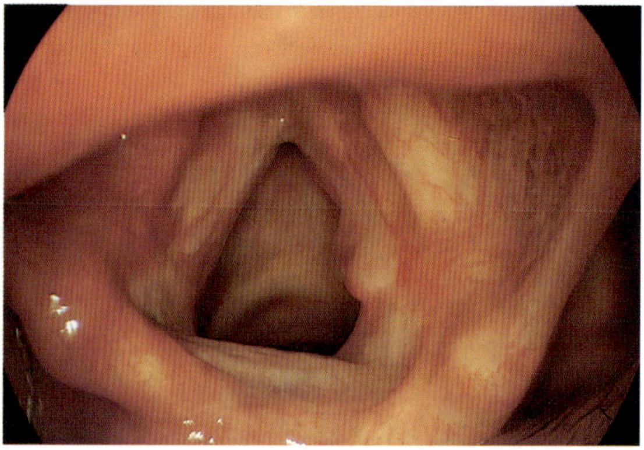

c Chronische Laryngitis

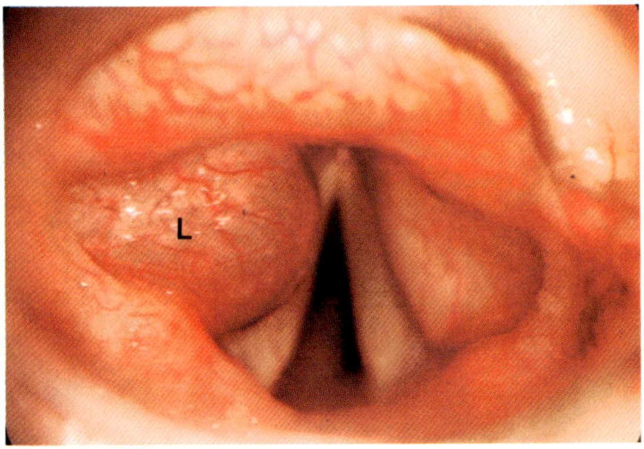

a Innere Laryngozele (L) (linke Bildseite)

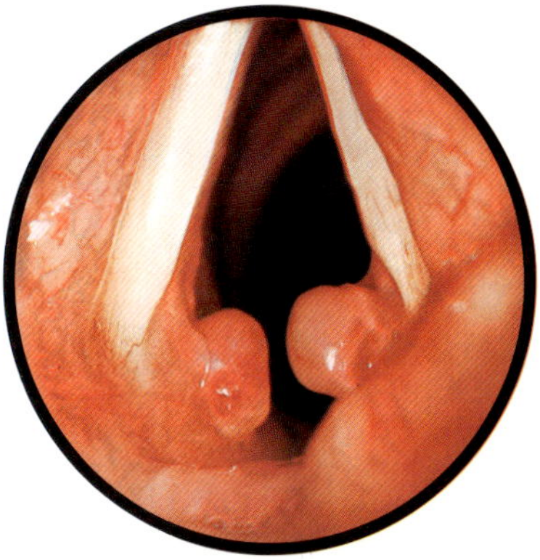

b Intubationsgranulome am Processus vocalis beiderseits

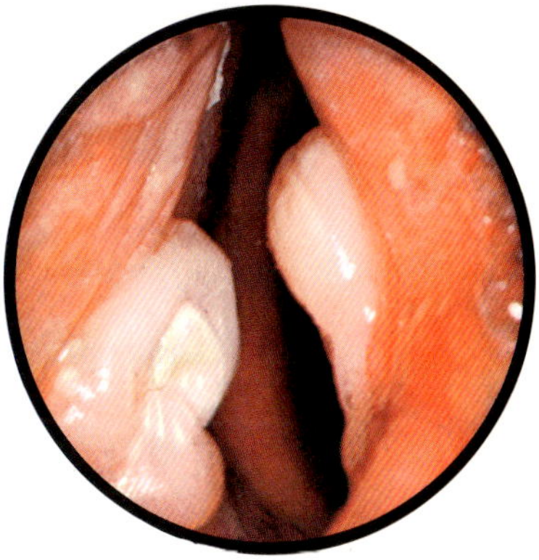

c Kontaktulzera an typischer Stelle über dem Processus vocalis beiderseits

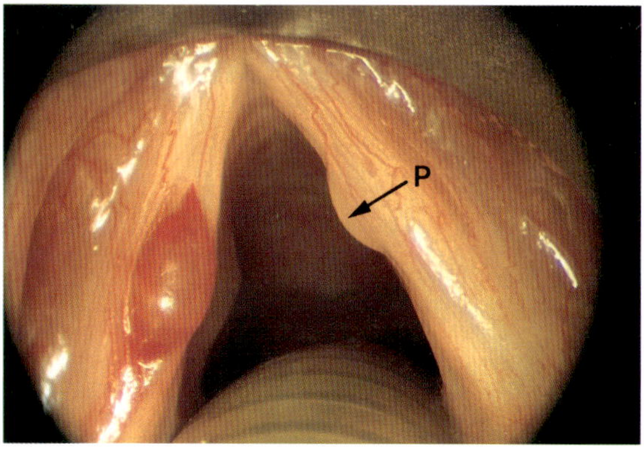

a Subepitheliales Hämatom als Intubationsfolge, rechts kleiner Polyp (P)

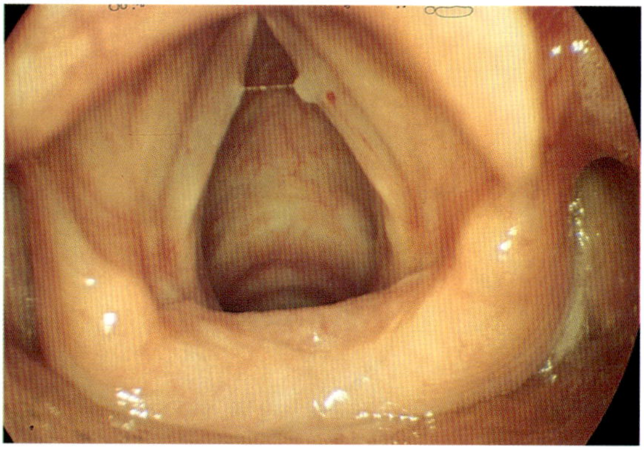

b Stimmlippenknötchen beiderseits, mit Schleimfaden „verbunden"

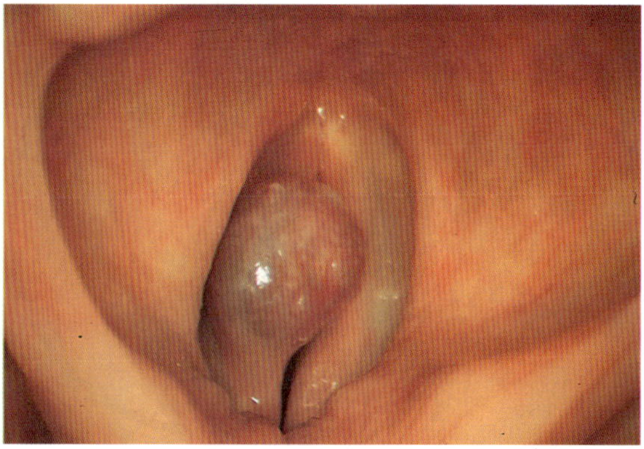

c Breitbasig aufsitzender Stimmlippenpolyp, partiell zystisch verändert

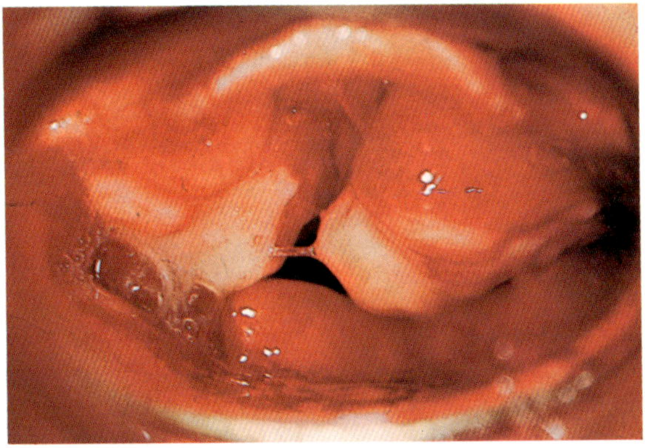

a Kehlkopffraktur mit Schleimhauthämatom und Aryknorpeldislokation

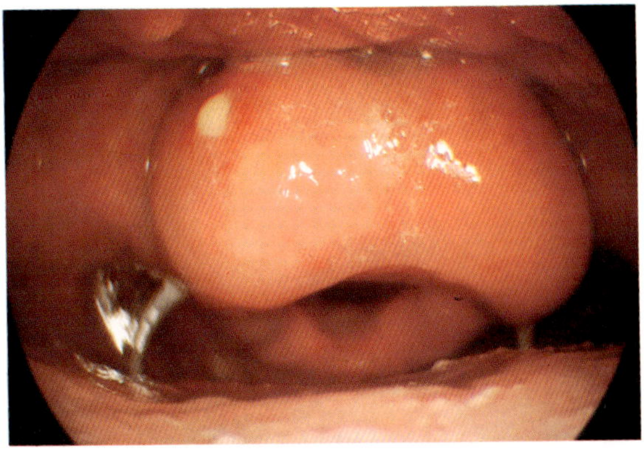

b Abszedierende Epiglottis acutissima

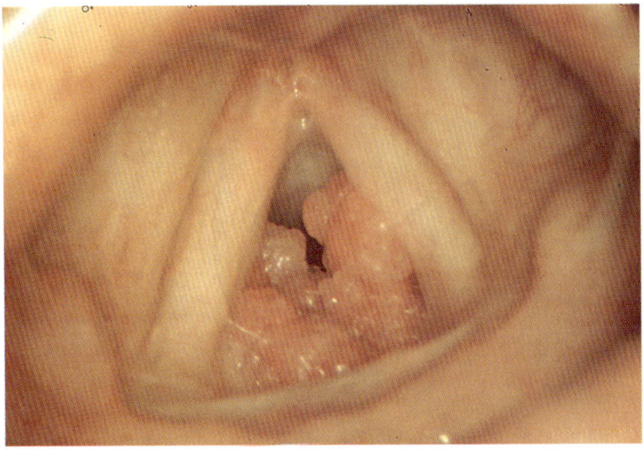

c Larynxpapillome

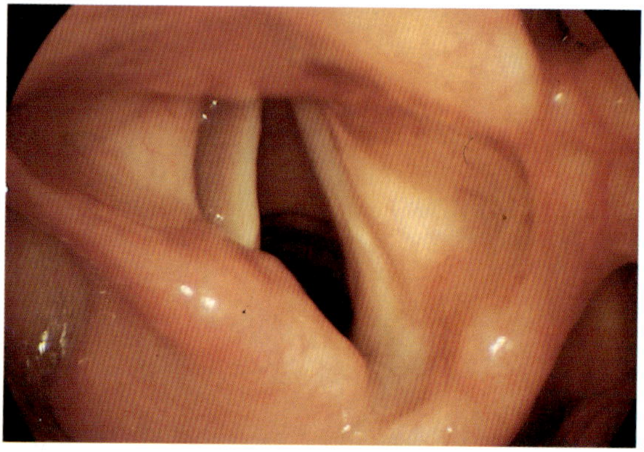

a Stimmlippenparese mit Atrophie der Stimmlippe (rechte Bildseite)

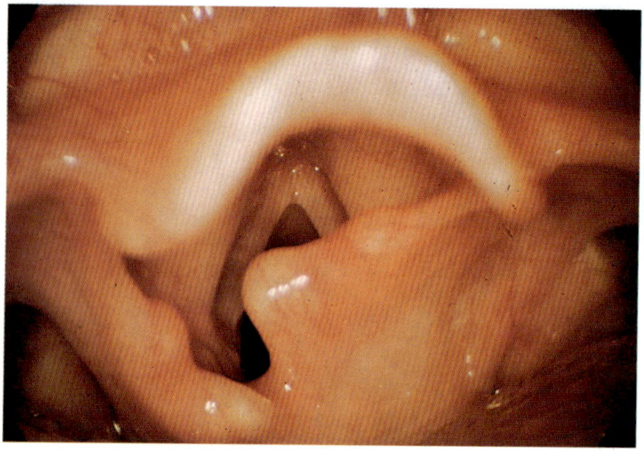

b Vorfall des Stellknorpels bei Rekurrensparese (rechte Bildseite)

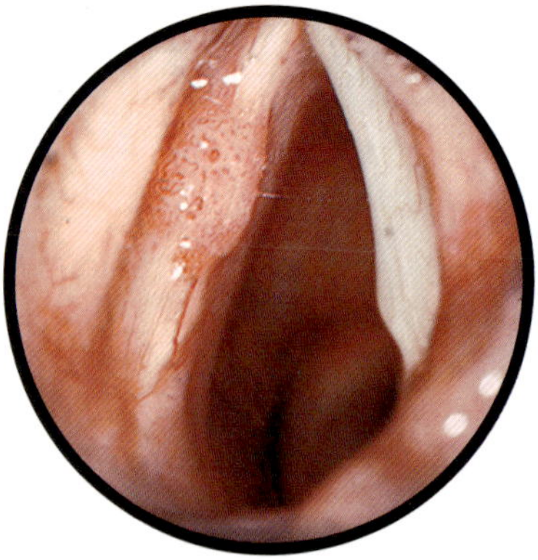

c Karzinom in der Mitte der Stimmlippe mit Übergang in den Morgagnischen Ventrikel

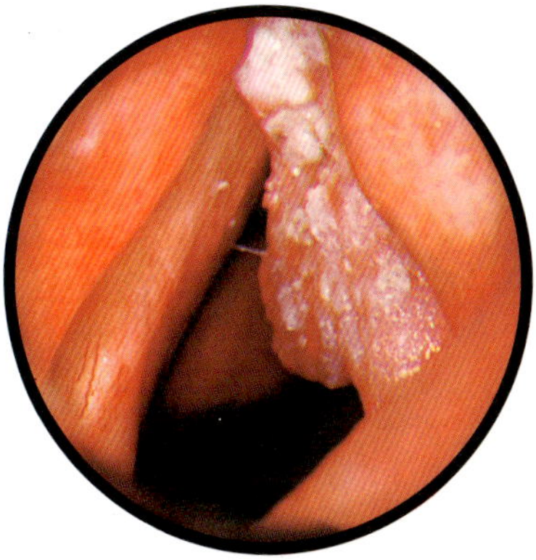

a Karzinom der gesamten Stimmlippe, des Morgagnischen Ventrikels und der vorderen Kommissur. Stimmlippe nicht beweglich

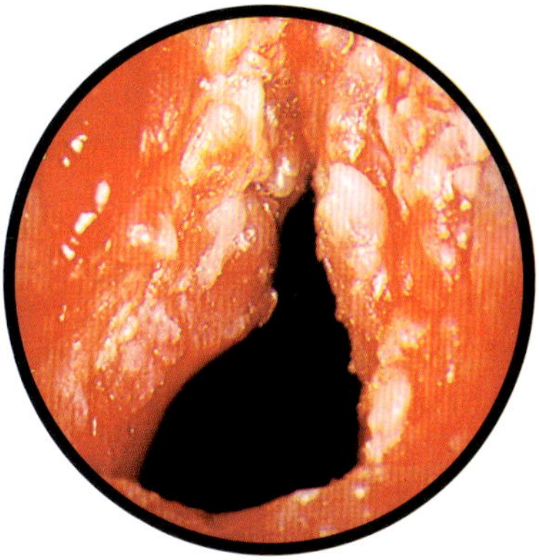

b Transglottisches Plattenepithelkarzinom

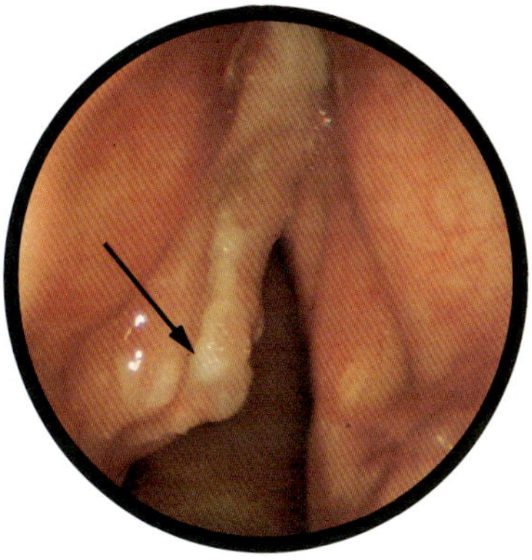

c Larynxkarzinom (Pfeil)

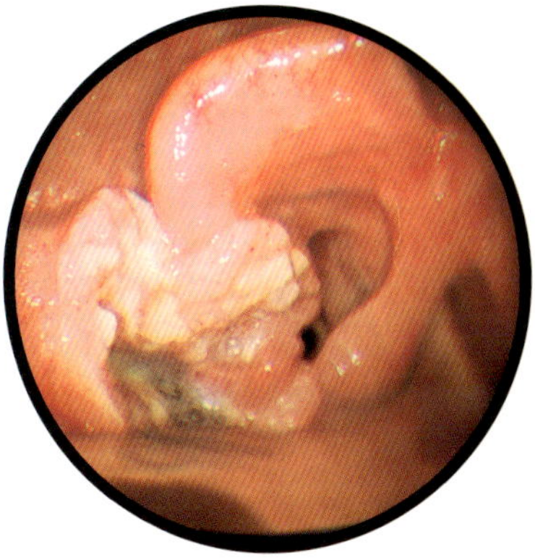

d Karzinom des Hypopharynx mit Invasion der gleichseitigen Kehlkopfhälfte

Farbtafel 34

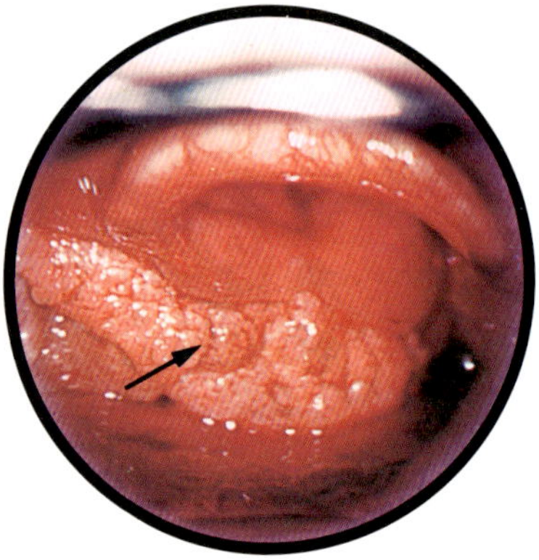

a Postkrikoidales Plattenepithelkarzinom

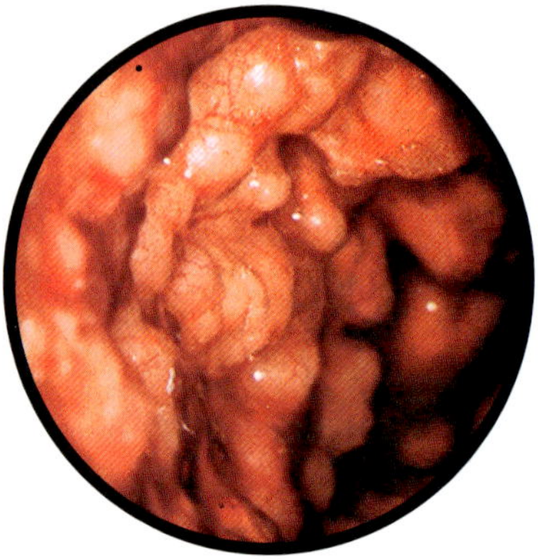

b Tracheopathia osteoplastica. Blick auf die linke Trachealwand bei direkter Tracheoskopie

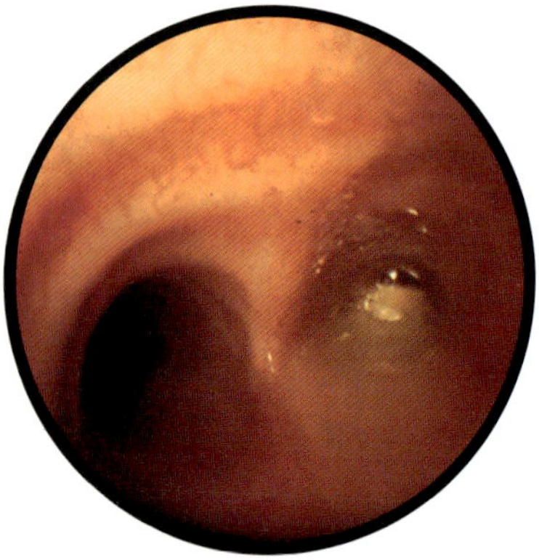

c Erdnußkern im rechten Hauptbronchus, zum Teil mit Schleim bedeckt, 2jähriges Kind (in der Bildmitte Karina)

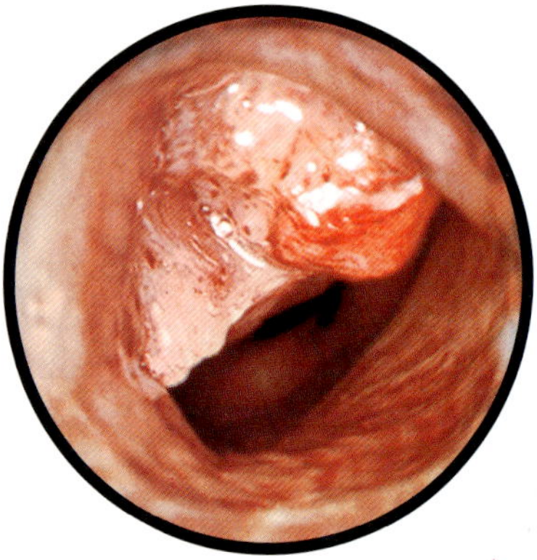

d Bronchialkarzinom im linken Hauptbronchus

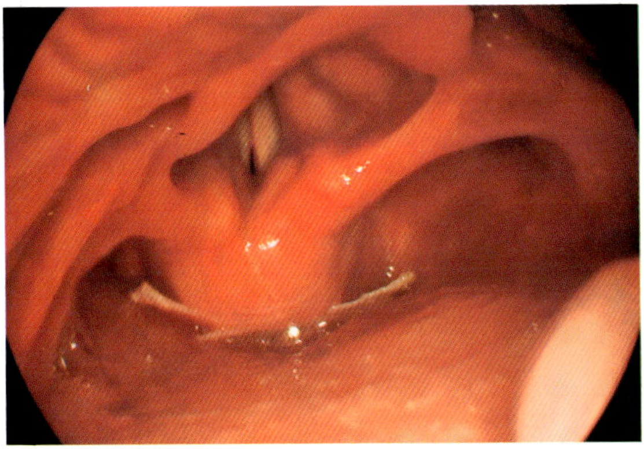

a Knöcherner Fremdkörper in der Postkrikoidregion

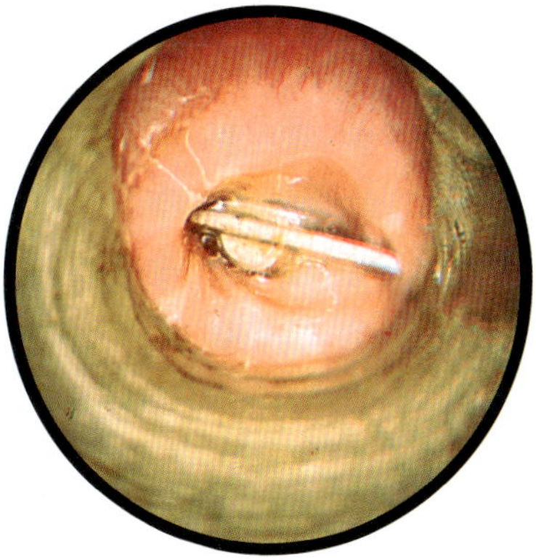

b Spielzeugschlüssel in der ersten Ösophagusenge eines 2 Jahre alten Kindes

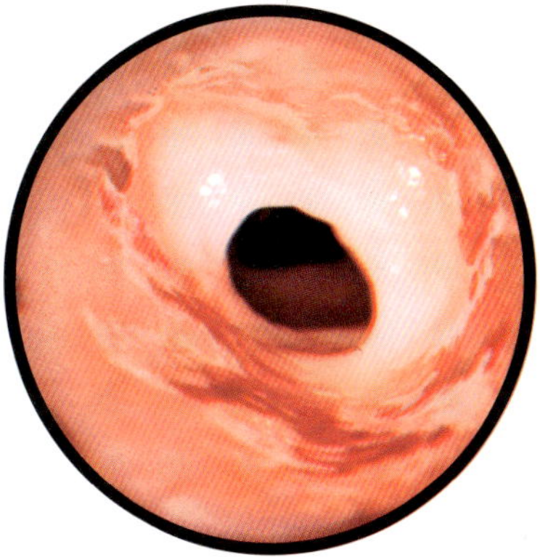

c Ösophagusstriktur nach Laugenverätzung

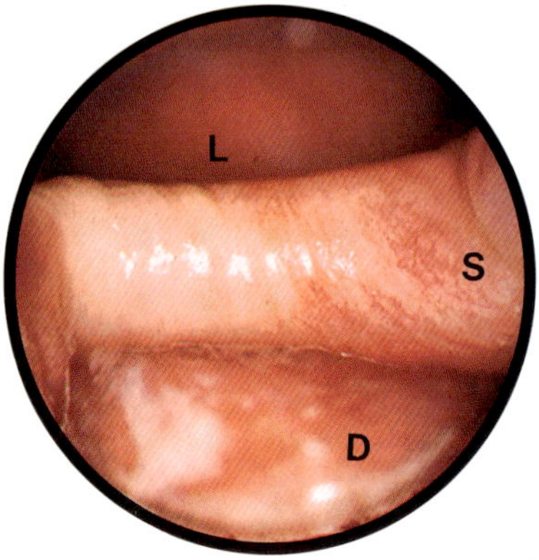

a Zenkersches Pulsionsdivertikel. In der Bildmitte horizontal die breite Divertikelschwelle (S). Oberhalb davon Lumen (L) der Speiseröhre, unterhalb Divertikelsack (D)

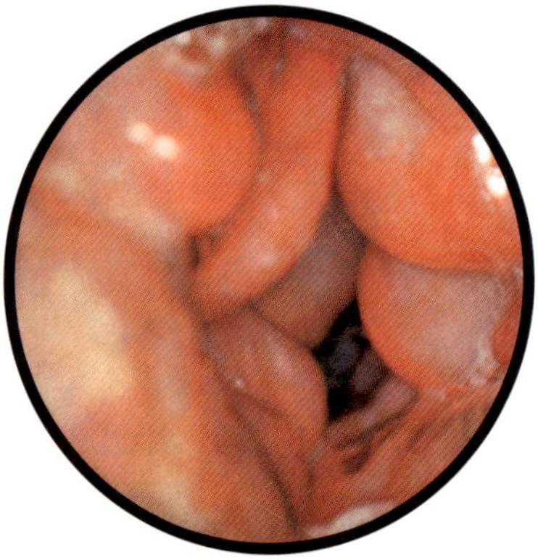

b Multiple Ösophagusvarizen

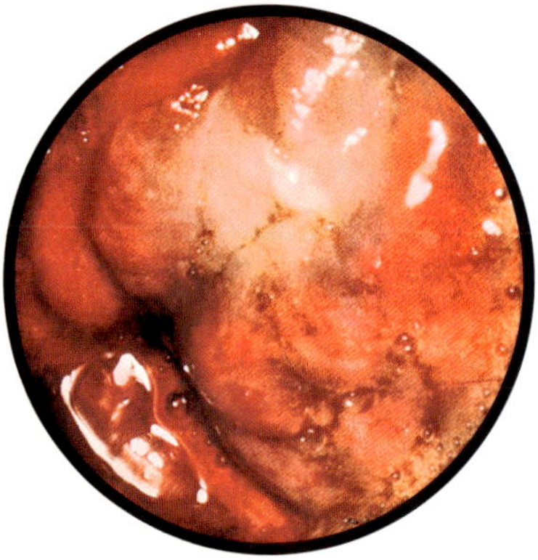

c Ösophaguskarzinom (links im Bild Restlumen)

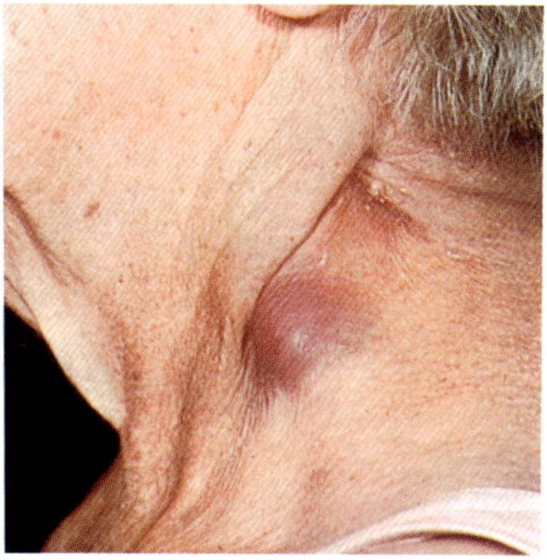

a Exazerbation einer Halslymphknoten-tuberkulose, darüber alte eingezogene Fistelnarbe (75jährige Patientin)

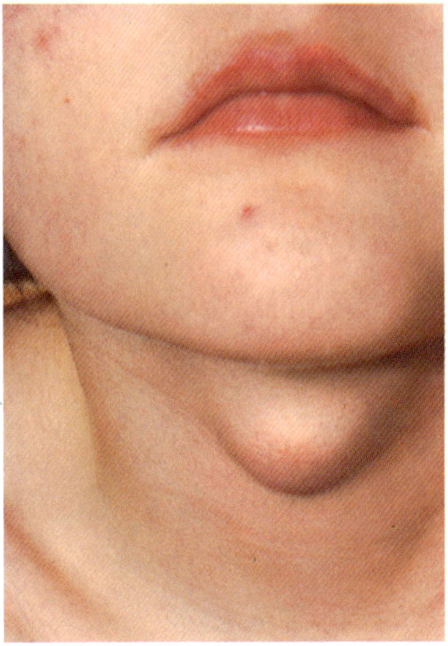

b Mediane Halszyste

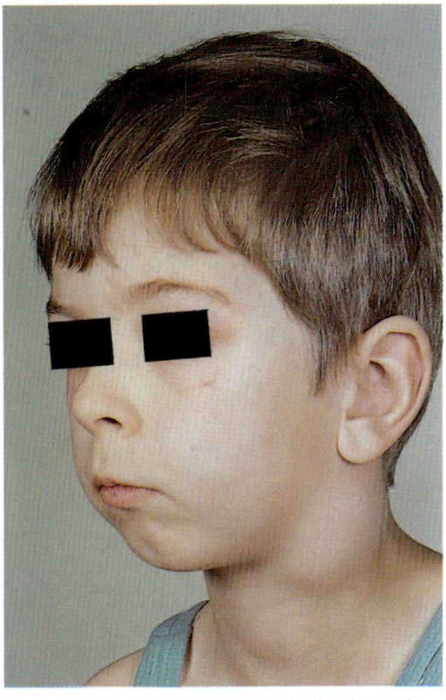

c „Laterale Halszyste", zystische Lymph-adenopathie

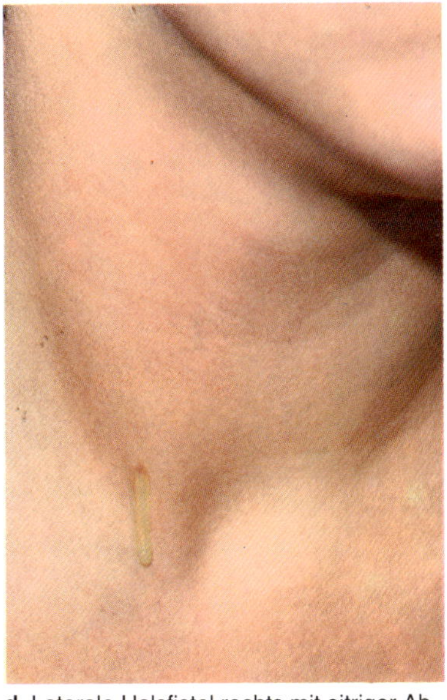

d Laterale Halsfistel rechts mit eitriger Ab-sonderung

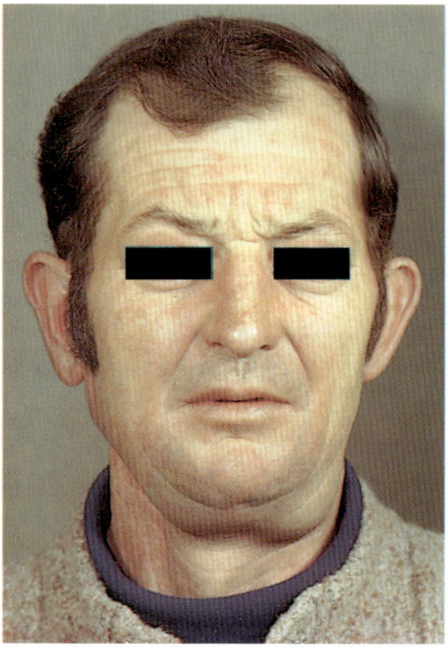

a Sjögren-Syndrom (Schwellung der Gl. submandibularis bds. und Kerato-Konjunktivitis bds.)

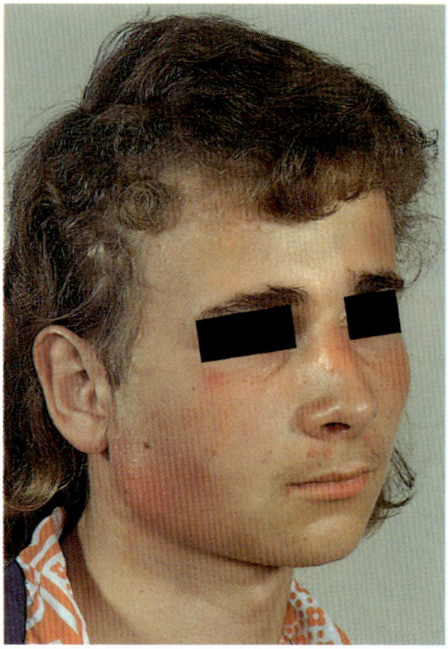

b Akute Parotitis

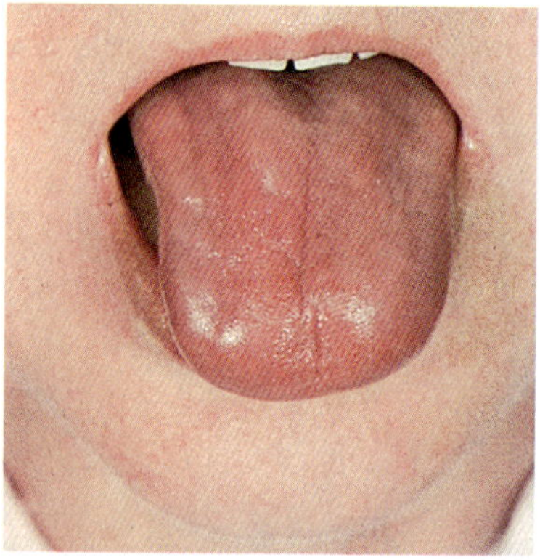

c Zunge bei myoepithelialer Sialadenitis (Morbus Sjögren)

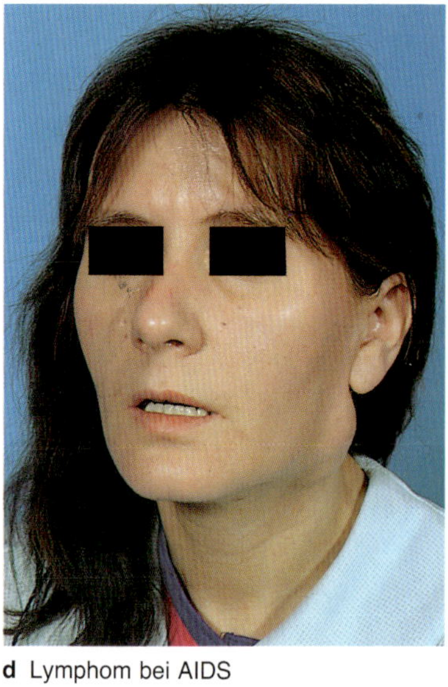

d Lymphom bei AIDS

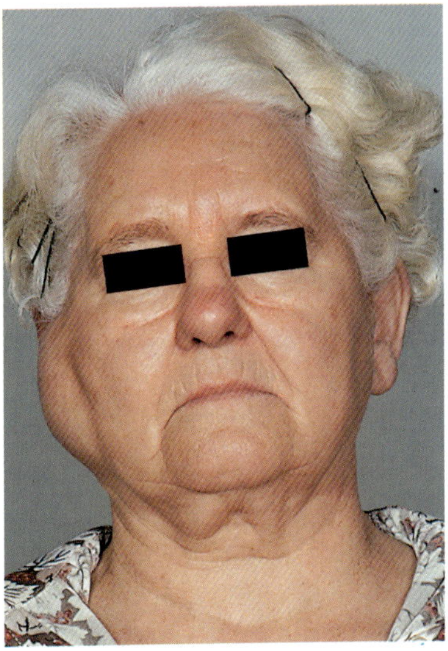

a Tumor der Parotis (DD: pleomorphes Adenom, Zystadenom oder Lymphom)

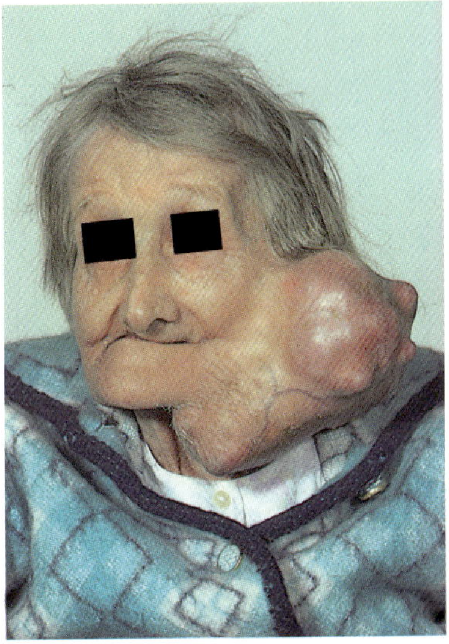

b Großes pleomorphes Adenom der Parotis

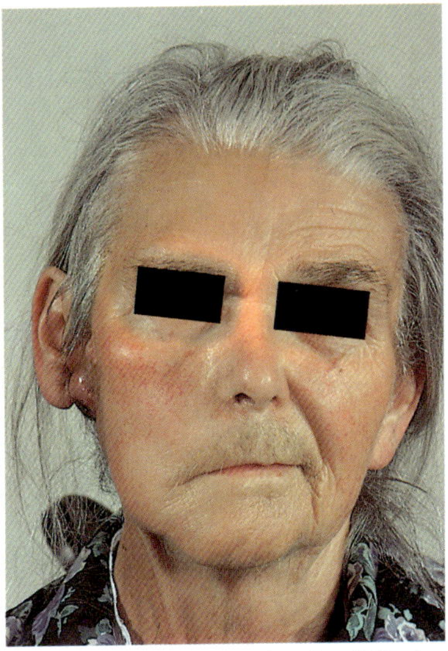

c Karzinom der rechten Parotis mit Fazialisparese als Zeichen der Malignität mit Infiltration des Nervs

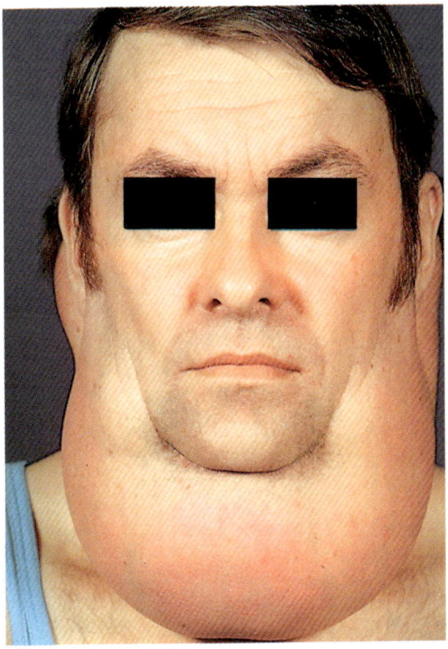

d Madelungscher Fetthals

Hyperplasien der lymphoepithelialen Organe (Tonsillen)

Klinisch relevante funktionelle Störungen durch eine Hyperplasie verursachen lediglich die Rachenmandel (Tonsilla pharyngea) und die Gaumenmandel (Tonsillae palatinae), sehr selten auch die Zungenmandel (Tonsilla lingualis).

Die Hyperplasie dieser Organe ist für sich selbst genommen keine Erkrankung, sondern nur die morphologische Folge einer starken immunbiologischen Aktivität. *Allein die Größenzunahme* der jeweiligen Tonsille(n) bewirkt primär eine mechanische Verlegung des Atem- und/oder Speisewegs und die sehr nachteiligen Folgen für den Gesamtorganismus, zu denen sekundär dann auch Entzündungen in der Umgebung und in benachbarten Organen gehören. Deshalb werden hier die Tonsillenhyperplasien gesondert von den „Entzündungen" besprochen.

Hyperplasie der Rachenmandel („Adenoide Vegetationen")

(s. Farbtafel **24c, 25a, b** und **c**)

Symptome: Behinderung der Nasenatmung, infolgedessen Mundatmung; vor allem beim Kleinkind auch gestörte Nahrungsaufnahme; schniefendes, lautes Atmen, Schnarchen. Typisches „Rachenmandelgesicht": Stumpfer Gesichtsausdruck, geöffneter Mund, verstrichene Nasolabialfalten, eingezogene Nasenflügel, vorstehende obere Schneidezähne; vergrößerte Kieferwinkel- und/oder nuchale Lymphknoten; „adenoider Habitus". Kloßige Sprache (Rhinophonia clausa).

Durch die *Verlegung des Nasenrachens:*

a) *Ohrerkrankungen:* Verlegung der Ohrtrompeten, chronischer Tuben-Mittelohrkatarrh, Seromukotympanon; rezidivierende akute Mittelohrentzündungen; Bildung von Residuen und Adhäsionen; auch Übergang in Otitis media chronica (s. S. 84); Schalleitungsschwerhörigkeit.

b) Erkrankungen der *Nase und Nasennebenhöhlen:* Chronisch eitrige Rhinitis und/oder Sinusitis bis zu Pansinusitis.

c) *Kauapparat:* Fehlbildung des Oberkiefers: „Spitzgaumen", „gotischer Gaumen" (fehlender formender Zungendruck am Palatum durum; seitlicher Druck auf Oberkiefer und Alveolarfortsätze durch bei geöffnetem Mund angespannten M. buccinator und Kaumuskulatur); Zahnstellungsanomalien (fehlende Kontakt- und Orientierungsmöglichkeit am Unterkiefergebiß); Zahnfleischentzündungen.

d) *Tiefe Luftwege:* Chronische Laryngitis, Tracheitis und/oder Bronchitis.

e) *Andere somatische Auswirkungen:* Flache Thoraxentwicklung, runde abfallende Schultern, starke Durstentwicklung, Appetitlosigkeit, allgemein schlechtes Gedeihen und Infektanfälligkeit.

f) *Auswirkungen auf Intelligenz und geistige Entwicklung:* Durch chronische Atembehinderung auch Hypoxie im Schlaf, durch Überladung des Blutes mit CO_2 unruhiger, oft unterbrochener Schlaf, folglich tagsüber Müdigkeit, Teilnahmslosigkeit (Apathie), Stumpfheit, schlechte Leistungen in der Schule; „Pseudodemenz".

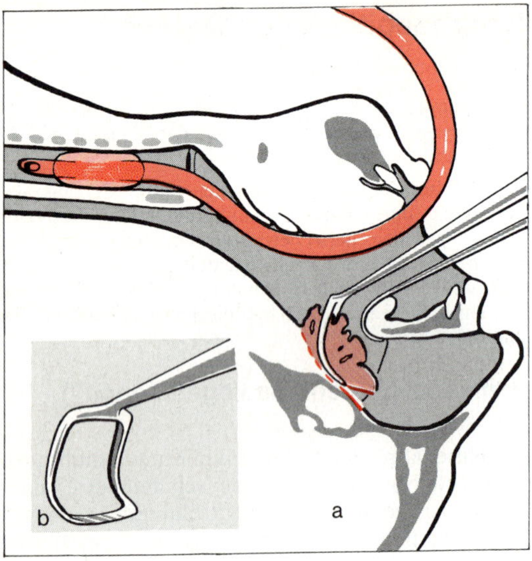

Abb. 3.**14a** u. **b** Adenotomie am hängenden Kopf (**a**) mit Ringmesser nach Beckmann (**b**)

Pathogenese: Überdurchschnittliche Mengenzunahme des immunbiologisch im Kindesalter besonders geforderten und aktiven lymphoepithelialen Gewebes im Rachenring. Hereditäre Disposition wahrscheinlich. Endokrine und/oder ,,konstitutionelle'' Faktoren sowie der Einfluß der Ernährung (Kohlenhydratkost?) werden diskutiert. Siehe auch S. 315 und Abb. 3.**11a** u. **b**.

Diagnose: *Leitsymptome:* Chronische Mundatmung, Schnarchen, Infektanfälligkeit. Nachweis der vergrößerten Rachenmandel durch Postrhinoskopie, evtl. Röntgen und/oder Palpation.

Differentialdiagnose: Choanalatresie, Fremdkörper in der Nase, andere Ursachen für Nasenatmungsbehinderung, Nasenrachenfibrom, Malignome im Nasenrachen, im Kindesalter vor allem mesenchymalen Ursprungs. Zahnmedizinische Ursache für Zahnstellungsanomalien und Fehlbiß.

Therapie: Konservative Therapie (Klimawechsel, Diät, Medikamente usw.) *nicht* ausreichend.

Operativ: Adenotomie (Abb. 3.**14a** u. **b**).

Operationsprinzip: Anästhesie: Zur Vermeidung einer Aspiration und zur Sicherstellung optimaler Operationsbedingungen Intubationsnarkose am günstigsten; aber auch Kurznarkose ohne Tubus bei entsprechender Tieflagerung des Kopfes möglich. – Die Adenotomie wird in der Regel am hängenden Kopf ausgeführt. Zur Entfernung der Rachenmandel wird in der Regel das *Beckmannsche Ringmesser* (Adenotom) verwendet, das die Tonsilla pharyngea an ihrer Basis abtrennt.

Hyperplasie der Gaumenmandeln (s. Farbtafel **22a**)

Symptome: Da meist mit Hyperplasie der Rachenmandel kombiniert, s. Symptome dort. Dazu kommen vermehrt Schwierigkeiten bei der Nahrungsaufnahme und beim Schlucken (Verlegung zusätzlich im Bereich des Isthmus faucium). Auch bei solitärer Hyperplasie der Gaumenmandeln besteht in der Regel eine erhebliche *Atembehinderung*.

Diagnose: Siehe bei Rachenmandelhyperplasie. Den Ausschlag gibt der Lokalbefund.

Differentialdiagnose: Sinngemäß wie bei der Rachenmandelhyperplasie. – Zusätzlich abklären, ob *nur* Hyperplasie der Gaumenmandeln oder gleichzeitig auch Hyperplasie der Rachenmandel.

Merke: *Einseitige* Hyperplasie der Gaumenmandel beim Erwachsenen ist stets verdächtig auf ein Malignom der Tonsille. – Eine *rasch* auftretende Hyperplasie im Bereich des lymphatischen Rachenrings ist verdächtig auf eine Erkrankung des lymphatischen Systems!

Therapie: Tonsillektomie (Technik s. S. 353), meist kombiniert mit Adenotomie.

Beachte: Nicht *jede* Größenzunahme der Rachenmandel oder Gaumenmandeln über die Norm hinaus ist beim Kind eine Indikation zur operativen Entfernung. Es muß eine *erhebliche* Hyperplasie mit offensichtlicher mechanischer Behinderung des Naso- und/oder Oropharynx vorliegen, und es müssen entsprechende konsekutive *klinische Funktionsstörungen* und/oder Schäden manifest sein. – Die früher bei Gaumenmandelhyperplasie meist angewandte *Mandelkappung* (Tonsillotomie: nur *teilweise* Abtragung des Tonsillenkörpers) ist als Methode obsolet. Durch die Abtrennung eines Tonsillenteiles werden viele Krypten angeschnitten; bei den Vernarbungsvorgängen kommt es zwangsläufig zu Stenosen und Strikturen der Kryptenlumina und damit zu einer pathologisch-anatomischen Voraussetzung für das Entstehen einer chronischen Tonsillitis.

Verlauf und Prognose: Nach Entfernung der mechanischen Hindernisse kommt es in der Regel zu schlagartigem Verschwinden der Krankheitssymptome. Somatisch, psychisch und intellektuell registriert man oft eine grundlegende, immer wieder überraschende Normalisierung dieser jugendlichen Patienten. Bei korrekt ausgeführter Adenotomie kommt es in der Regel *nicht* zu Rezidiven, so daß die Prognose sehr günstig ist. *Komplikationen* in Form von gefährlichen postoperativen Blutungen und Aspirationen sind nur zu befürchten, wenn intraoperativ Blutstillung und postoperative Nachsorge nicht sorgfältig durchgeführt wurden und/oder Tonsillengewebe zurückblieb.

Auch bei manifesten Gerinnungsstörungen können bei strenger Indikation Adenotomie und/oder Tonsillektomie ausgeführt werden – allerdings unter entsprechender perioperativer Substitutionsbehandlung in einer auf diese spezielle Situation eingerichteten klinischen Abteilung.

Merke: Wegen der Möglichkeit, eine pathologische Blutungsneigung präoperativ zu übersehen, sollten *vor* einer Adenotomie und/oder Tonsillektomie *zumindest* folgende Angaben und Befunde vorliegen:

1. Eigen- und Familienanamnese, auch bezüglich Blutungs- und Gerinnungsstörungen,
2. Bestimmung der Blutungszeit,
3. Bestimmung der partiellen Thromboplastinzeit (PTT),
4. Bestimmung der Thrombozytenzahl.
5. Außerdem sollten 3 Tage vor dem Eingriff keine Analgetika oder entzündungshemmenden Medikamente gegeben werden, die die Thrombozytenfunktion hemmen (z. B. Salicylate, Phenylbutazon, Oxyphenbutazon, Indocid).
6. Nur bei Patienten, bei welchen aufgrund der Anamnese und der Routinetests (2–4) begründeter Verdacht auf Hämostasestörung besteht: Bestimmung der einzelnen Gerinnungsfaktoren und der Thrombozytenfunktion (Gastpar).

Andere *postoperative Komplikationen:* Veränderungen des Stimmklanges („Rhinophonie"), in der Regel nur vorübergehend; sehr selten anhaltende Rhinophonia aperta; pathologische Narbenbildung im Nasenrachen (sehr selten). Verletzungen der Tubenöffnungen. Extrem selten Schäden an der Halswirbelsäule. – *Relative* Kontraindikationen: Gaumenspalten (operativ korrigierte und nicht korrigierte). In diesen Fällen *vor* Indikation phoniatrisches Konsil!

Eine Hyperplasie der Zungenmandel ist praktisch nie Störungsursache bei Kindern, gelegentlich jedoch bei Erwachsenen.

Symptome: Störendes, drückendes Engegefühl im Schlund (vor allem beim Schlukken); bisweilen auch rezidivierende Entzündungen im Zungengrundbereich.

Therapie: Notfalls partielle operative Abtragung des lymphoepithelialen Gewebes (zweckmäßigerweise mit Kryochirurgie oder Laser).

Entzündliche Erkrankungen

Schleimhaut von Lippe, Mundhöhle, Rachen

Lippen, Mundschleimhaut, Zahnfleisch und Zunge sind nicht selten auch Manifestationsort für internistische und dermatologische Erkrankungen. Tab. 3.**2** gibt eine Übersicht über die häufigsten und wichtigsten dieser Beziehungen. Da Veränderungen an der Lippen-, Mund- und/oder Rachenschleimhaut bei sehr vielen Erkrankungen auftreten, kann im Folgenden nur eine an der klinischen Häufigkeit orientierte Auswahl besprochen werden.

Mundwinkelrhagaden (Perlèche, Angulus infectiosus, Stomatitis angularis) gehen mit leichten Blutungen und Schmerzen in den Mundwinkeln beim Mundöffnen einher. Ursachen: Schlecht sitzende Zahnprothesen, Pilzinfektionen; schlechte allgemeine Abwehrlage; Diabetes; Eisenmangelanämie; pyogene banale Infektion, aber auch Lues! Vor Therapieversuch möglichst

Tabelle 3.**2** Häufige Mundschleimhautveränderungen bei inneren und einigen dermatologischen Erkrankungen (nach *Bohnstedt*)

	Ursache
Trockenheit	fieberhafte Infektionskrankheiten, Urämie, Polyglobulinämie, Kachexie, Atropinvergiftung, Teilsymptom des Sjögren-Syndroms sowie anderer Sialadenosen, Vitamin-A-Mangel (gelegentlich Diabetes mellitus und Hyperthyreose), Plummer-Vinson (Eisenmangel), Hypertension, Dauergebrauch bestimmter Medikamente (Phenothiazine, Belladonna, Psychopharmaka)
Farbveränderungen	
blasse Verfärbung	Anämie
blaue Verfärbung	pulmonale Stauung
intensive rote Verfärbung	Polycythaemia rubra vera, reaktive Polyglobulie
rotviolette Verfärbung	Rechtsherzinsuffizienz
Gelbfärbung	Ikterus (oft Initialsymptom), kardial bedingte Leberstauung, Megaloblastenanämie
rote, wie lackierte Lippen	Leberinsuffizienz
weißliche, leukoplakieartige Trübungen, außerdem trockene Schleimhautbeschaffenheit	Vitamin-A-Mangel
grauviolette Verfärbung des Zahnfleischsaumes	Argyrose
graublaue bis bräunliche Verfärbung des Zahnfleischsaumes	Wismutintoxikation, Bleiintoxikation
fleckige Hyperpigmentierung	hormonelle Antikonzeptiva
Fleck- und streifenförmige, seltener diffuse Pigmentierungen an Lippen, Wangen, Zahnfleisch, Zunge und Gaumen	Morbus Addison (oft Initialsymptom)

Tabelle 3.2 Fortsetzung

	Ursache
Blutungen	
Blutungen aus dem Zahnfleisch, daneben düsterrote Verfärbung und Anschwellung der Interdentalpapillen	Skorbut
Blutungen aus kavernomartigen Angiektasien am Lippenrot und an der Mundschleimhaut	Morbus Rendu-Osler
Fleckförmige Veränderungen	
Kalkspritzerartige, punktförmige Flecke, von einem erythematösen Hof umgeben. Lieblingssitz: Wangenschleimhaut gegenüber den Backenzähnen (Kopliksche Flecke)	Masern
Schleier-, netz- oder streifenförmige, bläulich-weißliche Beläge und ödematöse rote Flecke, vorwiegend an den Lippen, aber auch an der Zunge	Lupus erythematodes
opaleszierende Plaques, manchmal oberflächlich ulzerös zerfallend	sekundäre Syphilis
Beläge der Mundschleimhaut	
weißliche, ablösbare, streifenförmige Beläge, bei Säuglingen blendend weiße, stippchenförmige Flecke	Candidamykose
Blasen, Erosionen, Zysten	Varizellen (hanfkorngroß, vorwiegend am Gaumen), Erythema exsudativum multiforme, Herpes simplex, (Herpes) Zoster, Epidermolysis bullosa hereditaria dystrophica, Pemphigus vulgaris, Pemphigus mucosae; AIDS

Tabelle 3.2 Fortsetzung

	Ursache
Aphthenbildungen	Aphthosis, Morbus Behçet
Stomatitiden, nekrotisierende und geschwürig zerfallende Prozesse	Pellagra, Agranulozytose Thrombozytopenie, Panmyelophthise, (myeloische) Leukämie, Quecksilberintoxikation
Gingivahyperplasie	Schwangerschaft, möglicherweise auch Folge von Ovulationshemmern oder Hydantoin
Atrophische Veränderungen	
Verhärtung, Sklerosierung, schmale, blasse Lippen, verkürztes Zungenbändchen, Mikroglossie	Sklerodermia progressiva

Ursache feststellen und ausschalten! – Auch ein Mundwinkelkarzinom kann unter dem Bild von Mundwinkelrhagaden beginnen! – Unspezifische lokale Therapie: Silbernitratlösung (1–2(–5) %ig oder Pyoktaninlösung 1–2 %ig, evtl. auch Kortikosteroid-Creme.

Eine *Cheilitis* (Lippenentzündung) tritt solitär akut nach thermischen (zu heißen Speisen, Trauma usw.), nach chemischen (Rauch), aktinischen (Sonnenbrand) Schädigungen, auch nach Einwirken radioaktiver Strahlung (Röntgen) auf.

Eine chronisch-rezidivierende Erkrankung ist die *Cheilitis granulomatosa* (Miescher), die meist mit einem kompletten *Melkersson-Rosenthal-Syndrom* (Cheilitis + Glossitis granulomatosa + Fazialisparese) einhergeht. Die Pathogenese dieser Trias ist unbekannt, die Therapie entspricht der bei der idiopathischen Fazialislähmung (s. S. 166).

Herpes labialis: s. S. 328.

Abgesehen davon, daß auch eine *Tuberkulose* (als Lupus oder Schleimhauttuberkulose [Glasspatelprobe s. S. 332]) und eine *Lues* (Primär- und Sekundärstadium) sich an der Lippe manifestieren können, muß man bei chronischen und/oder rezidivierenden entzündlich-erosiven oder entzündlich-hyperkeratotischen Lippenschleimhautveränderungen immer an das Vorliegen einer Präkanzerose (Leukoplakie, Morbus Bowen u. ä.) denken.

Zahlreiche die Mundhöhle ergreifende Schleimhauterkrankungen greifen auch auf die Lippen über.

Eine *Stomatitis* (Mundschleimhautentzündung), oft in Kombination mit einer

Gingivitis (Zahnfleischentzündung) und/oder einer *Pareiitis* (Wangenschleimhautentzündung) entsteht aus sehr unterschiedlichen Ursachen als Erkrankung sui generis oder als Begleiterkrankung. Dementsprechend vielfältig sind klinische Symptomatik und Prognose.

Stomatitis ulceromembranacea (ulcerosa)

Symptome: Meist Beginn am Zahnfleischrand mit Rötung, Schwellung und Druckschmerz; Schwellung auch der Wangen- und Zungenschleimhaut (Stomatitis simplex). Oft Übergang zur ulzerierenden Entzündung mit starken Schmerzen, oberflächlichen schmierigen, zum Teil auch tiefen Schleimhautgeschwüren mit grauem Fibrinbelag. Ausgeprägtes Krankheitsgefühl, Foetor ex ore, Sialorrhoe, evtl. trüber oder eitriger Speichel; schlechter Geschmack; erschwerte Nahrungsaufnahme; Beginn meist mit hohem Fieber. Übergreifen auf Pharynx möglich; auch regionale Lymphknoten meist schmerzhaft beteiligt.

Pathogenese: Schlechte Mundhygiene, reduzierter Allgemeinzustand, Infektion am Eßgerät, Zahnschäden, Virusinfektion (evtl. mit bakterieller Superinfektion), Schleimhautrhagaden, Zahnfleischtaschen, Zahnstein.

Diagnose: Bakteriologisches Abstrichergebnis (oft Spirillen und fusiforme Stäbchen, wie bei Angina Plaut-Vincent, s. S. 349).

Differentialdiagnose: Schleimhautmykose (Abstrich!), Virusinfektion (z. B. Herpes simplex, Stomatitis aphthosa, Herpes zoster), Lues, Tuberkulose. AIDS (erworbenes Immundefekt-Syndrom). – Erkrankungen des Blutes: Agranulozytose, Leukose (Differentialblutbild!). – Karzinom (Probeexzision!)

Therapie: Konsequente Mund- und Zahnhygiene, Herviros, 1 %iges Gentianaviolett, Pyoktaninlösung 1–2 %, Dynexan. Bei entsprechendem bakteriologischem Befund: Antibiotika. Bei mykologischem Befund lokale und allgemeine antimykotische Therapie.

Verlauf und Prognose: Bei konsequenter kausaler Therapie gut.

Gingivostomatitis herpetica (Herpes simplex) (s. Farbtafel **10a**)

Symptome: Brennen im Mund; behinderte Nahrungsaufnahme; Krankheitsgefühl, evtl. zu Beginn (hohes) Fieber; Auftreten von linsengroßen hellen Bläschen in den Übergangszonen von Haut zu Schleimhaut (Lippen, Naseneingang), aber auch in der gesamten Mundhöhle. Übergehen der Bläschen in oberflächliche kreisrunde oder ovale Ulzerationen mit rotem Hof. Auftreten oft in Zusammenhang mit fieberhaftem Allgemeininfekt oder intensiver Sonneneinwirkung. Starke Schmerzhaftigkeit, Foetor ex ore, Speichelfluß, schmerzhafte Schwellung der regionalen Lymphknoten. Kontagiosität! Metachrones Entstehen frischer Bläschen. Kinder bevorzugt betroffen.

Pathogenese: Infektion mit Herpes-simplex-Virus, meist in der Kindheit

(Erstinfektion offenbar oft symptomlos) – Durchseuchung sehr hoch; 90 % der Bevölkerung sollen Virusträger sein, aber nur bei etwa 1 % kommt es zu klinischer Manifestation als Herpes labialis oder Stomatitis herpetiformis.

Diagnose: Per exclusionem. Versuch des Virusnachweises aus Bläscheninhalt möglichst innerhalb der ersten 24 Stunden des Bläschenstadiums (Überimpfen z. B. auf Kaninchenkornea).

Differentialdiagnose: Chronisch-rezidivierende Aphthosis, Varizellen, akute infektiöse Exantheme (Enantheme), Herpangina, Maul- und Klauenseuche. Morbus Behçet, Pemphigus, Mykosen.

Therapie: Nur symptomatisch: Salben; Touchieren mit Pyoktaninlösung 1–2 %; Herviros; Gentianaviolett-Lösung 1 %. Mundpflege; blande, evtl. flüssige oder breiige Kost. *Keine* Kortikosteroide! Evtl. Aciclovir (Zovirax). – Neuerdings Versuche mit Antigentherapie erfolgversprechend.

Verlauf und Prognose: In der Regel harmlos; Dauer 1–2 Wochen; Abheilen der Bläschen mit Borkenbildung, aber ohne Narben. – Rezidive sehr häufig. Sehr selten andererseits: Herpes-Sepsis und Herpes-Enzephalitis.

Infektiöse Aphthen werden auch durch Viren der Picornagruppe (Cocksackie, ECHO) und selten der Pockengruppe hervorgerufen.

Metallstomatitis: Durch *Quecksilber* und *Wismut* kann es sowohl bei medizinischem Gebrauch als auch durch professionellen Kontakt zu einer Stomatitis mit Verfärbung des Zahnfleisches kommen. Ähnliches gilt für *Bleiarbeiter.* Schließlich kann die medizinische *Goldanwendung* (Arthritisbehandlung) zu einer Gingivostomatitis führen. Schleimhautschäden auch durch Arsen, Chlor, Chrom, Fluor, Kupfer, Mangan, Nickel, Schwefel, Thallium, Zinn sowie durch organische Substanzen wie Benzol, Dimethylsulfat, Tetrachlorkohlenstoff, Trichloräthylen und gemischte Substanzen wie Beizmittel, Kunstharze, Kunststoffe, Lackfarben usw. sowie durch Hölzer, Hopfen, Wolle, Insektizide.

Durch Medikamente verursachte Stomatitis wird vor allem beobachtet nach Einnahme von Bromiden, Iodiden und Salicylaten, nach Antibiotika und Sulfonamiden, nach Antidepressiva (Austrocknen des Mundes) und nach Antiepileptika sowie nach Pyramidon, Barbituraten, Abführmitteln (Phenolphthalein), Antikonzeptiva.

Allergische Stomatitis: Überempfindlichkeitsreaktionen mit sehr unterschiedlichen klinischen Ausprägungen an der Mundschleimhaut und den Lippen (mit und ohne Quincke-Ödem) sind auf fast alle Medikamente, auf zahnärztliche Materialien, Mundpflegemittel, Zahnpasten, Kosmetika, Kaugummi, auch auf Nahrungsmittel (Früchte, Fisch, Eiweiß, Milch) beobachtet worden. Die Morbidität nimmt offenbar zu. – Bei Verdacht: Testung; bei positivem Allergennachweis: Karenz. Sonst: antiallergische bzw. symptomatische Lokalbehandlung.

Stomatitis und Mykose

Symptome: Brennen im Mund und an der Zunge; oberflächliche weißliche Herde und Membranen auf der Schleimhaut; rote Randsäume. Die Auflagerungen lassen sich mit mäßigem Druck abwischen (s. Farbtafel **18b**).

Pathogenese: Pilzinfektion. In Europa meist Candida albicans (= Candidiasis, Soor, Moniliasis). Seltener Aspergillose. Mykosen entstehen meist bei abwehrgeschwächten Personen und nach langen Gaben von Antibiotika, Zytostatika, Kortikosteroiden; Ovulationshemmern; nach Strahlentherapie.

Diagnose: Charakteristische membranartige weiße bis graue Auflagerungen auf stark geröteter Schleimhaut, oberflächliche Ulzerationen möglich. Abstrich und Pilznachweis.

Differentialdiagnose: Diphtherie.

Therapie: Intensive Mundhygiene; Pinseln mit Borax-Glycerin oder Pyoktanin 2 %; Antimykotika wie Nystatin, Moronal lokal und allgemein.

Verlauf: Wenn allgemeine Abwehrkräfte gut oder wiederhergestellt und Antimykotika in ausreichender Dosis über lange Zeit (Kontrollabstriche jede Woche!) verabfolgt wurden, ist die Prognose gut. Andernfalls Gefahr der Generalisierung der Mykose (hämatogen und/oder intrakanalikulär).

Zoster (Herpes zoster)

Symptome: Halbseitig segmental aufschießende, rasch platzende Bläschen, die in fibrinös-speckig belegte oberflächliche Epitheldefekte übergehen (oft Bereich des 2. und 3. Trigeminusastes). Sehr schmerzhaft; Schleimhautveränderungen alle in gleichem Stadium, teilweise konfluierend und in Gruppen angeordnet.

Pathogenese: Neurotrope Infektion mit Virus, das vom Varizellenvirus nicht unterscheidbar ist.

Diagnose: Typische segmentale Anordnung, hohe Schmerzhaftigkeit; Erregernachweis im Bläscheninhalt.

Differentialdiagnose: Herpes simplex, rezidivierende Aphthosis.

Therapie: Kausaltherapie nicht möglich. Symptomatisch. Unterstützend Antibiotika, Vitamin-B-Komplex, Gammaglobuline – Aciclovir (Zovirax).

Im Verlauf oft hartnäckige und schwerste Neuralgien, die Monate nach Abklingen der Schleimhautveränderungen noch persistieren können. Bisweilen gleichzeitig auch Befall anderer Regionen und innerer Organe! Generalisierte Form bei älteren Patienten verdächtig auf maligne Systemerkrankung.

Erworbenes Immunmangelsyndrom (AIDS) = acquired immune deficiency syndrome; HIV-Syndrom)

Symptome: In etwa 35–40 % der HIV-Infektionen Manifestationen im HNO-Bereich, zum Teil als *Früh*symptome wie z. B. das *Kaposi-Sarkom* und die sog. *Haarleukoplakie der Zunge* (s. Farbtafel **20a, 20b, 38d**). Mit HIV relativ oft gekoppelt: Lymphopathien (Hals), Candida-Mykose, Herpes simplex, (Herpes) Zoster. – Auch hinter einer Sinusitis, Tonsillitis, Gingivitis, Pharyngitis, Ösophagitis, Tracheitis oder einem Hörsturz, einer Fazialislähmung sowie hinter Gesichts und/oder Kopfneuralgien kann sich eine HIV-Infektion verbergen. – Allgemeine Begleitsymptome: Fieber, Appetitlosigkeit, Kopf-, Muskel-, Gelenkschmerzen; passagere oder persistierende Lymphknotenschwellungen; Durchfälle; starker Gewichtsverlust.

Pathogenese: Infektionen mit dem humanpathogenen Retrovirus HIV (= human immundeficiency virus).

Diagnose: Nachweis von HIV-Antikörpern im Serum mit *Suchtest* (z. B. ELISA) und *Bestätigungstest* (z. B. Immunoblot).

Differentialdiagnose: s. unter Symptome. – Verdacht auf eine HIV-Infektion sollte immer dann entstehen, wenn eine „klassische" Erkrankung eine *atypische Lokalisation und Morphe,* ferner einen *atypischen Verlauf* und eine *atypische Alterszugehörigkeit* des Kranken aufweist, besonders wenn dieser einer der speziellen Risikogruppen (Homosexuelle, „Intravenös"-Drogensüchtige usw.) angehört.

Therapie: Erregerspezifisch (noch) nicht möglich. Prophylaxe besonders im Bereich und Umfeld der bekannten Risikogruppen. – Symptomatische Behandlung.

Chronisch rezidivierende Aphthosis (habituelle Aphthen)

Symptome: In Schüben auftretende *einzelne* 1–5 mm große Aphthen, meist an der Wangenschleimhaut, der Zunge, dem Gaumen und/oder dem Zahnfleisch. Starke Schmerzhaftigkeit. Schwellung der regionalen Lymphknoten. Begleitende Stomatitis möglich.

Pathogenese: Unbekannt; vermutlich *keine* Virusinfektion, sondern „trophoneurotische" Störung vor allem bei vegetativ labilen Kindern und jüngeren Erwachsenen. Auslösung durch Infekte, hormonelle Faktoren (Menstruation), bestimmte Nahrungsmittel.

Diagnose: Lange Anamnese und Rezidivneigung. *Kein* Speichelfluß, *kein* Foetor ex ore, *kein* Fieber.

Differentialdiagnose: Herpes simplex (mit Fieber, Foetor ex ore, Speichelfluß, allgemeines Krankheitsgefühl, große Zahl von Bläschen in Gruppenanordnung und konfluierend).

Therapie: Kausal oder prophylaktisch nicht möglich. Symptomatisch lokal Pyoktanin 2%ig, evtl. Kortikoidhaftsalbe; 3% Bor-Glycerin; Glycero-Merfen; Dynexan.

Verlauf: Narbenlose Abheilung innerhalb 1–3 Wochen, allerdings auch kurzfristig Rezidive möglich. Verlauf über Jahrzehnte, familiäre Häufung bekannt.

Morbus Behçet

Symptome: In Schüben verlaufende Aphthenerkrankung im Mund und am Genitale sowie zusätzlich – meist monokulär und undulierend – *Augensymptome* (beginnende und oft nur flüchtige Hypopyon-Iritis, später auch Papillenödem, Retinabeteiligung, Erblindung), rheumatische Symptome. Nierenbeteiligung.

Pathogenese: Unbekannt (generalisierte Vaskulitis? Autoimmungeschehen? Evtl. Virusinfekt?).
Diagnose: Leitsymptom ist die Augenbeteiligung, die oft das erste Symptom darstellt. Es wurden auch Hörstürze bzw. akute kochleovestibuläre Funktionsstörungen beobachtet.
Therapie: Bluttransfusion, Gammaglobuline, Aufsättigung mit Eisen, Fieberkuren, Versuch mit immunsuppressiven Substanzen. Langzeit-Kortikosteroidbehandlung.
Verlauf: Oft über Jahre hinweg zum Tod führend.

Tuberkulose

Symptome: Schleimhautveränderungen können in Form des *Schleimhautlupus* oder der exsudativen ulzerierenden *Schleimhauttuberkulose* vorkommen. Beim Schleimhautlupus gruppenförmig rundliche Knötchen (auf Glasspateldruck: gelblich-braune Flecken in Mundschleimhaut); nicht schmerzhaft. – Bei ulzerierender Schleimhauttuberkulose flache, schmierig belegte, schmerzhafte Ulzerationen mit unterminierten Rändern. Lymphknotenbeteiligung: s. S. 496.

Pathogenese: Meist handelt es sich heutzutage um eine hämatogene oder intrakanalikuläre Sekundärbeteiligung bei bestehender Organ-(vorwiegend Lungen-)Tuberkulose.

Diagnose: Probeexzision und Erregernachweis; Röntgen-Thorax usw. *Erkrankung meldepflichtig!*

Differentialdiagnose: Lues, Mykose, Karzinom.

Therapie: Behandlung des Ursprungsherdes (meist Lunge); tuberkulostatische ,,Tripel-Medikation“ (derzeit häufig in folgender Kombination: Isonikotinsäurehydrazid + Rifampizin + Ethambutol) sollte in Verantwortung eines Pulmologen durchgeführt werden.

Verlauf: Abhängig vom Verlauf der primären Organtuberkulose. Bezüglich der spezifischen Schleimhautveränderungen unter allgemeiner Tuberkulostatikatherapie jedoch sehr günstig.

Lues

Symptome: Alle Stadien der Syphilis können im Mund vorkommen: *Stadium I* (Primäraffekt): An Lippen, Tonsillen, vorderer Zunge, Mundwinkel, Zahnfleisch, Wangenschleimhaut tritt ein scharf begrenztes 2–3 mm großes rötliches Knötchen auf, das zu Pfenniggröße anwächst. Nach einigen Tagen schmerzloses Ulkus mit sehr hartem Geschwürsrand und schmerzlose, geschwollene regionale Lymphknoten am Mundboden und/oder Kieferwinkel. Spontane Rückbildung des Primäraffektes nach 3–6 Wochen.

Stadium II: 8–10 Wochen nach Infektion (bzw. 5–7 Wochen nach Auftreten des Primäraffektes, zugleich mit oder vor dem Auftreten der Hauterscheinungen) Ausbildung eines flächigen Enanthems im gesamten Mundbereich. Linsengroße dunkelrote Schleimhautflecken mit Neigung zum Zusammenfließen. Wechselnd starke Ausprägung über einige Wochen. Allmählich Bildung dunkelroter Papeln. Auch flächige Bezirke mit ,,rauchig-getrübter“ Epitheloberfläche (Plaques muqueuses). An der Zunge ,,Zuckerplätzchen“-Oberfläche oder fleckförmiger Papillenverlust. Sehr derbe, indolente Lymphknotenschwellung!

Stadium III: Auftreten von Gummen (durchschnittlich 15 Jahre nach Erstinfektion). Bevorzugte Lokalisation im Mundrachenbereich: Lippen, harter Gaumen, Zunge,

Tonsillen. Diffuse knotige Infiltrate mit Zerfall des Zentrums. Fötor. Scharfe „ausgestanzte“ Ulkusränder. Strahlige Vernarbung.

Symptome bei *konnataler Lues* s. S. 206.

Pathogenese: Infektion mit Treponema pallidum (Spirochaeta pallida). *Infektionsweg:* genital oder auch extragenital. – *Inkubationszeit:* durchschnittlich 3½ Wochen.

Diagnose: Nachweis des Erregers (Abstrich, Dunkelfeld) im Stadium I und II; ab 4. Woche positive Serodiagnostik zu erwarten (Nelson-Test erst ab 9. Woche). Stadium III: Seroreaktionen, Histologie. *Erkrankung meldepflichtig!*

Differentialdiagnose: Stadium I: Neoplasmen, Tuberkulose, Mykosen, Herpes. – Stadium II: Erythema exsudativum multiforme, Tuberkulose. – Stadium III: Maligner Tumor, Leukose.

Therapie: Penicillinkuren in dermatologischer Hand.

Hyperkeratose und Leukoplakie (s. Farbtafel **21b**)

Symptome: Samtartige oder höckerige, meist scharf umschriebene Epithelwucherungen (Hyperkeratose), andererseits fleckige Epitheleintrübungen oder weißliche, nicht abwischbare Verdickungen (Leukoplakie); meist an Lippen, Mundboden und/oder Wangenschleimhaut.

Pathogenese: Polyätiologische Epithelveränderungen. Exogene Irritationsfaktoren (chronische mechanische Reize durch Zahnkanten, Prothesendruck, Rauchen usw.); starker Alkoholkonsum; Begleiterscheinung bei Lichen ruber, Lues, Erythematodes, aber auch ohne erkennbare Ursache.

Man unterscheidet nach Farbe und Oberflächenbeschaffenheit *zwei Gruppen von Leukoplakien:*

1. Die *einfache Leukoplakie* mit scharfer Begrenzung (etwa in 50 % der Fälle): Nur selten Präkanzerose.

2. Die *gefleckte Leukoplakie* als a) *verruköse Leukoplakie* (etwa in 25 %), die eine unregelmäßige, runzlige, graurötlich gefleckte Oberfläche aufweist und eine Präkanzerose sein kann und andererseits b) die *erosive Leukoplakie* (etwa in 25 %) mit rötlichen erosiven Defekten der unregelmäßigen, knötchenförmigen Oberfläche, die in etwa 35 % maligne entartet. Die letztere Form weist zumindest sehr nahe Verwandtschaft zum Morbus Bowen auf.

Die Wahrscheinlichkeit der malignen Entartung hängt wesentlich ab vom Grad der pathohistologisch bestimmbaren Dysplasie. Die Häufigkeit des Übergangs einer Leukoplakie in ein Karzinom steigt mit der Zunahme des Schweregrades der Dysplasie (s.auch S. 422).

Beachte: Leukoplakien sind als potentielle Präkanzerosen anzusehen und entsprechend abzuklären und zu überwachen!

Diagnose: Probeexzision möglichst als Totalentfernung mit Sicherheitszone (Stufenschnitthistologie).

Differentialdiagnose: Stomatitis ulcerosa, Mykose, Lichen ruber planus, Erythematodes, Pemphigus.

Therapie: Großzügige operative Entfernung (möglichst schon bei der Probeexzision!) und Vermeidung möglicher Noxen (s. oben).

Morbus Bowen (Erythroplasie, auch Erythroplakie)

Er wird als Präkanzerose oder auch als Carcinoma in situ angesehen (intraepidermaler Stachelzell„krebs" bei intakter Basalmembran! Tumorinvasion hat in Richtung Kutis bzw. subepitheliale Schicht noch nicht eingesetzt). Kommt an Haut und Schleimhäuten (z. B. Mundhöhle) vor.

Symptome: An Mundschleimhaut (Wange, Zunge) scharfbegrenzte sattrote Herde verschiedener Größe mit glatter Oberfläche; auch leukoplakieartige weißliche Plaques und/oder verrukös vegetierende, haselnußgroße papillomartige Erhebungen. – *Morbidität:* vorwiegend bei Männern im 4.–7. Lebensjahrzehnt. – Übergang in einen echten Stachelzellkrebs ist jederzeit möglich und sehr häufig!

Diagnose: Probeexzision. Damit auch zugleich Abgrenzung gegenüber anderen Präkanzerosen der Schleimhaut (Leukoplakie, „Hyperplasie pure").

Therapie: Exzision im Gesunden.

Mundschleimhaut-Entzündungen bei Dermatosen

Pemphigus (s. auch S. 419)

Symptome: Erste Symptome oft im Mund (!) in Form von flachen, schlaffen oder prall gefüllten Blasen; nach deren Platzen oberflächliche Epithelerosionen mit Fibrinbelägen und Epithelfetzen am Rand. Schubweiser Verlauf; gleichzeitig verschiedene Stadien vorhanden. Foetor ex ore; regionale Lymphknoten oft verdickt. Bullöse Eruptionen auch an der Haut. Erkrankungsbeginn in der Regel zwischen 40. und 60. Lebensjahr.

Pathogenese: Wahrscheinlich Autoimmunkrankheit.

Diagnose: Probeexzision, zytodiagnostisch (Tzanck-Test).

Differentialdiagnose: Stomatitis, Epidermolysis bullosa hereditaria, Erythema exsudativum multiforme, Lichen ruber, Schleimhautpemphigoid.

Therapie: Kortikosteroide; zumindest dermatologische Mitbehandlung.

Erythema exsudativum multiforme

Symptome: Bevorzugt erkranken männliche Jugendliche. Lippen und Mundschleimhaut (Rhagaden) mit fibrinösen Belägen, Krusten und Blasen. Gleichzeitig auch Hautveränderungen sowie Gelenkbeschwerden, Fieber. Symptome eines schweren akuten Infektes. Foetor ex ore, Speichelfluß; Schmerzen; Schwellung der regionalen Lymphknoten. Schubweiser Verlauf.

Pathogenese: Viele Ursachen werden diskutiert: wahrscheinlich kommen verschiedene Antigene (Antibiotika, Laxantien, Tranquilizer und andererseits Bakterien, Viren und/oder Pilze) in Betracht.

Diagnose: Gesamtbild einer generalisierten Erkrankung; evtl. Probeexzision.

Differentialdiagnose: Pemphigus, Lichen ruber, Arzneimittelenanthem.

Therapie: Möglichst Ursache feststellen! Kortikosteroide; Schleimhautpflege mit Kamille- oder Salbei-Spülungen, Pyoktanin 2%ige Lösung. Dynexan, Anästhesin-Lutschbonbons. – Evtl. parenterale Ernährung.

Prognose: Ernst!

Lichen ruber planus

Symptome: Weißliche, in Gruppen oder Netzen angeordnete Knötchen an Wangenschleimhaut, Zahnfleisch, auch Zunge. Auf dem Zungenrücken als graue bis bläuliche glatte Plaques von Linsengröße. Veränderungen nicht wegwischbar, derb, flach. Keine Schmerzen. Dazu entsprechende Hauterscheinungen an der Beugeseite der Unterarme und Handgelenke (vielgestaltige, trockene braun-rötliche bis rosa Papeln von etwa 2–3 mm Durchmesser, meist mit Juckreiz).

Pathogenese: Ätiologie unbekannt, Zusammenhang mit neurogenen Störungen?

Diagnose: Aus dem Gesamtbild. Evtl. Probeexzision, zumal der Lichen ruber planus als potentielle Präkanzerose gilt.

Differentialdiagnose: Leukoplakie und Hyperkeratose, Morbus Bowen, Mykose, Arzneimittelenanthem, Lupus erythematodes.

Therapie: Exogene Schädlichkeiten (Sonne, Tabak, chemische Einwirkungen) ausschalten. Evtl. lokal Kortikosteroid-Mundsalben. Vitamin-A-Säure-Präparate. *Strenge Überwachung (Präkanzerose!).*

Sehr seltene andere entzündliche Erkrankungen der Mundhöhle: Sklerom, Lepra, Sarkoidose (s. S. 207 ff.) sowie AIDS (*A*cquired *I*mmune *D*eficiency *S*yndrome; Infektion durch Retrovirus mit T-Zell-Tropismus) (s. auch S. 496).

Eine Übersicht über häufige Ursachen für einen Foetor ex ore gibt Tab. 3.**3**.

Tabelle 3.**3** Symptom: Foetor ex ore

Entstehungsort	Ursache
Zähne, Gingiva, Mundhöhle	Zahnkaries, Parodontose, Gingivitis, Stomatitis, Erythema exsudativum multiforme, Pemphigus, ungepflegte Zahnprothesen, Mundbodenabszeß, exulzerierter Tumor
Rachen	akute Tonsillitis, Angina Plaut-Vincent, Monozytenangina (Pfeiffer), Peri-, Retropharyngealabszeß, Rachendiphtherie, chronische Tonsillitis und Pharyngitis, Fremdkörper in Nasenrachen oder Rachen, Lues III
Luftweg	Rhinitis atrophicans – Ozäna, eitrige Rhinitis, Sinusitis, Bronchitis, Bronchiektasen, Bronchialfremdkörper, Lungenabszeß, Pneumonie
Speiseweg	Hypopharynx- oder Ösophagusdivertikel, Hiatushernie, Ösophagitis, Magen-Darm-Störung mit oder ohne Singultus und Erbrechen
Systemerkrankung	Diabetes mellitus (Aceton), Nierenversagen (urinös), Leberkoma (süßlich-aromatisch)

Zunge

Über die für die Mundschleimhaut beschriebenen entzündlichen Erkrankungen hinaus, die in der Mehrzahl sich auch an der Zunge manifestieren können, kommen folgende entzündliche Störungen *speziell an der Zunge* vor:

Banale Glossitis

Symptome: Zungenbrennen, vor allem an Zungenspitze und -rändern. Bei Glossitis kommt nicht selten eine Parageusie oder Hypogeusie vor. An der Zunge selbst sind meist nur minimale Schleimhautveränderungen (umschriebene Reizung, Verlust der Papillen) nachweisbar!

Pathogenese: Mechanische Irritation durch Zahnkanten, Zahnstein, Gebißdruckstellen. Unverträglichkeit gegenüber zahnärztlichen Materialien (Prothesenmaterial, Verwendung elektrisch nicht inerter Metalle!), Mundpflegemittel, Medikamenten-Überempfindlichkeit. Vitamin-B-Mangel, perniziöse Anämie, Eisenmangelanämie, Diabetes, gastrointestinale Störungen einschließlich Hepatopathien. Mykosen.

Diagnose: Nachweis oder Ausschluß von mechanischer Irritation, Überempfindlichkeitsreaktionen, Diabetes, gastrointestinalen sowie hämatologischen Störungen; mykologischer Befund. Also letztlich per exclusionem.

Differentialdiagnose: Allergische Glossitis. Depressive Fehlreaktion.

Therapie: Möglichst Ausschaltung der Ursache. – Symptomatisch: Spülen mit Salbei oder Kamille; Kavosan, Dynexan, Volon A-Haftsalbe o. ä.; blande Diät.

Allergische Glossitis

Symptome: Ähnlich wie bei banaler Glossitis, jedoch meist plötzliches Einsetzen mit deutlicher Schwellung und Rötung der Zunge sowie starkem Spannungsschmerz, übergehend in Juckreiz. Beim Auftreten eines Quinckeschen Ödems unter Umständen akute Erstickungsgefahr!

Pathogenese: Allergische, vor allem an der Zunge (Schockorgan) lokalisierte Reaktion. Als Allergen kommen sehr viele Stoffe und Stoffgruppen in Frage: Seruminjektionen; Antibiotika; sonstige Medikamente wie Phenothiazin, Barbiturate, Pyrazolon, Sulfonamide, Aspirin, Lokalanästhetika; Nahrungsmittel wie Obst, Fisch, Eiweiß, Nüsse usw. (s. Farbtafel **19a**)

Diagnose: Allergennachweis; plötzlicher Beginn mit auffälliger Symptomatik.

Differentialdiagnose: Akutes infektiöses Enanthem, Mykose, Intoxikation, chemische lokale Schädigung, banale Glossitis.

Therapie: Antiallergisch-symptomatisch; möglichst Nachweis des Allergens (Testung) und Allergenkarenz.

Eine Zungenbeteiligung ist bei folgenden *spezifischen und/oder chronischen* Entzündungen relativ häufig – auch dergestalt, daß zunächst ausschließlich an der Zunge Krankheitssymptome nachzuweisen sind: Tuberkulose, Lues, Mykosen (Soor), Aktinomykose, Dermatomyositis, Morbus Sjögren, progressive Sklerodermie.

Oberflächenveränderungen an der Zunge, die Entzündungen begünstigen können:

a) *Lingua geographica* (fleckiges, landkartenartiges Aussehen des Zungenrückens mit roten und blassen Arealen, die allmählich wandern können; Ursache unbekannt). Harmlose Anomalie; nicht behandlungsbedürftig (s. Farbtafel **18a**).
b) *Lingua plicata fissurata* (Anomalie in Form von mehr oder weniger tiefen Spalten und faltenförmigen Inselbildungen der Schleimhaut des Zungenrückens). Offenbar einfach dominant vererblich; Teilsymptom beim Melkersson-Rosenthal-Syndrom (Fazialislähmung, Gesichts- und Lippenödem sowie Lingua plicata s. S. 325); gehäuftes Vorkommen auch bei Mongolismus (Trisomie 21; Down-Syndrom). Beim Eindringen von Fremdmaterial in die Spalten kommt es zu meist harmlosen Zungenentzündungen. Therapie symptomatisch.

Häufige Ursachen für eine belegte, eine rote oder rissige Zunge sind in Tab. 3.**4**, Ursachen für Zungenbrennen in Tab. 3.**5** zusammengestellt.

Mundbodenabszeß (Zungengrundabszeß) (s. Farbtafel **20c**)

Symptome: Schwellung und Bewegungseinschränkung der Zunge; zunehmend Schmerzen; Sprechbehinderung bis zur Unmöglichkeit zu artikulieren; Vorwölbung und Verhärtung des Mundbodens mit starker Druckempfindlichkeit; schwerste Schluckbehinderung und schließlich Unmöglichkeit der Nahrungsaufnahme. Kollaterale Behinderung der Kiefergelenke mit Kieferklemme. Fieber, hochgradiges, allgemeines Krankheitsgefühl; u. U. Atemnot.

Pathogenese: Eintritt von infektiösem Material über Rhagaden der Zungen- und/oder Mundschleimhaut. Fortleitung der Entzündung in der lockeren Zungenmuskulatur und den zahlreichen Bindegewebsräumen (Abb. 3.**15b**, S. 343). Als Infektionspforte auch Zungengrund (Zungentonsille) oder kariöser Zahn möglich (Abb. 3.**15a**). Erreger meist gewöhnliche Eitererreger. Eindringen kleiner Fremdkörper (Gräten, Knochensplitter, Getreidegrannen usw.) ebenfalls mögliche Ursache; ebenso primäre Eiterungen der im Mundboden liegenden Glandula sublingualis und/oder submandibularis. Eine phlegmonöse Eiterung im Mundbodenbereich nennt man *Angina Ludovici*.

Diagnose: Entzündliche Schwellung des Mundbodens und starke Schmerzhaftigkeit, progredienter Verlauf.

Differentialdiagnose: Hämatom, Gumma, Tuberkulose, Malignom.

Auch die sehr selten gewordene *Aktinomykose* des Mundbodens (schleppender Verlauf, relativ geringe Schmerzhaftigkeit; Bildung multipler ,,brettharter'' Infiltrate mit Abszedierung und Fistelbildung; hauptsächlich lokalisiert an Gesicht und Hals (98 %). Erreger der Aktinomykose: Vorwiegend Actinomyces israeli und Begleitbakterien. Aktinomyzesdrusen sind im Abszeßeiter und/oder in Gewebsproben nachweisbar. Nadelbiopsie. Erregeranzüchtung für bakteriologische Identifizierung. Serologisch: Agglutination;

Tabelle 3.**4** Symptom: Veränderte Oberfläche der Zunge

Art der Veränderung	Grunderkrankung	Klinische Symptome	Besonderheiten
rote Zunge	perniziöse Anämie	Anfangs hochrote, später mehr karamellfarbene Flecken und Streifen am Zungenrücken. Zungenoberfläche rot, glatt und glänzend (Huntersche Glossitis) (s. Farbtafel **19b**)	Dysgeusie, Parästhesien, Xerostomie; Mundschleimhaut beteiligt
	Scharlach	„Himbeerzunge" (s. Farbtafel **19c**)	Hervortreten der Papillen
	Leberzirrhose	lackartig glänzende glatte, rote Zunge mit Blaustich; Trockenheit („Leberzunge")	Allgemeinbeschwerden im Vordergrund; „Lacklippen"; Gelbfärbung der Mundschleimhaut, bräunlichfahle Gesichtsfarbe
	Gougerot-Sjögren-Syndrom	trockene, glatte, rote „Firniszunge"	Schwellung der Kopfspeicheldrüsen; Sialosespeichel
	Glossitis rhombica mediana	im mittleren Zungendrittel in Mittellinie leicht aufgeworfener oder etwas eingesunkener roter papillenfreier Bezirk	harmloser, auf Zunge beschränkter Befund; keine Beschwerden
	Gefäßstauung	rotviolett; geschwollene Zunge	bei Rechtsherzinsuffizienz, Leberzirrhose, auch bei malignen Tumoren
	Hypertonie	rosa bis karminrot	bei Hypertonie, Myokardinfarkt, Linksherzschaden, Herzvitium
	Allergie	erdbeer- bis himbeerrot, Ödem	bei lokalen allergischen Reaktionen, auch bei Schock

graue (glatte) Zunge	Vitamin-A-Avitaminose	bläuliche, matte Epitheltrübungen	Xerostomie, Dysphagie; Lippen bläulich getrübt
	Strahlenfolge (nach Radiotherapie)	hitzeempfindliche Schleimhaut, umschriebene Schleimhautatrophie, Schleimhautinduration	Ageusie; Xerostomie
	Lichen ruber planus	milchige, bläuliche Streifen; „Spinngewebs-Leukoplakie"; Papillen erhalten, kein Belag	auch Bereich der Mundschleimhaut betroffen
	progressive Sklerodermie	bewegungsbehinderte, trockene Zunge; anfangs Zungenödem, später Zungenschrumpfung; zunehmende Starre	Dysphagie, Sprechbehinderung; „zu enger" Mund, Sialopenie
schwarze Haarzunge	nach Antibiotikamedikation	zottiger, grünlich-schwarzer Belag; lange, schwarze, verhornte Papillen	auch bei Mykose
rissige Zunge	Lingua plicata	stark gefaltete und gefurchte Zungenoberfläche	familiär gehäuft auftretend, harmlose „Normal"-Variante
	Melkersson-Rosenthal-Syndrom	Faltenzunge	periodische Schwellungen von Lippe, Zunge (Wange); wechselnde Fazialisparese

Tabelle 3.**4** Fortsetzung

Art der Veränderung	Grunderkrankung	Klinische Symptome	Besonderheiten
belegte Zunge	unspezifische Mundinfektionen	weißliche Beläge (Hornschuppen)	verbunden mit verminderter Nahrungsaufnahme bei Gastritis und Enteritis und bei fieberhaften Infektionen
	Mundsoor	weißliche, membranartige, schwer abwischbare Flecken mit roten Rändern	Nachweis von Candida albicans im Abstrich
	AIDS	nicht selten mit Mundsoor gekoppelt; außerdem sog. Haarleukoplakie der Zunge	meist multilokuläre Symptomatik. Diagnostische Schritte s. S. 330
	Scharlach	schmierig-weißer Belag mit geröteter Zungenspitze und Zungenrändern	Angina, Exanthem, Nachweis von β-hämolysierenden Streptokokken im Rachenabstrich
	Diphtherie	grau-weißlich membranöser Belag, süßlich-faul riechend	schlecht abwischbarer Belag, leicht blutende Unterlage; Allgemeinsymptome
	Typhus	grauweiße Zunge mit hochroten Rändern	Infektion durch Salmonella typhi; Allgemeinsymptome
	Urämie	braun-schollig belegte Zunge	Niereninsuffizienz

Tabelle 3.5 Symptom: Zungenbrennen

Grunderkrankung	Klinische Symptome	Besonderheiten
Lingua exfoliativa areata	Zungenbrennen mit rot gefleckter Zunge; Fehlen der Papillae filiformes	
toxische Stomatitis	Zungenbrennen und graublaue Verfärbung der Gingiva bei Wismut und Blei; gerötete ödematöse Schleimhaut bei Quecksilber	
Magen-Darm-Störungen verschiedener Ursache	manifeste oder larvierte Symptomatik, abhängig von Lokalisation der Ursache	
Plummer-Vinson-Syndrom (Morbus Paterson-Brown-Kelly) (s. S. 363)	trockene Zunge, erhebliche Dysphagie; Mundwinkelrhagaden; atrophische Schleimhaut	fast ausschließlich bei Frauen; trockene fahle Haut, Koilonychie, trockene Schleimhäute
Gougerot-Sjögren-Syndrom	Xerostomie; zäher, klebriger Speichel; Papillenatrophie; glatte Oberfläche („Firniszunge“); Dysphagie (s. Farbtafel **38c**)	Trockenheit meist auch der Schleimhäute von Mundhöhle, Rachen, Kehlkopf und Trachea; Schwellung der Kopfspeicheldrüsen
Möller-Hunter-Glossitis (bei Perniziosa)	Zungenbrennen, Dysgeusie, Parästhesien, Trockenheit; gefleckte Zunge (purpurrote Bezirke in Streifen wechseln mit blauen Arealen ab); glatte Oberfläche, aber keine Papillenatrophie; teilweise geschwollene Papillen	evtl. Mitbeteiligung der gesamten Mundschleimhaut

Tabelle 3.**5** Fortsetzung

Grunderkrankung	Klinische Symptome	Besonderheiten
Diabetes mellitus	wechselnd starkes Zungenbrennen mit trockener Oberfläche	Neigung zu Schleimhautinfektionen und -mykosen
Nahrungsmittelallergie, Kontaktallergie	plötzlicher Beginn; starke Schwellung und Rötung; Zungenbrennen, sich bis zu Schmerzen und Spannungsgefühl steigernd	typische Anamnese oder Hinweis auf Allergieursache; Beteiligung auch der übrigen Mundschleimhaut
Pellagra (Nikotinsäureamidmangel)	hypästhetische Zunge; „salziger Geschmack"; Gefühl der „wunden Zunge". Rote, geschwollene, z. T. belegte Zunge; später „Schachbrett"-Zunge mit starker Furchenbildung; schließlich Atrophie	Entzündung auch der Mundschleimhaut; eher Sialorrhoe als Sialopenie
Mukoviszidose	trockene, „brennende" Zunge, zähes, leimartiges Sekret	Na^+ und Cl^- in Schleim und Speichel erhöht
(psychogene) Glossodynie	Zungenbrennen ohne nachweisbare organische Ursache	häufig auch bei larvierter Depression

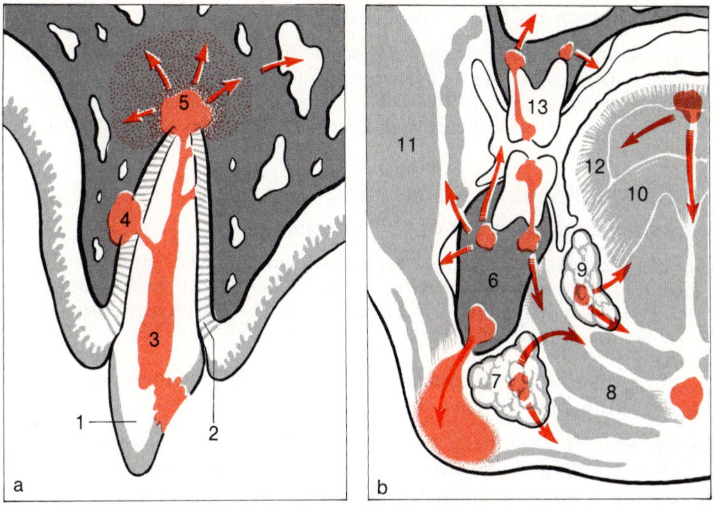

Abb. 3.**15a** u. **b** Dentogene Entzündungen und Entzündungen im Mundbodenbereich. **a** Entzündungen im und um den Zahn: 1 Schneidezahn, kariös, 2 Zahnhalteapparat, 3 Pulpitis, 4 periapikaler Abszeß, 5 apikales Granulom. **b** Entzündungen im Mundbodenbereich; Ursprungsorte: 6 Unterkiefer (Zähne, Osteomyelitis), 7 Glandula submandibularis (Entzündung, Speichelstein), 8 Mundbodenmuskulatur, 9 Glandula sublingualis (Entzündung, Verhaltung), 10 Zungenmuskulatur, 11 Wangenmuskulatur, 12 Abszeßbildung im Zungenkörper, 13 Wurzelspitzengranulom am Oberkieferzahn mit Überleitung auf Kieferhöhle

Komplementbindung; Präzipitation und Intrakutantest nicht zuverlässig. (Therapie: Beginn mit Penicillin; langfristig evtl. Sulfonamide. Dazu: Abszeßinzision; evtl. Exzision des gesamten indurierten Gewebsbereiches.)

Therapie: Hochdosiert bereits bei beginnender Symptomatik Breitbandantibiotika. Falls hierdurch und durch Alkoholumschläge keine Rückbildung, evtl. Wechsel des Antibiotikums. Bei Anzeichen einer Einschmelzung Punktion und entlang der liegenden Punktionsnadel breite Abszeßeröffnung – in der Regel von außen über den Mundboden und in Längsrichtung der Zunge. Sicherstellung der Flüssigkeitszufuhr (!) und Nahrung durch flüssige Kost, notfalls durch Einlegen einer Nährsonde oder durch parenterale Ernährung. Bei Atemnot: Tracheotomie. Bei Ausbildung einer Phlegmone *(Angina Ludovici)* wegen der Gefahr der Larynxbeteiligung und/oder Mediastinitis sehr großzügige, breite Eröffnung des Entzündungsbereiches.

Verlauf und Prognose: Günstig, falls es rasch zur Einschmelzung und damit Drainagemöglichkeit kommt. Lebensgefahr, wenn phlegmonöse Ausbreitung in die tiefen Halsweichteile (s. Abb. 3.**17a** u. **b**) und das Mediastinum erfolgt.

Entzündungen im Rachenbereich

Wegen der besonderen pathophysiologischen Situation und klinischen Bedeutung werden die Entzündungen, die sich vorwiegend am lymphoepithelialen Rachenring manifestieren, getrennt abgehandelt, obwohl viele dieser Erkrankungen auch Erscheinungen am restlichen Rachen (und umgekehrt) hervorrufen können.

Lymphoepithelialer Rachenring

Akute Entzündungen der Gaumenmandeln

Akute Entzündungen, die das lymphoepitheliale Gewebe im Bereich des Isthmus faucium (der Rachenenge) betreffen, werden unter dem klinischen Namen ,,Angina" (,,Enge") zusammengefaßt. Das Hauptgewicht der Symptomatik liegt dabei in der Regel auf den Gaumenmandeln.

Angina tonsillaris (Angina catarrhalis, Angina follicularis, Angina lacunaris, akute Tonsillitis (s. Farbtafel **22c**)

Symptome: Beginn meist (vor allem bei Kindern) mit hohen Temperaturen (auch mit Schüttelfrost!). Rachenbrennen, Dauerschmerzen im Oropharynx, besonders Schluckschmerzen; evtl. ins Ohr ausstrahlende Schmerzen (,,Stiche") beim Schlucken; Mundöffnung oft erschwert und schmerzhaft. Belegte Zunge, Foetor ex ore. Kopfschmerzen; kloßige, zumindest leicht behinderte Sprache; starkes subjektives Krankheitsgefühl; Schwellung und Schmerzhaftigkeit der regionalen Lymphknoten. *Beide* Gaumenmandeln (sowie die Umgebung samt Rachenhinterwand) sind hochrot und geschwollen (bei der Angina catarrhalis keine Tonsillenbeläge!). Etwas später auf den Gaumentonsillen (auch auf anderen lymphoepithelialen Ansammlungen) gelbe Stippchen (entsprechend den lymphatischen ,,Follikeln" des Tonsillengewebes = *Angina follicularis*) oder gelbe Flecken (entsprechend den Lakunen [Kryptenöffnungen] = *Angina lacunaris*). Selten konfluierende oder sogar Tonsille überschreitende Beläge (z. B. bei der *Pneumokokkenangina*). Schwellung auch der Tonsillenumgebung (Gaumenbögen, Uvula, Zungengrund). Vermehrter Speichelfluß; Nahrungsaufnahme stark behindert.

Pathogenese: In der Regel Infektion des Organismus mit β-hämolysierenden Streptokokken (seltener Staphylokokken, Pneumokokken und Mischflora, Haemophilus influenzae [Friedländer], Bacterium coli). Schwere der Symptomatik und multifokales Auftreten der Symptome legen die Vermutung nahe, daß es sich um eine *Allgemeinerkrankung* des Organismus mit besonderer Ausprägung an den lymphoepithelialen Organen handelt. Andererseits gibt es auch Anginaerkrankungen, bei denen die Allgemeinsymptomatik minimal ist und nur die lokalen Veränderungen erkennbar sind. – Virusinfektionen kommen ebenfalls als Ursache in Frage, z. B. bei der Herpangina (s. S. 346). – Pathologisch-anatomisch ist das Tonsillenparenchym bei einer Angina infiltriert mit Leukozyten (kleine Abszesse im Parenchym und in den Krypten); dazu Austritt von fibrinösem Exsudat und starke Umbauvorgänge im Parenchym und Epithel.

Beachte: Im Mund- und Rachenbereich finden sich immer Keime. Derartige „physiologische" (saprophytäre) Keime sind z. B.:
Saprophytäre (vergrünende) Streptokokken; Pneumokokken; Fusobakterien, Leptotricheen, Neisseriazeen, Laktobakterien; Staphylokokken; Sarzinen und Hefen.

Durch Milieu-Änderung können derartige „Hauskeime" aber auch für den gleichen Wirt pathogen werden.

Ein Virusinfekt kann der Wegbereiter für eine sekundäre bakterielle Infektion auch der Tonsille sein.

Diagnose: Akuter Beginn mit (hohem) Fieber, Hals- und Schluckschmerzen. Rötung und (meist) Beläge der Tonsillen; Allgemeinuntersuchung (Blutbild, Blutsenkung erhöht, Herz- und Kreislauf, Urinbefund). Bei Verdacht auf Diphtherie Abstrich, bei Verdacht auf Mononukleose: Blutbefund.

Differentialdiagnose: Scharlachangina, Diphtherie, Morbus Pfeiffer (infektiöse Mononukleose), Agranulozytose, Leukäme, Hyperkeratose der Tonsillen, Lues II (Angina specifica). – Bei *ein*seitiger Lokalisation: Angina ulceromembranacea, peritonsilläres Infiltrat und/oder Abszeß, Tuberkulose, Tonsillentumor (s. unten).

Therapie: Bettruhe; Analgetika; weiche oder flüssige Kost, Eis; hochdosiert Penicillin für 8 Tage (beachte Möglichkeit der Begleit- und Folgeerkrankungen!). Lokal: Mund- und Zahnpflege; keine Antibiotika lokal, wohl aber evtl. desinfizierende und analgesierende Medikamente. Feuchte Halswickel, Schwitzpackung zu Beginn.

Verlauf: Eine Angina ist in der Regel nach einer Woche abgeklungen. Andererseits können *Begleit- und/oder Nachkrankheiten* auftreten. (Begleiterkrankungen: Atemnot durch Larynxödem, Otitis media, Rhinosinusitis. – Nachkrankheiten: s. S. 355).

Merke: Diagnostisch sind bei einer Angina folgende Laboruntersuchungen unerläßlich:
1. Abstrich (Ausschluß Diphtherie),
2. Urinuntersuchung (Ausschluß Nephritis),
3. Differentialblutbild (Ausschluß Mononukleose und Leukose).

Angina retronasalis: Anginasymptomatik wie oben beschrieben, jedoch entweder auf die Rachenmandel beschränkt oder dort besonders deutlich. Differentialdiagnose: Meist virogene Epipharyngitis.

Angina lingualis: Analog mit Betonung der Symptomatik im Bereich des Zungengrundes (kollaterale Larynxbeteiligung und/oder Abszeßbildung in der Zunge möglich).

Andere Einteilung der Anginen:

1. Banale Tonsillitis hervorgerufen durch unspezifische Erreger,
2. Tonsillitis bei Infektionskrankheiten,

3. Tonsillitis bei pathologisch verändertem Blutbild,
4. Ulzeromembranöse Tonsillitiden.

Angina (Pharyngitis) lateralis (Seitenstrangangina)

Besondere Beteiligung der sog. Seitenstränge (Plicae tubopharyngicae); vor allem bei tonsillektomierten Personen („Ersatz"entzündung bei fehlenden Gaumenmandeln?). Schwellung, Rötung und evtl. gelbe Stippchen im Bereich der Seitenstränge – auch im Bereich der Solitärfollikel der Rachenhinterwand.

Therapie: Wie bei einer Angina mit Antibiotika (Penicillin), da auch hierbei Nachkrankheiten *möglich.* Falls oft rezidivierend: Lokales Ätzen mit 2- bis 5%iger Silbernitratlösung; evtl. auch vorsichtige Anwendung der Kryochirurgie.

Herpangina (Angina herpetica)

Starke allgemeine Krankheitssymptome (hohes Fieber, Kopfschmerz, Halsschmerzen, Appetitloskeit). Vorwiegend Kinder bis zum 15. Lebensjahr befallen. Initiale Bläschenbildung (besonders auf vorderem Gaumenbogen) sehr flüchtig, deshalb oft nicht nachweisbar. Tonsillen meist auffällig *wenig* gerötet und geschwollen; bisweilen mit milchig-weißen Bläschen bis Linsengröße („perlkettenartige" Anordnung) auf der Oberfläche und/oder flachen kleinen Ulzerationen. Ähnliche Effloreszenzen auch am Gaumen oder Wangenschleimhaut.

Erreger: Coxsackie-A-Viren. Inkubation 4–6 Tage.

Diagnose: Bläschen, auffallend geringe Tonsillenveränderung, gutartiger und schneller Verlauf (wenige Tage).

Therapie: Mundpflege.

Scharlachangina

Tiefrote Tonsillen und Rachenschleimhaut, Schluckschmerzen, schweres Krankheitsgefühl, Übergang in Angina lacunaris, regionale Lymphknoten geschwollen. Nach etwa 24 Stunden Auftreten des typischen Exanthems, am Oberkörper beginnend; gleichzeitig deutliche Rötung der Zungenspitze und Zungenränder, später der ganzen Zunge (Himbeerzunge). Aussparung der perioralen Haut von der Gesichtsrötung! Achtung: Exanthem kann fehlen! Hautschuppung etwa ab 8. Tag.

Erreger: Hämolytische Streptokokken Typ A.

Diagnose: Düstere Rötung und Schwellung der Gaumenmandeln, Himbeerzunge, kleinfleckiges Erythem des weichen Gaumens, Rumpel-Leede-Phänomen (Petechien), Blutbild (Leukozytose mit Linksverschiebung sowie ab 5. Tag Eosinophilie).

Differentialdiagnose: Diphtherie (Abstrich!).

Therapie: Penicillin, Mundpflege (Spülungen).

Diphtherie

Symptome: Leichte Prodrome, Temperatur in der Regel um 38° C, nicht über 39° C;

leichte Schluckbeschwerden. Oft sehr hoher Puls! Tonsillen mäßig gerötet und geschwollen mit weißlichen bis grauen samtartigen Belägen, die konfluieren und Tonsillengrenzen überschreiten (Gaumenbögen, weicher Gaumen!) und fest auf der Unterseite haften („pseudomembranöse" Beläge). Abwischen nur unter Hinterlassen einer blutigen Fläche möglich. Stark geschwollene, druckempfindliche, oft verhärtete Kieferwinkellymphknoten. Süßlicher, charakteristischer Mundgeruch („Aceton"). Lokalisation in 60% Rachen einschließlich Tonsillen, in 8% zusätzlich Larynx und/oder Nasenbereich. – Oft Albuminurie!

Erreger: Diphtheriebazillus (Klebs-Löffler) bzw. Corynebacterium diphtheriae. Übertragung von Mensch zu Mensch (Tröpfchen-, Schmutz-, Schmierinfektion). Inkubation: 3–5 Tage. – Lokalisierte Verlaufsformen: Tonsillen-, Nasen-, Kehlkopf-, Wunddiphtherie. Generalisierte Formen: Progrediente und toxische Diphtherie.

Diagnose: a) Bakteriologischer Abstrich (Tonsillen, Rachen) und Gram-Färbung (Nativpräparat: Ergebnis innerhalb 1 Stunde), b) bakteriologische Kultur (Ergebnis frühestens nach 10 Stunden!), c) Erregerisolierung (Diagnosesicherung in 2–8 Tagen). – Über Tonsillen hinausgreifende, fest auf Unterlage haftende Beläge. – *Meldepflichtige Erkrankung.*

Differentialdiagnose: Banale Angina, infektiöse Mononukleose, Angina Plaut-Vincent, Soor, Agranulozytose, Leukämie, Lues.

Therapie: Bei begründetem Diphtherie*verdacht* Isolierung des Patienten sowie frühestmöglich, d.h. u.U. *vor* bakteriologischer Sicherung der Diagnose, Antiserum („Heilserum") (200–500 IE/kg intramuskulär); bei schwerem Verlauf auch höhere Dosis (1000 IE/kg) und begleitender Antibiotikaschutz; Bettruhe; Mundpflege; mehrfach täglich Halswickel, Inhalationsbehandlung (Dampf). Vorbeugend: Diphtherieschutzimpfung (Antitoxin, Diphtherietoxoid), die allerdings erst nach Wochen wirksamen Schutz bringen kann.

Komplikationsmöglichkeiten: Allgemeinintoxikation, Herz- und Kreislaufversagen, hämorrhagische Nephritis oder Nephrose, Gaumensegellähmung (Polyneuritis). Stenosierung der Luftwege und Erstickungsgefahr. – „Stumme Bazillenträger" als Überträger!
Normalerweise versiegt Ausscheidung virulenter Diphtheriebakterien wenige Wochen nach Krankheitsbeendigung. Dauerausscheider bzw. Bazillenträger können monate- und jahrelang weiter Infektionsquelle darstellen. Deshalb Abstrichkontrollen notwendig, bis diese 3mal in wöchentlichem Abstand hintereinander negativ! Behandlung von *Dauerausscheidern:* Antibiotika lokal und parenteral sowie lokal Desinfizienzien. Falls mehrfache „Kur" erfolglos, evtl. Tonsillektomie („Quellensanierung") und bei Kindern gleichzeitig Adenotomie.

Angina specifica (Lues II)

8–10 Wochen nach Primärinfektion weißliches, schleierartiges Schleimhautenanthem (Plaques opalines), vor allem an Tonsillen, Gaumenbögen, weichem Gaumen (harter Gaumen meist ausgespart!); später Übergang in düsterrote Papeln. Sehr häufig weitere Zeichen der Lues II.
Diagnose: Dunkelfeld und Serologie.

Tonsillentuberkulose

Oberflächliche „angefressene" Geschwüre, schmierig belegt, s. S. 332.

Infektiöse Mononukleose (Pfeiffersches Drüsenfieber, Lymphoidzellangina, Monozytenangina) (s. Farbtafel **22b**)

Symptome: Fieber (38–39° C); starke Lymphknotenschwellungen an Kieferwinkeln und Hals, später generalisiert; Druckempfindlichkeit der Lymphknoten mäßig. Stark geschwollene, auch mit Fibrinbelägen bedeckte Gaumenmandeln; Rhinopharyngitis; Milz-(evtl. auch Leber-)vergrößerung; Hals-, Schluckschmerzen; starkes Krankheitsgefühl; Kopf- und Gliederschmerzen; im Blutbild anfänglich Leukopenie, dann Leukozytose (20 000–30 000 und mehr) mit bis zu 80–90 % mononukleären Zellen und atypischen Lymphozyten.

Erreger: Epstein-Barr-Virus. Betroffen vor allem Kinder und Jugendliche. Übertragungsmodus: Wahrscheinlich Personenkontakt; Tröpfcheninfektion. – Inkubation 7–9 Tage.

Diagnose: Generalisierte Lymphknotenschwellung und „Angina", charakteristisches Blutbild, Schnelltest, Paul-Bunnell-Reaktion (Nachweis heterophiler Antikörper im Serum, positiver Titer >1 : 128).

Differentialdiagnose: Diphtherie (Abstrich!), Plaut-Vincent-Angina, Scharlach, Lues, Rubeolen, akute Leukämie, Toxoplasmose, Listeriose, Tularämie.

Therapie: Symptomatisch: Mundpflege. Fiebersenkende Maßnahmen. Bei starken Ulzerationen evtl. Antibiotika gegen bakterielle Sekundärinfektion. Dabei kann ein allergieähnliches Exanthem auftreten! – Bei *schwerem* Lokalverlauf (Atemnot, Schluckunfähigkeit und langanhaltendes Fieber) kann Tonsillektomie indiziert sein.

Komplikationsmöglichkeiten: Protrahierter Verlauf, Nervenlähmungen (N. VII, X), seröse Meningitis, Enzephalitis, „Myocarditis mononucleosa" (Herzkontrollen!), hämolytische Anämie, Hämorrhagien (Gastrointestinaltrakt, Mundrachen, Haut), Hämaturie, Verlegung der Luftwege und Erstikkungsgefahr. Nur im äußersten Notfall sollte eine Tracheotomie durchgeführt werden.

Beachte: Wenn bei einer „Angina" auf Penicillin keine rasche Entfieberung erfolgt, handelt es sich wahrscheinlich um eine infektiöse Mononukleose!

Angina agranulocytotica

Symptome: Schwere Allgemeinsymptomatik im Vordergrund stehend (hohes Fieber, Schüttelfrost, starkes Krankheitsgefühl; Blutbild), vorwiegend bei älteren Personen, Geschwüre und Nekrosen an Tonsillen und Rachen mit schwärzlichen Belägen, starke Hals- und Schluckschmerzen, Speichelfluß (Sialorrhoe), Foetor ex ore. Keine Schwellung der regionalen Lymphknoten!

Pathogenese: Schwerste Schädigung des leukopoetischen Systems durch medikamentöse, berufsbedingte oder sonstige Intoxikation.

Differentialdiagnose: Diphtherie, infektiöse Mononukleose, Angina Plaut-Vincent, akute Leukämie.

Therapie: Absetzen aller möglicherweise leukotoxisch wirkenden Medikamente, Vermeiden sonstiger Schädigungsquellen, Verhinderung einer Sekundärinfektion (hohe Dosen Penicillin), Bluttransfusion, sorgfältige Mundpflege. Hämatologische Mitbehandlung!

Angina Plaut-Vincent (Angina ulceromembranacea) (s. Farbtafel **23a**)

Meist *ein*seitige Schluckschmerzen; homolaterale Schwellung der Kieferwinkellymphknoten. (Oft tiefes) Ulkus auf *einer* Tonsille mit weißlichem Belag (oberer Pol bevorzugt); meist massiver Lokalbefund, im Gegensatz dazu subjektive Beschwerden oft gering. Nur ,,Fremdkörpergefühl'' im Rachen. Foetor ex ore. Meist *kein* Fieber. Belag leicht abwischbar. Übergreifen der Beläge auf Gaumen, Wange, Zahnfleisch möglich.

Erreger: Obligat im Abstrich Symbiose von Spirillen (Spirochäten) und fusiformen Stäbchen. (Begleitflora oder spezifische Erregersymbiose [Fusospirochätose]?)

Diagnose: Typischer, meist *ein*seitiger Tonsillenbefund und einseitige Lymphknotenschwellung; bakteriologisches Abstrichergebnis.

Differentialdiagnose: Diphtherie, Tuberkulose, Lues, Neoplasma der Tonsille, akute Leukämie, Agranulozytose, infektiöse Mononukleose.

Therapie: Penicillin für 3–6 Tage. Auch lokales Aufbringen z. B. von Tyrosolvin oder Ätzen mit 6- bis 8 %iger Chromsäure führen zur Ausheilung. Verlauf: Sehr günstig und kurz.

Soor (Candidiasis) (s. Farbtafel **18b**)

Weiße oberflächliche, abwischbare stippchenförmige (später konfluierende) Auflagerungen; meist nur geringe Rötung der umliegenden Schleimhaut; Tonsillen, Gaumen, Rachenhinterwand, Wange können betroffen sein. Subjektiv nur geringe Störungen.

Therapie: Antimykotika (s. S. 330).

Differentialdiagnostisch von Interesse:

Hyperkeratose der Tonsillen: Typische gelblich-braune oder weißliche (*nicht* abwischbare!), flache oder etwas zottenförmig prominente Hyperkeratose-Fortsätze an der Tonsillenoberfläche sind nicht selten Anlaß zu Fehldiagnose: Angina. Ursache: Harmlose umschriebene Verhornung des Tonsillen- und speziell des Kryptenepithels. Keine Therapie notwendig.

Chronische Entzündung der Gaumenmandel (chronische Tonsillitis)

Die chronische Entzündung der Gaumenmandel erfordert besonderes Interesse aus diagnostischen Gründen (schwierige morphologische Abgrenzung gegenüber „normalen“ Zustandsbildern), vor allem aber im Hinblick auf eine mögliche ,,Herd“-Wirkung und ihre schwerwiegenden Folgen auf den Gesamtorganismus (s. S. 351).

Symptome: Rezidivierende Anginen in der Anamnese häufig, aber nicht obligat (!), oft keine oder nur leichte zeitweilige oder dauernde Halsschmerzen („Halskratzen") bzw. Schluckbeschwerden; schlechter Mundgeruch und -geschmack; oft vergrößerte Kieferwinkellymphknoten. Nicht selten bleibt eine chronische Tonsillitis subjektiv unbemerkt, „stumm". Als Ausdruck der Fernwirkung Nachlassen der Spannkraft, Müdigkeit, Erkältungsneigung, unklare erhöhte Temperaturen, Appetitlosigkeit.

Pathogenese: Erreger zumeist Mischflora aerober und anaerober Keime mit Prädominanz der Streptokokken. Bei Herdgeschehen vor allem β-hämolytische Streptokokken der Gruppe A. Bei schlechter Drainage der stark verzweigten Krypten Retention von Zelldetritus, der guten Nährboden für Bakterien abgibt (s. S. 308 ff.). Von derartigen „Kryptenabszessen" Ausbreitung der Infektion über Epitheldefekte bzw. über retikuliertes Epithel ins Tonsillenparenchym (Krypten-Parenchym-Tonsillitis) und/oder Eindringen in kryptennahe Kapillaren (schubweise oder kontinuierliche Einschwemmung von Toxinen und Erregern in den Gesamtkreislauf!). – Auf Dauer Fibrosierung und Untergang des Tonsillenparenchyms.

Diagnose:

a) *Anamnese:* Rezidivierende akute und subakute Tonsillitiden.

b) *Lokalbefund (ausschlaggebend):*
- Auf Unterlage mehr oder weniger fixierte („schlecht luxierbare") Tonsillen (Prüfung mit Spatel) (s. Abb. 3.**13**, S. 317),
- Tonsillenoberfläche „zerklüftet", auch narbig,
- auf Spateldruck (s. Abb. 3.**13**) Austreten von *flüssig*-eitrigem, grau-gelbem Material aus den Kryptenöffnungen,
- Rötung der vorderen Gaumenbögen,
- peritonsillärer Druckschmerz,
- vergrößerte Kieferwinkellymphknoten.

c) *Allgemeinbefund* (unterstützend):
- Verdacht auf tonsillogene Schädigung des Gesamtorganismus (s. unten),
- Erhöhter Antistreptolysintiter (>400); im Rachenabstrich und Krypteninhalt β-hämolytische Streptokokken der Gruppe A; leichte Linksverschiebung im Differentialblutbild und erhöhte Blutsenkung.

Beachte: Das Vorhandensein von *festen* gelben Krümeln („Tonsillenpfröpfe") beim Spateldruck in den Krypten ist *kein* Zeichen für eine chronische Tonsillitis, sondern physiologisch. Die Größe einer Tonsille ist ebenfalls *kein* Kriterium für das Vorliegen einer chronischen Tonsillitis, welche – häufiger – bei kleinen und mittelgroßen, aber auch bei großen und hyperplastischen Tonsillen vorkommen kann. Die Diagnose einer chronischen Tonsillitis nur aus dem Lokalbefund zu stellen, ist nicht immer möglich. Kritisch gewertet werden müssen dabei auch Anamnese und Allgemeinbefund. Kritikfähigkeit und Erfahrung des Untersuchers sind oft ausschlaggebend! – Die Immunologie bringt hier bisher leider noch keine praktischen Diagnostik- (und Indikations-)Hilfen.

Abgesehen von der Irritationswirkung auf unmittelbare Nachbarschaft und Nachbarorgane ist die chronische Tonsillitis klinisch von besonderer Bedeutung wegen der Möglichkeit einer *Herdwirkung* (Fokalinfektion). *Gibt es eine ,,Fokalinfektion" oder gibt es sie nicht?* Die Diskussion darüber ist bis heute nicht abgeschlossen. Die Standpunkte reichen – von Land zu Land oft verschieden – von rigoroser Ablehnung des Begriffes ,,Herd" bis zu überzeugter Nutzung der Hypothese von der Fokalinfektion als Grundlage therapeutischer Maßnahmen. Bei aller notwendigen Skepsis muß eingeräumt werden, daß nach der klinischen Erfahrung kausale Zusammenhänge etwa zwischen einer chronischen Tonsillitis (oder einem apikalen Zahngranulom usw.) und synchron verlaufenden entzündlichen Erkrankungen anderer Organe oder Strukturen möglich und zumindest in einzelnen Fällen auch evident sind. Zu diesem Fragenkomplex steht auch heute noch Lehrmeinung gegen Lehrmeinung. Es nützt in dieser Situation nichts, medizinische Empirie durch medizinische Doktrin zu ersetzen. Der einzelne Arzt muß für seine eigenen therapeutischen Entscheidungen die bisher verfügbaren Pro- und Kontra-Argumente kennen und dann seine eigene Position festlegen. Deshalb werden im Folgenden einige Überlegungen zum ,,Herdgeschehen" referiert:

1. Unter einem Fokus sind alle abwegigen lokalen Veränderungen im Organismus zu verstehen, welche über ihre nächste Umgebung hinaus pathologische Fernwirkungen auszulösen vermögen.

2. Wie bereits gezeigt wurde (s. S. 308), bietet der Bau der Gaumenmandel mit dem verzweigten, enghalsigen Kryptensystem, dem aufgelockerten Epithelverband (,,Schwammkörper") und den relativ ungeschützten Blutgefäßen ideale morphologische Voraussetzungen für das Übertreten von pathogenem Material (Mikroorganismen, Entzündungsprodukte, Toxine) in die Blutbahn.

3. Die Theorien des möglichen Pathomechanismus einer Herderkrankung sind sehr divergent (klinisch unterschwellige ,,Sepsis" mit Einschwemmen von Bakterien und/oder Toxinen in den Gesamtkreislauf; Krankheitsauslösung oder -unterhaltung durch vom Fokus ausgehende Antigenstimulation durch körperfremde [mikrobielle] Proteine; allergisch-hyperergische Reaktionen auch durch körpereigene Eiweißzerfallprodukte des Fokus [Autoallergie, Autoaggression] u. a.)

4. Die Schwierigkeit besteht für die kritische Beurteilung eines vermuteten Fokalgeschehens darin, daß zwar klinisch-empirisch (z. B. durch ,,Herdsanierungen") dieser Pathomechanismus wahrscheinlich gemacht werden kann, andererseits die experimentelle Herdforschung bislang befriedigende Ergebnisse nicht vorzuweisen hat.

Zu den *Krankheiten*, die nach der klinischen Erfahrung *fokusbedingt* sein *können,* zählen u. a.

- das rheumatische Fieber (akuter fieberhafter Gelenk- und Muskelrheumatismus),
- die Glomerulonephritis und die Herdnephritis,
- die Pustulosis palmaris et plantaris (Andrews),
- die eruptive Psoriasis (des Kindes),
- die chronische Urtikaria,

- die Endo-, Myo-, Perikarditis,
- die Polyserositis,
- entzündliche Erkrankungen der Nerven, der Augen (Iridozyklitis),
- der Gefäße (z. B. rezidivierende Thrombangitis, noduläre Vaskulitis).

Therapie: Eine chronische Tonsillitis ist dann behandlungsbedürftig, wenn die oben aufgeführten Bedingungen eines pathologischen Lokalbefundes erfüllt sind (s. S. 350 ff.). Bei der Art des pathologischen Geschehens innerhalb der Tonsille sind konservative Maßnahmen wie Gurgeln, Pinseln, Absaugen sinnlos. Auch eine Antibiotikatherapie kann bestenfalls für die Dauer der Medikation das Lokalgeschen und das Disseminationsrisiko günstig beeinflussen. Nach Absetzen der Antibiotika ist damit zu rechnen, daß der gleiche Pathomechanismus erneut beginnt, weil sich die anatomische Situation nicht geändert hat.

Als logische Konsequenz dieses Pathomechanismus kommt als Therapie einer chronischen Tonsillitis nur die *Tonsillektomie* (Mandelausschälung) in Frage. Dies gilt *auch* für Patienten mit gleichzeitig bestehender Gerinnungsstörung, bei welcher der Eingriff allerdings in der Fachklinik unter Substitutionsvorbereitung, besonderen Operationsverfahren (z. B. ,,Versiegeln'' der Wundfläche mit Fibrinkleber und Kollagen-Vlies) und strenger Lokalkontrolle über mehrere Tage durchgeführt werden muß.

Bei folgenden Erkrankungen ist die *Tonsillektomie indiziert:*

- Chronische Tonsillitis (s. S. 349 ff.)
- rezidivierende Anginen,
- Peritonsillarabszeß,
- (schon Verdacht auf) tonsillogene Sepsis,
- Verdacht auf tonsillogenes (auch postanginöses) Herdgeschehen,
- starke, mechanisch erheblich behindernde Hyperplasie der Gaumenmandeln,
- im Sinne einer Probeexzision bei Verdacht auf intratonsilläre Tumoren.

Eine *relative Indikation* wird vielfach gesehen bei

- therapieresistenten Diphtheriebazillenträgern,
- hartnäckigem Foetor ex ore infolge übermäßig starker Bildung von Tonsillenpfröpfen,
- tuberkulösen Halslymphomen (Typ bovinus; mit der Tonsille als möglicher Eintrittspforte) (s. S. 496).

Gegenindikationen: Pharyngitis sicca, Leukämie, Agranulozytose, schwere Allgemeinerkrankungen wie Tuberkulose oder Diabetes, über die Tonsille hinausgreifende ulzerierende oder destruierende Prozesse – zumindest solange die Diagnose nicht feststeht. U. U. Gaumenspalten.

Das *Lebensalter* ist im Zweifelsfalle *keine* Gegenindikation!

Beachte: Konservative (z. B. medikamentöse) Behandlung einer chronischen Tonsillitis ist sinnlos. Obsolet ist – wegen der Gefahr des postoperativen Entstehens eines Mandelherdes im zurückbleibenden vernarbten Mandelrest – die früher viel angewandte Mandelkappung (Tonsillotomie). Dies gilt auch für Maßnahmen wie Mandelschlitzungen, Mandel-„Spülungen“, Absaugen der Mandeln, Elektrokoagulation, radiotherapeutische Verödung des lymphatischen Gewebes.

Die Indikation zu einer Tonsillektomie darf nicht leichtfertig gestellt werden. Sie erfordert viel kritische Erfahrung!

Auch und gerade im Kindesalter muß die Indikation zur Tonsillektomie unter sorgfältigem Abwägen jeweils der individuellen immunbiologischen Situation und des pathologischen Lokalbefundes erfolgen (s. S. 314), doch darf andererseits nicht in das törichte Extrem verfallen werden, grundsätzlich beim Kind eine Tonsillektomie als „schädlich“ abzulehnen.

Operationsprinzip der Tonsillektomie:

Eingriff entweder in Lokalanästhesie oder in (Intubations-)Narkose.

Gebräuchlichstes Vorgehen: Tonsillektomie in Intubationsnarkose am hängenden Kopf (Abb. 3.**16a** u. **b**). Inzision im vorderen Gaumenbogen, Darstellen der Bindegewebsschicht zwischen Tonsillenparenchym und M. constrictor pharyngis (= „Tonsillenkapsel“) und schrittweises stumpf-scharfes Auslösen der Tonsille vom oberen Pol zum Zungengrund unter Erhaltung der Gaumenbögen. Entfernung des *gesamten* Tonsillengewebes notwendig. Abschließend Blutstillung mit Ligaturen und/oder Elektrokoagulation. – Gleiches Vorgehen auf der Gegenseite.

Komplikationsmöglichkeiten: Nachblutung (bis zum 14. postoperativen Tage möglich). Siehe hierzu auch S. 324.

In Ländern mit *Poliomyelitisinfektionsrisiko:* Tonsillektomie nicht während der heißen Jahreszeit ausführen! – Tonsillektomien auch nicht während sonstiger Epidemien mit Infektionskrankheiten!

Häufige Fragen im Zusammenhang mit der Tonsillektomie:

1. Die Mandeln sind offenbar Schutzorgane. Ist es für den Organismus nicht nachteilig, wenn sie entfernt werden?

Antwort: Gaumenmandeln sollen in der Regel nur entfernt werden, wenn sie irreversibel entzündlich erkrankt sind, möglicherweise einen Herd darstellen oder wenn sie durch Übergröße Atmung und/oder Nahrungsaufnahme behindern. In diesen Fällen steht ihre krankmachende Wirkung im Vordergrund, ihre ursprüngliche protektive Funktion ist herabgemindert oder erloschen. Diese protektive immunologische Aufgabe wird sicher ausreichend von den übrigen lymphoepithelialen Organen und Strukturen des Rachenbereiches übernommen. – Die Entfernung irreversibel erkrankter, fokusverdächtiger oder extrem vergrößerter und dadurch krankmachender Tonsillen ist also keinesfalls ein Nachteil für den Organismus, sondern eine Voraussetzung für die Gesundung.

2. *Ist die Erkältungsanfälligkeit nach Tonsillektomie nicht größer als bei noch vorhandenen Mandeln?*

Antwort: Hierzu liegen Untersuchungen an vielen Patienten vor und nach Tonsillektomie vor. Zunächst muß man unterscheiden zwischen Pharyngitis und Tonsillitis. Eine

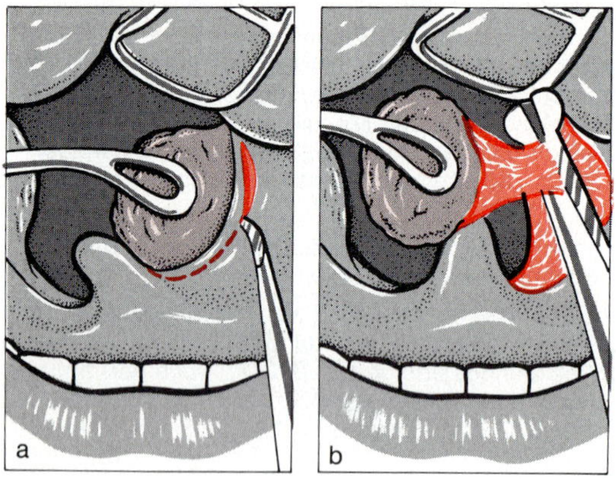

Abb. 3.**16a** u. **b** Tonsillektomie am hängenden Kopf (Zunge oben, obere Schneidezähne unten im Bild!). **a** Inzision, **b** Ausschälung und Abtragung der Gaumenmandel

Veranlagung zu Pharyngitiden (allgemeine Infektanfälligkeit) wird durch eine Tonsillektomie nicht unbedingt gebessert – es sei denn, die Atemwege werden durch den Eingriff normalisiert (z. B. bei Tonsillenhyperplasie) oder die Eubiose der Mund-Rachen-Flora wiederhergestellt (z. B. bei chronischer Tonsillitis). Banale Pharyngitiden können demnach nach Tonsillektomie u. U. in gleicher Häufigkeit wie vor dem Eingriff auftreten, nicht mehr möglich sind aber Anginen und die gefährlichen intratonsillären Abszeßbildungen samt Fokusgeschehen und tonsillogenen Komplikationen.

3. *In welchem Alter, zu welcher Jahreszeit wird die Tonsillektomie am zweckmäßigsten ausgeführt?*

Antwort: Grundsätzlich in jedem Lebensalter und zu jeder Jahreszeit möglich. Vor dem 4. und nach dem 60. Lebensjahr jedoch besonders strenge Indikationsstellung notwendig.

4. *Hat die Tonsillektomie keine nachteiligen Auswirkungen auf Stimme und Sprache?*

Antwort: Eine Tonsillektomie hat in der Regel bei sorgfältiger, schonender Technik keine nachteiligen Auswirkungen auf Stimme und Sprache. Besondere Vorsicht und strengste Indikationsstellung sind allerdings notwendig bei Patienten mit offenen, operierten oder gedeckten Gaumenspalten (evtl. Verstärkung der ohnehin vorhandenen Gaumensegelinsuffizienz, s. S. 374) und bei Sängern (Möglichkeit einer – meist temporären – Veränderung des Resonanzraumes).

Komplikationen bei und nach Angina tonsillaris

Postanginöse Komplikationen: Rheumatisches Fieber (Polyarthritis rheumatica acuta; oft mit symptomfreiem Intervall von 4–6 Wochen!); Endo-, Myo-, Perikarditis; akute Glomerulonephritis und Herdnephritis (Urinkontrollen nach Abklingen der Angina!) als Folgekrankheiten nach Streptokokkeninfektion (s. S. 344).

Lokale Komplikationen:

Peritonsillarabszeß (Synonym: Paratonsillarabszeß; je nach Lokalisation auch Supra- oder Retrotonsillarabszeß) (s. Farbtafel **23b**).

Symptome: Oft mit mehrtägigem beschwerdefreiem Intervall nach Angina rasch zunehmende Schluckbeschwerden, meist zum Ohr ausstrahlend; Erschwerung der Mundöffnung (Kieferklemme); kloßige undeutliche Sprache; Schmerzen so stark, daß oft Nahrungsaufnahme verweigert wird; Schonhaltung des Kopfes mit Neigung zur kranken Seite und Vermeiden schneller Kopfbewegungen. Speichelfluß, Foetor ex ore. Schwellung der regionalen Lymphknoten, Fieberanstieg (hohe Temperaturen von 39–40° C), rasche Ausbildung eines schweren Krankheitsbildes. Unerträgliches Druckgefühl im Hals, evtl. Verlegung des Kehlkopfeingangs und zunehmende Atemnot. – Allerdings auch nur sehr leichte Symptomatik möglich! Gleichzeitige Abszeßbildungen beiderseits kommen vor.

Pathogenese: Vom Tonsillenparenchym wird Entzündung in unmittelbar benachbartes Gewebe („Kapsel") fortgeleitet („Peritonsillitis"); innerhalb weniger Tage Abszedierung. Der M. constrictor pharyngis ist in der Regel eine wirksame Barriere gegen eine weitere Ausbreitung (s. Abb. 3.**17a**).

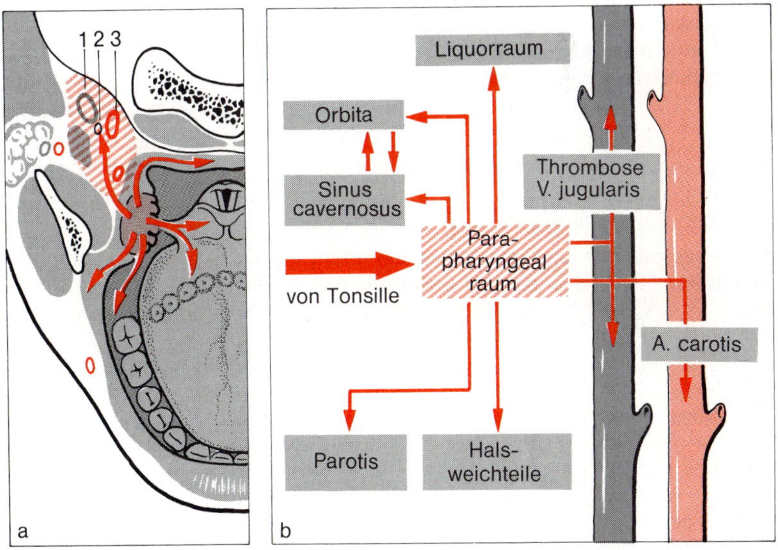

Abb. 3.**17a** u. **b** Tonsillogene Komplikationen. **a** Übergreifen auf unmittelbare Nachbarschaft. Rosa gestreift: Spatium parapharyngeum. 1 V. jugularis interna, 2 N. vagus, 3 A. carotis interna. **b** Weitere Ausbreitungsmöglichkeiten von tonsillogenen Infektionen

Diagnose: Schwellung, Rötung und Vorwölbung von Tonsille, Gaumenbogen und Gaumensegel samt Uvula; Verdrängung der Uvula nach der gesunden Seite; starke Druckschmerzhaftigkeit der Tonsillengegend; die Inspektion des Rachens kann wegen hochgradiger Kieferklemme (Tab. 3.**6**) sehr schwierig sein; Druckempfindlichkeit der Kieferwinkellymphknoten; Zungenbelag, selten Belag auch auf Tonsille und Gaumen; Blutbild und Blutsenkungsgeschwindigkeit im Sinne einer akuten Entzündung verändert. Fluktuation, evtl. positive Probepunktion.

Differentialdiagnose: Peritonsilläre Phlegmone, tonsillogene Sepsis (s. unten). Allergische Schwellung (ohne Fieber) im Rachen (Quincke-Ödem). Maligne Diphtherie, Agranulozytose. Spezifische Tonsillenentzündungen (Tuberkulose, Lues); nicht ulzerierende Tumoren der Tonsillen und/oder ihrer Nachbarschaft (malignes Lymphom, lymphoepithelialer Tumor [Schmincke-Regaud] bzw. anaplastisches Karzinom, Leukosen).

Dentogene Entzündungen („dentogener" Peritonsillarabszeß bei impaktiertem Weisheitszahn). – Aneurysma der A. carotis interna (Pulsation!). *Gegen* einen Peritonsillarabszeß spricht das Fehlen von akuten lokalen Entzündungszeichen und von Fieber sowie ein langsamer Verlauf.

Therapie: *Konservativ:* Nur bei *beginnender* Infiltration des peritonsillären Gewebes kann hochdosierte Antibiotikabehandlung Abszeßentstehung verhindern (z. B. Penicillin, Cephalosporine zumindestens für eine Woche!). Analgetika. Flüssige (und breiige) Ernährung, kalte Speisen, Eiskrawatte, Mund spülen (*nicht* gurgeln!). – *Operativ:* Bei *erfolgter Abszeßbildung* zwei Möglichkeiten:

a) *Abszeßtonsillektomie* (Tonsillektomie „à chaud") (in Intubationsnarkose) (s. S. 353). Dieses Vorgehen kann bei allen uneingeschränkt operationsfähigen Patienten eingesetzt werden, ebenso bei Patienten mit rezidivierenden Peritonsillarabszessen (Verhinderung weiterer Rezidive, nur einmalige therapeutische Belastung des Patienten, zeitsparendes Vorgehen).

b) *Abszeßspaltung* (und evtl. Tonsillektomie „à tiède", d. h. „Anschlußtonsillektomie" 3–4 Tage nach Abszeßöffnung in Narkose).

Operatives Prinzip der Abszeßspaltung: Sehr sorgfältige Lokalanästhesie mit Xylocain 1 % (Oberflächenanästhesie) und an der Stelle der beabsichtigten Inzision Infiltrationsanästhesie (Xylocain 1 % plus Suprarenin 1 : 1000). Beim Einstich zur Anästhesie entleert sich oft aus dem Stichkanal schon Eiter. Vor der Inzision etwa 5 Min. Wirkung der Lokalanästhesie abwarten! (Für den Patienten schonender ist eine Intubationsnarkose.)

Inzisionsstelle: An der Stelle der stärksten Vorwölbung, meist etwa in der Mitte zwischen Uvula und zweitem oberen Molaren (Abb. 3.**18**). Evtl. vor der Inzision Probepunktion. Für die Inzision verwendet man ein langschaftiges spitzes Skalpell, bei dem nur die vordersten 1,5–2,0 cm schneiden (Rest z. B. mit Heftpflaster umwickeln) (Abb. 3.**18**), um ein zu tiefes Eindringen der Skalpellspitze zu vermeiden (tiefe Halsgefäße!). Das Skalpell nicht nach außen, sondern etwa parallel zum aufsteigenden Mandibulaast führen, da die A. carotis interna und V. jugularis interna unmittelbar

Tabelle 3.6 Symptom: Kieferklemme	
(Kieferklemme 1. Grades: 4–2,5 cm Schneidezahnkanten-Distanz, Kieferklemme 2. Grades: 2,5–1 cm Schneidezahnkanten-Distanz, Kieferklemme 3. Grades: < 1 cm Schneidezahnkanten-Distanz; totale Kieferklemme: aufgehobene Unterkieferbeweglichkeit)	
Ursachengruppe	Einzel-Ursache
Zahn- oder Kieferentzündung	Dentitio difficilis, Stomatitis, Pulpitis, Osteomyelitis (Ober- und Unterkiefer), peri- und submandibulärer Abszeß, Arthritis des Kiefergelenks, Arthrosis deformans des Kiefergelenks, Manifestation einer chronischen Polyarthritis
akute Entzündung in Kiefergelenknachbarschaft	Peritonsillitis und Peritonsillarabszeß, Sialadenitis und Sialolithiasis (Parotis und Submandibularis), Otitis externa und Gehörgangsfurunkel, Weichteilabszesse parapharyngeal
Trauma	Kiefergelenkfraktur, Jochbogen- und Jochbeinfraktur, Unterkieferfraktur, Kiefergelenkluxation, Narbenbildung und Verwachsungen nach Trauma
Muskelkrampf	Epilepsie, Spastik bei zentralnervösen Störungen (Hirntumoren), Meningitis, Tetanus, Tetanie, Hysterie
Tumoren	gutartige Geschwülste in Kiefergelenk-Nachbarschaft, maligne Tumoren in Kiefergelenknähe, Zustand nach Tumorresektion, Narbenbildung nach Strahlentherapie
sonstige	angeborene Kiefergelenkankylose

benachbart sind (s. Abb. 3.**17a**, S. 355). Nach Inzision entleert sich bei korrekter Indikation im Schwall Eiter, der mit kräftigem Sauger abgesaugt werden muß (Aspiration vermeiden!). Nach Entlastung des Abszesses Eingehen mit Kornzange in die Abszeßhöhle und weites Aufspreizen. Dabei meist weitere schwallartige Entleerung von Eiter. Das Spreizen der Abszeßhöhle erfolgt dann täglich noch so lange, bis sich kein Eiter mehr entleert.

Merke: Inzision erst, wenn Abszeß „reif", d.h. eine Einschmelzung nachweisbar oder zumindest wahrscheinlich ist!

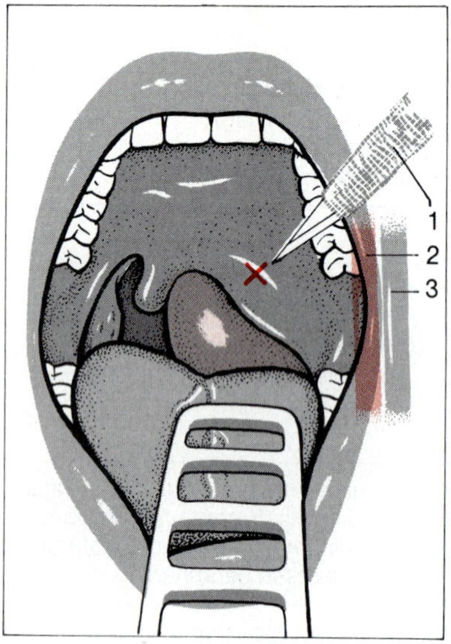

Abb. 3.**18** Peritonsillarabszeß. 1 (teilweise umwickeltes) Skalpell, 2 A. carotis interna, 3 V. jugularis interna; x = Mitte zwischen Uvula und letztem Molaren als häufige Inzisionsstelle

Spätestens „im Intervall" (1–2 Monate später) sollte dann die Tonsillektomie („à froid") beiderseits ausgeführt werden, um Rezidiven und/oder weiteren möglichen Verwicklungen vorzubeugen.

Verlauf und Prognose: Bei rechtzeitiger Antibiotikagabe Rückbildung einer entzündlichen Infiltration und damit Abszeßverhütung möglich. Auch die Spontaneröffnung und -abheilung eines Abszesses kommt vor. Meist erfordern quälende Schmerzen und behinderte Nahrungsaufnahme aktive Entlastungstherapie. Falls nicht tonsillektomiert wird, hohes Risiko eines erneuten Abszesses im paratonsillären Narbengewebe.

Komplikationsmöglichkeiten und Gefahren: Übergreifen der entzündlichen Schwellung (Ödem) auf Larynxeingang mit zunehmender *Behinderung der Atmung,* evtl. auch *Erstickungsgefahr.* – Durchbruch des Abszesses in das Spatium parapharyngeum (s. Abb. 3.**17a**, S. 355). Von hier Ausbreitung als

- absteigende innere Halsphlegmone oder
- Parapharyngealabszeß oder
- aufsteigende Beteiligung der Orbita (Phlegmone) und/oder des endokraniellen Raumes (Meningitis, Kavernosusthrombose, Hirnabszeß) oder
- Thrombose der V. jugularis interna oder
- (selten) Arrosion der A. carotis oder einer ihrer Äste,
- Beteiligung der Parotis (eitrige Parotitis).

Allgemeine Komplikationen:

Sepsis bei oder nach Angina (tonsillogene Sepsis)

Symptome: Schüttelfrost mit septischen Temperaturen; Druckschmerz entlang der V. jugularis interna (schmerzhafter derber Strang unter dem Vorderrand des M. sternocleidomastoideus) und/oder der Kieferwinkellymphknoten; oft gleichzeitig Rötung der Tonsillengegend (nicht obligat!). Schwerstes Krankheitsbild; Linksverschiebung im Blutbild mit Leukozytose, Milzschwellung, evtl. Metastasenbildung (Lungenabszeß, Haut-, Leberabszesse). Trockene Zunge; weicher frequenter Puls.

Pathogenese: Von Tonsille und/oder benachbartem Eiterherd ausgehender Einbruch von Bakterien in die Blutbahn.

Drei verschiedene Wege sind möglich (Abb. 3.**19**):

a) *Hämatogen* (via Tonsillenvenen – V. facialis – V. jugularis interna). In Venen Entstehen einer Thrombophlebitis. Infektiöse Thromben können über kleinen und großen Kreislauf in den gesamten Organismus gelangen.

b) *Lymphogen* (über abführende Lymphgefäße der Tonsille zu den regionalen Lymphknoten im Kieferwinkel und entlang der V. jugularis interna. Von dort Beteiligung der V. jugularis interna; weiter wie unter a).

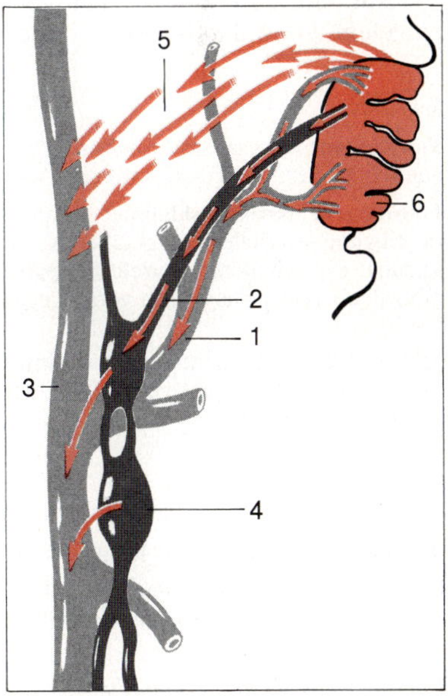

Abb. 3.**19** Entstehung der tonsillogenen Sepsis: 1 Überleitung durch Venen, 2 Überleitung durch Lymphgefäße, 3 V. jugularis interna, 4 regionale Halslymphknoten um V. jugularis interna, 5 Überleitung kontinuierlich über Halsweichteile auf V. jugularis interna, 6 Gaumentonsille

c) *Kontinuierliche Fortleitung* der Eiterung in oder um Tonsille mit Durchbruch ins Spatium parapharyngeum oder in die Halsweichteile mit Beteiligung der V. jugularis interna.

Als Erreger der tonsillogenen Sepsis kommen viele Bakterienarten in Frage (Nachweis aus Blut bisweilen möglich, wenn Blut während Schüttelfrost entnommen wurde; oft Mischinfektionen).

Diagnose: Schüttelfrost und Sepsissymptome (dauernde oder periodische Bakteriämie), entzündliche Tonsillenerkrankung in der Anamnese, Symptomatik der chronischen Tonsillitis (s. S. 350); *sehr rascher* Anstieg der Blutkörper-Senkungsgeschwindigkeit und rasch ansteigende Leukozytose; Druckschmerzhaftigkeit der Kieferwinkellymphknoten und/oder der V. jugularis interna; Abwehrspannung der Halsweichteile; Schonhaltung von Kopf und Hals; evtl. Erregernachweis im Blut.

Therapie: Schon bei Verdacht hochdosiert Penicillin oder Breitbandantibiotikum zur Abschirmung des Gesamtorganismus vor Metastasen. Zusätzlich und *obligat:*

a) *Tonsillektomie* zur Ausschaltung des Herdes,
b) bei Beteiligung der V. jugularis interna: *Ligatur der V. jugularis interna* (herzwärts von Thrombophlebitis oder Thrombus) und Resektion des erkrankten Gefäßabschnittes.
c) Bei Phlegmone der Halsweichteile: *breite Eröffnung* und *Drainage.*

Verlauf und Prognose: Lebensgefährliche Erkrankung; jedoch bei *rasch* eingeleiteter antibiotischer *und* operativer Therapie günstige Prognose.

Sehr selten:

Tonsillogene Kavernosusthrombose. Überleitungswege: Venengeflecht des Plexus pterygoideus oder V. jugularis interna – V. ophthalmica inferior. – Symptome: s. S. 250.

Tonsillogene Arrosionsblutung: Analog Beteiligung der venösen Halsgefäße auch Beteiligung arterieller Halsgefäße (A. carotis externa oder interna) möglich. Voraussetzung: Phlegmonöser Prozeß im Spatium parapharyngeum. Symptom: Blutung aus Tonsillenbereich, meist nach vorausgegangenen kleineren *„Warnblutungen"!*

> ***Merke:*** Bei Verdacht auf eine tonsillogene Sepsis (wiederholte Schüttelfröste!) muß unter massivem antibiotischem Schutz *sofort* eine Tonsillektomie durchgeführt werden!

Seltene Abszeßformen im Rachenbereich

Retropharyngealabszeß des Kindes

Bei Kindern vor allem in den ersten beiden Lebensjahren auftretende abszedierende Lymphadenitis der retropharyngeal lokalisierten Lymphknoten nach Racheninfektionen.

Symptome: Schwellung und Vorwölbung der Rachenhinterwand; Schluckbeschwerden, kloßige Sprache, gestörte Nahrungsaufnahme; erhöhte Temperaturen; Schonhaltung des Kopfes (Differentialdiagnose „Tortikollis"), Abtropfen von Nahrung aus der Nase; evtl. Behinderung der Nasenatmung. Kruppartiger Husten, auch Larynxödem möglich.

Differentialdiagnose: Gut- und bösartige prävertebrale Tumoren.

Therapie: Bei Einschmelzung (Fluktuation) am hängenden Kopf Inzision paramedian und Ableitung. Aspiration verhüten! – Antibiotikaabdeckung.

Retropharyngealabszeß des Erwachsenen

Meist prävertebraler „kalter" Senkungsabszeß, ausgehend von tuberkulöser Karies eines Halswirbelkörpers oder Senkung einer Eiterung bei Knochenkaries im Felsenbein (Pyramidenspitzeneiterung bzw. Petrositis, Otitis externa maligna; auch Mastoiditis).

Symptome: Druck im Hals, Hustenreiz, evtl. Schluckstörungen, leichte Dysphagie, Schonhaltung des Kopfes, typische Veränderungen der Halswirbelsäule im Röntgenbild (!).

Differentialdiagnose: Gut- und bösartige Neubildungen, Spondylosis deformans der Halswirbelsäule.

Therapie: Probepunktion; bei kaltem Abszeß möglichst Ableitung zum seitlichen Hals, nicht zum Oropharynx! Tuberkulostatikabehandlung. Orthopädisches Konsilium.

Sonstige Entzündungen im Rachenbereich

Akute Pharyngitis (akuter Rachenkatarrh)

Symptome: Schluckschmerzen (evtl. zum Ohr ausstrahlend), Trockenheitsgefühl; Hitzegefühl und Wundsein im Rachen; Kratzen, Brennen sowie Räusperzwang und Hustenreiz. Mehr oder weniger starkes Krankheitsgefühl. Meist gesamter (Naso-, Oro-, Hypo-)Pharynxbereich im Verlauf eines Infektes betroffen. Fieber vor allem bei Kindern. Bei Virusinfektion oft wellenförmiger Verlauf über mehrere Wochen!

Pathogenese: Zumeist primär Virusinfekt, oft mit folgender bakterieller Sekundärinfektion; sehr viel seltener primär bakterieller Infekt (vor allem Streptokokken, Haemophilus influenzae, Pneumokokken). Auch Prodrome und Begleiterscheinungen bei einer akuten Infektionskrankheit (Masern, Scharlach, Rubeolen usw.). – Eine akute Pharyngitis kann auch rhino- und/oder sinugen oder durch physikalische und/oder chemische Schäden verursacht sein (Verbrühung, Verätzung usw.).

Diagnose: Gerötete und verdickte Schleimhaut; Rachenschleimhaut einschließlich Gaumen trocken; lackartige Oberfläche; Absonderung von farblosem, später zähem gelbem Schleim; meist deutliches Hervortreten der hochroten Solitärfollikel („granulierte" Schleimhaut). Beteiligung der regionären Lymphknoten (Schwellung, Schmerzhaftigkeit) vor allem bei Kindern. Oft gleichzeitig Angina oder – bei fehlenden Tonsillen – sog. Seitenstrangangina (s. S. 346).

Therapie: Symptomatisch: z. B. heiße Milch mit Honig wohltuend; Halswickel (kalt oder warm); Rachenspülungen und Inhalationen mit Salbeitee; Rauchverbot; anästhesierende und desinfizierende Lutschtabletten; *keine* Antibiotika *lokal* (!), nur bei schweren bakteriellen Infektionen *allgemein* zu geben. Bei Fieber Bettruhe.

Chronische Pharyngitis

Sammelbegriff für verschiedene chronische Irritations- und/oder Entzündungszustände der Rachenschleimhaut.

Symptome: Verschiedene *alternative* Verlaufsformen:

a) *Pharyngitis chronica simplex:* Räusperzwang; Hustenreiz; Trockenheitsgefühl oder Verschleimungsgefühl im Rachen. Zähes Sekret; Globusgefühl; Hals- und Schluckbewerden wechselnder Stärke und mit intermittierendem Verlauf. *Kein* allgemeines Krankheitsgefühl, kein Fieber.

b) *Pharyngitis chronica hyperplastica (granulosa):* Schleimhaut der Rachenhinterwand verdickt, granulierend (prominente Solitärfollikel), blaß-rote bis grau-rötliche Farbe; evtl. Venektasien in der Schleimhaut; Absonderung von vermehrtem, zähem, farblosem Sekret. Meist sehr störendes Fremdgefühl im Rachen mit Räusper- und Schluckzwang, Würgreiz und sogar Erbrechen.

c) *Pharyngitis chronica sicca (atrophicans):* Rachenhinterwand trocken, firnisartig glänzend, oft mit trockenen, zähen Sekretborken („Tischlerleim") belegt. Schleimhaut blaßrosa, meist sehr zart und transparent, aber auch gerötet und verdickt möglich. Oft gleichzeitig Rhinitis atrophicans und/oder Laryngitis sicca. Ständiges Bemühen des Patienten, zähes Sekret zu lösen und auszuspucken. Nachts u. U. Erstickungsgefühl und Schlafstörungen; durch ständiges Räuspern auch geringe Schleimhautblutungen möglich. Abhängigkeit von klimatischen bzw. Temperaturbedingungen (Nachlassen der Beschwerden am Meer, Zunahme bei trockener und heißer Luft). Ältere Menschen häufiger betroffen.

Pathogenese: Oft anlagebedingte Funktionsschwäche der Schleimhaut („Schleimhautkonstitution"); andererseits auch chronische exogene Schädigung wie Staub, ätzende Chemikalien, Hitze (z. B. am Arbeitsplatz); starke Temperaturschwankungen und Arbeit in zugigen und rauchigen Räumen (z. B. Fleischer, Gastwirte usw.); trockene bzw. falsch klimatisierte Arbeitsräume. Starker Nikotin- und Alkoholverbrauch. Mundatmung, behinderte Nasenatmung, Nasentropfenabusus, chronische Sinusitis, Rachenmandelhyperplasie. Auch endokrine Fehlsteuerungen bzw. Umstellungen (Klimakterium, Hypothyreose). A-Avitaminose. Organ- und Allgemeinerkrankungen (Herz, Niere, Diabetes; Lungeninsuffizienz, chronische Bronchialerkrankungen). Ferner bei Schleimhautallergie. Falsche Sprechtechnik (Lehrberufe, Sprechberufe, Redner und Sänger).

Diagnose: Typischer Lokalbefund. Intermittierender, langjähriger Verlauf.

Oft Diskrepanz zwischen (unauffälligem) Befund und starken subjektiven Beschwerden!

Differentialdiagnose: Morbus Sjögren (mit „Sicca"-Symptomatik, s. S. 533 und 541 und Farbtafel **38a** und **c**); Morbus Plummer-Vinson (s. unten); auch versteckte Malignome im gesamten Pharynxbereich sowie Ösophagus (sorgfältigste endoskopische Abklärung, Kontrollen!). Abgrenzen gegen chronische Tonsillitis und Sinusitis; spezifische Pharyngitis (Tuberkulose, Lues); Spondylosis deformans; Antikörpermangelsyndrom (Serumelektrophorese). Tornwaldtsche Krankheit (s. unten). Syndrom des verlängerten Processus styloideus (s. S. 364). Vergrößerte hintere Enden der Nasenmuscheln, Choanalpolyp, Psychoneurose.

Therapie: Zunächst konsequente Suche und Ausschluß der genannten Nah- und/oder Fernursachen bzw. deren Therapie. *Symptomatisch:* Feuchthalten der Rachenschleimhaut durch Dampfinhalationen (Salbeitee, Emser-Salz usw.). Nikotin und Alkohol meiden. Lokale Maßnahmen s. S. 368. Einbringen von öligen Medikamenten (Schutzfilm für trockene Schleimhaut). Klimawechsel; Überprüfung der Luftfeuchtigkeit und evtl. der Air Condition am Arbeitsplatz. Notfalls sogar Berufswechsel oder Ortswechsel.

Bursitis pharyngealis (Tornwaldtsche Krankheit)

Symptome: Übelriechender Auswurf, besonders morgens, aus dem Nasenrachen.

Pathogenese: Persistenz der Mittelfurche der Tonsilla pharyngea bzw. Bildung einer Tasche (anatomische Variante) am Rachendach (s. Abb. 3.**6**) bzw. an der Rachenhinterwand, welche gelbbraunes Sekret und Detritus mit und ohne Kollateralentzündung retiniert. Zeitweiliger Verschluß und Bildung einer Zyste möglich. Dann intermittierende Symptomatik. Seltene Erkrankung.

Diagnose: Sorgfältige endoskopische Kontrolle des gesamten Nasopharynx.

Differentialdiagnose: Sinusitis (vor allem sphenoidalis und ethmoidalis), beginnendes Neoplasma im Nasopharynx.

Therapie: Operative Verödung der Tasche.

Pharyngitis ulceromembranacea, s. S. 328 u. 349.

Chronische Pharyngoösophagitis (Morbus Plummer-Vinson, Morbus Paterson-Brown-Kelly, chronische Hypopharyngitis)

Symptome: Fast ausschließlich bei Frauen (40.–70. Lebensjahr); z. T. erhebliche, schmerzhafte Dysphagie; atrophische Schleimhaut der Zunge und des Rachens; trockene, welke, fahle Haut; trockene Schleimhäute; Koilonychie (Brüchigkeit der Nägel); Zungenbrennen.

Pathogenese: Grundursache wahrscheinlich Eisenmangel. Unterstützende Faktoren: Anazidität des Magensaftes und Avitaminose. Chronisch atrophische Schleimhautentzündung mit subepithelialer Fibrose.

Diagnose: Zunehmende Dsyphagie; nur kleine Bissen schluckbar. Gewölbte Fingernägel. Mundwinkelrhagaden. Gewichtsverlust. Hypochrome Anämie; extrem niedrige

Serumeisenwerte; Aniso- und Mikrozytose. Röntgenologisch (Kontrastdarstellung) Nachweis eines Spasmus des Ösophagusmundes mit Einkerbung in Höhe der Ringknorpelplatte, evtl. dort auch organische Segelbildung im Speiseröhrenlumen. Endoskopische Kontrolle!

Differentialdiagnose: Postkrikoidkarzinom, Hypopharynxkarzinom, funktionelle Dysphagie.

Therapie: Eisen und B-Vitamine, blande Speisen, evtl. endoskopische Dehnung der Stenosen.

Rachendiphtherie, s. S. 346.

Tuberkulose, Lues, Lepra und Sarkoidose der Rachenschleimhaut, s. S. 221; 206; 207.

Veränderungen der Rachenschleimhaut bei Hämatopathien
z. B. bei Agranulozytose, Panmyelophthise, akuter Leukämie, chronisch lymphatischer und chronisch myeloischer Leukämie.

Entzündungen vortäuschende andere Erkrankungen

Syndrom des verlängerten Processus styloideus (Stylalgie, Eagle-Syndrom)

Symptome: Neuralgische und/oder dysphagische Beschwerden, meist einseitig mit Punctum maximum in Tonsillenregion bzw. hinter Kieferwinkel. Ausstrahlende Schmerzen zum Ohr und in Schläfengegend. Schmerzen beim Schlucken und/oder bei bestimmten Bewegungen der Halswirbelsäule; reproduzierbar durch Palpation der Tonsillennische.

Pathogenese (Abb. 3.**20**): Mechanische Irritation der dem Processus styloideus benachbarten Nerven und Gefäße durch dessen Überlänge (Normallänge: etwa 3 cm) (benachbarte Nerven: Nn. IX, X, XI, XII; benachbarte Gefäße: A. carotis interna und externa). Ein verlängerter Griffelfortsatz ist nicht häufig.

Diagnose: Palpationsbefund in der Tonsillennische und Auslösbarkeit der typischen Beschwerden an dieser Stelle; Röntgenbefund.

Differentialdiagnose: Neuralgie des N. IX und/oder N. X (s. unten), Halswirbelsäulen-Spondylose.

Therapie: Operative Entfernung des Processus styloideus vom Mund her (nach Tonsillektomie) oder von außen.

Stylokeratohyoidales Syndrom (Lesoine) (Abb. 3.20)

Es beruht ebenfalls auf mangelhafter Rückbildung und auf unterschiedlich ausgedehnter Kalzifikation der Derivate des 2. Kiemenbogens. Es ist sehr selten.

Symptome: Ähnlich wie bei Stylalgie (s. oben), jedoch vielseitiger: Einseitige Neuralgie im seitlichen Kopf-Hals-Bereich; einseitige Schluckschmerzen; Fremdkörpergefühl beim Schlucken; vorübergehendes Schwindelgefühl und Schweißausbruch; sogar kurze Bewußtseinsstörungen (bei bestimmten Kopf- und Halsbewegungen auslösbar), evtl. Ohrensausen, evtl. Rekurrensparese; Zwerchfellhochstand durch Lähmung des N. phrenicus (C_4), Beteiligung der Nn. VII, IX, X, XI und XII in verschiedener Kombination möglich.

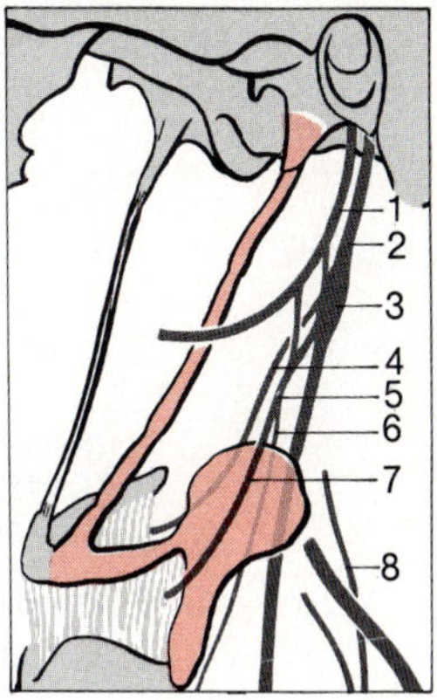

Abb. 3.**20** Das stylokeratohyoidale Syndrom: 1 N. glossopharyngeus, 2 N. vagus, 3 Ganglion nodosum N. vagi, 4 R. pharyngicus (N. IX und X), 5 N. laryngeus superior, mit R. externus (6) und internus (7), 8 N. phrenicus (nach *Lesoine*). Rot: persistierende embryonale Zungenbeinkette

Diagnose: Röntgenologisch.

Differentialdiagnose: Wie bei Stylalgie. Außerdem: Subclavian-steal-Syndrom, Halsrippe, Stenose der A. carotis oder A. vertebralis.

Therapie: Operative Abtragung der abnormen Knochenbildungen.

Halsrippensyndrom, s. S. 504.

Subclavian-steal-Syndrom, s. S. 483.

Stenose der A. carotis interna, s. S. 482.

Stenose der A. vertebralis, s. S. 483.

Neuralgie des N. glossopharyngeus (IX)

Symptome: Meist Erkrankung des höheren Lebensalters; blitzartige, reißende Schmerzen einer Zungen- und/oder Halsseite, ausstrahlend ins Ohr; Absonderung zähflüssigen Speichels, Auslösung durch Schlucken von Speisen, Kauen, evtl. auch Sprechen und Gähnen. Essen erfolgt sehr vorsichtig und oft in typischer Kopfhaltung.

Diagnose: Lokalanästhesie der „Triggerzonen" (Zungengrund, unterer Tonsillenpol) unterbricht für kurze Zeit die Schmerzattacken.

Differentialdiagnose: Neuralgie des N. intermedius (Huntsche Neuralgie), des N. trigeminus, des N. auriculotemporalis. Stylalgie (s. Tab. 2.**7**, S. 228).

Therapie: *Konservativ:* Versuch mit Carbamazepin (Tegretal); *operativ:* Durchschneiden des Nervs in der hinteren Schädelgrube.

Neuralgie des N. vagus (X)

a) *N.-laryngeus-superior-Neuralgie* (s. auch S. 408). Heftige, anfallsartige Schmerzen, ausstrahlend in seitlichen Hals (Ohr bis Schilddrüse) mit Druckpunkt am langen

Tabelle 3.7 Symptom: Schluckstörung (Dysphagie)	
Ursachengruppe	Ursächliche Erkrankung
oropharyngeal	*entzündlich:* Glossitis, Mundbodenabszeß, Pharyngitis (unspezifisch und spezifisch), Tonsillitis, Peritonsillarabszeß, Retropharyngeal- und Hypopharynxabszeß, Uvula-, Quincke-Ödem *nerval:* Ausfall des N. vagus, Ausfall des N. hypoglossus, Ausfall des N. glossopharyngeus, Glossopharyngeusneuralgie, Vagusneuralgie *Passagehindernis:* Fremdkörper, Hypopharynxdivertikel, narbige Pharynxstenose, Processus-styloideus-Syndrom, gut- und bösartige Tumoren *Mißbildung:* Makroglossie, Spaltbildungen (Lippe, Kiefer, Gaumen), Zungengrundzysten, Zungengrundstruma (dystopische Schilddrüse), Zungenbeinanomalien, Halszysten und -fisteln (mediane, laterale) *sonstige:* Zustand nach Strahlentherapie, Xerostomie, Befeuchtungsstörungen, Sialadenose, Frakturen Ober- und Unterkiefer, Zungenbein, Ausfall der Kaumuskulatur, Verätzungen und Verbrühungen, Zustand nach Operation
laryngeal	*entzündlich:* Epiglottitis, unspezifische und spezifische Laryngitis, Perichondritis des Kehlkopfs *nerval:* Neuralgie des N. laryngeus superior, Ausfall des N. laryngeus superior *sonstige:* Kehlkopftrauma (Kontusion, Distorsion, Fraktur), Zustand nach Radiotherapie, Laryngozele, gut- und bösartige Tumoren, Fremdkörper, Zustand nach Operation
ösophageal	*entzündlich oder traumatisch:* Ösophagitis (einschl. Refluxösophagitis), Ösophagusmykose, Ösophagustrauma, auch Verätzung, Folgezustände nach Trauma oder Operation: Narbenstrikturen und Stenosen, Ösophagusfremdkörper, Ösophagusperforation

Ursachengruppe	Ursächliche Erkrankung
	Motilitätsstörung: Ösophagusspasmen, „obere Achalasie" (Spasmus des M. cricopharyngeus), äußere Ösophaguskompression (Struma, Aortenaneurysma, Mediastinal- und Lungentumoren), Achalasie (Kardiospasmus), Sklerodermie, Zustand nach Vagusdurchtrennung, Ösophagusvarizen, Presbyösophagus *Nachbarschaft:* Struma *Anomalien:* Divertikel, Megaösophagus (Morbus Hirschsprung), Hiatushernie, angeborene Ösophagusstenose, Dysphagia „lusoria" *Tumoren:* benigne oder maligne Ösophagustumoren (häufig!)
HWS-Erkrankungen	Arthrosis bzw. Spondylosis deformans der HWS, HWS-Luxation, HWS-Fraktur, Diskusprolaps, Spondylolisthesis, Behinderung durch Halsrippe
neurologische Erkrankungen	amyotrophe Lateralsklerose, Bulbärparalyse, Pseudobulbärparalyse, Poliomyelitis (bulbär), Polyneuritis, multiple Sklerose, Syringomyelie, zerebrale und zerebellare Ischämie, Thrombose A. cerebelli posterior inferior oder A. basilaris, Hirntumoren (Hirnstamm), Liquorzirkulationsstörungen, vertebrobasiläre Insuffizienz, Myasthenia gravis, Chorea Sydenham-Huntington, Morbus Parkinson, Tabes dorsalis, diabetische und alkoholische Neuropathie, Wallenberg-Syndrom, Blei-Intoxikation
internistische Erkrankungen	Infektionskrankheiten, Botulismus, Eisenmangelanämie (Plummer-Vinson), Perniziosa, Agranulozytose, Tetanie, Tetanus, Struma, Thyreoiditis, Hypokaliämie, Leukosen, Vitaminmangel (A, B_2), Mitralvitien, Aortenaneurysma
dermatologische Erkrankungen	Sklerodermie, Urtikaria, Erythematodes, Erythema exsudativum multiforme, Pemphigus, rezidivierende Aphthosis, Epidermolysis bullosa hereditaria, Dermatomyositis
vegetative Dysphagie	vegetative Dysfunktion, psychogene Überlagerung („Globus nervosus")

Zungenbeinhorn und/oder am Eintrittspunkt des Nervs in die Membrana hyothyreoidea.

b) *Neuralgie des R. auricularis des N. vagus.* Anfallsartige, z. T. sehr starke Schmerzen im retroaurikulären Bereich, in der Schultergegend und subokzipital. – Auch Kombination von a) und b) ist möglich.

Diagnose: Druckpunkt: Langes Zungenbeinhorn und/oder Membrana hyothyreoidea bzw. Muskulatur um Warzenfortsatzspitze.

Differentialdiagnose: Huntsche Neuralgie (N. intermedius und Ganglion geniculi); Aurikulotemporalis-Neuralgie (s. Tab. 2.**7**).

Therapie: Versuch mit konservativer Therapie: Wärme lokal; Kataplasmen, Rotlicht usw.; Unterbrechung des N. laryngeus superior mit Alkoholinjektion am Eintritt in die Membrana hyothyreoidea oder operativ (s. Abb. 4.**14**, S. 408).

Globusgefühl (Globus nervosus, funktionelle Dysphagie)

Ein auch im Zusammenhang mit einer Pharyngitis abzuklärendes Symptomenbild stellt das sog. Globusgefühl dar.

Symptome: Intermittierend oder kontinuierlich Gefühl, als ob im Hals ein Fremdkörper (Tischtennisball usw.) stecke, der trotz Schluckens sich nicht von der Stelle bewegt. Bisweilen zusätzlich Schmerzen im Schlund und/oder zu den Ohren ausstrahlend. Schluckakt *nicht* gestört (!). Fehlende organische Veränderungen.

Pathogenese: Psychosomatische Fehlsteuerung in und nach Streßsituationen. Vermutliche Krampfneigung der Muskulatur des Ösophagusmundes.

Diagnose: Typischer Druckschmerz in der Medianen in Höhe des Ringknorpelbogens (= Höhe Ösophagusmund). Röntgenkontrastbild ergibt normalen Befund, ebenso Endoskopie (Ösophagoskopie)! Oft mit anderen vegetativen Störungen vergesellschaftet.

Differentialdiagnose: Siehe Tab. 3.**7**. Ausschluß eines gut- oder bösartigen Tumors im Mund-Rachen-Speiseröhren-Bereich!

Therapie: Die oft bestehende Karzinophobie durch Aufklärung beseitigen! Vegetativum sedieren; Patienten aus der Streßsituation nehmen; falls organische Ursache feststellbar, möglichst ausschalten; sonst vermutete Ursachen erklären.

Grundzüge der konservativen Behandlung im Mund-Rachen-Bereich

Für die *lokale Medikamentanwendung* bei Schleimhauterkrankungen in Mund und Rachen bedient man sich des *Sprays,* der *Kalt-* und *Warminhalation,* der *Pinselung* und bei bestimmten Wirkstoffen – auch der Lutschtablette. *Mundspülungen* können ebenfalls sehr nützlich sein, während beim Gurgeln zu beachten ist, daß dabei die Wirkstoffe zwar direkten Kontakt zur Schleimhaut der vorderen Mundhöhle erhalten, nicht aber Gaumenbögen, Gaumenmandeln, Rachenhinterwand oder gar Hypopharynx direkt erreichen (Würgreflex!). Lediglich mit dem Speichel gelangen gegurgelte Medikamentlösungen evtl. in diese Regionen!

Die im Mund und Rachen einsetzbaren Wirkstoffe gehören vor allem zu den *Antiphlogistika* (z. B. Kamille- oder Salbei-Extrakte), *Antiseptika* (z. B. Chinosol, Cional, Hexoral u. v. a.), *Anästhetika* (z. B. 1 % Pantocain oder Xylocain). Aber auch *Vitaminlösungen* (z. B. Panthenol), Jodglycerinlösungen, Turipol u. a. oder *Kortikosteroidpräparate* (z. B. die auf Schleimhaut haftende „Haftsalbe") werden verwendet. Antibiotika sollten lokal möglichst nicht eingesetzt werden (Gefahr der zu geringen Konzentration, der Resistenzbildung, der Allergisierung usw.)! – Bei *Sekretionsstörungen* verwendet man bei zu trockener Schleimhaut Salzlösungen oder ölige Präparate (Schutzfilm auf Schleimhaut), bei zu zäher Schleimbildung Mukolytika. Auch eine pharmakologische Beeinflussung der Speichelbildung ist möglich (Tab. 7.**4**, S. 533).

Im übrigen ist bei vielen Erkrankungen im Mund-Rachen-Bereich auch eine enterale oder parenterale – also systemische – Medikation indiziert. – Andererseits ist auch zu bedenken, daß Schleimhautstörungen durch Medikamente erst hervorgerufen werden können (z. B. durch Antibiotika)!

Verletzungen im Mund- und Rachenbereich

Verbrühungen und Verätzungen

Verbrühungen kommen vor allem bei Kindern vor, Verätzungen durch Verwechseln des Flascheninhaltes (in Bierflaschen verwahrte Bäckerlauge, Essigessenz, Putzmittel usw.) oder in suizidaler Absicht (Salzsäure, Kalilauge, Essigessenz, Schwefelsäure) vorwiegend bei Erwachsenen.

Symptome: Dramatisch; hochgradige Schmerzen in Mund und Rachen; Sialorrhoe, Schluckbehinderung. Rötung und Blasenbildung der betroffenen Schleimhautabschnitte; später weiße flächenhafte Beläge mit hochroten Rändern und Ödem der Schleimhaut. Meist wurde ätzende Substanz verschluckt und damit auch die Schleimhaut der Speiseröhre, evtl. auch die des Magens und Darmes erheblich mitverletzt (s. S. 463), u. U. Schocksymptomatik.

Diagnose: Ergibt sich aus Anamnese und Lokalbefund in Mund, Rachen und Umgebung des Mundes. Schnellstens klären, ob und wie stark Ösophagus und Magen mitbetroffen (vorsichtige instrumentelle Endoskopie, spätestens nach 8 Tagen; Klärung der Art der Flüssigkeit und der geschluckten Menge; möglichst Sicherstellung einer Probe der geschluckten Flüssigkeit).

Therapie: Sofort große Mengen Wasser, besser Milch trinken lassen. Neutralisieren von Säuren mit Natriumbicarbonat, Magnesia usta; von Lauge mit verdünntem Essig oder Zitronensaft (s. S. 464); evtl. Schockbehandlung. – Lokalbehandlung in Mund und Rachen: Eisstücke lutschen; lauwarme Mundspülungen mit Salbei- oder Kamillentee und evtl. Zusatz von Xylocain, Analgetika. Kühle flüssige Nahrung, evtl. transnasale Nährsonde; in schweren Fällen zunächst parenterale Ernährung. Antibiotika, je nach Lokalbefund auch Kortikosteroide (s. S. 464).

Fremdkörper

Diese sind im Mund-Rachen-Bereich seltener als in der Speiseröhre (s. S. 465). Kleine spitze Fremdkörper (Knochensplitter, Fischgräten, Borsten einer Zahnbürste, Nadeln, Nägel, Holz- und Glasstücke) spießen sich besonders in die Tonsillen, den Zungengrund, die Vallekulae oder die seitliche Pharynxwand ein. Vor Eintritt in den Ösophagus bleiben größere Fremdkörper (Spielzeugteile, Plattknochen, Münzen, Knöpfe, große Gräten, Prothesenteile usw.) oft im Sinus piriformis bzw. im Hypopharynx stecken (s. Farbtafel **35a**).

Symptome: Vor allem beim Schlucken geringe bis hochgradige Schmerzen, die u. U. den Schluckakt ganz verhindern.

Diagnose: Anamnese. Falls Verdacht auf schattengebendes Material: Röntgen, auch Kontrastmittelschluck (kein Barium, sondern farbloses Kontrastmittel wie Gastrografin, das Schleimhautbeurteilung bei der folgenden Endoskopie nicht beeinträchtigt). Instrumentelle Endoskopie. Nachweis kleiner eingespießter Fremdkörper in Tonsillen, Zungengrund usw. gelingt oft mit dem vorsichtig tastenden Finger; die Entfernung derartiger *hoch*sitzender kleiner Fremdkörper geschieht ohne Endoskopie mit Faßzange unter Leitung des Auges und des Fingers.

Therapie: Instrumentelle Fremdkörperextraktion so schnell wie möglich (Gefahr einer Drucknekrose oder Schleimhautverletzung und folgender Phlegmone und/oder Mediastinitis usw.).

Merke: Bei Fremdkörperverdacht so schnell wie möglich instrumentelle Endoskopie durchführen bzw. veranlassen (Hypopharyngo-Ösophagoskopie mit offenem, starrem Rohr!) und so lange suchen, bis Fremdkörper gefunden oder man sicher ist, daß keiner mehr vorhanden. Der Versuch, mit festen Speisen (Sauerkraut, Brot usw.) Fremdkörper per vias naturales abzutreiben, ist *nicht* statthaft (Verschleppung, evtl. Komplizierung der Verletzung!).

Größere Schleimhautverletzungen des Mund- und Rachenbereiches (z. B. durch Fremdkörper)

Diese bedürfen wegen der guten Heilungstendenz in diesem Bereich bei nur oberflächlicher Ausdehnung nur selten einer Naht. Evtl. ist aber eine Antibiotikaabdeckung sinnvoll.

Penetrierende Weichteilverletzungen im Mund- und Rachenbereich (Schuß-, Stich-, Verkehrsunfall-Wunden) müssen sofort im Zusammenhang mit evtl. *Verletzungen der Knochenumgebung und Unterlage* (Mandibel, Maxilla, Hyoid, Zähne, Halswirbelsäule usw.) von innen nach außen kontrolliert, gesäubert, reponiert, fixiert und schichtweise durch Naht verschlossen werden. Antibiotikaschutz. Bei Lufteintritt in die Halsweichteile Emphysembildung!

Pfählungsverletzungen des Gaumenbereiches und der Rachenhinterwand kommen besonders bei Kindern (Einspießen von spitzen Gegenständen beim Hinfallen) vor. Sofortige fachärztliche Kontrolle und in der Regel Versorgung der Wunde durch Naht sind notwendig.

Zungenbisse heilen bei geringer und oberflächlicher Verletzung spontan und ohne zusätzliche Maßnahmen. Bei penetrierenden Bißwunden ist wegen der Infektionsgefahr (kariöse Zähne) eine chirurgische Wundkontrolle und evtl. Naht, bei Abtrennung von ganzen Zungenteilen die operative Replantation durchzuführen. Der Erfolg hängt von der Schnelligkeit der Rekonstruktion, dem Zustand der Wunde und der arteriellen Versorgung ab.

Insektenstiche, durch mit Nahrungsmitteln verschluckte lebende Wespen, Bienen usw. können erhebliche ödematöse Schwellungen im Rachen und damit Atemnot (Erstickungsgefahr!) hervorrufen.

Therapie: Hochdosiert Kortikosteroide i. v.; Eiskrawatte; notfalls auch Tracheotomie!

Neurogene Störungen

Motorische Schlundlähmung

Symptome: Fehlen des Rachenreflexes; Verschlucken; offenes Näseln (Gaumensegellähmung), gestörtes Schlucken von Flüssigkeiten, Austritt derselben aus der Nase. Saugen, Backenaufblasen unmöglich. Abweichen des Gaumensegels nach der gesunden, nicht gelähmten Seite.

Pathogenese: Apoplektischer Insult, Tumoren der Schädelbasis (Syndrom des Foramen jugulare = Nn. IX, X, XI) und des Gehirns, (Pseudo-)Bulbärparalyse, Syringobulbie, auch (Herpes) Zoster. – Bei der *Bulbärparalyse* kommt es zum langsamen Untergang der motorischen Hirnnervenkerne in der Medulla oblongata mit Muskelatrophie und fibrillären Zuckungen der Zunge sowie Schluckunfähigkeit. Bei der *Pseudobulbärparalyse* (doppelseitige Schädigung der supranukleären Bahnen für die unteren motorischen Hirnnerven) treten ebenfalls Schluckstörungen auf – allerdings *ohne* Muskelatrophie und fibrilläre Zuckungen.

Differentialdiagnose: Raumbeengende Erkrankungen im oberen Verdauungstrakt.

Therapie: Sicherstellung der Ernährung durch Nährsonde, evtl. auch Pharyngostoma bzw. Gastrostomie, häufiges Absaugen, evtl. sogar Tracheotomie zur Vermeidung von Pneumonien.

Prognose: Abhängig von Grundkrankheit und deren Verlauf.

Schlundkrampf

Unmöglichkeit – zumindest Erschwerung – des Schluckens, auch mit Festklemmen (tonischer Spasmus) oder Ausstoßen geschluckter Speisen. Dabei Schmerzen hinter dem Brustbein.

Pathogenese: Als Vorläufer kompletter Lähmungen bei allen dort genannten neurologischen Ursachen, aber auch als hysterische Fehlreaktion; s. auch *Globus* (S. 368).

Die Folgen von Lähmungen der hinteren Hirnnerven sind aus Tab. 3.**7**, S. 366, zu ersehen.

Hypopharynxdivertikel (Pulsionsdivertikel, Zenkersches Divertikel, Grenzdivertikel)

(s. Abb. 3.**21** und Farbtafel **36a**)

Meist fälschlich „Ösophagus"-Divertikel genannt, bildet es unmittelbar *oberhalb* des Ösophagusmundes (Grenzdivertikel) eine Ausbuchtung des Hypopharynx. Morbidität: Männer : Frauen wie 3 : 1.

Symptome: *Kleine* Divertikel: Fremdkörper- und Druckgefühl während und nach dem Essen. Kratzen im Hals. – Bei *größeren* Divertikeln: Steckenbleiben und/oder Regurgitieren von Speisen. Schaumiger Speichel; gluckerndes Geräusch beim Druck auf den Hals, Foetor ex ore. Hustenanfälle, vor allem nachts, wenn Divertikelinhalt sich in Larynxeingang entleeren kann. Bevorzugt: mittleres und hohes Lebensalter. Mit zunehmender Divertikelgröße immer schlechtere Schluckfunktion, bis durch mechanische Blockierung des Ösophagus Wasserverarmung, Störungen des Elektrolythaushaltes und Unterernährung auftreten.

Pathogenese: Prädilektionsstelle sog. Killiansches Dreieck (s. Abb. 3.**3** und 3.**7**, S. 301, 306). Wandschwäche (Muskellücke) im Bereich der Pars cricopharyngea zwischen Pars obliqua und Pars fundiformis („Killianscher Schleudermuskel") begünstigt zunächst temporäre Ausbuchtung, später bleibende und an Größe zunehmende hernienartige Aussackung der Hypopharynxschleimhaut samt Submukosa an der Hinterwand des Schluckrohres (zwischen diesem und der prävertebralen Faszie (Abb. 3.**21**). – Vermutliche kausale Faktoren: Spasmen des Ösophagusmundes, zu hastiges Essen, mangelnde Koordination des pharyngealen Schluckvorganges mit der Öffnung des Speiseröhrenmundes. Auch Narbenbildungen in dieser Etage können unterstützend wirken.

Diagnose: Typische Anamnese und Symptome, speziell Regurgitieren nicht verdauter Speisen – u. U. noch nach Tagen; beim Spiegeln oft schaumiges Sekret im Sinus piriformis. Röntgenkontrastdarstellung (Breischluck [s. Abb. 5.**2a–k**, S. 459). Hypopharyngo-Ösophagoskopie.

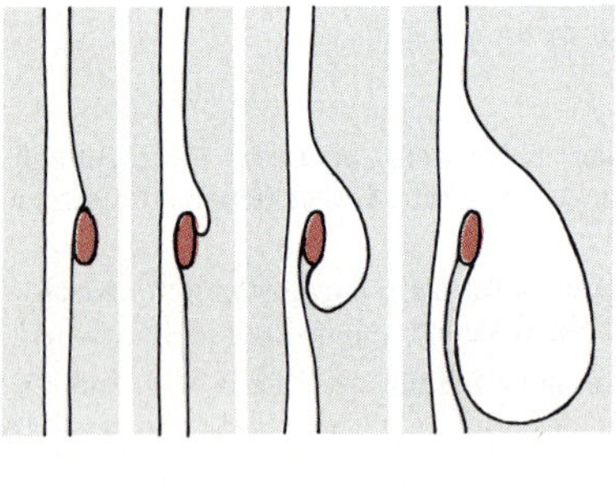

Abb. 3.**21** Entstehung eines Hypopharynx-(Pulsions-)Divertikels.
Rot: Pars fundiformis des M. cricopharyngeus

Differentialdiagnose: Globus nervosus; Malignombildung in Hypopharynx, Ösophagus oder Magen; Hiatushernie; Achalasie; hochsitzende Narbenstrikturen; A. „lusoria" (s. S. 472).

Therapie: *Operativ.* Zwei Alternativen:

a) Methode der Wahl: *Abtragung des Divertikelsackes von außen.*

Operationsprinzip: Intubationsnarkose oder Lokalanästhesie. – Zugang am Vorderrand des linken M. sternocleidomastoideus. Eingehen zwischen Kehlkopf bzw. Trachea und Gefäßscheide auf den seitlichen Rand der Ringknorpelplatte. Isolieren des zwischen Ösophagus und prävertebraler Faszie liegenden Divertikelsackes. Aufsuchen des Schleudermuskels (Divertikelschwelle) und dessen Resektion. Anschließend Abtragen des Divertikelsackes und mehrschichtiger Nahtverschluß von Hypopharynx und Halsweichteilen.
Komplikationsmöglichkeit: Verletzung des N. recurrens.

b) Bei alten, nur bedingt operationsfähigen Patienten: *Endoskopische Schwellendurchtrennung (Seiffert).*

Operatives Prinzip: Intubationsnarkose. Verwendung eines starren Ösophagoskoprohres; Einstellen der Divertikelschwelle und Durchschneiden dieser Trennwand mit spezieller endoskopischer Schere (Schwellendurchtrennung auch mit Diathermie oder Laser möglich).

Komplikationsmöglichkeit: Verletzung größerer, in der Schwelle verlaufender Gefäße; Eröffnung des Mediastinums mit Mediastinitis.

Mißbildungen und Formfehler im Mund- und Rachenbereich

Sehr selten sind Hemmungsmißbildungen im Zungenbereich (gespaltene Zunge, Mikro- und Aglossie), angeborene Stenosen am Übergang vom Naso- zum Oropharynx oder Stenosen (Segelbildungen) am Übergang vom Hypopharynx zum Ösophagus. Eine Makroglossie als Überschußmißbildung kommt demgegenüber etwas häufiger vor (Therapie: operativ-plastisch). – Eine Ankyloglossie ergibt sich, wenn das Zungenbändchen (Frenulum) zu kurz ist (Korrektur durch „Z-Plastik", s. S. 287).

Mediane Halszysten bzw. -fisteln

Siehe S. 503.

Spaltbildungen der Lippe, des Kiefers und des Gaumens

Man rechnet bei der weißen Bevölkerung mit einer Häufigkeit der angeborenen Lippen-Kiefer-Gaumen-Spalten von 1‰, bei der schwarzen Bevölkerung liegt sie deutlich niedriger, bei der mongoliden Rasse höher. Lippen-Kiefer-Gaumen-Spalten sind beim männlichen Geschlecht zweimal häufiger als beim weiblichen, reine Gaumenspalten sind bei Mädchen häufiger. Je nach Ausprägung unterscheidet man ein- oder beidseitige, inkomplette oder komplette *Lippenspalten* („Hasenscharten"), *Lippen-Kiefer-Spalten, Gau-*

menspalten, komplette *Lippen-Kiefer-Gaumen-Spalten* (Totalspalten) (bei Doppelseitigkeit ,,Wolfsrachen''). Alle ein- und beidseitigen Übergänge kommen vor (Abb. 3.**22a**–**c**).

Symptome: Typische Mißbildungsformen. Beim Säugling u. U. erhebliche Ernährungsschwierigkeiten, da kein Lippenschluß und Gaumenabschluß möglich (Austritt von Nahrung aus der Nase, Verschlucken). Durch gestörte Atemphysiologie Infektionen der oberen und tiefen Luftwege; gestörte Tubenfunktion (Tuben-Mittelohr-Katarrh, Otitis media chronica, Schalleitungsschwerhörigkeit). Beeinträchtigung der Sprache (offenes Näseln, Lispeln, Artikulationsstörungen; velopharyngeale Insuffizienz) (s. S. 375). Gebißanomalien und -fehlstellungen. Nase praktisch bei allen Spaltformen mit beteiligt (!).

Pathogenese: Ursachen wahrscheinlich multifaktoriell: Fruchtschädigungen durch Hypoxie; Embryopathien; Viruserkrankungen der Mutter, Intoxikationen. Außerdem Genschädigungen (familiär gehäuftes Auftreten, unregelmäßig dominant).

Diagnose: Ergibt sich aus dem Aspekt und Spiegelbefund.

Eine submuköse Gaumenspalte wird oft übersehen (Hinweis: *leichte* Sprachstörung). Nachweis: palpierender Finger, der unter der intakten Gaumenschleimhaut eine knöcherne Dehiszenz tastet.

Die komplette Diagnostik besteht in einer Kombination der Befunde von Hals-Nasen-Ohren-Arzt und Phoniater, Zahnarzt, Kieferchirurg und Kieferorthopäden, um alle wichtigen Störfaktoren bzw. Defekte zu erfassen und den Behandlungsplan gemeinsam festlegen zu können.

Therapie: *Operativ*, durch mehrschichtigen plastischen Verschluß der

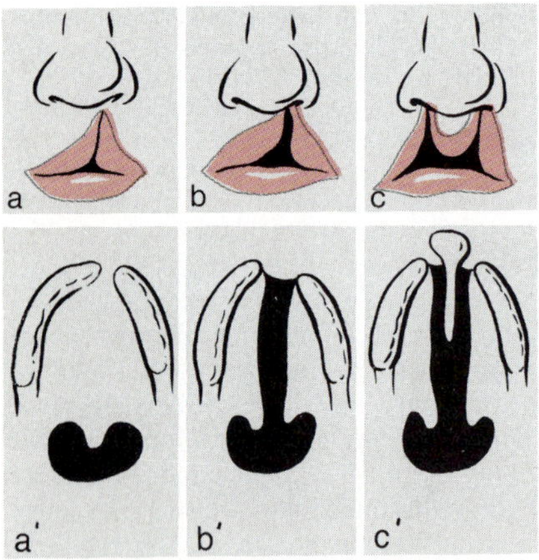

Abb. 3.**22a**–**c** Typische Spaltbildungen. **a** Lippenspalte, **b** Lippen-Kiefer-Spalte, **c** doppelseitige Lippen-Kiefer-Gaumen-Spalte, **a'** Kieferspalte, **b'** Kiefer-Gaumen-Spalte, **c'** doppelseitige Lippen-Kiefer-Gaumen-Spalte

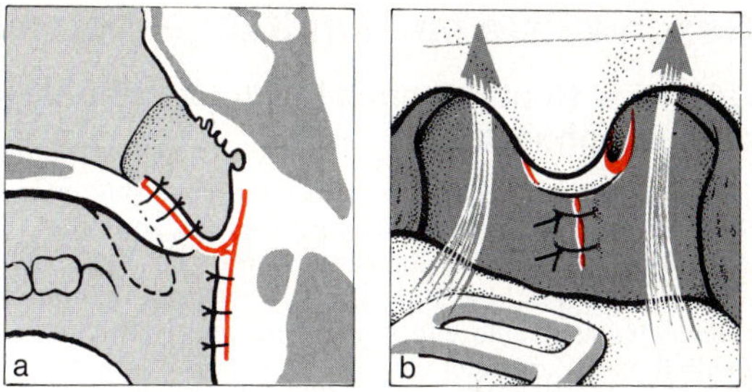

Abb. 3.**23a** u. **b** Velopharyngoplastik. **a** Prinzip der Brückenbildung durch oben gestielten Lappen, **b** Situation von Mundhöhle her gesehen

Defekte mit Bildung eines soliden Nasenbodens und Korrektur der Nasendeformität. Je nach Ausbildung und Umfang des Defektes ein- oder mehrzeitige operative Korrektur sowie zusätzlich kieferorthopädische und phoniatrische (logopädische) Kontrolle und Behandlung.

Zeitplan für Korrektur von Spalten:

Lippenspalten: 4–6 (–8) Monate: Lippenplastik. – Evtl. endgültige Korrekturen: 14–16. Lebensjahr.

Lippen-Kiefer-Spalten: 4–6 (–8) Monate: Lippen- und Naseneingangsplastik. – Evtl. endgültige Korrekturen: 14.–16. Lebensjahr. – Ab 5. Lebensjahr: falls notwendig kieferorthopädische Maßnahmen.

Lippen-Kiefer-Gaumen-Spalten: 4–6 (–8) Monate: primäre Veloplastik und Lippenplastik. – 12.–14. Lebensjahr: Verschluß der Restspalte. – Ab 16. Lebensjahr: endgültige Lippen- und Nasenkorrektur. – Ab 4. Lebensjahr: logopädische Behandlung; ab 6. Lebensjahr: kieferorthopädische Platte für Restspalte.

Gaumenspalte: 5.–8. Monat: primäre Veloplastik. – Ab 4. Lebensjahr: logopädische Behandlung. – Ab 6. Lebensjahr: kieferorthopädische Platte für Restspalte. – 12.–14. Lebensjahr: operativer Verschluß der Restspalte.

Sprachverbessernde plastische Maßnahmen:

Der plastische Verschluß der genannten Spalten hat immer auch eine Verbesserung der Sprache und Artikulation zum Ziel und in etwa 70 % auch zum Ergebnis. Trotzdem kann z. B. bei knappem Material für die Plastik eine *velopharyngeale Insuffizienz* weiter bestehen (s. S. 563). Um die Funktion des zu kurzen, zu unbeweglichen, insuffizienten Gaumensegels möglichst zu normalisieren, können verschiedene plastisch-operative Prinzipien (rachenverengende Plastiken) eingesetzt werden:

1. Pharynxplastik mit Bildung einer velopharyngealen Brücke (Abb. 3.**23a** u. **b**); Gaumensegel wird mittels Weichteilbrücke mit der Rachenhinterwand in Kontakt gebracht (z. B. Methode Schönborn-Rosenthal oder Sanvenero-Rosselli).

2. Vorwölbung der Rachenhinterwand durch Implantation von körpereigenem oder Kunststoffmaterial (Ersatz für den Passavantschen Wulst) oder Bildung von Schleimhautwülsten.

3. Rückwärtsverlagerung des Gaumensegels (push-back) durch plastische Maßnahmen an den Gaumenweichteilen.

Geschwülste im Mundrachenbereich

Gutartige Neubildungen in der Mundhöhle (einschl. Zunge) und dem Oropharynx

Grundsätzlich können alle Formen gutartiger Tumoren in diesem Bereich vorkommen. Sie sind jedoch selten. Teilweise gehören sie, soweit sie vom Zahnsystem ausgehen, in die Verantwortung des Zahnarztes und/oder Kieferchirurgen. – Häufiger vorkommende *bindegewebige* gutartige Geschwülste: Fibrome, Lipome, Myxome, Chondrome; Hämangiome und Lymphangiome; Neurinome, Irritationsfibrome (z. B. bei Fehlbiß oder Zahndefekten).

Häufiger vorkommende *epitheliale* gutartige Geschwülste: Papillome; Keratoakanthome; echte Adenome; pleomorphe Adenome.

Die Diagnose ergibt sich aus der Probeexzision, die Therapie ist jeweils operativ – falls Geschwulstgröße, Histologie, Wachstumstendenz oder sonstige störende Eigenschaften dies ratsam erscheinen lassen.

Besonderheiten

1. Hämangiome und Lymphangiome sind in der Regel angeboren (90 % weibliches Geschlecht), bevorzugen Zunge, Wange, Parotisregion und können so groß werden, daß sie vitale Gefährdung mit sich bringen (rezidivierende Blutung, Verlegung der Atemwege, Behinderung der Nahrungsaufnahme usw.). Vor allem in den ersten (beiden) Lebensjahren häufig Spontanrückbildung; deshalb operative Entfernung möglichst nicht vor dem 3. oder 4. Lebensjahr. Strahlentherapie wegen Gefahr der Wachstumsstörung des Gesichtsskelettes und der Bildung eines Spätkarzinoms nicht indiziert. Bei rascher Größenzunahme der Geschwulst Embolisation der zuführenden Gefäße (aus der A. carotis externa) und/oder Versuch mit Stilboöstrol (für begrenzte Zeit).

2. Papillome im Mundbereich sind meist symptomlos. Nur bei Übergreifen auf Pharynx und Larynx ernste, therapiebedürftige Erkrankung (s. S. 421).

3. Zungengrundstruma, s. S. 522.

4. In Richtung Mundhöhle und Oropharynx entwickeln sich auch *Tumoren der Umgebung*. Häufigste Manifestation: Tumoren der Parotis, die über den retromandibulären Raum zum Oropharynx vordringen („Eisberg"- oder „Hantel"-Tumoren) und dort zur Verdrängung der lateralen Pharynxwand, der Tonsille und/oder des weichen Gaumens führen (z. B. pleomorphe Adenome, s. S. 547). Auch Gefäßtumoren des Halses (z. B. Glomus-caroticum-Tumoren) können diese Symptomatik bieten. Verdrängungen der anatomischen Begrenzung der Mundhöhle durch gutartige Geschwülste der Nachbarschaft sind seltener (z. B. Geschwülste der Wangenweichteile, des Nasenrachens oder der Kieferhöhle). – Demgegenüber ist das Übergreifen von *Malignomen* aus der Nachbarschaft auf die Mundhöhle sehr viel häufiger als auf den Oropharynx.

Maligne Tumoren in der Mundhöhle (einschl. Zunge) und im Oropharynx

Die überwiegende Mehrzahl sind verhornende Plattenepithelkarzinome, seltener nicht verhornende und anaplastische Karzinome, adenoidzystische Karzinome („Zylindrome“) und selten Adenokarzinome. Insgesamt stellt diese Gruppe etwa 5 % aller bösartigen Tumoren dar. Eine klinische Sonderform ist das Lymphoepitheliom („Schmincke-Tumor“), das heute meist als anaplastisches Karzinom bezeichnet wird.

Aus der *bindegewebigen Reihe* (sehr viel seltener!) manifestieren sich in der Mundhöhle und an der Zunge vor allem das Spindelzellsarkom, Myxosarkom, maligne Lymphom (s. S. 510 f.), der Morbus Hodgkin, das Plasmozytom, die maligne Riesenzellgeschwulst, das Rhabdomyosarkom, das Hämangioendotheliom, das maligne Melanom (s. Farbtafel **23c**).

Je nach Ursprung, Ausdehnung und histologischer Differenzierung haben die Malignome in der Mundhöhle und ihrer Nachbarschaft eine sehr unterschiedliche Prognose – selbst wenn man nur die *Karzinome* zum Vergleich heranzieht. Für Dokumentation, Therapiewahl und Prognose wird die TNM-Klassifikation verwendet. In Tab. 3.**8** ist diese und die Stadieneinteilung, soweit sie für die Karzinome der Lippen, der Mundhöhle und des Pharynx ausgearbeitet sind, zusammengestellt.

Symptome: Alle nicht rasch abheilenden Ulzerationen und alle hyperkeratotischen Bezirke und Leukoplakien (Präkanzerosen!) sind verdächtig auf beginnendes malignes Wachstum! Anfangs meist nur geringe oder keine Schmerzen! (s. Farbtafel **21b, c** und **24a**).

Auch *Basaliome* der Lippen können – als „verwilderte“ oder metatypische Basaliome – in echte Karzinome übergehen. Dies ist bei der Therapie zu berücksichtigen (s. S. 380).

Mit zunehmender Größe der Tumoren kommt es zu Schmerzhaftigkeit, Induration und Infiltration des Untergrundes und Vergrößerung der regionalen Lymphknoten (Mundboden, Unterkieferrand, Kieferwinkel, tiefe Jugulariskette) als Zeichen der lymphogenen Metastasierung.

Häufigkeit: Unterlippen- und Zungenkarzinom (rund 50 %), Mundboden- (rund 10 %), Wangen- (rund 10 %), Gaumen- (rund 10 %), Kieferkarzinome (rund 10 %). – 10–15 % der Mundhöhlen-Malignome sind in den Tonsillen lokalisiert.

Bei der Karzinomentstehung in der Mundhöhle *(Mundboden* und *Zungenkörper)* ist die Symptomatik zu Beginn meist auffallend gering (s. oben), weshalb bis zur Diagnose oft sehr viel Zeit verlorengeht. Erst relativ spät: Aufgeworfene Ulkusränder, Bluten, zunehmende, in Ohr und Hals ausstrahlende Schmerzen. Behinderung des Sprechens und der Nahrungsaufnahme, Foetor ex ore, Speichelfluß. Spätestens dann auch Beteiligung der regionalen Lymphknoten (s. oben) und schließlich wegen zunehmender Behinderung der Nahrungsaufnahme körperlicher Verfall. – Häufigste Lokalisation: Zungenrand, etwas weniger häufig Mundboden in Nähe des Frenulums bzw. der Ausmündung des Ductus submandibularis. Nicht selten als Initialsymptom die Beobachtung, daß „das Gebiß nicht mehr sitze“.

Tabelle 3.8 TNM-System für Lippen, Mundhöhle und Pharynx

Regionen und Bezirke	T-Klassifikation
Lippen 1. Unterlippe 2. Oberlippe 3. Kommissuren	T_{is} = präinvasives Karzinom (Carcinoma in situ) T_0 = kein Primärtumor nachweisbar T_1 = Tumor in größter Ausdehnung 2 cm oder weniger, oberflächlich oder exophytisch T_2 = Tumor in größter Ausdehnung 2 cm oder weniger mit geringer Infiltration in Tiefe T_3 = Tumor in größter Ausdehnung mehr als 2 cm oder tiefe Infiltration unabhängig von Größe T_4 = Tumor hat Knochen angegriffen
Mundhöhle 1. Mundschleimhaut a) Innenseite der Ober- und Unterlippe b) Wangenschleimhaut c) Retromolargegend d) Sulcus buccoalveolaris in Ober- und Unterkiefer 2. unterer Alveolarfortsatz 3. oberer Alveolarfortsatz 4. harter Gaumen 5. Zunge a) Zungenrücken und -rand vor Papillae circumvallatae (vordere zwei Drittel) b) Zungenunterseite 6. Mundboden	T_{is} = präinvasives Karzinom (Carcinoma in situ) T_0 = kein Primärtumor nachweisbar T_1 = Tumor in größter Ausdehnung 2 cm oder weniger T_2 = Tumor in größter Ausdehnung mehr als 2 cm, aber nicht mehr als 4 cm T_3 = Tumor in größter Ausdehnung mehr als 4 cm, aber noch mit oberflächlichem Wachstum T_4 = Tumor mit massiver Tiefeninfiltration (unabhängig von seiner Größe)
Oropharynx 1. Vorderwand (anterior) a) hintere Zunge bis zu Papillae circumvallatae (hinteres Drittel, Zungengrund) b) Vallekulae c) linguale Epiglottisfläche	T_{is} = präinvasives Karzinom (Carcinoma in situ) T_0 = Primärtumor nicht erkennbar T_1 = Tumor beschränkt sich auf einen Bezirk (Ausdehnung <2 cm) T_2 = Tumor beschränkt sich auf zwei Bezirke (Ausdehnung >2 cm, aber <4 cm)

Regionen und Bezirke	T-Klassifikation
2. Seitenwand: Tonsillen, Gaumenbögen, Glossotonsillarfurche 3. Hinterwand: Rachenhinterwand 4. Oberwand: Vorderfläche weicher Gaumen und Uvula	T_3 = Tumor über Oropharynx hinausgehend (Ausdehnung 4 cm, aber noch oberflächliches Wachstum) T_4 = Tumor mit massiver Tiefeninfiltration (unabhängig von seiner Größe)
Nasopharynx 1. Dach mit Hinterwand: Grenze zwischen hartem und weichem Gaumen bis Schädelbasis 2. Seitenwand: schließt Rosenmüllersche Grube ein 3. Vorderwand: Rückfläche weicher Gaumen	T_{is} = präinvasives Karzinom (Carcinoma in situ) T_0 = Primärtumor nicht erkennbar T_1 = Tumor beschränkt auf einen Bezirk T_2 = Tumor beschränkt auf zwei Bezirke T_3 = Tumor über Nasopharynx hinausgehend ohne Knochenbefall T_4 = Tumor über Nasopharynx hinausgehend mit Knochenbefall
Hypopharynx 1. Sinus piriformis 2. Postkrikoidbezirk 3. Hypopharynxhinterwand	T_{is} = präinvasives Karzinom (Carcinoma in situ) T_0 = kein Primärtumor nachweisbar T_1 = Tumor beschränkt sich auf Sinus piriformis (bzw. für 2. auf postkrikoide Fläche, bzw. für 3. auf hintere Hypopharynxwand), ohne an benachbarte Strukturen fixiert zu sein T_2 = Tumor erstreckt sich von Sinus piriformis bis hintere Hypopharynxwand oder bis zu postkrikoidaler Fläche, ohne an benachbarte Strukturen fixiert zu sein T_3 = Tumor ausgedehnt auf mehrere Bezirke mit Fixation an die Umgebung T_4 = Tumor mit Überschreiten des Hypopharynx und massivem Einbruch in die Umgebung
N-Klassifikation, M-Klassifikation und Stadieneinteilung (Staging) s. Tab. 2.**12**, S. 296, Abb. 6.**18**, S. 513	

Bei den Malignomen des Oropharynx *(Zungengrund* und *Tonsillen)* beginnt eine deutliche Symptomatik früher: Zunehmend starke Schmerzen beim Schlucken – oft zunächst *ein*seitig; verwaschene, kloßige Sprache. Ulkus an Tonsille; Größenzunahme der Mandel (aber nicht obligat!). Bei Palpation: Induration der Tonsille bzw. des Zungengrundes. Foetor ex ore, Blutungen oder blutiges Sputum. Fixierung der Zunge, Kieferklemme, Verdickung des Halses und Mundbodens. Gewichtsabnahme, oft typisch fahle Hautfarbe.

Beachte: Für den Nachweis einer tumorverdächtigen Veränderung in dieser Region ist sehr oft sowohl die Benutzung des Larynxspiegels wie die Palpation mit dem Finger notwendig!

Diagnose: Bei jeder palpablen Gewebsinduration in der Mundhöhle und an der Zunge und bei jedem nicht rasch abheilenden Schleimhautulkus an die Möglichkeit eines Karzinoms denken! Probeexzision. – Lymphknotenpalpation (s. S. 491). Bei fortbestehendem Verdacht und/oder unklarem Befund direkte Endoskopie und Röntgen! (TNM-Einteilung und Stadien s. Tab. 3.**8**, S. 378).

Merke: Jede länger als 3 Wochen bestehende Schleimhautveränderung (aufgerauhte Oberfläche, Farbänderung, Ulzeration usw.) ist zunächst verdächtig auf ein beginnendes Malignom und stellt damit die Indikation zu einer Probeexzision dar. – Bei schwerwiegendem klinischem Verdacht auf Vorliegen eines Malignoms und negativem Probeexzisionsergebnis sich nicht zufrieden geben! Bioptisches Material kann aus Randgebiet oder tumorfreiem Gewebe entnommen sein. Deshalb wiederholte Probeexzision, bis histologisches Ergebnis und klinischer Befund zusammenpassen!

Differentialdiagnose: Lues (Stadium III), Tuberkulose. – An der Tonsille: Tuberkulose, Lues („Ulcus durum“), Angina Plaut-Vincent, Agranulozytose.

Therapie: Abhängig von Ursprungslokalisation und Tumorstadium (Einzelheiten s. unten). Eine Neck dissection (s. S. 518) muß bei Verdacht auf bilaterale lymphogene Absiedelung – bei dieser Lokalisation des Primärtumors statistisch häufig! – auch beidseitig durchgeführt werden. Methodische Möglichkeiten der simultanen oder zeitlich versetzten beidseitigen Neck dissection s. S. 519.

Besonderheiten einiger typischer Tumorlokalisationen

1. Lippenkarzinom

Bei der weißen Rasse sehr viel häufiger als bei Farbigen. Inzidenz: ♂ : ♀ = 30 : 1; Durchschnittsalter: 60.–65. Lebensjahr. – Lokalisation: ganz überwiegend Unterlippe – sehr selten Oberlippe. Offenbar Ultraviolettbestrahlung wichtiger ätiologischer Faktor! Andere Faktoren: mangelhafte Mundhygiene; Rauchen (Zigaretten, Pfeife) und exzessiver Alkoholkonsum. – Histologisch:

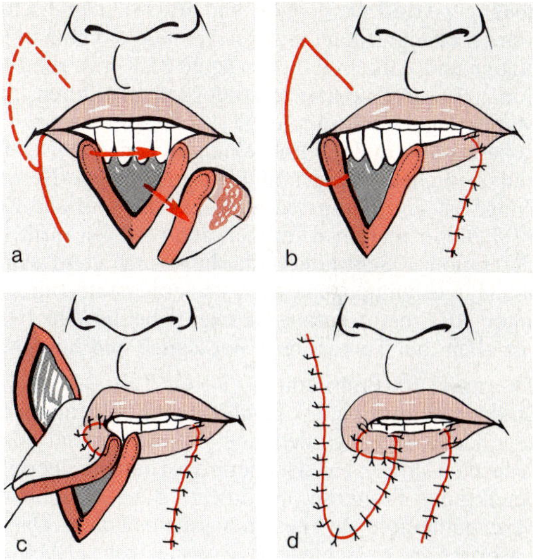

Abb. 3.**24a–d** Exzision eines Unterlippenkarzinoms und Lippenrekonstruktion. **a** Exzision des Tumors, **b** Anlegen eines modifizierten Abbe-Estlander-Lappens, **c** Einschwenken dieses Lappens in Unterlippendefekt, **d** vorläufiger Endzustand. Mundwinkelplastik erfolgt später

An der Unterlippe zu 95 % gut differenzierte Plattenepithelkarzinome; an der Oberlippe mehr Basaliome als Plattenepithelkarzinome. Verteilung: Etwa 85 % der malignen Epitheliome an der Unterlippe, 5 % an der Oberlippe, 5 % beide Lippen. – Beim *Unter*lippenkarzinom in der Regel anfangs sehr langsames Wachstum, keine Frühmetastasen! Beim *Ober*lippenkarzinom Prognose sehr viel ungünstiger.

Therapie: Operative Behandlung hat etwas bessere Heilungsziffern als Strahlentherapie (5-Jahres-Überlebensrate nach Operation ~85 %, nach Bestrahlung ~80 %). – *Operative Prinzipien:* Keilexzision verschiedener Ausdehnung mit direkter Wundrandvereinigung oder verschiedenen plastischen Rekonstruktionsmethoden (z. B. der Verwendung eines Abbe-Estlander-Lappens, s. Abb. 3.**24a–d**). Dazu je nach Tumorstadium eine komplette oder suprahyoidale Neck dissection (s. S. 518).

Ergebnisse: 5-Jahres-Überlebensrate (operative und radiologische Behandlung zusammengenommen)
bei kleinen Unterlippenkarzinomen (<2 cm Durchmesser) etwa 90 %.,
bei mittleren Unterlippenkarzinomen (>2 cm Durchmesser) etwa 60 %,
bei großen Unterlippenkarzinomen (>3 cm Durchmesser) etwa 40 %.

2. Karzinom der Mundhöhle und/oder des Zungenkörpers
(s. Farbtafel **18c** und **21c**)

Relativ häufige Malignom-Manifestation. Inzidenz: ♂ : ♀ = 70 : 30 (jedoch abhängig von Lokalisation und Rasse). Durchschnittsalter: 50–60 Jahre. – Statistisch signifikant in der Anamnese Kombination von hohem Alkoholverbrauch und starkem Rauchen (rund 85 % mit, rund 15 % ohne diese Kombination!). Weitere vermutete ätiologische Faktoren: schlechte Zähne, schlechte Mundpflege. – Histologie: 95 % gut differenzierte Plattenepithelkarzinome. – Lokalisation: in 75 % Entstehung in Rinne zwischen unterem Alveolarkamm und seitlichem Zungenrand (sog. Drainage-Bereich des Mundes); an der Zunge ist am häufigsten zunächst die seitliche Zunge (50 %) betroffen. – 90 % dieser malignen Epitheliome wachsen infiltrierend mit oberflächlicher Ulzeration. – Sehr hohe, allerdings auch von Lokalisation des Primärtumors abhängige lymphogene Metastasierungsrate (mehr als 50 % bei der Zunge, unter 10 % beim harten Gaumen); beidseitige lymphogene Metastasierung vor allem bei Tumorsitz in der Zunge und im vorderen Mundboden.

Therapie: Im Frühstadium (T_1) (s. Tab. 3.**8**, S. 378) haben Operation und Strahlentherapie (u. U. kombiniert mit Chemotherapie) etwa gleiche Chancen; bei größerer Ausdehnung (T_2 und T_3) und/oder wenn Lymphknotenmetastasen nachweisbar, ist operative Therapie überlegen. Bei T_3 und Knochenbeteiligung Prognose ungünstig, dann Kombination von Operation und Strahlentherapie am ehesten aussichtsreich. – *Operative Prinzipien:* Je nach Lokalisation verschiedene Zugangswege (Abb. 3.**25**). Tumorentfernung „dreidimensional“ mit großem Sicherheitsrand! Für Zungenkarzinom je nach Ausdehnung verschiedene Möglichkeiten: Partielle, subtotale oder totale Glossektomie, u. U. mit Laryngektomie und partieller Mandibulekto-

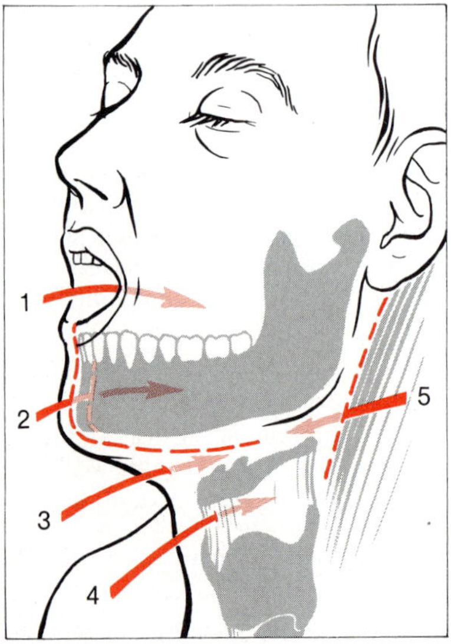

Abb. 3.**25** Operative Zugangswege für Tumoren des Mund-Rachen-Bereichs: 1 transoral, 2 Zugang unter temporärer Unterkieferspaltung, 3 suprahyoidale mediane Pharyngotomie, 4 subhyoidale mediane Pharyngotomie, 5 laterale Pharyngotomie

mie. Systematische Neck dissection. – Für ausreichenden Zugang sehr oft temporäre Medianspaltung von Unterlippe und Unterkiefer notwendig. – Rekonstruktion der entstehenden Weichteildefekte mit gestielten Regionallappen (von Stirn, Brust und/oder Hals) und der Unterkieferdefekte mit autogenem Knochen vom Darmbeinkamm.

Ergebnisse: Nach einer Statistik über rund 1500 Fälle (American Joint Committee) betrug die 5-Jahres-Überlebensrate bei

Zungenkarzinom Stadium I:	90 %;
Zungenkarzinom Stadium II:	64 %;
Zungenkarzinom Stadium III:	34 %;
Zungenkarzinom Stadium IV:	6 %

Beim Zungenkarzinom und Mundbodenkarzinom sinkt die 5-Jahres-Überlebensrate erheblich, wenn vor Behandlungsbeginn schon regionale Lymphknotenmetastasen vorhanden sind (<20 % für Zunge, <10 % für Mundboden).

Bei Patienten mit dieser Tumorlokalisation kommt es oft für die *postoperative Versorgung* zu erheblichen Problemen, die eine besondere Betreuung notwendig machen können (Sprechen, Kauen, Schlucken; Sondennahrung, Schwierigkeiten mit der Prothese).

3. Karzinome der Gaumenmandel und/oder des Zungengrundes (s. Farbtafel **24a**)

Sehr häufig. Inzidienz: ♂ : ♀ = 80 : 20; Prädilektionsalter: 50.–70. Lebensjahr. – Offenbar auch hier in Anamnese sehr häufig Kombination von starkem Alkoholverbrauch und Rauchen! – Histologisch: zu 90 % Plattenepithelkarzinome (häufiger gut als schlecht differenziert). – Lymphknotenbefall klinisch in 60 % (in 15 % beidseitig). Fernmetastasen rund 7 % (Lunge,

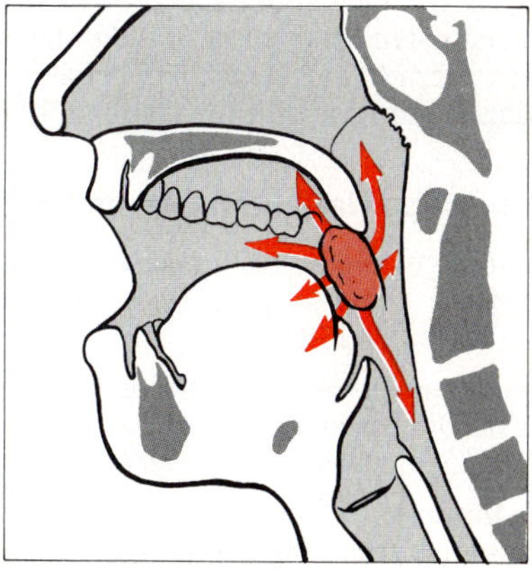

Abb. 3.**26** Ausbreitungsrichtungen eines malignen Tumors der Gaumenmandel

Skelett, Leber). – Relativ oft (synchron oder später) *Zweitkarzinome* im oberen Aerodigestionstrakt. – Ausbreitung s. Abb. 3.**26**.

Therapie: Möglichst Kombination von Strahlentherapie mit (folgender) Operation. – *Operative Prinzipien: Vor* oder unmittelbar nach Abschluß der Bestrahlung (6000–8000 rad bzw. 60–80 Gy) Entfernung von Tonsille, falls befallen auch Zungengrund, Hypopharynxwand, weicher Gaumen, aufsteigender Unterkieferast usw. mit breiter Sicherheitszone und Neck dissection. Plastische Rekonstruktion der Weichteildefekte mit gestielten Regionallappen (aus Stirn, Hals oder Brust).

Ergebnisse: 5-Jahres-Überlebensrate nach Strahlentherapie allein etwa 30 %, nach Operation allein etwa 35 %, nach Kombination von Strahlen und Operation etwa 40–45 %.

Wenn Zungengrund mit befallen, verschlechtert sich die Prognose auf etwa 20 %, bei bilateraler lymphogener Metastastierung auf etwa 10 %!

Vor allem bei exophytisch wachsenden Tumoren des Mundbodens, der Zunge und der Tonsillen bringt nach heutiger Erfahrung die *zytostatische Therapie* (als *intraarterielle* Anwendung von Bleomycin und/oder Methotrexat oder – weniger offensiv, aber auch weniger effektiv – als *intravenöse* Kombination von Bleomycin und Methotrexat oder mit Cis-Platinum) überraschende Remissionen, wenn diese Therapie etwa *vor* einer evtl. Strahlentherapie (oder kombiniert simultan mit dieser) konsequent durchgeführt wird. Allerdings: Endgültige Beobachtungen von *Heilungen* sind bis heute sehr spärlich. Zusätzliche mögliche *Nachteile* der Zytostatika: Depression des Blutbildes, Lungenfibrose, Haarausfall, schwerste Schleimhautulzerationen. – Bisher ist die zytostatische Therapie bei dieser Indikation bzw. Tumorlokalisation nur palliativ einsetzbar. Auch eine Kombination von Zytostatika und Strahlentherapie, z. B. in Form der *zellkinetikorientierten Radiotherapie* ergibt noch keine überzeugend besseren Resultate.

Nicht der Operation, sondern *nur* der Strahlentherapie werden wegen ihrer meist guten Strahlensensibilität alle *mesenchymalen Tumoren* dieser Regionen, ferner die lymphoepithelialen (Schmincke-)Tumoren (anaplastische Karzinome) zugeführt (s. Farbtafel **23c**).

Gutartige Neubildungen im Nasopharynx

Gutartige Nasenrachengeschwülste sind selten. Die häufigste Form ist das *juvenile Nasenrachenfibrom* (Basalfibroid, Angiofibrom der Schädelbasis) (s. Farbtafel **25d**).

Vorkommen beim männlichen Geschlecht, Beginn etwa ab dem 10. Lebensjahr. Die dieser Geschwulst zugesprochene Rückbildungsneigung nach dem 20.–25. Lebensjahr trifft *nicht* für alle Fälle zu!

Symptome: Zunehmende Behinderung der Nasenatmung. Als Folge der Nasopharynxverlegung eitrige Rhinosinusitis. Starke spontane Blutungen

(Nasen- und/oder Rachenblutungen). Rhinophonia clausa. Kopfschmerzen. Tubenbelüftungsstörungen durch Verlegung des Tubenostiums (Schalleitungsschwerhörigkeit; Tuben-Mittelohr-Katarrh, auch Otitis media purulenta). Verlegung des Nasenrachens (postrhinoskopisches Spiegeln!) durch glatte, graurote Geschwulst, die evtl. unterteilt ist und mit Ausläufern in die Choanen oder die Rosenmüllerschen Gruben eindringt. Die Geschwulstoberfläche zeigt oft starke durchscheinende Gefäße. In späteren Stadien Auftreibung der seitlichen Gesichtspartien und/oder des Nasenskeletts („Froschgesicht"), Vortreibung der Wange, u. U. Exophthalmus. Schließlich auch Behinderung der Nahrungsaufnahme. Die Geschwulst fühlt sich bei der Palpation sehr hart an (Vorsicht vor Verletzung der Geschwulstoberfläche mit dem Fingernagel: Blutung!).

Pathogenese: Das typische Nasenrachenfibrom ist zwar histologisch gutartig, durch das verdrängende Wachstum in seinem klinischen Verhalten jedoch maligne. Es ist ein faserreiches, *sehr derbes* Angiofibrom, das seinen Ausgangspunkt am Nasopharynxdach hat. Am Keilbeinkörper sitzt die Geschwulst meist breitbasig und extrem fest haftend auf. Wachstum relativ rasch: Nach Ausfüllen des Nasopharynx wächst Geschwulst mit fingerförmigen Ausläufern in Nasenhaupthöhle(n), Kiefer- und Keilbeinhöhle(n), Flügelgaumengrube(n) und Wangenregion, Siebbein und Orbita. Einwachsen auch in die endokraniellen Räume möglich durch Usurierung der knöchernen Schädelbasis!

Diagnose: Palpation und Spiegelung; Lupen-Endoskop. Röntgen: Schichtaufnahmen a.-p. und seitlich; Angiogramme der A. carotis externa beiderseits (bei ausgedehnten Geschwülsten auch Carotis interna beiderseits!). Computertomogramm (zur Beurteilung der Beteiligung des Endokraniums). – „Superselektive Angiographie" der Karotisäste zur Vorbereitung und Ausführung einer therapeutischen Embolisation (s. unten).

Differentialdiagnose: Hyperplastische Rachenmandel, Choanalpolyp (weiches Gewebe, nicht blutend), Lymphom, Chordom, Teratom.

Merke: Vorsicht vor Probeexzisionen (massive Blutung möglich). Deshalb bei Nasenrachengeschwülsten bei Jugendlichen zwischen 10 und 25 Jahren und bei Verdacht auf juveniles Nasenrachenfibrom Probeexzision nur in der Klinik, die bei massiver Blutung auf sofortige weitere operative Entfernung und Versorgung des Nasenrachentumors vorbereitet sein muß. – Im übrigen ergibt oft schon das Angiogramm eine so charakteristische Gefäßverteilung, daß die Diagnose hierdurch sehr wahrscheinlich gemacht werden kann.

Therapie: Bei der histologischen Art des Geschwulstgewebes ist eine gute Strahlensensibilität nicht zu erwarten. Strahlentherapie mit überdurchschnittlicher Dosierung (!) kommt nur als palliative Maßnahme (z. B. bei massivem Einbruch der Geschwulst in die mittlere Schädelgrube und bei zu hohem Operationsrisiko) in Frage.

Methode der Wahl: Operative Entfernung mit kombiniertem Zugang von transpalatinal und transmaxillär, evtl. nach zusätzlicher lateraler Rhinotomie. Bei großen Geschwülsten unmittelbar präoperativ therapeutische „Embolisation" der zuführenden Gefäße. Dadurch deutliche Drosselung der sonst massiven Blutung während der Operation (allerdings auch mit bestimmten Risiken für unerwünschte Embolisationsfolgen verbunden). Evtl. präliminäre Ligatur der als Zuflußgefäße röntgenologisch identifizierten Äste der A. carotis externa (oft beiderseits notwendig!). – Große Gefahr eines Rezidivs (etwa in 20 %).

Seltene gutartige Nasenrachengeschwülste

Chordome: Entwickeln sich von der Chorda dorsalis; vorwiegend beim männlichen Geschlecht (zwischen 20. und 50. Lebensjahr). Sehr langsames Wachstum. Durch Arrosion der knöchernen Schädelbasis können Funktionsstörungen der dort verlaufenden Hirnnerven, auch Einbrüche in die Keilbeinhöhle auftreten.

Therapie: Möglichst operativ; allerdings erhebliche Rezidivneigung. Strahlentherapie nur palliativ. Metastasierung zum Hals soll vorkommen (!).

Andere Geschwulstformen: Teratome, Dermoide, Fibrome und Lipome.

Therapie: Operativ, falls Beschwerden verursachend.

Bösartige Tumoren im Nasopharynx (s. Farbtafel **26c**)

Die häufigsten Vertreter dieser relativ seltenen Tumorlokalisation sind Plattenepithelkarzinome sowie lymphoepitheliale Tumoren (= Schmincke-Regaud; neue Nomenklatur: anaplastisches Karzinom) (zusammen 75 %), bei Kindern maligne Lymphome, Plasmozytome; in Afrika in bestimmten Regionen das Burkitt-Lymphom (Epstein-Barr-Virus, s. S. 348). Inzidenz der Nasopharynxmalignome: ♂ : ♀ = 2 : 1.

Symptome: Behinderung der Nasenatmung; Tubenbelüftungsstörungen (Schalleitungsschwerhörigkeit einseitig, Mittelohrerguß, Mittelohreiterung); blutig eitriger Schnupfen und Auswurf; Kopfschmerzen tief im Schädelinneren. Besonders reichlich und weit streuend Lymphknotenmetastasen (in etwa 90 %!); Kieferwinkel-Lymphknotenmetastasen (ein- oder beidseitig) oft erstes Symptom, das zum Arzt führt! Lymphknotenmetastasen jedoch auch retropharyngeal und im Nacken! Der Primärtumor kann trotz sorgfältiger und endoskopischer Suche zunächst unentdeckt bleiben, weil er versteckt und z. T. submukös wächst. – Allmählich Vorwölbung und Bewegungseinschränkung des Gaumensegels; zunehmende – oft halbseitige – Kopf- und/oder Gesichtsschmerzen (Trigeminus). Exophthalmus; Augenmuskellähmungen (N. III, IV, VI); Beteiligung auch des V., IX., X., XI. und XII. Hirnnervs möglich; Foetor ex ore. Massives Nasenbluten möglich. – Hämatogene Metastasen (Lunge, Leber, Skelett) nicht selten.

Diagnose: Rhinoskopie, Lupenendoskopie, Palpation, Velotraktio, Probeexzision, Tomogramme a.-p. und seitlich sowie Computertomogramm (Abklären der Beteiligung der knöchernen Schädelbasis), evtl. Angiographie.

Besonderes Augenmerk ist auf das Rachendach und die Rosenmüllersche Grube zu richten. Dort findet sich oft der Ursprung dieser Tumoren. – Der Nachweis von Epstein-Barr-Virus-Antigenen gewinnt zunehmend klinische Bedeutung.

Therapie: Bei mesenchymalen Malignomen und anaplastischen Karzinomen (Schmincke-Tumoren) ist Strahlentherapie die Methode der Wahl, da hohe Strahlensensibilität zu erwarten ist. Evtl. Kombination mit Chemotherapie. Bei Nasopharynxkarzinomen sollte eine operative Behandlung nur bei sehr kleinen umschriebenen Tumoren in Kombination mit Elektrokoagulation erwogen werden, wenn ein Einwachsen in Tube oder Schädelbasis noch nicht nachweisbar. Anschließend Nachbestrahlung. – Bei fortgeschrittenen Karzinomen ist für den Primärtumor die alleinige Strahlentherapie (evtl. in Kombination mit Zytostatika) angezeigt, für die regionalen Lymphknotenmetastasen evtl. zusätzlich eine systematische, notfalls kurative Neck dissection unter der Voraussetzung, daß der Primärtumor vernichtet ist.

Prognose: Die Erwartung einer 5-Jahres-Überlebensrate beim Nasopharynxkarzinom liegt bei 15 %, nur beim Stadium I (das meist nicht zur Behandlung kommt) ist die 5-Jahres-Überlebensrate bei (oder besser als) 30 %.

Tumoren des Hypopharynx

Siehe S. 432.

4. Larynx, Hypopharynx und Trachea

Larynx

Angewandte Anatomie und Physiologie

Anatomische und physiologische Grundlagen

Embryologie

Der *Kehlkopf* bildet sich aus einer zweiteiligen Anlage: *Aus einer bukkopharyngealen Knospe entsteht die Supraglottis, aus einer tracheobronchialen die Glottis und Subglottis. Dieser Tatsache kommt postnatal klinische Bedeutung zu (s. S. 392). Die zuständigen Kiemenbogennerven sind Äste des N. vagus.*

Im Verlauf des Lebens deszendiert der Larynx etwa von Höhe des 2. Halswirbelkörpers bei der Geburt (geschlechtsabhängig) bis etwa in Höhe des 5. Halswirbelkörpers im Erwachsenenalter.

Anatomie

Das Kehlkopfgerüst besteht aus Schild-, Ring- und Aryknorpeln (hyaline Knorpel) sowie Epiglottis und den (funktionslosen) fibroelastischen akzessorischen Knorpeln (Santorini und Wrisberg).

Die Verknöcherung des Schildknorpels beginnt schon peripubertär, die von Ring- und Stellknorpeln erfolgt etwas später. Die Kalzifikation erfolgt beim weiblichen Geschlecht wesentlich später. *Die Verknöcherungszonen des Kehlkopfgerüstes sind röntgenologisch von knöchernen Fremdkörpern oft nur schwer zu differenzieren.*

Innere und äußere Bänder und Membranen verbinden die Knorpel und stabilisieren die Weichteilauskleidung.

Der Kehlkopfinnenraum (Cavum laryngis) wird zur klinischen Orientierung in 3 Etagen unterteilt (Abb. 4.**1** und Tab. 4.**1**):

- Supraglottis,
- Glottis,
- Subglottis.

Unter *Stimmlippe* ist zu verstehen: Lig. vocale und M. vocalis sowie Schleimhautüberzug (Abb. 4.**2**). Stimmlippenlänge: Neugeborenes = 0,7 cm; Frau = 1,6–2 cm; Mann = 2–2,4 cm.

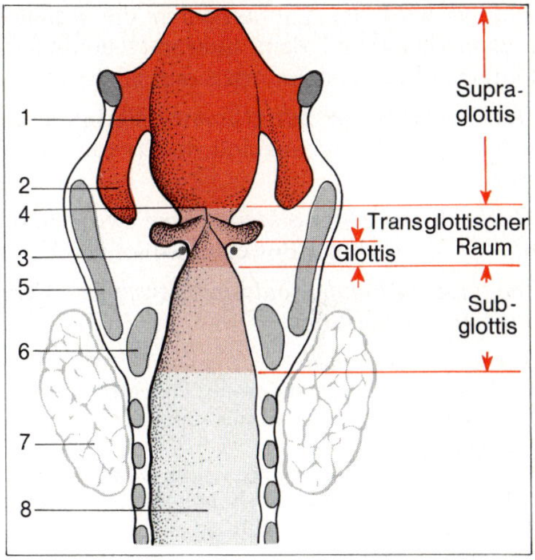

Abb. 4.**1** Kehlkopfetagen: 1 Plica aryepiglottica (Grenze zwischen Kehlkopf und Hypopharynx), 2 Sinus piriformis (gehört zum Hypopharynx), 3 Lig. vocale, 4 vordere Kommissur, 5 Schildknorpel, 6 Ringknorpel, 7 Glandula thyreoidea, 8 Trachea

Tabelle 4.**1** Einteilung und Terminologie des Kehlkopfinnenraumes	
Supraglottischer Raum:	Epilarynx + Vestibulum (= Aditus) Epilarynx = laryngeale Epiglottisfläche + aryepiglottische Falten + Aryhöcker Vestibulum = Petiolus der Epiglottis + Taschenfalte + Morgagnischer Ventrikel bis oberhalb Stimmlippenebene
Glottischer Raum:	Stimmlippen bis 1 cm kaudalwärts
Subglottischer Raum:	bis Unterkante Ringknorpel
„Transglottischer Raum“:	Glottis + Morgagnischer Ventrikel + Taschenband

Die *Glottis* = *Stimmritze* wird von den Rändern der Stimmlippen gebildet. Ihre freien Kanten unterteilt man in eine *Pars membranacea* (vom Lig. vocale unterlegt) und in eine *Pars cartilaginea* (vom Stellknorpel unterlegt). Der sog. *transglottische Raum* ist in Abb. 4.**1** dargestellt und in Tab. 4.**1** beschrieben (s. auch Farbtafel **27a** u. **b**).

Merke: Karzinome vorwiegend im Bereich der Pars intermembranacea. Intubationsgranulome und Kontaktgeschwüre durch Läsionen bzw. Stimmüberlastung vorwiegend im Bereich der Pars intercartilaginea (s. S. 409 f. u. Farbtafel **29 b** und **c**).

Kranial wird der Larynx durch die freien Kanten von Epiglottis, Plica aryepiglottica und dem Interarytaenoidwulst begrenzt; *kaudal* bildet der Unterrand des Ringknorpels den Übergang zur Trachea (s. Abb. 4.**1**).

Der *Schildknorpel* hat gelenkige Verbindungen zum *Ringknorpel*. Er kann sich auf diesem schaukelnd und (geringfügig) gleitend bewegen (Sattelgelenk).

Muskeln, Bänder und Membranen zwischen den Knorpeln gewährleisten das funktionell wichtige Bewegungsspiel der Kehlkopfteile untereinander.

Die *äußeren Bänder und bindegewebigen Membranen* verankern den Larynx mit seiner Umgebung.

Wichtigste Membranen:

- Membrana thyreohyoidea: mit Durchtrittsöffnung für A. und V. laryngea superior, R. internus des N. laryngeus superior → sensible Versorgung oberhalb der Stimmlippen.
- Membrana cricothyreoidea („Lig. conicum"): kürzeste Distanz zwischen Haut und Luftstraße, wird bei sog. *Koniotomie* durchtrennt (s. S. 449).
- Lig. cricotracheale: Anheftung an Trachea.

Die *inneren Bänder und bindegewebigen Membranen* (z. B. Conus elasticus, Lig. thyreoepiglotticum) verbinden die knorpeligen Bestandteile des Kehlkopfes untereinander.

Innere Muskeln sowie ein äußerer Muskel bestimmen synergistisch und antagonistisch die Funktionen des Kehlkopfes. Sie öffnen und schließen die Glottis und spannen die Stimmlippen (Abb. 4.**3**).

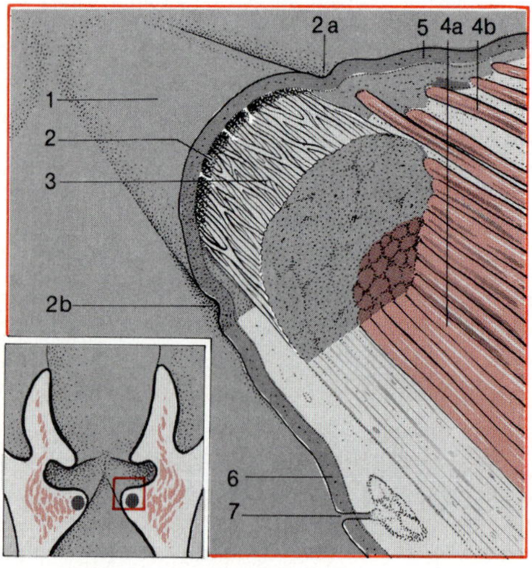

Abb. 4.**2** Frontaler Stufenschnitt durch die Stimmlippe (Ausschnitt entspricht dem rotumrandeten Bezirk im Übersichtsbild der Glottis/im Bild unten links) (nach *Lanz u. Wachsmuth*): 1 mehrschichtiges Plattenepithel; 2 Reinkescher Raum; 2a Linea arcuata superior, 2b Linea arcuata inferior; 3 Lig. vocale; 4a M. thyreoarytaenoideus, Pars medialis = M. vocalis; 4b M. thyreoarytaenoideus, Pars lateralis; 5 Epithel des Morgagnischen Raumes: Zylindrisches Flimmerepithel; 6 subglottischer Epithelüberzug: respiratorisches Zylinderflimmerepithel; 7 Schleimdrüse

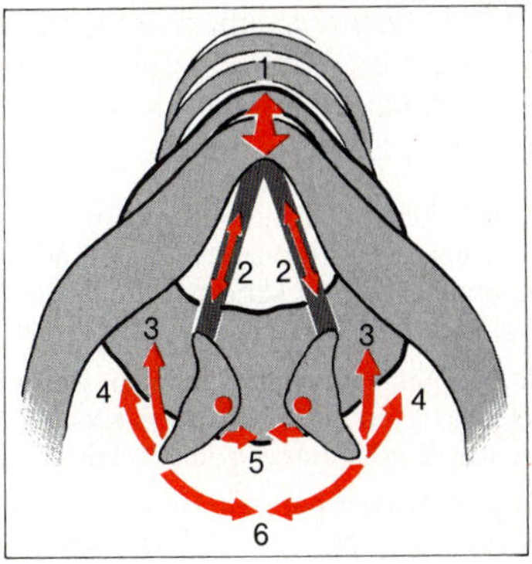

Abb. 4.**3** Zugrichtungen der inneren Kehlkopfmuskeln und 1 des M. cricothyreoideus = M. anticus; 2 M. thyreoarytaenoideus, Pars medialis = M. vocalis; 3 M. thyreoarytaenoideus, Pars lateralis; 4 M. cricoarytaenoideus lateralis = M. lateralis; 5 M. interarytaenoideus = M. transversus; 6 M. cricoarytaenoideus posterior = M. posticus

Tabelle 4.**2** Funktionen der Kehlkopfmuskeln

Glottisöffnung: (= Stimmlippen- abduktion	M. cricoarytaenoideus posterior (M. posticus)
Glottisschluß: (= Stimmlippen- adduktion)	M. cricoarytaenoideus lateralis (M. lateralis) M. interarytaenoideus (M. transversus) M. thyreoarytaenoideus, Pars lateralis
Stimmlippenspannung:	M. cricothyreoideus (M. anticus) M. thyreoarytaenoideus, Pars medialis (M. vocalis; früher M. internus)

Aus diesem Wechselspiel erklären sich die verschiedenen Stellungen der Stimmlippen bei Ausfall des N. recurrens und/oder Lähmung des R. externus des N. laryngeus superior (Tab. 4.**2**).

Merke: Nur *ein* Öffner der Stimmritze („Postikus"). Die Schließer sind deutlich in der Überzahl, Kräfteverhältnis etwa 1 : 3.

Nur der M. interarytaenoideus mit Pars obliqua und Pars transversa ist unpaarig, alle anderen Muskeln sind paarig angelegt.

Die **nervale Steuerung** der Kehlkopfmuskulatur erfolgt über den R. externus des N. laryngeus superior sowie die Nn. recurrentes = Nn. laryngei inferiores, die aus dem N. vagus abzweigen (Abb. 4.**10**, S. 404).

Der *N. laryngeus superior* teilt sich in einen *sensiblen R. internus,* der die Kehlkopfinnenfläche von kranial bis zum Glottisspalt versorgt, und einen *R. externus,* der *motorisch* den äußeren M. cricothyreoideus innerviert.

Der *N. recurrens* innerviert *motorisch* ipsilateral die *gesamte innere* Kehlkopfmuskulatur, kontralateral zusätzlich auch den M. interarytaenoideus. Darüber hinaus versorgt er *sensibel* die Kehlkopfschleimhaut *unterhalb* des Glottisspaltes.

Der linke N. recurrens umschlingt den Aortenbogen, bevor er, in einer Rinne zwischen Trachea und Ösophagus verlaufend, den Kehlkopf erreicht. Der rechte N. recurrens überzieht die A. subclavia und verläuft dann in einer flachen Einziehung zwischen Trachea und Ösophagus nach kranial.

Beide Nn. recurrentes dringen am unteren Schildknorpelhorn in den Kehlkopf ein. Dabei treten diese Nerven in spezielle operativ-topographisch wichtige Beziehung zur A. thyreoidea inferior und Schilddrüse (s. S. 521).

Bei Rekurrensparesen sind daher neben krankhaften Veränderungen im kollaren Verlauf des Nervs auch intrathorakale, besonders mediastinale Erkrankungen differentialdiagnostisch zu berücksichtigen: Metastasen, maligne Lymphome, Struma maligna, Ösophaguskarzinome, tuberkulöse Lymphknotenentzündungen, Aortenaneurysmen, pulmonale Hypertension.

Die **Blutversorgung des Larynx** ist durch die Glottisebene in zwei Stromgebiete geteilt.

Die supraglottische Zufuhr (A. laryngea superior) entstammt der A. carotis externa, die subglottische (A. laryngea inferior) über den Truncus thyreocervicalis der A. subclavia.

Der *venöse Abstrom* erfolgt kranial über die V. thyreoidea superior in die V. jugularis interna, kaudal über die V. thyreoidea inferior in die V. brachiocephalica (V. anonyma).

Die **Lymphbahnversorgung** des Kehlkopfes ist klinisch von großer Bedeutung. Auch hier liegt in der Glottisebene die *embryogenetisch vorgegebene Barriere zwischen kranialem und kaudalem Lymphabstrom* vor (Abb. 4.**4**).

Das *Stimmband* (Lig. vocale) als Strang aus elastischen Fasern ist *ohne* Lymphkapillaren. Erst am fibromuskulären Übergang in der Plica vocalis findet man erste spärliche „Saugadern".

Der *supraglottische Raum* ist dagegen besonders *reichlich mit Lymphgefäßen ausgestattet;* sehr dichte, zum Teil mehrschichtige Kapillarnetze findet man in den Taschenfalten (Plicae vestibulares) und im Bereich der Morgagnischen Ventrikel.

Supraglottisch konvergiert das Lymphbahnnetz zum vorderen Ansatz der Plicae aryepiglotticae und verläßt in kleineren Sammelgefäßen entlang der Gefäßnervenbündel den Larynxraum. Im Mittellinienbereich des Kehlkopfes bestehen submukös und präepiglottisch *Queranastomosen* (Gefahr bi- und kontralateraler Metastasierung).

Das *subglottische* Kapillarnetz ist weniger dicht als das supraglottische. Über die prä- und paratrachealen Lymphknoten ist auch hier bi- und kontralateraler Lymphknotenbefall möglich. *Klinisch wichtig ist die zusätzliche Verbindung zu den peritrachealen und mediastinalen Lymphknoten.*

Die laryngeale Lymphe sammelt sich in den Nodi lymphatici jugulares profundi craniales und/oder caudales.

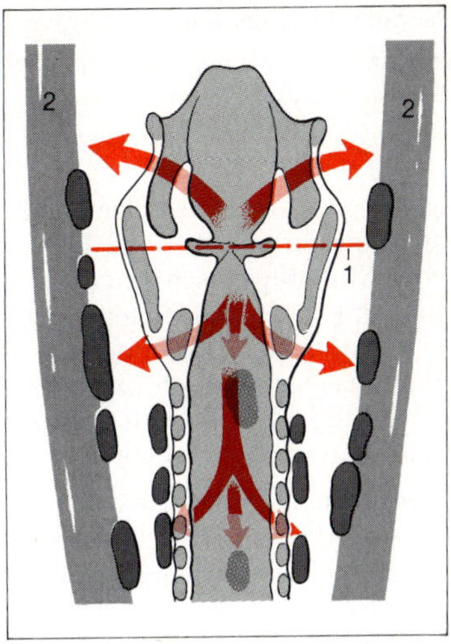

Abb. 4.**4** Glottische Lymphbarriere: Sie bewirkt einen supraglottischen bzw. subglottischen Lymphabstrom. Erste Lymphknotenstation supraglottisch: prälaryngeal (inkonstant) und tiefe kraniale juguläre Lymphknoten. Erste Lymphknotenstation subglottisch: prä- und paratracheale und tiefe mediale bzw. kaudale juguläre Lymphknoten. 1 Glottische Lymphbarriere, 2 V. jugularis interna

Die **Schleimhautauskleidung** des Larynx ist der speziellen topographischen Lage am Übergang von Speise- und Atemwegen angepaßt:

Mehrschichtiges Plattenepithel: laryngeale Epiglottisfläche, Taschenfalten, Vestibulum laryngis, Stimmlippen (stellenweise verhornt).

Zylindrisches Flimmerepithel findet sich an den übrigen Schleimhautflächen (variabel).

Reinke-Raum: Abgeschlossener Verschiebespalt unter dem Epithel der Stimmlippe ohne Drüsen und Lymphkapillaren.

Klinischer Bezug: *Reinke-Ödem* (s. S. 420).

Physiologie

Tabelle 4.**3** Kommunikations- und Vitalfunktionen des Kehlkopfes	
Phonation	
Atmung	
Schutz der tiefen Atemwege	
a) Verschluß des Aditus	beim Schluckakt
b) Verschluß der Glottis	
c) reflektorischer Atemstop	
d) Hustenreflex	
Thoraxfixierung mit Hilfe des Glottisschlusses	

Die **Sphinkterfunktion** ist phylogenetisch schon frühzeitig angelegt.

Phonation: Stimmfunktion, Stimmumfang, Tonverstärkung, Klangfarbe, Resonanz usw., s. S. 556f.

Die *laryngeale* Klangerzeugung ist neben der Artikulation Voraussetzung für die Bildung stimmhafter Laute.

Bei der *Heiserkeit* spielen Geräuschbildungen als Folge endolaryngealer Strömungsturbulenzen und Unregelmäßigkeiten der normalerweise periodischen Stimmlippenschwingungen eine Hauptrolle. Man unterscheidet phoniatrisch: leichteste, leichte, mittlere, starke Heiserkeit, wobei sonagraphisch nachweisbar mit zunehmender Dysphonie der harmonische Anteil des Stimmklanges von den oberen zu den niederen Frequenzen schwindet und gleichzeitig der Geräuschanteil stärker wird. (Registrierung möglich mittels Tonbandaufzeichnungen unter kontrollierten Bedingungen.)

Atmung: Stimmlippen in Respirationsstellung (offene Glottis, reflexgesteuert in Abhängigkeit von Gasaustausch und Säurebasengleichgewicht).

Schutz der tiefen Atemwege: Bei der Nahrungsaufnahme werden Zungengrund, Rachenhinterwand und Gaumenbögen berührt. Hierdurch kommt es *reflektorisch* (N. glossopharyngeus) zum *Stillstand der Atmung* und zur Kontraktur der aryepiglottischen Falten, (auch) der Taschenfalten und Stimmlippen sowie zum Kippen der Epiglottis (M. thyreoepiglotticus).

Gleichzeitig kontrahiert sich die suprahyoidale Muskulatur, hebt und zieht den Larynx nach vorn und oben (ca. 2–3 cm).

Erfahrungen nach operativer Entfernung der Epiglottis zeigen, daß der Kehldeckel nur bedingt für den Kehlkopfabschluß erforderlich ist. Voraussetzung hierfür ist vielmehr die intakte sensible Versorgung der Schleimhaut im Aditus laryngis (R. internus des N. laryngeus superior), die reflektorisch die Muskelkontraktionen steuert.

Überwinden Nahrungsbestandteile den Kehlkopfeingang, wird der *Hustenreflex* ausgelöst:

Ablauf: Reflektorisch tiefe Inspiration bei offenem Larynx. Verschluß der Glottis mit intrathorakalem Druckanstieg. Plötzliche Glottisöffnung mit explosivem Luftausstrom und Ausschleudern von Fremdkörpern.

Beachte: Der Larynx ist Rezeptorfeld für weitere *vagovagale Reflexvorgänge.* Mechanische Irritationen der Kehlkopfinnenfläche können Arrhythmie, Bradykardie und Herzstillstand auslösen. Daher ist bei endolaryngealen Eingriffen für ausreichende Schleimhautanästhesie zu sorgen. Besondere Vorsicht bei wiederholten Intubationsversuchen, länger dauernden Laryngoskopien und laryngotrachealen Obstruktionen (z. B. Fremdkörpern).

Die vagalen Reflexe lassen sich durch Atropin blockieren. Bei Rauchern erhöhte Reflexbereitschaft.

Thoraxfixierung: Das durch die geschlossene Glottis abgeschottete Atemsystem bewirkt mechanische Hilfe für verschiedene Körperaktionen: Husten, Defäkation, Miktion, Erbrechen, Geburtsvorgang. Außerdem wird die Pektoralmuskulatur unterstützt: Klimmzüge, Graben, Atmen im Asthmaanfall.

Untersuchungsmethoden

Sie sollen Aufschluß geben über:

- Lage des Kehlkopfes und seine Beziehungen zu benachbarten anatomischen Strukturen am Hals,
- äußere und innere Form des Kehlkopfes,
- Art, Sitz und Ausmaß pathologischer Veränderungen außerhalb und innerhalb des Kehlkopfes,
- Störungen der Funktion.

Äußere Betrachtung des Kehlkopfes (Inspektion)

Normalerweise ist nur beim Mann die Prominentia laryngea (Adamsapfel) zu sehen. Sie wandert beim Schluckakt nach kranial. Fehlt die Schluckmitbewegung, ist das ein Hinweis auf entzündliche oder tumoröse Fixierung des Kehlkopfes.

Einziehungen des Jugulums bei Inspiration, verbunden mit inspiratorischem Stridor, weisen auf laryngotracheale Obstruktion hin (Fremdkörper, Tumor, Ödem), s. Tab. 4.**12**, S. 441.

Palpation

Bei der Palpation wird das Kehlkopfskelett und die Nachbarschaft beim Atmen und Schlucken abgetastet:

- Schildknorpel,
- Krikothyreoidmembran mit Ringknorpel,
- A. carotis mit Karotisbulbus (nicht zu verwechseln mit benachbarten zervikalen Lympknoten; tastenden Finger einen Moment ruhen lassen: Pulsation),
- Schilddrüse unterhalb und seitlich von Schild-/Ringknorpel,
- Kehlkopf und Schilddrüse bewegen sich beim Schluckakt gemeinsam.

Indirekte Laryngoskopie

Betrachtung des Kehlkopfinneren mit Hilfe eines Spiegels, d. h. indirekt, mit freiem Auge oder unter Benutzung optischer Systeme.

Untersuchungstechnik (Abb. 4.**5a–c**, 4.**6a–c**, Farbtafel **27a** u. **b**)
Die Zunge wird mit Daumen und Mittelfinger der linken Hand gefaßt, wobei der Daumen auf der Zunge liegt. Der Zeigefinger wird nach oben abgespreizt und hält die Oberlippe zurück. Das Vorziehen der Zunge muß vorsichtig erfolgen, um Verletzungen des Frenulums an der unteren Zahnreihe zu vermeiden. Das Licht des Reflektors wird in die Gegend der Uvula gerichtet. Ein auf der Glasseite angewärmter Kehlkopfspiegel (Temperatur der die Uvula des Patienten berührenden Metallfläche des Spiegels an der eigenen Hand prüfen!) wird in Federhalterposition unter dem Gaumen entlang bis an das Zäpfchen geführt.

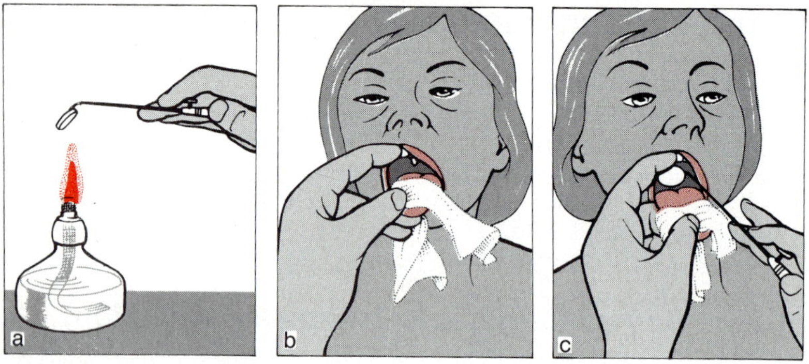

Abb. 4.**5a**–**c** Indirekte Laryngoskopie

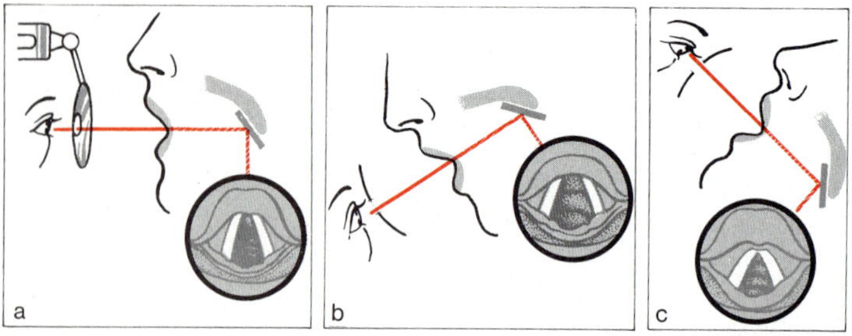

Abb. 4.**6a**–**c** Indirekte Laryngoskopie. **a** Normale Licht- und Sichtachsen, **b** Position nach Killian: besserer Blick auf die hintere Kommissur, **c** Position nach Türck: besserer Blick auf die vordere Kommissur

Die Position nach *Killian,* bei der der Untersucher vor dem stehenden Patienten sitzt, ermöglicht einen besseren Blick auf die *hintere Kommissur*. Die Position nach *Türck,* bei der der Untersucher vor dem sitzenden Patienten steht, ermöglicht einen besseren Blick auf die *vordere Kommissur* (Abb. 4.**6b** u. **c**).

Eine Berührung des Zungengrundes und der Rachenhinterwand ist zu vermeiden, da hierdurch Würgereflexe ausgelöst werden können. Die Rückfläche des Spiegels lädt die Uvula auf und schiebt sie nach hinten oben. Im Spiegel werden jetzt hintere Zungen-, Pharynx- und Larynxanteile sichtbar. Um die Epiglottis steiler zu stellen und dadurch den Einblick ins Kehlkopfinnere zu verbessern, läßt man den Patienten ,,hi'' sagen. Bei stark ausgeprägtem Würgreiz läßt sich diese Untersuchung oft nur nach vorherigem Ansprühen mit einem Oberflächenanästhetikum durchführen (Abb. 4.**7**).

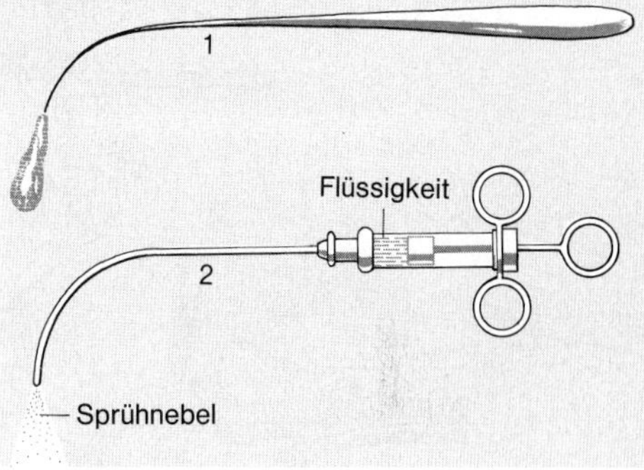

Abb. 4.**7** Instrumente zur Schleimhautanästhesie des Kehlkopfes: 1 abgebogener Watteträger, 2 abgebogene Sprühspritze

Direkte Laryngoskopie

Tabelle 4.**4** Aufstellung der laryngoskopisch zu erfassenden Befunde

Oropharynx:	Zungengrund und beide Vallekulae, linguale Epiglottisfläche, Plicae glossoepiglotticae
Hypopharynx:	Sinus piriformes
Grenzen zwischen Hypopharynx und Larynx:	Plicae aryepiglotticae
Larynx:	Epiglottis, Aryknorpel, Taschenfalten, Stimmlippen, Sinus Morgagni
Subglottis und obere Trachea	

Lupenlaryngoskopie

Durch die Entwicklung lichtstarker Stabendoskope mit Weitwinkelobjektiven hat die Lupenlaryngoskopie große praktische Bedeutung erlangt. Sie ergänzt oder ersetzt die indirekte Laryngoskopie mit dem Kehlkopfspiegel.

Vergleiche Lupennasopharyngoskopie (Abb. 2.**25** auf S. 203).

Vorteile: Variable Lupenvergrößerung, guter Einblick in gewisse „tote Winkel", Fotodokumentation beim wachen Patienten.

Merke: Unter Oberflächenanästhesie (Applikation mit Watteträger oder Sprayspritze, s. Abb. 4.**7**) sind Biopsien oder Polypenabtragung unter indirekter Sicht möglich.

Beachte aber die Vorteile der Mikrolaryngoskopie.

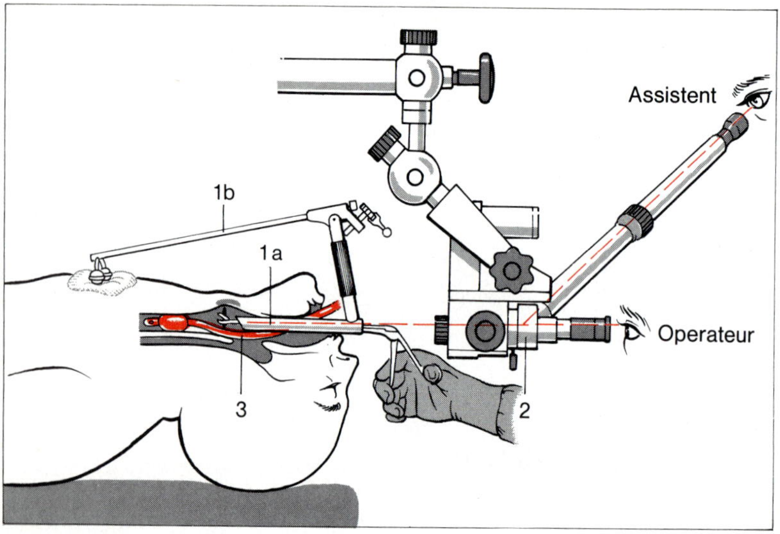

Abb. 4.**8** Mikrolaryngoskopie: Stützlaryngoskop mit eingeführtem Instrument (1a); gelenkiger Hebelarm (1b) auf dem Brustbein des Patienten abgestützt. 2 Operationsmikroskop mit zusätzlicher Mitbeobachteroptik, 3 endotrachealer Beatmungstubus

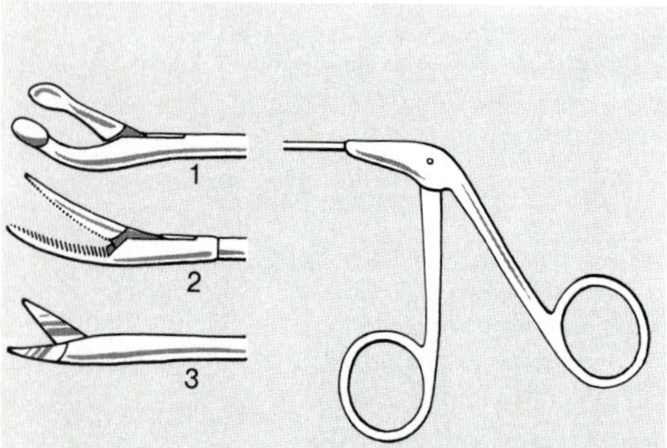

Abb. 4.**9** Beispiel typischer Instrumente für die endolaryngeale Mikrochirurgie (Vergrößerung 3fach): 1 Doppellöffel, 2 Faßzängelchen, 3 Schere

Betrachtung des Kehlkopfes und des Hypopharynx ohne Spiegel (= direkt) mit einem starren, über einen Hebelarm auf dem Brustbein des Patienten abgestützten Rohrlaryngoskop („Stützlaryngoskopie"). Durch zusätzliche

Verwendung des binokulären Auflichtmikroskopes (Operationsmikroskop) und eines entsprechenden Instrumentariums entstand die *Mikrolaryngoskopie* (Abb. 4.**8** und 4.**9**) (Narkose: Intubationsnarkose oder Injektorbeatmung ohne Intubation). Für die Diagnostik und endolaryngeale Mikrochirurgie hat dieses Verfahren wesentliche Fortschritte in der Laryngologie bewirkt: Hervorragendes Ausleuchten des Kehlkopfinneren, der oberen Trachea und des Hypopharynx einschließlich aller „toten Winkel". Möglichkeit zur Durchführung endolaryngealer Eingriffe (Tab. 4.**4**).

Beschrieben werden jeweils Schleimhautfarbe, Auflagerungen, örtliche bzw. diffuse Veränderungen: glatt, rauh, geschwürig, exophytisch; Beweglichkeit der Stimmlippen, Lumen des Atemrohres und Entfaltung des Hypopharynx.

Röntgenverfahren

Nativaufnahmen im sagittalen bzw. seitlichen Strahlengang besitzen durch Übereinanderprojektion der zahlreichen Weichteil- und Gerüstschatten einen begrenzten Aussagewert.

Die *Laryngographie,* bei der die Kehlkopfinnenfläche (und der Hypopharynx) mit einem Kontrastmittel benetzt wird, liefert Hinweise auf das Oberflächenrelief und damit auf die Ausdehnung tumoröser Prozesse.

Konventionelle *Tomographien* oder *Xerotomographien* und besonders die hochauflösende *Computertomographie* lassen Sitz und Ausdehnung von Stenosen, Neubildungen und die Zerstörung ortsständiger laryngealer und benachbarter Strukturen sehr genau erkennen.

Die Kernspintomographie (Magnetic Resonance Imaging = MRI) ist eine Bereicherung der bildgebenden Diagnostik im Bereich des Kehlkopfs und der benachbarten Regionen.

Besondere Verfahren

Larynxstroboskopie, s. S. 558.

Hochfrequenzkinematographie: ermöglicht wissenschaftlich interessante funktionelle Analysen der Kehlkopf-, vor allem der Stimmlippenfunktion.

Elektromyographie, s. S. 558.

Klinik

Kongenitale Anomalien

Die kongenitalen Formfehler des Larynx manifestieren sich klinisch durch drei Kardinalsymptome: *Dyspnoe, Phonationsstörungen, Schluckstörungen* (Tab. 4.**5**).

Tabelle 4.5 Häufigkeit kongenitaler laryngealer Anomalien

Laryngomalazie	≈75 %
Neurogene Störungen	≈10 %
(ein- oder doppelseitige Rekurrensparese)	
Seltener:	
Atresien und Membranen	
Zysten und Laryngozelen	
subglottische Stenosen	
Hämangiome	
Sehr selten:	
Spaltbildungen	

Laryngomalazie

Symptome: Sofort oder wenige Tage bis Wochen post partum inspiratorisch stridoröse Atmung („Stakkatoatmung"), in schweren Fällen Zyanose. Verstärkung der Symptome bei der Nahrungsaufnahme.

Pathogenese: Unzureichender bzw. verzögerter Kalziumeinbau, daher ungewöhnliche Weichheit des supraglottischen Larynxskelettes, besonders der Epiglottis.

Diagnose: Direkte Laryngoskopie (und Bronchoskopie): Epiglottis meist rinnenförmig und weich, klappt bei Inspiration wie ein Deckel auf den Kehlkopfeingang. „Aspiration" von Aryhöckern bzw. aryepiglottischen Falten. Stimmlippenform und -funktion normal.

Therapie: Ziel: Sorgfältige Beobachtung bis die Kinder älter geworden sind, da im Verlauf von Wochen bis zu mehreren Monaten die Knorpel fester werden und somit die Symptome langsam schwinden. Fraktionierte Mahlzeiten (Pause nach 2–3 Schluckakten), ggf. Sondenernährung. Tracheotomie nur ausnahmsweise erforderlich, ggf. ist eine kritische Phase durch Intubation überbrückbar.

Neurogene Störungen

Symptome: Einseitig: Quietschen, schwaches Schreien. Doppelseitig: Inspiratorischer Stridor.

Pathogenese: In einem Teil der Fälle unbekannt. Ansonsten: Kongenitale bzw. kardiovaskuläre Anomalien, Zerrungen beim Geburtsakt.

Diagnose: Direkte Laryngoskopie: Ein- oder doppelseitige Paramedianstellung der Stimmlippe. Wesentlich seltener: Intermediärstellung.

Therapie: Einseitig: Keine Therapie. – Ein Großteil der Rekurrensparesen bildet sich spontan zurück. – Doppelseitig: Zunächst Intubation und bei persistierender Atemnot Tracheotomie (s. S. 446 ff.).

Atresien und Membranen

Symptome: a) *Atresien* führen unmittelbar post partum unter heftigsten frustranen Atemexkursionen, rascher Zyanose und Schreiunfähigkeit zum Tode.
b) *Membranen* verursachen unterschiedlich starke Atemnot.

Diagnose: Direkte Laryngoskopie: Atresien oder (subtotale) schwimmhautähnliche Membranen in der Glottisebene (s. Farbtafel **27c**).

Therapie: a) Nur sofortige endoskopische Zerreißung post partum verhindert in den schweren Fällen die Erstickung.
b) Endoskopische Inzision oder endolaryngeale Laserchirurgie, ggf. mehrfach wiederholen.

Laryngozelen

a) *Innere* Laryngozelen: Endolaryngeal im Taschenbandbereich (s. Farbtafel **29a**).
b) *Äußere* Laryngozelen: Ventrikelaussackung durch die thyreohyoidale Membran mit Ausbildung einer am Hals tastbaren ,,Blase''.

Kombination beider Formen und bilaterale Zelen kommen vor, sind aber selten.

Symptome: Dyspnoe, Dysphonie, Fremdkörpergefühl.

Pathogenese: Angeborene (oder erworbene) luft- oder auch schleimgefüllte Erweiterungen des Sacculus laryngis, eines Blindsackes des Ventriculus laryngis.

Diagnose: Laryngoskopie, Tastbefund, Tomographie. Bei Husten, Pressen und Spielen von Blasinstrumenten Größenzunahme der glatten blasigen Gebilde.

Therapie: Falls keine schwere Dyspnoe: Zuwarten. Später Darstellung von außen mit Exstirpation der Sackbildung. Kleine innere Zelen lassen sich endolaryngeal entfernen.

Subglottische Stenosen

Symptome: In- *und* exspiratorischer Stridor, meist keine Stimmstörungen. Rezidivierende Pseudo-Krupp-Symptomatik.

Pathogenese: Meist Ringknorpelmißbildungen.

Diagnose: Direkte Laryngoskopie.

Therapie: Bei schwerer Atemnot: Tracheotomie. Dann zuwarten, bis operative Maßnahmen der Trachealplastik möglich sind.

Hämangiome

Symptome: Je nach Sitz Heiserkeit bis Atemnot; Spontanblutungen mit Aspiration können zu akuten Gefährdungen führen.

Diagnose: Direkte Laryngoskopie.

Therapie: Bei zunehmender Atemnot und/oder Spontanblutungen kann die dem Hämangiom gelegentlich innewohnende Rückbildungstendenz nicht abgewartet werden. Kryochirurgische und/oder laserchirurgische Maßnahmen. Tracheotomie ist meist zu umgehen.

Funktionsstörungen

Ihnen liegen nervale, myogene, artikuläre oder funktionelle Ursachen, z. B. Laryngospasmus, zugrunde. Sie sind durch Stimmstörungen (Dys- bis Aphonie) und/oder Dyspnoe gekennzeichnet (Tab. 4.**6**).

Stimmstörungen: Bei atypisch schwingenden Stimmlippen oder abnorm gesteigertem oder vermindertem Luftdurchtritt durch die Glottis entstehen vermehrt Geräusche statt klarer Tonbildungen. Ihre Analyse erfolgt endoskopisch, stroboskopisch und phoniatrisch.

Dyspnoe: Hörbarer Stridor (Luftnot eventuell mit Zyanose) tritt ein, wenn der Atemrohrquerschnitt um mindestens ein Drittel bis zur Hälfte verringert ist. Bei körperlichen Belastungen kann sich das Sauerstoffdefizit dramatisch erhöhen.

Beachte: Eine 1 mm starke Schleimhautschwellung bewirkt beim Säugling eine Lumeneinschränkung von über 50 %. Beim Erwachsenen tritt dies erst ab 3 mm dicken Ödemen auf.

Die *neurogenen Funktionsstörungen* im Bereich der Hirnrinde und subkortikal verursachen vorwiegend bilaterale Stimmlippenbewegungsstörungen. Doppelseitige, häufiger aber einseitige Stimmlippenfunktionsstörungen, meist in Kombination mit Ausfällen der Nn. vagus, glossopharyngeus und hypoglossus lassen sich in der Medulla oblongata lokalisieren. ,,Gruppenlähmungen'' bei älteren Menschen, die plötzlich auftreten, sprechen für Ischämien oder Blutungen in den tiefen Hirnregionen. 90 % der *isolierten Defekte* des N. vagus bzw. seiner Äste erfolgen auf der Strecke vom Nucleus ambiguus über das Ganglion nodosum (= inferius) zur Kehlkopfmuskulatur. Bei Schädigungen des N. vagus unterhalb des Ganglion inferius sind periphere Nervschädigungen zu erwarten (Abb. 4.**10**, S. 404).

Die Stimmlippen nehmen in Funktion oder bei Paresen verschiedene Stellungen ein. Die glottische Sagittalachse ist dabei eine gedachte Bezugslinie (Abb. 4.**11**, S. 404).

Funktionsstellungen:

Median = Phonation (entspricht der glottischen Sagittalachse) (s. Farbtafel **27b**)

Lateral = Extreme Abduktion: Inspiration (s. Farbtafel **27a**)

Stimmlippenpositionen bei den häufigsten Paresen (Abb. 4.**11**):

- Paramedian = Typ Rekurrensparese bzw. ,,Postikusparese''

Tabelle 4.**6** Ein- und/oder doppelseitige Rekurrensparesen

Ursachen	*Besonderheiten*
Strumektomie	häufigste Ursache einer Kehlkopfmuskellähmung
Struma maligna	
Bronchialkarzinom	besonders bei Sitz im linken Ober- und Mittelgeschoß und bei mediastinalen Lymphknotenmetastasen
Ösophaguskarzinom	besonders im oberen Drittel
Mediastinalerkrankungen	Lymphogranulomatose, Non-Hodgkin-Lymphome, Metastasen, Mediastinitis
Aneurysma der Aorta oder der A. subclavia	kongenital oder bei Lues
Ductus-Botalli-Operation	
Hypopharynx- bzw. Ösophagusoperationen	z. B. Nichtbeachtung des Nervenverlaufs bei Hypopharynxdivertikeloperationen
Herzdilatation verschiedener Genese	z. B. auch im Rahmen des Ortner-Syndroms
Lungentuberkulose	
Pleuraschwarten	
scharfes oder stumpfes Halstrauma	
infektiös-toxisch	Grippe, Herpes zoster, rheumatisch, Lues; gewerbetoxisch (Blei, Arsen, organische Lösungsmittel); Streptomycin, Chinin
Intubationsnarkose	Überdehnung des N. recurrens durch Fehllagerung des Patienten und/oder Druck des Tubus
Neurologische Erkrankungen	z. B. Wallenberg-Syndrom, Poliomyelitis, Bulbärparalyse, multiple Sklerose, Hirntumoren
„Idiopathisch"	(Beachte hierbei: Die sog. idiopathische Rekurrensparese sollte nur als Diagnose per exclusionem gestellt werden! Beim Großteil dieser Fälle spontane Erholung innerhalb von 2–3 Monaten. Mit längerer Erkrankungsdauer verringern sich die Aussichten auf Remission)
Schädelbasisnahe zervikale Metastasen	nicht selten mit anderen Hirnnervenausfällen

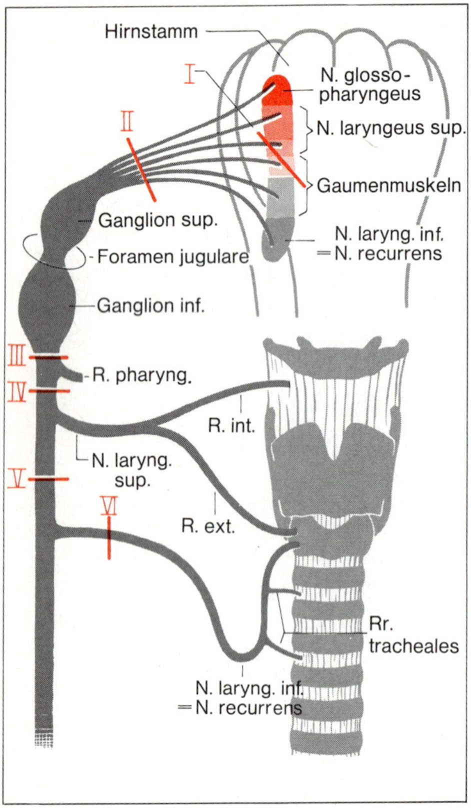

Abb. 4.**10** N. vagus und seine Äste mit Lokalisationen möglicher Leitungsunterbrechungen (I–VI) und Auswirkungen auf den Kehlkopf (nach *Burian* u. Mitarb.)

I Leitungsunterbrechung im Bereich des Nucleus ambiguus: Intermediär- bis Paramedianstellung

II Leitungsunterbrechung im Wurzelgebiet des N. vagus: Unterschiedliche Lähmungstypen: Paramedianstellung – Intermediärstellung sowie gleichseitige Parese des Gaumensegels

III Leitungsunterbrechung im Bereich des Foramen jugulare bzw. Ganglion inferior: Lähmung von N. laryngeus superior und N. recurrens: Intermediärstellung, Gaumensegelparese. Krankheitsherde im Bereich des Foramen jugulare können mit Schädigungen des N. glossopharyngeus, N. accessorius und N. hypoglossus einhergehen

IV Leitungsunterbrechung zwischen Rr. pharyngici und N. laryngeus superior: Intermediärstellung und Sensibilitätsausfall

V Leitungsunterbrechung im Bereich des N. laryngeus superior: Tonusverlust des M. cricothyreoideus, Spannungsverlust der Stimmlippe

VI Leitungsunterbrechung des N. recurrens: Paramedianstellung

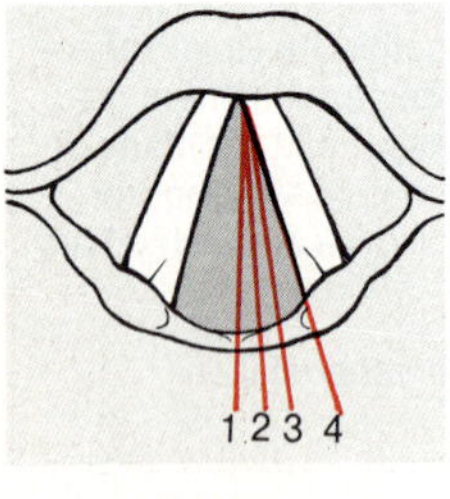

Abb. 4.**11** Stimmlippenpositionen: 1 Median- oder Phonationsstellung, 2 Paramedianstellung, 3 Intermediärstellung, 4 Lateral- oder Respirationsstellung

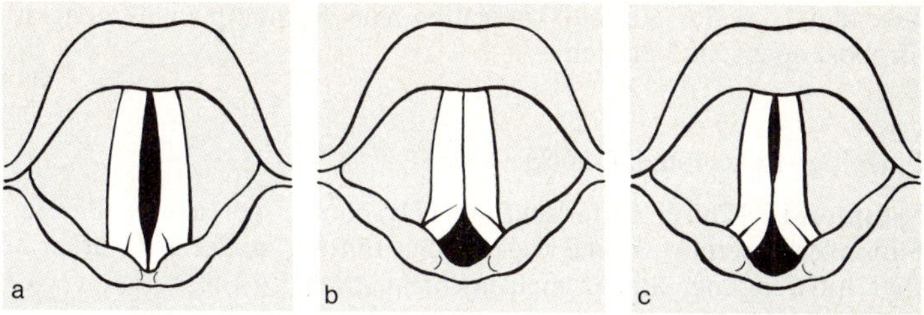

Abb. 4.**12a–c** Myogene Stimmlippenfehlstellungen. **a** Typ Internusschwäche, **b** Typ Transversusschwäche, **c** Kombinationstyp

- Intermediär = Typ komplette Lähmung des N. laryngeus superior und inferior und somit der inneren und äußeren Kehlkopfmuskeln.
- ,,Kadaverstellung" = Fehlbezeichnung, da kein Bezug zur Stimmlippenstellung an der Leiche. Es handelt sich vielmehr um eine der Intermediärstellung ähnliche Stimmlippenstellung bei schlaffer Lähmung bzw. im Endzustand einer Stimmlippenparese mit exkavierter Stimmlippe (Inaktivitätsatrophie des M. vocalis) und vorgekipptem Aryknorpel!

Weitere Fehlstellungen im Zusammenhang mit hyper- bzw. hypokinetischen Dysphonien:

Typ Internusschwäche: Bei der Phonation elliptischer Glottisspalt durch Atrophie infolge Spannungsmangel der Mm. vocales (z. B. ,,Greisenstimme").

Typ Transversusschwäche: Bei der Phonation klaffendes sog. hinteres Dreieck.

Kombinationen beider Schlußinsuffizienzen kommen vor (Abb. 4.**12a–c**).

Es ist nicht immer möglich, die endgültige Stellung einer Stimmlippe nach Schädigung der Nn. laryngici superiores und Nn. recurrentes vorherzusagen, da Restfunktionen oder Erholungstendenzen vorhanden sein bzw. ,,atypische" Stellungen durch Muskelfibrose oder Ankylose der Arygelenke vorliegen können.

Rekurrenslähmungen

= ein- **oder** beidseitige **Lähmungen** des **N. laryngeus inferior**

Lähmung mit Ausfall sämtlicher innerer Kehlkopfmuskeln der betroffenen Seite. Da aber als einziger Muskel der äußere M. cricothyreoideus (R. externus des N. laryngeus superior) die gelähmte Stimmlippe noch spannt, wird die *Paramedianstellung* bewirkt = *vollständige Rekurrensparese*. Da bei unvollständiger Parese die Schließmuskulatur den einzigen Stimmlippenöffner, den M. cricoarytaenoideus *posterior* funktionell überwiegt, wird diese ein- oder beidseitige Lähmungsform auch als *,,Postikusparese"* bezeichnet. – Bei Verlaufskontrollen von Stimmlippenlähmungen ist die Stroboskopie sehr hilfreich.

Einseitige Rekurrenslähmung

Symptome: Häufig Zufallsbefund. Dysphonie bei akuter Parese, später Stimmverbesserung. Keine wesentliche Luftnot, außer bei starker körperlicher Anstrengung. Singen nicht mehr möglich.

Diagnose: Larnygoskopisch: Stimmlippenstillstand, einseitig in Paramedianstellung. Ausführliche laryngologische, neurologische und radiologische Untersuchungen, deren Zielsetzung sich aus Tab. 4.**6**, S. 403, ergibt.

Therapie: Kommt es nicht zu einer befriedigenden Therapie des auslösenden Grundleidens, phoniatrische Behandlung zur Erzielung eines kompensatorischen Stimmlippenschlusses durch die funktionstüchtige Stimmlippe.

Beidseitige Rekurrensparese

Symptome: 1. Wegen der Enge des Glottisspaltes – Dyspnoe, drohende Erstickung – inspiratorischer Stridor, besonders laut bei körperlichen Belastungen oder auch im Schlaf.

2. Zunächst unterschiedlich lang anhaltende *Dysphonie* nach dem schädigenden Ereignis, danach meist schwache, kaum heisere Stimme.

3. Kraftloser Hustenstoß.

Pathogenese: s. Tab. 4.**6**.

Diagnose: Laryngoskopischer Befund: Beidseitiger Stimmlippenstillstand in Paramedianstellung.

Therapie: 1. Im Vordergrund steht die Beseitigung der Luftnot. Akut ist oft unmittelbar die Tracheotomie notwendig. Der Patient kann später mit einer *Sprechkanüle* versorgt werden (s. Abb. 4.**37**, S. 449).

2. Bei ausbleibender Spontanremission glottiserweiternde chirurgische Eingriffe (frühestens nach 10–12 Monaten) indiziert, falls der Patient „von der Sprechkanüle wegkommen will".

Prinzip der operativen Verfahren: Arytaenoidektomie und Lateral- bzw. Kraniolateralverlagerung einer der gelähmten Stimmlippen. Die Operation erfolgt heute meist unter Verwendung des CO_2-Lasers endoskopisch (Abb. 4.**13a–c**).

Phoniatrische Maßnahmen ergänzen die operative Therapie.

> ***Beachte:*** Je breiter der operativ geschaffene Atemspalt, desto unbefriedigender kann die postoperative Stimmbildung sein.

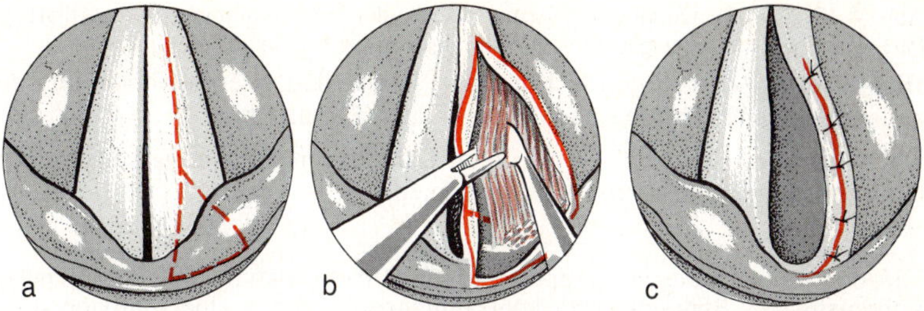

Abb. 4.**13a–c** Glottiserweiternde Operation auf endoskopischem Weg. Arytaenoidektomie und Laterofixation der Stimmlippe. **a** Schnittführung (gestrichelt). **b** Der Aryknorpel ist entfernt und der M. vocalis mit einem Greifzängelchen gefaßt; er wird gerade mit dem in den Muskel eindringenden Rundmesser ausgedünnt. **c** Danach Vernähen der lateral verlagerten Stimmlippe (rechts)

Ein- oder beidseitige Lähmung des N. laryngeus superior

Symptome: Besonders bei beidseitiger Parese Verschlucken, kraftlose Stimme und Unfähigkeit, in die Höhe zu singen. Atmung kaum beeinträchtigt.

Pathogenese: Die Lähmungen betreffen die Funktion des M. cricothyreoideus (M. anticus) sowie die sensible Versorgung des supraglottischen Kehlkopfbereiches. Die Lähmungen treten auf bei mechanischen Irritationen des Nervs, besonders nach Schilddrüsenoperationen, bei Tumoren und viralen Infekten.

Diagnose: Laryngoskopisch ist die Spannung der Stimmlippen reduziert, somit die Stimmritze bei Phonation nicht völlig geschlossen. Bei der einseitigen Lähmung ist die Stimmlippe häufig verkürzt und tieferstehend als auf der nicht paretischen Seite.

Therapie: Versuch mit Kortikosteroiden; phoniatrische Behandlung.

Kombinierte Schädigung der Kehlkopfnerven

(N. laryngeus superior und N. recurrens = N. laryngeus inferior, s. Abb. 4.**10**, S. 404)

Symptome: *Einseitige Lähmung:* Dysphonie. Hauchender Stimmeinsatz durch Atemluftverschwendung. Spätere Besserung durch kompensatorische „Überbewegungen" der gesunden Stimmlippe. Wegen Fehlens der sensiblen Schutzfunktion: Verschlucken.

Beidseitige Lähmung: Dys-/Aphonie. Fast immer freie Atmung in Ruhe, bei körperlichen Anstrengungen stark beeinträchtigendes Gefühl des „Luftverlierens". Verschlucken.

Pathogenese: Zugrunde liegen zentrale oder periphere Schädigungen des N. vagus (s.

Abb. 4.**10**, S. 404). Durch Ausfall einer oder beider Seiten kommt es zur ,,schlaffen'' Parese mit Stillstand der betroffenen Stimmlippe(n) in Intermediärstellung.

Diagnose: Laryngoskopisch: Ein- bzw. beidseitige Intermediärstellung der meist exkavierten Stimmlippen (s. Farbtafel **32a** und **b**).

Therapie: Ursächliche Therapie dieser Lähmungen selten möglich. Im Vordergrund stehen phoniatrische Maßnahmen.

Merke: Bei einseitigen atrophischen Stimmlippenlähmungen kann, falls phoniatrische Behandlungen kein kompensatorisches Überschreiten der gesunden Stimmlippe über die Mittellinie in ausreichendem Maße erzielen, durch die Injektion der gesamten Stimmlippe z. B. mit einer Teflonpaste oder durch eine subperichondrale Implantation mit körpereigenem Knorpel eine funktionell gut wirksame Volumenvermehrung der betroffenen Kehlkopfseite erreicht werden.

Neuralgie des N. laryngeus superior

Beschwerdebild gehört zu den lokalisierten bzw. mononeuralen Schmerzzuständen an Kopf und Hals (wie Trigeminus-, Okzipitalisneuralgie, s. Tab. 2.**7**, S. 228 ff.).

Symptome: Episodisch stechender Schmerz, gewöhnlich einseitig mit Ausstrahlung in den oberen Schildknorpelbereich, den Kieferwinkel oder den unteren Ohrbereich. Druckschmerz in Höhe des großen Zungenbeinhorns und/oder im Bereich der Membrana thyreohyoidea.

Pathogenese: Unklar. Auftreten zwischen 40. und 60. Lebensjahr. Die Triggerzone liegt im Sinus piriformis, sie wird durch Schlucken, Sprechen und Husten angesprochen.

Therapie: Versuch mit wiederholter Leitungsanästhesie des N. laryngeus superior (R. internus). Die Injektionsstelle liegt in der Mitte zwischen großem Zungenbein- und oberem Schildknorpelhorn (Abb. 4.**14**). Medikamentös, symptomatisch.

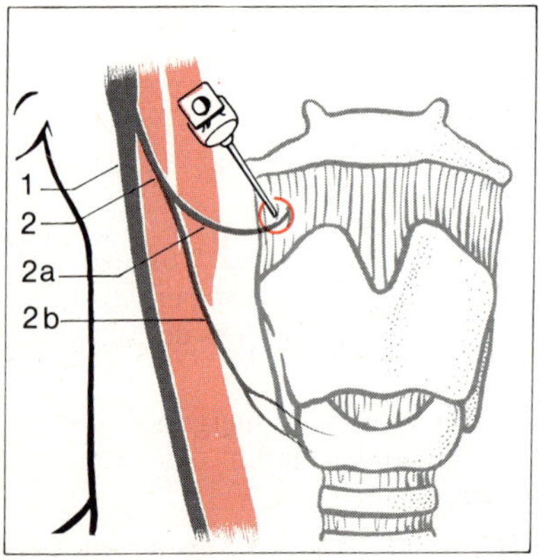

Abb. 4.**14** Leitungsanästhesie des N. laryngeus superior. 1 N. vagus, 2 N. laryngeus superior, 2a R. internus, 2b R. externus

Traumatologie

Der Kehlkopf und seine Funktionen können beeinträchtigt werden durch: Stimmüberlastung, Intubationsschäden, externe Traumen, chemische Noxen, Fremdkörper.

Die **Symptome** leiten sich aus den gestörten Kehlkopffunktionen ab (Stimmstörung, Atembehinderung, Husten, Hautemphysem).

Zur Erkennung und Lokalisation sind die entsprechenden endoskopischen und radiologischen Verfahren heranzuziehen, s. S. 395 ff..

Stimmüberlastung

Akut

Symptome: Dys- bis Aphonie, Schmerzen beim Sprechen.

Pathogenese: Extreme Überlastung der Stimme (Sportplatzbesucher, Wahlredner, Marktschreier, Unterhaltung bei Disco-Besuch).

Diagnose: Indirekte oder direkte Laryngoskopie: Hyperämische Rötung und/oder Schwellung der Stimmlippen, evtl. subepitheliale Blutungen (s. Farbtafel **24a**).

Therapie: Strikte Stimmschonung, Inhalationen.

Chronisch

Symptome: Stimme heiser, manchmal krächzend, bleibt bei Belastung „weg". Singen unmöglich bzw. erschwert.

Pathogenese: Bei chronischer Über- oder Fehlbelastung der Stimme Entwicklung von *Schrei- oder Sängerknötchen.*

„Schreiknötchen": Kinder. Häufig auch Mütter in kinderreichen Familien, Lehrer mit starker Stimmbelastung.

„Sängerknötchen": Unzureichende Gesangstechnik.

Diagnose: Direkte oder indirekte Laryngoskopie: Typischer Sitz, meist doppelseitig: Grenze zwischen vorderem und mittlerem Stimmlippendrittel (größte Schwingungsamplitude der Stimmlippen) (s. Farbtafel **30b**).

Therapie: Überschreiten die zunächst weichen Knötchen eine gewisse Größe und/oder werden sie derb-fibrotisch, bleiben Stimmschonung und/oder logopädische Maßnahmen ohne Erfolg. In vielen Fällen ist dann die endolaryngeale mikrochirurgische Abtragung mit phoniatrischer Nachbehandlung die Therapie der Wahl.

Kontaktulkus (Kontaktpachydermie)

Symptome: Dysphonie und laryngeale Schmerzhaftigkeit beim Sprechen.

Pathogenese: Anamnestisch fast immer bei psychisch belasteten Patienten. Harter Stimmeinsatz („Hammerschläge" der Aryknorpel gegeneinander).

Diagnose: Indirekte bzw. direkte Laryngoskopie: Typischerweise entwickeln sich über dem Processus vocalis einer Seite schüsselartige Vertiefungen mit wallartigem Saum und kontralateral eine reaktive Pachydermie (s. Farbtafel **29c**).

Differentialdiagnose: Ulzerationen bzw. Granulationen nach Intubation, Tumoren, Tuberkulose.

Therapie: Grundlage: psychosomatische Exploration und Beratung. Exzision nur zur histologischen Abgrenzung von Malignomen.

Intubationsschäden

Akut

Symptome: Unmittelbar oder kurze Zeit nach Entfernung des Tubus Dysphonie, Hustenreiz, evtl. mit Blutbeimengungen, Schmerzen im Kehlkopf- und Halsbereich.

Pathogenese: Mehrfaches bzw. ungeschicktes Intubieren, intermittierende Überdruckbeatmung, vorstehender Führungsstab, ungeeigneter Tubus, unzureichende Relaxation. Schleimhauttrockenheit infolge der Prämedikation kann die iatrogenen Kehlkopfschädigungen begünstigen. Beim Erwachsenen ist dann schon nach weniger als 48stündiger Intubation mit laryngealen Komplikationen zu rechnen. Bei Kleinkindern wird die mittlere Zeitdauer für vor allem subglottische Schleimhautschädigungen zwischen 3 und maximal 7 Tagen angegeben (s. Tab. 4.**14**, S. 446).

Diagnose: Laryngoskopie: Subepitheliale Hämatome, oberflächliche und tiefe Schleimhautverletzungen, seltener Stimmlippenabrisse und Aryknorpelluxationen (s. Farbtafel **30a**).

Therapie: Hämatome und oberflächliche Schleimhautläsionen können innerhalb weniger Tage spontan folgenlos abheilen. Auch Druckparesen des N. recurrens sind oft rückbildungsfähig. Stimmlippenabrisse bzw. Aryknorpelluxationen sind operativ zu versorgen.

Chronisch

Symptome: 2–8 Wochen nach Intubationsnarkose bzw. nach Langzeitintubation entwickeln sich vor allem Dysphonie und/oder laryngeale Dyspnoe.

Pathogenese: Ungeschickte Intubation, zu großer und zu starrer Tubus, fehlerhafter endolaryngealer oder subglottischer Manschettensitz, zu lange Intubation. Die biologische Allgemeinsituation des Patienten (Schockzustand, Würgen, Erbrechen) sind zusätzliche Schadenseinflüsse.

Beachte: Die *Frühschäden:* endolaryngeale bzw. subglottische Hyperämie und Ödembildung, ischämiebedingte umschriebene Schleimhautdefekte mit Fibrinbelägen, Nekrosen und Ulzerationen führen zu den *Spätschäden:* Ulzerationen, Granulationen, Perichondritis, Knorpelnekrosen, Synechien, Narbenstrikturen.

Diagnose: Laryngoskopie, Tomographie, Lungenfunktionsprüfungen (s. Farbtafel **29b**).

Therapie: *Granulome* sind endolaryngeal mikrochirurgisch bzw. laserchirurgisch abzutragen; phoniatrische Nachbehandlung. Rezidivneigung! (Siehe ferner folgenden Text.)

Laryngo-(tracheale) Stenosen und Synechien

Sie erfordern oft über einen längeren Zeitraum hin sich erstreckende mehrfache Operationen: Exzisionen bzw. Spaltungen der Narben, ggf. auch des Ringknorpels, mit Schleimhaut- und/oder Knorpelinterponaten. Zur Stabilisierung und inneren Kehlkopfschienung des rekonstruierten Atemrohres sind über mehrere Wochen Endoprothesen einzulegen (s. S. 439 ff. und Abb. 4.**35a** u. **b**, S. 445).

Externe Traumen

Zu unterscheiden sind stumpfe und penetrierende Gewalteinwirkungen bzw. offene oder geschlossene Verletzungen.

Symptome: Unmittelbare oder zunehmende Atemnot bis zur Erstickung durch Hämatome, Ödeme und Dislokationen von Knorpelteilen, Blutungen, Stimmstörungen, Schluckstörungen und -schmerzen bei Mitverletzung der Speiseröhre.

Pathogenese: Besonders häufig im Zusammenhang mit Verkehrsunfällen. Vor allem durch Aufprall auf Lenkrad und Armaturenbrett (Abb. 4.**15a–c**). Sportunfälle, Schlägereien (Handkantenschläge, Würgegriffe), Strangulationsversuche. Neben Prellungen, Luxationen und Zerrungen am Kehlkopfgerüst kann die auftreffende Kraft den Larynx gegen die Wirbelsäule drücken und so endolaryngeale Schleimhautzerreißungen, (vertikale, horizontale, kombinierte) Frakturen bzw. Abrisse des Kehlkopfes von der Trachea bewirken. Im benachbarten Hypopharynx und oberen Ösophagus sind Quetschungen und Perforationen (Ausbildung laryngo- bzw. tracheoösophagealer Fisteln, S. 471) möglich. Auch Traumatisierungen benachbarter Gefäße und Nerven kommen vor (Abb. 4.**16** und Farbtafel **31a**).

Diagnose: Inspektion, Palpation, Laryngoskopie, Tomographie, Lungenfunktionsprüfung: Fraktur bzw. Krepitation und Fehlstellung von Kehlkopffragmenten, Luftemphysem der Halsweichteile.

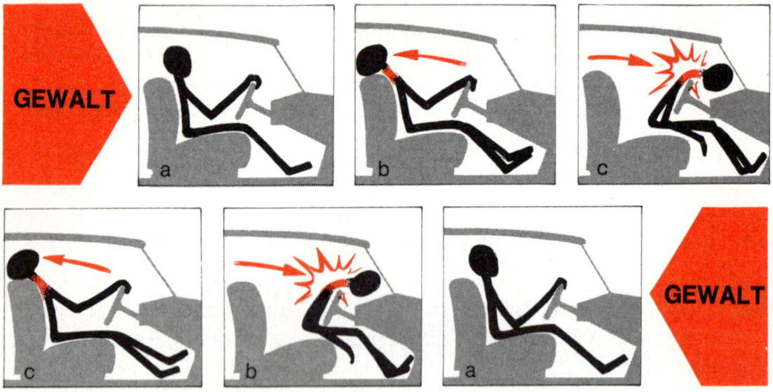

Abb. 4.**15a–c** Kehlkopftrauma. Beispiel: Autounfälle (Auffahrunfall, Frontalzusammenstoß) (vgl. hierzu auch Schema für frontobasale Gesichtsverletzungen Abb. 2.**46**)

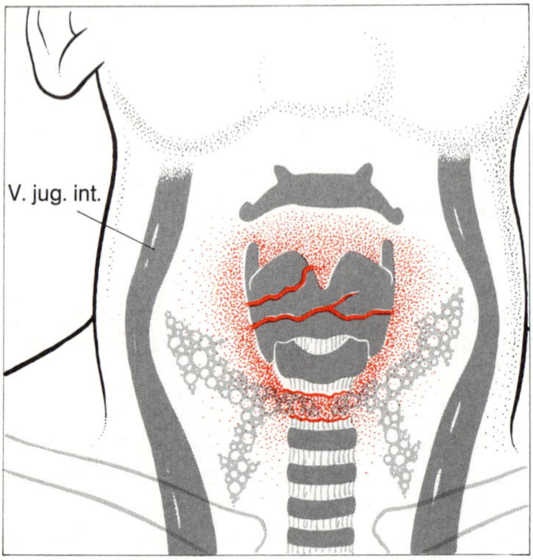

Abb. 4.**16** Kehlkopftrauma. Beispiel: Kehlkopfquerfraktur und Abriß der Trachea mit Luftaustritt ins umgebende Gewebe und Einflußstauung durch Kompression der großen Halsvenen, verursacht durch Hämatom, Ödem und Emphysem

Therapie: Im Vordergrund steht die Sicherung der freien Atmung, ggf. durch die Tracheobronchoskopie (Notfalltracheobronchoskop bestehend aus Endoskopierohren verschiedener Größen und einem Batteriehandgriff), die Tracheotomie oder Intubation (s. Tab. 4.**14**, S. 446). Ausschalten des quälenden Hustenreizes durch Codeinpräparate. Zusätzlich im Einzelfall Maßnahmen der Intensivmedizin (Schockbekämpfung, Infusionen, Transfusionen usw.). Weiteres Vorgehen (s. Tab. 4.**7**, S. 413).

Tabelle 4.7 Übersicht über Art und Therapie der Kehlkopftraumen

Verletzungstyp	*Behandlung*
Grundprinzip: Sicherung der freien Atmung	
1. Hämatome, Ödeme; kleine Schleimhauteinrisse	Stimmruhe, Kortikosteroide. Bereitschaft zur Tracheotomie
2. Ausgedehnte Weichteilverletzungen am Hals, freiliegender Knorpel bei sonst intaktem oder leicht rekonstruierbarem Kehlkopfskelett	*Dann zusätzlich:* Offene Exploration und Rekonstruktion. Allenfalls in vorderer Kommissur: Silikonkautschukkeil (Verhinderung von Synechien)
Wenn zusätzlich: 3. Verlust von Kehlkopfknorpel und Schleimhaut	*Dann zusätzlich:* Schleimhauttransplantation und innere Kehlkopfschienung
4. Kehlkopffrakturen (Quer- und Längsbrüche)	Nahtadaptation der Knorpelfragmente mit oder ohne innere Kehlkopfschienung
5. Laryngotrachealer Abriß	End-zu-End-Anastomose der Stümpfe
6. Späte Narbenstenosen	Offene Exploration, Narbenexzision; Schleimhaut-, Knorpeltransplantation und innere Kehlkopfschienung

Inhalationstraumen (chemische Noxen)

Symptome: *Akut:* Heftiger Hustenreiz, Verbrennungs- und Erstickungsgefühl, Tränenträufeln.

Chronisch: Heiserkeit, Trockenheitsgefühl, Räusperzwang, Hustenreiz.

Pathogenese: Ausströmende Gase bzw. Dämpfe nach Explosionen in Industriebehältern, Raucheinwirkung bei Bränden. Die häufigste chronische Noxe ist die Inhalation von Tabakrauch.

Diagnose: Laryngoskopie: Rötung, Mazeration der Schleimhaut, Ödem.

Therapie: Stimmschonung. Rauchverbot. Bei Ödem Kortikosteroide, ggf. Antibiotika.

Fremdkörper

Symptome: Initial: Hustenanfälle, stechende Schmerzen in Kehlkopfhöhe und Dysphagie. Gelegentlich, besonders bei Ödemneigung der kindlichen Schleimhaut, Dyspnoe. Bei großen, vor allem vegetabilischen (quellfähigen) Fremdkörpern, Erstickungsgefahr.

Pathogenese: Larynxfremdkörper sind seltener als Tracheal- oder Bronchialfremdkörper. Scharfkantige, spießförmige oder größere Fremdkörper können bereits im Kehlkopf hängen bleiben. Die Gefahr der Fremdkörperaspiration ist groß bei Erschrecken, Lachen oder Ausfall der sensiblen Kehlkopfinnervation.

Diagnose: Indirekte Laryngoskopie. Bei Verdacht auf jeden Fall direkte Laryngotracheobronchoskopie. Ödeme können (eingespießte) Fremdkörper überlagern. Nur schattengebende, vor allem metallische Fremdkörper sind röntgenologisch leicht zu erkennen.

Therapie: Sofortige, schleimhautschonende Fremdkörperentfernung über das starre Endoskop. Große, inkarzerierte Larynxfremdkörper mit schwerem perifokalem Ödem können eine Tracheotomie vor der Fremdkörperentfernung notwendig machen.

Ein Kehlkopffremdkörper kann – selten – ausgehustet, häufiger aber nach tracheobronchial aspiriert werden.

Verlauf: Besonders die kindliche Schleimhaut neigt zu reaktiven ödematösen Schwellungen. Dann konsequente hohe Kortikosteroidbehandlung und Bereitschaft zur Intubation.

Entzündungen

Akute Laryngitis

Symptome: Heiserkeit bis Aphonie, oft Schmerzen in Kehlkopfhöhe. Hustenreiz. Bei Kindern Gefahr der Atemwegsobstruktion. „Ab- bzw. aufsteigende" Symptomatik, da die akute Kehlkopfentzündung meist Teilsymptom einer Entzündung der Schleimhaut der Luftwege insgesamt ist.

Pathogenese: Virale und/oder bakterielle Infektionen.

Diagnose: Laryngoskopisch: Die Stimmlippen sind gerötet und geschwollen. Je nach Grunderkrankung ist auch die benachbarte pharyngeale bzw. tracheale Schleimhaut entzündet (s. Farbtafel **28a**).

Therapie: Da virale Infekte häufig bakteriell übergelagert sind: Antibiotika. Bei starker ödematöser Reaktion: Kortikosteroide. Hausmittel: Schwitzpackungen, Glühwein, Hals-Prießnitz-Umschläge, Aspirin, Kopfdampfbäder.

> ***Beachte:*** Keine ölhaltigen Inhalationen („Ölpneumonien"). Bei der Inhalationsbehandlung ist zu berücksichtigen, daß Aerosole sich nur bei einer Teilchengröße von 30($\pm$ 20) µm im Kehlkopf niederschlagen.

Konsequente Stimmschonung. Rauchverbot bzw. Elimination chemischer (gewisse Farb- und Kunststoffprodukte) und allergener Noxen (Haarspray, Schalen- und Krustentiere).

Merke: Ist nach 3 Wochen keine wesentliche Besserung oder Heilung eingetreten, ist unbedingt lupen- bzw. mikrolaryngoskopisch nach anderen Kehlkopferkrankungen zu fahnden. Ulzerationen, Proliferationen, Beläge gehören nicht in das Bild der unkomplizierten, unspezifischen Laryngitis. Sie erfordern den Ausschluß von spezifischen Prozessen, Präkanzerosen und Tumoren.

Kruppsyndrome

Der *echte* Krupp ist die mit Belägen einhergehende Stenosierung der Atemwege bei Diphtherie, heute selten. Nach wie vor aber gelegentliche Endemieherde in Westeuropa.

Der *diphtherische* Kehlkopfbefall mit grauweißen Belägen kommt weniger isoliert, häufiger in Kombination mit gleichartigen Befunden im Oropharynx (s. S. 347) vor. Bei progredienter Dyspnoe ist die Tracheotomie erforderlich.

Unter dem Begriff *Pseudokrupp* versteht man eine Reihe akuter laryngotrachealer Krankheitsbilder vorwiegend des Kindesalters.

Laryngitis subglottica acuta

Symptome: Vorausgehend Erkältungszeichen. Dann: trockener, bellender Husten, rasch heftiger werdend. Heiserkeit. Je nach Schleimhautschwellung und Lokalisation inspiratorischer, exspiratorischer bzw. gemischter Stridor bis zu schwerer Atemnot. Inspiratorisches Einziehen von Jugulum und Interkostalräumen. Steigerung der Symptome durch Erstickungsangst des Kindes. Zyanose, periorale Blässe.

Pathogenese: Sehr ernst zu nehmende akute Erkrankung des frühen Kindesalters (Häufung zwischen 1. und 5. Lebensjahr), die in kurzer Zeit durch entzündliche Schleimhautschwellungen im Conus elasticus des Kehlkopfes die kindlichen Luftwege bedrohlich einengen kann. Viraler Infekt meist mit bakterieller Überlagerung. Kühl-feuchte, neblige Herbst- und Wintertage scheinen die Morbidität zu begünstigen. *Vor allem aber sind auch rezidivierende Infekte im Nasenrachenraum und eine Behinderung der Nasenatmung (chronisch-entzündete, hyperplastische Rachenmandel und obturierende Tonsillen) pathogenetisch bedeutsam.* Ob die Luftverunreinigung pathogenetisch für dieses Krankheitsbild eine Rolle spielt, wird diskutiert.

Diagnose: Das Krankheitsbild ist in der Regel sehr typisch. Laryngoskopie: subglottische Schleimhautschwellung und -rötung, evtl. mit Schorfbildung.

Therapie: Leichtere Fälle (Kriterium: Grad der Atmungsbehinderung) können durch den Hausarzt behandelt werden. Sichere Überwachung am Krankenbett muß gewährleistet sein, um die Wirksamkeit der Therapie zu sichern (Tab. 4.**8**, S. 416).

Bei Versagen dieser Maßnahmen und zunehmender Dyspnoe: Schnelle Klinikeinweisung! Hier zusätzlich: O_2-Beatmung; Intubation in Abhängigkeit vom Grad der Dyspnoe und von den Blutgasanalysen. Tracheotomie bei

Tabelle 4.8 Therapie der Laryngitis subglottica acuta
Grundprinzip: Linderung der Luftnot, Beseitigung des quälenden, kreislaufbelastenden Hustens
Sedierung des Kindes (z. B. Chloralhydratklistiere, da nicht atemdepressiv) Kortikosteroide Antibiotika gegen Superinfektionen Flüssigkeitszufuhr „Krupp"-Zelt

schweren, vor allem mit Borkenbildung einhergehenden Siccaformen (s. auch S. 439).

Akute Epiglottitis

Symptome: Heftige Schluckschmerzen, deswegen oft Nahrungsverweigerung. Folge: Dehydratation mit Kollapsneigung. Inspiratorischer Stridor, Patienten sitzen meist aufrecht im Bett. Kloßige Sprache („heiße Kartoffel im Mund"). Temperaturanstieg.

Pathogenese: Bakteriell (Haemophilus influenzae) – Manchmal initial Schleimhautverletzungen durch scharfkantige Speisen; Eindringen von Krankheitserregern. Häufig Haemophilus influenzae nachweisbar. Betroffen vorwiegend Kinder bis zum 10. Lebensjahr; seltener ältere Kinder und Erwachsene.

Diagnose: „Epiglottitis acutissima" bei besonders foudroyantem Verlauf. Laryngoskopisch oder schon bei leichtem Spateldruck auf die Zunge erkennbar: Dick aufgetriebener, roter Epiglottisrand (s. Farbtafel **31b**). Seitliche Röntgenaufnahme: Nachweis der epiglottischen Schwellung.

Differentialdiagnose: Pseudokruppöse Krankheitszeichen können auch durch kongenitale Anomalien, eingeklemmte Fremdkörper, das Quincke-Ödem des Kehlkopfes, hypokalzämische Laryngospasmen sowie Neubildungen und infizierte Epiglottiszysten ausgelöst werden.

Therapie: Klinikeinweisung: Kortikosteroide i. v.; Breitbandantibiotika in hohen Dosen, auch als Infusionen. Bei bedrohlicher Dyspnoe Sicherung der Atmung durch Einführen eines Bronchoskoprohres bzw. durch nasotracheale Intubation. Da meist kurzer Krankheitsverlauf, Tracheotomie über liegendem Tubus heute seltener notwendig.

Beachte: Bei Patienten, besonders bei Kindern, mit bereits deutlicher Luftnot, können diagnostische Maßnahmen zur vollständigen Obstruktion führen! Daher schon *vor* der Untersuchung Intubation oder Tracheotomie vorbereiten bzw. bei Verdachtsdiagnose rasche Einweisung in die Klinik.

Prognose und Verlauf: Meist wesentliche Besserung nach wenigen Tagen. Mögliche Komplikationen: Epiglottisabszeß, Perichondritis.

Chronische Laryngitis

Zu unterscheiden sind die chronisch-unspezifische Laryngitis und die Gruppe der Sonderformen (Tuberkulose, Amyloidose usw.).

Die chronisch-unspezifische Laryngitis erfordert eine HNO-ärztliche Bewertung und Therapie.

Chronisch-unspezifische Laryngitis

Symptome: Dauer der Beschwerden meist über Wochen bis Monate (im Gegensatz zur Symptomatik der akuten Laryngitis). Heiserkeit, Tieferwerden der Stimme, manchmal begleitet von trockenem Husten. Stimme vermindert belastungsfähig. Globusgefühl im Kehlkopfbereich, Räusperzwang, keine oder nur geringe Schmerzen.

Pathogenese: Vorwiegend exogene Noxen: Zigarettenrauchen, berufsbedingte Luftverunreinigungen, Klimaeinflüsse (Lufttrockenheit), Stimmißbrauch (Wirte, Bauarbeiter, Fernfahrer, Sprechberufe). Behinderung der Nasenatmung, oft kombiniert.

Beachte: Die Laryngopathia gravidarum (durch Stimmlippenödeme) mit Dysphonie und Tieferwerden der Stimme wird gelegentlich in der zweiten Hälfte der Schwangerschaft beobachtet. Die Heiserkeit klingt nach der Entbindung fast regelmäßig ab.

Die durch Gabe männlicher Sexualhormone und Anabolika entstandene Stimmveränderung bei Frauen (Vertiefung der Tonlage, Störungen der Singstimme, Minderung der Tragfähigkeit der Sprechstimme) bleibt infolge der „Virilisation" der Kehlkopfstruktur dagegen bestehen (s. S. 560).

Diagnose: Laryngoskopie: Stimmlippen walzenförmig verdickt und gerötet. Stimmlippenkanten rauh (s. Farbtafel **28c**). Zäher Schleim. Häufig ähnlicher Befund der übrigen Kehlkopfabschnitte.

Therapie: Langwierig. Im Vordergrund Elimination der exogenen Noxen, zum Beispiel Rauchverbot. Stimmschonung. Gegebenenfalls Korrektur der Nasenscheidewand zur Normalisierung der Nasenatmung. Bei Begleitentzündungen (Schmerzhaftigkeit) Antibiotika; kurzfristig Kortikosteroide, Soleinhalationen (salinisch, schwefelhaltig) und medikamentöse Sekretolyse (s. S. 414). In hartnäckigen Fällen Dekortikation der Stimmlippen und/oder eine ärztlich programmierte Kurbehandlung (z. B. Bad Reichenhall, Bad Ems, Seeklima) ratsam.

Merke: Regelmäßige laryngoskopische Kontrollen bei der chronischen Laryngitis sind wegen der zugrundeliegenden u. U. zur Dysplasie induzierenden Noxen angezeigt. In jedem *Zweifelsfall* Mikrolaryngoskopie mit Biopsie. Nur so ist ein Übergang in die Malignität frühzeitig zu erfassen.

Sonderformen der chronischen Laryngitis

Kehlkopftuberkulose

Symptome: Über Monate Heiserkeit und Husten, oft ins Ohr ausstrahlende Schmerzen beim Schlucken.

Pathogenese: Die spezifische Laryngitis geht praktisch immer mit einer aktiven pulmonalen Tuberkulose einher. Bazillenhaltiges ausgehustetes Sekret vermittelt „rekanalikulär" die laryngeale Infektion, vor allem in den hinteren Kehlkopfabschnitten, interarytaenoidal und an der Epiglottis. Perichondritisgefahr. „Monochorditis" auch durch miliare Aussaat möglich.

Diagnose: Mikrolaryngoskopie: in frischen Fällen zunächst rotbraune, submuköse Knötchen, zum Teil konfluierend. Später entwickeln sich Ulzerationen oder Proliferationen. Die *Monochorditis* ist gekennzeichnet durch eine Rötung und Verdickung, gelegentlich mit kleinen Ulzerationen *einer* Stimmlippe.

Histologie. Abstrich und Kultur. Röntgenologische und internistische Grunduntersuchungen.

Differentialdiagnose: Karzinom, unspezifische chronische Laryngitis, Monochorditis vasomotorica.

Therapie: Tuberkulostatische Therapie in Zusammenarbeit mit Internisten. Bei Schmerzen Leitungsanästhesie des N. laryngeus superior. (Hieraus entstand seinerzeit der Begriff „Heilanästhesie", Abb. 4.**14**). Isolierung der Patienten bei heutigen chemotherapeutischen Möglichkeiten nur selten nötig. Untersuchung von Kontaktpersonen. Meldepflicht.

Verlauf und Prognose: Die Kehlkopftuberkulose ist infektiös. Schleimhautveränderungen heilen oft ohne wesentliche Folgen für die Larynxfunktionen aus. Bei tuberkulösen Gerüstzerstörungen entwickeln sich Defektheilungen. Prognose heute günstig.

Larynxsarkoidose

Die Larynxsarkoidose ist als extrapulmonale Manifestation des Morbus Besnier-Boeck-Schaumann selten. Bei Lokalisation der sarkoidotischen Knötchen im Kehlkopf entstehen Dysphonie und Globusgefühl.

Aus diagnostischen und vor allem aus differentialdiagnostischen Gründen Biopsie, ggf. in Kombination mit präskalenischer Lymphknotenentnahme (Danielssche Biopsie), s. S. 516 u. Abb. 2.**20a** u. **b**.

Laryngitis syphilitica

In der Regel kein isolierter Larynxbefall, vielmehr Begleitmanifestation der oropharyngealen Lues im sekundären Generalisationsstadium der Erkrankung.

Atembehinderung nur bei erheblichen Schleimhautschwellungen. Bei gummösen Veränderungen im Stadium III Knorpelgerüstzerstörungen.

Laryngitis scleromatis (hierzulande sehr selten)

Im befallenen Kehlkopf entwickeln sich vorwiegend subglottisch blaßrote Schwellungen, Granulationen mit Krustenbildungen. Im Stadium III kommt es zu stenosierenden laryngealen, subglottischen und trachealen Vernarbungen. Hierdurch Heiserkeit, Husten und zunehmend Stridor.

Die **Diagnose** ergibt sich mikrolaryngoskopisch aus dem histologischen Befund und dem Erregernachweis.

Therapie s. Fachliteratur.

Pemphigus vulgaris (intraepitheliale Bläschenbildung durch Akantholyse) und **Pemphigoid** (subepitheliale Blasenbildung)

Beide Formen sind im Kehlkopf bevorzugt an der Epiglottis (oft Zufallsbefunde) anzutreffen. Die meist schmerzlosen Blasen verursachen gelegentlich Globusgefühl und können zu Stenosen führen. Nicht selten paraneoplastische Symptome.

Therapie: Behandlung des Grundleidens.

Generalisierte rheumatoide Arthritis

Hierbei sind nicht selten die *Krikoarytaenoidgelenke* betroffen. (Heiserkeit, Stridor, Schluckbeschwerden und ins Ohr ausstrahlende Schmerzen.)

Larynxamyloidose

Bei dieser dysproteinämischen Veränderung können im Larynx tumorartige, polypoide, von glatter Schleimhaut überzogene, blasse wachsartige Gebilde entstehen. Die Prädilektionsorte der Ablagerungen sind die Stimmlippen und die Subglottis. Bei starker Heiserkeit und/oder Atembehinderung operative endolaryngeale Abtragung.

Larynxperichondritis

Symptome: Schmerzen im Kehlkopfbereich. Steigerung beim Schlucken oder durch Druck von außen, Heiserkeit und Dyspnoe.

Pathogenese: Operative und unfallbedingte Traumen; tumoröse Knorpelinfiltration; Infektionen (Tuberkulose); energiereiche Strahlen (der vom Tumor nicht befallene Knorpel toleriert allerdings energiereiche Strahlen bis zu 60 Gy [6000 rad] im allgemeinen gut). Das klinische Problem liegt vielmehr in den häufigen radiogenen Entzündungen des Perichondriums und der bedeckenden Schleimhaut.

Diagnose und Befund: Das laryngoskopische Bild der radiogenen blassen Schleimhautödeme, besonders an der Epiglottis und über den Aryknorpeln, ist (im Zusammenhang mit der Anamnese) sehr typisch. Endo- und extralaryngeale Schwellungen. Fisteln. Sequestrierungen von nekrotischen Knorpelteilen (s. Farbtafel **28b**).

Therapie: Sequestrierender oder freiliegender Knorpel muß entfernt werden. Breitbandantibiotika in hoher Dosierung in Kombination mit Kortikosteroiden.

> ***Beachte:*** Radiogene Ödeme sind therapeutisch schwer beeinflußbar. Sie können persistierenden bzw. rezidivierenden Tumor verdecken.

Tumoren

Gutartige Neubildungen

Stimmlippenpolypen

Symptome: Dys- bis Aphonie. Reizhusten. Bei gestielten, flottierenden Polypen kurzfristig auch klare Stimmbildung. Bei großen Polypen Dyspnoe.

Pathogenese: Häufigste gutartige Neubildung an den Stimmlippen, bevorzugt bei Männern zwischen dem 30. und 50. Lebensjahr auftretend. Initial oft laryngitisch-entzündliche Noxen. Hyperkinetische Stimmstörungen, Stimmißbrauch.

Diagnose: Laryngoskopie (s. Farbtafel **30c**): Sitz der Polypen meist am freien Stimmlippenrand, gestielt oder breitbasig, serös-ödematös, gelegentlich auch hämorrhagisch. Ältere Polypen sehen infolge Fibrosierung und verdicktem Epithelüberzug „derb" aus.

Therapie: Mikrochirurgische endolaryngeale Abtragung unter Schonung des Lig. vocale und M. vocalis. Postoperative Stimmschonung zur ungestörten Epithelisierung des Defektes.

Ist eine Intubationsnarkose kontraindiziert, können die Polypen nach reflexdämpfender Prämedikation und Oberflächenanästhesie unter indirekter Sicht (Spiegel, Lupenlaryngoskop) entfernt werden.

Merke: Die histologische Untersuchung entnommener Polypen ist aus differentialdiagnostischen Gründen immer notwendig.

Reinke-Ödem

Symptome: Heiserkeit, tiefe Sprechstimmlage, Diplophonie. Bei starker Ausprägung und besonders bei Belastung Stridor.

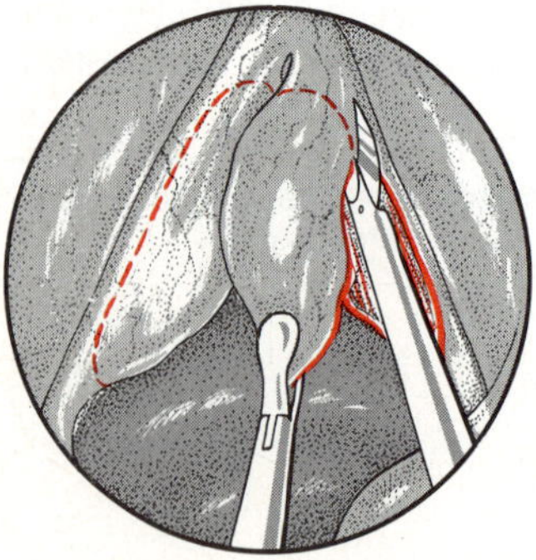

Abb. 4.**17** Dekortikation der Stimmlippen am Beispiel des Reinke-Ödems (die gestrichelte Linie zeigt die Abtragungsgrenzen: die vordere Kommissur wird wegen der Gefahr späterer Synechien zunächst ausgespart)

Pathogenese: Die fast immer beidseitigen breitbasigen Ödemwülste entwikkeln sich im subepithelialen (Reinkeschen) Raum. Vorwiegend sind Berufsgruppen mit starker Stimmbelastung und/oder Raucher betroffen.

Diagnose: Laryngoskopisch: Ein- oder meist beidseitige breitbasige ,,Wassersäckchen‘‘ an den Stimmlippen.

Therapie: Das Lig. vocale schonende, mikrochirurgische Epithel- bzw. Schleimhautabtragung (Dekortikation, ,,stripping‘‘) (Abb. 4.**17**). Bei Befall der vorderen Kommissur zweizeitige Operation zur Vermeidung von Verwachsungen ratsam (CO_2-Laser).

Papillome

Symptome: Je nach Sitz und Ausdehnung Atmungsbehinderung. Heiserkeit, oft hochgradig.

Pathogenese: Virale Genese. Peripubertäre Spontanheilungen werden beobachtet. Nicht wenige erwachsene Patienten leiden seit früher Kindheit an der Papillomatose, dann fakultative Präkanzerose.

Diagnose: Direkte Laryngoskopie und histologische Untersuchung. Papillome können gestielt sein, solitär oder beetförmig wuchern. Ihre Oberfläche ist fahlgelb bis rot, körnig, zottenförmig, oft *himbeerartig*. Auf zusätzliche oropharyngeale bzw. tracheale Papillominseln ist zu achten (s. Farbtafel **31c**).

Therapie: Spontane Rückbildungen kommen selten vor. Immunologische und antivirale Behandlungen, auch Vakzinekuren, ebenso wie die Interferonbehandlung, sind bislang ohne reproduzierbare Effekte geblieben. *Zur operativen Therapie gibt es zur Zeit keine Alternative*. Die mikrochirurgische Abtragung wird zunehmend durch laserchirurgische Techniken ersetzt. Die Probleme der operativen Therapieformen liegen in der starken Rezidivneigung der Papillome bzw. dem Aufschießen neuer Herde, ferner in der Funktionsbeeinträchtigung der Stimmlippen durch Substanzdefekte und Narbenbildungen nach häufigen Eingriffen.

Beachte: Kanzerisierungstendenz der Papillome bei Erwachsenen.

Retentionszysten

Glasige, milchige, manchmal bläulich zystische Tumoren. Schleimdrüsenderivate. Lokalisation: Taschenbänder, Ventrikel, Epiglottis, aryepiglottische Falten und Vallekula.

Kleine Zysten sind manchmal Zufallsbefunde: größere können Globusgefühl, Dysphonie und Atembeschwerden verursachen.

Therapie: Mikrolaryngoskopische Entfernung.

Chondrome

Symptome: Heiserkeit, Dyspnoe, Dysphagie bzw. Globusgefühl je nach Lokalisation.

Pathogenese: Die Tumoren wachsen langsam, sie entstehen häufig aus dem Ringknorpelmaterial.

Diagnose: Laryngoskopisch erkennt man meist subglottisch einen von glatter Schleimhaut überzogenen Tumor. Manchmal äußere Tumorbildung palpabel. Tomographische Untersuchungen geben Auskunft über Lokalisation und Ausdehnung der Tumoren.

Therapie: Operativ in weiten Grenzen. Chondrome sind strahlenresistent.

Leukoplakien, Dysplasien, Carcinoma in situ der Kehlkopfschleimhaut

Leukoplakie ist eine makroskopisch-klinische Bezeichnung, unter der sich Befunde verschiedener Dignität verbergen. Jede Leukoplakie kann das Zeichen einer Präkanzerose oder eines Karzinoms sein und ist unbedingt einer histologischen Abklärung zuzuführen.

Man unterscheidet

Einfache Dysplasie = einfache Epithelhyperplasie ohne Kernatypien, ohne Schichtungs- oder Reifestörungen des Plattenepithels. Klinisch gutartige Veränderung.

Mittelgradige Epitheldysplasie mit Basalzellhyperplasie, Verlust der Basalzellpolarität, mäßige Zellpolymorphie, gering erhöhte Mitoserate und vereinzelt Dyskariosen. Klinisch als Präkanzerose zu bewerten.

Hochgradige Dysplasie mit Basalzellhyperplasie, Verlust der Basalzellpolarität, Zellpolymorphie, erhöhte Mitoserate, zahlreiche Dyskeratosen, Störung der Epithelschichtung. Beim Übergang in das Carcinoma in situ: Steigerung der hochgradigen Dysplasie, Aufhebung der Epithelschichtung, noch keine Stromainvasion. Das Carcinoma in situ kann *Vorläufer,* intraepithelialer Ausläufer und als isolierter satellitärer Nebenherd *Mitläufer* eines Karzinoms sein.

Merke: Plattenepithelkarzinome des Kehlkopfes entstehen aus einer mehr oder weniger lange bestehenden präkanzerösen Vorveränderung und können bei optimaler Diagnostik bereits in diesen Stadien erfaßt werden. Ihre vollständige Entfernung im präinvasiven Stadium bedeutet nicht nur Diagnostik, sondern auch Therapie.

Symptome: Heiserkeit, Fremdkörpergefühl, Räusperzwang.

Pathogenese: Exogene Noxen, z. B. Rauchen; energiereiche Strahlen.

Diagnose: Mikrolaryngoskopie: Stimmlippen- bzw. Kehlkopfschleimhaut rauh, verdickt, (seltener) narbig vertieft, farblich verändert.

Therapie: Die histologisch-morphologische Zuordnung bestimmt Art und Ausmaß der Therapie. Bei reinem Stimmlippenbefall: Dekortikation = mikrochirurgische Abtragung des Stimmlippenepithels. Elimination erkennbarer ätiologischer Noxen.
Die Lasertherapie gewinnt zunehmende Bedeutung.

Bösartige Neubildungen

Larynxkarzinom (s. Farbtafel **32c** sowie **33a–c**)

Unter den Kopf- und Halskarzinomen ist das *Larynxkarzinom* mit etwa 30 % der häufigste Krebs. Das Hauptmanifestationsalter ist das 60. (±15) Lebensjahr. Männer sind derzeit häufiger betroffen als Frauen, wenngleich in den letzten Jahrzehnten die Zahl der weiblichen Patienten in Europa und den USA zunimmt (gesteigerter Zigarettenkonsum der Frauen).

Symptome: Bei Befall der Glottis ist die Heiserkeit das Leit- bzw. Frühsymptom. Weitere Symptome, allein oder in Kombination (abhängig von Lokalisation und Ausdehnung): Fremdkörpergefühl, Räusperzwang, Schmerzen im Kehlkopfbereich oder ausstrahlend, Dyspnoe, Dysphagie, Husten, Hämoptysen.

Ferner: regionäre Lymphknotenmetastasen!

Beachte: Eine Heiserkeit, die über 2–3 Wochen anhält, ist immer fachärztlich abzuklären. Dies zu unterlassen ist fahrlässig.

Pathogenese: Über Dysplasien des Epithels, vor allem über das Carcinoma in situ, kann sich das invasive Karzinom entwickeln. Mehr als 90 % der Kehlkopfkarzinome sind verhornende und nicht verhornende Plattenepithelkarzinome.

Seltene maligne Sonderformen: Verruköses Karzinom, Adenokarzinom, Karzinosarkom, Fibro- und Chondrosarkom.

Die meisten Patienten mit Plattenepithelkarzinomen des Larynx waren oder sind starke Zigarettenraucher, oft in Kombination mit starkem Alkoholgenuß. Seltener: Chronische Kontamination mit Schwermetallen wie Chrom, Nickel, Uran bzw. mit Asbest; energiereiche Strahlen.

Die Häufigkeit der Tumorlokalisation im Kehlkopf ist anscheinend ethnisch variabel. Zum Beispiel ist das supraglottische Karzinom in Spanien und in Teilen Südamerikas häufiger als in der Bundesrepublik Deutschland.

Die lokal-regionale Ausbreitung des Kehlkopfkarzinoms erfolgt infiltrierend mukös und submukös bzw. metastasierend über Lymph- und/oder Blutbahnen. Gewisse vaskuläre Ausbreitungsgrenzen sind embryogenetisch vorgegeben (s. S. 388 u. Abb. 4.**4**, S. 393). So verbleiben in der Regel supraglottische Karzinome (zunächst) supraglottisch mit kranialer und präepiglottischer Wachstumstendenz, glottische Karzinome wachsen selten nach supraglottisch, eher nach subglottisch. Unter einem *transglottischen Karzinom* versteht man das Karzinom des glottischen Raumes, des Morgagnischen Ventrikels und des Taschenbandes, bei dem sich der Entstehungsort nicht mehr erkennen läßt (s. Farbtafel **33b**). *Die Ausprägung der intralaryngealen Lymphkapillaren* (s. S. 392) *beeinflußt die Häufigkeit der regionären Lymphknotenmetastasen.* Weitere, die Metastasierungsfrequenz beeinflussende Faktoren sind Erkrankungsdauer, Differenzierungsgrad, Größe und

Sitz des Tumors. Lymphknotenmetastasen zum Zeitpunkt der Diagnosestellung sind bei Karzinomen der Stimmlippen sehr selten; bei subglottischen dagegen in ≈20 %; bei supraglottischen in ≈40 % und bei transglottischen in ≈40 % zu finden.

Kontralaterale Metastasen sind bei einseitigen glottischen Primärtumoren selten. *Bilaterale Metastasen* entstehen häufiger dann, wenn das Karzinom die Mittellinie (z. B. vordere, hintere Kommissur, Trachea) überschreitet oder primär supraglottisch wächst.

Hämatogene Fernmetastasen sind beim Kehlkopfkarzinom zum Zeitpunkt der Diagnose relativ selten. Auf *Zweitkarzinome* im Respirations- und Digestionstrakt muß geachtet werden.

Diagnose: Die klinische Diagnose erwächst zunächst aus dem Spiegelbefund oder der Lupenlaryngoskopie. Die Untersuchungen orientieren über Tumorsitz und -ausdehnung und über die Beweglichkeit der Stimmlippen (Tab. 4.**9**). Von entscheidender Bedeutung ist die Stützlaryngoskopie mit Einsatz des Operationsmikroskops (s. Abb. 4.**8**, S. 398). Sie ermöglicht die exakte Beurteilung der Tumorlokalisation und -ausdehnung, den Einblick in „tote Winkel" (z. B. Morgagnische Ventrikel; Sinus piriformes) sowie die Erfassung des oberflächlichen Erscheinungsbildes (knotig, exophytisch, granulomatös, ulzerierend) (s. Farbtafel **33a–c**).

Differentialdiagnose: Chronische Laryngitis und ihre Sonderformen; gutartige endolaryngeale Neubildungen.

Therapie: Unbehandelt führt das Kehlkopfkarzinom vom Zeitpunkt seiner klinischen Manifestation an durchschnittlich innerhalb von 12 Monaten zum Tode durch Erstickung, Blutungen, Metastasen, Infektion, Kachexie. Kardiovaskuläre, pulmonale Erkrankungen und der Diabetes mellitus sind erfahrungsgemäß therapie- und verlaufsmitbestimmend. Die *radiologische* und *operative* Therapie haben beim Kehlkopfkarzinom – abhängig von Tumorlokalisation und -stadium – unterschiedliche Indikationen, sie werden oft auch kombiniert eingesetzt (s. unten). Demgegenüber ist – beim heutigen Entwicklungsstand – die *Chemotherapie* bei dieser Tumorart (noch) bedeutungslos. Die *Radiotherapie* erfolgt vorwiegend als Telekobalt-Megavoltbestrahlung. *Ähnlich günstige Ergebnisse wie durch die Operation werden durch sie nur bei glottischen Tumoren des Stadiums T_1N_0, unter Umständen auch noch im Stadium T_2N_0 erzielt.*
Bei allen anderen Tumorlokalisationen und -stadien, vor allem beim Vorliegen regionärer Lymphknotenmetastasen, ist die operative Behandlung der alleinigen Radiotherapie eindeutig überlegen.

Zu bedenken ist vor allem bei jüngeren Patienten die Gefahr eines radiogenen Karzinoms nach einer Latenzzeit von mehreren Jahren. Ferner müssen der Bestrahlung nicht operationsfähige und nicht operationswillige Karzinomkranke oder – palliativ – inoperable Tumormanifestationen im Kehlkopfbereich zugeführt werden. Auch der Mitbefall des Hypopharynx beim Kehl-

Tabelle 4.**9** Klassifikation und Häufigkeitsverteilung des Kehlkopfkarzinoms (die Stadienzuordnung nach den Regeln des TNM-Systems ergibt sich aus Abb. 6.**18**, S. 513)

Glottis ≈ 65 %	T_{is} = präinvasives Karzinom (Carcinoma in situ) T_1 = Tumor beschränkt auf die Glottis mit normaler Beweglichkeit der Stimmlippen T_{1a} = Befall einer Stimmlippe T_{1b} = Befall beider Stimmlippen T_2 = Tumor mit Übergang auf die Subglottis oder die Supraglottis (s. Farbtafel **33 a**) bei normaler oder eingeschränkter Beweglichkeit der Stimmlippen T_3 = Tumor beschränkt auf den Larynx mit Fixation einer oder beider Stimmlippen (s. Farbtafel **33 b**) T_4 = Tumor überschreitet den Larynx, z. B. Einbruch in das Kehlkopfknorpelgerüst oder den Sinus piriformis oder die Postkrikoidregion oder die Haut
Subglottis ≈ 5 %	T_{is} = präinvasives Karzinom (Carcinoma in situ) T_1 = Tumor beschränkt auf die Subglottis mit normaler Beweglichkeit der Stimmlippen T_{1a} = Befall einer subglottischen Seite T_{1b} = Befall beider subglottischen Seiten T_2 = Tumor der subglottischen Region mit Übergang auf eine oder beide Stimmlippen T_3 = Tumor beschränkt auf den Larynx mit Fixation einer oder beider Stimmlippen T_4 = Tumor überschreitet den Larynx, z. B. Einbruch in die Postkrikoidregion oder die Trachea oder die Haut
Supraglottis ≈ 30 %	T_{is} = präinvasives Karzinom (Carcinoma in situ) T_1 = Tumor beschränkt sich auf die Supraglottis mit normaler Beweglichkeit der Stimmlippen T_{1a} = Tumor beschränkt auf die laryngeale Fläche der Epiglottis oder auf eine aryepiglottische Falte oder auf einen Morgagni-Ventrikel oder auf eine Taschenfalte T_{1b} = Tumor befällt die Epiglottis und dehnt sich auf Morgagni-Ventrikel oder Taschenfalten aus T_2 = Tumor der Epiglottis und/oder der Morgagni-Ventrikel oder der Taschenfalten, ausgedehnt auf die Stimmlippen ohne Fixation T_3 = Tumor beschränkt auf den Larynx mit Stimmlippenfixation und/oder Destruktion oder anderen Zeichen von Tiefeninfiltration T_4 = Tumor überschreitet den Larynx und befällt z. B. den Sinus piriformis oder die Postkrikoidregion oder die Vallekula oder die Zungenbasis

kopfkarzinom kann eine Indikation für die Radiotherapie sein, da hierbei selbst ausgedehnte Operationen keine Besserung der bei 20 % liegenden 5-Jahres-Überlebenszeit erbringen.

Die Kombination beider Behandlungsweisen (Operation und postoperative Radiotherapie) bringt bei sorgfältiger Indikation in fortgeschrittenen Stadien offenbar die besten Resultate.

Komplikationen nach Strahlentherapie: Langdauernde Ödeme, die lokale Überwachung und Rezidiventdeckung sehr schwierig machen; zugrunde liegt meist eine Strahlenperichondritis, die zu Knorpelnekrose führen und zur Laryngektomie zwingen kann. Dysphagie, Ageusie, Xerostomie und Siccasyndrom. Rezidivtumor und/oder lymphogene Metastasierung. Erheblich schlechtere Wundheilung und Prognose, falls nach voller Strahlenbelastung der Tumor operativ entfernt werden muß.

Operative Therapiemöglichkeiten des Kehlkopfkarzinoms

1. *Mikrochirurgische Dekortikation der Stimmlippe.*

Indikation: Hochgradige Dysplasie und unter strenger Indikation Carcinoma in situ.

2. *Chordektomie (= Stimmlippenentfernung)*

Indikation: Stimmlippenkarzinom bei beweglicher Stimmlippe (T_1N_0, T_2N_0).

Operatives Prinzip (Abb. 4.**18a–c**, S. 427): Temporäre Spaltung des Schildknorpels (= Thyreotomie); Exzision der befallenen Stimmlippe (= Chordektomie); Schildknorpelverschluß. – Funktionelle Folgen: Atmung normal; Stimme rauh bis heiser, im Verlauf von Monaten durch stimmlippenähnliche Narbenbildung im Chordektomiebereich sich oft zunehmend normalisierend.

3. *Larynxteilresektion (vertikal oder horizontal)*

Teilresektionen (= partielle Laryngektomien) werden bei Kehlkopfkarzinomen eingesetzt, bei welchen wegen ihrer Ausdehnung und/oder Lokalisation eine Chordektomie nicht mehr in Frage kommt, eine Totalexstirpation jedoch noch nicht notwendig ist. Kehlkopfteilresektionen sind somit *funktionsschonend; sie erhalten Stimmbildungsfähigkeit und den normalen Atemweg*. Ihr Erfolg hängt davon ab, daß eine sehr strenge Indikationsstellung und große operative Erfahrung die restlose Entfernung des Tumors sicherstellen.

Vertikale Teilresektion: *Operatives Prinzip* (Abb. 4.**19a** u. **b**, S. 427): Mehrere Methoden verfügbar, denen gemeinsam ist, daß durch sie ein mehr oder weniger breiter vertikaler Abschnitt des Schildknorpels und u. U. auch Ringknorpels samt endolaryngealen Weichteilen und dort befindlichem Tumor entfernt wird. – Bei streng einseitigem Tumorwachstum kann eine *Hemilaryngektomie* (= Entfernung einer Kehlkopfhälfte) ausgeführt werden.

Horizontale Teilresektion: *Operatives Prinzip* (Abb. 4.**20a** u. **b**, S. 428): Komplette Absetzung der supraglottischen Larynxetage unter Erhaltung beider Stimmlippen und ihrer Stellknorpel.

Gefahr: ,,Randrezidive‘‘ bei fehlerhafter Indikation und/oder Operationstechnik.

Funktionelle Folgen nach Teilresektionen: Erhaltung der normalen Atemwege und der Stimmfunktion – letzteres abhängig vom Resektionsmodus mit unterschiedlich gutem Ergebnis. Unter Umständen vorübergehende, besonders bei älteren Menschen auch längeranhaltende Schluckstörungen.

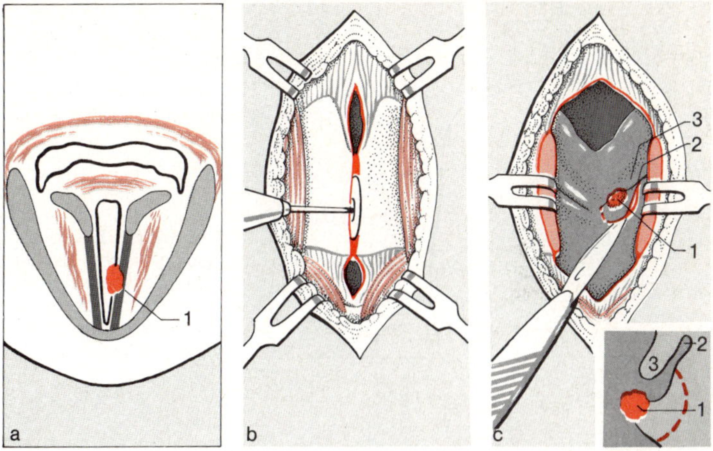

Abb. 4.**18a–c** Chordektomie. **a** Karzinom in der Stimmlippenmitte. **b** Thyreotomie: Durchtrennen des Schildknorpels mit rotierender Säge, in der Zeichnung ist die dann folgende Schnitterweiterung in das Lig. conicum kaudal bzw. in die Membrana thyreohyoidea kranial hier schon vorweggenommen. **c** Exzision des befallenen Stimmlippenanteils mit notwendiger Sicherheitszone: 1 Stimmlippe mit Tumor, 2 Sinus Morgagni, 3 Taschenfalte

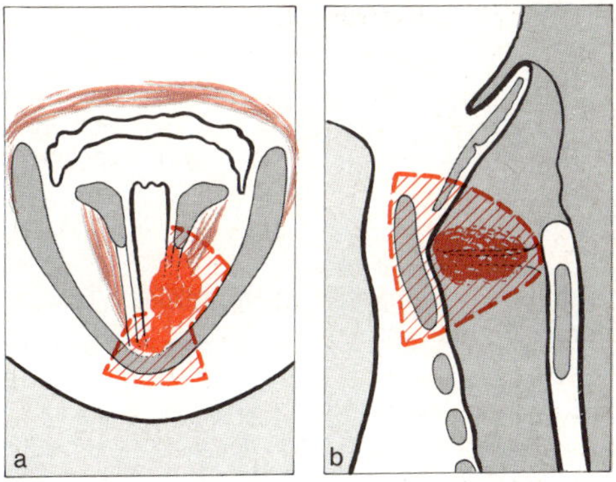

Abb. 4.**19a** u. **b** Vertikale (frontolaterale) Teilresektion (Resektionsbereich schraffiert, Resektionsgrenzen gestrichelt)

4. *Totalexstirpation des Larynx (= Laryngektomie)*
Unter Umständen kombiniert mit der Entfernung des benachbarten Schlundes (= Laryngopharyngektomie; „erweiterte Laryngektomie"). Indikationen: Malignome, die mit Chordektomie oder Teilresektion nicht zuverlässig entfernt werden können und/oder Strukturen der Kehlkopfnachbarschaft

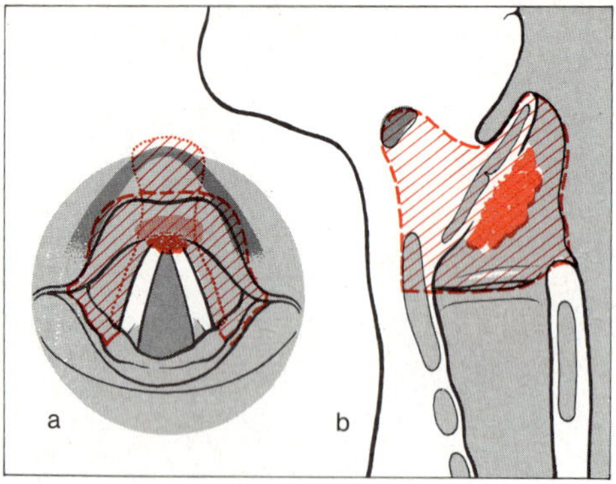

Abb. 4.**20a** u. **b** Horizontale (supraglottische) Teilresektion (Resektionsbereich schraffiert, Resektionsgrenzen gestrichelt bzw. im nicht einsehbaren Bereich punktiert)

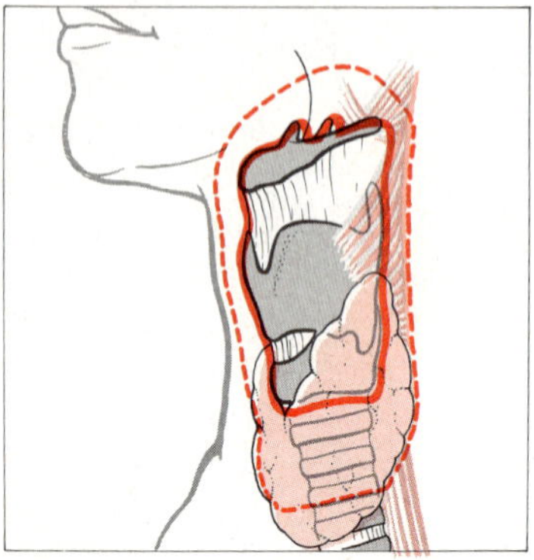

Abb. 4.**21** Resektionsbereich für die Laryngektomie (umrandet). Bei Mitbefall der Zunge, des Hypopharynx, der oberen Trachea, der Schilddrüse sind die Resektionsgrenzen entsprechend zu erweitern (gestrichelt)

(Zunge, Hypopharynx, Schilddrüse, Trachea) mitergriffen haben. Ferner Tumoren, die erfolglos bestrahlt wurden oder nach Teileingriffen rezidivieren.

Operatives Vorgehen (Abb. 4.**21**–4.**24**, S. 428 ff.): Entfernung des gesamten Kehlkopfes vom Zungengrund bis zur Trachea – falls notwendig unter zusätzlicher Mitnahme von Teilen der Zunge, des Pharynx, der Trachea und/oder der Schilddrüse. Bei Resektion großer Teile des Pharynx und/oder der Zunge müssen in gleicher Sitzung zusätzlich plastisch-rekonstruktive Maßnahmen zur Wiederherstellung der Schluckwege durchgeführt werden. – Funktionelle Folgen: *Atmung* nur über Tracheostoma möglich. *Schlucken* nach Wundheilung problemlos. *Stimme:* Entweder Ausbildung der Ösophagus-Ersatzstimme (s. unten) oder Anlegen einer „Neoglottis" (s. unten) oder Stimmbildung mittels äußerer technischer Hilfsmittel („elektronischer Kehlkopf").

Komplikationen nach Laryngektomie: Ausbildung von pharyngokutanen Fisteln; rezidivierende Tracheobronchitis.

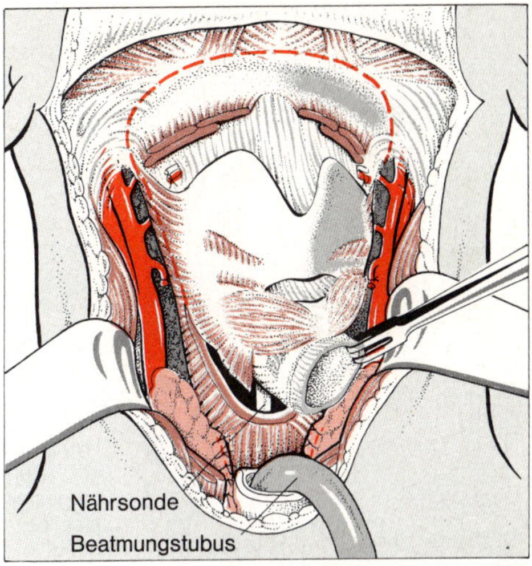

Abb. 4.**22** Laryngektomie: Nach U-förmigem Schnitt wird der zu präparierende Haut-Platysma-Lappen vorübergehend kranial über das Kinn geklappt. Der Kehlkopf mit Zungenbein (rot gestrichelte Linie oben) ist aus seiner Verbindung mit den umgebenden Weichteilen gelöst und unten von der Trachea abgesetzt, kaudal Abtrennung von Ösophagus/Hypopharynx (entsprechendes Vorgehen auch von kranial nach kaudal möglich). Nährsonde im eröffneten Hypopharynx sichtbar. Seitlich im unteren Bildteil erkennt man (hellrot) die durchtrennte und nach lateral vernähte Schilddrüse

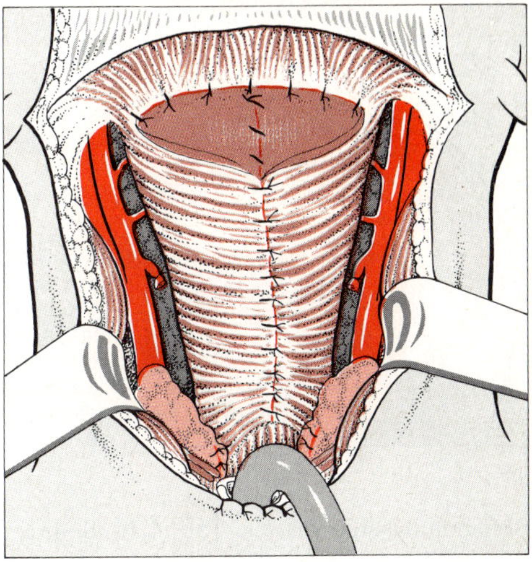

Abb. 4.**23** Zustand nach Entfernung des Kehlkopfes und schichtweisem Verschluß der Pharynxschleimhaut

Beachte: Die Entfernung des Primärtumors im Rahmen der Teilresektion oder der Totalexstirpation des Larynx ist bei klinisch manifesten Lymphknotenmetastasen mit der „kurativen" Neck dissection (s. S. 518) en bloc indiziert (Abb. 4.**25**, S. 430). Ist die statistische Wahrscheinlichkeit lymphogener Metastasierung bei einzelnen Tumorlokalisationen sehr groß, führen viele Operateure eine *modifizierte Neck dissection* auch dann durch, wenn Lymphknotenmetastasen klinisch (noch) nicht nachweisbar sind (s. Abb. 6.**22**).

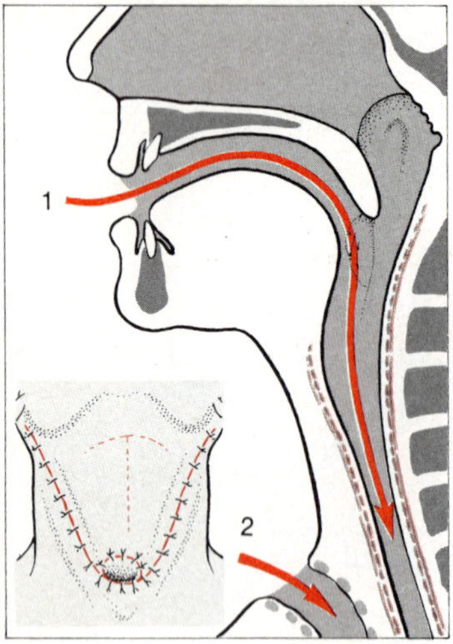

Abb. 4.**24** Situation nach Abschluß der Laryngektomie. Der wieder zurückgeschlagene U-förmige Hautlappen bedeckt unmittelbar den neugebildeten Hypopharynxtrichter, T-förmige Hypopharynxnaht durchschimmernd gezeichnet (Detailbild links): 1 Speisewege wieder hergestellt, Schlucken nach Wundheilung problemlos, 2 Tracheostoma = neue Atemöffnung

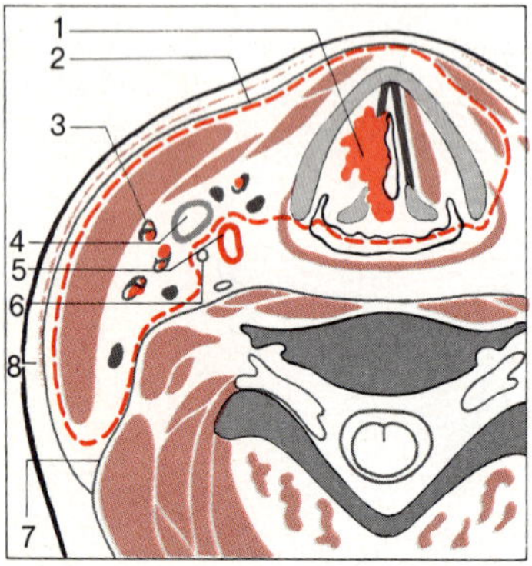

Abb. 4.**25** Laryngektomie mit Neck dissection en bloc (Resektionsbereich gestrichelt): 1 Kehlkopf mit Tumor, 2 oberflächliche Halsfaszie, im Bereich der Neck dissection identisch mit der Resektionsgrenze (gestrichelt), 3 zervikale Lymphknoten, 4 V. jugularis interna, 5 A. carotis, 6 N. vagus, 7 tiefe Halsfaszie, 8 Platysma

Behandlungsergebnisse s. Tab. 4.**10**, S. 431.

Rehabilitationsmaßnahmen bei Kehlkopflosen

1. *Stimme und Sprache*

a) Erlernen der sog. Ösophagus-Ersatzstimme unter Anleitung eines Logopäden (Speiseröhre = Windkessel; Speiseröhrenmund = Pseudoglottis) bei 85 % der Laryngektomierten möglich (körpereigene Ersatzstimmbildung).

b) Statt dessen operative Anlegung eines Fistelganges zwischen Trachealstumpf und Pharynx bzw. Ösophagus („Neuglottis"), mit oder ohne mecha-

Tabelle 4.**10** 5-Jahres-Überlebensrate bei Kehlkopfkarzinomen

Tumorart	%	Therapieform
Glottisches Karzinom		
T_1N_0	>90	Operation *oder* Strahlentherapie
T_2N_0	70–80	Operation *oder* Strahlentherapie
T_3	60–70	Operation oder kombiniert operativ-radiologisch
T_4	<50	Operation oder kombiniert operativ-radiologisch
Supraglottisches Karzinom		
T_1 und T_2	80	Operation oder kombiniert operativ-radiologisch
T_3 und T_4	50–60	Operation oder kombiniert operativ-radiologisch
Subglottisches Karzinom	<40	Operation oder kombiniert operativ-radiologisch
Transglottisches Karzinom	<50	Operation oder kombiniert operativ-radiologisch

Das Vorhandensein von regionären *Lymphknotenmetastasen* reduziert die genannten Zahlen *wesentlich*, sind die Metastasen fixiert, d. h. mit der Umgebung verwachsen, *entscheidend* (s. S. 512 ff.).

nisch-technische Zusätze. Diese Verfahren haben derzeit noch zahlreiche funktionelle Nachteile.

c) Verwendung eines elektronischen Tonerzeugers („elektronischer Kehlkopf"), der von außen Schwingungen auf die Pharynxwand bzw. den Mundboden überträgt (= körperfremde Ersatzstimmbildung).

2. *Tracheostoma*

a) Da Atmung nur über Tracheostoma möglich, Probleme beim Duschen, Baden, Schwimmen, die jedoch mit abdichtenden schnorchelähnlichen Vorrichtungen zu meistern sind.

b) Sobald Tracheostoma stabilisiert, Trachealkanüle meist nicht mehr notwendig. Falls Tracheostoma nicht spontan ausreichend weit offen bleibt, Einsatz von individuell angepaßten Kurzkanülen („Stomaknopf") bzw. operative Stomaerweiterung.

c) Durch Wegfall der „Konditionierung" der Einatmungsluft oft Neigung zu Tracheitis mit Borkenbildung – besonders im Frühjahr und Herbst; therapeutische Maßnahmen s. S. 414 u. 417.

3. *Soziale Eingliederung*

Vor Operation ausführliche Instruktion von Patient und Angehörigen über künftige Funktionsausfälle; *nach* Operation ärztliche und psychologische Führung notwendig. Anschluß an eine der Kehlkopflosen-Vereinigungen ratsam!

Hypopharynx

Anatomie: s. S. 305.

Die wichtigsten Erkrankungen sind: Fremdkörper (s. Farbtafel **35a**); Pulsionsdivertikel (s. S. 306, Abb. 3.**7**) und das *Karzinom* (s. Farbtafel **33d**).

Hypopharynxkarzinom

Die TNM-Klassifikation unterscheidet drei Regionen (s. Abb. 4.**26**):

- Sinus piriformis (s. Farbtafel **33d**),
- hintere Rachenwand,
- Postkrikoidregion (s. Farbtafel **34a**).

Stadienzuordnung (s. auch S. 306):

- T_1: Tumor auf eine Region begrenzt,
- T_2: Tumor erfaßt zwei Regionen,
- T_3: Tumor überschreitet die Grenzen des Hypopharynx zu Kehlkopf, Ösophagus, Halsweichteilen.

Symptome: In über 40 % der Fälle führt eine laterozervikale Schwellung = regionäre Lymphknotenmetastase den Patienten zum Arzt. (Typischer Sitz: unterhalb des Kieferwinkels, unter dem M. sternocleidomastoideus.) Dysphagie bis zur Schmerzhaftigkeit mit Ausstrahlungen ins Ohr. Stimm- und Respirationsstörung bei Kehlkopf- bzw. Rekurrensbefall. Foetor ex ore. Blutiger Auswurf.

Pathogenese: Die für das Hypopharynxkarzinom früher häufig benutzte Bezeichnung „äußeres Kehlkopfkarzinom" ist aus anatomischen und klinischen Gründen nicht haltbar.

Alkohol- und Nikotinabusus lassen den Altersgipfel in letzter Zeit erkennbar absinken. Verhältnis Männer zu Frauen zum Beispiel in der Bundesrepublik Deutschland 80 : 20. In skandinavischen Ländern tritt der Tumor, vor allem das postkrikoidale Karzinom, beim weiblichen Geschlecht häufiger auf, wobei ein Zusammenhang mit dem Plummer-Vinson-Syndrom diskutiert wird. Etwa 50 % der Patienten weist das Tumorstadium T_3N_{1-2} bei Behandlungsbeginn auf. Eine besonders hohe Metastasierungsrate liegt bei den Karzinomen der posterolateralen Rachenwandungen bzw. des der Postkrikoidregion vor, bei letzteren häufig bilateral. Hämatogene Fernmetastasen zum Zeitpunkt der Diagnose in 10 % (Lunge, Leber, Skelett) nachweisbar; bei Autopsien bis zu 80 %. Histologisch handelt es sich nahezu ausschließlich um wenig differenzierte Plattenepithelkarzinome.

Häufigkeitsreihe der Hypopharynxkarzinome: Sinus piriformis, dann hintere Rachenwand, seltener Postkrikoidregion (Abb. 4.**26**).

Diagnose: Die Frühsymptomatik wird durch Mißachtung der Schluckstörun-

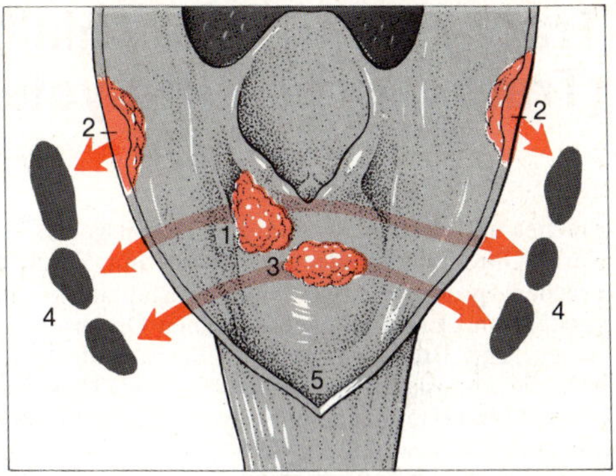

Abb. 4.**26** Karzinomlokalisationen im Hypopharynx (1, 2, 3) und lymphogene Metastasierungswege (Hypopharynx dorsal aufgeschnitten, kaudal Ösophagusmund [5]). 1 Sinus piriformis, 2 hintere Rachenwand, 3 Postkrikoidregion, 4 Kette der tiefen Halslymphknoten entlang der V. jugularis interna

gen und durch Fehldeutungen der Halslymphknotenschwellung (Metastase) oft durch Patient und auch Arzt verzögert. Die Zeitspanne zwischen Frühsymptom und erstem Arzt-(Facharzt-)Besuch wird durch die begrenzte Einsehbarkeit der Hypopharynxregionen bei den üblichen indirekten Spiegeluntersuchungen noch vergrößert. Die endoskopische Untersuchung ist bei jedem Verdacht auf ein Hypopharynxkarzinom unerläßlich. Man erkennt ulzerierende oder exophytisch wachsende Tumorgebilde. Sie sind oft von peritumorösen Ödemen umgeben und von Speichelansammlungen und Speiseresten bedeckt.

Beachte: Laterozervikale Lymphknotenmetastasen bei „okkultem Primärtumor" erfordern die spezielle Untersuchung des Hypopharynx.

Therapie: Im Hinblick auf Tumorsitz und -ausdehnung sowie die lymphogene oder hämatogene Metastasierung ist eine operative Therapie nur in einer begrenzten Zahl von Fällen sinnvoll. Ist die operative Behandlung möglich, so besteht sie in der Pharyngektomie und bei Larynxbeteiligung in der Pharyngolaryngektomie.

Wegen der sehr hohen Metastasierungsfrequenz in die Halslymphknoten ist meist die ein- oder doppelseitige Neck dissection erforderlich. Rekonstruktive plastische Operationen zum Verschluß und Wiederaufbau der Speisewege mit myokutanen Lappen aus Hals-, Nacken- und/oder Brustregion sind oft notwendig.

Limitiert werden alle therapeutischen Maßnahmen durch das meist fortgeschrittene Stadium der Erkrankung und dem damit verbundenen schlechten Allgemeinzustand der Patienten. In frühen Stadien läßt sich operativ und ergänzend radiotherapeutisch eine 5-Jahres-Überlebenszeit von 20–30 % erzielen. Im Stadium T_3 mit zervikalen Lymphknotenmetastasen liegen die operativ und radiotherapeutisch erzielbaren Ergebnisse unter einer 5-Jahres-Überlebensquote von 20 %.

Trachea und Bronchialbaum (Tracheobronchialsystem)

Trachea und Bronchialsystem sind Arbeitsgebiet verschiedener Disziplinen. Die Hals-Nasen-Ohren-Heilkunde ist insofern mit Trachea und Bronchien befaßt, als die Trachea – großenteils ohnehin im Halsbereich lokalisiert – eine Fortsetzung des Larynx darstellt und Erkrankungen des einen Organs oft auch das andere in Mitleidenschaft ziehen. Das Bronchialsystem ist deshalb otorhinolaryngologisches Interessengebiet, weil die endoskopische Diagnostik und Therapie (Bronchoskopie) von der Hals-Nasen-Ohren-Heilkunde entwickelt wurde und auch heute praktiziert wird. Letzteres schließt nicht aus, daß mittlerweile auch andere, an Bronchialerkrankungen interessierte Spezialfächer (Bronchologie, Thoraxchirurgie) sich der diagnostischen Möglichkeiten der Bronchoskopie bedienen. Die folgende Übersicht begnügt sich mit der Darstellung des Stoffes aus der Sicht der Otorhinolaryngologie und stellt damit den Anschluß zu den Nachbardisziplinen her.

Angewandte Anatomie und Physiologie

Anatomische Grundlagen

Die *Trachea* ist am Ringknorpel des Kehlkopfes (dem engsten starren Wandelement des Luftrohres!) aufgehängt und über diesen in die Bewegungen der Mundboden- und Halsmuskeln mit einbezogen. Die Länge der Luftröhre beim Erwachsenen beträgt 10–13 cm. 16–20 hufeisenförmige Knorpelspangen halten das Luftröhrenlumen offen, die Rückseite des Rohres wird durch den Paries membranaceus (= Pars membranacea) gebildet. Sie hat Kontakt mit der Speiseröhrenwand.

In Höhe des 6. Brustwirbels liegt die Bifurkation bzw. der Abgang der beiden Hauptbronchien (der Teilungssporn, die Karina, hat einen durchschnittlichen Öffnungswinkel von 55 Grad, wobei der rechte Hauptbronchus steiler (etwa 17 Grad), der linke flacher (etwa 35 Grad) von der Mittellinie abweicht (Abb. 4.**27**).

Der *Bronchialbaum* weist eine extra- und eine intrapulmonale Verlaufsstrecke auf, wobei die hufeisenförmigen Knorpelspangen der Bronchuswand zur Peripherie hin sich mehr und mehr in Reifen umwandeln, die den ganzen Bronchus umfassen. Die Bronchiolen besitzen keine knorpeligen Wandelemente, sondern nur spiralig angeordnete Muskulatur. Lumenveränderungen werden durch die Bronchusmuskulatur und in den mittleren und kleinen Bronchien zusätzlich durch Bronchialvenen (Schwellkissenfunktion) bewirkt.

Die Auskleidung von Trachea und Bronchialsystem besteht aus respiratorischer Schleimhaut, die zur Peripherie hin immer flacher wird und in den Bronchioli in ein einschichtiges kubisches Epithel übergeht.

Blutgefäßversorgung: Die Trachea wird vorwiegend von der A. thyreoidea inferior versorgt, Verbindungen bestehen auch zur A. thyreoidea superior. Die Bronchien und die Bifurkation erhalten direkt aus der Aorta ihre Blutversorgung über die Aa.

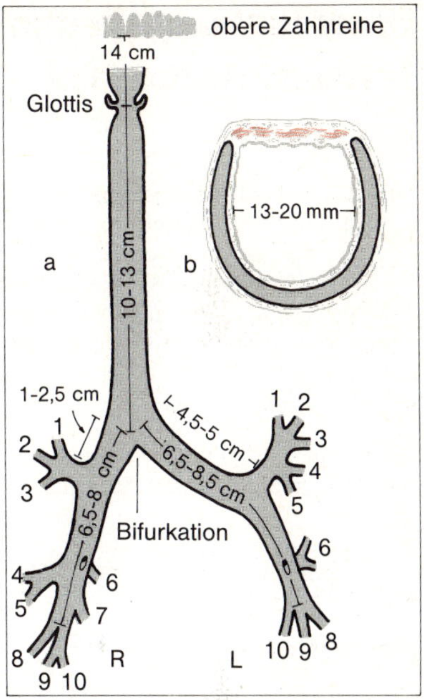

Abb. 4.**27** Trachea und Bronchialbaum (a) sowie Querschnitt des Trachealrohres (b).
Nomenklatur der Segmentbronchien: R(echts): 1 apikal, 2 posterior, 3 anterior, 4 lateral, 5 medial, 6 apikal, 7 kardial, 8 anterobasal, 9 laterobasal, 10 posterobasal (1 + 2 + 3 = Oberlappen, 4 + 5 = Mittellappen, 6 + 7 + 8 + 9 + 10 = Unterlappen). – L(inks): 1 apikal, 2 posterior, 3 anterior, 4 superior, 5 inferior, 6 apikal, 8 anterobasal, 9 laterobasal, 10 posterobasal (1 + 2 + 3 + [4 + 5 = Lingula] = Oberlappen, 6 + 8 + 9 + 10 = Unterlappen)

bronchiales. Mit den Aa. pulmonales (für das Lungengewebe) bestehen zahlreiche Anastomosen.

Lymphgefäßversorgung: Für die Trachea hauptsächlich Anschluß an das Lymphgefäßnetz des Halses, aber auch Verbindung zum thorakalen Lymphsystem (Metastasenausbreitung!).

Nervale Versorgung: N. vagus und Truncus sympathicus.

Die Topographie der zentralen Anteile des Bronchialbaumes geht aus Abb. 4.**27** hervor.

Physiologische Grundlagen

Selbstreinigungsmechanismus, Sekret usw. s. S. 182 ff.

Der Mukoziliarapparat transportiert in Richtung Larynx. Die in der Nase eingeleitete Anwärmung der Atemluft, die Anfeuchtung und die Reinigung werden in den tiefen Luftwegen vervollständigt, so daß man unter normalen anatomischen Bedingungen mit einer intratrachealen Temperatur der Atemluft von 36° C (bei einer Außentemperatur oberhalb 0° C) und 27° C (bei einer Außentemperatur von minus 15° C) rechnen kann. Bei vorwiegender Mundatmung liegen diese Temperaturen deutlich niedriger! Bei normaler Atmung liegt die relative Luftfeuchtigkeit intratracheal bei 99 %, bei Mundatmung deutlich darunter!

Untersuchungsmethoden

Tracheobronchoskopie

Für die Endoskopie der Luftröhre und des Bronchialbaumes stehen zwei verschiedene Endoskop-Prinzipien zur Verfügung.

1. Die Tracheobronchoskopie mit dem *starren Rohr* (Abb. 4.**28a–d**), historisch die ältere Methode, die auch heute noch die universellere, ergiebigere mit dem größeren Indikationsbereich ist und
2. die Tracheobronchoskopie mit dem *flexiblen Glasfiberendoskop* (Fiberskop) (Abb. 4.**29**), die bei einigen speziellen Indikationen den Vorzug verdient. Beide Methoden ergänzen sich.

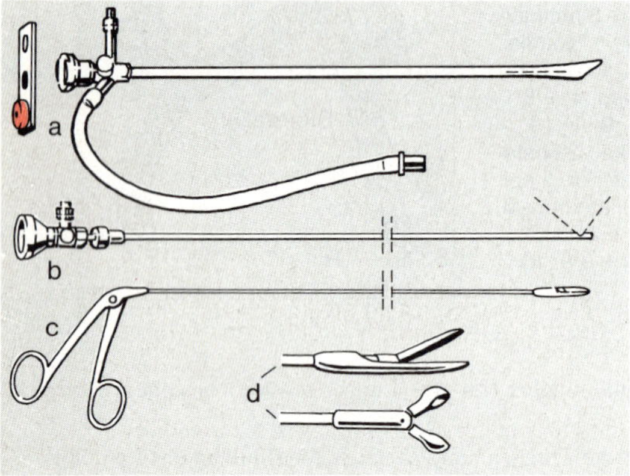

Abb. 4.**28a–d** Starres Tracheobronchoskop. **a** Bronchoskoprohr mit Narkoseführung, Lichtstutzen und Wechselfenster, **b** Bronchoskop-Optik, **c** Instrument für endoskopische Anwendung mit verschiedenen Arbeitsansätzen (**d**)

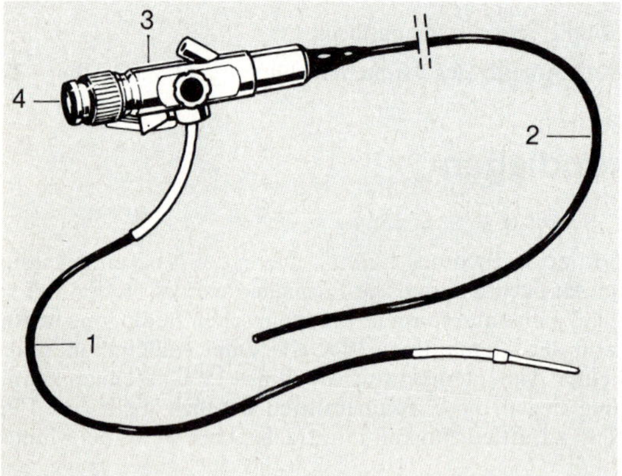

Abb. 4.**29** Fiberbronchoskop (flexibel): 1 Kaltlichtkabel, 2 flexible Glasfaseroptik, 3 Bedienungshandgriff mit Steuerung, 4 Okular

Tabelle 4.11 Indikation zur Tracheobronchoskopie

Tracheobronchoskopie mit starrem Rohr
als *therapeutischer Eingriff*
- Notfallbronchoskopie als Überbrückungsmaßnahme bei plötzlicher obstruktiver respiratorischer Insuffizienz (Atemnot)
- Entfernung endotrachealer oder endobronchialer Fremdkörper
- Blutstillung bei Blutungsherden in Trachea oder Bronchialsystem
- Beseitigung von Sekretretentionen bei obstruktiven Lungen- oder Trachealerkrankungen („Lavage")
- Punktion von tuberkulösen Lymphknoten im Karinabereich (Bronchialtuberkulose, Lymphknotendurchbruch) und bei Lungenabszeß
- Laseranwendung zur Abtragung gutartiger endotrachealer oder endobronchialer Wucherungen und Narbensegel

als *diagnostischer Eingriff* bei
- Tracheal- und Bronchialstenosen
- Verdacht auf Trachealtumor oder Tumor in der Luftröhrennachbarschaft (Beurteilung der Wandelastizität, Verdrängbarkeit usw.)
- Verdacht auf Bronchialtumor
- ungeklärtem langdauerndem Reizhusten sowie pfeifendem Atemgeräusch (Wheezing)
- Hämoptoe und Hämoptyse unklarer Ursache
- Verdacht auf Tracheal- oder Bronchialtrauma
- Notwendigkeit einer transtrachealen oder transbronchialen Punktion (Lymphknoten oder zentral gelegene Tumoren)
- Notwendigkeit einer Zangenbiopsie und/oder Bronchusspülung
- Bronchiektasen und/oder Bronchographie (heute seltene Indikationen!)

Vorteile: Sehr vielseitig! Ermöglicht Übersichtsendoskopie, auch bei Blutung sowie Fremdkörperextraktion. Exzellente Bildqualität

Nachteile: Schwierige Handhabung bei anatomischen Hindernissen (Kyphoskoliose). Begrenzte Reichweite in die Peripherie. Stärkere Belastung des Patienten als mit Fiberskop

Tracheobronchoskopie mit flexiblem Bronchoskop
als *diagnostischer Eingriff* bei
- Verdacht auf periphere, d. h. distal der Segmentostien lokalisierte Bronchialtumoren
- abgeklungene Hämoptoe unklarer Genese
- unklaren Lungenparenchymaffektionen
- Pleuraerguß unklarer Genese
- protrahiert abklingender Pneumonie; interstitielle Pneumopathien
- Mittellappensyndrom

Vorteile: Weit in die Peripherie dirigierbar – bis zur 5. Bronchus„generation" (Ergänzungsmöglichkeit zum starren Endoskop). Anwendbar auch in Lokalanästhesie, damit geringe Belastung des Patienten

Nachteile: Sehr enger Arbeitsradius. Nicht verwendbar bei größeren Fremdkörpern, Blutung, Atelektase sowie bei respiratorischer Dekompensation. Bildqualität weniger gut

Starre Bronchoskope sind Rohre verschiedenen Kalibers, an deren dem Untersucher zugewandten („proximalen“) Ende eine helle (Kalt-)Lichtquelle eingespeist wird (Abb. 4.**28a–d**); auch „distale“ und kombinierte Beleuchtungsprinzipien sind in Benutzung. Da Bronchoskopien in der Regel in Relaxationsnarkose durchgeführt werden, sind Bronchoskoprohre direkt an die Narkosegaszufuhr anschließbar *(Beatmungsbronchoskop)*, so daß sie wie ein verlängerter starrer Narkosetubus wirken. Kombiniert werden diese Bronchoskope mit Instrumenten für Absaugen, Spülen („Lavage“, Zytodiagnostik), Abstrich, Punktion, perbronchiale Nadelbiopsie, Injektion, Kürettage, Probeexzision, Fremdkörperextraktion; mit Kathetern für Bronchographie und/oder Kathetersaugbiopsie; mit Optiken für verschiedene Einblickwinkel.

Für gezielte Saugbiopsie, Katheterführung und vor allem für die Fremdkörperextraktion (häufige Indikation zur Bronchoskopie vor allem bei Kindern!) bewährt sich die Kombination von Bronchoskopie simultan mit Röntgendurchleuchtung (Röntgen-C-Bogen) und Monitor.

Die Anwendung der Laserenergie ist über das starre Rohr zur blutfreien endotracheobronchialen Abtragung gutartiger Wucherungen ebenso möglich wie eine endoskopische Photo-, Film- und Fernsehdokumentation.

Indikationen für den Einsatz der starren Bronchoskope s. Tab. 4.**11**.

Flexible Bronchoskope (s. Abb. 4.**29**) sind wesentlich dünner als starre Bronchoskope (< 6 mm Durchmesser). Ihr distales Ende kann von außen gesteuert und somit in Lappen-, Segment- und sogar Subsegmentbronchien eingeführt werden. Die Einführung kann über Nase, Mund oder – falls vorhanden – Tracheostoma erfolgen. Eine Kombination der biegsamen Optik mit feinen flexiblen Exzisionszangen ist möglich, ebenso die Kombination mit der simultanen Röntgendurchleuchtung („Monitoring“).

Fiberbronchoskopie ist in Lokalanästhesie (am sitzenden oder liegenden Patienten) oder in Allgemeinnarkose ausführbar, in letzterem Falle unter Führung des Endoskops durch den Narkosetubus. – Indikationen s. Tab. 4.**11**.

Mediastinoskopie s. S. 516.

Klinik

Stenosen

Man unterscheidet – abgesehen vom Standort im Tracheal- und/oder Bronchialbereich – akute und chronische Stenosen, ferner Stenosen mit einer Ursache innerhalb der Luftröhrenwandung *(intramural)* oder außerhalb dieser *(extramural)*, Stenosen, die nur die Innenauskleidung des Atemrohres *(endoluminär)* betreffen und solche, die Schleimhaut *und* Stützelemente der Wandung, also die gesamte Wand *(Kompressionsstenosen, Tracheomalazie)* in Mitleidenschaft ziehen (Abb. 4.**30a–c**).

Trachealstenosen haben in der Regel besondere therapeutische Dringlichkeit, da sie – ähnlich den Kehlkopfstenosen – an einem unpaaren Organ ohne Kompensationsmöglichkeit auftreten. Die Konsequenz: Erstickungsgefahr!

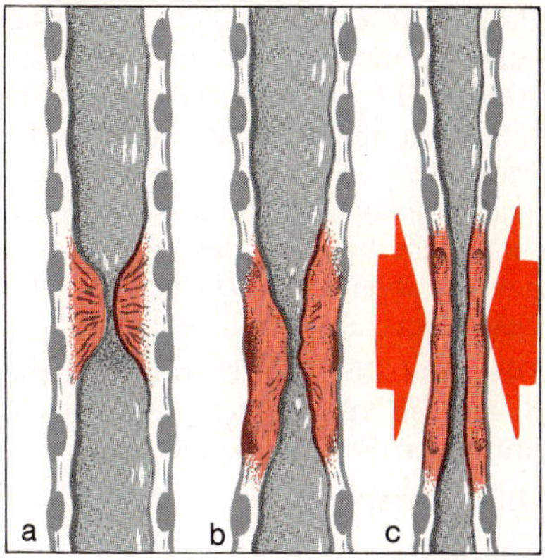

Abb. 4.**30a–c** Typische Trachealstenosen. **a** Nur die Innenauskleidung betroffen, **b** alle Wandelemente betroffen, **c** Tracheomalazie (Kompressionsstenose)

Akute Stenosen

Symptome: Das Leitsymptom ist der inspiratorische Stridor. Dazu kommt Unruhe, evtl. Hustenreiz; Todesangst; Zyanose; Erstickung (Tab. 4.**15**, S. 412, und 4.**16**, S. 412).

Pathogenese: Plötzliche Verlegung des Tracheallumens um mehr als 50 % des Trachealquerschnitts durch stumpfes Trauma, aspirierte Fremdkörper, Ödem, Schwellung, Blutung, Infektion, Krusten und Borken usw.

Diagnose: Der erhebliche inspiratorische (und oft auch exspiratorische) Stridor weist auf die Notfallsituation hin. Anamnese ergibt Hinweis auf Ursache. Abklären, in welcher Höhe die Stenose liegt (Auskultation mit Feststellung des Punctum maximum des Stenosegeräusches). Tracheobronchoskopie (Beatmungsbronchoskopie mit Bereitstellung zur sofortigen Tracheotomie). Vorheriges Röntgen nur, wenn ohne Verzugsrisiko möglich.

Differentialdiagnose: Larynxstenose, karinanahe Bronchialstenose. Lungenembolie, Lungenödem, Asthmaanfall (kein *in*spiratorischer Stridor!) (Tab. 4.**12** und 4.**13**).

Therapie: Beatmungsbronchoskopie und – notfalls unter Beatmung über liegendes Bronchoskop – Tracheotomie. Bei Fremdkörper: Extraktion durch das Rohr.

Chronische Stenosen

Symptome: Lange Anamnese zunehmender Atemnot, evtl. vorausgegangene kritische Atemnotzustände, schwache Stimme. Stärke der Atemstörung meist abhängig von bestimmten Kopfhaltungen; bei akuter Exazerbation ist Ursache der Atemnot wegen vorausgegangener diagnostischer Maßnahmen meist schon bekannt. Kopfhaltung: Vorwärtsneigung mit Kinn abwärts. Aufrechte Körperhaltung bevorzugt.

Pathogenese: Unfallfolgen, Narben nach Verletzung; Folgen falscher und zu langer Intubation mit narbiger Trachealwandschädigung (s. S. 450 und Abb. 4.**31**). Folgen insuffizienter Tracheotomie (s. S. 448 und Abb. 4.**31**). Intratracheale Tumoren. Struma und Malignome der Schilddrüse; Malignome der Lunge, des Ösophagus. Lymphknotenerkrankungen. Tracheomalazie, Tracheopathia chondroosteoplastica (s. Farbtafel **34b**). Folgen nach Infektion (Tuberkulose, Lues, Sklerom; auch unspezifisch). Zustand nach Röntgenbestrahlung. – Ursachen im Mediastinum (Dermoidzyste, Emphysem, Neoplasma, Abszeß, Aortenaneurysma).

Diagnose: Röntgen: Thorax; Tomographie der Trachea in zwei Ebenen sowie Saug- und Preßversuch. Evtl. Schilddrüsenszintigramm. Lungenfunktionsprüfungen. Tracheoskopie mit Bronchoskop. Evtl. Probeexzision.

Differentialdiagnose: s. Tab. 4.**12** und 4.**13**, Abb. 4.**31**.

Therapie: Je nach Ursache verschieden, aber immer operativ.

1. *Tracheopexie:* Bei Tracheomalazie (z. B. durch Struma) (s. Abb. 4.**30c**) Aufspannen des Tracheallumens mittels Zügeln.

Operationsprinzip: Verschiedene Techniken anwendbar:
a) Anbringen von Draht- oder Kunststoffzügeln (z. B. nach Strumektomie) an geschwächtem Trachealrohr und Verankerung der Zügel in der Nachbarschaft der Luftröhre (Muskulatur, Klavikula usw.);
b) Aufspannen der kollabierten Luftröhre durch übergestülpte Gold-, Tantal- oder Kunststoffringe (Abb. 4.**32a–c**).

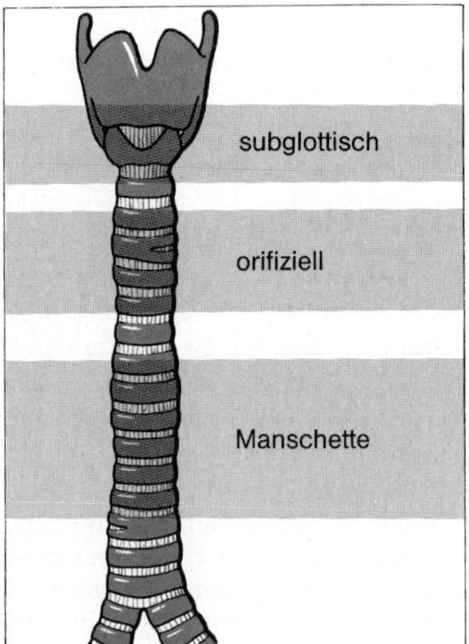

Abb. 4.**31** Typische Lokalisationen von Stenosen im Bereich von Trachea und/oder Larynx.
Subglottisch: in Höhe des Ringknorpels und/oder 1. Trachealrings (Folge zu langer oder fehlerhafter Intubation, fehlerhafter Tracheotomie oder eines Traumas); *orifiziell:* in Zusammenhang mit einem Tracheostoma (Folge einer fehlerhaften Tracheotomie, Tracheomalazie und/oder Narbenbildung); *Manschette:* in Höhe der unteren zwei Drittel der Luftröhre (Folge zu langer und zu starker Druckeinwirkung auf Trachealwand durch Abdichtmanschette des Tubus)

Tabelle 4.**12** Symptom: Inspiratorischer Stridor

Ort der Stenose	Erkrankung	Besonderheiten
Oro- und Hypopharynx	Diphtherie	typischer Lokalbefund, membranöse Beläge
	Peritonsillarabszeß	Vorwölbung Rachenring, Schluckschmerz, Kieferklemme
	Retropharyngealabszeß	Vorwölbung Rachenhinterwand
	Quincke-Ödem	typischer Lokalbefund, plötzlicher Beginn
	zurückgefallene Zunge bei Bewußtlosigkeit	
	Zungengrundabszeß	schwere Dysphagie, kloßige Sprache
	Zungengrundstruma	kloßige Sprache, lange Anamnese
	gut- und bösartige Geschwülste	Foetor ex ore; Lokalbefund; bei Malignomen evtl. Schmerzen, Blutung
Larynx	Stridor congenitus	z. B. durch Aspiration der Epiglottis oder kongenitale Segelbildung, „weiche Epiglottis", frühes Säuglingsalter (s. Tab. 4.**5**)
	Epiglottitis, Epiglottisabszeß	Lokalbefund
	Glottisödem	Spiegelbefund
	Stimmlippenlähmungen	beidseitige Abduktorenlähmung („Rekurrensparese")
	Spasmus laryngis	plötzliches, bedrohliches Bild; oft Neigung zu Glottiskrampf in Anamnese schon bekannt
	Pseudokrupp (Laryngitis subglottica)	Spiegelbefund, Kleinkinder
	Diphtherie des Kehlkopfs (Krupp)	Spiegelbefund (Membranen)

Tabelle 4.**12** (Fortsetzung)

Ort der Stenose	Erkrankung	Besonderheiten
	Fremdkörper	Anamnese, Reizhusten, wechselnde Symptomatik
	gutartige Neubildungen (auch Zysten und Zelen)	meist langsam zunehmende Symptomatik
	Malignome	Heiserkeit und allmählich zunehmende Symptomatik, Schmerzen, evtl. Hämoptoe
	Verletzungsfolgen	Anamnese
Trachea und Bronchialbaum	stenosierende, borkende Tracheitis und/oder Bronchitis	Infektanamnese, evtl. Zustand nach Operationen im Trachealbereich
	Fremdkörper	Anamnese
	Kompression von außen (z. B. Struma, Strumablutung)	allmählich zunehmende Symptomatik, zusätzliche Nachbarschaftssymptome
	Tracheomalazie	Struma oder Trauma in Anamnese
	Narbenstenose	Trauma oder Intubation in Anamnese
	Trachealabriß bei Verletzung	Anamnese
	intratrachealer Tumor oder karinanaher Lungentumor	lange Anamnese, Tomogramme, endoskopischer Befund
	Komplikationen bei und nach Tracheostoma	s. S. 448

Erste diagnostische Maßnahmen:

1. Anamnese (kurz oder lang)
2. Untersuchung mit Mundspatel
3. Laryngoskopie (indirekt)
4. direkte Endoskopie von Larynx, Trachea, Bronchialbereich
5. Röntgen

Wenn ausreichend Zeit zur Verfügung:
5. vor 4.

Tabelle 4.**13** Symptom: Atemnot

Typ	Charakteristische Symptome
Obstruktive respiratorische Insuffizienz (Stenoseatmung)	Inspiratorischer Stridor, vor allem bei Stenoselokalisation distal der Bifurkation (peripher) auch exspiratorischer Stridor möglich Bei Inspiration „Einziehen" im Jugulum, supraklavikulär und interkostal. Unruhe, Angst, Unorientiertheit, Bewußtlosigkeit. Erhöhter Puls Atemfrequenz (meist) verlangsamt Inspirium länger als Exspirium Auskultatorisch Stridor am lautesten über der Stenosestelle; bei beweglichem Fremdkörper „Flopp"-Geräusch Blasse Hautfarbe, später Zyanose. Müdigkeit; zunehmende Erschöpfung; gehetzter, ängstlicher Gesichtsausdruck
Restriktive respiratorische Insuffizienz (z. B. bei Pneumonie, Pneumothorax, Pleuritis)	Atemfrequenz erhöht; kleine, oberflächliche Atmung; Vitalkapazität eingeschränkt Inspiration *und* Exspiration verkürzt Pathologische Zusatzbefunde an Lunge und/oder Pleura Patient bevorzugt flaches Liegen
Asthma bronchiale	Atemfrequenz herabgesetzt, exspiratorisches typisches Atemgeräusch (Pfeifen, Giemen) Exspirium deutlich länger als Inspirium Beim Atmen Aufstützen der Arme (Zuhilfenehmen der auxiliären Atemmuskeln) Typischer Auskultationsbefund über Lunge Atemnot als paroxysmale Anfälle
Kardiale Ateminsuffizienz	Atemfrequenz erhöht Kein Stridor, freie Luftpassage; blasse oder zyanotische Hautfarbe; „blaue Lippen". Schwitzen Aufrecht sitzende Körperhaltung bevorzugt Nächtliche Atemnotattacken („Asthma cardiale") Pathologische Zusatzbefunde an Herz und Kreislauf
Extrathorakale Ateminsuffizienz (z. B. bei zentraler Atemlähmung, diabetischem oder urämischem Koma, bei Zuständen mit erhöhtem O_2-Bedarf usw.)	Unregelmäßige Atmung, „Schnappatmung" oder periodische Atmung (Atemsalven) Zunehmende Bewußtseinstrübung, dann Bewußtlosigkeit. (Bei zurückgefallener Zunge auch Stridor möglich!)
Psychogene Ateminsuffizienz	Atemfrequenz erhöht, Hyperventilationssyndrom Kein Stridor, evtl. „Seufzeratmung" Gut durchblutete Haut und Schleimhäute

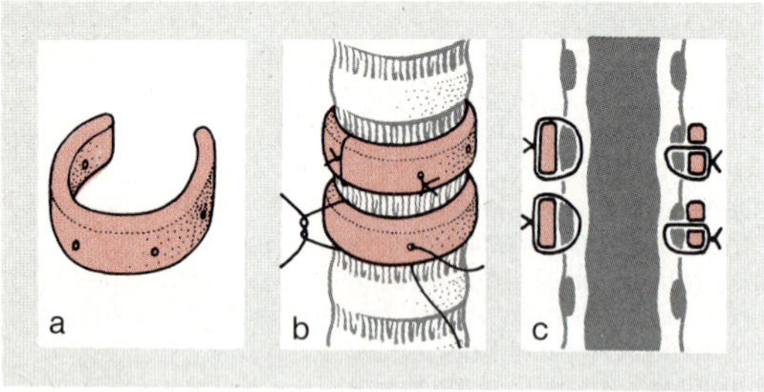

Abb. 4.**32a**–**c** Tracheopexie mittels extratrachealer Kunststoffringe.
a Kunststoffring, **b** 2 Ringe in Position, **c** Fixierung der Ringe an der Trachealwand durch Nähte

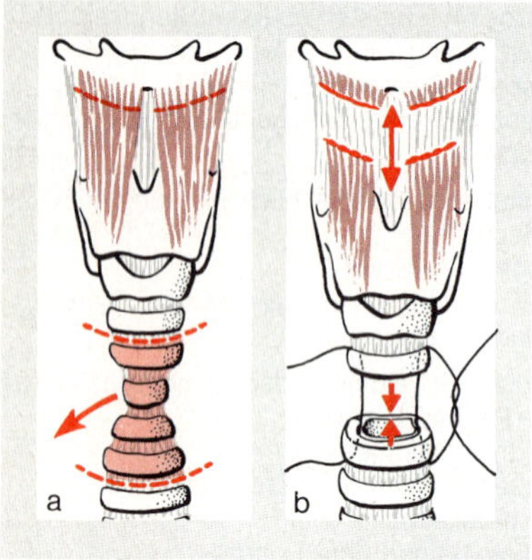

Abb. 4.**33a** u. **b** Querresektion der Trachea (End-zu-End-Anastomose).
a Resektion des Stenosebereichs sowie Inzision für subhyoidale Larynxmobilisation, **b** End-zu-End-Anastomosierung der Trachealstümpfe nach Larynxmobilisation

2. *Tracheaquerresektion* mit End-zu-End-Anastomosierung bei Narben, Strikturen, Zustand nach Trachealverletzungen (schwerste narbige Destruktion *aller* Wandelemente; Abb. 4.**33a** u. **b**).

Operationsprinzip: Resektion des deformierten Tracheaabschnitts und End-zu-End-Anastomose der Stümpfe (die Resektion von >4 cm Trachealrohr erfordert in der Regel eine Durchtrennung der äußeren Kehlkopfmuskulatur – „supra- oder subhyoidale Larynxmobilisation“ – und/oder eine Mobilisation der Lungenwurzel).

3. *Trachealplastik* (mit und ohne vorangehende *„offene Rinne“)* bei langgestreckten Stenosen.

Abb. 4.**34a**–**c** zeigt das Prinzip: Abtragen des stenotischen Narbenbezirkes an der eröffneten Trachea und Decken des Defektes mit gestieltem oder freiem körpereigenem Ersatzgewebe (Knorpel, Haut). Konsolidierungsphase entweder unter Bildung einer „offenen Rinne“ mit sekundärem plastischem Verschluß des Trachealrohres (Abb. 4.**34a**–**c**) oder unter Verwendung einer Kunststoff-Endoprothese bei geschlossener Trachea (Abb. 4.**35a** u. **b**).

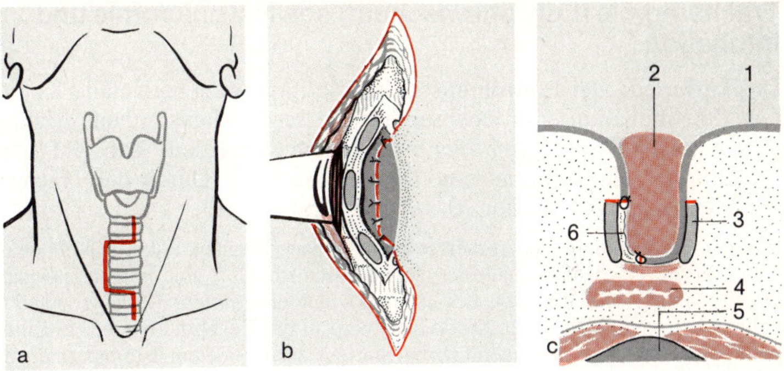

Abb. 4.**34a–c** Partielle Trachealplastik. **a** Schnittführung durch bedeckende Haut, **b** Einschlagen der Weichteilzone in Trachealwanddefekt, **c** Situation nach Wandrekonstruktion: 1 äußere Halshaut, 2 Kunststoffplatzhalter zur Stabilisierung des neuen Tracheallumens, 3 Trachealknorpelhälfte nach medianer Tracheofissur und Exzision der Narbenstenose, 4 Ösophagus, 5 Wirbelkörper, 6 andere Trachealwandhälfte mit gesunder Schleimhautbedeckung

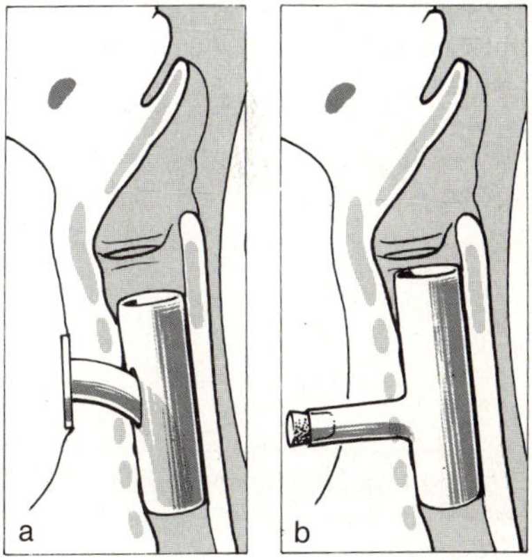

Abb. 4.**35a** u. **b** Trachealendoprothesen zur Stabilisierung rekonstruierter Trachealabschnitte. **a** Hohle Kunststoffendoprothese kombiniert mit Trachealkanüle, **b** Silikon-T-Rohr nach Montgomery

4. *Endoskopische Abtragung* von Stenosen, Segelbildungen, Diaphragmen und kleineren gutartigen Geschwülsten.

Technik (einschließlich Laser): Über das starre Tracheobronchoskop ist mit feinen Instrumenten oder mittels des Laserstrahls bei geschlossenem Trachealrohr eine Abtragung von Narbenstenosen möglich, wenn diese Narben nicht zu ausgedehnt und Knorpelringe nicht betroffen sind.

Organische Bronchusstenosen sind derzeit nur selten eine Indikation für bronchoskopische *therapeutische* Maßnahmen. Möglicherweise bringt die Lasertechnik auch hier neue Indikationen.

Tracheotomie (Luftröhrenschnitt) sowie Koniotomie und Intubation

Indikationen: Der Luftröhrenschnitt, die ihm zweckverwandte Koniotomie und die Intubation sind lebenserhaltende bzw. lebensrettende Maßnahmen und müssen oft als *Notfalleingriff* eingesetzt werden. Tab. 4.**14** faßt die Indikationen für die Tracheotomie zusammen. – Durch die Tracheotomie wird der sog. Totraum um 70–100 ml vermindert!

Bei der Tracheotomie unterscheidet man je nach Zugang (Abb. 4.**36a**) eine *obere* (Zugang zur Trachea oberhalb des Schilddrüsenisthmus), eine *mittlere* (Zugang nach Durchtrennung und in Höhe des Isthmus) und eine *untere* (Zugang unterhalb des Isthmus). Im Notfall – unter Zeitdruck – wird in der Regel die obere, bei Kindern die untere Tracheotomie durchgeführt; bei normal ausgebildetem Isthmus und genügend Zeitreserve ist die mittlere Tracheotomie vorzuziehen (geringste Komplikationsgefahren).

Operationsprinzip: Intubationsnarkose (Tubus oder Notfall-Beatmungsbronchoskop (s. S. 438 u. Abb. 4.**28a–d**, S. 436), aber auch in Lokalanästhesie möglich. – Kragenschnitt etwa in Höhe der Mitte zwischen Jugulum und Incisura laryngis superior („Adamsapfel") oder medianer Längsschnitt. Schrittweises Freilegen des Trachealrohres in der Mittellinie und Anlegen eines über 1–2 Trachealringe sich erstreckenden Trachealfensters (Abb. 4.**36b**). Sorgfältigste Versorgung aller Gefäße (Gefahr späterer Blutaspiration!). Einsetzen einer passenden Kanüle und Adaptation von Tracheostoma und Weichteilzugang.

Tabelle 4.**14** Indikationen zur Tracheotomie und endotrachealen Intubation
Tracheotomie
A. Mechanische Atemwegverlegung durch
• Tumoren, die Pharynx, Larynx, Trachea oder Ösophagus in Mitleidenschaft ziehen
• angeborene Mißbildungen der oberen Luft- und/oder Speisewege
• Verletzungen von Kehlkopf und/oder Trachea
• beidseitige Rekurrensparese
• Gesichtsschädelverletzungen mit Weichteilschwellungen und/oder Frakturen (vor allem des Unterkiefers)
• Fremdkörperaspiration
• Entzündungen (Ödeme) Larynx, Trachea, Zunge, Rachen

B. Verlegung der Atemwege durch Sekret oder unzureichende Atmung oder beides

- Sekretverklebung und mangelhafte Hustenleistung bzw. Selbstreinigung bei bzw. nach
  1. thorax- und bauchchirurgischen Eingriffen
  2. Bronchopneumonie
  3. Erbrechen und Aspiration von Mageninhalt
  4. Verbrennungen in Gesicht, Hals und Respirationstrakt
  5. präkomatöse Zustände und Koma (Diabetes, Leber, Niere)
- Alveoläre Ateminsuffizienz bei bzw. nach
  1. Medikamentintoxikation und Vergiftung
  2. stumpfen Thoraxverletzungen mit Frakturen der Rippen
  3. Lähmung der Atemmuskulatur
  4. chronisch obstruierenden Lungenerkrankungen (Emphysem, chronische Bronchitis, Bronchiektasen, Asthma, Atelektasen)
- Sekretverhaltung mit alveolärer Ateminsuffizienz bei
  1. zentral-nervösen Erkrankungen (Apoplex, Enzephalitis, Poliomyelitis, Tetanus)
  2. Eklampsie
  3. schwersten Kopf,- Hals-, Thoraxverletzungen
  4. postoperativem neurochirurgischem „Koma“
  5. Luft- oder Fettembolie

Intubation

Kurzzeit-Intubation: (< 48 Stunden!)

- zur Beatmung muskelrelaxierter Patienten (z. B. bei Intubationsnarkosen)
- bei akut auftretender, erheblicher obstruktiver respiratorischer Insuffizienz, deren Ursache voraussichtlich durch kleine operative Maßnahmen und/oder antientzündliche Maßnahmen (Kortikosteroide, Antibiotika etc.) innerhalb 24–48 Stunden behoben werden kann und/oder bei der kurzfristige assistierte Beatmung erforderlich ist; *überbrückende Notfallmaßnahme!*
- bei Unmöglichkeit einer oder Kontraindikation gegen eine Tracheotomie

Langzeit-Intubation: (über mehrere Tage oder sogar Wochen)

Eine Langzeit-Intubation sollte *beim Erwachsenen* wegen der großen Gefahr folgender Narbenstenosen in Larynx und/oder Trachea nicht durchgeführt werden. Auch moderne Tubusformen und Druckmanschetten verhindern nicht zuverlässig die Entstehung von oft erst Monate nach der Intubation manifest werdenden Stenosen! Besonders gefährdet: Patienten mit Infektionen der Luftwege, unter Kortikosteroiden, mit Hypotension oder im Zustand der Intoxikation!

Beim (Klein-)Kind andererseits ist Langzeitintubation bei richtiger Technik (transnasal-endotracheal) und gewebsfreundlichem weichem Tubusmaterial oft weniger komplikationsbelastet als eine Tracheotomie

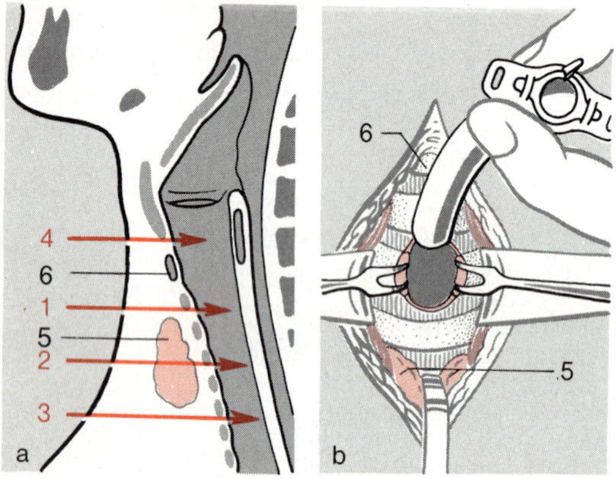

Abb. 4.**36a** u. **b** **a** Operative Zugänge zur Tracheotomie bzw. Koniotomie: 1 obere Tracheotomie, 2 mittlere Tracheotomie, 3 untere Tracheotomie, 4 Koniotomie, 5 Schilddrüse, 6 Ringknorpel. – **b** Einsetzen einer Trachealkanüle in Tracheostoma

Komplikationsmöglichkeiten: *Intraoperativ:* Massive, den Eingriff verlängernde Blutungen vor allem bei Stauung, die Trachea bedeckender Struma oder Tumor. – *Verletzung des Ringknorpels* (Folge: Ringknorpelstenose!); aus diesem Grunde sollte der 1. Trachealring nach Möglichkeit nie in das Tracheostoma einbezogen werden! – *Verletzung der Pleura* mit Pneumothorax (abnormer Hochstand der Pleura). – Rekurrenslähmung. – *Plötzlicher Herztod* („Vagustod").

Postoperativ: Nachblutung mit Blutaspiration aus dem Wundgebiet in die Trachea; *Arrosionsblutung* außerhalb der Trachea (nicht passende Kanülen); *falsche Lage der Kanüle* (außerhalb der Trachea); bei Kindern „Aushusten" der Kanüle möglich, wenn diese nicht zuverlässig fixiert ist. Emphysem. Trachealstenose. Tracheitis, Halsphlegmone, Mediastinitis, Pneumonie, Lungenabszeß, ösophagotracheale Fistel. „Erschwertes Dekanülement" (s. S. 452).

Verschiedene Kanülenformen zeigt Abb. 4.**37**.

Erstversorgung zweckmäßigerweise mit Silberkanüle mit Innenrohr (= „Seele"), das zur Reinigung mühelos entfernt und wieder eingesetzt werden kann (Abb. 4.**37**: 1).

Bei Gefahr der Blut- oder Sekretaspiration Kanüle mit Manschette (z. B. Typ Rügheimer) verwenden. Auf adäquaten Manschettendruck und wechselnden Sitz der Manschette achten (Vermeidung einer Drucknekrose der Trachealwand!) (Abb. 4.**37**: 4).

Spezialkanülen: „Hummerschwanz": Flexibles, verlängertes Kanülenrohr zur Überbrückung von starren, gebogenen Stenosen. Nachteil: Kein Innenrohr, daher Gefahr der Verstopfung (Abb. 4.**37**: 2).

Sprechkanüle: Ventilkanüle, die Einatmung über Tracheostoma erlaubt, Ausatemluft aber über Kehlkopf leitet (Abb. 4.**37**: 3).

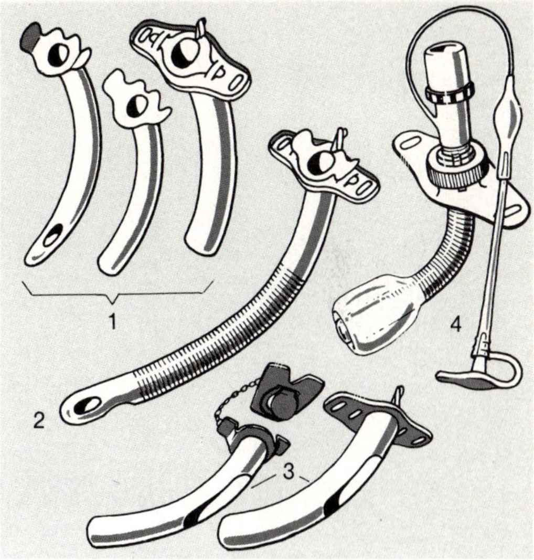

Abb. 4.**37** Verschiedene Kanülenformen: 1 Metallkanüle mit Einführungseinsatz, innerem Rohr („Seele") und äußerem Rohr, 2 „Hummerschwanz"-Kanüle, 3 Sprechkanüle, 4 Kunststoffkanüle mit Abblockmanschette

Kunststoffkanülen: Aus verschiedenen Materialien. – *Vorteil:* Geringes Gewicht. *Nachteil:* Wegen leichter Verformbarkeit bei zunehmender Stenoseneigung ungeeignet.

Darüber hinaus für spezielle Bedürfnisse starre Kunststoffkanülen individuell herstellbar.

Koniotomie

Notfalleingriff, der so rasch wie möglich durch regelrechte Tracheotomie ersetzt werden muß (Gefahr intralaryngealer Stenosebildung).

Operationsprinzip (Abb. 4.**38**): Bei rekliniertem Kopf Hautschnitt oberhalb des prominenten vertikalen Bogens des Ringknorpels (hier liegt Lig. cricothyreoideum sive conicum oberflächlich unter der Haut; hier auch keine größeren Gefäße). Aufsuchen des Ligaments und Horizontalinzision. Offenhalten dieses Zugangs mit Kanüle oder spreizendem Instrument (spezielles Koniotom s. Abb. 4.**38**).

Beachte: Wenn Intubation oder Notfallbronchoskopie oder Tracheotomie im Notfall durchführbar: auf Koniotomie verzichten. Falls jedoch bei Verzug akute Lebensgefahr, kann Koniotomie notfalls auch mit Taschenmesser (Offenhalten der Inzision mit einem Stück Gummischlauch o. ä.) ausgeführt werden. Endgültige Versorgung mit Tracheotomie so schnell wie möglich!

Notfall-Beatmungsbronchoskop: s. S. 438 u. Abb. 4.**28a–d**, S. 436.

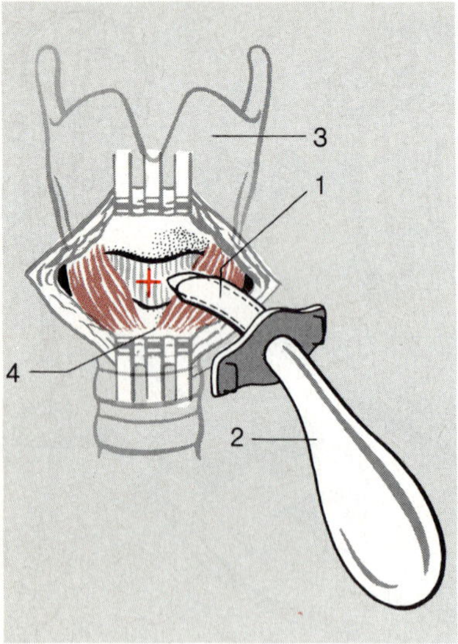

Abb. 4.**38** Koniotomie: 1 über Trokar montierte Kurzkanüle, 2 Trokar mit Griff, 3 Schildknorpel, 4 Ringknorpel. Kreuz = Stelle, an welcher Lig. conicum eröffnet wird

Intubation

Die Indikationen sind aus Tab. 4.**14** zu ersehen (S. 446).

Technik (Abb. 4.**39a** u. **b**): Am schon tief bewußtlosen Patienten Intubation *ohne* Anästhesie möglich. Sonst intravenöse Kurznarkose und Relaxation zweckmäßig – allerdings muß O_2-Maskenbeatmung möglich und griffbereit sein und ausreichend praktische Intubationserfahrung vorliegen.

Intubationshandgriffe: 1. Lagerung, daß Kopf und Hals ausreichend beweglich und zugängig. 2. Einsetzen des Intubationsspatels und Einstellen der Glottis. 3. Vorsichtiges (!) Einführen des mit Führungsmandrin versteiften Tubus *unter Sicht* durch Glottis in Trachea. 4. Tubus festhalten, Mandrin herausziehen, sich vergewissern, daß Tubus richtig liegt (Atemstoß bzw. -geräusch). 5. Blocken. 6. Tubus an Beatmungsgerät anschließen und mit Heftpflaster fixieren.

Beachte: Ein Tubus zur Gewährleistung assistierter Beatmung (z. B. unter Bedingungen der Intensivtherapie, in Reanimationszentren, bei Halsverletzungen usw.) sollte möglichst nicht länger als 24–48 Stunden, maximal 72 Stunden liegen bleiben. Sonst Gefahr der Narbenstenosebildung. Falls längere assistierte Beatmung notwendig, Intubation durch Tracheotomie ersetzen.

Ausnahme nur bei Kleinkindern, bei denen ein transnasaler weicher (!) Tubus erfahrungsgemäß weniger Risiken mit sich bringt als eine Tracheotomie.

Die Stenosen machen oft erst nach Monaten zunehmende klinische Beschwerden!

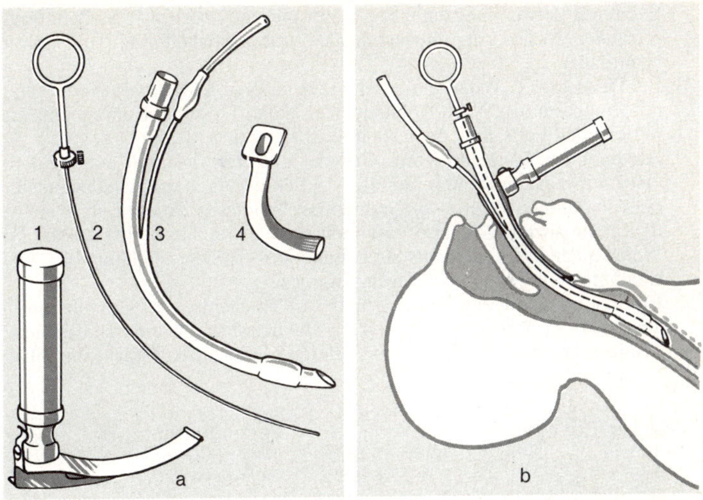

Abb. 4.**39a** u. **b** Intubation. **a** Notwendiges Instrumentarium: 1 Intubationsspatel nach McIntosh, 2 Führungsmandrin, 3 Tubus mit Manschette, 4 Guedel-Tubus. – **b** Einführung des Tubus

Ödembekämpfende, schnell wirksame *medikamentöse Therapie* (z. B. beim Pseudokrupp des Kindes): Kortikosteroide.

Praktische Hinweise für die Pflege bei Kanülenträgern

1. Kanülen müssen täglich, bei starker Sekretion oder Borkenbildung sogar mehrfach täglich, gereinigt werden – Handschuhe benutzen.
2. Mehrfach täglich Absaugen des Sekrets aus Tracheostoma und Trachea.
3. Bei frischem Tracheostoma Kanüle nicht zu lange entfernen; sonst Schwierigkeiten beim Wiedereinführen. Für diesen Fall als Führungsinstrument stumpfen Gummikatheter (mit gering kleinerem Kaliber als Kanülen-Lumen) bereithalten, über welchen Kanüle (unter Verwendung von Öl oder Gleitmittel) wieder eingeführt werden kann.
4. Zur Vermeidung von Borkenbildung: sehr gute Anfeuchtung der Zimmerluft sowie Wasserdampfinhalationen und Sekretolytika.
5. Zur Lockerung und Entfernung von Borken Inhalation mit 5%igen Salzlösungen und/oder Tacholiquin; Instillation einiger Tropfen 1- bis 2%iger Kochsalzlösung mit Pipette in Tracheostoma oder Einträufeln einiger Tropfen Olivenöl. – Per os: Kalium jodatum (10%ige Lösung; mehrmals täglich 1 Eßlöffel) und/oder Bisolvon, Ozothin oder andere geeignete Mukolytika.
6. Frühjahr und Herbst („Übergangszeiten") für Kanülenträger besonders gefährlich: Erhöhte Neigung zu Tracheitis oder Tracheobronchitis.

7. Eventuell Verwendung einer sog. „künstlichen Nase" (auf Kanülenöffnung aufzusetzender Ansatz, der intratracheale Luftfeuchtigkeit und Temperatur günstig beeinflußt).
8. Bei Dermatitis („Wundsein") der Tracheostoma-Umgebung: Abdecken der Haut mit Zinkpaste o. ä. Nach Abklingen der akuten Reizung: Konsequente Hautpflege mit blanden Fettsalben oder Hautöl.
9. Atemnot bei Kanülenträgern. Gründe: a) Schwierigkeiten mit Wiedereinführen einer zeitweilig entfernten Kanüle. – b) Sekretborken vor Kanülenende in Trachea oder in Kanüle selbst. – c) Granulationsbildung in Trachea am Kanülenende. – d) Kanüle sitzt falsch, also paratracheal. – e) Kanüle besitzt falsche Form oder Weite für individuelle Luftröhrensituation. – f) Stenosebildung im Tracheobronchialbereich unterhalb des Tracheostomas.
10. Blutung bei Kanülenträgern. Gründe: a) Tracheitis. – b) Granulationsbildung in Trachea. – c) Arrosionsblutung (z. B. Dekubitalgeschwür durch Kanülenende) aus Truncus brachiocephalicus oder anderen Gefäßen der Trachealnachbarschaft. – d) Tumorblutung.

Merke: Bei Auftreten von Atemnot und/oder blutigem Trachealsekret ist sofort fachärztliche Konsultation und Abhilfe notwendig!

Erschwertes Dekanülement: Durch ungünstige oder fehlerhafte Anlegung und/oder Pflege des Tracheostomas (Einbeziehung des 1. Trachealrings und/oder Ringknorpelbogens mit folgender Ringknorpelperichondritis; zu großes oder zu kleines Fenster der Trachealwand; periorifizielle Granulationsbildung) oder durch verdrängende extratracheale Ursachen (Struma, Tumor) kann die Entfernung der Kanüle und der Verschluß des Tracheostomas (Dekanülement) unmöglich werden. In diesen Fällen muß zunächst Stenoseursache durch plastisch-operative Maßnahmen an Trachea und/oder Larynx (s. S. 440 ff.) bzw. durch Bereinigung der Luftröhren-Nachbarschaft (Strumektomie usw.) beseitigt werden.

Fremdkörper und Verletzungen (s. Farbtafel **34c**)

Fremdkörper

Fremdkörper in Trachea und/oder Bronchien meist bei Kindern (etwa 80 %, vorwiegend 1.–3. Lebensjahr [Erdnußkerne, Nägel, Nadeln, Knöpfe, Münzen, Kugeln, Erbsen, auch Stücke von Eischalen usw.]).

Symptome: *Leitsymptom:* Anfallsartiger Husten, intermittierende oder permanente Atemnot; Zyanose; auch Schmerzen; Heiserkeit (wechselnd!). – Bei Totalabschluß der Luftwege sog. Bolustod möglich! – Auch scheinbar symptomfreies Intervall (Tage bis Wochen) kommt vor!

Lokalisation: Abhängig von Größe und Form des Fremdkörpers. Bevorzugter Sitz: Rechter Hauptbronchus (steiler Abgang von Trachea).
Bei längerem Verweilen („chronischer Fremdkörper"): Sekretstau, Tracheitis und/oder Bronchitis mit Ödem, Schwellung, Granulationsbildung, auch Blutungen, blutiges expektoriertes Sekret. – Inspiratorische und/oder exspi-

ratorische Ventilstenose, partielle Obstruktion der unteren Atemwege oder Emphysem. Atelektasen der poststenotischen Lungenanteile oder Überblähung.

Pathogenese: In der Regel Aspiration; *sehr* selten Broncholithen (Verkalkungen retinierten Sputums; Durchbruch von Tuberkuloselymphknoten in die Trachea) und Askariden (Spulwürmer).

Diagnose: Anamnese; plötzlich einsetzende Symptomatik, oft in zeitlichem Zusammenhang mit Nahrungsaufnahme; perkutorisch: Dämpfung oder hypersonorer Klopfschall; auskultatorisch: evtl. zischendes Stenosegeräusch in Höhe des Fremdkörpers; Giemen. Bei Bronchusverschluß: Aufgehobenes Atemgeräusch. Nachhinken einer Thoraxhälfte bei Respiration. – *Röntgen:* Thoraxübersicht, evtl. Tomographie; bei „chronischem Fremdkörper" evtl. auch Bronchographie. „Holzknecht-Symptom": Mediastinalpendeln bei Bronchusstenose. – Tracheobronchoskopie (auch als wichtigste therapeutische Maßnahme!).

Differentialdiagnose: Diphtherie, Pseudokrupp, Laryngospasmus, Keuchhusten, Asthma bronchiale, endoluminäre Tumoren, Lungentuberkulose, Pneumonie. Laryngeale Stenose (bei *Trachealstenose* fehlen starke Auf- und Abbewegungen des Kehlkopfes!).

Therapie: Endoskopie und Fremdkörperextraktion.

Verletzungen

Stich-, Schußverletzung; vor allem Verkehrsunfälle (stumpf und penetrierend); Hals- und/oder Thoraxverletzungen.

Symptome: Sehr vielgestaltig. Anamnese gibt Hinweis.

Leitsymptome: Dyspnoe, Atemnot, Erstickungsgefahr, Hämoptyse, Luftaustritt an ungewohnter Stelle; Emphysemausbildung, Pneumothorax, Spannungs-Pneumothorax, Atelektasen.

Pathologisch-anatomisch: Trachea- und/oder Bronchusruptur; Verletzung größerer Gefäße; Infektion der Umgebung; Mediastinitis.

Diagnose: Auskultation, Thoraxaufnahme, Tomogramme, Tracheobronchoskopie (!).

Therapie: Bei Rupturen oder Abriß im Bereich der Trachea und/oder der Hauptbronchien: So rasch wie möglich Aufsuchen der Verletzung und *sofortige* Versorgung durch Naht und Endoprothese oder Anastomosierung; bei Bronchialrupturen in der Peripherie: Lobektomie. – Narbenstenosen s. S. 439.

Tracheoösophageale Fisteln (H-Fisteln): Aufsuchen; Trennen der beiden Rohre und plastische Versorgung (s. S. 440, Abb. 4.**34a–c**, u. 5.**2k**, S. 445).

Entzündungen

Tracheitis

Akut oft als Begleiterkrankung bei Laryngitis und/oder Bronchitis, aber auch eigenständige Erkrankung (oft virogen). Chronische Tracheitis bei entsprechenden chronischen „Nachbarschafts"-Erkrankungen (Sinus, Larynx, Bronchien, Bronchiektasen); auch bei ungünstigen klimatischen und professionellen Umweltbedingungen; ferner bei Neoplasmen; bei streuenden Kavernen.

Symptome: Husten, Schmerzen hinter dem Sternum, vermehrt Auswurf (eitrig oder nicht eitrig, selten Blutbeimengungen), leichte Dyspnoe, kein Fieber, meist für sich allein kein bedrohliches Krankheitsbild.

Therapie: Wie bei Laryngitis (s. S. 414).

Akute (stenosierende) Laryngotracheobronchitis des Kindes („Grippekrupp", Laryngitis subglottica acuta, „Pseudokrupp", vgl. S. 415 ff.).

Vor allem bei Säuglingen und Kleinkindern bis etwa 3 Jahre. Bedrohliches Krankheitsbild mit bellendem Husten, Stridor, Einziehung über Jugulum und am seitlichen Thorax, Zyanose; mäßiges Fieber.

Pathogenese: Virusinfekt und/oder Bakterien. Schwerste Entzündung der Schleimhaut der mittleren und tiefen Atemwege mit Ödem, zäher Sekretion und Krustenbildung; Herz- und Kreislaufinsuffizienz; Gefahr der Lungenatelektase und/oder Erstickung!

Differentialdiagnose: Epiglottitis, Diphtherie.

Therapie: Sauerstoffatmung, „Krupp"-Bett, Kortikosteroide (Einzelheiten s. S. 451), Anfeuchtung der Luft, Antibiotikaschutz, Sedierung. U. U. nasotracheale Intubation oder Tracheotomie notwendig.

Diphtherische Tracheitis (Krupp, Croup)

Leitsymptom: Meist zusätzlich typische Diphtheriezeichen in Larynx und/oder Pharynx. Bildung von membranösem Auswurf.

Therapie: Hochdosierte Penicillin und antitoxisches Serum (s. S. 347).

Tracheitis sicca

Meist vergesellschaftet mit Rhinitis und/oder Laryngitis sicca (Siccasyndrom). Abhusten trockener Krusten. Pfeifendes Atemgeräusch.

Therapie: Entfernung der Borken, Verflüssigung des Sekrets; Inhalationen; Luftbefeuchtigung.

Sehr seltene Tracheitisformen

Tuberkulose, Sarkoidose, Lues II und III, Sklerom.

Angeborene und erworbene Mißbildungen

Akzessorische Bronchien – auch in die Trachea mündend – kommen vor, ebenso eine Megatrachea sowie Megabronchien und andererseits angeborene Stenosen in diesen Bereichen.

Bronchiektasen (als Zylinder- oder Sackbronchiektasen)

Meist in den Unterlappen, rechts häufiger als links; angeboren und erworben. *Angeboren:* Wandschwäche der Bronchien, Mukoviszidose. – *Erworben:* Bronchitis, Emphysem, chronisch destruierende Bronchitis; sekundäre Bronchusstenose. – *Kartagener Trias:* Bronchiektasen, Sinusitis und/oder Polyposis nasi, Situs inversus.

Symptome: *Leitsymptome:* Chronischer Husten; „Maulvolle" Expektoration; lungentomographischer und/oder bronchographischer Befund; Trommelschlegelfinger. – Weitere Einzelheiten in internistischen und chirurgischen Lehrbüchern.

Geschwülste

Gutartige Tumoren der Trachea (sehr selten): Adenome (im *Bronchialbereich* jedoch häufig); Fibrome, Lipome, Chondrome, Amyloidtumoren, Neurinome, Hämangiome, Papillome (meist gleichzeitig im Larynx); pleomorphe Adenome. Intratracheale Strumen (in Trachea eingewachsenes Schilddrüsengewebe, meist an der Trachealhinterwand).

Leitsymptome: Im Vordergrund stehen Hustenanfälle, zunehmende Dyspnoe, gelegentlich Bluthusten. Seltener Thoraxschmerzen, pfeifende Atmung, Auswurf.

Therapie: Wenn möglich, endoskopische Abtragung (Laser!); sonst transzervikale oder transthorakale Eröffnung des Tracheobronchialsystems am Ort des Tumorsitzes. Abtragen, Verschluß.

Bösartige Tumoren der Trachea

Adenoidzystisches Karzinom („Zylindrom")

Relativ häufig in Trachea. Langsames Wachstum, vor allem entlang Nervenscheiden. Klinisch sehr aggressive Ausbreitung. Neigung zu hämatogenen und lymphogenen Metastasen.

Therapie: Weit umfassende operative Entfernung.

> ***Beachte:*** Unscharf formulierte Begriffe wie „semimaligne", „fakultativ maligne" oder gar „bedingt gutartig" können für die betroffenen Patienten fatal sein. Sie entsprechen u. U. dem morphologischen Bild, nicht aber dem klinischen Verlauf! Ein sog. Zylindrom z. B. ist ein überaus aggressives Karzinom (s. S. 550)!

Karzinom

In der *Trachea* relativ selten; meist fortgeleitet aus der Nachbarschaft (Larynx, Ösophagus, Bronchien, Mediastinum, Schilddrüse); untere Trachealhälfte bevorzugt.

Morphologie: Etwa gleich häufig Plattenepithel- und Adenokarzinome. Meist sehr metastasierfreudig!

Leitsymptome: Husten, zunehmende Atemnot, Bluthusten, Dysphagie, bei Rekurrensbeteiligung Dys- oder Aphonie.

Diagnose: Röntgen des Thorax, Tomogramme der Trachea; *stets* Tracheobronchoskopie (Probeexzision)!

Therapie: Im Bereich der zervikalen Trachea: Wenn möglich Resektion im Gesunden mit Neck dissection. Tracheostomie und evtl. spätere Trachealplastik. Sonst: Strahlentherapie. Bei jeder Art der Behandlung sehr schlechte Langzeitprognose!

Bronchuskarzinom (s. Farbtafel **34d**)

In etwa 80 % beim männlichen Geschlecht; bevorzugtes Lebensalter 50–70 Jahre.

Leitsymptome: In der frühen Phase oft sehr diskret; Reizhusten, Brustschmerzen, Stenoseatmung; Auswurf, Hämoptyse; Krankheitsgefühl und Gewichtsabnahme; atypische und rezidivierende Infekte der Luftwege mit Fieber und/oder Pneumonien; Dyspnoe.

Diagnostische Maßnahmen: Thoraxaufnahme, Tomogramme des Thorax; Bronchoskopie, Kürette und Probeexzision; Zytologie („Lavage"); (selten) Bronchographie; evtl. Nadelbiopsie; Lungenfunktionsprüfungen. Evtl. Probethorakotomie.

Diagnostische und therapeutische Einzelheiten in internistischen und chirurgischen Lehrbüchern.

5. Ösophagus

Im Ösophagus treffen und überschneiden sich die Arbeitsbereiche verschiedener Disziplinen. Im Folgenden werden nur die otorhinolaryngologischen Aspekte und Aufgaben, vor allem also die endoskopische Diagnostik, Klinik und Therapie im Bereich der Speiseröhre dargestellt.

Angewandte Anatomie

Die Speiseröhre beginnt in Höhe des unteren Ringknorpeldrittels (Höhe 6. Halswirbel) und endet mit der Kardia (Höhe 11. Brustwirbel). Der Ösophagusmund liegt beim Erwachsenen etwa 15 cm und die Kardia rund (35–)41 cm von der oberen Zahnreihe entfernt; die Gesamtlänge des Ösophagus beträgt etwa 26 cm.

Das schlauchartige Transportorgan besitzt eine dehn- und kontraktionsfähige, mechanisch erheblich belastbare Wand (Innenauskleidung: mehrschichtiges, nicht verhornendes Plattenepithel; Wandschichten: außen Längs-, innen Ringmuskulatur, auch schraubenförmige Muskelzüge; Abb. 5.**1b**).

Die *Ösophagusmuskulatur* ist im oberen Drittel quergestreift, im mittleren Drittel findet sich eine durch immer mehr hinzutretende glatte Muskelfasern gemischte

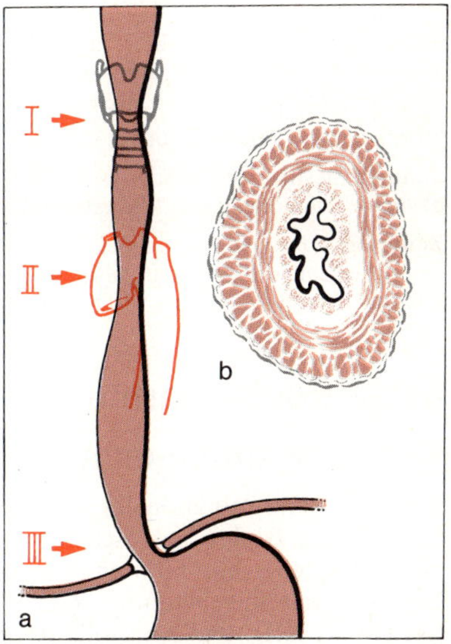

Abb. 5.**1a** u. **b** Speiseröhre.
a Physiologische Engen (I–III).
b Querschnitt durch die Ösophaguswand

Muskulatur, und im unteren Drittel besteht die Muskularis praktisch nur aus glatten Muskelfasern.

Der Ösophagus weist drei *physiologische Engen* auf (Abb. 5.**1a**):

I. *Obere Enge* = Ösophagusmund (oberer Sphinkter; M. cricopharyngeus, sive pars fundiformis des M. constrictor pharyngis inferior).

II. *Mittlere Enge* („Aortenenge"; verursacht durch den die Speiseröhre kreuzenden Aortenbogen und den linken Hauptbronchus). Distanz von der Zahnreihe: etwa 27 cm beim Erwachsenen.

III. *Untere Enge* = im weiteren Sinne „Kardia" (unterer Sphinkter in Höhe des Hiatus oesophageus).

Man unterscheidet ferner die *zervikale* von der *thorakalen* Portion der Speiseröhre.

Blutgefäßversorgung: Segmental; ebenso der Lymphabfluß.

Innervation: Gemischt somatisch (N. IX, X) und vegetativ (Sympathikus).

Physiologie und Pathophysiologie

Die Speiseröhre besitzt eine aktive (Eigen-)Motilität und eine passive Beweglichkeit (durch Atmung und benachbarte große Gefäße sowie das Herz). Beim *Schluckvorgang* unterscheidet man die *orale* (willkürlich eingeleitete) von der *pharyngealen und ösophagealen Phase* (reflektorisch durch Berühren der Rachenhinterwand, erkennbar am Heben des Larynx), s. S. 310.

Ösophagusmund (oberer Sphinkter) und Kardia (unterer Sphinkter) sind normalerweise geschlossen; der Mund öffnet sich nur beim Schluckakt, die Kardia im Anschluß an ankommende Peristaltikwellen.

Für die Analyse der Sphinkter- und Transportfunktionen werden eingesetzt: Kontrastmitteldarstellungen, Röntgenkymographie und Manometrie (intraluminäre Druckmessungen im Ösophagus (s. S. 462).

Störungen der Peristaltik und des Tonus sind möglich

a) durch mechanische Hindernisse und Engen und
b) durch Lähmungen von Muskeln und/oder Nerven (s. Tab. 3.**7**, S. 366).

Beim sog. „*Presbyösophagus*" kommt es zu Koordinationsstörungen der verschiedenen Bewegungsabläufe mit vermehrten (tertiären) Kontraktionen und atonischen Phasen. Hieraus kann eine verlängerte Speisepassage resultieren.

Untersuchungsmethoden

Klinische Untersuchung

Inspektion und Palpation des äußeren Halses (Rötung, Schwellung, Schmerzhaftigkeit, z. B. der Gefäßscheide; vermehrte Venenzeichnung, vergrößerte Lymphknoten). Auskultation über dem Ösophagusverlauf. Kompletter Hals-Nasen-Ohren-Spiegelbefund (auch Fahndung nach nervalen Ausfällen [N. IX, X, XII]) und Kontrolle des Rachens und Kehlkopfes.

Röntgenuntersuchung

Kontrastmitteldarstellung, evtl. Tomographie, Röntgenkinematographie und -kymographie – für die Analyse funktioneller Bewegungsabläufe und andere diagnostische Fragestellungen. – Szintigraphie zur Refluxmessung.

Am häufigsten eingesetzt wird die Kontrastmitteldarstellung der Schleimhaut und des Lumens (z. B. mit Gastrografin). Typische Kontrastmittelbefunde zeigt Abb. 5.**2a**–**k**.

Merke: Bei Verdacht auf Perforation, bei Fremdkörpern, bei Aspirationsgefahr sowie bei Neugeborenen mit Verdacht auf eine Ösophagusatresie *kein* Barium verwenden! Barium maskiert den Fremdkörper, haftet auf der Schleimhaut und behindert die folgende endoskopische Kontrolle durch störende Kontrastmittelbeschläge.

Eine Röntgenuntersuchung (ohne Kontrastmittel) sollte einer Ösophagoskopie immer vorausgehen, falls keine zum Handeln zwingende Notsituation vorliegt.

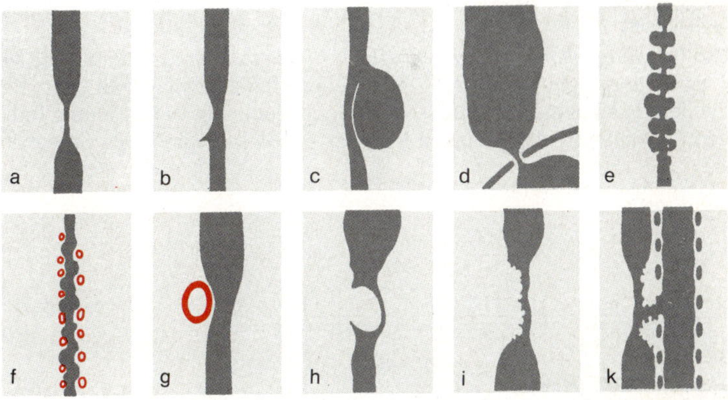

Abb. 5.**2a**–**k** Typische Befunde bei Kontrastmitteldarstellung der Speiseröhre. **a** Stenose durch Verätzung, **b** Traktionsdivertikel, **c** Pulsionsdivertikel, **d** Achalasie mit vorgeschaltetem Megaösophagus, **e** idiopathischer Ösophagusspasmus, **f** Ösophagusvarizen, **g** Verdrängung des Ösophagus von außen, **h** gutartige intraluminäre Neubildung, **i** Karzinom der Speiseröhre, **k** ösophagotracheale (H-)Fistel (nach *Schwarz*)

Ösophagoskopie

Sie kann mit *starren* oder *flexiblen* Geräten (Ösophagoskopen) durchgeführt werden. Beide Methoden stellen keine rivalisierenden Alternativen dar; je nach Fragestellung und Situation ergeben sich verschiedene Indikationen für den Einsatz, u. U. sogar für eine Kombination.

Die *Ösophagoskopie mit starrem Rohr* ist ein klassisches Gebiet der Hals-Nasen-Ohren-Heilkunde. Mit dieser Methode lassen sich 95 % aller endoskopischen Aufgaben im Ösophagus lösen. Abb. 5.**3** zeigt ein solches Gerät mit Zusatzinstrumenten.

Prinzip: Die Ösophagoskopie mit starren Rohren wird in der Regel in Intubationsnarkose durchgeführt (geringere Belästigung des Patienten sowie Relaxation der Pharynx- und Ösophagusmuskulatur). Die Ösophagoskope haben entweder am proximalen Rohrende oder distal leistungsstarke Lichtquellen (über Glasfiberleitungen eingespeistes ,,Kaltlicht"); die Verwendung optischer Vergrößerungssysteme ist ebenso möglich wie kontinuierliches Spülen und Absaugen, das Einführen von Extraktions-, Exzisions-, Koagulationsinstrumenten, Injektionsnadeln, die Erzeugung eines pneumatischen Überdrucks in Endoskop und Speiseröhre (Aufblähen bestimmter Ösophagusabschnitte), die Benutzung von Laser sowie Photo- und Kinematographie.

Das Einführen des Rohres erfolgt am liegenden und relaxierten Patienten unter Kontrolle des Oro- und Hypopharynx und des Ösophagusmundes in die Speiseröhre, in der es schrittweise bis zur Kardia vorgeschoben wird (Abb. 5.**4**). Die weiten Rohre gestatten ein großzügiges und großflächiges Arbeiten im Lumen und/oder an der Wand der Speiseröhre. Sie gestatten auch Aussagen über Elastizität, Steife, Verformbarkeit usw. der Ösophaguswand.

Indikationen s. Tab. 5.**1**.

Die *Ösophagoskopie mit dem flexiblen Fiberglasendoskop* leitet sich von der Gastroenterologie her. Ihre Möglichkeiten sind zwar sehr viel begrenzter als die der Ösophagoskopie mit starrem Rohr, doch gibt es bestimmte Indikationen (Ausnutzung des geringen Kalibers und der dirigierbaren Spitze) für die

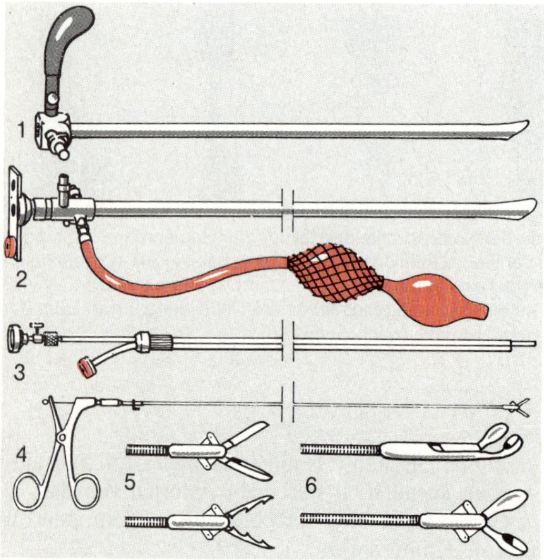

Abb. 5.**3** Ösophagoskopie mit starrem Ösophagoskop: 1 Standardösophagoskop, 2 ,,pneumatisches" Ösophagoskop mit abdichtendem Wechselfenster am Einblick, 3 Ösophagusoptik mit Führungsrohr für Instrumente, 4 endoskopische flexible Zange, 5 und 6 verschiedene Arbeitsansätze

Tabelle 5.1 Indikationen zur Ösophagoskopie

Ösophagoskopie mit starrem Rohr

als *therapeutischer Eingriff:*
- Entfernung von Fremdkörpern und steckengebliebenen Speiseresten
- endoskopische Entfernung gutartiger Geschwülste (z. B. Polypen, Fibrome usw.)
- endoskopische Schwellendurchtrennung bei Hypopharynx- (Grenz-)Divertikeln
- Dilatationsbehandlung einer Narbenstenose bzw. Striktur
- Verödung von Varizen sowie Blutstillung (u. U. kombiniert mit Laser)
- „Intubation" bei malignen Ösophagustumoren zur Freihaltung der Passage

als *diagnostischer Eingriff* bei:
- Erkrankungen der Speiseröhre in ihrer ganzen Länge
- Erkrankungen des oberen und unteren Speiseröhrensphinkters (z. B. Spasmen)
- Tumoren des Hypopharynx und Ösophagus
- Divertikeln des Hypopharynx und Ösophagus
- Lumenverengenden Erkrankungen – auch beim Kleinkind (!)

Ferner:
- Zur Photo- und Filmdokumentation und Verlaufskontrolle
- bei Mißlingen oder Ergebnislosigkeit der Fiberskopie oder bei Gegenindikation gegen diese

Ösophagoskopie mit flexiblem Ösophagoskop („Fiberskop")

als *diagnostischer Eingriff*
- Bei Gegenindikation gegen Ösophagoskopie mit starrem Rohr, wie etwa bei erheblicher Skoliose, Kyphose, starrer Wirbelsäule (mechanische Hindernisse) oder bei fehlender Narkosefähigkeit
- zur Beurteilung funktioneller Phänomene, die beim narkotisierten Patienten gehemmt sind (Schluckakt, gastroösophageale Übergangszone)
- bei Indikation zur „Panendoskopie", wenn der Ösophagus nur „en passant" mit kontrolliert werden soll, Hauptgewicht aber auf Magen- und/oder Duodenumdiagnostik liegt

Hauptsächliche Vorteile beider Methoden:

Vorteile der Ösophagoskopie mit starrem Rohr:
Vielseitige Verwendbarkeit; Monopol für Fremdkörperextraktion; ungleich größere diagnostische Ausbeute und therapeutische Effizienz; für Bilddokumentation hervorragende Bildqualität

Vorteile der Fiberskopendoskopie:
Geringere Belastung für Patienten; Möglichkeit, zugleich „Panendoskopie" (Magen, Duodenum) auszuführen; Einsatz als „Screening-Instrument".
Aber: Wesentlich kleinere diagnostische Ausbeute und Unbrauchbarkeit für therapeutische Eingriffe

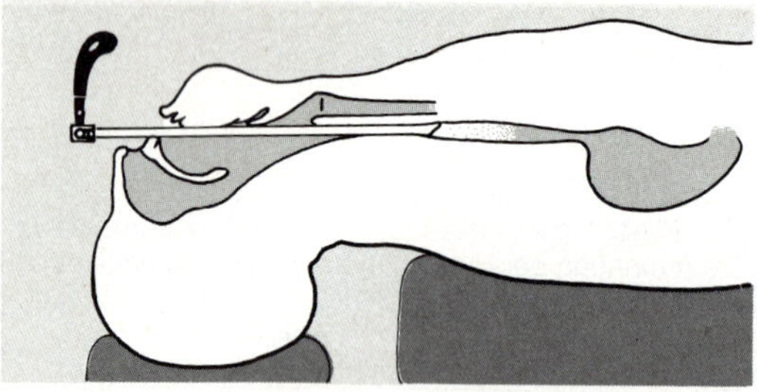

Abb. 5.**4** Starres Ösophagoskop, in Speiseröhre eingeführt

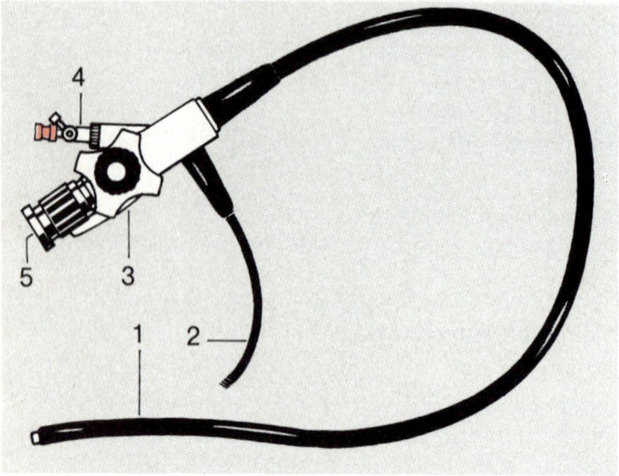

Abb. 5.**5** Fiberösophagoskop (flexibel) 1 flexible Glasfaseroptik, 2 Kaltlichtzuleitung, 3 Bedienungshandgriff mit Steuervorrichtung, 4 Ansatz für Saugapparatur, 5 Einblickstutzen

Fiberskopendoskopie auch des Ösophagus (Tab. 5.**1**). Aus Abb. 5.**5** geht das Prinzip eines Fiberskopes hervor.

Merke: Auch ein Fiberskop schützt nicht sicher vor Perforationen!

Anwendungsprinzip: Das Glasfiberendoskop („Fiberskop") kann am lediglich gedämpften und lokalanästhesierten Patienten eingeführt werden. Der Patient liegt dabei in linker Seitenlage. Gastroskopie und Duodenoskopie lassen sich in der gleichen Sitzung problemlos anschließen („Panendoskopie"). – Indikationen: Tab. 5.**1**.

Manometrie

Gemessen wird der intraluminäre Druck im Ösophagus an verschiedenen Stellen (z. B. vor den Sphinkteren). – Verschiedene Methoden im Einsatz:

a) *Dreipunktmanometrie:* Fortlaufende Registrierung der Druckverhältnisse mit 3 Meßkathetern an auseinanderliegenden Meßpunkten;

b) *Durchzugsmanometrie:* Fortlaufende Druckregistrierung bei kontinuierlicher Verlagerung des Meßendes eines Meßkatheters aus dem Magen in den Ösophagus;
c) *Radiomanometrie:* Kombination von Röntgendiagnostik und Manometrie;
d) *Pharmakomanometrie:* Kombination von Manometrie und Wirkung vegetativ wirksamer Medikamente.

Klinik

Traumatologie

Verätzungen durch Säuren oder Laugen (s. Farbtafel **35c**)

Symptome: Typische Anamnese: anfangs sehr starke Schmerzen im Mund, Rachen, hinter dem Sternum, evtl. auch im Oberbauch (Epigastrium). Würgreiz und Erbrechen. Sialorrhoe. Evtl. Glottisödem und Atemnot. Weißliche Ätzschorfe, Ätzflecken im Mund und in dessen Umgebung. Zunehmende Schocksymptome: niedriger Blutdruck, frequenter Puls, Zyanose und Blässe, kalter Schweiß, Kreislaufstörungen. Später (u. U. erst nach 24–48 Stunden): zunehmende Zeichen der Intoxikation: Nierenversagen, Hämaturie, Leberschädigung, Hämolyse, Störung des Elektrolyt- und Wasserhaushaltes, u. U. Beteiligung des ZNS. Zunehmend Perforationsgefahr und/oder Mediastinitis, Pleuritis, Peritonitis; evtl. tracheoösophageale Fistel. Rascher Verfall. Bei Überleben allmähliche Dysphagie durch narbige Strikturen.

Pathogenese: Unterschiedlich tiefgreifende Koagulations- (Säure) oder Kolliquationsnekrose (Lauge). Die Ätznarben in Mund und Rachen können gering sein (kurze Passage!) bei *schwersten* Verätzungsgraden im Ösophagus (evtl. auch in Magen und Darm). Bei Laugenverätzung ist der Ösophagus meist stärker als der Magen befallen (reflektorischer Kardiospasmus), bei Säureeinwirkung umgekehrt.

Zeitlicher Ablauf: 1. Primäre örtliche Nekrosen in Mund, Rachen, Ösophagus, Magen, Darm. – 2. Allgemeinintoxikation. – 3. Oesophagitis corrosiva acuta, subacuta, chronica. – 4. Ausheilung der Ösophagitis mit Vernarbung bzw. Narbenstriktur. – 5. Spätkomplikationen (Restenosierung, Spätstenose, evtl. Kanzerisierung (!). Beginn der Bildung narbiger Stenosen: etwa 3. Woche.

Diagnose: Typische Anamnese (Unfall, Suizid), typischer Lokalbefund; Ätzsubstanz identifizieren und sicherstellen. Röntgenuntersuchung von Thorax und Abdomen. Bei offensichtlich leichteren Verätzungen Röntgenkontrast und evtl. vorsichtige Ösophagoskopie zur optischen Kontrolle von Ösophagus und Magen, dabei auch Nährsonde legen *(Kontraindikation:* Schock und Perforationsverdacht). Sofortige Ösophagoskopie nur, wenn Grad und Ausdehnung der Verätzung unklar sind.

Therapie: Wenn möglich, große Mengen Flüssigkeit (Wasser) trinken lassen. Bei Laugenverätzung Saft von Zitrusfrüchten, verdünnter (2 %iger) Essig, bei Säureverätzung Magnesia usta und Antazida (sinnvoll nur innerhalb 2 Stunden). – Analgetika, Sedativa. Behandlung auf Intensivstation: Dauertropf zur Schockbekämpfung, Flüssigkeitszufuhr und parenterale Ernährung; Breitbandantibiotika-Abdeckung. Notfalls Gastro- und Tracheotomie. Hochdosiert Kortikosteroide i. v. (z. B. 200–400 mg Soludecortin). Kortikoidtherapie dann für mindestens 4 Wochen fortsetzen. Kortikosteroide sind jedoch kontraindiziert bei schwersten Verätzungen mit Perforationsgefahr und bei nur geringfügigen Verätzungen.

Erste vorsichtige Ösophagoskopie nach etwa 6–8 Tagen. Am Ende der 2. Woche kann mit der Dilatationsbehandlung begonnen werden, falls Röntgen- und Endoskopiebefund Strikturbildung aufdecken. Kontroll-Ösophagoskopien im Abstand von 10 Tagen, bis alle Schleimhautdefekte epithelisiert sind. Dann Röntgenkontrast- und Ösophagoskopiekontrollen nach 1, 3, 6, 12 Monaten.

Technik der Bougierung. 2 Möglichkeiten:

Frühbougierung (um den 8.–12. Tag nach Verätzung; mit dickem Bougie von etwa 40 Charrière beim Erwachsenen (bei Kindern mit etwa 20 Charrière, bei Jugendlichen mit etwa 30 Charrière) evtl. mit täglich zunehmendem Kaliber, bis die Passage ohne Hindernis möglich ist. Dann Intervalle verlängern, bis sich bei Röntgenkontrolle nach Wochen im Ösophagus keine Stenosebildung mehr zeigt.

Spätbougierung erst, wenn sich – trotz Kortikosteroidbehandlung – organische Stenosen ausgebildet haben (u. U. nach mehreren Wochen). Bougierung *niemals* blind durchführen! Immer in Verbindung mit Ösophagoskopie bzw. über Führungsfaden (s. unten).

Die Bougierung wird *unter Leitung des Auges* über ein Ösophagoskop mit einem der Striktur angepaßten Bougiekaliber begonnen. Röntgenkontrastaufnahme vorher zweckmäßig (Lokalisierung der Narbenenge, Ausschluß eines intraluminären Neoplasmas oder mehrfacher, hintereinander geschalteter Stenosen).

Um dem Patienten eine tägliche Ösophagoskopie für die Bougierung zu ersparen und/oder eine sichere Führung über die Narbenstenose und die distalen Ösophagusabschnitte zu gewährleisten, kann man die *Bougierung über den Faden* durchführen (Abb. 5.**6**). Verwendet werden hierzu Hohlbougies. Zunächst läßt man eine an einem mehrere Meter langen Seidenfaden fixierte perforierte Metallkugel schlucken. Unter täglichem Nachführen von Faden gelangt die Metallkugel über den Magen ins Intestinum (evtl. Röntgenkontrolle). Damit ist der Führungsfaden zuverlässig verankert. Hohlbougies mit steigendem Kaliber können nun über diesen Faden (ohne Ösophagoskop!) sicher über die Narbenstriktur geführt und zurückgezogen werden. Nach den – oft wochenlagen – Bougierungen wird der Faden am Mund abgeschnitten und entfernt sich innerhalb einiger Tage per vias naturales.

Ziel der Bougierungsbehandlung bei Erwachsenen ist ein Ösophaguslumen von etwa 45 Charrière (= 15 mm Durchmesser) bei Kindern bis 10 Jahren von etwa 30–35 Charrière, bei Jugendlichen von etwa 30–40 Charrière.

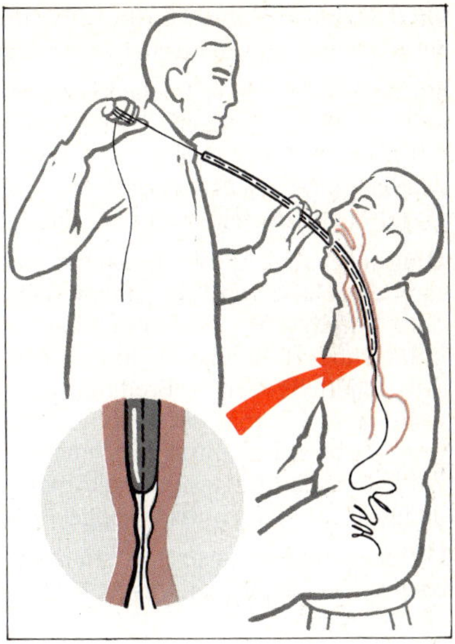

Abb. 5.**6** Prinzip der Bougierung „über den Faden"

Das Ausführen des Fadens ist auch über ein Gastrostoma möglich. In diesem Fall kann vom Magen aus *„retrograd" bougiert* werden.

Gefahren der Bougierung: *Perforation* der Ösophaguswand mit Bougiespitze (nicht bei Bougierung über den Faden!) besonders im Bereich morscher Narbenstrikturen, bei Blindsäcken usw.; Folge: Mediastinitis und/oder Pleuritis, Peritonitis. In diesem Fall operative Versorgung von außen notwendig!

Falls Bougierbehandlung unbefriedigend, muß operative Beseitigung der Striktur (Ösophagusteilresektion mit Ersatz durch ein Magen- oder Darmsegment) erwogen werden. – Patienten mit Ösophagusstrikturen müssen wegen der Neigung zur Restenosierung, im höheren Alter auch wegen der Neigung zur Kanzerisierung früherer Stenosen, mit wechselnd langen Intervallen zeitlebens in ärztlicher Kontrolle bleiben (Röntgen, Endoskopie)!

Fremdkörper (s. Farbtafel **35b**)

Meist unbeabsichtiges Verschlucken der verschiedensten Materialien. Kinder (meist unter 3 Jahren) verschlucken Münzen, Spielzeug usw.; Erwachsene Knochen, Glassplitter, Fischgräten, Prothesen-(teile), Nägel, Nadeln, große Obstkerne usw., sogar ganze Eßbestecke (z. B. als Häftlinge).

Symptome: Erhebliche Dysphagie (= Schluckstörung), Odynophagie (= Schluckschmerzen) zervikal, retrosternal, selten epigastrisch. – Hustenreiz. –

Bedrohliches Symptom: Starke Schmerzen im Rücken, zwischen den Schulterblättern und retrosternal (beginnende Mediastinitis).

Pathogenese: Meist stecken Fremdkörper in der 1. Enge (Ösophagusmund), seltener in der 2. oder 3. Enge. Lang liegende oder eingespießte Fremdkörper verursachen Wandnekrosen (Dekubitus) und damit je nach Lokalisation Mediastinitis, Pleuritis oder Peritonitis mit paraösophagealer Abszeßbildung. U. U. auch Entstehen eines Luftemphysems.

Diagnose: Anamnese. Zunächst lokalisierbarer Schluckschmerz, Schonhaltung des Halses und der Halswirbelsäule, evtl. Schwellung des Halses und/oder Emphysem; ,,Knistern" bei Palpation des Halses oder der Supraklavikulargrube; Röntgenaufnahme von Thorax und Abdomen sowie Hals seitlich: falls schattengebender Fremdkörper, Lagebestimmung; evtl. Luftschatten im Ösophagus oberhalb des Fremdkörpers; bei Perforation: Mediastinalemphysem. – Bei nicht kontrastfähigen Fremdkörpern Gastrografin-Kontrastdarstellung (Aussparung des Fremdkörpers). Sicherung durch Ösophagoskopie, die gleichzeitig therapeutisch eingesetzt wird.

Differentialdiagnose: Persistierende Schleimhautläsion durch einen Fremdkörper, der bereits per vias naturales abgegangen ist; beginnendes obturierendes Neoplasma.

Therapie: So rasch wie möglich Ösophagoskopie (mit *starrem* Rohr!); Fremdkörperentfernung in Intubationsnarkose. Falls dies nicht gelingt: kollare Ösophagotomie, bei tiefsitzendem Fremdkörper auch Thorakotomie. Bei Perforation: Übernähen des Wanddefektes, hochdosierter Antibiotikaschutz! Bei Paraösophagitis und Abszeß: Entleerung und Drainage.

Verlauf und Komplikationsmöglichkeiten: Wenn Fremdkörper schnell und komplikationslos zu entfernen, keine Folgen. Bei langem Liegen: Drucknekrose → Mediastinitis (Symptome: starke zunehmende Schmerzen hinter Brustbein und/oder zwischen Schulterblättern; Hals und Thorax seitlich röntgen: Luftschatten prävertebral = Emphysem. Gastrografinschluck zeigt Perforationsstelle). Viele (kleinere) Fremdkörper finden nach anfänglichem Steckenbleiben den Weg in den Magen und haben dann die Chance (95 %), spontan ausgeschieden zu werden (Stuhlkontrollen, bis Fremdkörper gefunden ist – u. U. 8 Tage und länger!)

Merke: Bei Fremdkörperverdacht muß auch bei negativem Röntgenbefund eine endoskopische Kontrolle des Hypopharynx und Ösophagus ausgeführt werden! – Es kann fahrlässig sein, Fremdkörper mit einem Fiberskop statt mit dem starren Ösophagoskop entfernen zu wollen.

Stumpfe Verletzungen, penetrierende Verletzungen, Perforationen, Mallory-Weiss-Syndrom

Stumpfe Verletzungen des Ösophagus vor allem bei Verkehrsunfällen (Aufprall des Thorax aufs Lenkrad usw.): Wandrisse, auch ösophagotracheale Fisteln als Folge umschriebener Wandnekrosen – oft zeitlich verzögert.

Leitsymptom: Husten beim Schlucken. Bei stumpfen Thoraxtraumen Rupturen meist im unteren Ösophagusdrittel.

Offene, penetrierende Verletzungen meist im zervikalen Abschnitt (Pkw- und Motorradunfällen, Suizid).

Leitsymptom: Austritt von Speichel oder Speisen aus dem Wundgebiet.

Mallory-Weiss-Syndrom: Hämatemesis durch Einriß der Ösophaguswand bei Patienten mit Brechneigung und/oder Hiatushernie oder gastroösophagealem Prolaps. Therapie wie bei Ösophagusvarizen (s. S. 470).

Iatrogene Ösophagusperforationen

Bei blindem Sondierungsversuch, Traumatisierung durch Nährsonde, Perforation durch Magenschlauch, auch durch Narkosetubus (!), bei Ösophagoskopien, bei Bougierungen möglich. Prädilektionsstellen: Die drei Engen und Stenosebereiche sowie die Sinus piriformes. *Sofortige* Erkennung und *rasche* operative Versorgung (durch Mediastinotomie, Thorakotomie oder Laparatomie – je nach Sitz der Perforation) eminent wichtig!

Komplette Spontanrupturen der Speiseröhre (Boerhaave-Syndrom)

Durch plötzliche Erhöhung des intraösophagealen Drucks (Erbrechen, Narbenstenose, relativ häufig bei Patienten mit habituellem Erbrechen und Alkoholabusus). *Dramatische Symptomatik:* blutiges Erbrochenes, Hämatemesis; sehr starke retrosternale Schmerzen, auch zwischen Schulterblättern, im linken Oberbauch, in Nierengegend. Kollaps und Blässe, Abfall des Blutdrucks, Dyspnoe, schneller Verfall.

Diagnose: Halsemphysem gleichzeitig mit Zeichen des akuten Abdomens, Pneumothorax und Dyspnoe.

Differentialdiagnose: Zwerchfellruptur, eingeklemmte Hiatushernie, Perforation eines Magen- oder Duodenalgeschwürs, akute Pankreatitis, Herzinfarkt.

Therapie: Thorakotomie, Deckung des Defektes, Pleuradrainage.

Prognose: Mortalität 25–40 %.

Divertikel

Hypopharynxdivertikel („Grenzdivertikel", Zenkersche Pulsionsdivertikel) bilden die *häufigste* Divertikelform der Speisewege (s. S. 372) (s. Farbtafel **36a**).

Divertikel im Bereich des Ösophagus selbst

können in allen Etagen der Speiseröhre – meist erworben – vorkommen.

Symptome: Obere Etage: oft symptomlos. – In Bifurkationshöhe: (leichte) Beschwerden beim Atmen; Druckgefühl retrosternal; Reizhusten. Bei epiphrenischen Divertikeln: Druck an entsprechender Stelle. Sodbrennen, epigastrische Schmerzen; Dysphagie (in 20 % kombiniert mit Hiatushernie).

Diagnose: Röntgenologisch und endoskopisch.

Differentialdiagnose: Achalasie, Hiatushernie, Globus nervosus.

Therapie: Nur bei stärkeren Beschwerden und/oder Verdacht auf Komplikationen (Schleimhautulzera und Blutungen, Spontanperforation, Kanzerisierung): transthorakale Abtragung.

Traktionsdivertikel

Sie entstehen durch Narbenzug von entzündlich veränderten paraösophagealen oder paratrachealen (Bifurkation!) Lymphknoten. Röntgenologisch als zipfelige Ausziehung erkennbare Wandveränderungen. Meist im mittleren Drittel des Ösophagus lokalisiert.

Symptome: Oft symptomlos; sonst Hustenreiz, unbestimmtes Druckgefühl retrosternal, leichtere Dysphagie.

Diagnose: Röntgenologisch leichter als endoskopisch nachzuweisen (aber endoskopisch immer Malignom ausschließen!).

Therapie: Nur bei *stark* störender Symptomatik transthorakale Abtragung. Meist nicht notwendig.

Entzündungen und entzündliche Stenosen

Banale akute Ösophagitis ohne zusätzliche ätiologische Faktoren selten; Begleiterscheinung bei Trauma, Stenosen oder Verlegung (Divertikel, Achalasie, Presbyösophagus, Retentionsösophagitis).

Ulzerative Ösophagitis auch möglich durch Tabletten oder Medikament-Kapseln, die ohne ausreichende Flüssigkeit geschluckt werden (z. B. Emeproniumchlorid, Doxycyclin, Tetracycline, Clindamycin, Chinidin, Eisenpräparate, Acetylsalicylsäure, Indometazin u. a.).

Refluxösophagitis (peptische Ösophagitis) durch Insuffizienz der Kardia: Rückfluß von saurem Mageninhalt in die unteren Ösophagusabschnitte und Erosion der Ösophagusschleimhaut mit Ösophagitis (und peptischen Geschwüren).

Symptome: Meist mittleres Lebensalter, schubweiser Verlauf, retrosternales Sodbrennen und/oder Druckgefühl, „Herzbrennen", epigastrische Schmerzen, Singultus; Verschlimmerung der Beschwerden durch Bücken oder Horizontallage, beim Pressen, nach Alkohol, Nikotin, fetten Speisen. Blutungen selten.

Pathogenese: Untere „Sphinkter"-Insuffizienz nach Magenoperationen, bei Diabetes und neurologischen Erkrankungen; Sklerodermie; Alkohol- und Nikotinabusus, Fettsucht, habituellem Erbrechen (Gravidität), auch durch lange liegende Nährsonde (!). – Bildung von Erosionen der Schleimhaut. Ersatz des Plattenepithels durch Zylinderepithel im untersten Ösophagusabschnitt. Evtl. auch Vorliegen einer *Hiatushernie* oder eines *Barrett-Syndroms* (metaplastisches Zylinderepithel mit erworbenem Brachyösophagus durch Ausbildung von peptischen Ulzerationen und Stenosen; in etwa 10 % Vorläufer für Adenokarzinom!).

Diagnose: Manometrischer Nachweis der Insuffizienz, Ösophagoskopie (am ergiebigsten!) mit Probeexzision, Röntgen erst bei stärkeren Schleimhautveränderungen ergiebig.

Differentialdiagnose: Karzinom im Kardiabereich (evtl. submukös wachsend), Achalasie, Sklerodermie, ,,Schwangerschaftsösophagus“, Zustand nach Vagotomie. – Angina pectoris.

Therapie: *Konservativ:* Viele kleine Mahlzeiten, langsames Essen, Diät und Gewichtsabnahme, fettarme, proteinreiche Kost; Cimetidin, Gaviscon, Antazida. Nikotin- und Alkoholverbot, Anticholinergika, Schlafen mit erhöhtem Oberkörper.

Operativ: Exzision der Geschwürzone und Nahtdeckung mit Fundoplikatio. Strikturen: Bougiebehandlung oder Plastik.

Candida-Ösophagitis (Soor, Moniliasis des Ösophagus)

Seit Chemotherapie nicht selten.

Symptome: Schmerzen beim Schlucken, Sodbrennen, ,,Herzbrennen“, Regurgitieren von Speisen (mit Blutbeimengungen).

Diagnose: Ösophagoskopie mit Abstrich und Probeexzision.

Therapie: Antimykotika.

Narbenstenosen

Diese entstehen durch Verätzungen, Refluxösophagitis, nach Anastomosenoperation, durch verschleppte Fremdkörper, bei der Epidermolysis bullosa und anderen dermatologischen Erkrankungen.

Motilitätsstörungen des Ösophagus

Sie können als atonische oder spastische Dyskinesien in Erscheinung treten und eine Erkrankung sui generis oder eine Begleitstörung bei einer anderen organischen Erkrankung sein.

Idiopathischer Ösophagusspasmus (funktionelle Divertikel, Korkzieherösophagus, spastischer Ösophagus)

Symptome: Wechselnde, auch wechselnd starke Dysphagie; Druckgefühl hinter Sternum; langsamer Speisetransport.

Pathogenese: Störung der vegetativen Innervation (,,Dyschalasie“).

Diagnose: Röntgenbefund charakteristisch: veränderliche wandernde Schnürringe des Ösophagus bei Kontrastdarstellung (,,Perlschnur“, ,,Kastanienkette“) (s. Abb. 5.**2e**). – (Perfusions-)Manometrie. – Ösophagoskopie zum Ausschluß organischer intraösophagealer Veränderungen notwendig.

Therapie: Buscopan, Adalat; geregelte kleine Mahlzeiten usw.

Achalasie (,,Kardiospasmus“)

Ausbleiben der Erschlaffung des unteren Ösophagussphinkters während des Schluckens, Verlust der normalen Peristaltik; Stauungsösophagus (vor allem beim Kind: Megaösophagus). Prädilektionsalter: 30–50 Jahre, aber auch schon bei Kindern.

Symptome: Sehr lange Anamnese, allmählich deutlicher werdende Symptomatik. Gefühl des Liegenbleibens der Speisen im Ösophagus; Neigung, nach jedem Bissen mit Flüssigkeit nachzuspülen. Erbrechen (Erbrochenes riecht *nicht* säuerlich, da noch nicht mit Magensaft durchmengt!). Spätstadium: Hochgradiger Gewichtsverlust bis zur Kachexie.

Pathogenese: Vermutlich neuromuskuläre Störung (Degeneration des Auerbach-Plexus?); auch psychogene und/oder hormonale Faktoren möglich.

Diagnose: Röntgenkontrast: dilatierter, atonischer Ösophagus („Weinglas") (s. Abb. 5.**2d**); Peristaltik herabgesetzt. Wandzeichnung glatt. – Ösophagoskopie: mit zersetzten Speisen gefülltes Ösophaguslumen, Schleimhautreizung (Ösophagitis), Endoskopie auch zum Ausschluß eines Karzinoms oder einer anderen organischen Kardiastenose notwendig! – Manometrie.

Differentialdiagnose: Kardiakarzinom, Sklerodermie, Magenerkrankung.

Therapie: Medikamentös auf Dauer nutzlos. – Dehnbehandlung mit Ballonsonde bzw. „Sprengung" der Sphinktermuskulatur mit Spreizsonde. Bei Rezidiven: extramuköse Ösophagokardiamyotomie nach Heller (evtl. mit Fundoplikatio). In etwa 4% nach 15–20 Jahren Kanzerisierung!

Technik der „Sprengung": Verwendet wird ein Spreizdilatator, der in die Speiseröhre eingeführt wird. Vorher ösophagoskopischer Ausschluß eines Tumors als Stenoseursache! Sobald Spreizteil des Instruments im Kardiabereich, wird durch plötzliche Schließung des Instrumenthandgriffs „Sprengung" des Sphinkters erreicht. – Wirkung: Schlagartige Besserung der Dysphagie, oft lebenslang. – Statt mit dem Dilatator kann Kardiadehnung auch mit einer mit Wasser oder Luft gefüllten Ballonsonde (Druckkontrolle über Manometer) erreicht werden.

Komplikationsmöglichkeiten: Ösophagusperforation, vor allem, wenn intramural wachsendes Kardiakarzinom vorher nicht erkannt wurde.

Störungen des Ösophagus durch Veränderungen in der Nachbarschaft

Kompressions- oder sogar Obturationsstenosen bei Struma, bei Hyperostose der Halswirbelsäule (speziell 5.–7. Halswirbel), bei starker Kyphoskoliose, bei Tumoren des Mediastinums, Aortenvergrößerung, Erweiterung des linken Ventrikels.

Ösophagusvarizen (Farbtafel **36b**)

Symptome: Hämatemesis, oft erheblicher Stärke (frisches, hellrotes Blut). Teerstühle; zeitweilig dysphagische Beschwerden, meist leichteren Grades. Verblutung möglich!

Pathogenese: Ursache fast immer portale Hypertonie (Volumenhochdruck, idiopathische portale Hypertension) mit Umgehungskreislauf (Blut aus oberem Kava- oder Pfortadersystem weicht wegen Abflußhindernisses über Kollateralgefäße aus). Ursachen für Abflußhindernis: Leberzirrhose (in 50% Ösophagusvarizen!), Hepatitis; Pfortader-, Milzvenen- oder V.-cava-Thrombose; Mediastinaltumoren.

Diagnose: Hinweisende internistische Befunde. Ferner: Ösophagoskopie (ist dem Röntgen überlegen).

Differentialdiagnose: Lungenblutung, Blutung aus Nasenrachenraum. Ulcus ventriculi oder duodeni, erosive Gastritis.

Therapie: Bei Blutung Notfallmaßnahmen: Schockbekämpfung; lokal Sengstaken-Blakemore-Sonde zur unmittelbaren Blutstillung. Im übrigen chirurgische und/oder internistische Behandlung. – Im Blutungsintervall: Shuntoperation. – Otorhinolaryngologische Aufgabe kann es sein, blutende Gefäße lokal mittels Laser oder Injektion von sklerosierenden Substanzen zu veröden.

Mißbildungen und Fisteln

Die Mehrzahl dieser angeborenen Mißbildungen ist Aufgabengebiet des Thorax- oder Kinderchirurgen. Hier wird nur auf einige eingegangen, die bei der Ösophagoskopie von Interesse sind.

Angeborene Ösophagusstenosen

Symptome: Dysphagie, Hustenreiz, evtl. Erbrechen.

Diagnose: Radiologie und Endoskopie.

Therapie: Bougierung; bei umschriebenen Diaphragmen: endoskopische Abtragung mit Laser.

Brachyösophagus

Angeboren; Refluxerscheinungen nur bei etwa 50 % schon im Säuglingsalter auffällig. – Fehlen des unteren Ösophagussegmentes.

Symptome wie bei der Refluxösophagitis.

Diagnose: Röntgenkontrast. Endoskopie (heterotope Magenschleimhaut oberhalb des Zwerchfells („Thoraxmagen"). – Erworbener Brachyösophagus (Barrett-Syndrom; Endobrachyösophagus) s. S. 468.

Differentialdiagnose: Gleithernie.

Therapie: Wie bei Refluxösophagitis.

Ösophagotracheale Fistel

Kommt erworben oder angeboren mit und ohne Atresiebildung vor und stellt Verbindung zwischen Lumen des Ösophagus und der Trachea dar („H-Fistel") (Abb. 5.**2k**, S. 459).

Symptome: Meist Erkennung schon unmittelbar nach Geburt (Erstickungsanfälle, Dyspnoe, Husten, Zyanose). Durch Ventilbildung oder Narbenbildung kann eine Fistel auch lange symptomlos bleiben und u. U. erst im späteren Lebensalter Symptome machen: Husten beim Essen und Trinken; Hochhusten von Speisen, rezidivierende (Aspirations-)Pneumonien.

Diagnose: Röntgenkontrast. Endoskopie: Kombinierte Ösophagotracheobronchoskopie.

Differentialdiagnose: Erworbene Ösophagotrachealfistel z. B. Ösophaguswandnekrose nach Trauma, durchgebrochenes Divertikel, durchgebrochenes Malignom (des Ösophagus oder der Trachea).

Therapie: Je nach Lokalisation: Zervikotomie oder Thorakotomie, operative Trennung und plastische Versorgung von Trachea und Ösophagus.

Dysphagia „lusoria"

Anomalie der vom Aortenbogen abgehenden Gefäße. Bei 80 % liegt die atypische Arterie zwischen Wirbelsäule und Ösophagus, bei 15 % zwischen Speise- und Luftröhre, beim Rest vor der Trachea.

Symptome: Meist erst im mittleren Lebensalter (Verlust der Elastizität der Gefäßwand) Schluckstörungen, Steckenbleiben von Speisen usw.

Diagnose: Röntgenkontrast, evtl. Arteriographie. – Ösophagoskopie (pulsierende, quer verlaufende Schwelle in der Ösophaguswand in unterschiedlicher Höhe).

Therapie: Nur bei sehr starken Beschwerden evtl. operative Durchtrennung des Gefäßes.

Hiatushernie

Durch den Hiatus oesophageus des Zwerchfells treten Anteile der Kardia und des Magenfundus. Zwei Haupttypen:
a) *Gleitbruch* (beweglich); „axiale Gleithernie" (bis 80 % klinisch stumm);
b) *paraösophageale* (fixierte) *Hernie* (nur etwa 50 % klinisch beschwerdefrei).

Symptome: Oft symptomlos. Sonst retrosternaler Schmerz oder Druck (nach dem Essen), Sodbrennen, Dysphagie, Erbrechen, Refluxösophagitis.

Diagnose: Röntgenkontrast (evtl. Kopftieflage!), Ösophagogastroskopie (Fiberskop).

Therapie: Bei Gleithernie keine, solange keine Beschwerden. Bei paraösophagealer Hernie wegen Inkarzerationsgefahr transabdominelle Gastropexie.

Geschwülste des Ösophagus

Gutartige Geschwülste kommen intraluminär, intramural und periösophageal vor, sie sind selten. Die häufigsten sind Leiomyome, Rhabdomyome, Fibrome (Polypen), Hämangiome, Lipome, Neurinome und Papillome. Oft machen sie erst bei erheblicher Größe Symptome wie Dysphagie, Stenose, Schmerzen, Druck hinter dem Sternum, auch Blutungen. Die Diagnose ergibt sich aus Röntgenkontrast, Ösophagoskopie und Probeexzision.

Therapie: Je nach Ursprungsort und Basis Abtragung endoskopisch oder transzervikal, transthorakal und/oder transabdominal.

Bösartige Tumoren (s. Farbtafel **36c**)

Das häufigste Ösophagusmalignom ist das (histologisch oft entdifferenzierte) Plattenepithelkarzinom.

40 % aller Gastrointestinaltrakt-Malignome. Überwiegend Männer über 50 Jahre. Das Ösophaguskarzinom kann sich ohne vorausgehende andere Erkrankungen entwickeln, es kann auf dem Boden chronisch irritierter Ösophagusschleimhaut (Verätzung, Divertikel, Brachyösophagus [Barrett], Refluxösophagitis, Hiatushernie, Achalasie, Plummer-Vinson-Syndrom) enstehen oder (selten) von einem Nachbarorgan (Schilddrüse, Larynx, Trachea, Bronchien, Magen) sekundär auf den Ösophagus übergreifen. Auch Lymphknotenmetastasen von entfernteren Organen sind möglich. Seltene histologische Formen: Adenokarzinom (meist im unteren Ösophagusabschnitt), Sarkome.

Symptome: Zunehmende Dysphagie – zuerst nur bei festen Speisen; Brennen oder Völlegefühl hinter dem Sternum; Schmerzen spät und nicht konstant retrosternal oder im Rücken; Gewichtsabnahme, Singultus, Erbrechen; Husten, Heiserkeit (N. recurrens!). Im Durchschnitt erst nach 4–5 Monaten deutliche Symptome! Später starke Gewichtsabnahme, Unmöglichkeit der Nahrungsaufnahme (Aphagie); Erbrechen. Starker Durst. Starke Schmerzen.

Diagnose: Oft erst sehr spät! *Röntgen:* (Verbreiterung des Mediastinums, Verdrängung der Trachea zur Seite. *Kontrastmittel:* Füllungsdefekte oder -stop, unregelmäßige Wandzeichnung, Verlagerung des Ösophaguslumens (s. Abb. 5.**2i**, S. 459). – Nicht selten Rekurrenslähmung das 1. Symptom! – *Ösophagoskopie:* Diagnostische Erfolgsquote am höchsten mit starrem Rohr, Optik und Probeexzision.

Differentialdiagnose: Achalasie, Ösophagusstriktur, Divertikel, Plummer-Vinson, gutartige Speiseröhrentumoren, Bronchuskarzinom mit Übergreifen auf Ösophagus.

Therapie: Nur ein Drittel der Fälle (vor allem mit Sitz im mittleren oder unteren Drittel der Speiseröhre) noch operabel, wenn Diagnose gestellt wird. Oft nur noch Palliativmaßnahmen möglich (Überbrücken mittels Endoprothese [„Intubation“] oder Gastrostomie). Auch Strahlentherapie hat nur palliative Möglichkeiten. 5-Jahres-Überlebensrate nach Operation: Um 10 %; nach Strahlentherapie bei 0–5 %. – Einzelheiten s. chirurgische und internistische Lehrbücher.

Chemotherapie: Bei dieser Tumorlokalisation bislang höchstens Palliativeffekte.

6. Hals (einschl. Schilddrüse und ihre Beziehungen zur Otorhinolaryngologie)

Angewandte Anatomie und Physiologie

Der Hals ist Träger des Kopfes, ermöglicht seine Bewegungen und verbindet ihn mit dem Rumpf. Die Konstruktion des Halses ist dem aufrechten Gang des Menschen angepaßt: *osteomuskulärer Teil.*

Der Hals beherbergt Atem- und Speisewege, den Kehlkopf als Sphinkter und als stimmbildendes Organ, die Schilddrüse, bilateral die großen Gefäßnervenstränge und das kollare Lymphsystem: *viszeraler Teil.*

Die obere Begrenzung des Halses verläuft durch den Unterrand des Os mandibulare, die Spitze des Warzenfortsatzes und die Protuberantia occipitalis externa. Das Trigonum colli suprahyoideum gehört aus klinisch-operativen Gründen zum Hals. Kaudal endet der Hals in einer Ebene, die von dem Jugulum sterni, den Schlüsselbeinen und dem Dornfortsatz des 7. Halswirbels gebildet wird. Seitlich bilden die Ränder des M. trapezius die Grenze zum Nacken an der Rückfläche des Halses (Abb. 6.**1**).

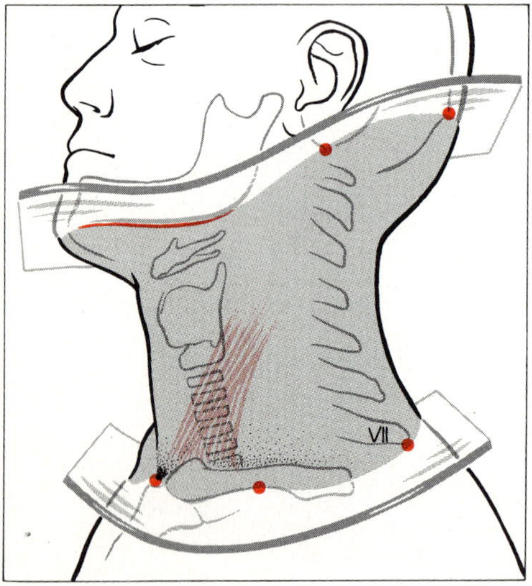

Abb. 6.**1** Grenzflächen des Halses

Die äußere Form des Halses hängt ab von *konstitutionellen und geschlechtlich bedingten Faktoren*. (Mann: kantiger Kehlkopf, ,,Adamsapfel'', starke Kopfnickermuskeln; Frau: schlankere, zartere Strukturen.)

Profilgebend, sicht- und tastbar sind die Mm. sternocleidomastoidei, die Ränder der Mm. trapezii beiderseits, das Zungenbein, die Schildknorpelplatten und der Ringknorpel.

Vergrößerte Schilddrüse (Struma) und Tumorbildungen fallen optisch und palpatorisch auf (s. S. 520).

Anatomische und physiologische Grundlagen

Regionen

Die Mm. sternocleidomastoidei teilen den Hals für die klinische Orientierung ein in:

- Regio colli mediana: Infrahyoidal mit dem klinisch wichtigen *oberen Karotisdreieck* (Abb. 6.**2** und 6.**3**) (Grenzen: Vorderrand des M. sternocleidomastoideus, oberer Bauch des M. omohyoideus, hinterer Biventerbauch) und dem *kleineren, unteren Karotisdreieck* (Grenzen: Vorder- und Hinterrand des M. sternocleidomastoideus, medialer Rand des M. omohyoideus und Halsbasis), das der sog. *Regio sternocleidomastoidea* entspricht, und eine
- Regio colli lateralis, die durch den unteren Bauch des M. omohyoideus in zwei Dreiecke geteilt wird, wobei das untere = *Trigonum omoclaviculare* (Grenzen: M. omohyoideus, Klavikula, V. jugularis interna) der oft sichtbaren Fossa supraclavicularis entspricht.

Das *Trigonum suprahyoidale* (Abb. 6.**2**) wird in das *Trigonum submandibulare* und das *Trigonum submentale* unterteilt.

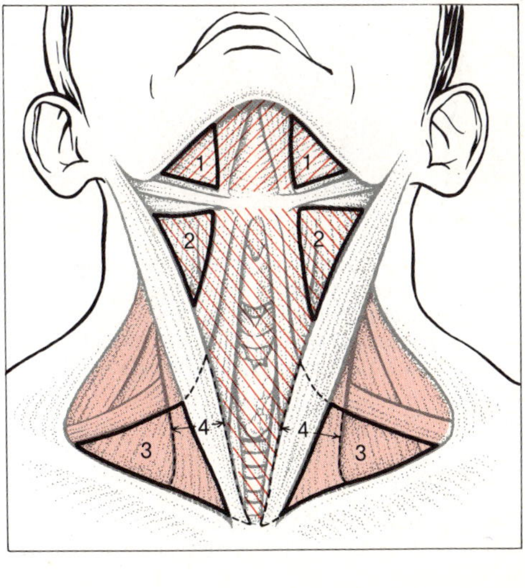

Abb. 6.**2** Regionen und wichtige Dreiecke am Hals: Regio colli mediana (rot schraffiert) mit Trigonum suprahyoidale und Trigonum infrahyoidale, Regio colli lateralis (rot). 1 Trigonum submandibulare, 2 Trigonum caroticum superius, 3 Trigonum omoclaviculare, 4 sog. Regio sternocleidomastoidea (topographische Ausdehnung gestrichelte schwarze Linien und Pfeile)

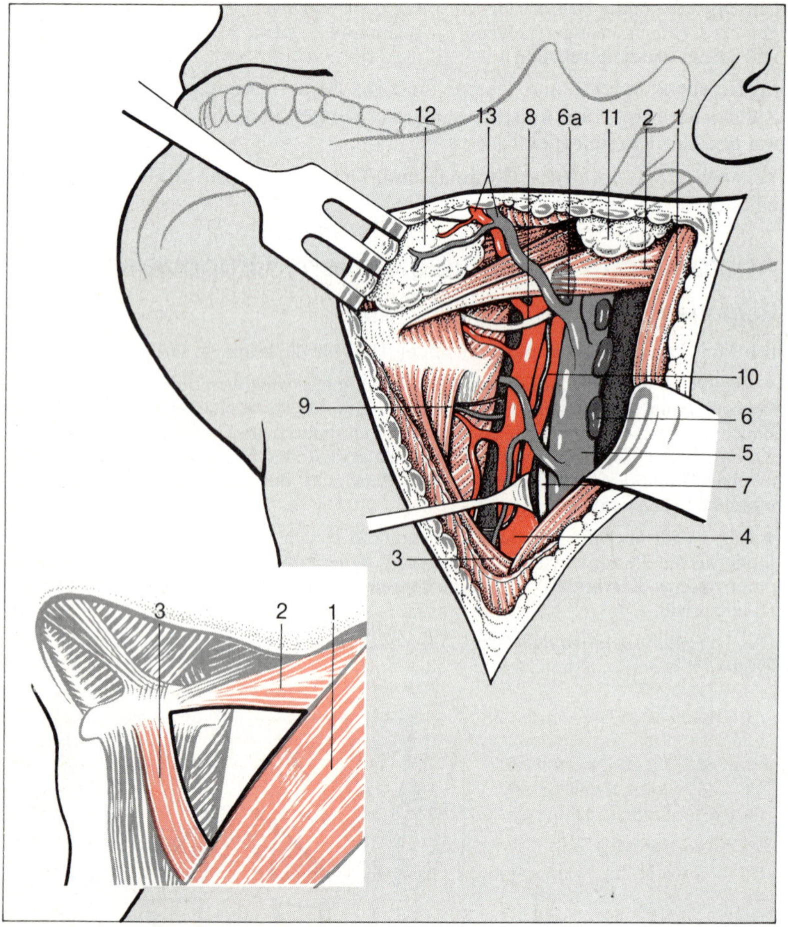

Abb. 6.**3** Oberes Karotisdreieck: 1 M. sternocleidomastoideus, 2 M. biventer, hinterer Bauch, 3 M. omohyoideus, oberer Bauch, 4 A. carotis communis, 5 V. jugularis interna, 6 tiefe zervikale Lymphknoten, 6a Lymphknoten im jugulofazialen Venenwinkel, 7 N. vagus, 8 N. hypoglossus, 9 kraniales laryngeales Gefäßnervenbündel, 10 Ansa cervicalis, 11 unterer Parotispol, 12 Glandula submandibularis, 13 A. und V. facialis

Faszien

Flächige Bindegewebszüge (Faszien) ummanteln teils straff, teils locker, teils lückenhaft die Halsmuskeln, Halseingeweide und Gefäßnervenstränge (Abb. 6.**4**).

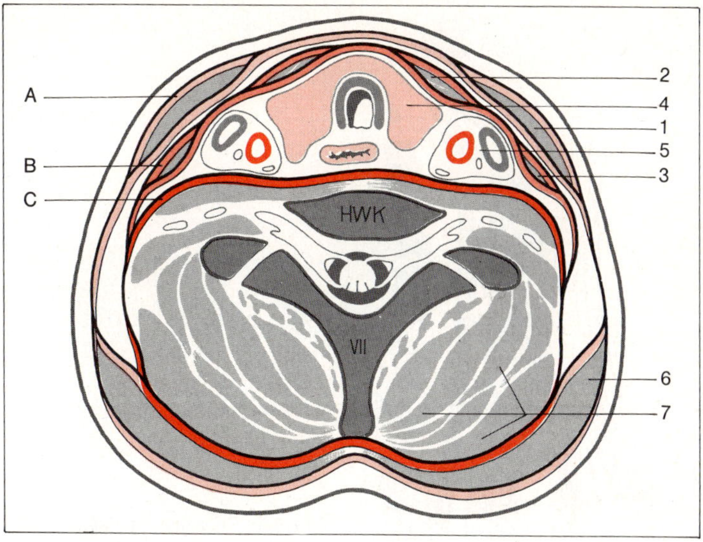

Abb. 6.**4** Faszienmäntel: A Fascia colli superficialis, B Fascia colli media, C Fascia colli profunda; 1 M. sternocleidomastoideus, 2 infrahyoidale Muskulatur, 3 M. omohyoideus, 4 Schilddrüse, 5 Gefäßnervenstrang mit A. carotis communis, V. jugularis interna, N. vagus, Truncus sympathicus; 6 M. trapezius, 7 tiefe Nackenmuskulatur

- Fascia colli superficialis unterzieht das Platysma, umscheidet den M. sternocleidomastoideus und den M. trapezius, inseriert am Hyoid und spannt sich nach kranial zum Unterkieferrand und kaudal zum oberen Brustbeinrand und zu den Schlüsselbeinen.
- Fascia colli media bildet ein mehrkammeriges System und umfaßt sämtliche Halseingeweide (Schilddrüse, Ösophagus, Trachea, Pharynx, Gefäße, Nerven). Sie spannt sich zwischen den beiden Mm. omohyoidei, dem Hyoid sowie den Klavikeln, dem oberen Sternum und den Schulterblättern aus.
- Fascia colli profunda bildet, von den Dornfortsätzen der Halswirbelkörper ausgehend, einen straffen Schlauch um die tiefe Halsmuskulatur. Die prävertebrale Schicht ist Teil eines Fasziensystems, das kontinuierlich von der Schädelbasis bis zum kaudalen Ende der Wirbelsäule zieht.

Die tiefe Halsfaszie teilt sich in eine sog. Alarfaszie und einen, dem Knochen direkt aufliegenden prävertebralen Teil auf. Dadurch wird der prävertebrale Faszienraum spaltförmig geteilt = „dangers space" (Abb. 6.**5**, S. 478); in ihm können sich Infektionen direkt in das *hintere Mediastinum* ausbreiten.

Der große Gefäßnervenstrang (A. carotis communis, A. carotis externa et interna, V. jugularis interna, N. vagus, Plexus sympathicus) besitzt eine relativ dicke eigene Faszienumhüllung mit Anteilen aus allen drei Halsfaszien.

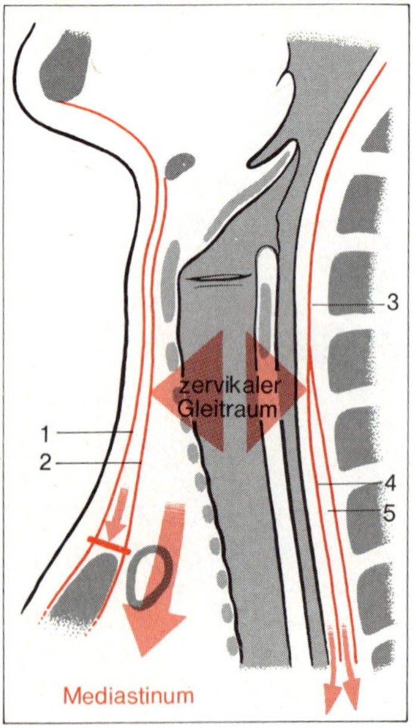

Abb. 6.**5** Zervikale interfasziale Halsspatien: 1 oberflächliche Halsfaszie, 2 mittlere Halsfaszie, 3 tiefe Halsfaszie, 4 Alarblatt der prävertebralen Faszie, 5 „dangers space"

Den interfaszialen Räumen kommt große funktionelle und klinische Bedeutung zu. Sie sind verformbar und gegeneinander verschieblich und ermöglichen den funktionellen Volumenausgleich bei Kopfbewegungen, Gefäßpulsationen, Kau-, Schluck- und Atemaktionen.

Beachte: Die Logen zwischen *oberflächlicher* und *mittlerer* Halsfaszie sind wegen gemeinsamer Insertion an Sternum und Klavikula kaudal wie ein Sack verschlossen, daher kein Absinken von entzündlichen Krankheitsprozessen.

Dagegen: Logen zwischen *mittlerer* und *tiefer* Halsfaszie (viszeraler Gleitraum) kaudal mit freier Kommunikation zum Mediastinum (Abb. 6.**5**)

Beispiele: Senkungsabszesse, Entzündungsausbreitung nach Ösophagusverletzungen, Luftemphysem.

Spatien

- Spatium colli viscerale: Eingeweideraum des Halses (Abb. 6.**5**), zervikaler Gleitraum, vorn und seitlich von mittlerer Halsfaszie, hinten von der Fascia praevertebralis begrenzt; enthält das Spatium retropharyngicum (= hinter dem Pharynxschlauch, vor der Fascia colli profunda).
- Spatium parapharyngicum: Enthält Gefäßnervenbündel und besitzt Kontaktzonen zu den Eustachiischen Röhren und Tonsillen.

- Spatium submandibulare mit Glandula submandibularis, Kontaktzone zu den Zahnfächern.
- Spatium sublinguale mit Glandula sublingualis (Mundbodenabszeß!).
- Spatium submentale (wichtig bei Angina Ludovici; s. Abb. 3.**16a** u. **b**, S. 343).
- Spatium parotideum.

Merke: Bei unspezifischen und spezifischen Entzündungen, bei den Primärtumoren der Halsorgane, bei den Lymphknotenmetastasen und den malignen Lymphomen werden oft die deskriptiv auf anatomische Einzelstrukturen bezogenen intrazervikalen Grenzen durchbrochen.

Gefäßverläufe

Die *A. carotis communis* ist die Hauptschlagader des Halses. Sie entspringt rechts aus dem Truncus brachiocephalicus, links aus dem Arcus aortae. Sie verläuft – ohne Äste – seitlich von Luftröhre und Kehlkopf bis in Höhe des oberen Schildknorpelrandes, wo sie sich in die A. carotis externa und interna teilt.

Die *A. carotis externa* ist der *vordere* Teilast der A. carotis communis.

Sie steigt im Trigonum caroticum (Äste abgebend) aufwärts, unterkreuzt den M. digastricus (hinterer Bauch) und den M. stylohyoideus, durchzieht die Fossa retromandibularis und gelangt, vor dem äußeren Ohr aufsteigend, in die Regio temporalis, in der sie sich in ihre Endäste auflöst.

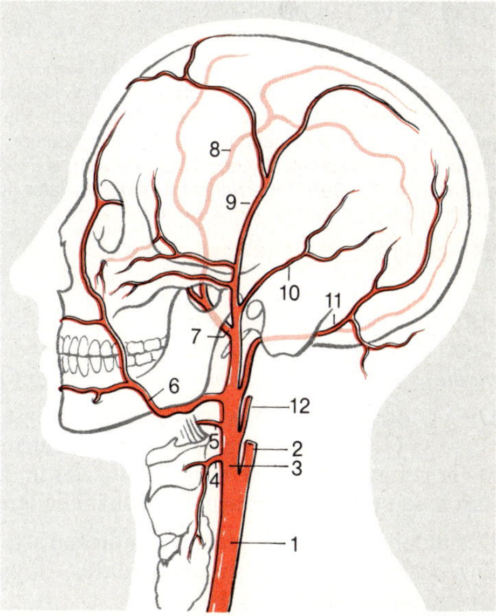

Abb. 6.**6** Die A. carotis und ihre Äste: 1 A. carotis communis, 2 A. carotis interna, 3 A. carotis externa, 4 A. thyreoidea superior, 5 A. lingualis, 6 A. facialis, 7 A. maxillaris, 8 A. meningea media, 9 A. temporalis superficialis, 10 A. auricularis posterior, 11 A. occipitalis, 12 A. pharyngea ascendens

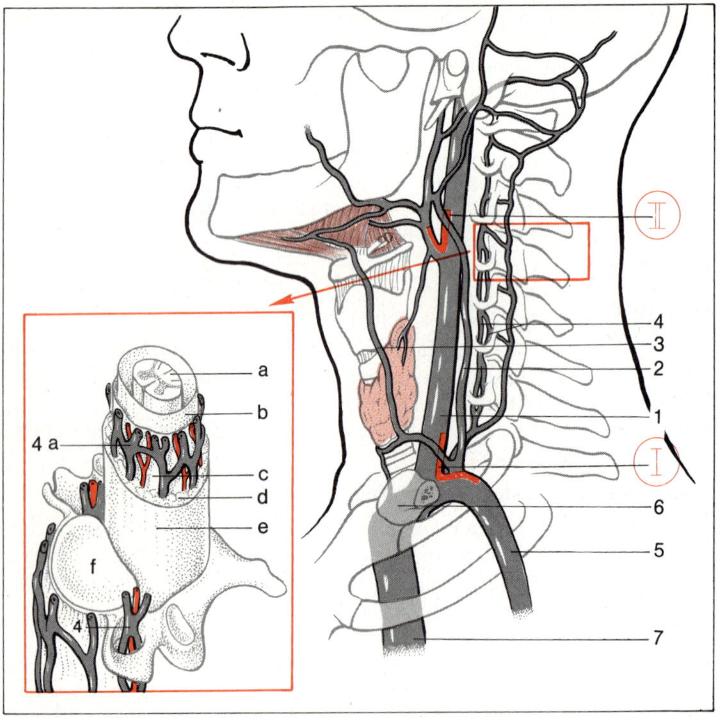

Abb. 6.**7** Venöses kollares Venensystem: 1 V. jugularis interna, 2 V. jugularis externa, 3 V. jugularis anterior, 4 Vv. vertebrales, 4a venöser Plexus im zervikalen Wirbelkanal, 5 V. subclavia, 6 V. brachiocephalica, 7 V. cava superior; a Halsmark, b Arachnoidea, c Dura, d Cavum epidurale mit Venenplexus und Fett, e Periostschlauch, f Wirbelkörper; I jugulosubklavialer (großer) Venenwinkel, II jugulofazialer (kleiner) Venenwinkel

Äste: A. thyreoidea superior, A. lingualis, A. facialis, A. pharyngea ascendens, A. occipitalis, A. auricularis posterior, A. maxillaris (→ A. meningea media), A. temporalis superficialis (Abb. 6.**6**).

Die *A. carotis interna* ist der *hintere* Teilast der A. carotis communis. Sie versorgt Gehirn und Auge und verläuft zunächst (wie die A. carotis externa) im Trigonum caroticum, dann aber tiefer in der Fossa retromandibularis und durch den Canalis caroticus ins Schädelinnere.

Der untere Hals erhält seine wesentlichen arteriellen Zuflüsse von den *Trunci thyreocervicales:* Aa. suprascapulares, thyreoideae inferiores, cervicales ascendentes et superficiales.

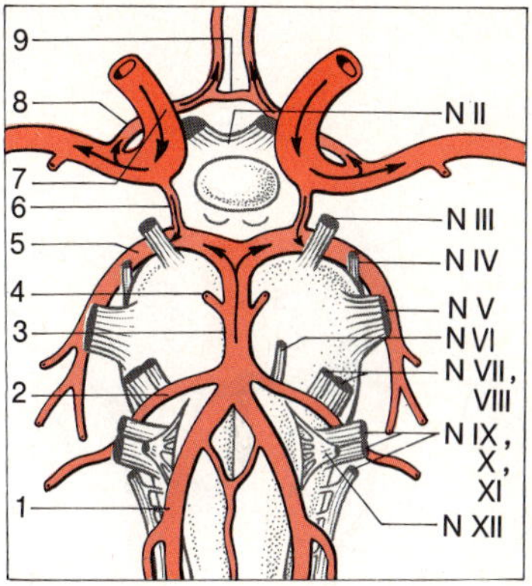

Abb. 6.**8** Arterien der Hirnbasis mit Circulus arteriosus cerebri: 1 A. vertebralis, 2 A. cerebelli inferior anterior, 3 A. basilaris, 4 A. cerebelli superior, 5 A. cerebri posterior, 6 A. communicans posterior, 7 A. carotis interna, 8 A. cerebri anterior, 9 A. communicans anterior

Der *Karotissinus* liegt in der mit Pressorezeptoren versehenen Ausbuchtung der Karotisgabel: Blutdruckregulation.

Das *Glomus caroticum* („Karotisdrüse") ist ein bis 5 mm großes Körperchen in der *Adventitia* der medialen Bifurkationswand mit *chemorezeptiven* Aktivitäten: Atmung, Blutdruck, Herzfrequenz in Abhängigkeit von den aktuellen O_2-, CO_2- und pH-Werten des Blutes. Es kann als Chemodektom entarten (nichtchromaffines Paragangliom, Karotisdrüsentumor, s. S. 506 u. Abb. 6.**17**).

Die *A. vertebralis* ist an der Blutversorgung der Halsweichteile nicht beteiligt. Sie gibt dagegen Äste für Meningen und Halsmark ab und speist im wesentlichen den Circulus arteriosus cerebri (Willisi). Die Aa. vertebrales transportieren etwa 30 % der zerebralen Blutzufuhr.

Die *Vv. jugulares internae* übernehmen zusammen mit ihren Hauptzuflüssen (V. jugularis externa, V. jugularis anterior) größtenteils den Rücktransport des Kopfblutes. Die *Vv. vertebrales* und die *venösen Plexus im zervikalen Wirbelkanal* führen normalerweise etwa 30 % des zerebralen Rückflusses. Bei Unterbindung einer oder beider Vv. jugulares internae ist über die Plexus venosi vertebrales eine wesentliche kompensierende Rückflußsteigerung möglich (Abb. 6.**7** u. S. 519).

Via V. jugularis interna oder V. subclavia wird der *V.-cava-Katheter* eingeführt (zentraler Venenzugang). Indikation: Langzeitinfusion und/oder Medikamentenzufuhr; Messung des zentralvenösen Druckes. Röntgenkontrolle der Katheterlage vor erster Infusion erforderlich.

Merke: Hinter dem Sternoklavikulargelenk an der Halsbasis liegt der *große jugulosubklaviale Venenwinkel.* Seitlich und oberhalb davon supraklavikuläre = präskalenische Lymphknoten. Unterscheide davon den *kleinen jugulofazialen Venenwinkel* = Einmündung der V. facialis in die V. jugularis interna. Auch hier Ansammlung klinisch wichtiger Lymphknoten (Abb. 6.**7**).

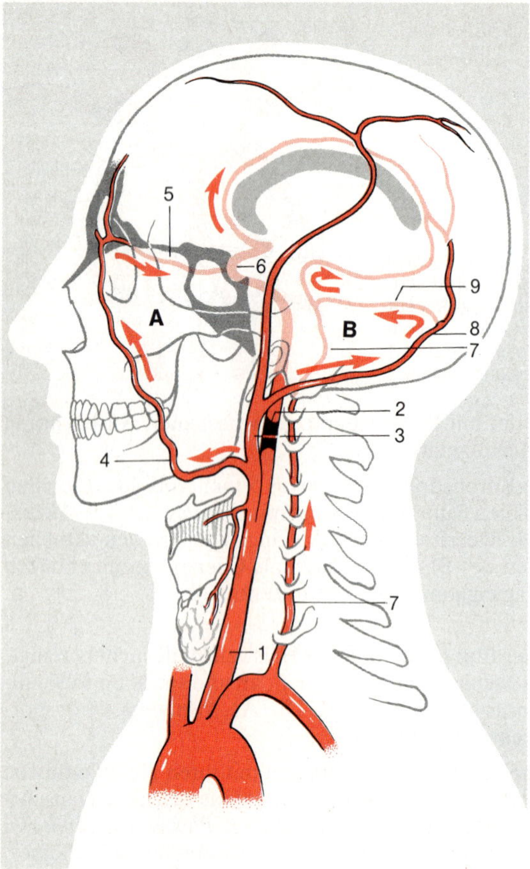

Abb. 6.**9** Kollateralkreisläufe bei Insuffizienz der A. carotis interna: A „Ophthalmica collaterale", B „Okzipitalisanastomose"; 1 A. carotis communis, 2 A. carotis interna mit Stenose, 3 A. carotis externa, 4 A. facialis, 5 A. ophthalmica, 6 Karotissyphon, 7 A. vertebralis, 8 A. occipitalis, 9 meningeale Brücken

Durchblutungsstörungen der A. carotis interna: Kaum oder keine Symptome bei *leistungsfähiger Kollateralversorgung über Circulus arteriosus cerebri* (Abb. 6.**8**) oder Umgehungsbahnen:

A. carotis externa → A. facialis → A. angularis → A. ophthalmica → Karotissyphon („*Ophthalmica collaterale*") (Abb. 6.**9** A) *oder*

A. carotis externa → A. occipitalis über meningeale Arterien zur A. vertebralis („*Okzipitalisanastomose*") (Abb. 6.**9** B).

Bei *akutem Ausfall* dieses arteriellen Systems und seiner Umgehungsbahnen Hemiplegie, sensible Halbseitenausfälle oder bei *langsamer Entwicklung* (z. B. Arteriosklerose): zunächst ischämische zerebrale Attacken = Drop attacks, später generalisierte zerebrale Leistungsschwäche.

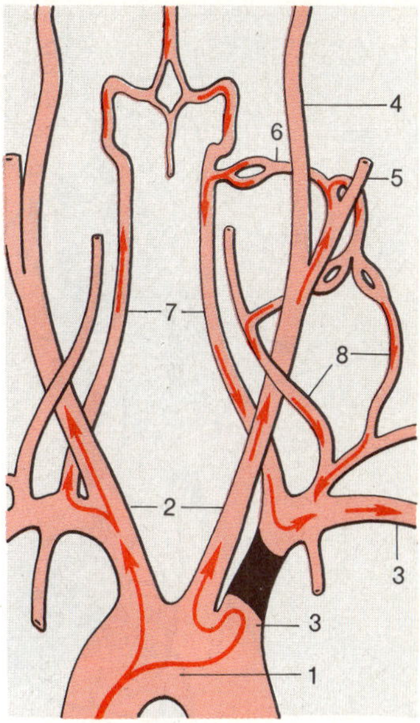

Abb. 6.**10** Umgehungskreislauf bei Subclavian-steal-Syndrom: 1 Aortenbogen, 2 A. carotis communis, 3 A. subclavia mit Verschluß (schwarz), 4 A. carotis interna, 5 A. carotis externa, 6 Okzipitalisanastomosen (s. auch Abb. 6.**9** B), 7 A. vertebralis, 8 Äste des Truncus thyreocervicalis

Vertebrobasiläre Insuffizienz: Einer der Prädilektionsorte von Stenosierungen der A. vertebralis ist der Abschnitt zwischen Abgang aus der A. subclavia bis zum Eintritt in den Querfortsatzkanal am 6. Halswirbelkörper: Passager, rezidivierend und/oder langfristig Drehschwindelanfälle, Hörstörungen, Sehstörungen, Blitzsynkopen (s. S. 146). Eine dadurch verursachte chronisch-zerebrale Mangeldurchblutung äußert sich häufig in dem Oblongatasyndrom = *Wallenberg-Syndrom.*

Das Subklavia-Entzugssyndrom = („Anzapf"-)*Steal-Syndrom,* ebenfalls mit entsprechenden zerebralen Durchblutungsstörungen, entsteht bei Verschluß der A. subclavia zwischen ihrem Abgang aus der Aorta und dem Abgang der A. vertebralis (Gefäßmißbildungen, Traumen, Arteriosklerose). Hierdurch kommt es zur Stromumkehr in der A. vertebralis zugunsten der arteriellen Versorgung des gleichseitigen Armes und des Truncus thyreocervicalis und zu Lasten der Hirndurchblutung (Abb. 6.**10**).

Zervikales Lymphsystem

Beim Menschen sind ca. 200 Lymphknoten im Halsbereich beiderseits angesiedelt.

Das zervikale Lymphsystem ist ein Bestandteil des retikuloendothelialen bzw. retikulohistiozytären Systems (RES bzw. RHS). „Pforten" zu diesem System sind unter anderen die lymphoepithelialen Organe des Naso-/Oropharynx (s. S. 307 ff.).

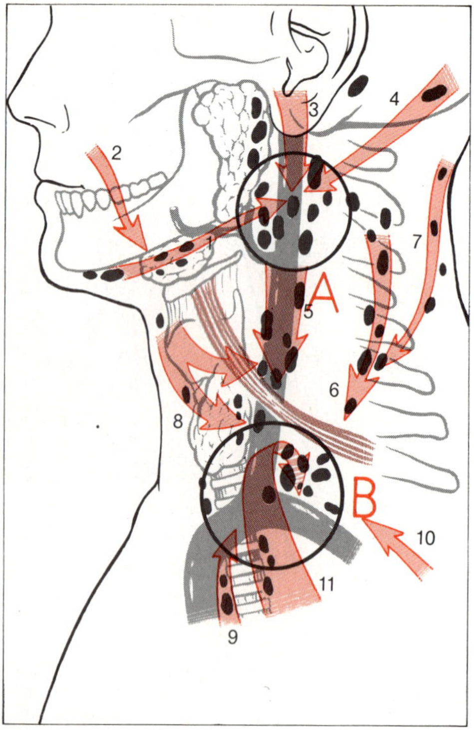

Abb. 6.**11** Lymphströme am Hals: 1 submentalsubmandibulär, 2 fazial, 3 parotideal-aurikulär, 4 okzipital, 5 entlang der V. jugularis interna, 6 entlang des N. accessorius, 7 nuchal, 8 laryngotracheothyroidal, 9 bronchomediastinal, 10 axillär, 11 Ductus thoracicus. A. Lymphknoten der Kreuzung: jugulofazialer Venenwinkel, B zentraler Lymphraum an der Halsbasis links: jugulosubklavialer Venenwinkel

Beachte: Bis etwa zum 8. oder 10. Lebensjahr resultiert aus diesen Zusammenhängen neben der reaktiven Schwellung der Tonsillen oft auch eine Hyperplasie zervikaler Lymphknoten im Abflußbereich des Naso-/Oropharynx (früher geläufige Bezeichnung bei Schwellung der lymphatischen Organe: „lymphatisches Kind"). *Neu auftretende Lymphknotenschwellungen in allen Lebensphasen bedürfen immer diagnostischer Abklärung.*

Aus *tributären Gewebsarealen* führen Lymphbahnen zu *regionären Lymphknoten bzw. -gruppen.* Die Lymphknoten am Hals sind in ein Netz von Lymphkapillaren und Lymphgefäßen eingegliedert, die beiderseits in die großen kaudal-zervikalen Lymphkollektoren konfluieren, über die die Lymphe schließlich in das venöse Blut zurückfließt (Abb. 6.**11**).

Links senkt sich der *Ductus thoracicus* in den meisten Fällen als deltaförmiges Geflecht, an der rechten Seite der *Ductus lymphaticus dexter,* ein 1–2 cm langer zervikaler Lymphkollektor, in den jeweiligen großen Venenwinkel ein. Diese Halslymphstämme erhalten beiderseits Zuflüsse von *kranial* durch

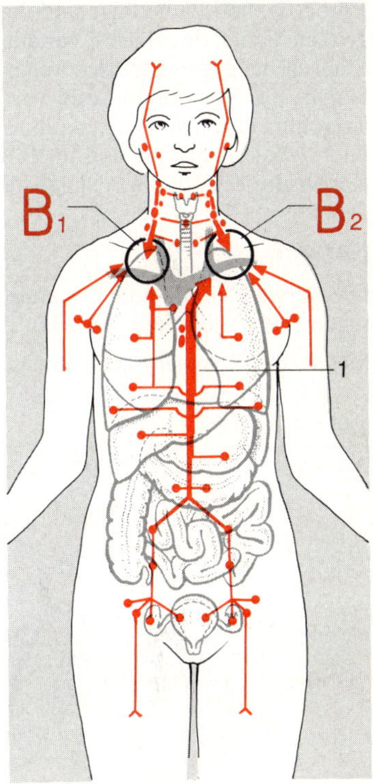

Abb. 6.**12** Die zentralen Lymphräume des Körpers an der Basis des Halses beiderseits und ihre Zuflüsse aus den kranialen, zervikalen, thorakalen (z. B. Nodi lymphatici mediastinales, tracheobronchiales), abdominellen (z. B. Nodi lymphatici mesenterici, lumbales, inguinales, iliaci) und kaudalen Lymphknoten. B1 Zentraler Lymphraum rechts. B2 Zentraler Lymphraum links mit Ductus-thoracicus-Mündung; 1 Ductus thoracicus

die Trunci jugulares, von *axillär* durch die Trunci subclavii und von *thorakal* durch die Trunci bronchomediastinales.

Der *Hauptstrom der intrathorakalen Lymphe* zieht, mit Ausnahme der Lymphe des linken Lungenoberlappens, zum *rechten Venenwinkel.*

Die Lymphe der unteren Körperhälfte erreicht den *linken Venenwinkel* über den Ductus thoracicus. Auch die Lymphe des linken kranialen Lungensegments fließt über den linken Venenwinkel in das venöse Blut ab (*B* in Abb. 6.**11** und 6.**12**).

Merke: Die *Lymphknotengruppen in den beiden großen (jugulosubklavialen) Venenwinkeln* (Nodi lymphatici supraclaviculares) sind die letzte Durchflußstation für die Lymphe des Gesamtorganismus (Abb. 6.**12**). Diese Tatsache wird diagnostisch-klinisch durch die *präskalenische Lymphknotenbiopsie bzw. Danielssche Biopsie genutzt* (s. S. 516). Im Raum B1 und B2 kehrt die gesamte Körperlymphe in den venösen Blutkreislauf zurück.

Embryogenetisch bedingt sind die Lymphknotenketten in Nachbarschaft der großen Venen des Halses, vor allem der V. jugularis interna anzutreffen. Die klinisch bedeutsamsten Knotengruppen liegen zwischen mittlerer und tiefer Halsfaszie. Horizontale und vertikale Ketten kreuzen sich im Bereich des Trigonum caroticum („Lymphknoten der Kreuzung“). Sie sind unterhalb des Kieferwinkels tastbar und im Bereich des jugulofazialen Venenwinkels (im Karotisdreieck) operativ darzustellen (*A* in Abb. 6.**11**, S. 484).

Nerven

Die nervale Versorgung des Halses mit motorischen, sensiblen bzw. sensorischen und vegetativen Anteilen ist kompliziert.

Motorische Versorgung der Halsmuskulatur (Abb. 6.**13**):

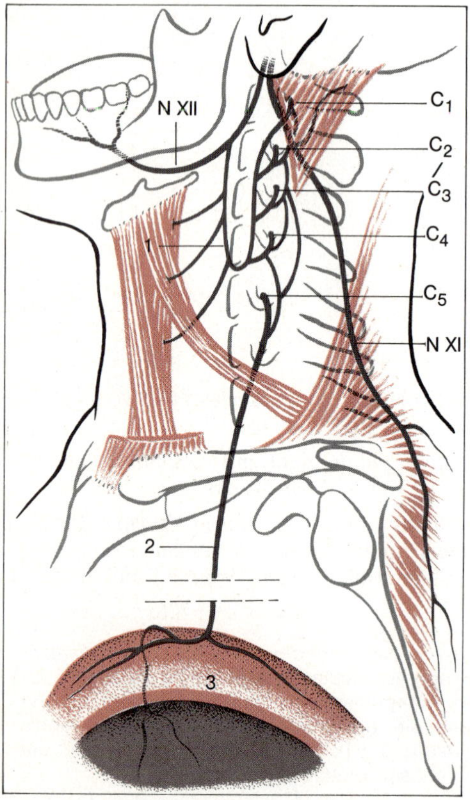

Abb. 6.**13** Motorische Nerven am Hals: 1 Ansa cervicalis, 2 N. phrenicus, 3 Zwerchfell

- N. accessorius (N. XI): M. sternocleidomastoideus, M. trapezius,
- N. hypoglossus (N. XII): Zunge,
- Ansa cervicalis: infrahyoidale Muskulatur,
- Äste der Nn. V, VII und XII innervieren die suprahyoidale Muskulatur des Mundbodens.

Der N. phrenicus (aus C_3–C_5) zieht über den M. scalenus anterior kaudal zum Zwerchfell.

Sensible Versorgung des äußeren Halses

Plexus cervicalis (Zervikalnerven I–IV): N. auricularis magnus, N. occipitalis major et minor, N. transversus colli, Nn. supraclaviculares. Im Nacken: Rr. dorsales.

Sammelpunkt der ventralen Äste an der Mitte des Hinterrandes des M. sternocleidomastoideus = *Erbscher Punkt* = *Punctum nervosum*. Die Lokalanästhesie des Erbschen Punktes bewirkt Schmerzfreiheit des seitlichen Halses (Abb. 6.**14**).

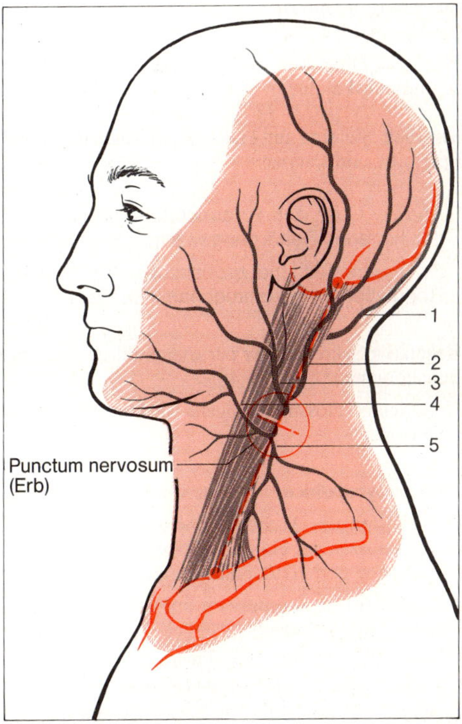

Abb. 6.**14** Sensible Nerven am Hals: 1 N. occipitalis, 2 N. auricularis magnus, R. posterior, 3 N. auricularis magnus, R. anterior, 4 N. transversus colli, 5 N. supraclavicularis

Merke: Die Nerven des Plexus cervicalis, vor allem der N. auricularis magnus, werden häufig als autologe Transplantate zur Rekonstruktion des N. facialis oder des N. hypoglossus verwendet.

Gemischte Nerven

Der *N. vagus* hat mit dem *N. glossopharyngeus* und den Radices craniales des *N. accessorius* viele anatomische und funktionelle Gemeinsamkeiten, so daß sie als *vagales System* bezeichnet werden. Die Nerven verlassen durch das Foramen jugulare die Schädelbasis. Sie haben im Hals, speziell im Bereich des Schlundes und des Kehlkopfes, motorische, sensible bzw. rezeptive und parasympathische Funktionen. Das Ganglion jugulare (Ganglion superius) des *N. vagus* befindet sich an der Schädelbasis, das Ganglion nodosum (Ganglion inferius) etwa in Zungenbeinhöhe.

Motorische, sensible und vegetative Anteile des vagalen Systems

Motorisch: *Kehlkopf:* Die Nn. recurrentes = Nn. laryngei inferiores führen ihre Schlingen rechts um die A. subclavia, links um den Aortenbogen und ziehen zwischen Trachea und Ösophagus wieder kranialwärts. Mit Ausnahme des M. cricothyreoideus (N. laryngeus superior) versorgt der N. recurrens des N. vagus alle Kehlkopfmuskeln (s. Abb. 4.**10**, S. 404).

Pharynx: Über den N. glossopharyngeus erreichen motorische Vagusimpulse die Schlundmuskulatur.

Sensibel: Sie sind im Halsbereich zuständig für die Versorgung von Zungengrund, Epiglottis und Larynx.

Merke: Über den R. auricularis des N. vagus werden sensible Erregungen der hinteren Gehörgangswand und des Trommelfells geleitet (s. S. 4).

Rr. tracheales und bronchiales des N. vagus sind an der reflektorischen Regulation der Atemmechanik beteiligt.

Vegetativ: Sekretorische parasympathische Fasern ziehen vom Hals zu den Brust- und Bauchorganen.

Über den N. glossopharyngeus wird die *sekretorische* Regulation der Glandula parotis gesteuert.

Truncus sympathicus = Grenzstrang

Der Halsteil des Truncus sympathicus liegt vor der Fascia praevertebralis und den Querfortsätzen der Halswirbelsäule. Er beeinflußt Herz, Gefäße, Drüsen, glattmuskuläre Organe und Hautanhangsgebilde.

Aus mehreren Segmenten entstehen das Ganglion cervicale craniale und das (inkonstante) Ganglion cervicale medium. Das Ganglion cervicale caudale bildet mit den oberen Thorakalganglien das *Ganglion stellatum.* Es liegt zwischen dem Querfortsatz des 7. Halswirbels und dem Köpfchen der 1. Rippe. Postganglionäre Fasern aus dem oberen Ganglion erreichen über die Nn. IX, X, XI und die oberen drei Rückenmarksnerven: Karotis, Mittelohr, Drüsen, Ganglion ciliare.

Merke: *Erregung* (z. B. Schreck) des Ganglion cervicale superius: Erweiterung der Pupille/Lidspalt sowie Exophthalmus, Schweißsekretion und Gefäßtonisierung.

Medikamentöse oder tumorbedingte *Blockade* des Halsgrenzstranges (im Bereich des Ganglion stellatum) führt zu antagonistischen Reaktionen: Enophthalmus, Miosis, Ptosis = *Hornerscher Symptomkomplex.*

Indikationen zur Ganglion-stellatum-Blockade (besser: Grenzstrangblokkade) erblickt man bei akuten Durchblutungsstörungen des Innenohres, z. B. Hörsturz, akutem Vestibularisausfall (s. S. 125 u. 145). *Vermuteter Wirkungsmechanismus:* Sympathikolytische Einflüsse auf myogene Gefäßelemente bis in die Schneckenarteriolen.

Zur perkutanen Technik der Grenzstrangblockade (Abb. 6.**15**)

Prämedikation mit 0,5 mg Atropin ratsam. Patient in Rückenlage, Kopf exakt gerade nach vorn gerichtet, relativ stark zurückgeneigt, damit die Querfortsätze der Wirbelsäule bzw. das Rippenköpfchen besser hervortreten. A. carotis wird palpiert und zusammen mit dem M. sternocleidomastoideus nach lateral gedrückt. Einstich zwei Querfinger lateral der Medianlinie und zwei Querfinger oberhalb des Sternoklavikulargelenkes senkrecht nach dorsal. Nadelspitze trifft (in der Regel) auf Köpfchen der 1. Rippe, wird 1 cm zurückgezogen. Unter häufig wiederholter Aspirationsprobe

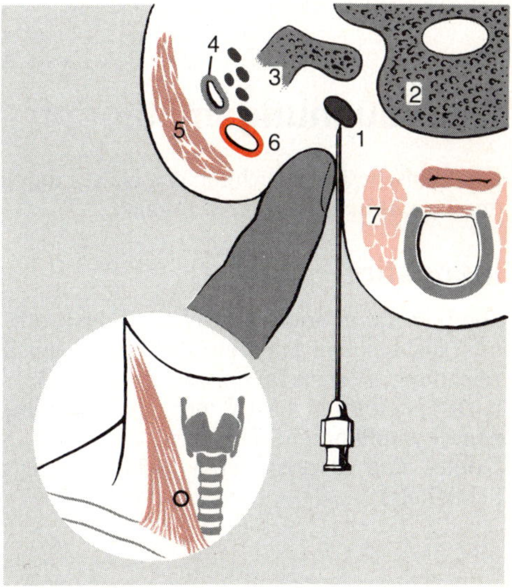

Abb. 6.**15** Technik der Grenzstrangblockade
1 Ganglion stellatum, 2 Wirbelkörper, 3 Querfortsatz, 4 V. jugularis interna, 5 M. sternocleidomastoideus, 6 A. carotis communis, 7 Schilddrüse

Injektion von 10 ml 1 %iger Procainlösung. Zunächst Wärmegefühl und „Prickeln" in gleichseitiger Gesichtshälfte, dann nach wenigen Minuten Horner-Syndrom.

Wirkungsdauer der Blockade: Zirka 24 Stunden angenommen, auch wenn Horner-Syndrom vorher verschwindet.

Gefahren: Eindringen des Anästhesiemittels in den Rückenmarkskanal (Atemlähmung), intravaskuläre Injektion (generalisierte Krämpfe). Pneumothorax durch Pleuraverletzung, (meist vorübergehende) Schädigung des Plexus brachialis.

Physiologische Hinweise

Schluckakt, Erbrechen s. S. 310f.

Husten: Afferente Impulse über den N. vagus führen reflektorisch zu vertiefter Inspiration mit nachfolgendem Glottisschluß. Erst nach Kontraktion der exspiratorischen Thoraxmuskulatur öffnet sich plötzlich die Stimmritze mit explosivem Entweichen der komprimierten Atemluft. Es entstehen während des Hustenstoßes sehr hohe Luftgeschwindigkeiten, die Schleim, Borken, Fremdkörper mitreißen und ausschleudern können.

Lastenheben: Bei willkürlich geschlossener Glottis werden Thorax- und Bauchmuskulatur stark angespannt. Der Rumpf wird zur mechanisch festen (unbewegten) Einheit, so daß Hüft- bzw. Schultermuskulatur koordiniert kurzfristig und maximal beansprucht werden können; z. B.: Heben, Aufrichten aus gebückter Körperhaltung usw.

Beim **Valsalvaschen Preßversuch** entwickelt die thorakoabdominelle Muskelpumpe einen starken Kompressionsdruck auf das Gefäßsystem mit extrathorakalem venösem Druckanstieg (Hervortreten der Kopf- und Halsvenen) und Abnahme des arteriellen Druckes (behindertes Nachströmen zum Herzen, Ohnmacht möglich).

Valsalva-Versuch zur Tubenöffnung s. S. 41.

Untersuchungsmethoden

Die klinische Untersuchung des Halses durch *Inspektion* und *Palpation* wird durch *technische Verfahren* ergänzt.

Inspektion

Die Inspektion orientiert sich über die profilgebenden Strukturen des Halses und sucht neben äußeren Veränderungen der bedeckenden Haut (Gefäßzeichnung, Venenstauungen, Radioderm, pigmentierte Nävi, Melanome) nach Fistelöffnungen (branchiogene Fisteln); Schwellungen und Indurationen (Lymphknoten, Tumoren, Abszesse). Stellung und Beweglichkeit des Kopfes sind zu registrieren (Schonhaltung z. B. bei Abszessen, Strumitis, Schiefhals).

Palpation

Die Palpation wird entweder von vorn oder von hinten bimanuell und seitenvergleichend durchgeführt. Der Kopf sollte zur Entspannung der Weichteile leicht nach vorn geneigt werden, da hierbei Abwehrreaktionen des Patienten meist entfallen. Positive Tastbefunde liefern am häufigsten

Tabelle 6.1 Zusammenstellung der Inspektions- und Palpationsbefunde am Hals

Ort	topographische Beschreibung, s. S. 475
Form und Größe:	Zahlenangaben in Zentimetern
Beweglichkeit:	vertikal oder horizontal verschieblich, fixiert bzw. mit der bedeckenden Hautschicht verwachsen
Konsistenz:	weich, elastisch, fluktuierend, derb, hart
Pulsation	
Hauttemperatur und -farbe:	Vergleich zur Nachbarschaft
Schmerzhaftigkeit	

Tabelle 6.2 Symptom: Halsschwellungen

Ursachen:

Thyreogene Schwellungen

Unspezifische Lymphknotenentzündungen

Spezifische Lymphknotenentzündungen

Lymphknotenschwellungen bei Pfeifferschem Drüsenfieber

Lymphknotentumoren
a) Karzinommetastasen
b) Hodgkin- und Non-Hodgkin-Lymphome

Mediane und laterale Halszysten

Entzündliche und tumoröse Prozesse der Glandula submandibularis und des Halsteils der Glandula parotis

Tiefe Entzündungen bzw. Abszesse

Lipome

Hämangiome, Lymphangiome, zystische Hygrome

Tumoren des Glomus caroticum

Ferner: Atherome, Dermoidzysten, Neurinome, Gefäßaneurysmen; Halslymphknotenschwellungen bei Infektionskrankheiten, z. B. Röteln, Toxoplasmose

Schilddrüse, Lymphknoten, Speicheldrüsen, Tumorbildungen und Zysten, Abszesse (Tab. 6.**1** und 6.**2**).

Auskultation und Palpation bei Verdacht auf Glomus-caroticum-Tumoren, Gefäßaneurysmen.

Lymphknoten werden meist bei einem Durchmesser von 1 cm palpabel. Es empfiehlt sich, die einzelnen Lymphknotengruppen in einer bestimmten Reihenfolge, z. B. von submental nach submandibulär, dann entlang des M. sternocleidomastoideus bis zum Trigonum omoclaviculare und anschließend wieder nach kranial entlang des Verlaufes des N. accessorius abzutasten (Abb. 6.**16a–e** und Tab. 6.**1**, S. 491).

Technische Untersuchungsverfahren

Konventionelle **Röntgenaufnahmen der Halsweichteile**

Diese lassen z. B. Zysten, Luftansammlungen im Gewebe, tuberkulöse Kalkherde, Sialolithen, schattengebende Fremdkörper und Phlebolithen sichtbar werden.

- *Tomographie:* Konventionelle Röntgenschichtaufnahmen dienen zur Strukturanalyse von umschriebenen Knochenveränderungen der HWS und zur Darstellung des Kehlkopfes.

- Die *Computertomographie* (CT) läßt weiterreichende Differenzierungen zu. Gefäßveränderungen, Hämatome, Tumoren, besonders tiefer gelegene Lymphknotenveränderungen; Zysten lassen sich so auch im Hinblick auf Lage und Ausdehnung bestimmen und gut beurteilen.

- *Röntgenuntersuchung der HWS:* Routineuntersuchungen der HWS im a.-p., seitlichen und schrägen Strahlengang. Stellung, Form und Struktur der HWS sowie die gegenseitige Beziehung der Wirbelkörper zueinander werden beurteilt. Auf Schrägaufnahmen werden Veränderungen der Foramina intervertebralia diagnostiziert. Aufnahmen im seitlichen Strahlengang bei ventraler und dorsaler Flexion, sowie in Rechts- und Linksausbiegung in a.-p. Aufnahmeposition dienen der Funktionsbeschreibung der HWS.

Angiographie: Arterielle und venöse angiographische Verfahren dienen zum Nachweis von primären Angiopathien oder sekundären Gefäßveränderungen, z. B. bei Glomustumoren oder gefäßreichen Neubildungen (z. B. Angiofibromen des Nasopharynx, Aneurysmen). Sog. Subtraktionsverfahren lassen Weichteil- und Skelettzeichnungen gegenüber den Gefäßen optisch zurücktreten.

Ultraschalluntersuchungen am Hals werden in zunehmendem Maße eingesetzt, da sie Informationen über vaskuläre Veränderungen liefern können. Zervikale Gefäßstenosierungen sind in etwa 90 % der Fälle über registrierbare Änderungen des Echos an den strömenden Erythrozyten erkenn- und lokalisierbar.

Die **zervikale Lymphangiographie** und **Lymphszintigraphie** haben sich in Konkurrenz mit den übrigen Untersuchungsverfahren *klinisch* nicht durchgesetzt.

Die aussichtsreiche **Kernspintomographie** im Rahmen der bildgebenden Diagnostik sei auch an dieser Stelle hervorgehoben (s. S. 399).

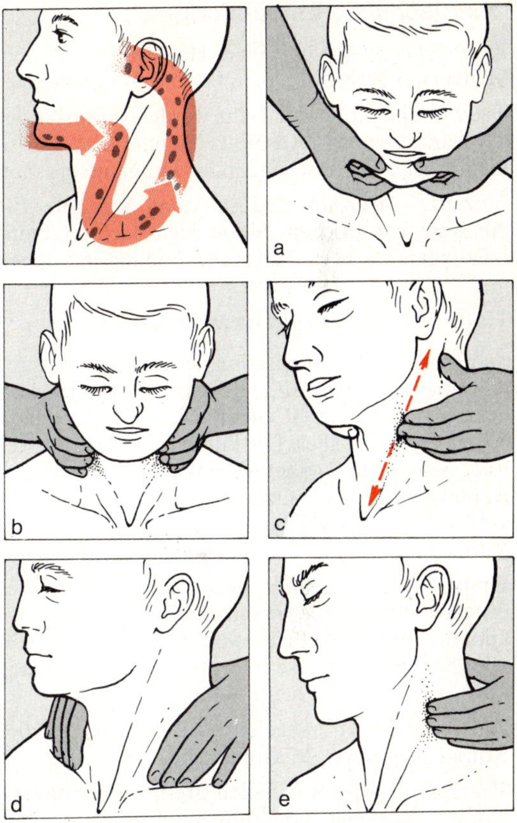

Abb. 6.**16** **a–e** Systematische Palpation zervikaler Lymphknoten.
a Submental-submandibulär, **b** und **c** entlang des Vorderrandes des M. sternocleidomastoideus, **d** supraklavikulär, **e** entlang des N. accessorius und nuchal

Klinik

Entzündungen der Halsweichteile

Es ist zwischen *oberflächlichen* (Haut und Hautanhangsgebilde) und *tiefen* (Eingeweideraum) *Entzündungen* zu unterscheiden.

Während es sich bei den oberflächlichen Entzündungen in der Regel um *primäre* Infekte der Haut und ihrer Anhangsgebilde durch *Staphylokokken* handelt, entstehen Entzündungen des zervikalen Eingeweideraumes meist sekundär (Absackungen, Entzündungen regionärer Lymphknoten mit und ohne Einschmelzung) oder fortgeleitet aus den inneren Oberflächen (Luftwege, Speisewege) durch *Mischfloren* von Staphylokokken, Streptokokken, gramnegativen Keimen oder Tuberkelbazillen.

Oberflächliche Entzündungen

Furunkel oder *Karbunkel* am Hals entwickeln sich bevorzugt im Nacken von Männern, häufig bei Diabetikern und Alkoholikern.

Nach Desinfektion der Haut werden *Furunkel* durch tangentiale Abtragung der Eiterkuppe und *Karbunkel* durch Parallelinzisionen, Unterminierung der Hautbrücke mit anschließender Drainage operativ behandelt.

Infizierte *Atherome* und subkutan gelegene *Dermoide* können zervikale Abszesse vortäuschen. Sie werden nach antibiotischer Vorbehandlung und Abklingen der perifokalen Entzündung in toto exstirpiert.

Tiefe Entzündungen bzw. Abszesse

Symptome: Die Lokalisation des Entzündungsprozesses in den Faszienlogen prägt das klinische Bild. Bevorzugt sind der parapharyngeale und der submandibuläre Raum (s. auch S. 337). Tiefliegende Gewebseinschmelzungen sind schwer palpabel. Die Funktionen der Halsweichteile sind eingeschränkt bzw. schmerzhaft (Kieferklemme, Schluckbeschwerden, Schonhaltung des Kopfes). Typische Entzündungszeichen im Blutbild. Schüttelfröste weisen auf eine Thrombophlebitis und eine beginnende Sepsis hin. Luftnot und/oder Mediastinitis signalisieren gleichermaßen Gefahr.

Pathogenese: Zugrunde liegen fortgeleitete Weichteilinfekte des Kopfes, primäre oder sekundäre entzündliche Erkrankungen der zervikalen Lymphknoten, abszedierende Schilddrüsenentzündungen, infizierte Zysten. Spezifische Senkungsabszesse und otogene Senkungsabszesse (Bezoldsche Mastoiditis, s. S. 94) sind heute selten.

Diagnose: Sie wird abgeleitet aus Anamnese, klinischem Bild und speziellen Röntgenbefunden. Mikrobiologie.

Therapie: In schweren Fällen Breitbandantibiotika ohne Mikrobiogramm zur Sofortbehandlung. Die Einschmelzung bzw. der Abszeß kann durch eine Aspirationspunktion lokalisiert werden. *Antibiotika und Abszeßpunktion ersetzen die operative Eröffnung und anschließende Drainage jener Abszesse nicht.* Die definitive operative Sanierung muß wegen der perifokalen Begleitentzündungen (Weichteile, Venen, Arterien und Nerven) nicht selten in einer zweiten Sitzung durchgeführt werden.

Mediastinitis

Symptome: Schweres Krankheitsgefühl, Fieber, retrosternale bzw. interskapuläre Schmerzen, Hautemphysem, Einflußstauung.

Pathogenese: Der Viszeralraum des Halses ist gegen das obere Mediastinum nicht abgeschottet (s. S. 478), so daß sich entzündliche Prozesse hierhin ausbreiten können. Eine besonders häufige Ursache ist die Perforation von Hypopharynx bzw. Speiseröhre, besonders in ihrem Anfangsteil (seitlichpostkrikoidal, Ösophagusmund) bei diagnostischen Endoskopien, bei Fremdkörperentfernung, nach Divertikeloperation.

Diagnose: Anamnese, klinisches Bild: Röntgenbefunde, Thoraxübersichtsaufnahme, ggf. Kontrastmitteldarstellung (wäßrige Kontrastmittel) der Perforation, Computertomographie.

Therapie: Operative Eröffnung des *hinteren oberen Mediastinums:* Schnitt am Vorderrand des M. sternocleidomastoideus, stumpfes Vorgehen in Richtung Ösophagus (zervikale Mediastinotomie). Der M. sternocleidomastoideus und die Schilddrüse werden durch Haken auseinander gezogen. Digitales Vorgehen entlang des Ösophagus in das obere hintere Mediastinum. Nach Ablassen des Abszesses Drainage. Das operative Vorgehen zur Eröffnung des *vorderen Mediastinums* erfolgt durch einen Querschnitt über dem Jugulum sterni. Ähnlich wie bei der unteren Tracheotomie stellt man die Trachealvorderwand dar und eröffnet digital (wie bei der Mediastinoskopie) den oberen Mediastinalraum. Drainage.

Aktinomykose

Chronisch fistelnde, relativ schmerzlose Entzündung mit harten Infiltraten, vorwiegend am Hals, seltener an Wange und Mundboden. Livide Hautverfärbung.

Halslymphknotenentzündungen

Lymphonodulitis ohne erkennbare Spezifität (unspezifische Lymphknotenentzündung)

Symptome: Akut schmerzhafte Lymphknotenschwellungen; bei subakutem Verlauf Induration und abnehmende Schmerzhaftigkeit. Die Lokalisation der Lymphonodulitis ist topographisch abhängig von dem entzündlichen Primärherd. Bei unangemessener Behandlung und/oder starker Virulenz der Erreger kann es zu Lymphknoteneinschmelzungen kommen; Fluktuation, Spontanperforation durch die Haut möglich.

Pathogenese: Der *erste Erkrankungsgipfel* liegt bei Kindern bis zum 10. Lebensjahr (häufige naso-/oropharyngeale Infekte), der *zweite* bei Erwachsenen zwischen dem 50. und 70. Lebensjahr (oft Ausdruck der Begleitentzündungen bei Malignomen).

Nimmt man eine unspezifische Lymphadenitis an, so ist nach einer *topographiebezogenen* entzündlichen Primärerkrankung zu suchen: Kopfhaut, Ohrmuscheln, Gehörgänge, Naso- und/oder Oropharynx, Mundschleimhaut und Zahnsystem.

> ***Merke:*** Die Primärherde können bereits abgeheilt sein, die zervikalregionäre Lymphknotenschwellung jedoch „autonom" fortbestehen.

Diagnose: Suche nach entzündlichen Primärherden im Zuflußbereich der Lymphknoten. Schmerzhaftigkeit des oder der vergrößerten evtl. einschmelzenden Lymphknoten. Entzündliche Blutbildveränderungen. *In jedem Zweifelsfall Lymphknotenentnahme zur histologischen Untersuchung.*

Differentialdiagnose: Karzinommetastasen, Hodgkin- und Non-Hodgkin-Lymphome, Halszysten, Lymphknotentuberkulose, Toxoplasmose, Acquired Immune Deficiency Syndrome (AIDS; s. S. 330 und Farbtafel **38d**).

Therapie: Breitbandantibiotika. Abszedierungen sind durch eine Inzision zu eröffnen, auszuräumen und die Abszeßwand ist mit einem scharfen Löffel zu reinigen. Abszeßpunktionen sind unzureichend. Die Wunde kann verschlossen werden, Drainage einlegen! Das Sekret ist der Erreger- und Resistenzbestimmung zuzuführen; entnommenes Gewebe ist immer histologisch zu untersuchen.

Beachte: Die unspezifischen zervikalen Lymphonodulitiden klingen nach Behandlung des infektiösen Primärprozesses ab. Gelegentlich bleiben kleine indurierte Lymphknoten bestehen. Persistierende oder rezidivierende Lymphknotenschwellungen sind mit der Annahme einer unspezifischen Lymphonodulitis nicht in Einklang zu bringen. Dies gilt auch für vergrößerte Lymphknoten, die topographisch einem vermeintlichen Entstehungsort nicht entsprechen.

Lymphonoduläre Fisteleiterungen sind verdächtig auf Tuberkulose, infizierte branchiogene Zysten, Lymphknotentumoren, abszedierende Lymphonodulitis bei Katzenkratzkrankheit, Tularämie.

In diesen Zweifelsfällen ist die operative Revision bzw. Exstirpation des lymphonodulären Krankheitsprozesses und die nachfolgende histologische Untersuchung des Operationspräparates angezeigt.

Ein führendes Symptom bei dem virogenen AIDS (s. oben) sind Halslymphknotenschwellungen.

Spezifische Lymphknotenerkrankungen

Lymphknotentuberkulose

Symptome: Lymphknoten bzw. Lymphknotengruppen aller Halsregionen können befallen werden, in 20 % geschieht dies doppelseitig. Vorwiegend erkranken heute die kaudal-jugulären, supraklavikulären und nuchalen Lymphknoten. Die spezifische Lymphknotenschwellung ist schmerzlos oder nur gering schmerzhaft. Die Lymphome können solitär, multipel, klein oder sehr groß, derb oder fluktuierend sein. Häufig finden sich neben akut reaktivierten Lymphknoten, evtl. mit Hautrötung und Fluktuation noch Fistelungen und/oder eingezogene alte Fistelnarben (s. Farbtafel **37a**). Da heute die zervikalen Lymphknoten meist *postprimär* erkranken, ist nach Symptomen einer Lungentuberkulose wie Husten, Auswurf, der auch blutig sein kann, oder sonstigen Organtuberkulosen zu fahnden.

Pathogenese: Abgesehen von vereinzelten Endemiebezirken tritt nach Ausrottung der Rindertuberkulose in Westeuropa und USA der *oropharyngeale* Primäraffekt und die regionäre lymphogene Lymphknotentuberkulose = *Primärkomplex* kaum noch auf. Die Lymphknotentuberkulose ist heute vorwiegend eine postprimäre hämatogene Exazerbationserkrankung (Typus humanus; seltener atypische Mykobakterien). Der Erkrankungsgipfel hat sich deswegen vom Kindesalter in höhere Lebensalter (20.–45. Lebensjahr) verschoben. Infektionsquellen sind chronisch Tuberkulosekranke und tuberkulinpositive „Gesunde". Gastarbeiter stellen mit ≈40 % einen wesentlichen Anteil der bei uns neu registrierten spezifischen Lymphonodulitiden dar.

Eine relative Zunahme der „Erkrankungsneuzugänge" ist nach dem 65. Lebensjahr zu beobachten; Frauen erkranken öfter als gleichaltrige Männer. Fast immer handelt es sich hierbei um Exazerbationen *alter* spezifischer Lymphknotenherde (s. Farbtafel **37a**).

Beachte: Die Verkalkung der Lymphknoten ist kein Zeichen der Ausheilung; in verkästen und verkalkten intranodären Zentren können Tuberkelbazillen über Jahrzehnte „überleben".

Diagnose: Anamnestische Daten (Gastarbeiter, Tuberkulose in Familie, Reisen in epidemisch gefährdete Gebiete [Südosteuropa, Asien/Afrika]). Röntgenaufnahmen der Halsweichteile (Kalkschatten in den Lymphknoten sind fast pathognomonisch), Röntgenuntersuchung der Lunge, intrakutane Tuberkulinproben.

Das histologische Bild exstirpierter zervikaler Lymphknoten und der Erregernachweis sichern die Diagnose definitiv.

Differentialdiagnose: Der diagnostische und differentialdiagnostische Wert der Probeexzision verdächtiger Halslymphknoten spiegelt sich in den Fehldiagnosen von 1000 wegen Tuberkuloseverdacht exstirpierter Lymphknoten wider: In 13 % fand sich keine Tuberkulose, sondern (der Häufigkeit nach): unspezifische Lymphadenitiden, Kiemengangszysten, Karzinommetastasen, Morbus Hodgkin, entzündete Speicheldrüsen, Speicheldrüsentumoren, Non-Hodgkin-Lymphome, Neurinome, Knotenstrumen, Dermoidzysten, Speichelsteine.

Therapie: *Tuberkulostatische Behandlung* erfolgt in Zusammenarbeit mit Pulmologen bzw. Internisten. In der Regel wendet man eine chemotherapeutische Dreifachkombination an. Mittel der Wahl (sog. Erstrangmittel): Isoniazid, Rifampicin, Ethambutol.

Streptomycin und Dihydrostreptomycin, die häufig vestibuläre und ototoxische Funktionsstörungen auslösten, haben heute nur noch eine begrenzte Bedeutung (z. B. kurzfristig zur Vermeidung perioperativer Streuung).

Die *operative Behandlung,* die in der Entfernung spezifisch befallener Lymphknoten und ggf. der dabei mitbeteiligten Halsweichteile und der Halshaut besteht, ist indiziert bei

- Lymphknoten von ≧ 2 cm Durchmesser, sofern sie keine Rückbildungstendenz haben,
- Lymphknoten mit Kalkeinlagerung,
- Lymphknoteneinschmelzungen,
- Fistelungen,
- „Drei-Etagen-Tuberkulose".

In manchen Fällen, insbesondere bei der sog. Drei-Etagen-Tuberkulose (Lymphknoten, Weichteilabszeß, Hautbefall), kann eine schonende konservative Neck dissection (s. S. 519) mit plastischer Deckung der Hautdefekte notwendig werden. In Kenntnis der heutigen Epidemiologie und der Pathogenese ist die Tonsillektomie zur Elimination eines tuberkulösen Primäraffektes in den Hintergrund getreten.

Lues (s. S. 332)

Liegt der Primäraffekt im Lippen-, Mund-, Tonsillen-, Gesichtsbereich vor, tritt 1–2 Wochen nach Auftreten des Primäraffektes eine (meist) indolente regionäre Halslymphknotenschwellung auf. Im Rahmen der Lues II kann es zu multiplen Lymphonodulopathien auch im Halsbereich kommen. Die Lues III weist nur selten eine Lymphknotenbeteiligung auf. Meldepflicht.

Sarkoidose (Morbus Besnier-Boeck-Schaumann)

Symptome: *Lymphknotenvergrößerung:* mediastinal, supraklavikulär (65–75 %), peripher (10–20 %) und retroperitoneal. *Augen, Tränen- und Speicheldrüsen* (5–25 %), z. B. Heerfordt-Syndrom mit Uveoparotitis, auch Fazialisparese („Febris uveoparotidea" s. S. 542). *Haut* (10–40 %) Erythema nodosum. Lupus pernio. *Schleimhäute:* Nase, Nebenhöhlen, Rachen, Kehlkopf, Trachea, Mund, Ösophagus: blaßrötliche granulierende Bezirke.

Pathogenese: Man faßt diese ätiologisch ungeklärte Erkrankung als einen epitheloidzelligen, granulomatösen Reaktionskomplex auf, der sich im retikulohistiozytären System ausbreitet. Die differentialdiagnostische Abgrenzung zur Tuberkulose kann morphologisch schwierig sein, sie ist dann klinisch-internistisch zu treffen.

Diagnose: Röntgenologisch „Lungen-Boeck" = disseminierte, der Miliartuberkulose ähnelnde Fleckschatten oder doppelseitige schmetterlingsartige hiläre Lymphknotenvergrößerungen. Kveim-Nickerson-Test (in 80 % positiv); Tuberkulintest (negativ oder sehr schwach positiv).

Entnahme verdächtiger Halslymphknoten zur histologischen Untersuchung.

Vor allem ist die Danielssche Biopsie, ggf. in Kombination mit der *Mediastinoskopie* mit nachfolgender histologischer Untersuchung der dabei entnommenen Lymphknoten (s. S. 516) in vielen Fällen eine entscheidende diagnostische Hilfe für den Internisten.

Therapie: Internistisch (Kortikosteroide).

Katzenkratzkrankheit und Tularämie

Symptome: Pustulöser, zur Ulzeration neigender Primäraffekt im Bereich der Haut oder Mundschleimhaut. 1–5 Wochen danach regionäre, wenig bis stark schmerzhafte Lymphknotenschwellung. In über einem Drittel der Fälle Lymphknoteneinschmelzung und Fistelung.

Pathogenese: *Katzenkratzkrankheit:* Erreger: Katzenkratzvirus (noch nicht sicher isoliert). In den meisten Fällen erfolgt die Infektion durch Kratzer bzw. Bisse von Katzen. Als Überträger kommen aber auch Hunde, Nagetiere oder Igel vor.

Tularämie: Erreger: Pasteurella tularensis (benannt nach dem Ort Tulare/Kalifornien). Weitverbreitete Zoonose der Nagetiere, besonders bei Feldhasen. Übertragung auch durch Zecken und andere stechende Arthropoden.

Diagnose: Kontakt mit oben angegebenen Tieren. Histologische Untersuchung des befallenen Lymphknotengewebes (retikulozytär-abszedierende Lymphknotenentzündungen, sowohl bei der Katzenkratzkrankheit als auch bei der Tularämie). Im Falle der Katzenkratzkrankheit: Intrakutantest mit dem Antigen nach Mollaret-Debré.

Therapie: Eine Notwendigkeit zur operativen Lymphknotenbehandlung kann sich aus dem Grad und der Art der Lymphonodulopathie ergeben. Die Lymphonodulotiden neigen allerdings zur Spontanheilung. Bei der Tularämie ist Streptomycin das Mittel der Wahl.
Meldepflicht für beide Erkrankungen.

Toxoplasmose

Symptome: Die *konnatale Form* kann mit Hydrozephalus, Chorioretinitis und intrazerebraler Verkalkung einhergehen. In seltenen Fällen werden Taubheit bzw. Taubstummheit beobachtet. Bei der *erworbenen Toxoplasmose* weisen die akuten und subakuten Formen grippeähnliche Symptome mit subfebrilen Temperaturen auf. Krankheitsdauer 6–8 Wochen. *Wichtige Symptome hierbei sind Lymphknotenschwellungen: Vor allem nuchal, periaurikulär, am Kieferwinkel, supraklavikulär; selten auch axillar und inguinal.* Die *chronische Form* bei Erwachsenen bietet wenig charakteristische Krankheitszeichen (z. B. Kopfschmerzen, chronische Augenerkrankungen). *Blutbild:* starke Lymphozytose.

Bei Erstbefall der Mutter während der Schwangerschaft ist eine Früh- oder Totgeburt möglich.

Pathogenese: Die Infektion des Menschen durch das Toxoplasma gondii erfolgt vorwiegend per os durch den Genuß von rohem Rind- bzw. Schweinefleisch, aber auch durch Kontakt mit Katzenkot. Es ist von einer hohen Durchseuchung der Gesamtbevölkerung auszugehen; Antikörper bis zu 70 % bei klinisch Gesunden. Die überwiegende Mehrheit der postnatalen Infektionen verläuft ohne charakteristische klinische Symptome.

Diagnose: Die Dynamik bzw. der Titerverlauf, z. B. im Sabin-Feldman-Test (SFT) ist zwar wissenswert, doch selten zu erfassen, weil zum Zeitpunkt der Erkrankung meist bereits hohe Titer erreicht sind (bis 1 : 64 000). Gleichwertig ist der indirekte Immunfluoreszenztest (IIFT). Die Komplementbindungsreaktion (KBR) gilt als wertvolle Ergänzungsmethode; sie wird im akuten Fall stets positiv (Titer bis etwa 1 : 640). Die *Lymphknotenhistologie* weist meist das *Piringer-Kuchinka-Syndrom* auf = epitheloidzellige Lymphknotenreaktion (keine Nekrosen, argyrophile Körnelung im Protoplasma der Retikulumzellen), eine sich vorwiegend im Bereich der Halslymphknoten manifestierende subakute Reaktionsform bei einer Vielzahl auslösender Faktoren. Die *Toxoplasmose dürfte aber hierbei eine wesentliche Rolle spielen.*

Differentialdiagnose: Die erwähnten *serologischen Befunde* sind für die Toxoplasmose, *insbesondere in Kombination mit der Lymphknotenbiopsie sehr charakteristisch.* Lymphknotenschwellungen mit ähnlichen lymphozytären Blutbildveränderungen finden sich auch bei der Lymphocytosis infectiosa, Röteln, Exanthema subitum, Listeriose, Arzneimittel-Lymphonodopathien nach Antiepileptika, Antitoxinen, einigen Antibiotika, Seruminjektionen sowie im Abstrombereich von Transplantaten und nicht zuletzt bei der infektiösen Mononukleose.

Therapie: s. aktuelle spezielle Lehrbücher.

Verletzungen

Im Vordergrund stehen verkehrsbedingte Traumatisierungen des Halses. Ferner Stich- und Schußverletzungen.

Verletzungen des Kehlkopfes s. Farbtafel **31a** u. S. 411f. der Trachea s. S. 453, der Speiseröhre s. S. 467.

Bei den *stumpfen Traumen* der Halsweichteile bilden sich mehr oder weniger schnell Schwellungen durch (pulsierende) Hämatome und Hautemphyseme infolge subglottischer, trachealer, aber auch hypopharyngealer Kontinuitätsdefekte aus.

Stumpfe Traumen durch Lenkradkontusionen, Karate-, Boxschläge, können über die Pressorezeptoren des Karotissinus plötzlichen Blutdruckabfall oder Asystolie bewirken.

Der *„Selbstmörderschnitt"* trifft meist die Luftwege und seltener die weiter dorsal liegenden, durch die Mm. sternocleidomastoidei geschützten großen Gefäße.

Die *Halsnerven* können unmittelbar oder nach längerer Zeit durch Vernarbungen Funktionsausfälle entwickeln.

Bei *äußeren bzw. offenen Verletzungen* kommt neben der Eröffnung der Luft- und/oder Speisewege den Defekten der A. carotis und/oder der V. jugularis interna die dramatischste Bedeutung zu. Die Gefahr bei Eröffnung der großen *Venen* liegt in der *Luftembolie* (Sogwirkung), die oberhalb eines Volumens von 10 bis 20 ml tödlich ist. *Sofort: digitale Kompression.* Tieflagerung des Oberkörpers. Transferierung in eine Klinik.

Karotisblutungen sind meist durch Volumenschock am Unfallort tödlich. *Sofort: digitale Kompression.* Transport in eine Klinik. In einem hohen Prozentsatz zeigen Überlebende nach einer offenen Verletzung der A. carotis communis und A. carotis interna bleibende zerebrale Ausfälle.

Das Behandlungsziel in der Klinik besteht neben der Kreislaufstabilisierung in der Rekonstruktion der großen Gefäße durch direkte Naht oder teilweisen Gefäßersatz (autologe Venen, z. B. V. saphena magna, oder zumindest temporär allogene Gefäßprothesen). Intraluminale Shunts können bei Eingriffen an der A. carotis communis und A. carotis interna den arteriellen zerebralen Zufluß gewährleisten. Spätfolgen der kollaren Gefäßverletzungen können *arteriovenöse Fisteln* zwischen A. carotis und V. jugularis interna sein. Über 8% aller arteriovenösen Fisteln finden sich im Halsbereich.

Mißbildungen

Laterale, branchiogene Fisteln und Zysten

Embryologische Vorbemerkungen: Zwischen 3. und 4. Embryonalwoche entstehen in den Seitenpartien des *Schlunddarmes* 5 entodermale Schlundtaschen (= innere Ausstülpungen). Ihnen entsprechen 4 ektodermale Kiemenfurchen an der embryonalen äußeren Oberfläche (= äußere Einstülpungen). Zwischen diesen äußeren und inneren Furchen entwickeln sich beim Menschen 5 mesodermale Kiemenbögen. Jeder enthält 1 Knorpelspange, 1 Kiemenbogenarterie, 1 Kiemenbogennerv und Kiemenbogenmuskulatur (Tab. 6.**3**). In der 6. Woche überwuchert der 2. Kiemenbogen den 3. und 4. und verschmilzt mit dem kaudal angrenzenden präkardialen Wulst. Es entsteht so der *Sinus cervicalis* aus den verstreichenden 2., 3. und 4. Kiemenfurchen. Gleichzeitig glätten sich die inneren Schlundtaschen 3, 4 und 5 und bilden die sog. *branchiogenen Organe* (Epithelkörperchen, Thymus). Normalerweise schwindet der Sinus cervicalis vollständig. Persistieren aber Öffnungen des Sinus nach außen, so entstehen *branchiogene laterale Halsfisteln.* Verbleibende Teile des Sinus cervicalis bei obliterierter äußerer Öffnung sollen zu den *branchiogenen lateralen Halszysten* führen.

Laterale Halsfisteln: s. Farbtafel **37d**

Symptome: Die kutane Fistelöffnung kann gerötet und geschwollen sein; in einem Teil der Fälle reizlose Hautgrube. Die Fistelöffnungen sitzen immer an dem Vorderrand des M. sternocleidomastoideus, entweder in Höhe des Trigonum caroticum (bei Abstammung aus 2. Kiemenbogen) oder im Ringknorpelniveau (3. Kiemenbogen) oder neben dem Jugulum sterni (4. Kiemenbogen). Absonderungen sind milchig bis eitrig, rezidivierend oder dauernd. In 5 % der Fälle doppelseitiger Befund.

Pathogenese: Genetische und/oder externe toxische Faktoren während der Schwangerschaft (z. B. O_2-Mangel bzw. CO_2-Anreicherung, Rauchen, Alkohol, Salizylate, Urethan, Thalidomid, Blei, Quecksilber, Stoffwechselstörungen, Röntgenstrahlen) können entweder zu einer inkompletten Obliteration der branchialen Furchen oder zu einer Persistenz des Sinus cervicalis führen.

Diagnose: Ausgehend von der Fistelöffnung am Vorderrand des M. sternocleidomastoideus ist subkutan (oft) ein nach kranial ziehender Strang palpabel. Beim nach abwärts gerichteten Ausstreichen meist Sekretaustritt. Kontrastmittelfüllungen von der Fistelöffnung aus geben Aufschluß über Verlauf und eventuelle Verzweigung der Fistel. Bei kompletter, durchgehender Fistelanlage mit pharyngealem Ostium fließt das Kontrastmittel in den Rachen. Der Patient gibt dementsprechende geschmackliche Wahrnehmungen an.

Therapie: Nur die vollständige Exstirpation der Fistel verhindert Rezidive aus zurückgelassenen Epithelinseln. *Benutzung von Lupenbrille, bzw. Mikroskop und Farbstoffinjektionen in die Fistelgänge erleichtern die exakte Präparation.*

Tabelle 6.**3** Entwicklungsprogramm der Kiemenbogenanlagen

1. Kiemenbogensystem (Mandibularbogen)

ektodermal: u. a. Haut von Wange, Unterkiefer, vordere Hälfte Ohrmuschel, Gehörgang; N. trigeminus; Parenchym der Speicheldrüsen; Zahnschmelz; Deckepithel von Lippe, Zunge bis Foramen caecum, Trommelfell

mesodermal: u. a. Kaumuskel, vorderer Bauch des M. biventer, M. tensor tympani: Processus articularis mandibulae; Hammer, Amboß; Tragus, Crus helicis; Stratum fibrosum des Trommelfells

entodermal: u. a. Deckepithel von Boden- und Seitenflächen des Mundes, Tuba Eustachii, Schleimhaut von Trommelfell, Paukenhöhle und Mastoid

2. Kiemenbogensystem (Hyoidbogen)

ektodermal: u. a. Haut der Hinterfläche der Ohrmuschel und der oberen Halspartie; Anteile der Nerven VII–VIII

mesodermal: u. a. M. stapedius; Helix-Anthelix; Zungenbeinkörper

entodermal: u. a. Epithel der Zungenwurzel; Foramen caecum, mittlerer Schilddrüsenstiel; Tonsilla palatina

3. Kiemenbogensystem

ektodermal: u. a. Haut der mittleren Halspartie; Anteile des N. IX

mesodermal: u. a. Pars superior des M. constrictor pharyngis; A. carotis communis et interna

entodermal: u. a. Epithel von Pharynx, Zungengrund, Epiglottis; Sinus piriformis

4. Kiemenbogensystem

ektodermal: u. a. N. X

mesodermal: Pars inferior des M. constrictor pharyngis; laryngeale Muskulatur; Schildknorpel; Teile der Epiglottis, rechte A. subclavia, Aortenbogen

entodermal: u. a. Zungengrundepithel, Pharynxepithel, Epiglottisepithel; Schilddrüsenanteile

5. Kiemenbogensystem

ektodermal: u. a. Haut der unteren Halspartie; N. XI

mesodermal: u. a. laryngeale Muskulatur, Cartt. arytaenoideae et cricoideae

entodermal: u. a. submuköses lymphoides Gewebe, Lungenentwicklung

Beachte: Der Operateur muß die variablen Verläufe der lateralen Halsfisteln beachten. Die häufigeren Fisteln aus dem 2. Kiemenbogen ziehen durch die Karotisgabel (Ductus tonsillopharyngicus), die kaudalen hinter der Carotis communis kranial (Ductus thymopharyngicus).

Laterale Halszysten

Symptome: Sie werden überwiegend erst im Kindes- bzw. frühen Erwachsenenalter klinisch manifest und bemerkt. Die Zysten sind prallelastisch, fluktuierend; sie können als Folge von Entzündungen aber auch sehr derb sein. Ihr (meist ovalärer) Durchmesser schwankt um etwa 5 cm. Bei indolenten Patienten können sich im Laufe von Jahren sehr große Zystensäcke bilden. Vom 5. Kiemenbogensystem abstammende branchiogene Zysten werden auch epipleural oder mediastinal (selten) gefunden. Sekundärinfektionen können zu starker Schmerzhaftigkeit mit entzündlichen Mitreaktionen der bedeckenden Haut führen. Bilaterale branchiogene Zysten sind sehr selten.

Pathogenese: Die Annahme, daß die Zysten Kiemenbogenrudimente sind, gilt noch immer als wahrscheinlich. Andererseits wird neuerdings auch eine von Lymphknoten ausgehende Entstehung diskutiert.

Diagnose: Anamnese, Tastbefund, Sitz, meist im Karotisdreieck (s. Farbtafel **37c**). In Zweifelsfällen: Punktion und Aspiration von grüngelblichem zähem Sekret, anschließend Kontrastmittelfüllung, Ultraschall.

Therapie: Vollständige Exstirpation der Zyste.

Merke: Grundsätzlich können epitheliale Zystenanteile zwar karzinomatös entarten, dies ist allerdings extrem selten. Die Annahme eines *„branchiogenen Karzinoms“* behindert die Suche nach einem okkulten Primärtumor. Praktisch ausschließlich handelt es sich bei den zervikolateralen Karzinombefunden um Lymphknotenabsiedlungen bis dato unbekannt gebliebener Primärtumoren überwiegend im Bereich klinisch initial verhältnismäßig „stummer“ Regionen: Naso-, Oro-, Hypopharynx, Schilddrüse. Bronchialkarzinome, Mammakarzinome, abdominelle Neoplasien können auch hämatogen in laterozervikale Lymphknoten metastasieren.

Mediane Halszysten und Halsfisteln

Symptome: Kirsch- bis apfelgroße, prallelastische Vorwölbungen in der Mittellinie des Halses, in Höhe, ober- oder oft unterhalb des Zungenbeins (s. Farbtafel **37b**).

Globusgefühl, kosmetische Beeinträchtigung. Liegen Fisteln vor, ist deren äußere Öffnung oft entzündlich gerötet.

Pathogenese: *Mediane Halszysten:* Residuen des Ductus thyreoglossus.

Mediane Halsfisteln: Sie können durch Perforation des Ductus thyreoglossus in die Haut, durch infektionsbedingte Spontanperforation medianer Halszysten oder auch durch iatrogene Manipulationen entstehen.

Diagnose: Typische Lokalisation. *Auf- und Abbewegung der Zyste bzw. der Fistel beim Schlucken.* Bei einer Fistel läßt sich eine Sonde meist bis gegen den Zungenbeinkörper vorschieben. Ultraschall.

Differentialdiagnose: Tumor des Lobus pyramidalis der Schilddrüse, dystopes Schilddrüsengewebe, entzündliche oder tumoröse Lymphknotenerkrankungen, submentale Dermoidzyste.

Therapie: Exstirpation der Zyste bzw. der Fistel. *Entscheidend ist zur Vermeidung von Rezidiven die Mitnahme des Zungenbeinkörpers, da hier Epithelverlötungen bestehen.* Exakte Blutstillung und Drainage sind besonders wichtig, da andernfalls Sickerblutungen (und operativ bedingte Schwellungen) zur Verlegung des Larynxeinganges und zur Atemnot führen können.

Muskuloskelettale Defekte

Halsrippensyndrom, kostoklavikuläres Kompressionssyndrom, Naffziger-Syndrom

Halsrippen liegen bei ca. 1% der Bevölkerung vor. Sie gehören meist zum 7. Halswirbel. Nur in etwa 10% der Fälle kommt es bei dieser Anomalie zu Beschwerden: Kompression des Plexus brachialis bzw. der A. und V. subclavia (daher auch ,,thoracic outlet compression syndrome"); Durchblutungsstörungen des Unterarms und der Hand; Brachialgien; Plexuslähmungen. Intermittierend zerebrale Ischämien mit Schwindelerscheinungen, Hinterkopfschmerzen, Doppelbilder. Nur bei Versagen konservativer Therapiemaßnahmen, insbesondere bei starken neurologischen Symptomen, intermittierender, venöser Thrombose, operative Maßnahmen: Durchtrennung des M. scalenus anterior und/oder Resektion der Halsrippe.

Klippel-Feil-Syndrom

Kongenitale Halswirbelsynostose, dadurch ,,Kurzhals", ,,Froschhals". Oft gleichzeitig hohe Spina bifida. Tiefstand der Ohren, Schwerhörigkeit bzw. Taubheit können Bestandteil des Syndroms sein.

Goldenhar-Syndrom

Fusion oder Fehlen von Halswirbeln. Aurikularanhänge sowie Mittelohrmißbildungen. Gelegentlich einseitig Hypo- oder Aplasie des aufsteigenden Unterkieferastes. Iriskolobome, epibulbäre Dermoide.

Tumoren

Vaskuläre Tumoren

Hämangiome

Symptome: Weitaus häufigster Prädilektionsort: Gesicht und Nacken. Der Naevus flammeus, das Feuermal (,,Storchenbiß"), stellt in seiner symmetrischen medianen Lokalisation gelegentlich ein kosmetisches Problem dar. Die asymmetrischen Hämangiome sind nicht selten mit anderen Mißbildungen verbunden (u. a. Sturge-Weber-Syndrom, Klippel-Trénaunay-Syndrom). Neigung zu Blutungen bei leichten Verletzungen, aber auch spontan.

Pathogenese: In zwei Drittel der Fälle handelt es sich um kutane Hämangiome, die bei der Geburt evident sind. Der Rest ist subkutan oder tiefergelegen mit einer besonderen Tendenz, in den M. masseter einzudringen. Vorwiegend plane Hämangiome, die in den ersten Lebensmonaten schnell wachsen, besitzen eine Tendenz zur spontanen Rückbildung. Andernfalls besteht die *Therapie* in der ein- oder mehrzeitigen Operation.

Lymphangiome (Hygroma cysticum)

Symptome: Die zystischen Lymphangiome (= zystische Hygrome) sind meist laterozervikal anzutreffen. Sie können eine beachtliche Größe erreichen, die ganze Halsseite einnehmen und Stridor, Zyanose und Dysphagie durch Verdrängung bewirken. Bei entsprechender Größe stellen sie Geburtshindernisse dar. Bei großen Hygromen Schiefhaltung des Halses und Kopfes. Parotisschwellung, denn das Lymphangiom ist neben dem Hämangiom der häufigste Parotistumor des Neugeborenen- bzw. des Kleinkindalters.

Pathogenese: Die kapillären, kavernösen und zystischen Lymphangiome sind abgesprengte Teile der embryonalen Lymphgefäßanlage.

Diagnose: Lymphflüssigkeit enthaltende, komprimierbare, meist laterozervikale oder parotideale Schwellungen.

Differentialdiagnose: Hämangiome, Zysten. Solide oder zystische kongenitale Teratome (Dermoidzysten).

Therapie: Spontane Rückbildung sehr selten. Punktion nur bei akuter Erstickungsgefahr sinnvoll. Die meist mehrkammerigen zystischen Hygrome sind nicht strahlensensibel. *Die Therapie der Wahl ist die ein- oder mehrzeitige Operation unter Schonung vitaler und nervaler Strukturen.*

Aneurysmen

Symptome: Pulsierende, bei der Auskultation zischende Halsschwellungen, meist vor dem M. sternocleidomastoideus, je nach Größe und Wachstumsrichtung parapharyngeal sicht- und tastbar.

Pathogenese: Selten konnatale Traumen oder Mißbildungen. Postnatal meist Traumen oder Lues.

Diagnose: Sie stützt sich auf den kollaren und oropharyngealen Tast- bzw. Auskultationsbefund. *Diagnostisch entscheidend ist die Angiographie* (s. S. 492). Ultraschall.

Therapie: wenn Indikation: gefäßchirurgisch.

Arteriovenöse Aneurysmen bzw. Fisteln s. S. 500.

Bösartige Gefäßtumoren am Hals sind das (sehr seltene) *Angiosarkom* und das (häufigere) *Hämangioperizytom*. Schlechte Prognose wegen eingeschränkter Operabilität, starker Rezidivneigung und Fernmetastasierung. Radio-chemoresistent.

Tumor des Glomus caroticum (Karotisdrüsentumor, Chemodektom, nichtchromaffines Paragangliom) (Abb. 6.**17**, S. 506)

Symptome: Meist schmerzlose, abgrenzbare Schwellung im Karotisdreieck,

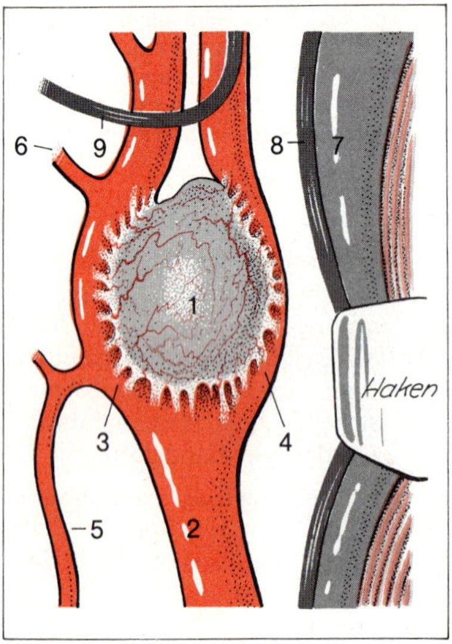

Abb. 6.**17** Der Tumor des Glomus caroticum und seine Topographie: 1 Tumor, 2 A. carotis communis, 3 A. carotis externa, 4 A. carotis interna (hier durch Tumor komprimiert), 5 A. thyreoidea superior, 6 A. lingualis, 7 V. jugularis interna, 8 N. vagus, 9 N. hypoglossus

sehr langsames Wachstum, klinisch weitgehend symptomlos (≈ 70 %). Sonst Globusgefühl, Dysphagie. In etwa 20 % Horner-Syndrom.

Sinus-caroticus-Syndrom (besonders bei Kopfdrehungen): *Schwindel, Ohrensausen, Schweißausbrüche* (≈ 2 %). Bilaterales Vorkommen 2–5 %.

Pathogenese: Der Tumor des Glomus caroticum besteht aus präkapillären arteriovenösen Kurzschlußverbindungen und enthält eine Ansammlung von chemorezeptorischen, nicht chromaffinen Paraganglionzellen. Letztere gehören zu einer Gruppe analoger Gebilde im Ausbreitungsgebiet des N. vagus und N. glossopharyngeus (Glomus tympanicum, jugulare, vagale oder periaortale). Der Tumor kann die Carotis externa/interna umwachsen und einengen. Bei Menschengruppen, die ständig in Höhen über 3000 m leben (z. B. in Peru, Mexico-City) und somit einem chronischen Sauerstoffmangel ausgesetzt sind, werden Karotisdrüsenhyperplasien signifikant häufiger beobachtet.

Die Angaben über eine maligne Entartung bzw. Metastasierung schwanken zwischen 1 und 10 %.

Diagnose: Nicht allzu selten wird der Tumor erst intraoperativ entdeckt, da er präoperativ differentialdiagnostisch nicht bedacht wurde. – Palpatorisch kompressibler, *nur lateral verschieblicher Tumor.* Keine Mitbewegung beim Schlucken. Auskultatorisch bisweilen Strömungsgeräusche. Inspektion der seitlichen Rachenwand unerläßlich; oft erkennt und tastet man dort unter glatter Schleimhaut den pulsierenden Tumor. Entscheidend ist die *Karotisangiographie* (besonders hilfreich: Subtraktionstechnik); sie bestimmt die Operationsstrategie: Die Karotisgabel ist durch den gefäßreichen Tumor in typischer Weise durch die Dislokation der A. carotis externa und interna *eiförmig* ausgeweitet. Ultraschall, CT, MRI.

Beachte: Eine Biopsie ist wegen starker Blutungsgefahr kontraindiziert.

Differentialdiagnose: Aneurysmen, branchiogene Zysten, neurogene Halstumoren, Lymphknotenmetastasen, Hodgkin- und Non-Hodgkin-Lymphome.

Therapie: Der Tumor des Glomus caroticum ist strahlenresistent und der Operation zuzuführen, da seine Entwicklung und Wachstumsneigung nicht voraussehbar ist (asymptomatische Tumoren bei Menschen über 60 Jahren sollten belassen werden). Die Operation dieser Tumoren setzt hals- und gefäßchirurgische Erfahrung voraus. Die Operationstechnik hat davon auszugehen, daß sich der Tumor innerhalb der Adventitia entwickelt und daß er daher in sehr sorgfältiger Präparation von der Tunica media abzulösen ist („subadventitielle Ausschälung").

Muß die A. carotis communis oder die A. carotis interna reseziert werden oder kommt es bei der Präparation zu einer Verletzung dieser Gefäße, entstehen postoperativ neurologische Ausfälle in 50 % und mehr der Fälle. Gefäßprothesen und Blutkonserven müssen immer bereitstehen. Die Fortschritte der Gefäßchirurgie haben neurologische Ausfälle und die Letalität reduziert. Embolisation.

Neurogene Tumoren

Neurogene Tumoren finden sich relativ häufig am Hals. Sie leiten sich entweder vom vegetativen Nervensystem oder von den Scheiden der peripheren Nerven ab, deren „Schwannsche Zellen" *Neurofibrome* und *Schwannome (Neurilemmome)* bilden.

Der *Morbus v. Recklinghausen* ist eine generalisierte *Neurofibromatose;* solitäre Knoten sind selten. 25 % aller *Schwannome* finden sich im Kopf- (Akustikusneurinom) und im Halsbereich. *Letztere* gehen von den Nervenscheiden der Nn. glossopharyngeus, accessorius, hypoglossus, *weitaus am häufigsten aber von der des N. vagus aus* („parapharyngeale" Neurilemmome).

Die **Schwannome** sind derb und palpatorisch mehr oder weniger stark schmerzhaft. Ihre Größe schwankt zwischen einigen Millimetern bis zu 20 cm. Es handelt sich um solitäre, *bei Befall des N. vagus nur in der Horizontalebene bewegliche Tumoren.* Sie wachsen langsam und führen nur selten zu neurologischen Ausfallerscheinungen.

Die endgültige *Diagnose* erfolgt durch die histologische Untersuchung, der sich ggf. die Operation anschließt. Die *Differentialdiagnostik* hat Paragangliome, Lymphome, Metastasen zu bedenken.

Die seltenen *bösartigen neurogenen Tumoren* (Neurilemmosarkom, Sympathikoblastom) führen zu Nachbarschaftssymptomen wie Otalgien, Dysphagien und zum Hornerschen Symptomenkomplex.

Beachte: Die sog. Stumpfneurome müssen exzidiert werden, um einen im operativen Randbereich persistierenden oder rezidivierenden Tumor auszuschließen.

Konnataler Schiefhals (Tortikollis, Caput obstipum)

Symptome: Neigung des Kopfes/Halses zur kranken und Kinndrehung zur gesunden Seite sind typisch. Fast immer einseitig.

Pathogenese: Der *muskuläre* Schiefhals ist am häufigsten. Beim angeborenen Schiefhals nimmt man eine intrauterine Schädigung oder ein Geburtstrauma durch Muskelriß und/oder Hämatombildung an, so daß es zu einer muskulofibrösen Verkürzung des M. sternocleidomastoideus kommt.

Unbehandelt sind bei allen Formen des Schiefhalses Wachstumsschäden des Gesichts, der Schädelbasis und/oder eine Skoliose der Halswirbelsäule zu erwarten. Kongenitale *ossäre* Halswirbelsäulenmißbildungen können ebenfalls Schiefhaltung bewirken.

Tabelle 6.**4** Symptom: Schiefhals

Ursachen: Muskulär	Entzündliche oder narbige Veränderungen, tumorbedingte Infiltration des M. sternocleidomastoideus (und der bedeckenden Haut)
	Entfernung des M. sternocleidomastoideus (z. B. im Rahmen der Neck dissection)
	Lähmung des N. accessorius
	Rheumatischer Schiefhals, Myogelosen
	Myositis ossificans progressiva
	Neuralgisch-neurovaskulärer Symptomenkomplex beim Skalenussyndrom
Ossär	Torticollis atlantoepistrophealis (nach Entzündung, Bestrahlung, Operation im Nasenrachenraum = Grisel-Syndrom)
	Luxation eines Halswirbelkörpers nach Trauma
Symptomatisch bei	okulär-reflektorischem Schiefhals zur Kompensation von einseitigen Seh- bzw. Augenmuskelstörungen
	Schonhaltung des Halses bei peri-, retrotonsillären oder parapharyngealen Abszessen
	akuten und subakuten laterozervikalen Lymphknotenentzündungen
	Bezoldscher Mastoiditis (s. S. 94)
	einseitigem Labyrinthausfall
Psychogen-neurotisch	

Diagnose: Beim muskulären Schiefhals ist der M. sternocleidomastoideus (meist im unteren Drittel) verdickt, verhärtet und schmerzhaft. Er wird wenige Tage oder Wochen nach der Geburt durch die zunehmende Fehlhaltung des Kopfes bemerkt.

Differentialdiagnose: Tab. 6.**4**, S. 508.

Therapie: Der angeborene muskuläre Schiefhals sollte, falls es zu keiner spontanen Rückbildung kommt oder konservative orthopädische Maßnahmen nicht zum Erfolg führen, *spätestens* mit Beginn des 2. Lebensjahres operativ behandelt werden (verschiedene Formen der Tenotomie, plastische Verlängerung des M. sternocleidomastoideus).

Zervikale Lipome, Fetthals

Symptome: Man unterscheidet solitäre oder multiple, subkutan sehr langsam wachsende, einfache *Lipome,* die an allen Stellen des Halses auftreten können. Sie sind klinisch und histologisch gutartig und machen kaum Beschwerden. Ihre operative Entfernung erfolgt oft nur aus kosmetischen Gründen.

Der *Fetthals* (Madelung) bevorzugt den Nacken. Die Fettwucherungen können extreme Ausmaße annehmen, so daß die Patienten den Kopf nach vorn gebeugt halten müssen (s. Farbtafel **39d**). Die Nackengeschwülste sind typischerweise okzipital und in der Mittellinie eingekerbt. Auch Stammlipome.

Die ventrale *Lipomatose* beginnt oft als sog. Doppelkinn und wächst sehr langsam halsabwärts. Die Lipomatose hat die Tendenz zu intramuskulärem infiltrierenden Wachstum. Das männliche Geschlecht, Alkoholiker und gewisse Berufe (Arbeiter in Asphalt-, Gummi- und Kunststoffbetrieben) scheinen bevorzugt zu erkranken. Bei dem Fetthals ist wegen der durch sie bedingten Fehlhaltung des Kopfes und Funktionseinschränkung, die ein- oder mehrzeitige operative Behandlung angezeigt.

Das bösartige *Liposarkom* tritt im Kopf- und Halsbereich sehr selten auf.

Myogene Tumoren

Das *benigne Leiomyom* und das *maligne Leiomyosarkom* können zervikal sowohl aus der oberflächlichen als auch aus der tiefen glatten Muskulatur entstehen (s. auch S. 472).

Thorotrastome mit ihren malignen Spätschäden werden heute nur noch sehr selten beobachtet, da Thorotrast (Röntgenkontrastmittel) seit Jahrzehnten nicht mehr angewendet wird.

Tumoröse Lymphknotenerkrankungen

Etwa 50 % der nichtthyreogenen Halsschwellungen sind Lymphknotengeschwülsten zuzuordnen, etwa 40 % sind Karzinommetastasen. Dann folgen die malignen Lymphome und der Morbus Hodgkin.

Gutartige Lymphknotentumoren

Diese sind sehr selten. Das sog. *lokalisierte benigne Lymphom* tritt *unter dem*

Bild eines langsam wachsenden Lymphknotentumors auf. Die Therapie besteht, nicht zuletzt aus differentialdiagnostischen Gründen, in der Exstirpation der befallenen Halslymphknoten.

Bösartige Lymphknotentumoren

Die große Bedeutung der malignen Lymphome allgemeinmedizinisch und für den Hals-Nasen-Ohren-Arzt liegt in der Tatsache, daß die Frühmanifestation im Bereich der Halslymphknoten oder – seltener – im Bereich der Schleimhäute der Luft- und Speisewege in einem hohen Prozentsatz auftreten. Die Lymphknotenbiopsie oder die Gewebsentnahme von verdächtiger Schleimhaut kann daher zur Diagnose, vor allem zur *Frühdiagnose und -therapie* dieser bösartigen Erkrankungen *entscheidend* beitragen.

Merke: Die histologische Untersuchung der befallenen Halslymphknoten – auch im Rahmen der Danielsschen Biopsie – sollte in sehr vielen Fällen am *Beginn* der Diagnostik stehen, da sich so zeitraubende diagnostische Umwege vermeiden lassen.

Lymphogranulomatose (Morbus Hodgkin, Hodgkin-Lymphome)

Symptome: Die Allgemeinsymptomatik ist oft wenig typisch (Mattigkeit, Juckreiz). Von prognostischer und therapeutischer Bedeutung sind Gewichtsverlust, Nachtschweiß und Fieber = die sog. B-Symptome.

Die zur Systematisierung neigende Erkrankung beginnt vorwiegend lokal. Zum Zeitpunkt der Diagnosestellung sind die Halslymphknoten in 70 (±10) % befallen. In etwa 10 % wird ein primär extranodaler Befall (z. B. Naso-, Oropharynx, Magen-Darm-Trakt, Haut, Skelett) beobachtet. Die *befallenen Lymphknoten* sind indolent, derb, meist verschieblich, neigen zur Konglomeratbildung. Nach Alkoholgenuß werden oft Schmerzen in den lymphogranulomatösen Herden angegeben. Spontane Größenschwankungen sind nicht allzu selten; falsche Rückschlüsse können aus diesem Tumorverhalten gezogen werden.

Diagnose: Histologische Untersuchung verdächtiger Lymphknoten oder Schleimhautbezirke; Danielssche Biopsie, Mediastinoskopie; Typenzuordnung (lymphozytenreich, nodulär sklerosierend = prognostisch günstig; Mischtyp, diffuse Fibrose – lymphozytenarm = prognostisch ungünstig), Röntgendiagnostik (einschließlich Organszintigraphie), Lymphangiographie, Knochenmarksaspiration mit feingeweblicher Untersuchung, Blut- und Laborwerte. Ultraschall, CT.

Therapie: Sie leitet sich aus der histologischen Typisierung und der Stadienzuordnung ab (s. internistische und pathologische Lehrbücher). Die Strahlenbehandlung dominiert in den Stadien I–III A und die Chemotherapie in den Stadien III B–IV.

Die **Prognose** hat sich in den beiden letzten Jahrzehnten in allen Stadien verbessert. Korrelationen zwischen feingeweblichem Bild einschließlich Zyto- und Histochemie, therapeutischem Ansprechen sowie Überlebensquote.

Non-Hodgkin-Lymphome

Unter diesem Begriff wird eine Vielzahl lymphoretikulärer bösartiger Tumoren zusammengefaßt, die klinisch und morphologisch vom Morbus Hodgkin zu unterscheiden sind. Ihre Klassifikation (Tab. 6.**5**) liefert der Klinik wesentliche Anhaltspunkte für Therapie und Prognose.

Symptome: Tumorbedingte Lymphknotenschwellungen, häufig im Halsbereich (Zahlen bis zu 80 % werden genannt) sowie extranodale Manifestation im Naso-, Oropharynx-, Nasen- und Nebenhöhlenbereich, stehen im Vordergrund der Symptomatologie. Neben diesen lokalen Erscheinungen treten tumorbedingte allgemein-körperliche, röntgenologische, hämatologische und klinisch-chemische Symptome/Befunde auf. Große Tendenz zur Systematisierung (s. internistische Lehrbücher).

Pathogenese: Non-Hodgkin-Lymphome entstammen meist dem B-Zellen-System. Sie gelten als Neoplasien der Zellen des Immunsystems. Die Virusgenese dieser Tumorformen wird diskutiert.

Tabelle 6.**5** Kiel-Klassifikation im Vergleich mit der alten deutschen Klassifikation

Kiel-Klassifikation	Alte Begriffe
Lymphome von niedrigem Malignitätsgrad	
lymphozytisch, CLL	CLL u. a.
lymphoplasmozytisch/-zytoid (LP-Immunozytom)	Makroglobulinämie Waldenström u. a.
plasmozytisch	Plasmozytom
zentrozytisch	lymphozytisches Lymphosarkom
zentroblastisch/zentrozytisch	großfollikuläres Lymphoblastom Brill-Symmers u. a.
Lymphome von hohem Malignitätsgrad	
zentroblastisch	lymphoblastisches Lymphosarkom
lymphoblastisch	lymphoblastisches Lymphosarkom
B, bes. Burkitt-Typ	lymphoblastisches Lymphosarkom
T, bes. convoluted type	lymphoblastisches Lymphosarkom
U, ALL u. a.	lymphoblastisches Lymphosarkom
immunoblastisch	Retothelsarkom

Im angloamerikanischen Schrifttum sind auch die Klassifikationen von *Lukes* u. *Collins* und *Rappaport* gebräuchlich.

Diagnose: Die morphologische Einordnung des *exstirpierten Lymphknotens* oder des *extranodalen Herdes* unter Einbeziehung immunhistologischer Merkmale sind Grundlagen der Tumorklassifizierung. Ebenso wie beim Morbus Hodgkin liegt der HNO-ärztliche Beitrag in der frühzeitigen Entnahme verdächtiger Halslymphknoten und in der Biopsie extranodaler Herde im Naso- bzw. Oropharynx sowie Nasen- und Nebenhöhlenbereich.

Therapie: Sie besteht in der meist kombinierten Anwendung energiereicher Strahlen und Chemotherapie auf dem Boden onkologischer Zusammenarbeit.

Prognose: Bei Befall nur einer Lymphknotengruppe ist sie wesentlich besser als bei primär extranodulärem Schleimhaut- bzw. Organbefall.

Lymphknotenmetastasen

Karzinomzellen erreichen über die Vasa afferentia primär die Randsinus, dann die Trabekel- und Marksinus der Lymphknoten. Es besteht Anhalt dafür, daß die zytotoxische Valenz der lymphonodulären Abwehr, wie sie in den prämetastatischen Veränderungen des Lymphknotenparenchyms morphologisch deutlich wird, nur für eine begrenzte Zeit anhält. Ist dieser Abwehrmechanismus ,,erschöpft", vermehren sich die malignen Zellen zunächst in Lymphknotensegmenten, dann diffus intranodulär. *Mit der malignen Infiltration der Kapsel wird der bewegliche Lymphknoten immobil und verwächst mit der perinodären Umgebung. Hieraus resultiert eine entscheidende Verschlechterung der Prognose* (s. Tab. 4.**10**, S. 431). Der maligne Zellen enthaltende primär orthograde Lymphstrom kehrt sich bei Obstruktionen der Lymphknoten retrograd um und/oder fließt irregulär ab. Das heißt praktisch: Metastasensprung in entfernt liegende Lymphknotengruppen und/oder kontralateral und/oder extranodal möglich.

Der Zustand regionärer Lymphknoten bei Tumorerkrankungen wird nach internationaler Übereinkunft (UICC = Union Internationale Contré le Cancer) mit bestimmten Symbolen nach dem klinischen Tastbefund prätherapeutisch charakterisiert:

N_0 = regionäre Lymphknoten sind nicht palpabel,
N_1 = bewegliche homolaterale vergrößerte Lymphknoten erkennbar,
N_2 = bewegliche bilaterale oder kontralaterale vergrößere Lymphknoten erkennbar,
N_3 = fixierte Lymphknoten.

Durch die Buchstaben a (= kein klinischer Metastasenverdacht) oder b (= klinischer Metastasenverdacht) wird eine weitere Bewertung angedeutet.

Histologische Befunde ergänzen den klinischen Status mit den Symbolen − (= ohne Metastasenbefall), + (= mit histologisch bestätigtem Metastasenbefall).

Die komplette TNM-Klassifizierung des Tumorbefundes gestattet die Einteilung in *Tumorstadien* I–IV (Abb. 6.**18**).

Die Lymphknoten sind als *mechanische Filter* und *immunbiologische Barrieren* in den Lymphabstrom aus dem Tumorgebiet eingeschaltet. Wichtige Parameter der lymphogenen Metastasierungsfrequenz sind unter anderem: Gewebseigenschaften des Tumors, Reichhaltigkeit des Lymphkapillarnetzes am Tumorsitz, diagnostische Latenz, Tumorgröße, immunologische Abwehrpotenz des Gesamtorganismus, Lokomotilität (z. B. Oro- und Hypopharynx) bzw. Lokostabilität des Tumorareals.

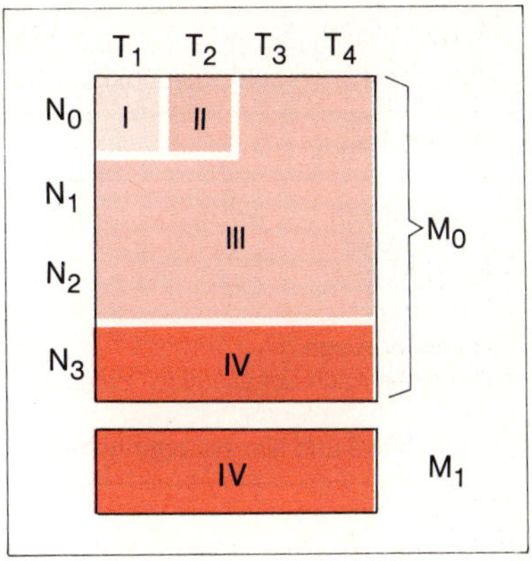

Abb. 6.**18** Stadienzuordnung (römische Ziffern) auf der Grundlage der TNM-Klassifizierung maligner Tumoren (arabische Ziffern)

schaften des Tumors, Reichhaltigkeit des Lymphkapillarnetzes am Tumorsitz, diagnostische Latenz, Tumorgröße, immunologische Abwehrpotenz des Gesamtorganismus, Lokomotilität (z. B. Oro- und Hypopharynx) bzw. Lokostabilität des Tumorareals.

Im Mittelpunkt unserer Betrachtung stehen die operativen Behandlungsmöglichkeiten der Lymphknotenmetastasen.

Die Lymphknotenmetastasen des Halses können sichtbar sein, sehr oft sind sie dem Tastsinn sowie der Biopsie und damit der *histologischen Untersuchung* zugänglich.

In den Lymphknoten des Trigonum caroticum fließt die Lymphe aus den Lymphgefäßen des Kopfes bzw. der Schädelbasis mit den Lymphbahnen des Halses zusammen = ,,Lymphknoten der Kreuzung''.

Die Lymphe des Halses durchströmt meist drei Lymphknotenstationen, bevor sie den venösen Blutkreislauf erreicht.

Grundsätzlich können laterozervikale Lymphknoten von jedem Primärtumor an Kopf und Hals metastatisch befallen werden. Am häufigsten findet man Metastasen in den jeweils ersten regionären Lymphknotengruppen. In etwa 20 % der Karzinome im Kopf-Hals-Bereich liegt bei der Diagnosestellung eine *kontralaterale* Metastasierung vor (Tab. 6.**6**, S. 514).

Bilaterale zervikale Lymphknotenmetastasen sind zu erwarten bei Mittellinientumoren (z. B. Nasopharynx, Zungenwurzel, Gaumen, postkrikoidale Region) und fortgeschrittenen Tumorstadien.

Typische Metastasierungsorte s. Abb. 6.**19a–h**.

Die *Palpation der Halslymphknoten* gibt *keine sichere Auskunft* über einen realen Metastasenbefall, denn histologische Untersuchungen haben einerseits ergeben, daß vergrößerte Lymphknoten in 30 % tumorfrei, daß andererseits aber klinisch unauffällige Lymphknoten in 50 % der Fälle karzinomatös

Tabelle 6.**6** Häufigkeit eines klinischen Lymphknotenbefalls (N_{1-3}) bei Kopf- und Halskarzinomen zum Zeitpunkt der Diagnosestellung

Organbereiche	%
Hypopharynx	≈65
Oropharynx	≈60
Nasopharynx	≈60
Mundhöhle	≈40
Speicheldrüsen	≈25
Larynx (je nach Lokalisation) zwischen	0–60
Haut	≈15
innere Nase und Nasennebenhöhlen	≈10

befallen sein können (Mittelwerte). Fixierte Lymphknoten sind präoperativ praktisch immer als metastatisch befallen zu betrachten.

Beachte: Die 5-Jahres-Überlebenszeit bei metastatischem Lymphknotenbefall reduziert sich wesentlich – bei fixierten Metastasen ganz entscheidend (s. S. 512).

Die *Virchowsche ,,Drüse''* ist supraklavikulär links am Einfluß des Ductus thoracicus in den großen Halsvenenwinkel zu tasten oder zu sehen. Diese Metastase im Bereich der supraklavikulären, präskalenischen Lymphknoten gilt als operative Kontraindikation bei abdominellen, gynäkologischen und intrathorakalen Karzinomen und als Signum mali ominis.

Abb. 6.**19a–h** **a** Typische regionäre Lymphknotenmetastasierungsorte. 1 Nodi lymphatici submentales, 2 Nodi lymphatici submandibulares, 3 Nodi lymphatici parotidei, 4 Nodi lymphatici retroauriculares, 5 ,,Lymphknoten der Kreuzung'' im Bereich des jugulofazialen Venenwinkels, 6 Nodi lymphatici jugulares, 7 Lymphknoten im Bereich des juguloklavikulären Venenwinkels, Nodi lymphatici supraclaviculares, 8 Nodi lymphatici peritracheales, 9 Nodus lymphaticus praelaryngealis. **b** Larynxkarzinom (beachte auch Abb. 4.**4**, S. 393), **c** Zungenkarzinome. Beachte hierbei kontralaterale Metastasierungsneigung, **d** Tonsillenkarzinom, **e** Unterlippenkarzinom, **f** Ohrmuschelkarzinome, **g** Parotiskarzinom, **h** Malignom der Glandula submandibularis

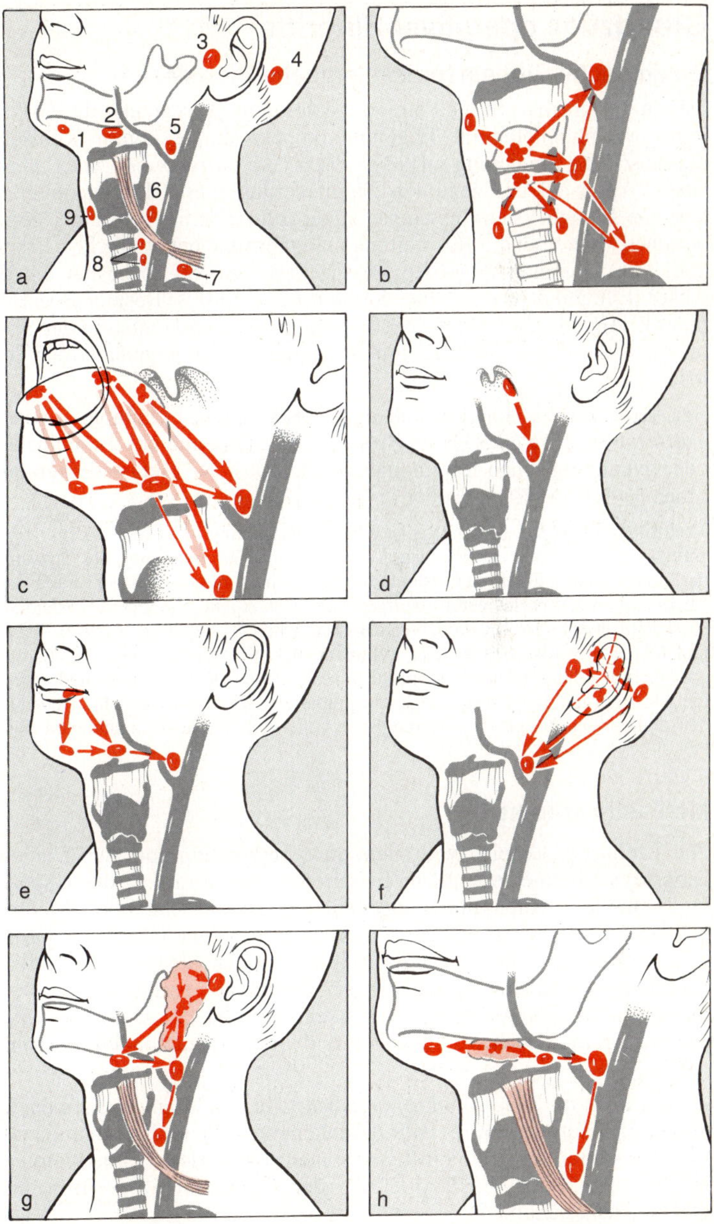
1
2
3
4
5
6
7
8
9
a
b
c
d
e
f
g
h

Grundzüge operativer Eingriffe

Danielssche Biopsie (präskalenische Biopsie)

Den in das präskalenische Fettgewebe vor dem M. scalenus anterior eingelagerten Lymphknoten im Trigonum omoclaviculare kommt klinische und diagnostische Bedeutung zu *(auch, wenn sie palpatorisch noch unauffällig sind)*. Aufgrund der zentralen Eingliederung dieser Lymphknoten in das gesamte Lymphsystem bieten sie schon frühzeitig bei histologischer Aufarbeitung Einblick in die Ausbreitung maligner (und entzündlicher) Erkrankungen. Die zahlenmäßig größte Aussagekraft (ca. 80 %) besitzt die Biopsie dieser Lymphknoten bei der Sarkoidose (Morbus Besnier-Boeck-Schaumann). Finden sich epitheloidzellige Sarkoidoseherde auch in der Skalenusmukulatur, so ist dies ein Differentialdiagnostikum gegenüber der Tuberkulose.

Bei dem Morbus Hodgkin und den Non-Hodgkin-Lymphomen beträgt die Trefferquote etwa 60 %, beim Bronchialkarzinom und bei abdominellen und/oder gynäkologischen Karzinomen werden positive Metastasenbefunde zwischen 10 und 40 % angegeben.

Technik (Abb. 6.**20a** u. **b**, S. 517): Örtliche Betäubung möglich. 3–4 cm langer Horizontalschnitt oberhalb des Klavikularrandes. Nach Durchtrennung des Platysmas wird der hintere Rand des M. sternocleidomastoideus nach medial und der untere Bauch des M. omohyoideus nach lateral oben gezogen. Das eigentliche Operationsfeld stellt das präskalenische Trigonum omoclaviculare zwischen V. jugularis interna, V. subclavia und M. omohyoideus dar. Unter Schonung des N. phrenicus und der begrenzenden großen Halsgefäße werden das präskalenische Fettgewebe exstirpiert und anschließend die 8–15 Lymphknoten aus ihm herauspräpariert. Hierdurch erleichtert der Operateur dem Pathologen die gezielte histologische Untersuchung der Lymphknoten wesentlich.

Mediastinoskopie

Die Mediastinoskopie (vor allem in Kombination mit der Danielsschen Biopsie) stellt eine wesentliche Erweiterung der intrathorakalen, speziell der mediastinalen Lymphknotendiagnostik dar. Das gesamte obere Mediastinum prä- und paratracheal bis zu den Abgängen beider Oberlappenbronchien, gelegentlich auch über den Bifurkationsbereich hinaus zum Perikard, ist *einzusehen* (zystische Veränderungen, Thymome, Teratome, intrathorakale Strumen, Pneumokoniosen). Vor allem aber ist die *bioptische Entnahme* paratrachealer, tracheobronchialer und bronchopulmonaler Lymphknoten möglich.

Indikationen für diesen Eingriff bestehen 1. in den Möglichkeiten der histologischen Diagnose bzw. Differentialdiagnose bei: Karzinommetastasen, Hodgkin- und Non-Hodgkin-Lymphomen, Sarkoidose, Lymphknotentuberkulose und 2. für die Beurteilung der Operabilität bei Bronchial- und Ösophaguskarzinomen.

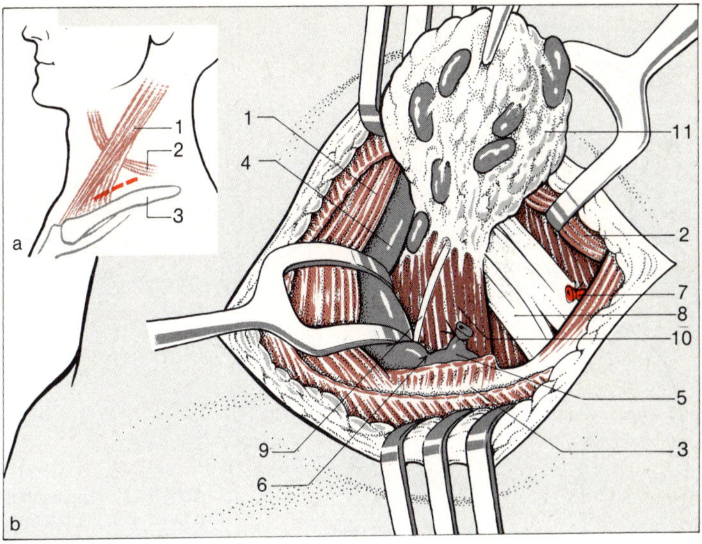

Abb. 6.**20a** u. **b** Präskalenische Lymphknotenbiopsie (Daniels). **a** Schnittführung, präparatorische Grenzen: Klavikularand, M. omohyoideus, jugulosubklavialer Venenwinkel (vom M. sternocleidomastoideus verdeckt). **b** Intraoperative Situation. 1 M. sternocleidomastoideus, 2 M. omohyoideus, unterer Bauch, 3 Klavikula, 4 V. jugularis interna, 5 V. subclavia, 6 jugulosubklavialer Venenwinkel, 7 A. transversa colli (abgesetzt), 8 Plexus brachialis, 9 N. phrenicus, 10 Mm. scaleni, 11 präskalenischer Fettbürzel mit Lymphknoten

Technik (Abb. 6.**21**, S. 518): Intubationsnarkose erforderlich. 4 cm querer Hautschnitt 2 cm oberhalb der Fossa jugularis. Vorgehen auf die Trachea wie bei der unteren Tracheotomie. Entscheidend ist dabei die Identifikation und danach die horizontale Inzision der prätrachealen Faszie. Das Mediastinoskop (Rohrendoskop mit Handgriff) wird in eine digital präparierte Tasche *unter* die prätracheale Faszie eingeführt und entlang der Trachealvorderwand nach kaudal bis in den Bereich der Bifurkation geführt. *Vor jeder Biopsie ist die Punktionsaspiration des betreffenden Gewebes unerläßlich, um eine schwerwiegende Blutung zu vermeiden,* die – in seltenen Fällen allerdings – zur Thorakotomie zwingen kann. Weitere, seltene Komplikationen sind Rekurrensparesen, Pneumothorax.

Die *Therapie der Wahl* karzinomatöser Halslymphknotenmetastasen bei Kopf- und Halsmalignomen besteht in der operativen Entfernung im Rahmen der Neck dissection (= radikale Halslymphknotenausräumung, Abb. 6.**22a** u. **b**, S. 519).

Die strahlentherapeutische Behandlung karzinomatöser Halslymphknoten ist der operativen Therapie unterlegen.

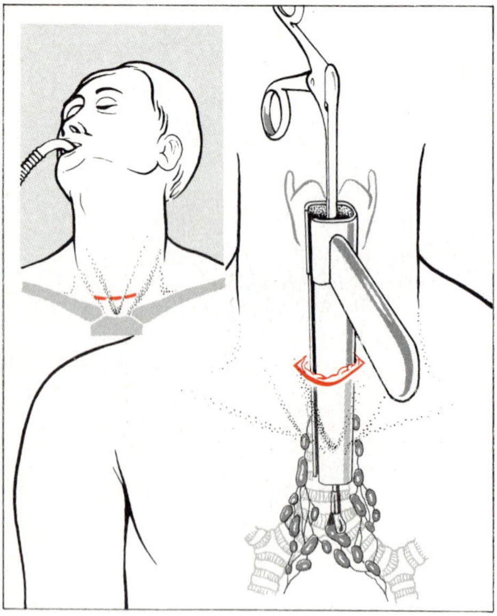

Abb. 6.**21** Mediastinoskopie (Carlens) in Intubationsnarkose. Hautinzision. Mediastinoskop mit eingeführter Biopsiezange

Neck dissection

Die *kurative Neck dissection* ist der klassische Eingriff bei Vorliegen gesicherter Lymphknotenmetastasen.

Die obere *Operationsgrenze* ist die Schädelbasis, die untere liegt in Höhe der Klavikula unter Einbeziehung der präskalenischen Lymphknotengruppe im großen Venenwinkel. Bei ihr werden der M. sternocleidomastoideus, die V. jugularis interna und ggf. die A. carotis externa mit entfernt.

Die A. carotis communis und A. carotis interna bleiben erhalten. Zunehmende gefäßchirurgische Erfahrungen aktualisieren Möglichkeiten des Gefäßersatzes. Liegt bilaterale Metastasierung vor, kann die Neck dissection der weniger befallenen Seite 4–6 Wochen später durchgeführt werden. Der vertebrale Venenplexus (s. Abb. 6.**7**, S. 480) besitzt die Fähigkeit zum kollateralen kranialen Blutabfluß nach ein- oder beidseitiger Resektion der V. jugularis interna.

Abweichungen von diesen Operationsmethoden, wie z. B. bei kleinen Karzinomen der Lippen und der Zungenspitze, wo die Lymphknotenausräumung auf die submentalen, submandibulären und die Lymphknoten der „Kreuzung" begrenzt werden kann („suprahyoidale" Neck dissection), sind möglich.

Das *Ziel der Neck dissection* ist die vollständige Entfernung der Lymphknoten und -gefäße zwischen oberflächlicher und tiefer Halsfaszie. Abhängig von der Lokalisation des Primärtumors werden die submentalen, submandibulären, prä- und postaurikulären sowie die parotidealen, jugulären, supraklavikulären und die dem N. accessorius anlagernden Lymphknotengruppen en bloc mit dem Binde- und Fettgewebe des

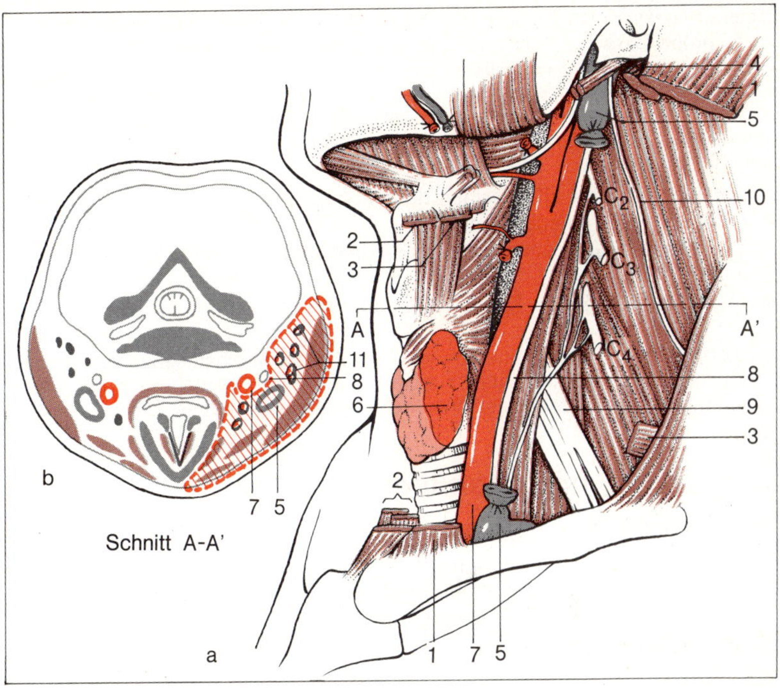

Abb. 6.**22a** u. **b** Zustand nach radikaler Halslymphknotenausräumung (Neck dissection). **a** Situs nach Entfernung von 1 M. sternocleidomastoideus, 2 infrahyoidaler Muskulatur, 3 M. omohyoideus (abgesetzt), 4 Mm. biventer et stylohyoideus (abgesetzt), 5 Resektionsstümpfe der V. jugularis interna, 6 Teilresektion der Schilddrüse. Zu erhalten sind 7 A. carotis (A. carotis *externa* muß je nach Tumorbefund reseziert werden), 8 N. vagus, 9 Plexus brachialis, 10 N. accessorius (kann bei Befall der nach ihm benannten Lymphknotenkette nicht erhalten werden).
b Zugehöriger Halsquerschnitt (Resektionsbereich zwischen tiefer und oberflächlicher Halsfaszie gestrichelt, Ebene A–A′), 11 zervikale Lymphknotenmetastasen

Halses, in das diese Lymphknoten und Lymphgefäße eingebettet sind, entfernt. Das Operationsfeld wird durch entsprechende Hautschnitte (H-förmig, Y-förmig usw.) weit exponiert, wobei die Schnittführung die Gefäßversorgung der Halshaut zur Vermeidung von Lappennekrosen und die postoperative gewebliche Protektion der A. carotis zu berücksichtigen hat.

Bei der *funktionellen Neck dissection* beläßt man den M. sternocleidomastoideus, die V. jugularis interna, den N. accessorius und andere funktionell bedeutsame Halsweichteilstrukturen. Die Indikation hierzu muß sorgfältig abgewogen werden. *Beispiele:* Neck dissection der „zweiten Seite"; bestimmte Formen der Halslymphknotentuberkulose.

Unter der *elektiven bzw. systematischen Neck dissection,* die man unzutreffenderweise auch „prophylaktische“ Neck dissection nennt, versteht man die Weichteilausräumung der Lymphknotenareale des Halses, wenn Lymphknoten nicht palpabel sind, andererseits aber erfahrungsgemäß mit einer hohen Metastasierungsneigung des Primärtumors zu rechnen ist (z. B. Oropharynx-, Hypopharynx-, Supraglottis-, Zungenwurzel- und Speicheldrüsenkarzinom). Man will mit dieser Operation vorwiegend Mikrometastasen erfassen.

Voraussetzungen für alle Formen der *Neck dissection:*

- Fehlen von Fernmetastasen.
- Vorausgegangene oder simultane *vollständige Entfernung des Primärtumors.*
- Intaktheit der vitalen Körperfunktionen.

Beachte: Das isolierte Entfernen von Lymphknotenmetastasen ist fehlerhaft, da dies den kollaren Metastasierungsvorgängen nicht gerecht wird und somit die Gefahr retrograder, irregulärer und kontralateraler Metastasierung steigt.

Schilddrüse und Otorhinolaryngologie

Zur topographischen Anatomie

Die zweilappige Schilddrüse bedeckt beiderseits den unteren lateralen Schildknorpelbereich. Ihr Isthmus überlagert den Bereich von Ringknorpel und oberen Trachealringen. Die Lappen umgreifen hufeisenförmig in wechselnder Ausdehnung die obere zervikale Trachea und den Schildknorpel. Fibröse Verbindungen der Drüse im Bereich der Ring- und Schildknorpel sowie der oberen Trachealspangen erklären das Mitgehen der Glandula thyreoidea bei allen Kehlkopfbewegungen, besonders beim Schlucken. Eine normal große Schilddrüse ist äußerlich nicht sichtbar.

Nicht selten ist als Residuum des Ductus thyreoglossus ein Processus pyramidalis vorhanden, der vom Isthmus bis zum Zungenbein ziehen kann. Der Begriff „obere“, „mittlere“ und „untere“ Tracheotomie resultiert aus der topographischen Lagebeziehung des Drüsenisthmus zur Tracheotomieöffnung (s. Abb. 4.**36**, S. 448).

Beachte: Spezielle HNO-ärztliche Symptome, die durch die Schilddrüse ausgelöst werden, kommen mit und ohne äußerlich erkennbare Vergrößerung der Drüse vor. Der makroskopische Befund ist kein Parameter der Schilddrüsenfunktion, obwohl Funktionsstörungen häufig mit Strumabildung einhergehen.

Die Aa. thyreoideae superiores entspringen aus den Aa. carotides externae und verlaufen bogenförmig kaudal, um in die oberen Schilddrüsenpole einzudringen. In Höhe dieser Kurve, kurz vor dem Abgang aus der A. carotis externa treten sie mit dem R. externus des N. laryngeus superior in topographisch variable Beziehungen.

Die Aa. thyreoideae inferiores entspringen aus dem Truncus thyreocervicalis, biegen in Höhe des 6. HWK medial um und streben, meist zwei (seltener mehrere) Äste bildend, dem unteren Drüsenpol zu. Auf beiden Seiten trifft der N. recurrens in der Nähe des unteren Drüsenpols die A. thyreoidea inferior bzw. deren Äste; es sind über 25 topographische Variationsmöglichkeiten zwischen Nerv und Arterie beschrieben. In 25 % der Fälle verläuft der N. recurrens jedoch *vor* der Arterie, in 35 % *hinter* der Arterie, in 35 % *zwischen* den Ästen der Arterie.

Die Kenntnis dieser Beziehung zwischen Nerv und Arterie ist eine der Grundvoraussetzungen zur Vermeidung von ein- oder doppelseitigen Stimmlippenlähmungen bei Schilddrüsenoperationen.

Bei *Erstoperationen* an der Schilddrüse werden im Durchschnitt 3 % einseitige Sofortlähmungen genannt; ein Teil derselben bildet sich spontan zurück – sofern der Nerv nicht durchtrennt ist; doppelseitige Rekurrenslähmungen sind bei Erstoperationen selten, *häufiger sind sie bei Rezidivoperationen.* Hierbei werden Zahlen zwischen 7 und 10 % angegeben.

Funktion: Die Schilddrüse produziert die beiden Hormone Thyroxin (T_4) und Trijodthyronin (T_3), bei denen es sich um jodierte Verbindungen der Aminosäure Tyrosin handelt. Die Hormone werden vorwiegend im Follikelkolloid gebunden und als Thyreoglobulin gespeichert. Der gelagerte Hormonvorrat reicht für ca. 2 Monate; hierdurch ist die Anpassung an eine wechselnde alimentäre Jodzufuhr und einen wechselnden biologischen Bedarf möglich. Die Hormoninkretion wird durch proteolytische Enzyme (TSH/TRH-System, s. spezielle Literatur) bewirkt.

Hauptaufgaben sind: Stoffwechselregulationen, Steuerung des O_2-Verbrauchs und des Wärmehaushaltes sowie Einflüsse auf körperliches Wachstum und geistige Entwicklung.

Übersicht zur Schilddrüsendiagnostik

Anamnese und allgemein-körperliche Untersuchung: Befragung vor allem nach Zeichen einer *Hyperthyreose* (Nervosität, Unruhe, Schlaflosigkeit, Schwitzen, Gewichtsverlust, Herzklopfen) bzw. *Hypothyreose* (Apathie, Kälteempfindlichkeit, Schläfrigkeit, Gewichtszunahme).

Topische Diagnostik: Sie beinhaltet Palpation, Inspektion, Messung von Halsumfang, Auskultation, Röntgendurchleuchtung im Ösophagusbreischluck und Zielaufnahmen während der Passage im Bereich der oberen Thoraxapertur (Impression, Verdrängung von Ösophagus bzw. Trachea). Szintigraphie z. B. mit Technetium 99.

Indirekt: Untersuchung des Kehlkopfes mit dem Spiegel (N. recurrens!); *direkt:* Laryngotracheoskopie, vor allem bei Verdacht auf Tumoreinbruch. Computertomographie (CT) in ausgewählten Problemfällen.

Funktionsdiagnostik: Als Screening steht derzeit die Bestimmung des T_4- und des freien T_4-Index, die T_3- und die TSH-Antwort auf TRH-Applikation im Vordergrund. Dieser sog. TRH-Test ist für den Nachweis bzw. Ausschluß von Funktionsstörungen von entscheidender Bedeutung. Der Radiojodtest bleibt für ausgewählte Indikationen, nicht zuletzt zum Nachweis heterotopen Schilddrüsengewebes unerläßlich.

Serologische Untersuchungen auf Antikörper gegen Thyreoglobulin oder Mikrosomen sind bedeutungsvoll vor allem bei Thyreoiditis.

Auf die histologische und/oder zytologische Untersuchung kann man in sehr vielen Fällen nicht verzichten (z. B. Diagnostik von kalten oder warmen Knoten).

Struma

Der Begriff „Struma“ ist seit jeher eng verknüpft mit der endemischen Thyreopathie (= in Jodmangelgebieten gehäuft auftretender Kropf). Die Vergrößerung einer Schilddrüse kann diffus oder knotig sein. Sie beruht auf Gewebszunahme durch Thyreozytenvermehrung, Adenomen oder regressiven Veränderungen mit Zystenbildung. Weitere Strumaursachen: Malignome, Entzündungen.

Große, retrosternale Strumen können zu erheblicher Kompression und Verlagerung der Trachea und des Ösophagus führen mit Beeinträchtigung der Atmung und des Schluckaktes. Bei Druck auf den N. recurrens sind Störungen der Stimmlippenfunktion möglich.

Dystopische Strumalokalisationen finden sich am häufigsten im Bereich des Foramen caecum der Zungenwurzel („Zungengrundstruma“), seltener laterozervikal und mediastinal.

Embryonal kann Schilddrüsengewebe in die Trachea oder den Larynx einwachsen und postnatal, auch in späteren Lebensabschnitten, Dyspnoe verursachen; letzteres besonders bei Frauen während der Menses (endotracheale Struma).

Hypothyreose

Klassifizierung: *Primäre* und *sekundäre* Hypothyreosen.

Primäre Formen: Spontan, thyreopriv (nach totaler oder subtotaler Resektion ohne nachfolgende Substitution), angeborene Hypo- oder Aplasie und Ektopie im Kindesalter, gestörte Schilddrüsenhormonsynthese.

Sekundäre Hypothyreose: Hypophysär bedingte (fehlende) TSH-Stimulation.

Symptome: *Allgemein:* Geistige motorische Inaktivität, erhöhtes Schlafbedürfnis, trockene, schuppende Haut, Myxödem.

Spezielle HNO-ärztliche Symptome: Stimme rauh, heiser, tief, monoton; Sprechweise langsam, mit näselndem Beiklang, Schluckbeschwerden und Globussensationen werden besonders bei Strumabildung geschildert. Schwerhörigkeit und Schwindel können bei langanhaltender Hypothyreose auftreten.

Die Hypothyreose ist in der Pädiatrie nach dem Diabetes mellitus das häufigste endokrine Leiden. Neben den erwähnten Aplasien und Ektopien ist das *Pendred-Syndrom* hervorzuheben: *Sensorineurale Schwerhörigkeit* oder Taubheit in Kombination mit Jodstoffwechselstörungen → Kropfbildung.

Pathogenese: s. spezielle Literatur.

Diagnose: s. nuklearmedizinische Literatur. Otologisch: (Päd)Audiologie, ERA (s. S. 58 ff.), Vestibularisprüfungen.

Therapie: Hormonelle Substitution in Zusammenarbeit mit Pädiatern, Endokrinologen und Nuklearmedizinern. Schwerhörigkeit bzw. Taubheit s. S. 154 ff..

Hyperthyreose

Klassifizierung: Morbus Basedow. Toxisches Adenom und Thyreotoxicosis factitia.

Allgemeine Symptome: Gewichtsabnahme, Fingertremor, Lidflattern, Zungenschlottern, Schweißausbrüche, Schlaflosigkeit. „Klassisch" ist die *Merseburger Trias* des Morbus Basedow: 1. Struma, 2. Tachykardie, 3. Exophthalmus. *Mono-* oder oligosymptomatische Hyperthyreosen sind häufiger.

Die *endokrine Orbitopathie mit Exophthalmus* (Protrusio bulbi) mit Konjunktivitis, Lidschwellungen, Chemosis, periokulären Ödemen, Augenmuskellähmungen können ein- oder beidseitig vorliegen und sind häufig vergesellschaftet mit einer Hyperthyreose. Sie kommt jedoch auch ohne nachweisbare Funktionsstörung der Schilddrüse vor!

Beachte: Nasale bzw. nebenhöhlenbedingte entzündliche oder tumoröse Erkrankungen sind durch spezielle Untersuchungen auszuschließen (s. S. 227 ff.). Zum Beispiel können Orbitalphlegmonen, Pyomukozelen und Schädelbasismalignome eine Protrusio bulbi bewirken.

Pathogenese: Die endokrine Orbitopathie wird durch Volumenzunahme des retrobulbären Gewebes verursacht, vermutlich ausgelöst durch immunologische Prozesse oder einen gestörten Spiegel des thyreotropen Hormons.

Diagnose: Palpation einer diffusen oder auch knotigen Struma, Szintigramm, Radiojodkinetik, Serumteste mit Hormonbestimmungen und TRH-Test. Abklärung der Orbitopathie durch Computertomographie.

Therapie: Operativ (Strumaresektion nach medikamentöser Vorbehandlung) oder nuklearmedzinisch (Radiojod).

Der sog. maligne Exophthalmus führt unbehandelt zur Erblindung. Zusätzlich zu thyreoideaspezifischer und medikamentöser Behandlung (Cortison) kann auf *rhinochirurgischem Wege die Entlastung* der Orbita erforderlich sein (s. S. 248).

Schilddrüsenentzündungen

A. Bei den *subakuten und akuten Entzündungen* unterscheidet man nichteitrige und eitrige Verlaufsformen.

B. Die chronische Thyreoiditis tritt in Form der lymphozytären Thyreoiditis *Hashimoto* und der perithyreoidalen (invasiven) Thyreoiditis *Riedel* auf.

Ad A:

Symptome: Bei der subakuten bzw. akuten Form mehr oder weniger plötzlich einsetzende Schwellung, Schmerzhaftigkeit der Drüse, Hautrötung. Abgeschlagenheit. *Patient sitzt bei akuten Formen oft mit nach vorn gesenktem Kopf im Bett. Starke, ins Ohr ausstrahlende Schmerzen beim Schluckakt. Fieber. Dyspnoe und Fluktuation bei Abszedierung.*

Bei der *subakuten, nicht-eitrigen, granulomatösen Thyreoiditis de Quervain* ist die Druckdolenz dagegen oft nur mäßig stark.

Die Drüse ist meistens im Beginn nur in einem Lappen*bezirk* erkrankt, so daß die lokale Verhärtung und Verwachsung mit der Umgebung zur Verwechslung mit einem Tumor führen kann. Typisch ist bei dieser Schilddrüsenentzündung schließlich ein Wandern des Entzündungsprozesses im Verlauf der folgenden Wochen vom einen auf den andern Lappen. Die subakute, granulomatöse Thyreoiditis ist vor allem in den alten Struma-Endemiegebieten am häufigsten.

Pathogenese: Im Rahmen von Virusinfektionen, z. B. bei grippalen Infekten. „Metastatisch" (Typhus, Paratyphus) oder fortgeleitet (nach oropharyngealen Erkrankungen, unspezifischen und spezifischen zervikalen Lymphknoteninfektionen, tiefen Halsabszessen).

Diagnose: Die peripheren Hormonwerte sind bei subakuter und akuter Thyreoiditis zunächst oft noch normal. Je nach Ausmaß der Entzündung eingeschränkte Uptake-Werte für Technetium oder Jod im Ablauf der Erkrankung. Bei umschriebenen Prozessen treten „kalte" Bezirke im Szintigramm auf. Serologische Untersuchung auf Schilddrüsenantikörper zur Abgrenzung gegenüber chronisch-lymphozytärer Thyreoiditis. Bei Zweifel an der Diagnose (Verwechslungsmöglichkeit mit Tumoren, Blutungen) Feinnadel- oder offene Biopsie entscheidend.

Therapie: Kortikosteroide, Schilddrüsenhormon, antiphlogistische Maßnahmen; bei der sehr seltenen eitrigen Form Antibiotika und bei Abszedierung Inzision.

Ad B:

Strumitis lymphomatosa Hashimoto

Symptome: Die palpatorisch mehr oder weniger derbe und vergrößerte Schilddrüse bzw. Struma verursacht relativ geringe Beschwerden. Torpider Verlauf kann nach Jahren zum Myxödem führen.

Pathogenese: Man faßt diese Strumitis heute als Autoimmunerkrankung auf, wobei gehäuftes familiäres Vorkommen auf genetische Faktoren hinweist.

Diagnose: Nachweis von Thyreoglobulin- und mikrosomalen Antikörpern im Serum. Im Feinnadelpunktat dichte Verbände von gut ausdifferenzierten Lymphozyten mit eingestreuten Plasmazellen.

Therapie: Schilddrüsenhormon-Medikation. Bei größeren Strumen (Kortikosteroidstoß, evtl. Strumaresektion.

Thyreoiditis Riedel (eisenharte, fibröse invasive Struma)

Symptome: Harte, oft asymmetrische mit der Umgebung verbackene Schilddrüsenschwellung. Rekurrenslähmungen. Starke Kompressionserscheinungen von seiten der Trachea und – weniger häufig – des Ösophagus.

Pathogenese: Arteriitis der Schilddrüse und des periglandulären Gewebes wird diskutiert. Es scheinen Zusammenhänge mit generalisiert arteriitischen, sklerosierenden und fibrosierenden Prozessen zu bestehen, z. B. im Bereich der Orbitae, der Tränendrüsen und im Mediastinum.

Diagnose: Die Biopsie ergibt schwere entzündliche Infiltrationen, vor allem auch in der Umgebung der Drüse.

Differentialdiagnose: Schilddrüsenmalignom!

Therapie: *Das operative Ziel ist, die Trachea von der Kompression, die durch die sie ummauernden tumorartigen Gewebsmassen hervorgerufen wird, zu befreien.*

Schilddrüsentumoren

Tabelle 6.7 Histologische Klassifizierung der Schilddrüsengeschwülste nach der WHO 1974

I. Epitheliale Tumoren

- A Gutartige
  1. follikuläres Adenom
  2. andere
- B Maligne
  1. follikuläres Karzinom
  2. papilläres Karzinom
  3. Pflasterzellkarzinom
  4. undifferenziertes (anaplastisches) Karzinom: Spindelzelltyp, Riesenzelltyp, kleinzelliger Typ
  5. medulläres Karzinom

II. Nicht-epitheliale Tumoren

- A Gutartige
- B Maligne
  1. Fibrosarkom
  2. andere

III. Verschiedene Tumoren

1. Karzinosarkom
2. malignes Hämangioendotheliom
3. maligne Lymphome
4. Teratome

IV. Metastasen

V. Unklassifizierbare Tumoren

VI. Tumorartige Veränderungen

Allgemeines: In Mitteleuropa etwa 0,5 % aller Neoplasmen. Frauen werden fast doppelt so häufig befallen wie Männer. Der im Szintigramm nachweisbare sog. *kalte Knoten besitzt eine potentielle Malignität.* Unter einem *heißen Knoten versteht man das autonome Adenom.* Die Neigung zur malignen Entartung ist hierbei relativ gering.

Man unterscheidet differenzierte und anaplastische Karzinome sowie Sonderformen. Zu den *differenzierten* Tumoren der Schilddrüse gehören das *follikuläre und das papilläre Karzinom.* Das follikuläre Schilddrüsenkarzinom neigt zu Gefäß- und Kapseleinbrüchen und zur hämatogenen Metastasierung („Metastasierendes Adenom" der alten Nomenklatur).

Das **papilläre Schilddrüsenkarzinom** *ist der häufigste maligne Schilddrüsentumor. Er metastasiert lymphogen in die laterozervikalen Lymphknoten. Die regionäre zervikale Metastase ist nicht selten das klinisch faßbare Erstsymptom des (oft kleinen) Primärtumors in der Schilddrüse. In den alten Kropfendemiegebieten überwiegt zahlenmäßig nach wie vor das* **follikuläre Karzinom.**

Das **anaplastische (undifferenzierte) Karzinom** breitet sich schnell über die Organgrenzen aus und metastasiert sowohl hämatogen als auch lymphogen.

Zu den **Sonderformen** gehört vor allem das *medulläre Karzinom.* Dieser Tumor geht von den C-Zellen (calcitoninbildende, parafollikuläre Zellen) aus, nicht also von den Thyreozyten. Ein histologisches Charakteristikum ist das Vorhandensein von Amyloid. Medulläre Karzinome wachsen meist langsam, sie speichern kein Jod.

Symptome: Abgesehen von den undifferenzierten Schilddrüsenkarzinomen erfolgt die tumorbedingte Strumabildung meist langsam. Sie entsteht häufig einseitig in Form eines mehr oder weniger derben Knotens. Gelegentlich bleibt der Primärtumor wegen seiner Kleinheit zunächst unbemerkt, und die Diagnose wird erst aufgrund eines Metastasennachweises gestellt. Die Schilddrüsenfunktion (peripherer Hormonspiegel) ist im Anfangsstadium der Erkrankung nicht beeinträchtigt. Bei Infiltration in die Umgebung (Kapseldurchbruch) kann eine Verminderung der Strumaverschieblichkeit beim Schluckakt kennzeichnend sein. Es können Globusgefühl, Otalgien oder auch Rekurrensparesen auftreten.

Pathogenese: Hereditäre Disposition ist wahrscheinlich. Die medullären Karzinome können als Teil eines autosomal dominanten Syndroms in Erscheinung treten. Ein Zusammenhang mit vermehrter TSH-Stimulation, z. B. bei alimentärem Jodmangel, scheint bei den von den Thyreozyten ausgehenden Karzinomen zu bestehen. Demnach Auftreten von Schilddrüsenneoplasmen häufig auf dem Boden einer manchmal seit langer Zeit vorhandenen Struma. Gehäuftes Auftreten wird auch in Rezidivstrumen nach operativer Behandlung sowie bei fortgeschrittener Struma lymphomatosa beobachtet.

Diagnose: Bei palpatorischem bzw. szintigraphischem Verdacht („kalter Knoten") Nadelbiopsie oder offene Biopsie. Von großer Bedeutung, auch bei der späteren Nachkontrolle, sind die Tumormarker: beim medullären Karzinom erhöhter Calcitoninspiegel und bei den follikulären sowie papillären Karzinomen vermehrt Thyreoglobulin im Serum.

Therapie: Thyreoidektomie ggf. mit Schonung des N. recurrens und Erhaltung wenigstens eines Epithelkörperchens. *Die ein- oder je nach Primärbefund doppelseitige Neck dissection ist besonders beim papillären Schilddrüsenkarzinom erforderlich.* Postoperativ Radiojodbehandlung bei thyreozytären Karzinomen, Schilddrüsenhormon, differenzierte Indikation zur perkutanen Strahlentherapie.

Die Zusammenarbeit zwischen Nuklearmedizinern, Radiologen und dem Operateur ist unabdingbar.

7. Kopfspeicheldrüsen

Zu unterscheiden sind drei paarige große Speicheldrüsen (Abb. 7.**1**):

1. Glandulae parotideae (Ohrspeicheldrüsen),
2. Glandulae submandibulares (Unterkieferspeicheldrüsen),
3. Glandulae sublinguales (Unterzungenspeicheldrüsen).

Ferner sind *etwa 700–1000 solitäre kleine Speicheldrüsen* vorwiegend in der Mund- und Rachenschleimhaut verteilt (Abb. 7.**2**).

Embryologie, Bauprinzip, kongenitale Anomalien und Mißbildungen

(Tab. 7.**1**)

Die großen Kopfspeicheldrüsen entstehen aus soliden ektodermalen Zellanhäufungen des Kopfdarmes zwischen der 4. und 8. Embryonalwoche. Verdichtungen des umgebenden Mesenchyms „inkapsulieren" die sich bildenden Drüsen und können Lymphknotenanlagen einschließen. Die Ausführungsgänge werden ab der 22. Embryonalwoche durchgängig.

Aplasien der einen oder anderen Speicheldrüsen kommen vor; das völlige Fehlen aller großen Speicheldrüsen ist extrem selten.

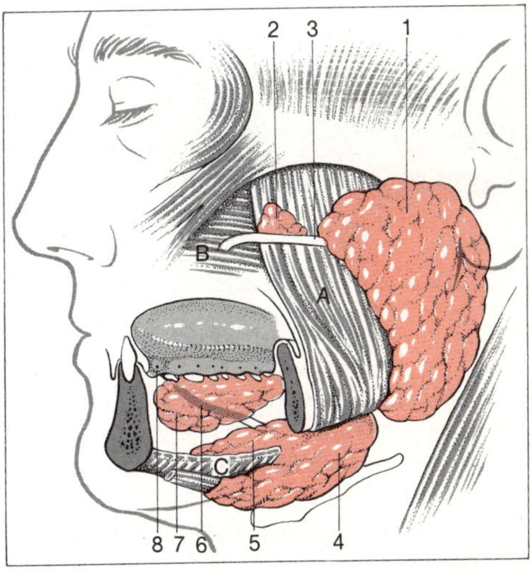

Abb. 7.**1** Die großen Kopfspeicheldrüsen: *Glandula parotis* (1) mit kleiner akzessorischer Drüse (2) und Stenonschem Gang (3). *Glandula submandibularis* (4) mit Processus uncinatus (5) und Whartonschem Gang (6). *Glandula sublingualis* (7) mit Caruncula sublingualis (8). A = M. masseter, B = M. buccinator, C = M. mylohyoideus

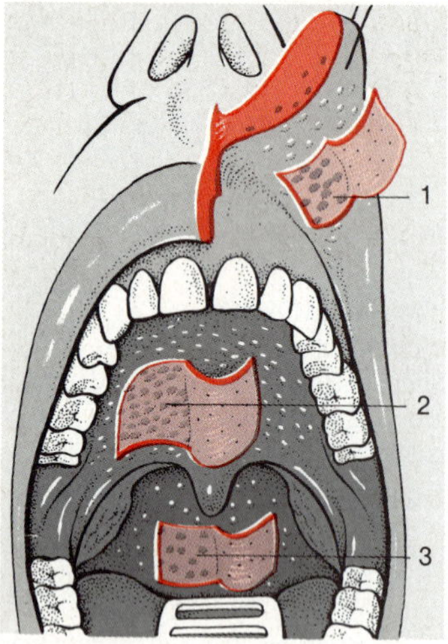

Abb. 7.**2** Die kleinen Speicheldrüsen: 1 Glandulae labiales, 2 Glandulae palatinae, 3 Glandulae pharyngeae

Tabelle 7.**1** Morphologische und funktionelle Konstruktion der Speicheldrüsen

Funktionelles System	Funktionen	Strukturelemente
Drüsenazini	Bildung Primärspeichel, Proteoenzyme, Sialomuzine	endoplasmatisches Retikulum, Golgi-Apparat, Sekretgranula, Schleimvakuolen
Speichelgangsystem: Schaltstücke, Streifenstücke, Ausführungsgänge	Elektrolyt- und Wasserregulation, Bildung sekretorischer Komponenten	Zytomembranen, Mitochondrien, ATP-Pumpsystem
Mesenchym	Strukturstabilisator, Stofftransport, Reizübermittlung, IgA-Bildung	Bindegewebsfasern, Mukopolysaccharide, Blut- und Lymphgefäße, Nervenfasern, Immunozyten

Divertikel und Ektasien im Bereich des Ausführungsgangsystems können zu Parotitiden prädisponieren.

Aberrierendes Speicheldrüsengewebe wurde in zervikalen Lymphknoten, im Mittelohr und im Unterkiefer gefunden.

Akzessorische Drüsen sind dagegen Anhängsel der großen Speicheldrüsen (am häufigsten im Bereich der Parotis), sie besitzen Ausführungsgänge und sind funktionstüchtig.

Die These von der Zweilappigkeit der Parotis, bei der der lateral und medial vom N. facialis gelegene Lappen durch einen Isthmus miteinander verbunden sein soll, gilt als widerlegt. Im operationstechnischen Jargon spricht man allerdings von einer latero- bzw. subfazialen „Lobektomie" bzw. von einer partiellen und kompletten Parotidektomie (s. Abb. 7.**8**, S. 554).

Anatomie und Physiologie der großen und kleinen Speicheldrüsen

Glandula parotis (Ohrspeicheldrüse)

Im Bereich der Fossa retromandibularis liegt die größte der Speicheldrüsen in einer subkutanen Tasche und wird von zusammengedrängten Bindegewebsfasern, die einer Kapsel gleichen, umgeben. Diese Pseudokapsel ist besonders lateral sehr dicht (Spannungsschmerz bei Parotisschwellung). Kaudal weist dieser Bindegewebsmantel Lücken auf, durch die Entzündungen und Tumoren in die Flügelgaumengrube bzw. den parapharyngealen Raum eindringen können.

Begrenzung: *Kopfteil der Parotis:* Vorn: Vorderkante des aufsteigenden Unterkieferastes; hinten: äußerer Gehörgang; oben: Jochbogen; unten = *Halsteil der Parotis:* zwischen Kieferwinkel und Warzenfortsatzspitze, Vorderrand des M. sternocleidomastoideus mit hinterem Bauch des M. biventer.

Klinischer Bezug: Entstehen zum Beispiel pleomorphe Adenome im *Halsteil* der Drüse, entwickeln sich die sog. Eisbergtumoren in Richtung Oropharynx mit einer nur relativ kleinen Tumorspitze außen.

Der etwa 6 cm lange *Ausführungsgang* (Ductus parotideus = Ductus stenonianus) verläßt den Vorderrand der Drüse, überzieht den M. masseter, durchbohrt M. buccinator und Wangenschleimhaut. Sein Orifizium, dessen Ränder leicht erhaben sind (bei Entzündung gerötet und geschwollen), liegt gegenüber dem zweiten oberen Molaren. Der *N. facialis* verläßt die Schädelbasis durch das Foramen stylomastoideum und tritt als kurzer Stamm (0,7–1,5 cm) in das Drüsenparenchym ein. Er teilt sich danach in 2 oder 3 Hauptäste und peripherwärts in die temporofrontalen, zygomatikobukkalen und zervikalen Endverzweigungen auf. Die zygomatikalen und bukkalen Äste anastomosieren variationsreich miteinander. Der Stirnast und der R. marginalis mandibulae (Unterlippe) besitzen meist keine Anastomosen zu ihren Nachbarästen (s. Abb. 1.**77**, S. 164; Abb. 7.**8**, S. 554).

Der N. facialis versorgt die gesamte mimische Muskulatur und das Platysma. Medial des Nervenfächers (= Pes anserinus major) liegen die drüsenversorgenden *Äste der A. carotis externa* (Aa. transversa faciei, maxillaris, retroauricularis). Venöser Abfluß: V. jugularis interna.

> ***Merke:*** Der N. facialis wird bei den fazialisschonenden Operationen (z. B. pleomorphes Adenom) am sichersten vom Stamm her aufgesucht (Abb. 7.**8**, S. 554).

Lymphdrainage: Intra- und periglandulär finden sich etliche Lymphknoten, von denen die Lymphe über die submandibulären oder direkt in die oberen tiefen jugulären Lymphknoten abfließt.

Vegetative Steuerung der Speichelsekretion: Die *präganglionären* Fasern haben im Nucleus salivatorius inferior ihren Ursprung. Sie folgen dem N. glossopharyngeus (IX) bis zum Foramen jugulare, verlassen den Nerv am Ganglion internum und verbinden sich dann mit dem N. tympanicus (Jakobsonscher Nerv), der in der Paukenhöhle den Plexus tympanicus bildet und aus dem sich der N. petrosus minor entwickelt. Die Fasern erreichen schließlich das Ganglion oticum, in dem die Umschaltung erfolgt.

Die *postganglionären* parasympathischen Fasern ziehen von hier mit dem N. auriculotemporalis zur Ohrspeicheldrüse.

Die *sympathischen* Fasern stammen aus dem Plexus caroticus und regulieren als Vasokonstriktoren überwiegend die Durchblutung der Drüse, sie greifen weniger in die Speichelproduktion ein.

Glandula submandibularis (Unterkieferspeicheldrüse)

Sie ist in das Trigonum submandibulare eingebettet und wird vorn vom M. biventer, hinten vom Lig. stylomandibulare und oben von der Mandibula begrenzt.

Der Hauptteil der Drüse liegt kaudal vom M. mylohyoideus und wird von der äußeren Halsfaszie überzogen.

Der etwa 5 cm lange *Ausführungsgang* (Ductus submandibularis = Whartonianus) zieht unter der Schleimhaut des Mundbodens nach ventral und mündet neben dem Zungenbändchen in der Caruncula submandibularis (et sublingualis) *im Mundboden.*

Klinischer Bezug: Infektionsausbreitung entlang des U-förmigen Drüsenkörpers von der Mundhöhle in die hintere Etage des Mundbodens (Mundbodenphlegmonen, -abszesse).

Der Ausführungsgang wird lateral-dorsal vom N. lingualis *unterkreuzt.* Bei einer Gangschlitzung (auf liegender Sonde) vom Mund aus (z. B. bei akuter Speichelgangsobstruktion durch Sialolith) ist der Nerv nicht gefährdet. Der zwischen oberem Drüsenpol und Unterkieferrand verlaufende, sehr dünne R. marginalis mandibulae des N. facialis ist bei Submandibularisoperationen gefährdet. Verletzungen des N. lingualis und N. hypoglossus sind bei der Drüsenentfernung wegen Sialolithiasis oder bei gutartigen Tumoren durch die Darstellung dieser Nerven zu vermeiden.

Vegetative Versorgung: N. lingualis mit präganglionären *parasympathischen Fasern,* die ihn über die Chorda tympani erreichen, und im Ganglion submandibulare in die postganglionären Fasern umgeschaltet werden.

Sympathische Fasern aus dem Ganglion cervicale superius regeln in erster Linie die Blutversorgung.

Glandula sublingualis (Unterzungendrüse)

Diese kleinste der paarigen Drüsen liegt unter der Mundbodenschleimhaut und berührt mit ihrem dorsalen Teil das vordere Ende der Submandibularis. Ihr Ausführungsgangssystem ist in der Regel mit dem der Submandibularis an der Karunkula vereinigt, die Innervation gleicht der der Submandibularis.

Klinischer Bezug: Die **Ranula** („Fröschleinsgeschwulst“) entsteht durch Obliteration eines der kleinen Ausführungsgänge der Glandula sublingualis (s. Farbtafel **21a**). Der Hauptausführungsgang der Drüse bleibt dabei offen (Beck). Sie verursacht bei entsprechender Größe Schluck- und Sprachstörungen infolge Behinderung der Zungenbeweglichkeit. Die **Therapie** besteht in der operativen Entfernung der Ranula.

Die kleinen Speicheldrüsen

Sie sind in der Mund-, Rachen-, Nasen-, Nasennebenhöhlen-, Larynx- und Trachealschleimhaut verstreut und häufen sich an der Lippeninnenfläche (Glandulae labiales), in der Wangenschleimhaut (Glanduale buccales) und am Gaumen (Glandulae palatinae). Die kleinen Speicheldrüsen produzieren nur 5–8 % des gesamten Speichelvolumens und gewährleisten trotzdem eine ausreichende Feuchtigkeit der Schleimhaut, falls mehrere der großen Speicheldrüsen ausfallen. Schwere Xerostomie tritt allerdings dann ein, wenn auch ihre speichelbildende Funktion erlischt (z. B. nach Bestrahlung).

Klinischer Bezug: Die Tumoren der *kleinen* Speicheldrüsen sind relativ häufig maligne (adenoidzystisches Karzinom, Azinuszelltumor), seltener benigne (pleomorphes Adenom).

Zusammensetzung und Funktion des Speichels

Physikalische, chemische und/oder psychische Faktoren stimulieren die Speichelproduktion. Die an einem Tag produzierte Menge liegt zwischen 1000 und 1500 ml (große Schwankungsbreite) und besteht zu 99,5 % aus Wasser. Der Rest sind anorganische, organische und zelluläre Bestandteile. Die einzelnen Speicheldrüsen haben unterschiedlichen Anteil an der quantitativen und qualitativen Gesamtproduktion (Tab. 7.**2**).

Tabelle 7.**2** Speichelmenge und Speichelqualität

Speichelmenge unter Ruhebedingung		Speichelqualität
Glandulae parotideae	ca. 30 %	vorwiegend serös
Glandulae submandibulares	55–65 %	gemischt, mukös-serös
Glandulae sublinguales	ca. 5 %	überwiegend mukös
kleine Speicheldrüsen	5–8 %	gemischt, überwiegend mukös
Bei starker Stimulation steigt der Anteil des Parotisspeichels		

Gewinnung des Speichels: Die einzelnen Ausführungsgänge der Parotis bzw. der Submandibularis können mit einem angespitzten Polyvinylkatheter (Gesamtdurchmesser 1 mm, innerer Durchmesser 0,5 mm) selektiv sondiert werden. Der Katheter wird etwa 2 cm in den Ausführungsgang eingeführt, dann mit Heftpflaster am Mundwinkel fixiert. Das abtropfende Sekret wird in einem Zentrifugengläschen gesammelt. Man gewinnt zwei Fraktionen: *Ruhesekret:* (je nach Flußrate) 10–20 Min.; danach 5–10 Min. *Reizsekret* (z. B. durch Pilocarpin) (Tab. 7.**3**).

Tabelle 7.**3** Zusammensetzung des menschlichen Parotissekretes

	Ruhesekret	Reizsekret
Sekretionsrate	0,03–0,1 ml/min	0,2–1,2 ml/min
Elektrolyte:		
Natrium	2–8 mval/l	20–65 mval/l
Kalium	25–30 mval/l	20–30 mval/l
Kalzium	1–5 mval/l	1–5 mval/l
Gesamteiweiß	2–10 mg/ml	2–10 mg/ml
Amylase	150–600 U/ml	100–700 U/ml
Immunglobulin A	0,03–0,3 mg/ml	0,01–0,1 mg/ml
Albumin	0–0,02 mg/ml	0–0,02 mg/ml
Lysozym	16–520 µg/ml	8–60 µg/ml
Kallikrein	8–48 mU/ml	5–20 mU/ml
Proteaseninhibitor	5–18 mU/ml	0,5–10 mU/ml

Die Hauptanionen im Parotisspeichel sind Chlorid, Phosphat und Bikarbonat. Daneben kommen als Kationen Magnesium, Eisen, Kupfer, Zink, Selen, Blei sowie als Anionen Fluorid, Bromid, Jod, Rhodanid und Nitrat vor.

Immunglobulin G und Immunglobulin M sind im normalen Parotissekret nur in Spuren nachweisbar. Bei entzündlichen Veränderungen kommt es zu einer Einschwemmung von IgG und IgM.

Über dem liegenden Katheter kann die Sialographie angeschlossen werden.

Die Sekretbildung erfolgt in zwei Stufen: In den Azini wird ein Primärsekret gebildet, das bei der Passage durch das Gangsystem teilweise rückresorbiert und modifiziert wird (Analogie zur Nierenfunktion).

Physiologische Aufgaben des Speichels:

- *Protektive Wirkung* auf die Schleimhäute des Mundes und des oberen Respirationstraktes durch mechanische Reinigung und immunologische Abwehr (abwehrtragende Proteine, Lysozyme, Immunglobuline, vor allem IgA).
- *Verdauungsfunktion* durch Einschleimung der Speisen und Beginn der Aufspaltung der Stärke (Amylasen).
- *Exkretion körpereigener und fremder Stoffe* (besonders Jod, Gerinnungsfaktoren, Alkaloide, virale Krankheitserreger: Epstein-Barr-Virus, Poliomyelitis, Röteln, Coxsackie, Zytomegalie, Hepatitis).
  Die Ausscheidung von Blutgruppensubstanzen mit dem Speichel kann forensische Bedeutung erlangen.

Tabelle 7.4 Beeinflussung der Speichelproduktion

	Sialopenie	Sialorrhoe	Serös	Mukös
Hypertonus	+			
endogene Depression (zusätzlich verstärkt durch Psychopharmaka), Angst, Lampenfieber („Spucke wegbleiben“)	+			
akute Entzündung	+			
Marasmus	+			
Bestrahlung (etwa ab 10 Gy = 1000 rad)	+			
Sjögren-Syndrom	+			
Übelkeit		+		
Nervöse Störung, Erregung („Schaum vorm Mund“)		+		
Schwangerschaft		+		
Appetitanregende Reize		+		
Säuren (Obst)		+	+	
Oberflächenanästhesie	+			
Allgemeinnarkose, Barbiturate, Chlorothiazide	+			
β-Blocker	+			+
Parasympathicomimetika (z. B. Pilocarpin)		+	+	
Sympathicomimetika (z. B. Atropin)	+			+
manche Psychopharmaka	+			

- *Zahnschutz:* Die organische und anorganische (z. B. Fluor) Zusammensetzung des Speichels ist wichtig für Bildung und Erhaltung des Zahnschmelzes. Er wirkt bakterieller Besiedlung entgegen.
- *Vermittlerfunktion für Geschmacksempfindung* durch Umspülung der Geschmacksknospen.

Die **Zusammensetzung des Speichels** ist u. a. von der jeweiligen Flußrate, einer zirkadianen Rhythmik, der Jahreszeit, dem Geschlecht und Ernährungszustand abhängig. Die große Schwankungsbreite dieser Parameter ist bei den Analysen zu berücksichtigen (s. Tab. 7.**3**).

Sekretionsstörungen: Die *Xerostomie (Siccasyndrom)* ist ein überaus quälendes Symptom. Sie kann zentral durch Affektionen des autonomen Nervensystems der Speicheldrüsen, durch Speicheldrüsenerkrankungen, bei Dehydratation (Diarrhoe oder Erbrechen), nach Bestrahlungen und z. B. beim Sjögren-Syndrom ausgelöst werden.

Sialorrhoe bedeutet eine verstärkte Speichelbildung. Prädisponierende Faktoren sind Mundschleimhaut- und Zungenerkrankungen aller Art, die Zahnung, psychogene Faktoren.

Ptyalismus ist krankhaftes Abfließen von Speichel aus dem Mund bei neurologischen Erkrankungen (z. B. Parkinsonismus, Epilepsie, Schlucklähmungen).

Im einzelnen wird die Speichelproduktion durch pathophysiologische Körperzustände bzw. Pharmaka beeinflußt (Tab. 7.**4**, S. 533).

Untersuchungsmethoden

Anamnese, Lebensalter und klinisch evidente Befunde sind für Speicheldrüsenerkrankungen oft schon wegweisend: Schwellung, Konsistenz, Verschieblichkeit, Wachstumsgeschwindigkeit, Schmerzhaftigkeit, Fazialisfunktion.

Beispiele:

- *Rezidivierende, anfallsweise, heftige Schmerzen: Sialolithiasis, rekurrierende Parotitis.*
- *Doppelseitigkeit: Sialadenose, Mumps.*
- *Geschlecht: Myoepitheliale Sialadenitis (Sjögren) fast ausschließlich bei Frauen.*
- *Malignität: Schmerzen, Fazialisparesen, regionäre Lymphknotenmetastasen, Exulzerationen.*

Altersabhängige Dispositionen:

- Bei Neugeborenen: kongenitale Häm- und Lymphangiome.
- Im Schulalter: oft Mumps, chronisch-rekurrierende Parotitis.
- Mittleres Lebensalter: häufig Adenome, Sialadenosen.
- Mit zunehmendem Lebensalter wird der Anteil der Malignome größer.

Normalerweise kann nur die flache Kontur der Submandibularis bei zarter bedeckender Haut im Trigonum submandibulare erkannt werden. Die Parotis ist ohne Volumenvermehrung optisch nicht auszumachen. Gewisse Grundbefunde sind durch die *Palpation* zu erhalten, die mit beiden Händen im Seitenvergleich oder bimanuell gleichzeitig extra- wie intraoral durchzuführen ist (Abb. 7.**3**).

Beachte: Nicht allzu selten wird die ein- oder doppelseitige Masseterhypertrophie mit Parotisaffektionen verwechselt. Die Parotis ist vom M. masseter zu differenzieren, indem man zum festen Aufeinanderpressen der Zähne auffordert, wodurch der Muskel hervortritt.

Größe (cm), Konsistenz, Oberflächenprofil, Verschieblichkeit, Druckdolenz, Rötung der bedeckenden Haut sind Befundparameter, desgleichen Rötung und Schwellung der Ausführungsgänge und der Orifizien; ferner die Beschaffenheit des exprimierbaren Speichels (klar, flockig, eitrig, sanguinolent). Konkremente in den Ausführungsgängen der Parotis, besonders aber der Submandibularis, sind oft tastbar.

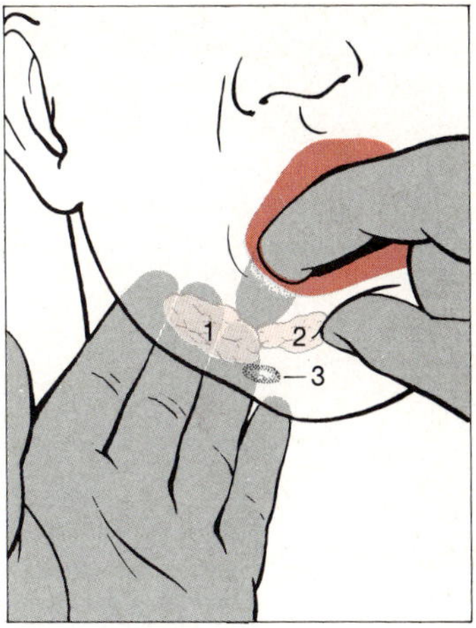

Abb. 7.**3** Bimanuelle Untersuchung der Glandula submandibularis (1), der Glandula sublingualis (2), eines periglandulären Lymphknotens oder Konkrementes im drüsennahen Ausführungsgang der Glandula submandibularis (3)

Radiologische Diagnostik

Die *Konventionellen Leeraufnahmen* des Mundbodens, der Submandibularis und der Parotis, tangential und seitlich, sind nur ergiebig bei ausreichendem Kalkgehalt der Konkremente. Ist dies – wie oft – nicht der Fall, lassen sich Steine oft durch einen rundlichen Negativkontrast bei der **Sialographie** erkennen.

Technik der Sialographie: *Kunststoffkatheter und Kanülen werden in die Ausführungsgänge von Parotis oder Submandibularis eingeführt. Kontrastmittel wird protrahiert und fraktioniert injiziert. Röntgenaufnahmen in zwei Ebenen oder unter dem Bildwandler.*

Beachte: Bei akuten Entzündungen ist die Sialographie kontraindiziert.

Relativ *typische sialographische Bilder* ergeben sich bei chronisch-rezidivierenden Sialadenitiden („belaubter Baum" mit Ektasien der Azini und Endstücke sowie der Ausführungsgänge). Bei gutartigen Tumoren erkennt man häufig kugelige oder korbartige Verdrängungsfiguren der kontrastmittelgefüllten Drüsengänge. Bösartige Geschwülste können Gangabrisse, engräumige Kaliberschwankungen und Extravasatbildungen des Kontrastmittels verursachen. Beim Sjögren-Syndrom sind die Befunde wechselnd: Anfänglich zeigt sich das Bild des „berauhreiften Baumes" (zartes Geäst des Gangsystems mit beschlagartiger Darstellung der Drüsenperipherie), in späteren Fällen das Bild des „entlaubten Baumes" (Gangrarefizierungen, Parenchymatrophie) (Abb. 7.**4a**–**e**).

Die **Computertomographie** der Parotis gewinnt insbesondere in Kombination mit der Sialographie zunehmend an Bedeutung: Bestimmung der Größe und der genauen Tiefenausdehnung von Tumoren im Parotisbereich, besonders auch in ihrem subfazialen Teil. Diese Methode erleichtert eine Unterscheidung von Geschwülsten, die von der

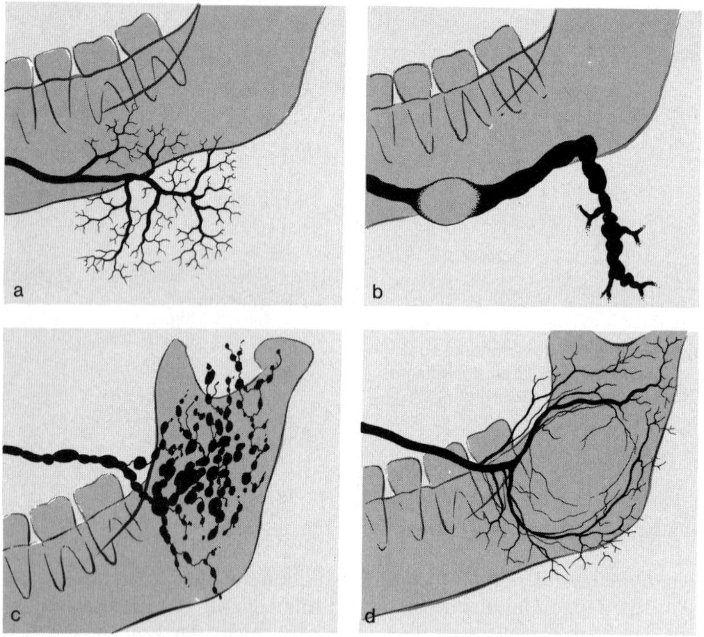

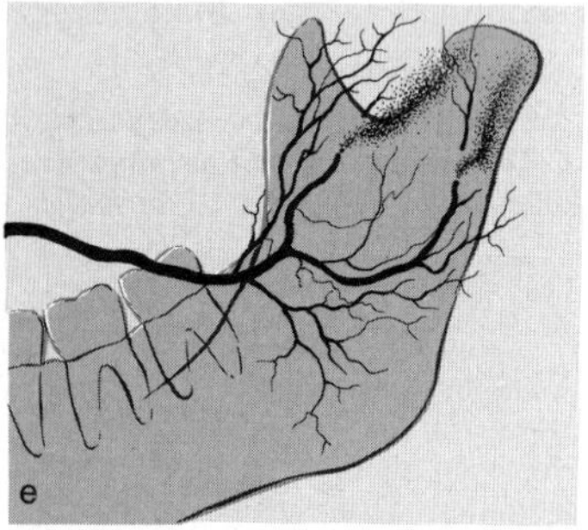

Abb. 7.**4a–e** Typische Sialogramme: **a** Normale Glandula submandibularis. **b** Stein im Ausführungsgang der Glandula submandibularis; stauungsbedingte Gangektasien, weitgehende Parenchymatrophie. **c** Chronisch-rezidivierende Parotitis: Ektasien der Azini und Endstücke („belaubter Baum"), perlschnurartige Darstellung der Ausführungsgänge. **d** Gutartiger Tumor der Glandula parotis: korbartige Verdrängungsfiguren um den rundlichen Tumor. **e** Malignom der Glandula parotis: Gangabrisse, Kontrastmittelextravasate

Drüse selbst ausgehen, und solchen, die von anderen Strukturen in die Drüse einwachsen (z. B. Metastasen, parapharyngeale Tumoren). Ultraschall.

Biopsien

Die *feingewebliche Diagnostik* ist der Schlüssel zu jeder Speicheldrüsenerkrankung. Sie ist die Grundlage der Operationsindikation bzw. -strategie bzw. einer nichtoperativen Behandlung (Sialadenosen, Morbus Sjögren).

Die *Feinnadelbiopsie* hat nur im positiven Fall und bei Bewertung durch einen erfahrenen Zytologen Bedeutung. Die *Stanzzylinderbiopsie,* ggf. in verschiedenen Richtungen, hat wesentlich mehr Aussagekraft; sie ist problematisch bei zystischen Tumoren. Fazialisschäden sind vermeidbar; die Verschleppung von Tumorzellen entlang des Stichkanals ist denkbar.

Die *Biopsie* bei ulzerierenden Prozessen ist leicht möglich. Bei geschlossener Kutis empfiehlt sich zum Schutz des N. facialis der operativ-bioptische Zugang zur Parotis vor dem Tragus.

Sprechen klinische Zeichen für einen Speicheldrüsentumor, so ist schließlich die *laterofaziale „Lobektomie"* der Parotis (häufigster Sitz gutartiger Tumoren) bzw. die *Exstirpation* der Submandibularis eine *große Biopsie* und bei gutartigen Tumoren *Therapie zugleich.* Die *intraoperativen Schnellschnittdiagnosen* liefern allerdings die wesentlichsten Entscheidungsgründe, ob eine partielle oder eine totale Drüsenentfernung oder weitergehende Eingriffe indiziert sind.

Klinik

Entzündliche Erkrankungen

Siehe Tab. 7.**5**, S. 538.

Akute bakterielle Entzündungen

Symptome: Die Drüsen sind bei plötzlichem Krankheitsbeginn schmerzhaft geschwollen. Bei Befall der Parotis steht das Ohrläppchen ab (besonders gut von hinten sichtbar). Die bedeckende Haut kann gerötet sein, bei Gewebseinschmelzungen Fluktuation. Spontandurchbrüche können nach außen oder durch die Santorinischen Spalten in den Gehörgang erfolgen. Die Mündungen der Ausführungsgänge sind gerötet und geschwollen. Spontan oder nach äußerer Massage entleert sich Eiter. Kieferklemme.

> ***Beachte:*** Liegt eine Fazialisparese vor, muß starker Zweifel an der entzündlichen Natur des Geschehens aufkommen.

Pathogenese: Die Reduktion der Speichelbildung ist eine wesentliche Voraussetzung für duktogene, bakterielle Infekte. Die früher häufige *postoperative Parotitis,* vor allem nach abdominellen Eingriffen, ist durch Antibiotika, Infusionstherapie zur Flüssigkeits- und Elektrolytbilanzierung, postoperative Mundpflege, viel seltener geworden. Akute eitrige Entzündungen treten

Tabelle 7.5 Entzündliche Speicheldrüsenerkrankungen	
akute:	*bakterielle* akute Sialadenitis der Parotis und Submandibularis *virale* Parotitis epidemica (Mumps) Zytomegalie Coxsackie-Infektion *allergische* Reaktion auf Medikamente, Nahrungsmittel usw. (sehr selten)
chronische:	chronisch-sklerosierende Sialadenitis der Submandibularis (Küttner-Tumor) chronisch-rezidivierende Parotitis Sjögren-Syndrom (myoepitheliale Sialadenitis) *granulomatöse Erkrankungen* Epitheloidzellige Sialadenitis (Sarkoidose = Heerfordt-Syndrom = „Febris uveoparotidea“) Tuberkulose Lues Aktinomykose

außerdem gelegentlich bei dekompensierter diabetischer bzw. urämischer Stoffwechsellage (Elektrolytverschiebungen, Dehydratation), kariösen Zähnen, mangelhafter Mundhygiene auf.

Diagnose: Anamnese (Vorerkrankung, Operationen). Klinik (äußere Form, Palpationsbefund, Sekretbeschaffenheit). Abstrich (s. Farbtafel **38b**).

Differentialdiagnose: Lymphnodulitis bei Gehörgangsfurunkel, dentogener Wangenabszeß, Dentitio difficilis, infiziertes Atherom, beim Kind otogene Zygomatizitis.

Therapie: Hochdosierte und parenterale Antibiotikagaben, die vor allem auch gegen gramnegative Keime gerichtet sind, ggf. Korrektur je nach Antibiogramm; ausreichende Flüssigkeitszufuhr bzw. Elektrolytbilanzierung; sialagogische Maßnahmen (Pilocarpintropfen 0,2 %; Lutschen von Vitamin-C-Tabletten, Zitronenscheiben), Mundpflege; bei Abszeßbildung fächerförmige externe Spaltung (cave: N. facialis, s. Abb. 1.**77**, S. 164).

Für purulente Infekte der *Submandibularis* gilt Entsprechendes. Ätiologisch liegen hierbei allerdings meist Steinobstruktionen oder dentogene Ursachen zugrunde.

Virale Entzündungen

Parotitis epidemica (Ziegenpeter), Mumps (von engl. to mump = schmollen)

Symptome: Schwellung der erkrankten Speicheldrüse, Rötung und leichte Schwellung der Gangmündung, Sekret nicht eitrig, Abheben des Ohrläppchens („Hamsterbacken"), in 30 % der Fälle afebril. In 75 % sind die Drüsen bilateral befallen, die Schwellung einer Seite kann bis zu 5 Tagen vorauseilen. Die submandibulären und sublingualen Speicheldrüsen können mitbefallen sein, sehr selten erkranken sie isoliert.

Durch die Neurotropie der Viren können irreversible Schäden am N. statoacusticus mit ein- oder beidseitiger Taubheit auftreten. Gleichzeitig oder nachfolgend mit den Speicheldrüsen (oder solitär) können Pankreas, Testes, Ovarien und ZNS mitbefallen werden.

Pathogenese: Viren der Paramyxogruppe. Lokale Epidemien in Kindergärten, Schulen. Inkubationszeit 20 (±10) Tage. Lebenslange Immunität sehr wahrscheinlich.

Diagnose: Der *direkte* Virusnachweis ist nur zu Krankheitsbeginn möglich (Stunden bis wenige Tage).

Das Virus ist aus Speichel, Liquor oder Urin isolierbar (Nachweis erfolgt über Affennierenzellen oder Hühner- und Meerschweinchenzellen). Der *serologische* Nachweis wird geführt durch Komplementbindungsreaktionen oder Hämagglutinations-Hemmungsteste, in denen ein Ausgangswert und eine Serumprobe nach 2–3 Wochen untersucht werden. Ein vierfach größerer Anstieg des Antikörpertiters ist ein Nachweis für eine Mumpsinfektion. Die Erhöhung der *Amylaseausscheidung* im Blut und Urin erreicht ihr Maximum am 3.–4. Krankheitstag.

Beachte: Einseitige Ertaubungen werden im Kleinkindesalter von Kindern und Eltern oft nicht bemerkt. Daher im Krankheitsverlauf otologische Funktionsdiagnostik wichtig.

Differentialdiagnose: Zervikale Lymphonodulitis, eitrige Parotitis, chronisch-rezidivierende Parotitis, Sialolithiasis, dentogene Infektionen sind klinisch bzw. serologisch leicht abzugrenzen.

Eine häufige Fehldiagnose ist Mumps im Erwachsenenalter. Oft handelt es sich dabei um Tumoren.

Therapie: Kausal noch nicht möglich. Mumpshyperimmunglobuline werden zu Beginn empfohlen. Symptomatisch: Analgetika und ggf. Antipyretika. Reichliche Flüssigkeitszufuhr.

Zytomegalie

Im wesentlichen pädiatrisches Krankheitsbild. Manifestationsalter: Neugeborene und Kleinkinder bis zum 2. Lebensjahr. Die kongenitale Infektion ist mild und uncharakteristisch; in schweren Fällen geht sie einher mit Ikterus, petechialem Exanthem, Hepatosplenomegalie, Thrombozytopenie, hämolytischer Anämie, Chorioretinitis, psychomotorischer und geistiger Retardation.

Bei Erwachsenen verläuft die erworbene Zytomegalie meist unter uncharakteristischen Infektionszeichen.

Pathogenese: Diaplazentar sowie durch Tröpfchen- oder Schmierinfektion wird das Zytomegalievirus übertragen. Trotz generalisierter Ausbreitung nistet es sich bevorzugt in den Speicheldrüsen ein.

Diagnose: Serologisch: Antikörpernachweis. Morphologisch: „Eulenaugenartige" Zellkerne und Zelleinschlußkörper im Speichel- und Urinsediment bzw. in Gewebsproben aus den Speicheldrüsen.

Therapie: Spezielle Behandlung bisher unbekannt; symptomatisch.

Verlauf: Hohe Sterblichkeit in der Neugeborenenphase.

Coxsackie-Infektion

Symptome: Parotisschwellung; Gingivitis, oft beginnend mit Herpangina.

Pathogenese: Virale Infektion. Ausscheidung über Rachen- und Darmschleimhaut.

Diagnose: Epidemiologische Beobachtungen und serologische Titerbestimmung.

Therapie: Symptomatisch, ggf. lokale Schleimhautbehandlung.

Chronische Entzündungen

Chronisch-sklerosierende Sialadenitis der Submandibularis (Küttner-Tumor)

Symptome: Verhärtung und Vergrößerung der Drüse, oft schwer gegen eine echte Gewebsneubildung abzugrenzen. Geringe Schmerzhaftigkeit.

Pathogenese: Das morphologische Korrelat ist eine chronische Entzündung der Drüse, mit Destruktion der serösen Azini, lymphozytärer Infiltration des interstitiellen Bindegewebes und einer periduktalen Sklerose. Durch Umbauvorgänge im Drüsenparenchym und Bindegewebe entwickelt sich im Spätstadium eine „Speicheldrüsenzirrhose". Ätiologische Faktoren bisher unbekannt; möglicherweise Immunkrankheit.

Diagnose und Therapie: Exstirpation der Drüse auch aus differentialdiagnostischen Gründen notwendig. Histologie.

Chronisch-rezidivierende Parotitis

Symptome: Meist einseitig oder alternierend, aber selten beiderseits gleichzeitig auftretende Parotisschwellungen, zum Teil sehr schmerzhaft, vorwiegend bei Kindern. Der Speichel ist milchig, körnig oder rein eitrig, er schmeckt salzig. Oft Kieferklemme. Die Attacken wiederholen sich in unterschiedlichen Zeitabständen. Zwischen den Rezidiven sind die Patienten subjektiv symptomfrei, meist ist die Parotis im Intervall induriert.

Pathogenese: Nicht geklärt. Kongenitale Gangektasien als prädisponierende Faktoren werden vermutet.

Diagnose: Anamnese und klinischer Verlauf. Sialographisch „belaubter

Baum“ mit perlschnurartigen, manchmal kleintraubenförmigen Gangektasien (s. Abb. 7.**4c**, S. 536). Im Zweifelsfall: Histologie.

Therapie: Kausaltherapie nicht bekannt. Antibiotika (parenteral) können den akuten, schmerzhaften Schub abkürzen. Die Ganginstillation von Antibiotika im akuten Stadium ist schmerzhaft und ungeeignet. Ausmassieren der Drüse durch die Patienten selbst. Mundpflege. Sialagoga. Die Unterbindung des Ausführungsganges der Parotis wirkt in einem Teil der Fälle günstig; das gleiche gilt für die Resektion des Plexus tympanicus. Bei sehr schmerzhaften und sehr häufig rekurrierenden Parotitiden führt als Ultima ratio die (in diesen Fällen schwierige) fazialisschonende Parotidektomie zur Symptomfreiheit.

Verlauf: Bei längerer Krankheitsdauer kann es durch narbige Obliterationen des Parenchyms zum Nachlassen/Versiegen der Speichelsekretion und damit zum Schwinden der subjektiven Krankheitserscheinungen kommen. Die kindliche Verlaufsform ist wesentlich günstiger, da die Symptomatik in zahlreichen Fällen während der Pubertät erlischt.

Myoepitheliale Sialadenitis = Sjögren-Syndrom (s. Farbtafel **38a** und **c**)

(„Benigne lymphoepitheliale Läsion“)

Symptome: Xerostomie und/oder Siccasyndrom der Schleimhaut der oberen Luftwege; fast immer doppelseitige Parotisschwellungen, Atrophie der Drüse im Endstadium; außerdem können Keratoconjunctivitis sicca, chronisch-rezidivierende Gelenkentzündungen, Purpura rheumatica, Periarteriitis nodosa, Sklerodermie vorliegen.

Pathogenese: Beziehungen zum rheumatischen Formenkreis liegen offenbar vor. Die angenommenen autoaggressiven immunpathologischen Reaktionen („Immunsialadenitis“) führen zu Atrophie des Drüsenparenchyms, interstitieller lymphozytärer Infiltration und myoepithelialen Wucherungen.

Diagnose: Das Vollbild der Erkrankung ist klinisch typisch (s. oben). *Abortive Formen sind häufig*. Daher internistische Befunde beiziehen. (Dysproteinämie, BSG-Erhöhung, LE-Phänomen = Lupus erythematodes-Phänomen.) Sialographie: Bilder zwischen „rauhreifartigem Beschlag“ und „entlaubtem“ Baum (Endstadium). Die Probeexzision stützt die klinische Diagnose.

Therapie: Wegen der nicht abgeklärten Ätiologie problematisch. Langwierig, Zusammenarbeit mit dem Internisten. Gegen die quälende Mundtrockenheit künstlicher Speichel, häufiges Trinken kleiner Wasser- oder Milchmengen. Anregung der Speichelsekretion: Rp. Pilocarpin, hydrochloric. 0,2, Aq. dest. ad 20,0 – S. 3mal tgl. 10 Trpf. auf 1 Glas Wasser, zuerst damit den Mund spülen, dann schlucken.

Behandlungsversuch mit Kortikosteroiden und in sehr schweren Fällen mit Immunsuppressiva.

Mikulicz-Syndrom

Der früher häufig gebrauchte Begriff *Mikuliczsche Krankheit* ist entbehrlich, da ihm kein morphologisch einheitliches Substrat zugrunde liegt. *Biopsie zur Klärung der Grunderkrankung notwendig.*

Epitheloidzellige Sialadenitis (Heerfordt-Syndrom, Febris uveoparotidea)

Symptome: Meist symmetrische, gelegentlich schmerzhafte Parotisschwellungen und/oder Schwellung der Tränendrüsen und Uveitis. Fazialislähmung; meningoenzephalitische Reaktionen und sensorineurale Schwerhörigkeit werden beobachtet. Reduktion des Speichelflusses und der Amylasebildung können vorliegen. Frauen werden häufiger befallen.

Pathogenese: Extrapulmonale Manifestation der Sarkoidose (Morbus Besnier-Boeck-Schaumann) s. S. 498 u. S. 16.

Diagnose: Sarkoidotische Gewebsveränderungen im Drüsenparenchym bzw. in den intra- und periglandulären Lymphknoten sind bioptisch nachweisbar und durch internistische Zusatzuntersuchungen gegenüber der Tuberkulose abzugrenzen.

Therapie: Kortikosteroide stehen im Vordergrund.

Tuberkulose

Symptome: Relativ schmerzlose Schwellungen, vorwiegend im Bereich der Parotis und/oder der Submandibularis. Substrate der Erkrankung sind fast immer die peri- und intraglandulären Lymphknoten. Sie können, heute seltener als früher, verkäsend einschmelzen, das Speicheldrüsenparenchym und dessen Umgebung infiltrieren, nach außen fisteln und zur Hauttuberkulose führen.

Pathogenese: Der primär lymphogene Infekt ist gegenwärtig selten. Meist handelt es sich um postprimäre hämatogene Streuungen in die Speicheldrüsenlymphknoten (s. S. 496f.).

Diagnose: *Die intra- oder periglandulär spezifisch befallenen Lymphknoten sind palpatorisch von einem Speicheldrüsentumor kaum zu unterscheiden.* Röntgenologisch: evtl. Kalkschatten (von Sialolithiasis abzugrenzen) und/oder sialographisch Zerfallshöhlen. Nach anderen Organtuberkulosen, vor allem in der Lunge, ist zu fahnden. Beweisend ist neben dem morphologischen Befund der mikroskopisch und/oder kulturelle Erregernachweis. Meldepflicht.

Therapie: Tuberkulostatika. Exstirpation der befallenen Lymphknoten bzw. Speicheldrüsenareale (Schonung des N. facialis).

> ***Beachte:*** Nur durch die Operation und histologische Untersuchung können schwerwiegende Fehldeutungen, z. B. im Hinblick auf Malignome, vermieden werden.

Strahlensialadenitis

Symptome: Verminderung des Speichelflusses als Frühreaktion; Siccasyndrom oft in Kombination mit Hyp- oder Ageusie. Je nach Strahlenfeld und -dosis außerordentlich quälende Xerostomie im Endstadium.

Pathogenese: Während der radiologischen Behandlung von malignen Kopf- und Halstumoren treten in den großen und kleinen Speicheldrüsen nach 10–15 Gy (1000–1500 rad) Membranschäden an Kernen und intrazytoplasmatischen Zellorganellen auf, die zu interstitiellen Fibrosen der sekretorischen Speicheldrüsenelemente führen. Dauerschäden sind ab 40–50 Gy zu erwarten.

Diagnose: Ergibt sich aus der radiotherapeutischen Anamnese.

Therapie: Symptomatisch. Sekretstimulation: Rp. Tinct. Jaborand., Aq. dest. āā ad 50.0 – M. D. S. – 2- bis 3mal tgl. 1 Teel. Rp. Pilocarpin. hydrochlor. 0,2, Aq. dest. ad 20.0 – M. f. Sol. – S. 3mal tgl. 10 Trpf. auf einem Stück Zucker. – Künstlicher Speichel. – Häufiges Trinken kleiner Wasser- oder Milchmengen.

Verlauf: Nach Monaten oder wenigen Jahren *können* sich Speichelproduktion und Geschmacksvermögen in gewissem Umfang wieder einstellen.

Sialolithiasis

Symptome: Abhängig von den Mahlzeiten oder nach psychisch-gustatorischen Reizen stellt sich eine mehr oder minder starke, oft sehr schmerzhafte Schwellung der betroffenen Speicheldrüsen ein (Speichelsteinkolik). In vielen Fällen bleibt ein stauungsbedingter „Tumor salivaris“ bestehen.

Pathogenese: Die Sialolithiasis ist das Endstadium der sog. *Elektrolytsialadenitis*. Sie entsteht wahrscheinlich auf dem Boden einer primären dyschylischen Sekretionsstörung von Speichelelektrolyten. Über eine Viskositätszunahme des Speichels mit Schleimobstruktion kommt es zu Gangveränderungen, die die primäre Sekretionsstörung potenzieren. Es kommt zur Bildung von Sekretschollen, die eine organische, aus Mukoproteidkomplexen aufgebaute Matrix enthalten. Um diesen Kern herum wird zwiebelschalenartig anorganisches Material abgelagert. Zusätzliche, die rhythmische Mineralisation fördernde Faktoren können in mechanischen Ursachen wie Gangausbuchtungen, Stenosen, örtlichen Entzündungsreizen, eingedrungenen Fremdkörpern (z. B. Borsten von Zahnbürsten, Holzstückchen, Zahnstein) sowie neurohumoralen Dysregulationen liegen.

Chemisch besteht die um den organischen Kern angelagerte Schale aus Kalziumphosphat und -karbonat (in Apatitstruktur). Die in der Einzahl, oft aber in der Mehrzahl vorkommenden Steine können stecknadelkopfgroß, kirschkerngroß und größer sein.

Die Sialolithiasis ist eine das männliche Geschlecht bevorzugende (2 : 1 Erkrankung vorwiegend des Erwachsenenalters. In der Regel ist jeweils nur eine der Speicheldrüsen befallen. *In etwa 85 % der Fälle liegen die Konkremente in der Submandibularis (etwa 15 % in der Parotis).* Für diese Unterschiede werden u. a. rheologische Umstände (Fluß nach oben gegen die

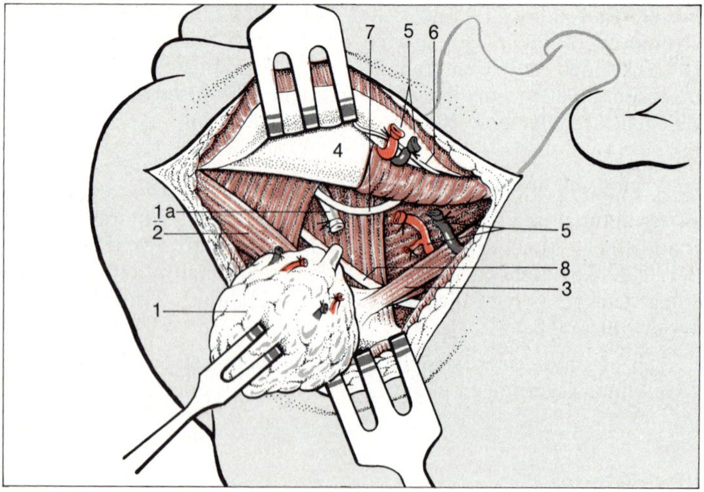

Abb. 7.**5** Exstirpation der Glandula submandibularis: 1 Glandula submandibularis 1a unterbundener Ductus submandibularis 2 M. biventer, vorderer Bauch 3 M. stylohyoideus, hinterer Biventerbauch verdeckt, 4 horizontaler Unterkieferast, 5 unterbundene A. und V. facialis 6 R. marginalis mandibulae des N. facialis (Schonung wichtig wegen Innervation der Unterlippe), 7 N. lingualis, 8 N. hypoglossus

Schwerkraft, höhere Viskosität durch gesteigerten Muzingehalt) zur Erklärung herangezogen.

Diagnose: Die Konkremente sind nicht selten im Mundboden bzw. in der Wange palpabel. Kratzendes Geräusch bei Sondierung des Ausführungsganges. Bei ausreichend hohem Kalziumgehalt sind Steine im Nativröntgenbild nachweisbar oder indirekt als Aussparung im Sialogramm (s. Abb. 7.**4b**, S. 536).

Differentialdiagnose: Faziale Phlebolithen, verkalkte Lymphknotentuberkulome, intraglanduläre Tumoren.

Therapie: Die Entfernung des Steins aus dem mündungsnahen Gangsystem durch Gangschlitzung (über liegender Sonde) bringt unmittelbar Befreiung vom Spannungsschmerz. Der weitere Verlauf kann dann zunächst abgewartet werden. Rezidive sind jedoch häufig. Bei wiederholten Steinattacken ist von einer irreversiblen chronisch-entzündlichen Parenchymschädigung auszugehen, so daß die Exstirpation der erkrankten Speicheldrüse indiziert ist (Abb. 7.**5** s. o. u. Abb. 7.**8**, S. 554).

Sialadenosen

Symptome: Rezidivierende, meist aber anhaltende, beidseitige *schmerzlose* Schwellungen vorwiegend der Parotis. *Schmerzhafte* Sialadenosen treten unter antihypertensiver medikamentöser Therapie auf.

Pathogenese: Die auf Azinusschwellung, regressiven Veränderungen der Myoepithelien und hydropischen Schwellungen von Axoplasmen vegetativer Nervenfasern beruhenden Speicheldrüsenerkrankungen können auftreten bei *endokrin-metabolischen Störungen,* z. B. Diabetes, Gravidität, Pubertät, Klimakterium, Nebennierenrinden-Dysfunktion, Avitaminosen, Eiweißmangel, Hungerdystrophie, Alkoholismus und *pharmakologischen Einwirkungen* (Antihypertensiva).

Diagnose: Endokrin-metabolischer Status. Sialogramm: Anfangs meist unauffällige, später engkalibrige Ausführungsgänge, ,,entlaubter Baum". Biopsie: feingewebliche, besonders elektronenoptische Untersuchungen mit Nachweis der speziellen Veränderungen am vegetativen Nervensystem und dem Parenchym der Drüse.

Therapie: Stoffwechselstörungen oder Endokrinopathien sind zu korrigieren, Antihypertensiva ab- bzw. zu ersetzen.

Traumen

Nerven-, Gangverletzungen und Speichelfisteln

Die Sofort- bzw. Frühversorgung eines *geschädigten Nerven* (im Bereich der Parotis: N. facialis; im Bereich der Sublingualis: N. lingualis, N. hypoglossus) ist erforderlich (s. S. 166 f.).

Gangverletzungen: Reparative Maßnahmen sind nur bei Verletzungen eines Hauptausführungsganges erforderlich. Über einem eingelegten feinen Kunststoffkatheter wird die mikrochirurgische End-zu-End-Vereinigung der beiden Gangteile durchgeführt. Bei Substanzverlusten der Gänge: Versuch der operativen Rekonstruktion oder Einpflanzung des verkürzten Ganges in die Wangenschleimhaut und somit Bildung eines neuen Orifiziums.

Tabelle 7.**6** Häufigkeitsverteilung der Tumoren in den einzelnen Speicheldrüsen

Tumoren der Parotis	≈ 80 % aller Speicheldrüsentumoren, davon 30 % bösartig
Tumoren der Submandibularis	≈ 10 % aller Speicheldrüsentumoren, davon 50 % bösartig
Tumoren der kleinen Speicheldrüsen	≈ 10 % aller Speicheldrüsentumoren, davon 50 % bösartig
Tumoren der Sublingualis	≈ 1 % aller Speicheldrüsentumoren, davon 80 % bösartig

Speichelfisteln: Die Behandlung der *parenchymatösen Fisteln* bereitet im allgemeinen keine Schwierigkeiten, *falls das Hauptgangsystem intakt ist.* In der Mehrzahl der Fälle schließen sich die äußeren Parenchymfisteln von selbst; manchmal wird eine vorübergehende Sekretionseinschränkung mit Hilfe von Atropinpräparaten oder durch Anwendung von Röntgenstrahlen notwendig werden. Sollte es hierdurch nicht zu einem Verschluß der Speichelfistel kommen, werden operative Maßnahmen mit Ausschneiden der Fistel und schichtweisem Verschluß der Weichteile, insbesondere der „Kapsel", notwendig.

Aurikulotemporales Syndrom (Freysches Syndrom, „gustatorisches Schwitzen")

Symptome: Schweißsekretion und Hautrötung im präaurikulären Wangenbereich vor, während und nach dem Essen; Schmerzen sind selten. Abortive Formen (Stärkeprobe) sind häufiger als das Vollbild mit exzessivem Schweißaustritt, unter dem die Patienten dann sehr leiden. Die Symptome entwickeln sich langsam und oft erst Monate nach dem traumatischen bzw. entzündlichen Primärereignis.

Pathogenese: Posttraumatisch, postoperativ, selten nach Parotitiden. Aberrierende Regeneration und Konnektion von postganglionären parasympathischen drüsenversorgenden mit sympathischen, hautversorgenden vegetativen Fasern im Bereich des N. auriculotemporalis. Daraus resultiert eine Hypersensibilität der kutanen Schweißdrüsen gegenüber cholinergen Impulsen.

Therapie: Unbefriedigend. Versuche mit 1 %iger glykopyroniumbromidhaltiger Salbe auf den betroffenen Hautbereich. Durchtrennen des Plexus tympanicus im Mittelohr. Subdermales Einpflanzen einer Faszienplatte oder lyophilisierter Dura im schweißabsondernden Bereich.

Tumoren der Speicheldrüsen (Sialome)

Die epithelialen Tumoren repräsentieren 90 % aller Speicheldrüsengeschwülste. Der Rest verteilt sich auf nichtepitheliale Tumoren wie Häm-, Lymphangiome, maligne Lymphome und periglanduläre Tumoren.

Gutartige Tumoren

Adenome

Häufigkeitsverteilung und histologische Struktur s. Tab. 7.**6** und 7.**7**.

Das klinische Bild der verschiedenen Adenome gleicht sich weitgehend. Die Vermutung, daß ein gutartiger Speicheldrüsentumor vorliegt, ergibt sich aus einer langen Anamnese, dem langsamen Wachstum, dem Fehlen von Metastasen, fehlender Hautinfiltration und -exulzeration sowie der Funktionstüchtigkeit des N. facialis. Die histologische Untersuchung des Operationspräparates liefert die endgültige Diagnose. Alle Adenome sind operativ zu behandeln. Die Besonderheiten werden im folgenden dargestellt:

Tabelle 7.7 Einteilung der *gutartigen* epithelialen Sialome

pleomorphe Adenome (früher Mischtumoren)	85 %
monomorphe Adenome: Zystadenolymphome (Warthin-Tumor) oxyphile Adenome Adenome, sonstige Formen	15 %

Pleomorphes Adenom

Symptome: Prädilektionsort Parotis (über 80 % der Fälle) (s. Farbtafel **39a** und **b**). Fast immer einseitig. Pleomorphe Adenome wachsen langsam und über Jahre. Durchschnittliche Anamnesedauer zwischen 5 und 7 Jahren; Verläufe über 20 Jahre werden bei indolenten Patienten beobachtet. Frauen sind häufiger als Männer betroffen. Es handelt sich um derbe, manchmal knotige, schmerzlose Tumoren. Der N. facialis bleibt auch bei sehr großen (nicht entarteten) Tumoren funktionstüchtig. Mechanische Schluckbehinderungen resultieren aus Tumorausbreitung in den Pharynx (sog. Eisberg-, Hanteltumoren, s. S. 529) bzw. durch Adenome der kleinen Speicheldrüsen des Gaumens und des Rachens.

Pathogenese: Die epitheliale Natur des pleomorphen Adenoms ist erwiesen. Etwa zwei Drittel entstehen im laterofazialen Parotisteil. Die Polymorphie des feingeweblichen Bildes ist sehr groß. Mit zunehmenden Erfahrungen lassen sich klinisch-prognostische Bezüge im Hinblick auf die maligne Entartungstendenz vorwiegend bei *stromaarmen Subtypen* erkennen.

In etwa der Hälfte der Fälle besitzen die Adenome eine Kapsel, ansonsten besteht eine unscharfe Grenze zwischen Tumor- und Speicheldrüsengewebe. Eine wirklich multilokuläre Entstehung ist selten. ,,Multizentrische" oder ,,rezidivierende" pleomorphe Adenome sind meist Folgen unangemessener Operationsweisen (Enukleation).

Diagnose: Präoperativ geben bereits die Sialographie (Abb. 7.**4d**, S. 536) und die Stanzzylinderbiopsie Hinweise. Intraoperativ: histologische Schnellschnittuntersuchungen. Definitiv: histologische Untersuchung des Operationspräparates.

Therapie: Bei Sitz des Tumors in der Parotis: fazialisschonende Parotidektomie; bei Sitz in der Submandibularis: Exstirpation der Drüse mit Tumor und marginalem Gewebe; bei Sitz im Bereich der kleinen Speicheldrüsen: Exstirpation mit marginalem Gewebe (s. Abb. 7.**5**, S. 544 und 7.**8**, S. 554).

Prognose: Im Prinzip sehr gut. Maligne Entartung pleomorpher Adenome ist in ca. 3–5 % der Fälle zu erwarten. Die Entartungsquote steigt bei den sog. Rezidiven, d. h. nach primär ungenügender Operation und mit zunehmend langer Tumorbestandsdauer.

Zystadenolymphom (Warthin-Tumor)

Symptome: Meist ein-, in 10 % der Fälle doppelseitige, prall-elastische, verschiebliche, schmerzlose Schwellung. Ältere Männer werden bevorzugt befallen.

Pathogenese: Die weichen, zystischen, zapfenbildenden Tumoren entwickeln sich oft im kaudalen Parotisbereich. Sie entstammen wahrscheinlich Speichelgangsabschnitten, die sich embryogenetisch in intra- oder auch extraglandulären Lymphknoten eingelagert hatten. Man findet daher histologisch zwischen den epithelialen drüsigen Abschnitten reichlich lymphoretikuläres Stroma mit Lymphfollikeln, deshalb die Bezeichnung *Cystadenoma papilliferum lymphomatosum.*

Diagnose: Bemerkenswert ist die Speicherungsfähigkeit von Technetium 99 im Rahmen der Speicheldrüsenszintigraphie. Wenig hilfreich ist bei diesen oft zystischen Tumoren die Feinnadel- oder Stanzzylinderbiopsie. Endgültige diagnostische Sicherheit bringt die histologische Untersuchung des Operationspräparates.

Therapie: Je nach Sitz fazialisschonende Parotidektomie bzw. Exstirpation der Submandibularis.

Prognose: Sehr gut; maligne Entartung selten.

Bösartige Tumoren

25–30 % aller Speicheldrüsentumoren sind maligne (Tab. 7.**8**)

Leitsymptom bei Malignität

- *Schnelles Wachstum bzw. Wachstumsschübe (Ausnahme: adenoidzystisches Karzinom = sehr langsames Wachstum),*
- *Schmerzen,*

Tabelle 7.**8** Einteilung der *bösartigen* Speicheldrüsentumoren

Azinuszelltumoren	15 %
Mukoepidermoidtumoren	30 %
Karzinome davon:	55 %
adenoidzystische Karzinome (früher sog. Zylindrome)	35 %
Adenokarzinome (papillär schleimbildend)	10 %
Plattenepithelkarzinome	10 %
Karzinome in pleomorphen Adenomen	20 %
sonstige Karzinome (Speichelgangskarzinome, Talgdrüsenkarzinome hellzellige Karzinome, undifferenzierte Karzinome)	25 %

Tabelle 7.**9** Häufigkeit von Fazialisparesen bei Parotismalignomen zum Zeitpunkt der Diagnosestellung

adenoidzystische Karzinome	≈ 25 %
undifferenzierte Karzinome	≈ 25 %
Karzinome in pleomorphen Adenomen	≈ 15 %
Adenokarzinome	≈ 10 %
Mukoepidermoidkarzinome	≈ 10 %

- *derbe Infiltration, ggf. auch Ulzeration von Haut und/oder Schleimhaut, schlechte Verschieblichkeit des Tumors auf seiner Unterlage,*
- *zervikale Lymphknotenmetastasen,*
- *bei Parotismalignomen: Fazialisparese* (Tab. 7.**9**).

Beachte: Die Überlebenszeit wird durch Fazialisbefall und/oder regionäre Lymphknotenmetastasierung entscheidend verkürzt.

Epitheliale Malignome

Einteilung s. Tab. 7.**8**.

Azinuszelltumoren

Symptome durch lokales Tumorwachstum.

Diagnose: Histologische Untersuchungen. Die Tumorzellen ähneln den Azinuszellen.

Therapie: Totale Parotidektomie, da alle weniger ausgedehnten Operationen durch höhere Rezidivraten belastet sind. Die Entscheidung zur Mitentfernung des N. facialis oder einzelner Äste sollte auf dem klinischen (Parese) bzw. intraoperativen Befund basieren. Neck dissection beim Vorliegen palpabler Lymphknoten.

Verlauf und Prognose: Die Geschwülste sind bösartig, ihre Prognose ist jedoch günstiger als die der Karzinome. Regionäre oder disseminierte Metastasen sind selten und können ggf. spät auftreten. Diese Tumoren wachsen fast ausschließlich in der Parotis. Prädilektionsalter 30. bis 60. Lebensjahr. Überlebensquoten von 75 und 55 % wurden nach 5 bzw. 15 Jahren angegeben.

Mukoepidermoidtumoren

Symptome: Im allgemeinen wachsen die Tumoren des niedrigen Malignitätsgrades langsam. Diejenigen des hohen Malignitätsgrades entwickeln sich rasch, gehen mit Schmerzen und/oder Fazialisparesen und in 40–50 % der

Fälle mit regionären Lymphknotenmetastasen einher. Auch hämatogene Fernmetastasen sind dabei häufiger.

Pathogenese: *Der gut differenzierte Tumor (low grade malignancy, ca. 75 % der Fälle) wird vom undifferenzierten (high grade malignancy, ca. 25 % der Fälle) unterschieden.*

Der Malignitätsgrad wird aus dem Verhältnis zwischen epidermoiden und mukösen Zellen abgeleitet. Tumoren mit überwiegend mukösen Zellanteilen besitzen die bessere Prognose. Parotis und die kleinen Speicheldrüsen des Gaumens sind die häufigsten Tumorlokalisationen. Erkrankungsgipfel zwischen 40. und 50. Lebensjahr, kommt aber auch im Kindesalter vor.

Diagnose: Histologie.

Therapie: Auch die niedriggradig malignen Tumoren erfordern die Parotidektomie. Bei hochgradig malignen Tumoren ist neben der Parotidektomie die Neck dissection indiziert. Fazialisrekonstruktion ist im Einzelfall zu entscheiden.

Prognose: Die 5-Jahres-Überlebensquote der ,,low-grade" Mukoepidermoidtumoren wird mit 90 % angegeben; die der hochgradig bösartigen Formen liegt *wesentlich* darunter.

Adenoidzystische Karzinome (früher: „Zylindrome")

Symptome:

- Oft sehr langsames Wachstum, foudroyante Verlaufsformen kommen aber vor.
- Schmerzen oder Parästhesien.
- Fazialisparesen (in ca. 25 % der Fälle).
- Hirnnervensymptome, besonders bei Wachstum zur Schädelbasis (Nn. V–VII, IX–XII).
- Regionäre Lymphknotenmetastasen bei Erstdiagnosen in ≈15 % der Fälle; hämatogene Fernmetastasen (Lunge, Skelett) sind häufig (Zahlenangaben bis zu 20 %) (Abb. 7.**6**).

Pathogenese: Histologisch ist dieser Tumor aus primitiven Gangepithelien und Myoepithelzellen aufgebaut, welche teils glandulär-zystische (kribriforme) Zellnester, teils auch solid-trabekuläre Strukturen bilden. Die frühere Bezeichnung ,,Zylindrom" für diese Tumoren hat zu einer verharmlosenden Betrachtungsweise beigetragen und wird zu Recht nicht mehr gebraucht. Vielmehr stellen diese Tumoren aufgrund ihres Wachstumsverhaltens mit ausgeprägter lokal-diffuser, perivaskulärer und -neuraler Infiltration eine besonders bösartige Karzinomform dar.

Adenoidzystische Karzinome kommen relativ am häufigsten in den kleinen Speicheldrüsen, vor allem am Gaumen vor. Dann folgen Glandula sublingualis, Glandula submandibularis und Glandula parotis. Das durchschnittliche Alter der Patienten liegt bei 55 (±10) Jahren.

Diagnose: Starker Verdacht durch die klinischen, computertomographischen und sialographischen Befunde. Sicherung durch die Histologie.

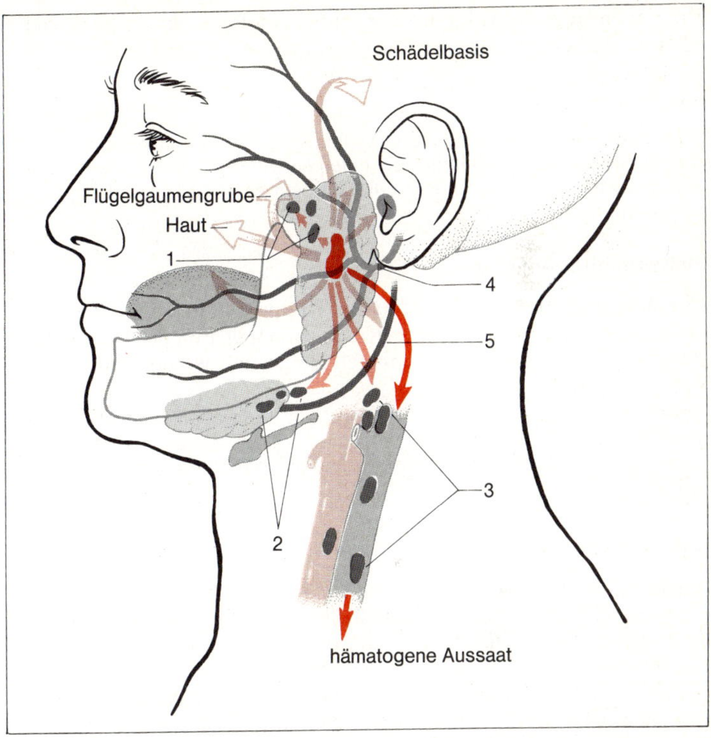

Abb. 7.**6** Ausbreitungstendenz eines malignen Parotistumors. Wachstum per continuitatem ⟶ lymphonoduläre ⟶ und hämatogene ⟶ Metastasierung.
1 intra- und periparotideale, 2 submandibuläre und 3 juguläre Lymphknotenmetastasen, 4 N. facialis, 5 N. hypoglossus

Therapie: Präoperativ ist der Ausschluß hämatogener Metastasen (Lunge, Skelett) unerläßlich. *Abhängig von der Lokalisation des Tumors bietet nur der radikale, großangelegte Ersteingriff eine Chance.* Im Falle des adenoidzystischen Karzinoms der Parotis muß der N. facialis mitreseziert werden. Der Stellenwert der *Strahlenbehandlung* bei adenoidzystischen Karzinomen ist *umstritten.*

Prognose und Verlauf (Abb. 7.**6**): Lokoregionale Infiltration, frühe regionale und systemische Metastasierung in Lunge, Hirn, Skelett, mangelnde Radio- bzw. Chemosensibilität bedingen die schlechte Prognose. Lange Krankheitsverläufe über 10 und mehr Jahre, selbst bei hämatogener Metastasierung, sind keine Ausnahmen. Die üblichen Berechnungen von 5-Jahres-

Überlebensquoten werden den tumorbiologischen Eigenschaften des adenoidzystischen Karzinoms nicht gerecht.

Adenokarzinome

Ausgehend vom Speicheldrüsengangsystem wachsen diese papillären und schleimbildenden Karzinome örtlich infiltrierend und destruierend. Eine Geschlechtsdisposition ist nicht zu beobachten. Schmerzen, Fazialisparesen und zervikale Lymphknotenmetastasen sind häufig.

Plattenepithelkarzinome

Der infiltrierend schnell wachsende Tumor befällt vorwiegend die Parotis (5–10 % aller Parotistumoren). In etwa einem Drittel der Fälle kann lymphogener regionärer Lymphknotenbefall festgestellt werden.

Merke: Vor der Annahme eines primären Plattenepithelkarzinoms der Speicheldrüse sollte die Möglichkeit einer Metastasierung anderer Kopf- und Halskarzinome in die Speicheldrüsenlymphknoten bedacht werden (s. S. 553).

Karzinome in pleomorphen Adenomen

Symptome: Die Vorgeschichte ist oft typisch: In den meisten Fällen zeigt eine langjährige, bis dahin allensfalls kosmetisch störende Parotisschwellung einen plötzlichen Wachstumsschub, oft mit ins Ohr ausstrahlenden Schmerzen und/oder Paresen des N. facialis bzw. einzelner Äste. In einem Viertel der Fälle entwickeln sich regionale Lymphknotenmetastasen und Tumorinfiltrationen der Haut mit äußeren Durchbrüchen (s. Farbtafel **39c**).

Pathogenese: Von vornherein bestehende Karzinome in pleomorphen Adenomen sind sehr selten. Man kann heute vielmehr davon ausgehen, daß es sich nach einer langen Latenzzeit um eine maligne Entartung, besonders der stromaarmen Subtypen des pleomorphen Adenoms handelt. Die Entartungsfrequenz betrifft etwa 3–5 % aller pleomorphen Adenome und steigt mit der präoperativen Tumordauer an. Die betroffenen Patienten sind daher durchschnittlich eine Dekade älter als die mit nicht entarteten pleomorphen Adenomen.

Diagnose: *Anamnese,* klinischer Befund (Fazialisparese, regionäre Lymphknotenmetastasen). Histologische Untersuchung, ggf. mit Schnellschnittdiagnostik intra operationem.

Therapie: Radikale Parotidektomie en bloc mit Neck dissection.

Prognose: Dubiös.

Grundsätzliches zur Therapie der Speicheldrüsentumoren

Aus den tumorbiologischen Besonderheiten der Speicheldrüsentumoren und nach den klinischen Erfahrungen ergeben sich Empfehlungen zur Therapie: Sowohl bei den gutartigen als auch bei den bösartigen Tumoren entscheidet fast immer die erste Operation sowohl über den definitiven Erfolg (pleomorphes Adenom) als auch über die Überlebenschance der Patienten (adenoidzystisches Karzinom). Die Behandlung gutartiger epithelialer Tumoren mit energiereichen Strahlen ist strahlenbiologisch sinnlos. Die alleinige Radiotherapie der malignen epithelialen Speicheldrüsengeschwülste ist der operativen Behandlung jener Geschwülste unterlegen. Bei inoperablen Primärtumoren, bei nicht vollständig möglicher operativer Entfernung von Speicheldrüsenkarzinomen und vor allem bei malignen Lymphomen im Bereich der Kopfspeicheldrüsen ist der radiotherapeutische Behandlungsversuch angezeigt.

Die Operation berücksichtigt neben der Histomorphologie, dem Sitz und dem Ausmaß des Tumors, vor allem die Nachbarschaftsstrukturen: N. facialis, N. hypoglossus, N. lingualis, Pharynx, die großen Halsgefäße, Gehörgang, Schädelbasis, Kieferskelett, Lymphknoten, bedeckende Haut.

Die großen Fortschritte in der Parotischirurgie ergeben sich aus den Techniken zur Schonung bzw. chirurgischen Rekonstruktion des N. facialis (autologe Nerventransplantation).

Medikolegaler Hinweis: Vor *jeder* operativen Intervention im Parotisbereich ist der Patient über die Möglichkeit einer Gefährdung des N. facialis und deren Folgen angemessen aufzuklären. Diese Aufklärung im Rahmen des Arzt-Patienten-Gesprächs ist krankengeschichtlich zu dokumentieren und von dem Patienten oder einem Zeugen (Schwester, Assistent) gegenzuzeichnen.

Beachte: Lymphknotenmetastasen von Primärtumoren des Auges (Melanom) oder sonstiger tributärer Areale des Kopfes können Primärtumoren der großen Speicheldrüsen (besonders der Parotis) vortäuschen, insbesondere dann, wenn der Primärtumor (z. B. Plattenepithelkarzinom der Haut) zuvor bereits chirurgisch und/oder radiotherapeutisch behandelt worden war und die Narben bzw. das Radioderm unter Haaren verdeckt sind.

Die Neck dissection ist bei adenoidzystischen Karzinomen, bei Karzinomen, bei Mukoepidermoidtumoren von hoher Malignität (high grade malignancy), bei Karzinomen in pleomorphen Adenomen sowie bei Metastasen in die parotidealen Lymphknoten von Hautregionen des Gesichts und des Skalps indiziert.

Die intra- und periglandulären parotidealen bzw. submandibulären und dann die tiefen kranialen jugularen Lymphknotengruppen sind die *ersten Stationen der lymphogenen Metastasierung*. Hämatogene Fernmetastasen lassen sich vor allem beim adenoidzystischen Karzinom relativ häufig nachweisen.

Merke: Die Ausbreitung per continuitatem, vor allem bei dem adenoidzystischen Karzinom, entlang der Nerven und Gefäße ist so groß, daß die Prognose trotz einer umfassend und weit angelegten Operation dubiös bleibt.

Grundzüge operativer Eingriffe

1. Konservative fazialisschonende Parotidektomie bei benignen Tumoren (Abb. 7.**7** und 7.**8**)

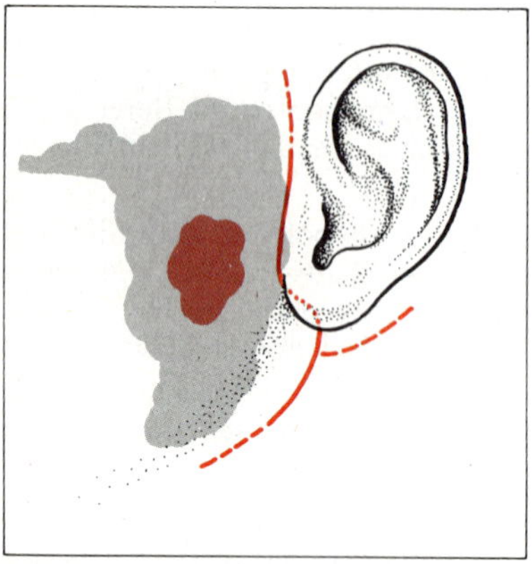

Abb. 7.**7** S- bzw. Y-förmige Schnittführung zur Parotidektomie

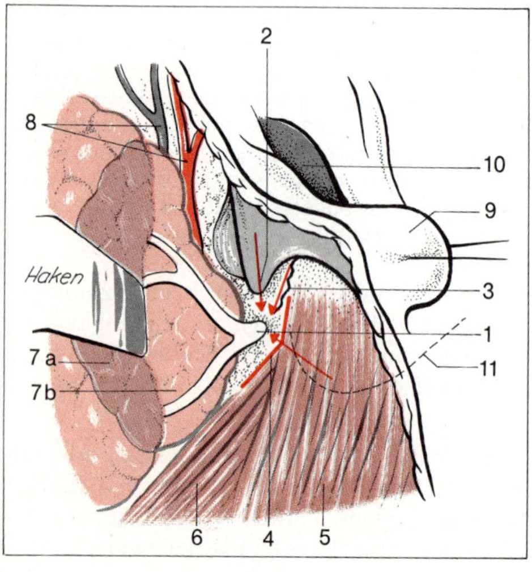

Abb. 7.**8** Fazialisschonende Parotidektomie: Ortungspunkte beim Aufsuchen des Stammes des N. facialis (1): 2 Spitze des knorpeligen Gehörganges = „pointer", 3 Fissura tympanomastoidea, 4 Winkel zwischen Vorderkante des M. sternocleidomastoideus (5) und des M. biventer, hinterer Bauch (6); 7a epifazialer Anteil der Glandula parotis, 7b subfazialer Anteil der Glandula parotis, 8 A. und V. temporalis superficialis, 9 Ohrläppchen (hochgezogen), 10 Gehörgangseingang, 11 Warzenfortsatzspitze

S- bzw. Y-förmiger Hautschnitt, prä- bzw. postaurikulär, zum M. sternocleidomastoideus ziehend. Aufsuchen des Stammes und der sich auffächernden Äste des N. facialis ≈ 5 mm unterhalb der dreieckigen Spitze des knorpeligen Gehörgangs in der Tiefe („pointer").

Man findet den Nervenstamm auch ausgehend von der tympanomastoidalen Knochenfissur, 6–8 mm medial davon in der Tiefe. Präparation der Fazialisäste peripherwärts mit Hilfe der Lupenbrille oder unter dem Operationsmikroskop. Elektrische Sonde zur intraoperativen Identifizierung der Fazialisäste sehr hilfreich.

Das Ausmaß dieser Operation richtet sich nach Tumorgröße und -sitz, d. h. es erfolgt entweder die laterofaziale oder die vollständige Parotidektomie mit Schonung des N. facialis.

2. Radikale Parotidektomie bei malignen Tumoren

Das operative Vorgehen richtet sich nach Sitz und Ausmaß des Tumors; so können Mandibulektomie, Petrosektomie, supra- und periglanduläre Haut- bzw. Weichteilresektionen und die Neck dissection notwendig werden. Die Resektion des N. facialis ist absolut indiziert beim Vorliegen teilweiser oder vollständiger Paresen. Da die Malignomzellen, vor allem beim adenoidzystischen Karzinom, besonders in den Nervenscheiden vordringen, ist die Entfernung des Nerven bei jenen Operationen, auch wenn klinisch keine evidente Lähmung zu erkennen ist, fast immer angezeigt.

Gesichtslähmungen nach Malignomoperationen können durch Muskel- und Faszienplastiken bzw. durch Nerventransplantationen operativ behandelt werden (s. S. 170 ff.).

3. Entfernung der Glandula submandibularis (s. Abb. 7.5, S. 544).

Hautschnitt zwei Querfinger unterhalb und parallel des gleichseitigen horizontalen Unterkieferbogens. Präparation drüsennah und von dorsal beginnend. Der R. marginalis mandibulae des N. facialis wird zur Erhaltung der Unterlippeninnervation durch Hochschlingen der A. und V. facialis (nach ihrer Unterbindung) geschützt. Die Nn. hypoglossus und lingualis sind durch exakte Präparation an der Drüsenkapsel und ggf. durch ihre Darstellung zu schonen. Nach Ausschälung wird der Ausführungsgang vorn ligiert.

Bei bösartigen Sialomen der Glandula submandibularis ist die Operation analog den bei der radikalen Parotidektomie geschilderten Prinzipien zu erweitern.

8. Stimm- und Sprachstörungen*

Die *Phoniatrie* ist ein in der Otorhinolaryngologie verankertes und aus ihr hervorgegangenes ärztliches Spezialgebiet, das sich mit den Störungen der Stimme und Sprache und ihrer Behandlung befaßt. Einbezogen sind Störungen des Gehörs, soweit sie Stimme und Sprache beeinflussen. Die Phoniatrie basiert auf der otorhinolaryngologischen Funktionsdiagnostik und hat enge Verbindungen zu Neurologie, Psychiatrie, Pädiatrie, Psychologie, Stomatologie, Kieferchirurgie, Logopädie, Heilpädagogik, Gesangspädagogik, Linguistik und Phonetik.

Einige Begriffe:

Aphonie: Stimmlosigkeit

Berufsstimmstörungen: Phonasthenien oder Dysphonien durch professionelle Überbelastung der Stimme bei Lehrern, Kindergärtnern, Sängern, Pfarrern, Schauspielern, Rechtsanwälten, Soldaten, Verkäufern, Reiseleitern, Telefonisten, kinderreichen Müttern, Arbeitern im Lärmmilieu usw.

Dysodie: Störung der Singstimme

Dysphonie: Stimmstörung.

Logopädie: Nichtärztlicher Medizinalberuf. Der Logopäde ist auf Anordnung eines verantwortlichen Arztes (Phoniater, Otorhinolaryngologe) bei Diagnostik und Therapie von Hör-, Stimm- und Sprachkrankheiten tätig mit dem Ziel, die Kommunikationsfähigkeit dieser Patienten zu verbessern und ihre soziale Integration zu erleichtern.

Phonasthenie: Stimmschwäche, krankhafte Stimmermüdung.

Stimmstörungen

Leistungen der Stimme

1. Komponenten für die *Stimmerzeugung:* Windkesselfunktion (Lungen), Tonerzeugung (Kehlkopf), Ansatzrohr (Rachen, Nase, Mundhöhle). – Stimmlippenschwingungen entstehen durch aerodynamische und myoelastische Kraftkomponenten.
2. *Stimmeinsatz:* Stimmlippenzustand und -einstellung zu Beginn der Phonation („harter Einsatz" z. B. bei „Kommandostimme", „weicher Einsatz" z. B. bei Gesang).
3. *Tonhöhe:* Abhängig von *Frequenz* der Stimmlippenschwingungen pro Zeiteinheit (höchster erreichbarer Ton: 2610 Hz [e^4], tiefster Ton 43 Hz [F_1]).
   Die mittlere *Sprechstimmlage* ist der Tonhöhe, um die sich die Stimme beim Sprechen bewegt. Sie sollte im unteren Drittel des Stimmumfangs liegen.

---

* Für diesen Abschnitt wurden Definitionen und Darstellungen vor allem von *G. Böhme* und *G. Wirth* verwendet.

4. *Stimmumfang:* 1,3–2,5 Oktaven.
5. *Stimmstärke:* Abhängig von aerodynamischen Größen (subglottischer Druck; Luftstromrate), Schwingungsmuster der Stimmlippen, Artikulationsstellung, Mundöffnung.
6. *Tonhaltedauer:* Abhängig von Atemvolumen, Glottisschluß und Luftfreigabe (beim Mann etwa 25 Sek., bei der Frau etwa 17 Sek.).
7. *Stimmgattung:* Beim Mann Baß, Bariton, Tenor; bei der Frau: Alt, Mezzosopran, Sopran. Jede Stimmlage unterscheidet sich nach oben durch eine Terz im Grundton.
8. *Stimmregister:* Bruststimme, Mittelregister, Kopfstimme, die begrenzt werden durch ihre „Bruch"-Übergangsstellen beim Aufwärts- und Abwärtssingen (dazu tritt beim Mann das „Falsett' [Fistelregister], bei Frau und Kind das „Flageolett" [Pfeifregister]. Bei der Umgangssprache wird in der Regel das Brust- und Mittelregister eingesetzt.
9. *Stimmklang: Klangfarbe* abhängig von Anzahl und Stärke der Obertöne (z. B. nasale Klangfarbe: bei Gaumensegelinsuffizienz; helle Klangfarbe: bei offenem, verkleinertem Ansatzrohr; dunkle Klangfarbe: bei verengter Mundöffnung und verlängertem Ansatzrohr).

Altersabhängigkeit der Stimme

Säuglings- und Kindesalter: Stimme zunächst nur auf einem engen Frequenzband (etwa um 440 Hz = a^1). – Stimmumfang bei Kindern vor Pubertät 1–1,5 Oktaven.

Mutation: Endokrin gesteuerte Stimmlippenverlängerung (bei *beiden* Geschlechtern!) während der Pubertät – bei Knaben im Alter von 12–13 Jahren, bei Mädchen im Alter von 11–12 Jahren. Dauer der Mutation bei Knaben 6–12 Monate, bei Mädchen 1,5–3 Monate. Absinken der mittleren Sprechstimmlage bei Knaben um eine Oktave, bei Mädchen um eine Terz. Erweiterung des Stimmumfangs auf 2 Oktaven. – „Stimmbruch": Umkippen der Sprechstimmlage zwischen Brust- und Kopfregister, speziell beim Knaben.

Altersstimme: Ab dem 60. Lebensjahr Abnahme des Stimmumfangs und der Stimmstärke, u. U. Umkippen in Fistelstimme („Greisendiskant"); Höherwerden der mittleren Sprechstimmlage beim Mann und Sinken der mittleren Sprechstimmlage bei der Frau.

Funktionsprüfungen

Zum *Stimmstatus* gehören:

- Anamnese (einschl. Familienanamnese!);
- komplette HNO-Spiegeluntersuchung, evtl. einschl. Röntgen (Tomographie, „funktionelles" Laryngogramm, Röntgenkinematographie);
- funktionelle Stimmprüfungen (Untersuchung von Klangfarbe, Stimmumfang, Tonhaltedauer, Schwelltonverhalten, Stimmgattung, Kehlkopfdruckprobe [Gutzmann], Beurteilung der Singstimme, Stimmbelastbarkeit).
- Apparative Funktionsprüfungen:

Tonbandaufnahmen: Akustische Registrierung unter kontrollierten und reproduzierbaren Bedingungen.

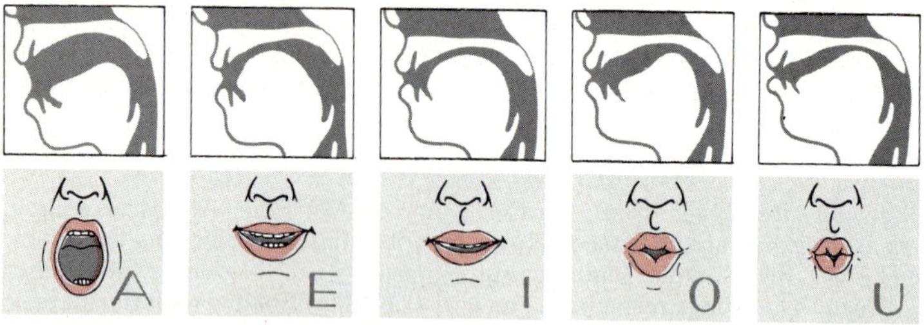

Abb. 8.1 Mund- und Zungenstellung bei der Bildung der Vokale

Stimmfeldmessung (Phonetogramm): Messung der maximalen und minimalen Stimmschalldrucke über den gesamten Stimmumfang (Überblick über stimmliche Leistung; Registerdarstellung).

Stroboskopie: Sie macht die schnellen Schwingungsabläufe der Stimmlippen durch Ausnutzung eines optischen Effektes erkennbar. Während der Laryngoskopie werden die schwingenden Stimmlippen von Lichtblitzen beleuchtet, wobei die Frequenz der Lichtblitze der Frequenz der Stimmlippenschwingungen entweder entspricht oder etwas größer oder kleiner ist (bei gleicher Frequenz: „stehendes" Bild, bei geringer Frequenzdifferenz „bewegtes" Bild [„Zeitlupe"] der Stimmlippen). Sehr wichtige diagnostische Methode!

Elektroglottographie: Transkutane Registrierung der Stimmlippenschwingungen mittels zweier am Kehlkopf angebrachter Elektroden (Registrierung des kapazitiven Widerstandes).

Elektromyographie: Aktionspotentialableitung von den inneren und/oder äußeren Kehlkopfmuskeln mittels Nadelelektroden.

Sonographie: Elektroakustische Aufzeichnung des Sprach-Frequenz-Spektrums zwischen 85 und 8000 Hz (Überblick über physikalischen Aufbau von Stimme und Sprache nach Frequenz, Amplitude und Zeit).

Evtl. Atem- und Lungenfunktionsprüfung.

Klinik der Stimmstörungen

Hyperkinetische Dysphonie

Funktionelle Stimmstörung (Hyperfunktion). Nicht beabsichtigte übertriebene Kontraktion der Phonationsmuskulatur (einschl. Atem-, Artikulations- und Halsmuskulatur). Folge von unökonomischem Stimmgebrauch (z. B. bei Sprechberufen).

Symptome: Heisere, gepreßte Stimme mit hartem Stimmeinsatz. Räusperzwang, Globusgefühl, Stimmermüdung bei Belastung (morgens gute, abends „schlechte" Stimme).

Taschenfaltenstimme (pathologische): Extremform der hyperkinetischen (hyperfunktionellen) Dysphonie, Erzeugung der Stimme durch Schwingungen der Taschenfalten, die zusammengepreßt werden. – *Symptome:* Stark heisere, gepreßte Stimme. – Die *therapeutische,* angebahnte Taschenfaltenstimme (z. B. nach Chordektomie, s. S. 426) ist im Gegensatz dazu *nicht* gepreßt.

Hypokinetische Dysphonie

Funktionelle (hypofunktionelle) Stimmstörung. Schwäche der Kehlkopfmuskulatur mit unvollständigem Glottisschluß. Folge allgemeiner körperlicher Schwäche und/oder Schwäche im Kehlkopfbereich (z. B. bei und nach konsumierenden und/oder Stoffwechselerkrankungen, bei Herzinsuffizienz, bei Myasthenie von Kehlkopfmuskeln; Endzustand nach primärer hyperfunktioneller Dysphonie).

Symptome: Matte, verhauchte, klangarme und heisere Stimme; leichte Stimmermüdbarkeit, Halsschmerzen, Räusperzwang, Globusgefühl. Beim Spiegeln: *ovaläre Schlußinsuffizienz der Glottis* („Internusschwäche" oder „Transversusschwäche" [s. unten und S. 405]).

Spastische Dysphonie

Stimmritzenkrampf, oft psychogen; bei langdauernder psychischer, physischer und/oder sozialer Belastung; Depression; Neurose.

Symptome: Stimme stöhnend, gequetscht, ächzend, angespannt. Unterbrechung und Wiederholung beim Sprechen von Vokalen.

Dysplastische Dysphonie

Stimmstörungen infolge Mißbildungen (Asymmetrien) im Kehlkopf (kongenitale, perinatale, postnatale, postmutationelle Ursachen).

Symptome: Heiserkeit, Stimmermüdung.

Stimmstörungen durch entzündliche Kehlkopferkrankungen: s. S. 414 ff.

Stimmstörungen durch Trauma des Kehlkopfs s. S. 409 ff.

Muskuläre Dysphonie: Schädigung der inneren Kehlkopfmuskulatur durch entzündliche, toxische Einflüsse und/oder funktionelle Überbeanspruchung; Altersatrophie; muskuläre Systemerkrankungen s. S. 402.

Dysphonie durch Neubildungen: Heiserkeit durch gutartige oder bösartige Tumoren s. S. 419 ff., 423.
Stimmstörungen durch Lähmung der Kehlkopfnerven **(Stimmlippenlähmungen)** s. S. 402 ff.

Mutationsstörungen

Erst nach dem Mutationsalter feststellbare Stimmstörung (z. B. Mutationsfistelstimme; verlängerte, unvollständige, stürmische, verzögerte Mutation; Mutationsbaß und perverse Mutation bei Mädchen und Frauen) oder auch organisch (endokrin) bedingte Störungen (z. B. endokrin bedingt als persistierende Kinderstimme; Mutatio tarda, Mutatio praecox, Schwangerschaftsmutation oder verursacht durch morphologische Veränderungen des Kehlkopfskeletts).

Hormonelle Stimmstörungen

Stimmstörungen, die während des physiologischen Ovarialzyklus manifest werden, z. B. prämenstruelle, menstruelle Dysphonie (Dysodie), Laryngopathia gravidarum, Schwangerschaftsmutation, Stimmveränderungen bei Menopause. Andererseits Stimmstörungen, die bei Frauen nach Verabfolgung von männlichen Sexualhormonen (Androgene, Testosteron) auftreten. Hierzu gehören u. a. Medikamente zur Behandlung von Mamma- und Ovarialkarzinomen wie Amenox, Femandren, Femovirin, Lynandron, Primodian, Testosteron, Testoviron, ferner Kombinationspräparate von Andro- und Östrogenen (bei klimakterischen Beschwerden) sowie Anabolika. Auch nach Ovulationshemmern kann es (selten) zu Stimmstörungen kommen. Die individuelle Empfindlichkeit gegenüber Androgenen schwankt sehr. Stimmstörungen auch möglich bei Überdosierung von Thyreostatika und Hydantoinen. Ferner bei Akromegalie, Hyperthyreose, Myxödem, Mongolismus (Langdon-Down-Syndrom), Überfunktion der Epithelkörperchen, Morbus Addison, Hypogonadismus, Intersexualität.

Symptome: Verlust der normalen Singstimme; rauhe, brüchige Stimme in tieferer Sprechstimmlage; herabgesetzte Kontrolle der Stimme; vorzeitige Ermüdung mit verminderter Tragfähigkeit.

Behandlungsmöglichkeiten bei Stimmstörungen

1. Bei Entzündungen antiinflammatorisch.
2. Beseitigung mechanisch störender organischer Ursachen (Entfernung von gutartigen Geschwülsten, Narben, Segelbildungen; Auffüllen von Gewebsdefekten; glottiserweiternde oder -verengende Eingriffe).
3. Perkutane Elektrotherapie der Kehlkopfmuskulatur mit verschiedenen Stromarten (z. B. galvanisch, exponential, dreieckig) in Verbindung mit Stimmübungen.
4. Funktionelle Stimmtherapie (Stimmübungen) durch Phoniater und Logopäden (z. B. Übungen zur Verbesserung der Atemtechnik, des Stimmeinsatzes, der Artikulation bzw. Vokal- und Konsonantbildung).
5. Gegebenenfalls zusätzlich psychotherapeutisch.

Störungen des Sprechens und der Sprache

Anatomisch-physiologische Grundlagen der Lautsprache

Sprachzentren; Ansatzrohr (Hohlraum zwischen Stimmbandebene und Öffnung des Mundes bzw. der Nase): supraglottischer Larynx; drei Pharynxetagen; Mundhöhle, Nasenhöhlen; Formung des Ansatzrohres durch Rachen-, Gaumen-, Zungen-, Kau- und mimische Gesichtsmuskulatur.

Voraussetzungen für Sprechfunktion: Koordination von Sprachzentren, Atmung (Windkessel), Kehlkopf (Stimmgenerator) und Ansatzrohr (s. oben).

Sprachzentren: Bei Rechtshändern ist die linke Hemisphäre dominant. Steuerungs- und Kontrollapparat (Rückkoppelung) für die Einstellung. Bewegung und Koordinierung der an der Phonation beteiligten Systeme (Atmung, Kehlkopf, Ansatzrohr).

Die *Vokale* entstehen durch Bildung vokal-charakteristischer Vokaltraktkonfigurationen (Abb. 8.**1**) und Vokaltraktanregung durch die Stimmlippenschwingungen.

Die Bildung der *Konsonanten* erfolgt durch die Stimmlippenschwingung als Schallquelle (stimmhafte Konsonanten) oder durch Strömungsgeräusche in Ansatzrohrkonstriktionen oder Knall durch Sprengung von Ansatzrohrverschlüssen (stimmlose Konsonanten). In Kombination mit typischen Ansatzrohrkonfigurationen bzw. Bewegungsmustern des Stimmapparates werden so die verschiedenen Konsonanten erzeugt (Frikative, Plosive, Nasale, Affrikate).

Sprachentwicklung: s. S. 156.

Funktionsprüfungen des Sprechens

Zur Erstellung eines *Sprachstatus* gehören u. a.

- Anamnese (Familienanamnese; neurologische, psychologische und sprachliche Entwicklungsanamnese);
- komplette Hals-Nasen-Ohren-ärzliche Untersuchung, dazu audiologische Untersuchung, beim Säugling und Kleinkind pädaudiologische Hörtests wie Reflexaudiometrie, EEG-Audiometrie (ab Säuglingsalter!), Impedanzmessung (ab 2.–3. Lebensjahr).
- Feststellung des Lautbestandes, des Wortschatzes, des Satzbaus;
- Untersuchung des Sprachverständnisses, der Artikulation und der Lateralität;
- Untersuchung des Lesens und Schreibens;
- Intelligenztests;
- psychologische Tests;

dazu kommen je nach Art der Sprachstörung *pädiatrische, psychiatrische, neurologische* und *psychosomatische* Untersuchungen.

> ***Merke:*** Falls die Sprachentwicklung verzögert erscheint, sollte eine audiologische und phoniatrische Untersuchung schon am Ende des 1. Lebensjahres durchgeführt werden! – Bei Verdacht auf das Vorliegen einer hereditären Schwerhörigkeit oder Taubheit (z. B. positive Anamnese eines Elternteils) sollten diese Untersuchungen schon im 1. Lebenshalbjahr erfolgen.

Klinik der Sprachstörungen

Verzögerte Sprachentwicklung

Definition: Ausbleiben, verlangsamtes oder fehlerhaftes Einsetzen der kindlichen Sprache nach dem 18. Lebensmonat. Ursachen sehr verschieden: z. B.

mangelnde sprachliche Anregung („Deprivationssyndrom"), Intelligenzmangel, Hörstörung, Blindheit, frühkindliche Hirnschädigung, erbliche Faktoren.

Therapie: Durch Logopäden (etwa ab dem 3. Lebensjahr). Gegebenenfalls Sonderschule.

Dysgrammatismus

Grammatische und syntaktische Störungen des Sprechens und Schreibens. Zentrale Sprachstörung (bei geistiger Entwicklungsstörung, frühkindlicher Hirnschädigung, Schädel-Hirn-Traumen usw.).

Therapie: Aufgabe des Logopäden.

Prognose: In der Regel günstig.

Legasthenie (Lese- und Rechtschreibschwäche)

Angeborene oder früh erworbene Unfähigkeit durchschnittlich intelligenter Kinder auf normale Weise Lesen und Schreiben zu lernen. Wird in der Regel erst in den ersten Schulklassen bemerkt.

Therapie: Nachhilfeunterricht und gezieltes Training im analytisch-buchstabierenden Lesen. Evtl. Sonderklassen für Legastheniker.

Prognose: Günstiger für die Lesestörung; die Schreibstörung kann zumindest teilweise bestehen bleiben.

Störungen der Artikulation

Dyslalie (Stammeln)

Einzelne Laute oder Lautverbindungen fehlen entweder völlig, werden falsch ersetzt oder gebildet. Stammeln ist ein Fehler der Aussprache. Innerhalb des 1.–4. Lebensjahres „physiologische Dyslalie". Falls diese nicht bis zum 5. Lebensjahr behoben, phoniatrische Untersuchung!

Ursachen: Verschieden (z. B. erbliche Faktoren; mangelhafte sprachliche Anregung und Nachahmung fehlerhafter Sprache; psychogene, motorische Ursachen).

Therapie: Logopädisch.

Sigmatismus (Lispeln)

Fehlerhaftes Bilden von „sch" (Schetismus), „ch" (Chitismus), Unvermögen „S" zu bilden (Asigmatismus); Ersatz des „S" durch andere Konsonanten z. B. „D".

Ursachen: Erbliche Anlage; Hörstörung (frühkindliche Innenohrschwerhörigkeit!); Nachahmung; Formfehler der Kiefer (Spalten!), Zahnstellungsfehler; Störungen der Zungenmotilität.

Sigmatismus interdentalis: Zunge vorn zwischen den Zähnen.

Sigmatismus addentalis: Zungenspitze an Hinterfläche der Schneidezähne:

Sigmatismus lateralis: Fehlerhafte „S“-Bildung durch Ablassen der Luft über seitliche Zunge in Mundvorhof.

„Rhotazismus“ (Schnarren) = Fehlerhafte Bildung von „R“, evtl. Ersatz des „R“ durch andere Konsonanten (z. B. „L“).
Analog: „Gammazismus“, „Kappazismus“, Lambdazismus“.

Therapie: Logopädisch.

Rhinophonie (Rhinolalia, Näseln)

Nasopharynx und Nasenhöhlen sind als Teile des Ansatzrohres an der Lautbildung zu wenig (Rhinophonia clausa, geschlossenes Näseln) oder zu viel (Rhinophonia aperta, offenes Näseln) beteiligt. Es kommt zu Störungen auch des Stimmklanges.

Geschlossenes Näseln (Rhinophonia clausa, Rhinolalia clausa).

Ursachen: Mechanische Verlegung von Nasopharynx und/oder Nasenhaupthöhlen (s. S. 185); oder funktionelle Störungen (falscher Einsatz des Gaumensegels); Kontraktion beim Sprechen. – Sprache klingt dumpf, hölzern („Stockschnupfenklang“).

Offenes Näseln (Rhinophonia aperta, Rhinolalia aperta). *Ursachen:* Angeborene Mißbildungen des harten und/oder weichen Gaumens; peripher oder zentral ausgelöste Gaumensegellähmung; frühkindliche Hirnschädigung; Neuritiden durch Diphtherie, Poliomyelitis- oder andere Viren; neurologische Erkrankungen; Traumafolgen, auch iatrogene Ursachen wie fehlerhafte Indikation oder Ausführung einer Tonsillektomie bzw. Adenotomie. – Gelegentlich auch nur funktionelle Ursachen. – Sprache hat stark nasale Resonanz, sie ist undeutlich, hallend („Gießkannenklang“). – Auch eine *Rhinophonia mixta* kommt vor.

Diagnose: 1. HNO-ärztliche Untersuchung. – 2. Prüfung der Innervation des Gaumensegels und Ausschluß einer submukösen Gaumenspalte. – 3. Verschiedene Funktionsproben, z. B. Prüfung des „Durchschlagens“; A-I-Probe nach Gutzmann; Auskultationsprobe nach Gutzmann; Spiegelprobe nach Czermak bzw. Glatzl.

Therapie: Je nach Lokalbefund. – Bei Spalten: Operativer Verschluß und logopädische Behandlung; bei zu kurzem Gaumensegel: Velopharyngoplastik (s. S. 375). Sonst: Elektrisieren; logopädische und evtl. kieferorthopädische Behandlung.

Balbuties (Stottern)

Vielgestaltiges Störungsbild des fließenden Redestroms, charakterisiert durch Hemmungen und Unterbrechungen des Sprechablaufs. Symptom einer komplexen Störung der psychosomatischen Persönlichkeit. Es gibt Hemmungen *(tonisches Stottern)* und Unterbrechungen *(klonisches Stottern)* des

Sprechablaufs. Männliche Stotterer sind fünfmal häufiger als weibliche. – Verschiedene Ausprägungsformen. Störungen der Stimme, Atmung, Artikulation; Angst vor dem Sprechen (Logophobie); Mit- und Ausweichbewegungen der Extremitäten und/oder des Rumpfes. – *Singen nicht gestört!*

Ursache: Unbekannt; wahrscheinlich multifaktoriell (erbliche Anlage, neuropathische familiäre Belastung; hirnorganische Faktoren; psychogene Faktoren, aber auch Nachahmungstrieb).

Therapie: Symptomatisch mit Atem- und Sprechtherapie; evtl. Versuch einer kausalen Therapie durch Herausnahme aus schädlichem Milieu; autogenes Training; Psychoanalyse.

Poltern

Sprachschwäche mit überhasteter, undeutlicher Rede und Wortfindungsstörungen bei anlagebedingter Eigentümlichkeit der Persönlichkeitsstruktur.

Symptome: Überstürztes Sprechtempo; Wiederholung oder Auslassung von Worten oder Satzteilen. Die Sprechstörung entsteht schon in der gedanklichen Vorbereitung, nicht beim Sprechvorgang selbst. Kombination mit Stammeln möglich.

Therapie: Logopädisch.

Sprachstörungen bei neurologischen Schädigungen und Krankheiten

Aphasien und **Dysphasien** sind Ausdruck einer Störung der zerebralen Integrationsleistung (Wortbildung, Worterinnerung, Wortverständnis) beim Sprechen und bedeuten den völligen oder teilweisen Verlust einer bereits ausgebildeten Sprache. – *Ursachen:* Hirnblutung, Hirnembolie, Hirnverletzung, Hirntumoren, Thrombose, (otogene) Schläfenlappenabszesse, Verschluß der A. carotis interna.

Beim *Rechtshänder* kann eine Aphasie ein Herdsymptom für die linke Hirnhemisphäre sein (z. B. bei otogenem Schläfenlappenabszeß, s. S. 112).

Im Rahmen der Aphasie-Einteilungsmöglichkeiten (s. Lehrbücher der Neurologie) vier Formen besonders wichtig:

a) *Broca-Aphasie:* Sitz der Störung im Versorgungsgebiet der A. praerolandica. Leitsymptom: Unfähigkeit Worte zu bilden, dagegen nicht oder kaum gestörtes Wort- und Sprachverständnis.
b) *Wernicke-Aphasie:* Sitz der Störung im rückwärtigen Anteil der 1. Schläfenwindung im Versorgungsgebiet der A. temporalis posterior. Leitsymptom: Unfähigkeit Wort- oder Sprachsinn sowie Schrift zu erfassen; Sprechfähigkeit ist erhalten.
c) *Amnestische Aphasie:* Sitz der Störung ohne feste Zuordnung zu einem bestimmten Gefäßversorgungsgebiet. Häufig bei Hirnabszeß, Hirntumor, Hirnatrophie. Leitsymptom: Wortfindungsstörung und Unfähigkeit, Gegenstände spontan zu benennen. Sprachverständnis und Sprechfähigkeit sind erhalten.
d) *Globale Aphasie:* Sitz der Störung im Versorgungsgebiet der A. cerebri media. Leitsymptom: Ausgeprägte Form der Einschränkung aller sprachlichen Leistungen.

Therapie: Behandlung der Grunderkrankung. Außerdem logopädisch.

Bei **nicht zentral verursachten Sprechstörungen** bei neurologischer oder psychiatrischer Grunderkrankung unterscheidet man zwischen *Dysglossien* (durch periphere Lähmung von beim Sprechen beteiligten Hirnnerven hervorgerufen = infranukleare Schädigung) und *Dysarthrien* (Sprechstörungen, hervorgerufen durch Schädigung der zentralen Kerne und Bahnen der Nerven, die am Sprechvorgang beteiligt sind = nukleäre Schädigung). Dazu kommen Sprechstörungen bei neurologischen Krankheitsbildern verschiedener (teilweise auch noch unbekannter) Genese wie Polysklerose, Morbus Parkinson, Bulbärparalyse, Pseudobulbärparalyse, amyotrophische Lateralsklerose, Myasthenia gravis, progressive Muskeldystrophie, Tabes u. a. (s. neurologische Lehrbücher).

Bei **psychiatrischen Erkrankungen** beobachtet man ebenfalls Sprechstörungen. Diese sind dann Folge einer Störung der Persönlichkeit (Psychose) und werden als *Dysphrasien* bezeichnet, wie etwa bei Schizophrenie, manisch-depressivem Irresein, progressiver Paralyse, Autismus.

Schließlich sind *Sprechstörungen* auch *bei Neurosen* (z. B. bei Hysterie als Logoneurosen) zu beachten (s. Lehrbücher der Psychiatrie).

9. Begutachtung

Unfallbegriff: Eine plötzliche, nicht beabsichtigte schädigende Einwirkung eines ungewöhnlichen, äußeren Faktors auf den menschlichen Körper.

Berufskrankheitsbegriff: Eine Auswahl von Krankheiten, die bei der beruflichen Tätigkeit entstanden sind, werden vom Gesetz als ,,Berufskrankheit" wie Berufsunfälle behandelt und geben Anspruch auf Leistungen der obligatorischen Unfallversicherung. Grundvoraussetzung ist, daß die Krankheit ,,bei der beruflichen Tätigkeit ausschließlich oder vorwiegend durch schädigende Stoffe oder bestimmte Arbeiten verursacht worden ist".

Beachte: Auch Gesundheitsstörungen, die innerhalb einer Arbeitsschicht durch ein mit der versicherten Tätigkeit in ursächlichem Zusammenhang stehendes Ereignis hervorgerufen werden, wie z. B. akute Vergiftungen oder ein akutes Lärmtrauma, gelten als *Berufskrankheiten.*

Gesundheitsstörungen, die durch ein zeitlich eng begrenztes Ereignis (innerhalb *einer* Arbeitsschicht)* hervorgerufen werden, z. B. Schädeltrauma, Knall- oder Explosionstrauma, gelten als *Arbeitsunfall.*

Die *Einschätzung des Körperschadens* erfolgt abstrakt. Für den Anspruch auf eine Rente ist entscheidend, in welchem Ausmaß der Verletzte in seiner Erwerbsfähigkeit (MdE = *Minderung der Erwerbsfähigkeit)* beeinträchtigt ist.

Die Erwerbsfähigkeit ist hierin als ein abstraktes Maß der Gesundheit, die Minderung derselben als ein ebenso abstraktes Maß des Integritätsverlustes oder der Einbuße an Gesundheit gemeint. Die abstrakt vorhandene MdE hat nichts mit der konkreten Erwerbsminderung zu tun, d. h. sie beinhaltet nicht den tatsächlichen Minderverdienst.

Gehör und Gleichgewicht

In der *privaten Unfallversicherung* erfolgt die Einschätzung eines Dauerschadens an den Hörorganen nach den in der Gliedertaxe festgelegten Prozentsätzen der Invalidität.

Taubheit auf beiden Ohren	70 %
Taubheit auf einem Ohr	15 %
Taubheit auf einem Ohr, sofern das Gehör auf dem anderen Ohr vor Eintritt des Versicherungsfalles bereits verloren war	45 %

Maßgebend sind im übrigen die allgemeinen Versicherungsbedingungen.

Tabelle 9.1 Tabelle zur Ermittlung der MdE aus den Schwerhörigkeitsgraden für beide Ohren (nach *Feldmann*)

rechtes Ohr (a.c. = „am Ohr")								
Hörweite für Umgangssprache								
	Normalhörigkeit	0–20	0	0	10	10	15	15
			10					
4 m	geringgradige Schwerhörigkeit	20–40	0	15	20	20	30	30
				20				
1 m	mittelgradige Schwerhörigkeit	40–60	10	20	30	30	40	40
					35			
0,25 m	hochgradige Schwerhörigkeit	60–80	10	20	30	45	50	50
						50		
a.c.	an Taubheit grenzende Schwerhörigkeit	80–95	15	30	40	50	60	60
							65	
∅	Taubheit	100	15	30	40	50	60	70
		Hörverlust in %	0–20	20–40	40–60	60–80	80–95	100
			Normalhörigkeit	geringgradige Schwerhörigkeit	mittelgradige Schwerhörigkeit	hochgradige Schwerhörigkeit	an Taubheit grenzende Schwerhörigkeit	Taubheit
	Hörweite für Umgangssprache			4 m	1 m	0,25 m	a.c.	∅
	linkes Ohr							

Auszugehen ist von dem prozentualen Hörverlust, der aus der audiometrischen Prüfung zu bestimmen ist (s. Tab. 1.**8**, S. 57). Maßgebend für die Festlegung der % MdE ist die akustische Qualifikation der Berufsgruppe des Geschädigten (a. c. = am Ohr).

MdE-Richtsätze bei Verletzungen, Schädigungen oder anderen Krankheitserscheinungen an den Ohren

Verlust einer Ohrmuschel	20 %
Verlust beider Ohrmuscheln	30 %
Schwere Otitis externa (Berufsekzem)	10–20 %
Trommelfellperforation (trocken), einseitig 0–10, beidseitig	10–15 %
Schwere chronische Mittelohreiterung, einseitig 10 %, beidseitig (zuzüglich Hörverlust)	20 %
Status nach Radikaloperation, einseitig 0–10 %, beidseitig (ohne Berücksichtigung des Hörverlustes)	10–20 %
Ohrensausen	5–10 %
Schwere objektivierbare Gleichgewichtsstörung	80–100 %
Objektivierbare Gleichgewichtsstörung mit erheblicher Unsicherheit beim Gehen und Stehen	40–60 %
Objektivierbare Gleichgewichtsstörung mit Belastungsschwindel	20–30 %
Objektivierbare Gleichgewichtsstörung mit gelegentlichem lagebedingtem Belastungsschwindel	0–10 %

Weitere Anhaltspunkte für die Bemessung der MdE*

Störungen des Geruchssinnes

Verlust des Riechvermögens bei Personen mit keiner oder geringer beruflicher olfaktorischer Beanspruchung	10–15 %
Personen mit deutlicher beruflicher olfaktorischer Beanspruchung	20–30 %
Personen, deren Beruf von intaktem Riechvermögen abhängig ist	berufsunfähig

Störungen des Geschmackssinnes

sind isoliert und komplett sehr selten, in Kombination mit Riechstörungen häufiger. Die MdE richtet sich dann vor allem nach der Bewertung der Riechstörung. Völliger Geschmacksverlust 10 %

Erkrankungen und Verletzungen der Nase und Nasennebenhöhlen

Deformierung der Nase	0–20 %
Entstellende Sattelnase	10–30 %
Teilverlust der Nase	10–30 %
Totalverlust der Nase	50 %
Erhebliche Behinderung der Nasenatmung einseitig	0–10 %
Nasenatmung beidseitig	20 %

* In Anlehnung an *H. Feldmann*: Das Gutachten des HNO-Arztes, 2. Aufl. Thieme, Stuttgart 1984

Ozäna	20–40 %
Erkrankungen und/oder Verletzungsfolgen im Bereich der Nebenhöhlen	0–40 %

Verletzungsfolgen (auch Zustände nach Tumoroperationen usw.) im Gesichtsbereich

Zu trennen sind *Störungen der Funktion* von *Störungen des kosmetisch-ästhetischen Erscheinungsbildes*. Dementsprechend MdE sehr unterschiedlich, auch abhängig von Behinderung im Beruf und sozialer Situation.

Anhalt: ,,Abstoßend wirkende Entstellung"	50 %
,,Einfache Entstellung"	10–30 %
Fazialisparese (komplett) einseitig	30 %
beidseitig	50 %

Erkrankungen und Verletzungen im Bereich von Mund, Rachen, Kehlkopf

Lippendefekt mit ständigem Speichelfluß	20–30 %
Schwere Funktionsstörung der Zunge	30–40 %
Kieferklemme	30–50 %
Teilweiser Unterkieferverlust	0–50 %
Teilweiser Oberkieferverlust	0–40 %
Verlust des Gaumens	30–50 %
Verlust des Kehlkopfes	70–100 %
Dauerkanülenträger	40–70 %
Dauerkanülenträger ohne Sprechfähigkeit	70 %

Stimmstörungen

Einseitige Stimmlippenlähmung	
kompensiert, gute Stimme	0–10 %
mit dauernder Heiserkeit	20 %
mit Aphonie	30 %
Beidseitige Stimmlippenlähmung	
abhängig von Atembehinderung und Stimmfunktion	30–50 %
mit Dauerkanüle	40–50 %
Stimmstörung mit dauernder Heiserkeit	20 %
mit Aphonie	30 %

Sprachstörungen

Stottern (als Unfallfolge)	0–30 %
Artikulationsstörungen (als Unfallfolge)	10–40–50 %

10. Notfälle und Erstmaßnahmen

11. Weiterführende Literatur

Dem Charakter und Zweck eines Taschenlehrbuches entsprechend unterblieb im Text die Nennung von Autorennamen so weit wie möglich. Auch auf ein ausführliches Literaturverzeichnis wurde verzichtet. Für weiterführende Informationen bieten sich folgende Handbücher, Atlanten sowie Monographien an:

Handbücher, Atlanten, Operationslehren (HNO)

Ballantyne, J., J. Groves: Scott-Brown's Diseases of the Ear, Nose and Throat, 4th ed., Vol. I–IV. Butterworths, London 1979

Becker, W., et al.: Atlas der Hals-Nasen-Ohrenkrankheiten, 2. Aufl. Thieme, Stuttgart 1983

Berendes, J., R. Link, F. Zöllner: Hals-Nasen-Ohren-Heilkunde in Praxis und Klinik, 2. Aufl., Band I–VI, Thieme, Stuttgart 1977–1982

Denecke, H. J.: Die oto-rhino-laryngologischen Operationen im Mund- und Halsbereich. In: Allgemeine und spezielle Operationslehre, hrsg. von R. Zenker, G. Heberer, R. Pichlmayr. Springer, Berlin 1980

Naumann, H. H.: Kopf- und Hals-Chirurgie, Bd. I–III. Thieme, Stuttgart 1972–1976

Paparella, M. M., D. A. Shumrick: Otolaryngology, 2nd ed., Vol. I–III. Saunders, Philadelphia 1980

Portmann, M., Y. Guerrier: Traité de technique chirurgicale. ORL et cervicofaciale. Masson, Paris 1975

Schwemmle, K.: Die allgemein-chirurgischen Operationen am Halse. In: Allgemeine und spezielle Operationslehre, hrsg. von R. Zenker, G. Heberer, R. Pichlmayr. Springer, Berlin 1980

Theissing, G., J. Theissing: Kurze HNO-Operationslehre, Bd. I und II. Thieme, Stuttgart 1981 und 1975

Spezielle Teilgebiete

Biesalski, P.: Phoniatrie und Pädaudiologie. Thieme, Stuttgart 1973

Böhme, G.: Stimm-, Sprech- und Sprachstörungen. Fischer, Stuttgart 1974

Burian, K. Fanta, H. Reisner: Neurootologie. Thieme, Stuttgart 1980

Feldmann, H.: Das Gutachten des HNO-Arztes, 2. Aufl. Thieme, Stuttgart 1984

Freyschmidt, P.: Schilddrüsenerkrankungen, 2. Aufl. Thieme, Stuttgart 1981

Goodhill, V.: Ear Diseases, Deafness and Dizziness. Harper & Row, New York 1979

Lehnhardt, E.: Praktische Audiometrie, 5. Aufl. Thieme, Stuttgart 1978

Niemeyer, W.: Kleines Praktikum der Audiometrie, 3. Aufl. Thieme, Stuttgart 1979

Savary, M., G. Miller: Der Oesophagus. Lehrbuch und endoskopischer Atlas. Gassmann, Solothurn 1977

Scherer, H.: Das Gleichgewicht. Springer, Berlin 1984

Schuknecht, H. F.: Pathology of the Ear. Harvard University Press, Cambridge/Mass. 1974

Valvassori, G. E., G. D. Potter, W. N. Hanafee, B. L. Carter, R. A. Buckingham: Radiologie in der Hals-Nasen-Ohren-Heilkunde. Thieme, Stuttgart 1984

Wirth, G.: Sprachstörungen, Sprechstörungen, kindliche Hörstörungen. Deutscher Ärzteverlag, Köln 1983

Wirth, G.: Stimmstörungen. Deutscher Ärzteverlag, Köln 1979

12. Fragensammlung

250 Prüfungsfragen

(in Anlehnung an die Handhabung des Instituts für medizinische und pharmazeutische Prüfungsfragen in Mainz)

Verwendete Fragen:

Typ A (einfache Auswahl): Auf eine Frage oder Aussage folgen 5 Antworten (A–E). Wähle daraus die einzig richtige aus.

Typ B (Zuordnung): Liste 1 erhält von 1–5 numerierte Begriffe. Liste 2 mit A–E gekennzeichnete Antwortmöglichkeiten. Ordne jeweils einen Begriff der Liste 1 möglichst sinnvoll zu einer Antwortmöglichkeit der Liste 2. (Doppelnennungen sind nicht vorgesehen.)

Typ C (kausale Verknüpfung): Aussage 1 und Aussage 2 sind durch kausale Verknüpfung ,,weil" verbunden. Prüfe, ob jede Aussage (1, 2) für sich allein richtig und ob die kausale Verknüpfung berechtigt ist.

Typ D (kombinierte Antwort): Auf eine Frage oder Aussage folgen verschiedene Ergänzungen oder Antworten (1–5). Prüfe, welche Antwortkombination (A–E) am zutreffendsten ist.

Jede Frage enthält die Angabe des Fragetyps sowie – soweit sinnvoll – Hinweise auf die einschlägigen Textseiten. – Antworten s. S. 603.

Ohr

Frage 1 (Typ A) (S. 3)
Der knorpelige Gehörgang grenzt an
A. das Foramen stylomastoideum
B. die laterale Attikwand
C. die Glandula parotis
D. die V. jugularis interna
E. das Kiefergelenk

Frage 2 (Typ C) (S. 4)
Eine Gehörgangsreizung kann Husten auslösen (1), *weil* der äußere Gehörgang vom R. auricularis nervi vagi sensibel innerviert wird (2).
A. Aussage 1 + 2 richtig, Verknüpfung richtig
B. Aussage 1 + 2 richtig, Verknüpfung falsch.
C. Aussage 1 richtig, 2 falsch
D. Aussage 1 falsch, 2 richtig
E. Aussage 1 + 2 falsch

Frage 3 (Typ A) (S. 83)
Die häufigste Mißbildung des äußeren Ohres ist die
A. Anotie
B. Mikrotie
C. Gehörgangsstenose
D. Unterentwicklung der Anthelix
E. kongenitale Ohrfistel

Frage 4 (Typ C) (S. 100)
Die Pars flaccida ist eine Prädilektionsstelle für die Bildung eines Kuppelraumcholesteatoms (1), *weil* das Stratum corneum (Cutaneum) eine aktive Proliferationstendenz aufweist (2).

A. Aussage 1 + 2 richtig.
 Verknüpfung richtig
B. Aussage 1 + 2 richtig
 Verknüpfung falsch
C. Aussage 1 richtig, 2 falsch
D. Aussage 1 falsch, 2 richtig
E. Aussage 1 + 2 falsch

Frage 5 (Typ D) (S. 6)

Die Paukenhöhle (Meso-, Hypo- und Epitympanum) grenzt unmittelbar an
1. hinteren Bogengang
2. Bulbus venae jugularis
3. Sinus sigmoideus
4. Sinus petrosus
5. Schnecke

A. nur 1 + 4 richtig
B. nur 2 + 5 richtig
C. nur 3 + 4 richtig
D. nur 2 + 3 richtig
E. nur 4 + 5 richtig

Frage 6 (Typ A) (S. 12)

Das Nährsubstrat der kochleären *und* vestibulären Sinnesendstellen ist
A. Perilymphe
B. Endolymphe
C. Liquor cerebrospinalis
D. Corti-Lymphe
E. Kapillarblut

Frage 7 (Typ D) (S. 14, 24)

Die anatomisch-funktionelle Grundlage der tonotopen Organisation der Schnecke beruht auf der
1. Anordnung in Gruppen von äußeren und inneren Haarzellen
2. Punkt-zu-Punkt-Verbindung zwischen Sinneszelle und afferenten Neuronen
3. Konvergenzschaltung der äußeren Haarzellen
4. Projektion des Frequenzspektrums auf die Basilarmembran
5. Impedanzanpassung zwischen Mittel- und Innenohr

A. 1 + 3 richtig
B. 2 + 4 richtig
C. 3 + 5 richtig
D. 1 + 5 richtig
E. 3 + 4 richtig

Frage 8 (Typ C) (S. 20)

Die Funktion des Fazialisstirnastes bleibt bei zentralen, d. h. supranukleären Fazialislähmungen erhalten (1), *weil* der Stirnast vom rechten und linken motorischen Fazialiskern innerviert wird (2).
A. Aussage 1 + 2 richtig,
 Verknüpfung richtig
B. Aussage 1 + 2 richtig,
 Verknüpfung falsch
C. Aussage 1 richtig, 2 falsch
D. Aussage 1 falsch, 2 richtig
E. 1 + 2 falsch

Frage 9 (Typ A) (S. 21, 51)

Unter Impedanz verstehen wir
A. Unterdruck im Mittelohr
B. elastische Rückstellkraft des Trommelfells
C. Resonanz des äußeren Gehörgangs
D. akustischen Widerstand
E. Hebelwirkung der Gehörknöchelchenkette
4. Richtungshören gestört
5. Hochtonverlust

Liste 2
A. Otosklerose
B. Presbyakusis
C. Morbus Ménière
D. akustisches Trauma
E. zentrale Hörstörung

Frage 10 (Typ D) (S. 21)

Die Gehörknöchelchenkette dient der
1. Impedanzanpassung
2. Schalldrucktransformation
3. Schalldruckprotektion
4. Reizverteilung im Innenohr
5. Spannung des Trommelfells

A. 1 + 2 richtig
B. 2 + 3 richtig
C. 3 + 4 richtig
D. 1 + 4 richtig
E. 2 + 5 richtig

Frage 11 (Typ C) (S. 22)

Die Hauptfunktion der Schnecke besteht in der mechanischen Frequenzanalyse (1), *weil* die Haarzellen im Cortischen Organ die zugeführte mechanische Energie der Schallwellen in bioelektrische Energie umwandeln (2).

A. Aussage 1 + 2 richtig, Verknüpfung richtig
B. Aussage 1 + 2 richtig, Verknüpfung falsch
C. Aussage 1 richtig, 2 falsch
D. Aussage 1 falsch, 2 richtig
E. Aussage 1 + 2 falsch

Frage 12 (Typ A) (S. 22)
Die Bewegungen des Steigbügels im ovalen Fenster erzeugen im peri- und endolymphatischen Raum eine
A. stehende Welle
B. Wanderwelle
C. Kompression der Haarzellen
D. Resonanzschwingung der Lamina tectoria
E. Interferenz

Frage 13 (Typ C) (S. 48)
Eine reine Schalleitungs- oder Mittelohrschwerhörigkeit ist gekennzeichnet durch eine Heraufsetzung der Luftleitungshörschwelle bei normaler Knochenleitungsschwelle (1), *weil* die Schalldrucktransformation im Mittelohr gestört ist (2).
A. Aussage 1 + 2 richtig, Verknüpfung richtig
B. Aussage 1 + 2 richtig, Verknüpfung falsch
C. Aussage 1 richtig, 2 falsch
D. Aussage 1 falsch, 2 richtig
E. Aussage 1 + 2 falsch

Frage 14 (Typ C) (S. 26, 49)
Bei der Innenohrschwerhörigkeit liegt sowohl eine Erhöhung der Luftleitungs- als auch der Knochenleitungshörschwelle vor (1), *weil* der Hörnerv geschädigt ist (2).
A. Aussage 1 + 2 richtig, Verknüpfung richtig
B. Aussage 1 + 2 richtig, Verknüpfung falsch
C. Aussage 1 richtig, 2 falsch
D. Aussage 1 falsch, 2 richtig
E. Aussage 1 + 2 falsch

Frage 15 (Typ B)
(S. 50, 52, 117, 125, 139 ff, 146 f, 148)
Ordne die audiologischen Befunde (Liste 1) zu den entsprechenden Erkrankungen (Liste 2).

Liste 1
1. Rekruitment vorhanden
2. C^5-Senke
3. Stapediusreflex aufgehoben
4. Richtungshören gestört
5. Hochtonverlust

Liste 2
A. Otosklerose
B. Presbyakusis
C. Morbus Ménière
D. akustisches Trauma
E. zentrale Hörstörung

Frage 16 (Typ C) (S. 34)
Bei der Untersuchung des Trommelfells mit dem Otoskop muß der Untersucher die Ohrmuschel des Patienten nach hinten oben ziehen (1), *weil* beim Einführen des Ohrtrichters ein Hustenreflex durch Berühren der hinteren Gehörgangswand ausgelöst wird (2).
A. Aussage 1 + 2 richtig, Verknüpfung richtig
B. Aussage 1 + 2 richtig, Verknüpfung falsch
C. Aussage 1 richtig, 2 falsch
D. Aussage 1 falsch, 2 richtig
E. Aussage 1 + 2 falsch

Frage 17 (Typ A) (S. 37)
Ohrspülungen sind untersagt bei
A. Otitis media acuta perforata mit Ohrfluß
B. Otitis media chronica mit trockener Trommelfellperforation
C. Otitis media chronica mit Trommelfellperforation und schleimig-eitrigem Ausfluß
D. Otitis externa mit feuchtem Detritus
E. Otitis interna

Frage 18 (Typ C) (S. 120)
Bei der Pyramidenquerfraktur wird eine Röntgenaufnahme nach Schüller angefertigt (1), *weil* in dieser Projektion die Pyramidenkante beurteilt werden kann (2).
A. Aussage 1 + 2 richtig, Verknüpfung richtig
B. Aussage 1 + 2 richtig, Verknüpfung falsch
C. Aussage 1 richtig, 2 falsch
D. Aussage 1 falsch, 2 richtig
E. Aussage 1 + 2 falsch

Frage 19 (Typ A) (S. 128)
Bei welcher der folgenden Erkrankungen ist die Nutzung der Computertomographie plus Angiographie für die Diagnose wesentlich?
A. Cholesteatom
B. Glomus-jugulare-Tumor mit Hirnnervenbeteiligung
C. Hörsturz
D. Pyramidenlängsfraktur mit Fazialislähmung
E. Mittelohrkarzinom

Frage 20 (Typ C) S. 86)
Die Luftdusche nach Politzer ist kontraindiziert bei bakteriellen Infektionen der oberen Luftwege (1), *weil* bei der Tubendurchblasung ein submuköses Luftemphysen auftreten kann (2).
A. Aussage 1 + 2 richtig, Verknüpfung richtig
B. Aussage 1 + 2 richtig, Verknüpfung falsch
C. Aussage 1 richtig, 2 falsch
D. Aussage 1 falsch, 2 richtig
E. Aussage 1 + 2 falsch

Frage 21 (Typ A) (S. 42)
Durch den Weberschen Versuch läßt sich unterscheiden:
A. ein zentraler von einem randständigen Trommelfelldefekt
B. eine Schalleitungs von einer Schallempfindungsschwerhörigkeit
C. eine erworbene von einer ererbten Schwerhörigkeit
D. ein Cholesteatom von einem Seromukotympanum

Frage 22 (Typ A) (S. 43)
Der Gellésche Versuch fällt in der Regel pathologisch aus bei
A. Otosklerose
B. Kuppelraumcholesteatom
C. Labyrinthfistel
D. Tubenverschluß
E. Hörsturz

Frage 23 (Typ C) (S. 26, 50, 51)
Eine retrokochleäre Hörstörung kann mittels Nachweis eines Lautheitsausgleichs (Rekruitment) nachgewiesen werden (1), *weil* ein positives Rekruitment eine pathologische Ermüdbarkeit anzeigt (2).
A. Aussage 1 + 2 richtig, Verknüpfung richtig
B. Aussage 1 + 2 richtig, Verknüpfung falsch
C. Aussage 1 richtig, 2 falsch
D. Aussage 1 falsch, 2 richtig
E. Aussage 1 + 2 falsch

Frage 24 (Typ A) (S. 52f)
Der Stapediusreflex ist in der Regel bei folgender Erkrankung aufgehoben
A. Ménièresche Krankheit
B. Friedreichsche Ataxie
C. Otosklerose
D. extratemporale Fazialisschädigung infolge Parotiskarzinoms
E. zentral-neurale Hörstörung infolge Tumorkompression eines Temporallappens

Frage 25 (Typ A) (S. 41)
Der Valsalvaversuch ist eine Methode, um
A. eine Otosklerose festzustellen
B. das Mittelohr zu belüften
C. einen latenten Nystagmus aufzudecken
D. eine Schalleitungs- von einer Schallempfindungsschwerhörigkeit zu unterscheiden
E. die Luftdurchgängigkeit der Nase festzustellen

Frage 26 (Typ A) (S. 61)
Die Prüfung der vestibulospinalen Reflexe dient dem Nachweis
A. einer Ataxie
B. eines Spontannystagmus
C. eines vestibulären Lagerungsnystagmus
D. eines Fixationsnystagmus
E. eines blickparetischen Nystagmus

Frage 27 (Typ A) (S. 65, 70)
Der Blicklähmungs- oder Blickrichtungsnystagmus ist charakteristisch für
A. Ménièresche Krankheit
B. akuten Vestibularisausfall
C. multiple Sklerose
D. Labyrinthausfall nach Felsenbeinquerfraktur
E. Gradenigo-Syndrom

Frage 28 (Typ A) (S. 66)
Der Fixationsnystagmus wird am häufigsten beobachtet bei
A. Kleinhirntumor
B. Akustikusneurinom
C. akutem Vestibularisausfall
D. Amblyopie
E. amyotrophischer Lateralsklerose

Frage 29 (Typ C) (S. 30, 68f)
Bei der thermischen Labyrinthprüfung mit 44 °C warmem Wasser wird bei der Stimulation des rechten Ohres ein Nystagmus nach rechts ausgelöst (1), *weil* rechts in allen drei Bogengängen eine utrikulofugale Endolymphströmung ausgelöst wird (2).
A. Aussage 1 + 2 richtig, Verknüpfung richtig
B. Aussage 1 + 2 richtig, Verknüpfung falsch
C. Aussage 1 richtig, 2 falsch
D. Aussage 1 falsch, 2 richtig
E. Aussage 1 + 2 falsch

Frage 30 (Typ A) (S. 70)
Das positive Fistelsymptom kann u. U. nachgewiesen werden bei
A. Otosklerose
B. Ménièrescher Krankheit
C. Commotio auris internae (labyrinthi)
D. Mittelohrcholesteatom
E. chronischer Schleimhauteiterung

Frage 31 (Typ C) (S. 73, 90)
Der schmerzhafte Druck auf den Tragus spricht für eine Otitis media (1), *weil* bei der Otitis media in der Regel eine ausgeprägte Perichondritis entsteht (2).
A. Aussage 1 + 2 richtig, Verknüpfung richtig
B. Aussage 1 + 2 richtig, Verknüpfung falsch
C. Aussage 1 richtig, 2 falsch
D. Aussage 1 falsch, 2 richtig
E. Aussage 1 + 2 falsch

Frage 32 (Typ A) (S. 73, 90)
Das Kardinalsymptom einer Otitis externa ist
A. Tinnitus
B. Schwerhörigkeit
C. Schwindel
D. Tragusdruckschmerz
E. positives Fistelsymptom

Frage 33 (Typ A) (S. 77)
Das Othämatom entsteht durch eine Blutansammlung zwischen
A. Knorpel und Perichondrium
B. Perichondrium und Haut (Subkutangewebe)
C. Haut und Fettgewebe
D. Fettgewebe und Perichondrium
E. Trommelfell und medialer Paukenhöhlenwand

Frage 34 (Typ C) (S. 77)
Die adäquate Behandlung eines Othämatoms erfolgt durch wiederholte Punktionen (1), *weil* durch die Hämatompunktion die Entstehung eines Seroms oder einer Perichondritis vermieden werden kann (2).
A. Aussage 1 + 2 richtig, Verknüpfung richtig
B. Aussage 1 + 2 richtig, Verknüpfung falsch
C. Aussage 1 richtig, 2 falsch
D. Aussage 1 falsch, 2 richtig
E. Aussage 1 + 2 falsch

Frage 35 (Typ A) (S. 81)
Bei einem durch einen Randwall begrenzten, ulzerierten, mit Krusten bedeckten etwas dolenten Tumor der Ohrmuschel muß differentialdiagnostisch in erster Linie gedacht werden an
A. Chondrodermatitis
B. Molluscum sebaceum (Verruca seborrhoica)
C. senile Keratose
D. Plattenepithelkarzinom
E. Pigmentnävus

Frage 36 (Typ A) (S. 80ff)
Das häufigste Malignom des äußeren Ohres ist
A. das Melanom
B. das Chondrosarkom
C. der Pigmentzell-Nävus
D. das Kerato-Akanthom
E. das Plattenepithelkarzinom

Frage 37 (Typ A) (S. 134f)
Bei einer Mikrotie besteht eine Schall-

leitungsstörung von ca. 50 dB, wenn gleichzeitig vorhanden ist
A. eine Atresie des äußeren Gehörganges
B. eine Aplasie der Innenohrmuskeln
C. eine Mißbildung der Schnecke
D. eine Aplasie der Gehörnerven
E. eine Schädigung der zentralen Hörbahn durch perinatalen Kernikterus

Frage 38 (Typ A) (S. 84)
Beim kurzdauernden Tubenverschluß entsteht im Mittelohr
A. ein Exsudat
B. ein Hämatom
C. eine akute Entzündung
D. ein Adhäsivprozeß
E. Transsudat

Frage 39 (Typ A) (S. 85)
Beim chronischen Tubenverschluß entsteht im Mittelohr
A. ein Hämatotympanum
B. ein Seromukotympanum
C. ein Cholesteatom
D. eine Amboßschenkelnekrose
E. eine Verknöcherung des runden Fenster

Frage 40 (Typ A) (S. 87)
Die Behandlung der Wahl der chronischen, rezidivierenden seromukösen Otitis media besteht in einer
A. einfachen Parazentese
B. Langzeit-Paukendrainage
C. Langzeit-Antibiotika-Applikation
D. Langzeit Kortikosteroid-Applikation (lokal)
E. Radikaloperation

Frage 41 (Typ A) (S. 89)
Der häufigste Infektionsmodus bei der Entstehung der Otitis media acuta ist
A. hämatogen
B. lymphogen
C. tubogen
D. traumatisch
E. durch Schmierinfektion

Frage 42 (Typ A) (S. 89ff)
Chrakteristisches Symptom einer akuten perforierten Otitis media ist *nicht*
A. pulsierender Ohrschmerz
B. Schwerhörigkeit
C. akuter Schwindelanfall
D. entdifferenziertes Trommelfell
E. schleimig-eitriger Ohrfluß

Frage 43 (Typ A) (S. 91)
Welches der nachgenannten Symptome ist *uncharakteristisch* für das Auftreten einer *otogenen Komplikation?*
A. Wiederanstieg der Temperatur
B. Auftreten einer Fazialislähmung
C. Tinnitus
D. Anstieg der Senkungsgeschwindigkeit und Leukozytenwerte
E. Auftreten von Schwindel

Frage 44 (Typ C) (S. 41, 42)
Valsalva oder Luftdusche sind bei Infektionen im Nasenrachen bzw. im Bereich der oberen Luftwege nicht gestattet (1), *weil* durch die rasche Druckerhöhung im Mittelohr eine Labyrinthitis ausgelöst werden kann (2).
A. Aussage 1 + 2 richtig, Verknüpfung richtig
B. Aussage 1 + 2 richtig, Verknüpfung falsch
C. Aussage 1 richtig, 2 falsch
D. Aussage 1 falsch, 2 richtig
E. Aussage 1 + 2 falsch

Frage 45 (Typ A) (S. 91f)
Welches der folgenden Symptome ist *nicht* typisch für eine unkomplizierte akute Otitis media im Säuglings- und Kleinkindesalter
A. Fieber
B. Spontanperforation mit starkem Ohrfluß
C. Dyspepsie
D. Stauungspapille
E. Erbrechen

Frage 46 (Typ C) (S.92)
Die Grippeotitis zeichnet sich durch eine charakteristische hämorrhagische Blasenbildung aus (1), *weil* das Grippevirus intravaskuläre Thromben verursacht (2).
A. Aussage 1 + 2 richtig, Verknüpfung richtig
B. Aussage 1 + 2 richtig, Verknüpfung falsch

C. Aussage 1 richtig, 2 falsch
D. Aussage 1 falsch, 2 richtig
E. Aussage 1 + 2 falsch

Frage 47 (Typ A) (S. 92)
Typisch für eine Grippeotitis sind/ist *nicht*
A. Blutblasen im Gehörgang
B. blutiges Mittelohrsekret
C. multiple Trommelfellperforationen
D. Schalleitungsschwerhörigkeit
E. starke Ohrenschmerzen

Frage 48 (Typ A) (S.93)
Die häufigste Komplikation einer Otitis media acuta ist
A. die Mastoiditis
B. die Petrositis
C. die Schläfenbeinosteomyelitis
D. die Meningitis
E. die Labyrinthitis

Frage 49 (Typ A) (S. 93ff)
Die kritische Zeit für das Manifestwerden einer Mastoiditis ist
A. 3 Tage nach Beginn der Otitis media acuta
B. 8 Tage nach Beginn der Otitis media acuta
C. 2–3 Wochen nach Beginn der Otitis media acuta
D. 4–6 Wochen nach Beginn der Otitis media acuta
E. 8–10 Wochen nach Beginn der Otitis media acuta

Frage 50 (Typ A) (S. 94)
Zu den klassischen Symptomen der Mastoiditis gehört nicht
A. Ohrfluß
B. Tragusdruckschmerz
C. Temperaturanstieg
D. Mastoiddruckschmerz
E. retroaurikuläre Schwellung

Frage 51 (Typ A) (S. 95)
Die Mastoidektomie ist nicht indiziert bei
A. Otitis media acuta mit progredienter Fazialisparese
B. Otitis media acuta mit progredienter Innenohrschwerhörigkeit
C. Grippeotitis
D. subakuter Otitis media mit therapieresistentem Ohrfluß > 6 Wochen Dauer
E. Meningitis nach Otitis media acuta

Frage 52 (Typ B) (S. 84–96, 123)
Ordne die Befunde (Liste 1) zu den Erkrankungen (Liste 2).
Liste 1
1. entdifferenziertes Trommelfell
2. randständige Perforation
3. fadenziehende Sekretion aus Mittelohr
4. zackig begrenzte unregelmäßige Trommelfellperforation
5. Flüssigkeitsmeniskus hinter dem Trommelfell

Liste 2
A. Trommelfellverletzung
B. Schleimhauteiterung
C. Serotympanum
D. Otitis media acuta
E. Cholesteatom

Frage 53 (Typ A) (S. 93, 109–112)
Zu den typischen Komplikationen einer Mastoiditis gehört nicht
A. subperiostaler Abszeß
B. Meningitis
C. Sinus-cavernosus-Thrombose
D. Bezold-Abszeß (Pseudotortikollis)
E. otogener Hydrozephalus

Frage 54 (Typ B) (S. 93–102, 114–118ff)
Ordne die Befunde (Liste 1) zu den entsprechenden Erkrankungen (Liste 2).
Liste 1
1. Ohrpolyp
2. Senkung der hinteren oberen Gehörgangswand
3. Stufenbildung im knöchernen Gehörgang
4. fötides Ohrsekret
5. Abduzensparese

Liste 2
A. Otitis media chronica (Cholesteatom)
B. Felsenbeinfraktur
C. Otitis media chronica (chronische Schleimhautentzündung)
D. Pyramidenspitzen-Eiterung
E. Mastoiditis

Frage 55 (Typ C) (S. 96f)
Die chronische Schleimhauteiterung weist in der Regel einen protrahierten Verlauf auf (1), *weil* es sich in der Regel um eine Pilzinfektion handelt (2).
A. Aussage 1 + 2 richtig, Verknüpfung richtig
B. Aussage 1 + 2 richtig, Verknüpfung falsch
C. Aussage 1 richtig, 2 falsch
D. Aussage 1 falsch, 2 richtig
E. Aussage 1 + 2 falsch

Frage 56 (Typ B)
(S. 98–103, 112f, 130, 139, 144)
Ordne den unter Liste 1 aufgeführten Krankheitsbildern die unter Liste 2 aufgeführten Befunde zu
Liste 1
1. akuter einseitiger Vestibularisausfall
2. Ménièresche Krankheit
3. Cholesteatom
4. Akustikusneurinom
5. Kleinhirnabszeß

Liste 2
A. Tinnitus, fluktuierendes Gehör und Drehschwindelanfälle
B. progrediente Hör- und Gleichgewichtsstörung
C. einmaliger akuter Schwindelanfall mit Nausea in einen Dauerschwindel übergehend
D. Adiadochokinese
E. Positives Fistelsymptom

Frage 57 (Typ C) (S. 99)
Die Grundlage für die Entstehung eines Tensacholesteatoms bildet die Zerstörung des Anulus fibrosus im Bereich der Pars tensa (1), *weil* dadurch ein direkter Kontakt des verhornenden Plattenepithels mit der chronisch entzündeten Mittelohrschleimhaut ermöglicht wird (2).
A. Aussage 1 + 2 richtig, Verknüpfung richtig
B. Aussage 1 + 2 richtig, Verknüpfung falsch
C. Aussage 1 richtig, 2 falsch
D. Aussage 1 falsch, 2 richtig
E. Aussage 1 + 2 falsch

Frage 58 (Typ D) (S. 106, 107)
Komplikationen des Mittelohrcholesteatoms sind
1. Labyrinthitis
2. Sinusthrombose
3. Akzessoriuslähmung
4. Rekurrenslähmung
5. Fazialislähmung

A. 1, 3 und 5 sind richtig,
B. 2, 3 und 4 sind richtig
C. 1, 2 und 5 sind richtig
D. nur 1 und 3 sind richtig
E. nur 4 und 5 sind richtig

Frage 59 (Typ A) (S. 102)
Die Therapie der Wahl bei der Behandlung des Mittelohrcholesteatoms ist eine
A. hochdosierte Antibiotikabehandlung
B. Stapedektomie
C. Mastoidektomie
D. Tympanoplastik
E. Myringoplastik

Frage 60 (Typ C) (S. 103)
Ziel der Tympanoplastik ist die Verbesserung der Impedanzanpassung zwischen Mittel- und Innenohr (1), *weil* durch diesen Eingriff die Schalldruckprotektion des ovalen und die Schalldrucktransformation im Bereich des runden Fensters wiederhergestellt wird (2).
A. Aussage 1 + 2 richtig, Verknüpfung richtig
B. Aussage 1 + 2 richtig, Verknüpfung falsch
C. Aussage 1 richtig, 2 falsch
D. Aussage 1 falsch, 2 richtig
E. Aussage 1 + 2 falsch

Frage 61 (Typ B) (S. 74, 93, 110–112)
Ordne die Symptome (Liste 1) zu den entsprechenden Krankheiten (Liste 2)
Liste 1
1. Nackensteife und Lasègue positiv bei Otitis
2. Schüttelfröste und Kontinua bei Otitis
3. amnestische Aphasie, Kopfschmerz bei Otitis
4. Druckschmerzhaftigkeit am Mastoid bei Otitis
5. Tragusdruckschmerz

Liste 2
A. Otogener Schläfenlappenabszeß
B. Mastoiditis

C. otogene Meningitis
D. Gehörgangsfurunkel
E. otogene Sinusthrombose

Frage 62 (Typ A) (S. 26, 115ff)
Die Schalleitungsschwerhörigkeit bei der Otosklerose wird verursacht durch einen pathologischen Knochenumbauprozeß im Bereich der
A. Gelenke zwischen Hammer und Amboß sowie Steigbügel und Amboß
B. Mittelohrschleimhaut
C. Fenestra ovalis
D. basalen Schneckenwindung
E. Schneckentrennwand

Frage 63 (Typ A) (S. 115ff)
Für die Diagnose einer Otosklerose ist einer der nachfolgenden Befunde *nicht* typisch
A. Schalleitungsschwerhörigkeit
B. positiver Lautheitsausgleich
C. Gelléscher Versuch
D. Aufhebung des Stapediusreflexes
E. normaler Trommelfellbefund bei Schalleitungsstörung

Frage 64 (Typ D) (S. 119ff)
Zu den Kardinalsymptomen einer Felsenbeinlängsfraktur gehört nicht
A. Schalleitungsschwerhörigkeit
B. Hämatotympanum
C. Ausfall des Vestibularisapparates
D. Otoliquorrhoe
E. Stufenbildung im Gehörgang

Frage 65 (Typ D) (S. 120)
Welche Symptome sind eine Indikation zur ohrchirurgischen Frühversorgung einer Pyramidenlängsfraktur?
1. starke Otoliquorrhoe
2. starke Blutung aus dem äußeren Gehörgang
3. Erbrechen
4. akute Meningitis
5. Ertaubung
A. nur 1, 2 und 4 sind richtig
B. nur 1, 3 und 5 sind richtig
C. nur 2 und 3 sind richtig
D. nur 4 und 5 sind richtig
E. nur 2, 3 und 5 sind richtig

Frage 66 (Typ D) (S. 125)
Das akustische Trauma ist gekennzeichnet durch
1. Ohrblutung
2. Tinnitus
3. Mittelohrschwerhörigkeit
4. C^5-Senke
5. Nystagmus
A. 1, 2 und 3 sind richtig
B. 3, 4 und 5 sind richtig
C. nur 1 und 2 sind richtig
D. nur 3 und 4 sind richtig
E. nur 2 und 4 sind richtig

Frage 67 (Typ A) (S. 117)
Die Therapie der Wahl bei einer klinisch manifesten Otosklerose ist
A. Mastoidektomie
B. Trommelfellmassage
C. Tubenkatheterismus
D. Stapedektomie
E. Parazentese

Frage 68 (Typ A) (S. 128)
Bei pulssynchronen Ohrgeräuschen, zusammen mit einem teilweise geröteten, vorgewölbten, aber intaktem Trommelfell ohne Schmerzen und Fieber, muß eine der nachgenannten Erkrankungen an erster Stelle differentialdiagnostisch in Betracht gezogen werden
A. Otosklerose
B. Cholesteatom
C. Glomustumor des Mittelohres
D. Akustikusneurinom
E. Subclavian-steal-Syndrom

Frage 69 (Typ D) (S. 132)
Zu den Nachbarschaftssymptomen des Akustikusneurinoms gehören
1. Trigeminushypästhesie
2. Spontannystagmus
3. Stauungspapille
4. Fazialisparese
5. Blepharospasmus
A. nur 1, 2 und 3 sind richtig
B. nur 2, 3 und 5 sind richtig
C. nur 1 und 3 sind richtig
D. nur 1 und 4 sind richtig
E. alle sind richtig

Frage 70 (Typ A) (S. 132)
Die Therapie des Akustikusneurinoms besteht in

A. Bestrahlung
B. Chemotherapie
C. operative Entfernung aus Kleinhirnbrückenwinkel und innerem Gehörgang
D. Kryochirurgie
E. Fenestration (Fensterungsoperation)

Frage 71 (Typ D) (S. 135ff)
Welche der genannten Antibiotika wirken ototoxisch?
1. Chloramphenicol
2. Dihydrostreptomycin
3. Tetrazyklin
4. Gentamyzin
5. Kanamyzin
A. nur 1, 2 und 3 sind richtig
B. nur 2, 3 und 4 sind richtig
C. nur 1, 4 und 5 sind richtig
D. nur 1, 3 und 5 sind richtig
E. nur 2, 4 und 5 sind richtig

Frage 72 (Typ D) (S. 137 f.)
Welche der nachgenannten Symptome sind charakteristisch für einen Zoster oticus?
1. Bläschen im Bereich des äußeren Ohres
2. neuralgieforme Schmerzen
3. Doppelbilder
4. Fazialislähmung und gleichseitige Gehörabnahme
5. Hyposmie (einseitig)
A. nur 1, 3 und 4 sind richtig
B. nur 2, 4 und 5 sind richtig
C. nur 1, 2 und 4 sind richtig
D. nur 2, 3 und 5 sind richtig
E. nur 3, 4 und 5 sind richtig

Frage 73 (Typ D) (S. 139ff)
Die Ménièresche Trias ist gekennzeichnet durch
1. anfallsweisen Schwindel
2. Dauerschwindel
3. Bewußtlosigkeit
4. fluktuierende Schwerhörigkeit
5. Ohrgeräusch
A. 1, 3 und 5 sind richtig
B. 2, 3 und 4 sind richtig
C. 2, 4 und 5 sind richtig
D. 1, 4 und 5 sind richtig
E. nur 2 und 3 sind richtig

Frage 74 (Typ D) (S. 142, 144, 169)
Der akute Vestibularisausfall ist gekennzeichnet durch
1. Übelkeit und Erbrechen
2. Spontannystagmus zur gesunden Seite
3. Tinnitus
4. Tieftonschwerhörigkeit
5. Ataxie
A. 1, 3 und 4 sind richtig
B. 2, 4 und 5 sind richtig
C. 1, 4 und 5 sind richtig
D. 3, 4 und 5 sind richtig
E. 1, 2 und 5 sind richtig

Frage 75 (Typ A) (S. 139f)
Die Symptome der Ménièreschen Krankheit werden verursacht durch
A. Blutung im Labyrinth
B. Hydrops im Innenohr
C. endokranielle Druckerhöhung
D. ototoxische Schädigung des Cortischen Organs
E. Neuritis statoacustica

Frage 76 (Typ A) (S. 145)
Unter einem Hörsturz versteht man
A. Hörverlust durch akustisches Trauma
B. Lärmschwerhörigkeit
C. plötzliche Innenohrschwerhörigkeit unbekannter Genese
D. Hörverlust durch Schädelbruch
E. Labyrinthitis acuta

Frage 77 (Typ D) (S. 138, 154)
Die postnatal *erworbene* exogene kochleoneurale Schwerhörigkeit kann *viral* bedingt sein bei folgenden Erkrankungen
1. Parotitis epidemica
2. Varizellen
3. Rubeolen
4. Masern
5. Meningitis serosa
A. nur 1, 2 und 3 sind richtig
B. nur 1, 3 und 5 sind richtig
C. nur 1, 4 und 5 sind richtig
D. nur 2, 3 und 4 sind richtig
E. nur 4 und 5 sind richtig

Frage 78 (Typ C) (S. 26, 56)
Die Diskrepanz zwischen (gutem) Reinton- und (schlechtem) Sprachgehör

weist auf das Vorliegen einer zentralen Schwerhörigkeit hin (1), *weil* bei Läsionen der Hörzentren das Richtungshören gestört ist (2).
A. Aussage 1 + 2 richtig, Verknüpfung richtig
B. Aussage 1 + 2 richtig, Verknüpfung falsch
C. Aussage 1 richtig, 2 falsch
D. Aussage 1 falsch, 2 richtig
E. Aussage 1 + 2 falsch

Frage 79 (Typ A) (S. 114)
Zum Gradenigo-Symptomkomplex gehört nicht
A. Trigeminusneuralgie
B. Abduzensparese
C. Rekurrensparese
D. Doppelbilder
E. Otorrhoe

Frage 80 (Typ A) (S. 156)
Hörbedingte Stimm-, Sprech- und Sprachstörungen werden zusammengefaßt unter dem Begriff
A. Dysgrammatismus
B. Dyslexie
C. audiogene Dyslalie
D. Dysarthrie
E. Autismus

Frage 81 (Typ A) (S. 161f)
Vestibuläre Spontan- und Provokationssymptome und ein normales Gehör, in Kombination mit einem Blicklähmungsnystagmus, sind charakteristisch für
A. Akustikusneurinom
B. Commotio auris internae
C. multiple Sklerose
D. akuter Vestibularisausfall
E. Ménièresche Krankheit

Frage 82 (Typ A) (S. 142)
Vestibuläre Spontan-und Provokationssymptome sowie eine einseitige mittel- bis hochgradige Perzeptionsschwerhörigkeit, verbunden mit einer gleichzeitigen Fazialislähmung sowie einer Parese des IX. und X. Hirnnerven, zerebellärer Ataxie und dissoziierten Sensibilitätsstörungen sind charakteristisch für
A. akuten Vestibularisausfall
B. vertebrobasiläre Insuffizienz
C. Bulbärparalyse
D. Kleinhirnbrückenwinkeltumor
E. Ménièresche Krankheit

Frage 83 (Typ A) (S. 160ff)
Eine periphere Fazialislähmung tritt *nicht* auf bei
A. Poliomyelitits
B. Zoster
C. Alport-Syndrom
D. Melkersson Rosenthal-Syndrom
E. Mastoiditis

Frage 84 (Typ A) (S. 71)
Druck auf den N. facialis ruft eine reversible, zeitlich begrenzte Aufhebung der Nervenleitfähigkeit hervor. Diese wird bezeichnet als:
A. Neurotmesis
B. Axonotmesis
C. Neurapraxie
D. Neurolyse
E. Wallersche Degeneration

Frage 85 (Typ A) (S. 153)
Schwerhörigkeit bei Rhesusinkompatibilität wird verursacht durch
A. Hämorrhagien in der Kochlea
B. Atrophie der Hörrinde
C. Entzündung der Hörnerven
D. Bilirubinablagerung in Kochlea und Kochleariskernen
E. seröse Labyrinthitis

Nase, Nasennebenhöhlen und Gesicht

Frage 86 (Typ A) (S. 173)
In den mittleren Nasengang münden
A. nur Ductus nasofrontalis und Ductus nasolacrimalis
B. nur Sinus sphenoidalis und Tuba auditiva
C. nur Sinus maxillaris, Sinus frontalis und Ethmoid

D. nur die hinteren Siebbeinzellen
E. nur der Sinus maxillaris

Frage 87 (Typ A) (S. 176)
Die Pneumatisation der Stirnhöhlen erfolgt in der Regel zwischen dem
A. 7. bis 8. Intrauterinmonat
B. 3. bis 10. Lebensmonat
C. 8. bis 16. Lebensmonat
D. 4. bis 8. Lebensjahr
E. 6. bis 12. Lebensjahr

Frage 88 (Typ C) (S. 178)
Die Blutversorgung der inneren Nase erfolgt ausschließlich aus der A. carotis externa (1), weil die A. carotis interna nur das Endokranium und seinen Inhalt versorgt (2).
A. Aussage 1 + 2 richtig, Verknüpfung richtig
B. 1 + 2 richtig, Verknüpfung falsch
C. Aussage 1 richtig, 2 falsch
D. Aussage 1 falsch, 2 richtig
E. Aussage 1 + 2 falsch

Frage 89 (Typ A) (S. 179)
Im Ganglion pterygopalatinum werden folgende, die Nase innervierende Nervenfasern umgeschaltet
A. Trigeminus
B. Sympathikus
C. Parasympathikus
D. Fazialis
E. Aurikulotemporalis

Frage 90 (Typ D) (S. 203, 397)
Die Lupenendoskopie dient zur Inspektion
1. des Nasopharynx
2. der Kieferhöhle
3. des Larynx
4. der Stirnhöhle
5. der Rima olfactoria
A. nur 1 und 2 richtig
B. nur 3 und 4 richtig
C. nur 4 und 5 richtig
D. nur 1 und 3 richtig
E. alle richtig

Frage 91 (Typ B) (S. 198)
Ordne zu den anatomischen Strukturen (Liste 1) die für diese jeweils aussagereichste der in Liste 2 aufgeführten Röntgenprojektionen
Liste 1
1. Stirnhöhlen
2. Keilbeinhöhlen
3. Siebbein
4. Kiefergelenk
5. Unterkiefer
Liste 2
A. axial
B. okzipitomental (-dental)
C. Projektion nach Rhese
D. Panoramix
E. Projektion nach Schüller

Frage 92 (Typ A) (S. 199)
Zur röntgenologischen Darstellung der Kieferhöhlen ist am besten geeignet
A. die bitemporale Aufnahme
B. die okzipitomentale (okzipitodentale) Aufnahme
C. Schädelaufnahme im a.-p. Strahlengang
D. die axiale Schädelaufnahme
E. die Aufnahme nach Rhese

Frage 93 (Typ A) (S. 208)
Die Koryza wird verursacht
A. vorwiegend durch REO-Viren
B. durch Staphylokokken
C. durch Rickettsien
D. durch Pilze
E. durch zahlreiche unterscheidbare Virusarten

Frage 94 (Typ D) (S. 237)
Die konservative Behandlung einer Sinusitis besteht in
1. Offenhalten des Ostiums
2. Tamponade des mittleren Nasengangs
3. Punktion und Spülung
4. Röntgen-Entzündungsbestrahlung
5. Antibiotikagabe
A. nur 1, 2 und 3 richtig
B. nur 2, 4 und 5 richtig
C. nur 1, 3 und 5 richtig
D. nur 3, 4 und 5 richtig
E. alle richtig

Frage 95 (Typ A) (S. 280)
Was liegt mit großer Wahrscheinlichkeit vor, wenn ein Neugeborenes beim er-

sten Stillen plötzlich zyanotisch und dyspnoisch wird?
A. angeborene Nasenpolypen
B. Nasenrachenfibrom
C. Choanalatresie
D. Gaumenmandelhyperplasie
E. hyperplastische Rachenmandel

Frage 96 (Typ A) (S. 293)
Bei einer einseitigen, blutig-eitrigen, fötiden Nasensekretion beim älteren Menschen ist zu denken an
A. Sinusitis frontalis
B. Malignom in Nase oder Nebenhöhlen
C. Ozaena
D. infizierte Zahnzyste
E. Tonsillenkarzinom

Frage 97 (Typ A) (S. 224)
Wie lange kann man beim Erwachsenen ohne Risiko abschwellende Nasentropfen verordnen?
A. 3 Tage
B. 2 Wochen
C. 6 Wochen
D. 3 Monate
E. ohne zeitliche Begrenzung

Frage 98 (Typ D) (S. 216)
Zu den Ursachen einer behinderten Nasenatmung gehört
1. die Polyposis nasi
2. die Septumdeviation
3. die Septumperforation
4. die Choanalatresie
5. die Rekurrensparese
A. nur 1, 2 und 3 richtig
B. nur 2, 4 und 5 richtig
C. nur 3, 4 und 5 richtig
D. nur 1, 2 und 4 richtig
E. alle richtig

Frage 99 (Typ A) (S. 209)
Eine perenniale allergische Rhinopathie wird am häufigsten hervorgerufen durch
A. Nahrungsmittelallergene
B. „Berufs"-Allergene
C. Kontaktallergene
D. Inhalationsallergene
E. immergrüne Gartenpflanzen

Frage 100 (Typ A) (S. 206)
Das Rhinophym wird verursacht durch eine
A. maulbeerartige Vergröberung der unteren Nasenmuscheln
B. Wucherung der Talgdrüsen der Nasenhaut
C. traumatische Dysplasie der Nasenscheidewand
D. Wucherung der Nasenbeine
E. Morbus Boeck der Haut

Frage 101 (Typ A) (S. 261)
Ein Septumabszess entwickelt sich in der Regel aus einem(r)
A. Septumhämatom
B. Kieferhöhlenempyem
C. Oberlippenfurunkel
D. Lues
E. Meningitis purulenta

Frage 102 (Typ A) (S. 210)
Zu den Therapiemöglichkeiten bei einer saisonalen allergischen Rhinopathie gehört *nicht*
A. Antihistaminika-Medikation
B. spezifische Hyposensibilisierung
C. Kortikosteroid-Medikation
D. Allergenkarenz
E. lokale Applikation von Arg. nitricum (5 %)

Frage 103 (Typ D) (S. 211, 218, 225)
Einseitiger eitriger Schnupfen ist verdächtig auf
1. vasomotorische Rhinopathie
2. Virusschnupfen
3. Nasenpolypen
4. Sinusitis
5. Fremdkörper in der Nase
A. nur 1, 2 und 4 richtig
B. nur 2, 3 und 5 richtig
C. nur 4 und 5 richtig
D. nur 1 und 3 richtig
E. alle richtig

Frage 104 (Typ A) (S. 218)
Ein Choanalpolyp entspringt in der Regel
A. in der Keilbeinhöhle
B. im Nasopharynx
C. in der Kieferhöhle

D. an der unteren Muschel
E. an der Nasenscheidewand

Frage 105 (Typ A) (S. 219)
Die Ozäna wird *nicht* behandelt mit
A. öligen Nasentropfen
B. Konchotomie
C. Schleimhautunterfütterung
D. Salzwasserspülungen der Nase
E. Salbentamponade der Nase

Frage 106 (Typ D) (S. 219)
Folge einer Ozäna ist
1. Anosmie
2. Epithelmetaplasie der Schleimhaut
3. fötide Borkenbildung in der Nase
4. Hyperplasie der Nasenmuscheln
5. Nasenbluten
A. nur 1, 2 und 4 richtig
B. nur 2, 3 und 5 richtig
C. nur 1, 4 und 5 richtig
D. nur 1, 2 und 3 richtig
E. alle richtig

Frage 107 (Typ D) (S. 227)
Zur Diagnostik eines Sinusitis maxillaris kann außer der Rhinoskopie eingesetzt werden die
1. Röntgenuntersuchung
2. Sinuspunktion
3. Gustometrie
4. Velotraktio
5. Ultraschall
A. nur 1, 2 und 3 richtig
B. nur 2, 4 und 5 richtig
C. nur 1, 2 und 5 richtig
D. nur 2, 3 und 5 richtig
E. alle richtig

Frage 108 (Typ D) (S. 211)
Die Concha inferior wird operativ angegangen bei
1. Trigeminusneuralgie
2. vasomotorischer Rhinopathie
3. schwerem Nasenbluten
4. malignem Exophthalmus
5. Kiefer-Gaumen-Spalte
A. nur 2 und 3 richtig
B. nur 3 und 4 richtig
C. nur 3, 4 und 5 richtig
D. nur 1, 3 und 5 richtig
E. alle richtig

Frage 109 (Typ A) (S. 238)
Die Operation nach Caldwell-Luc ist indiziert bei
A. chronischer Sinusitis frontalis
B. chronischer Sinusitis maxillaris
C. Stirnhöhlenmukozele
C. Sinusitis ethmoidalis
E. okkulter Kindersinusitis

Frage 110 (Typ A) (S. 201, 241)
Die Becksche Bohrung dient zur
A. Spülung der Keilbeinhöhle
B. Spülung der vorderen Siebbeinzellen
C. Spülung der Stirnhöhle
D. Drahtung einer Jochbeinfraktur
E. Durchstoßung einer Atresie im Bereich der Nase

Frage 111 (Typ D) (S. 238)
Zu einer typischen Kieferhöhlen-Radikaloperation gehört
1. die Kappung hochstehender Zahnwurzeln
2. die Ausräumung der pathologisch veränderten Sinusschleimhaut
3. die Unterbindung des Ductus nasofrontalis
4. das Anlegen eines Fensters zum mittleren Nasengang
5. das Anlegen eines Fensters zum unteren Nasengang
A. nur 1, 2 und 3 richtig
B. nur 2, 4 und 5 richtig
C. nur 2 und 5 richtig
D. nur 3 und 4 richtig
E. alle richtig

Frage 112 (Typ A) (S. 239)
Das Siebbein geht man operativ *nicht* an
A. von außen
B. transmaxillär
C. endonasal
D. kombiniert über Kieferhöhle und Nase
E. transpalatinal

Frage 113 (Typ B)
Ordne die folgenden Begriffe (Liste 1) zu den entsprechenden Krankheitsbildern (Liste 2).
Liste 1
1. Ritter-Jansen-Operation
2. Horton-Syndrom

3. Costen-Syndrom
4. Sluder-Syndrom
5. Charlin-Neuralgie

Liste 2

A. Erythroprosopalgie
B. Neuralgie des Ganglion pterygo-palatinum
C. Neuralgie des N. nasociliaris
E. Kiefergelenkschmerzen bei Bißfehlstellung

Frage 114 (Typ A) (S. 225)

Die häufigste Ursache für eine dentogene Sinusitis ist

A. eine Zahnzyste
B. eine Oberkieferosteomyelitis
C. ein apikales Granulom
D. eine Kieferhöhlenoperation
E. ein Oberkiefermalignom

Frage 115 (Typ D) (S. 248ff)

Komplikation einer Sinusitis sphenoidalis kann sein

1. eine Amaurose
2. ein Durchbruch nach außen
3. eine Stirnbeinosteomyelitis
4. eine Meningitis
5. eine Kavernosusthrombose

A. nur 1 und 2 richtig
B. nur 3 und 4 richtig
C. nur 1, 3 und 5 richtig
D. nur 1, 4 und 5 richtig
E. alle richtig

Frage 116 (Typ B)

Ordne die entzündlichen Komplikationen (Liste 1) zu den entsprechenden typischen Ursprungserkrankungen (Liste 2).

Liste 1

1. Wangenweichteilabszeß
2. retrobulbäre Neuritis
3. Stirnhirnabszeß
4. Kavernosusthrombose
5. Mundbodenabszeß

Liste 2

A. Sinusitis frontalis
B. Nasenfurunkel
C. Sialadenitis
D. Sinusitis ethmoidalis
F. Sinusitis maxillaris

Frage 117 (Typ B)

Ordne die folgenden Symptome (Liste 1) zu den entsprechenden Krankheitsbildern (Liste 2).

Liste 1

1. Bulbusverdrängung nach außen-unten ohne Schmerzen
2. Protrusio bulbi, Chemosis, Schüttelfröste
3. Lidschwellung, Augenschmerzen, Bulbusverlagerung
4. Enophthalmus, Behinderung der Augenmotilität
5. rasche Visusverschlechterung, Ptose, Exophthalmus, temporoparietale Schmerzen

Liste 2

A. Sinus-cavernosus-Thrombose
B. subperiostaler Abszeß der Orbita
C. Apex-orbitae-Syndrom
D. Mukozele
E. Blow-out-Fraktur

Frage 118 (Typ D) (S. 178)

Typische Blutungsquellen bei Nasenbluten sind zu suchen im Bereich

1. der A. ethmoidales
2. des Locus Kiesselbach
3. der A. sphenopalatina
4. der A. palatina descendens
5. der A. facialis

A. nur 1, 2 und 5 richtig
B. nur 2, 3 und 4 richtig
C. nur 1, 2 und 3 richtig
D. nur 3, 4 und 5 richtig
E. alle richtig

Frage 119 (Typ D) (S. 254)

Als Ursache für Epistaxis kommt in Frage

1. Grippe
2. Morbus Osler
3. vasomotorische Rhinopathie
4. Varikosis des Nasopharynx
5. Hochdruck

A. nur 1, 2 und 3 richtig
B. nur 2, 3 und 4 richtig
C. nur 1, 2 und 5 richtig
D. nur 3, 4 und 5 richtig
E. alle richtig

Frage 120 (Typ A) (S. 253)

Wo sitzt die häufigste Blutungsquelle bei Epistaxis?

A. im Nasopharynx
B. an der mittleren Muschel
C. im oberen Nasengang
D. am vorderen Septum
E. im hinteren Septumbereich

Frage 121 (Typ D) (S. 256)
Welche Sofortmaßnahmen stehen bei einer starken Blutung aus dem hinteren Nasenabschnitt zur Verfügung?
1. Verätzung des Locus Kiesselbach
2. hintere Nasentamponade (Bellocq)
3. vordere Nasentamponade
4. blutstillende Watte
5. „hämostyptischer Cocktail"
A. nur 1, 2 und 3 richtig
B. nur 2, 3 und 5 richtig
C. nur 1, 4 und 5 richtig
D. nur 3, 4 und 5 richtig
E. alle richtig

Frage 122 (Typ A) (S. 257)
Als Möglichkeit zur Stillung von Nasenbluten kommt *nicht* in Betracht
A. Ätzung mit Chromsäureperle
B. Einlage von blutstillender Watte
C. vordere Nasentamponade
D. Einlage eines Gummikatheters mit aufblasbarer Manschette
E. hintere Nasentamponade

Frage 123 (Typ A) (S. 258)
Bei dem Namen Bellocq ist zu denken an
A. einseitigen Exophthalmus
B. gekreuzte Anosmie
C. Epistaxis
D. eine besondere Anginaform
E. Syndrom bei Pyramidenspitzeneiterung

Frage 124 (Typ D) (S. 275)
Zu den Kardinalsymptomen einer frontobasalen Verletzung gehört
1. Rhinoliquorrhoe
2. Brillenhämatom
3. Pneumenzephalon
4. Halbseitenparese
5. Fazialisparese
A. nur 1, 4 und 5 richtig
B. nur 1, 2 und 3 richtig
C. nur 2, 3 und 5 richtig
D. nur 2, 4 und 5 richtig
E. alle richtig

Frage 125 (Typ A) (S. 263)
Nach welcher Zeitspanne sollte eine Nasenbeinfraktur spätestens eingerichtet werden?
A. innerhalb 6 Stunden
B. innerhalb 48 Stunden
C. innerhalb 1 Woche
D. innerhalb 2 Wochen
E. innerhalb 1 Monats

Frage 126 (Typ D) (S. 272)
Welche Symptome gehören zu einer Kieferhöhlen-Jochbein-Fraktur?
1. Doppelbilder
2. Parästhesien im 2. Trigeminusast
3. Liquorrhoe
4. Stufe am Orbitarand
5. Fehlstellung der Zähne
A. nur 1, 2 und 3 richtig
B. nur 1, 2 und 4 richtig
C. nur 2, 4 und 5 richtig
D. nur 3, 4 und 5 richtig
E. nur 2 und 5 richtig

Frage 127 (Typ A) (S. 273)
Unter einer Blow-out-Fraktur versteht man
A. eine frontobasale Fraktur
B. eine Jochbeinfraktur
C. eine Fraktur der Kieferhöhlenhinterwand
D. eine Orbitabodenfraktur
E. eine Fraktur des Stirnhöhlenbodens

Frage 128 (Typ A) (S. 275)
Eine posttraumatische Meningitis legt den Verdacht nahe auf eine
A. Mittelgesichtsfraktur Typ Le Fort II
B. frontobasale Fraktur
C. Blow-out-Fraktur
D. Impressionsfraktur der Stirnhöhlenvorderwand
E. Jochbeinfraktur

Frage 129 (Typ A) (S. 273)
Folgender Nerv ist bei einer Mittelgesichtsfraktur am häufigsten in Mitleidenschaft gezogen
A. N. frontalis
B. N. facialis
C. N. infraorbitalis
D. N. trochlearis
E. N. sphenopalatinus

Frage 130 (Typ B)
Ordne zu den Begriffen (Liste 1) die entsprechenden Krankheitsbilder (Liste 2)
Liste 1
1. Enophthalmus
2. Le Fort I
3. Kieferklemme
4. Anosmie
5. Schiefnase

Liste 2
A. Absprengung des Alveolarkammes der Maxilla
B. frontobasale Fraktur
C. Nasenbeinfraktur
D. Blow-out-Fraktur
E. Jochbogenfraktur

Frage 131 (Typ A) (S. 266)
Nach Le Fort teilt man ein
A. Frakturen des Unterkiefers
B. angeborene Spaltbildungen des Gaumes
C. Frakturen des Oberkiefers
D. rhinogene endokranielle Komplikationen
E. Gesichtsmißbildungen

Frage 132 (Typ D) (S. 275)
Eine Rhinoliquorrhoe ist zu diagnostizieren aus
1. einseitiger Nasensekretion
2. Verstärkung des Sekretflusses beim Bücken
3. Fluoreszeinnachweis
4. paroxysmale Schwindelanfälle
5. häufiges Nasenbluten

A. nur 1, 2 und 5 richtig
B. nur 3, 4 und 5 richtig
C. nur 1, 2 und 3 richtig
D. nur 2, 4 und 5 richtig
E. alle richtig

Frage 133 (Typ A) (S. 289)
Eine Osteom im Nebenhöhlenbereich
A. metastasiert häufig ins Skelettsystem
B. ist immer angeboren
C. tritt vorwiegend bei Schwimmern auf
D. muß operativ entfernt werden
E. kann nur strahlentherapeutisch behandelt werden

Frage 134 (Typ A) (S. 293)
Das häufigste Malignom im Bereich von Nase und Nebenhöhlen ist das
A. Plattenepithelkarzinom
B. Adenokarzinom
C. adenoidzystische Karzinom („Zylindrom“)
D. Spindelzellsarkom
E. Melanom

Frage 135 (Typ C) (S. 293)
Hämatogene Metastasen sind beim Nebenhöhlenkarzinom häufig (1), *weil* der Plexus pterygoideus benachbart ist (2).
A. Aussage 1 + 2 richtig, Verknüpfung richtig
B. Aussage 1 + 2 richtig, Verknüpfung falsch
C. Aussage 1 richtig, 2 falsch
D. Aussage 1 falsch, 2 richtig
E. Aussage 1 + 2 falsch

Mund und Rachen

Frage 136 (Typ D) (S. 300)
Eine schmerzlose Schwellung am Zungengrund läßt denken an
1. Karzinom
2. Zungengrundstruma
3. mediane Halszyste
4. Hypertrophie der Rachenmandel
5. Hypertrophie der Zungenmandel

A. nur 1, 2 und 3 richtig
B. nur 1, 3 und 4 richtig
C. nur 2, 4 und 5 richtig
D. nur 1, 2 und 5 richtig
E. alle richtig

Frage 137 (Typ A) (S. 302, 504ff)
Eine pulsierende Schwellung im Bereich der lateralen Pharynxwand ist verdächtig auf
A. Nasenrachenfibrom
B. Peritonsillarabszeß

C. Aneurysma der A. carotis interna
D. Hämangiom der Pharynx
E. Tumor des Glomus jugulare

Frage 138 (Typ B)
Ordne zu den Symptomen (Liste 1) die Ursachen (Liste 2).
Liste 1
1. Himbeerzunge
2. rote, trockene Firniszunge
3. weißlicher, abwischbarer Zungenbelag
4. blaugrüne Gingivaverfärbung
5. rotfleckige glatte, glänzende Zunge

Liste 2
A. Morbus Sjögren
B. Scharlach
C. Perniziosa
D. Blei-Intoxikation
E. Soor

Frage 139 (Typ A) (S. 307, 314)
Die lymphoepithelialen „Organe" des Waldeyerschen Rachenrings
A. sammeln die Lymphe des Rachenbereichs
B. besitzen keine afferenten Lymphgefäße
C. sind bei der Geburt bereits voll ausgebildet
D. enthalten sekretorische Nervenfasern
E. beeinflussen den Schilddrüsenstoffwechsel

Frage 140 (Typ B)
Ordne die Eigennamen (Liste 1) zu den entsprechenden Krankheitsbildern (Liste 2).
Liste 1
1. Hutchinson
2. Plaut-Vincent
3. Bowen
4. Melkersson-Rosenthal
5. Ludwig

Liste 2
A. Mundbodenphlegmone
B. Tonsillitis ulceromembranacea
C. tonnenförmige Zähne bei Lues connata
D. Cheilitis, Fazialisparese, Glossitis
E. Präkanzerose der Schleimhaut

Frage 141 (Typ A) (S. 346)
Schmutziggraue, nicht abwischbare Auflagerungen auf der Mundschleimhaut sprechen für
A. Scharlach
B. Diphtherie
C. Typhus
D. Moniliasis
E. Masern

Frage 142 (Typ A) (S. 344)
Zu den häufigsten Keimen der normalen Mundflora gehören nicht
A. Hämophilus influenzae
B. Staphylokokken
C. α-hämolysierende Streptokokken
D. Pneumokokken
E. Koli

Frage 143 (Typ D) (S. 314)
Zur Funktion der Tonsillen gehört
1. die immunologische Aufklärung
2. die Bereitstellung spezifischer Antikörper
3. die Ausscheidung infektiösen Materials aus der Blutbahn
4. die Regelung des Körperwachstums
5. die Sekretion von Amylase

A. nur 1, 2 und 4 richtig
B. nur 2, 4 und 5 richtig
C. nur 3, 4 und 5 richtig
D. nur 1, 2 und 3 richtig
E. alle richtig

Frage 144 (Typ A) (S. 321)
Zu den nachteiligen physischen Folgen einer Rachenmandelhyperplasie gehört *nicht*
A. Infektanfälligkeit
B. Gebißfehlstellung
C. behinderte Nasenatmung
D. rezidivierende Mittelohrentzündungen
E. Trichterbrust

Frage 145 (Typ D) (S. 348)
Die Monozytenangina
1. ist mit der Paul-Bunnell-Reaktion nachzuweisen
2. geht mit einer generalisierten Lymphknotenschwellung einher
3. wird durch Viren hervorgerufen

4. ist eine lokale Streptokokkenerkrankung der Tonsillen
5. spricht auf Penicillintherapie sehr gut an

A. nur 1, 2 und 3 richtig
B. nur 2, 3 und 5 richtig
C. nur 1, 2 und 4 richtig
D. nur 2, 3 und 4 richtig
E. keines richtig

Frage 146 (Typ A) (S. 322)
Die Adenotomie ist

A. die Entfernung der Gaumenmandeln
B. die Entfernung der Rachenmandel
C. die Entfernung der Zungenmandel
D. die Entfernung aller vorgenannten Mandeln
E. die Entfernung eines pleomorphen Adenoms

Frage 147 (Typ D) (S. 355)
Typische Komplikationen nach akuter Tonsillitis sind

1. Peritonsillarabszeß
2. rheumatisches Fieber
3. akute Glomerulonephritis
4. Meningitis
5. Entzündung der Seitenstränge

A. nur 1, 4 und 5 richtig
B. nur 2, 3 und 4 richtig
C. nur 1, 2 und 3 richtig
D. nur 3, 4 und 5 richtig
E. alle richtig

Frage 148 (Typ B)
Ordne die Befunde (Liste 1) zu den entsprechenden Krankheitsbildern (Liste 2).

Liste 1

1. Beläge über die Tonsillen hinausgehend
2. Ulzeration an einer Tonsille
3. weißlicher, schleierartiger Belag auf Tonsille und Gaumen
4. Beläge auf Tonsille beschränkt
5. einseitige Vergrößerung einer Tonsille

Liste 2

A. Angina lacunaris
B. Diphtherie
C. Tonsillentumor
D. Angina specifica
E. Angina Plaut-Vincent

Frage 149 (Typ D) (S. 355)
Symptome eines Peritonsillarabszesses sind

1. einseitige Schluckbeschwerden
2. Kieferklemme
3. Fieber
4. Vorwölbung des weichen Gaumens
5. schmerzhafte Kieferwinkellymphknoten

A. nur 1 und 2 richtig
B. nur 3 und 4 richtig
C. nur 1, 2 und 5 richtig
D. nur 2 und 5 richtig
E. alle richtig

Frage 150 (Typ A) (S. 352)
Die Therapie der Wahl bei chronischer Tonsillitis besteht in

A. Absaugen der Tonsillen
B. Schlitzen der Tonsillen
C. hochdosiert Antibiotika
D. Tonsillektomie
E. Tonsillotomie (= Kappung)

Frage 151 (Typ D) (S. 352)
Die Tonsillektomie ist indiziert bei

1. chronischer Tonsillitis
2. starker Tonsillenhyperplasie
3. Peritonsillarabszeß
4. Verdacht auf tonsillogene Sepsis
5. Verdacht auf tonsillogenen Fokus

A. nur 1 und 5 richtig
B. nur 1, 3 und 5 richtig
C. nur 2, 3 und 5 richtig
D. nur 3, 4 und 5 richtig
E. alle richtig

Frage 152 (Typ D) (S. 350)
Welche klinischen Befunde gehören zur chronischen Tonsillitis?

1. Tonsillen schlecht „luxierbar“
2. eitriges Exprimat
3. vergrößerte Kieferwinkellymphknoten
4. Tonsillenhyperplasie
5. Antistreptolysintiter bei 150 ADE

A. nur 1, 2 und 5 richtig
B. nur 2, 3 und 4 richtig
C. nur 1, 2 und 3 richtig
D. nur 3, 4 und 5 richtig
E. alle richtig

Frage 153 (Typ D) (S. 346)
Eine Herpangina
1. spricht gut auf Antibiotika an
2. ist vorwiegend eine Erkrankung des Kindesalters
3. geht einher mit Bläschen an Gaumen und Gaumenbögen
4. neigt zu tonsillogenen Komplikationen
5. macht Milzschwellungen
A. nur 1, 2 und 4 richtig
B. nur 2, 4 und 5 richtig
C. nur 3, 4 und 5 richtig
D. nur 2 und 3 richtig
E. keines richtig

Frage 154 (Typ D) (S. 345)
Bei bzw. nach einer Angina tonsillaris sind folgende Untersuchungen unerläßlich
1. Urin
2. Blutzucker
3. Differentialblutbild
4. Serum-Immunglobuline
5. GOT und GPT
A. nur 1, 2 und 5 richtig
B. nur 2, 3 und 4 richtig
C. nur 3, 4 und 5 richtig
D. nur 1, 2 und 3 richtig
E. keines richtig

Frage 155 (Typ B)
Ordne zu den Anginaformen (Liste 1) die entsprechenden Befunde (Liste 2).
Liste 1
1. Angina Plaut-Vincent
2. Angina agranulocytotica
3. Herpangina
4. Angina diphtherica
5. Scharlachangina
Liste 2
A. tiefrote Tonsillen; hämolytische Streptokokken Typ A
B. einseitige Ulzeration mit weißlichem Belag
C. graue, die Tonsillen überschreitende, festhaftende Beläge
D. ulzerierte Tonsillen; typische Blutbildveränderungen
E. flüchtige Bläschen in Umgebung der Tonsillen

Frage 156 (Typ D) (S. 384)
Das Nasenrachenfibrom
1. kommt in allen Lebensaltern vor
2. kommt ausschließlich beim männlichen Geschlecht vor
3. wächst in der Regel infiltrierend und setzt Metastasen
4. muß so früh wie möglich operiert werden
5. wird vom Epstein-Barr Virus hervorgerufen
A. nur 1 und 3 richtig
B. nur 2 und 4 richtig
C. nur 2 une 5 richtig
D. nur 1 und 5 richtig
E. nur 3 und 4 richtig

Frage 157 (Typ A) (S. 359)
Eine tonsillogene Sepsis erfordert
A. sofortige Tonsillektomie unter Antibiotikaabdeckung
B. nur hochdosierte Antibiotikamedikation
C. kryochirurgische Behandlung einer Tonsille unter Antibiotikaschutz
D. therapeutische Punktionen des Liquor cerebrospinalis
E. Splenektomie

Frage 158 (Typ D) (S. 372)
Ein typisches Hypopharynxdivertikel (Zenker)
1. ist ein Traktionsdivertikel
2. ist ein Pulsionsdivertikel
3. wird diätetisch und medikamentös behandelt
4. wird operativ von außen abgetragen
5. bedarf in der Regel keiner Behandlung
A. nur 1 und 3 richtig
B. nur 2 und 5 richtig
C. nur 1 und 2 richtig
D. nur 2 und 4 richtig
E. nur 1 und 4 richtig

Frage 159 (Typ A) (S. 375)
Eine Gaumenspalte sollte primär operativ versorgt werden
A. im 2. Lebensmonat
B. im 6. Lebensmonat
C. im 2. Lebensjahr
D. im 5. Lebensjahr
E. nach der Pubertät

Frage 160 (Typ A) (S. 375)
Eine Velopharyngoplastik dient der Verbesserung
A. der Schluckfunktion
B. der Atmung
C. der Sprache
D. des äußeren Erscheinungsbildes
E. der Funktion des oberen Ösophagussphinkters

Frage 161 (Typ D) (S. 370, 465)
Bei Verdacht auf einen verschluckten Fremdkörper muß außer Anamneseerhebung und Spiegeluntersuchung sofort ausgeführt werden
1. Essenlassen von rohem Sauerkraut
2. Gabe von Spasmolytika und Antibiotika
3. Röntgenkontrastuntersuchung der Speiseröhre
4. Ösophagoskopie
5. Szintigraphie
A. nur 1, 4 und 5 richtig
B. nur 2 und 5 richtig
C. nur 3 und 4 richtig
D. nur 2, 4 und 5 richtig
E. alle richtig

Frage 162 (Typ A) (S. 380)
Die häufigsten malignen Tumoren der Unterlippe sind
A. Adenokarzinome
B. anaplastische Karzinome („Lymphoepitheliome")
C. Melanome
D. Plattenepithelkarzinome
E. Sarkome

Frage 163 (Typ A) (S. 382)
Die häufigste Tumorlokalisation an der Zunge betrifft
A. die Zungenspitze
B. den seitlichen Zungenrand
C. den Zungengrund
D. den Zungenrücken
E. immer Zunge und Mundboden gemeinsam

Frage 164 (Typ D) (S. 383)
Das Tonsillenkarzinom
1. kommt sehr viel häufiger bei Frauen als bei Männern vor
2. hat in der Anamnese häufig starken Alkoholverbrauch und Rauchen
3. weist in 60 % klinisch lymphogene Metastasierung auf
4. weist in 25 % klinisch lymphogene Metastasierung auf
5. hat eine 5-Jahres-Überlebensrate nach Operation bei 35 %
A. nur 1, 2 und 3 richtig
B. nur 2, 3 und 5 richtig
C. nur 1 und 4 richtig
D. nur 1, 4 und 5 richtig
E. keines richtig

Frage 165 (Typ A) (S. 316)
Bei einer einseitigen Hypoglossuslähmung kommt es typischerweise zu
A. Abweichen des Gaumensegels zur kranken Seite
B. Heiserkeit
C. Zungenabweichen zur gesunden Seite
D. Zungenabweichen zur gelähmten Seite
E. Dysphagie

Larynx und Tracheobronchialsystem

Frage 166 (Typ A) (S. 388 ff)
Unter Glottis versteht man
A. den ganzen Kehlkopf
B. den Kehlkopfeingang
C. den freien Rand des Kehldeckels
D. die Ebene zwischen den freien Rändern der Stimmlippen
E. das Funktionssystem aus Taschenfalte, Stimmlippe mit Morgagni-Ventrikel

Frage 167 (Typ B) (S. 391)
Ordne die Funktionen (Liste 1) zu den anatomischen Substraten (Liste 2)

Liste 1
1. Glottisspannung
2. Glottisöffnung
3. Glottisschluß

Liste 2
A. M. cricoarytaenoideus posterior
B. M. interarytaenoideus transversus
C. M. cricothyreoideus

Frage 168 (Typ A) (S. 400)
Die häufigste kongenitale laryngeale Anomalie ist
A. die Atresie
B. die Spaltbildung
C. die neurogene Störung
D. die Laryngomalazie
E. das Hämangiom

Frage 169 (Typ A) (S. 420)
Das Reinkesche Ödem findet sich
A. an der Epiglottis
B. an der Uvula
C. im Sinus piriformis
D. in der Vallekula
E. an den Stimmlippen

Frage 170 (Typ C) (S. 394)
Bei endolaryngealen Eingriffen können Arrhythmien, Bradykardien, Herzstillstände auftreten (1), *weil* der Larynx Rezeptorfeld für vasovagale Reflexvorgänge ist (2).
A. Aussage 1 + 2 richtig, Verknüpfung richtig
B. Aussage 1 + 2 richtig, Verknüpfung falsch
C. Aussage 1 richtig, 2 falsch
D. Aussage 1 falsch, 2 richtig
E. Aussage 1 + 2 falsch

Frage 171 (Typ C) (S. 391, 406)
Bei beidseitiger Durchtrennung des N. recurrens stehen beide Stimmlippen in Paramedianstellung (1), *weil* der Zug des einzig noch innervierten N. cricothyreoideus die Stimmlippen spannt (2).
A. Aussage 1 + 2 richtig, Verknüpfung richtig
B. Aussage 1 + 2 richtig, Verknüpfung falsch
C. Aussage 1 richtig, 2 falsch
D. Aussage 1 falsch, 2 richtig
E. Aussage 1 + 2 falsch

Frage 172 (Typ A) (S. 405)
Bei welcher der folgenden Pareseformen findet man eine Intermediärstellung der Stimmlippe?
A. Typ Rekurrensparese
B. Typ Transversusparese
C. Typ Internusschwäche
D. Typ komplette Lähmung des N. laryngeus superior und inferior
E. bei keiner der genannten

Frage 173 (Typ D) (S. 406)
Charakteristische Zeichen einer doppelseitigen Rekurrensparese sind
1. Dysphagie
2. kraftloser Hustenstoß
3. Aphonie
4. inspiratorischer Stridor
5. Verlust der Singstimme

A. nur 1, 2 und 3 richtig
B. nur 2, 4 und 5 richtig
C. nur 3, 4 und 5 richtig
D. nur 1 und 2 richtig
E. alle richtig

Frage 174 (Typ D) (S. 392)
Bei Rekurrensparesen sind differentialdiagnostisch neben krankhaften Veränderungen im Halsbereich auch folgende mediastinale Erkrankungen zu berücksichtigen:
1. Lymphknotenerkrankungen
2. Aortenaneurysma
3. Metastasen
4. A. lusoria
5. Plummer-Vinson

A. nur 1, 3 und 5 richtig
B. nur 2, 4 und 5 richtig
C. nur 1 und 2 richtig
D. nur 1, 2 und 3 richtig
E. alle richtig

Frage 175 (Typ A) (S. 414)
Symptom einer akuten Laryngitis ist *nicht*
A. Bluthusten
B. Heiserkeit
C. Schmerzen im Kehlkopf
D. Hustenreiz
E. Rötung beider Stimmlippen

Frage 176 (Typ C) (S. 419)
Der Stimmlippenpolyp tritt relativ häu-

fig auf (1), *weil* er Ausdruck einer Schleimhautallergie ist (2).
A. Aussage 1 + 2 richtig
Verknüpfung richtig
B. Aussage 1 + 2 richtig,
Verknüpfung falsch
C. Aussage 1 richtig, 2 falsch
D. Aussage 1 falsch, 2 richtig
E. Aussage 1 + 2 falsch

Frage 177 (Typ C) (S. 409)
Stimmbandfibrome entstehen zwischen vorderem und mittlerem Drittel der Stimmlippen (1), *weil* hier starke Turbulenzen auftreten (2).
A. Aussage 1 + 2 richtig,
Verknüpfung richtig
B. Aussage 1 + 2 richtig,
Verknüpfung falsch
C. Aussage 1 richtig, 2 falsch
D. Aussage 1 falsch, 2 richtig
E. Aussage 1 + 2 falsch

Frage 178 Typ A) (S. 415)
Sie werden zu einem 2jährigen Kind gerufen, das heftigen, trockenen und bellenden Husten sowie schwere Atemnot mit hörbarem Stridor hat. Die Eltern geben an, seit einer Erkältung vor wenigen Tagen habe der Husten ständig zugenommen und die Beschwerden würden immer schlimmer. Wie lautet Ihre Verdachtsdiagnose?
A. Pneumonie
B. Laryngitis subglottica
C. Keuchhusten
D. Laryngomalazie
E. Ösophagusfremdkörper

Frage 179 (Typ D) (S. 421, 422)
Zu den Präkanzerosen im Kehlkopfbereich zählen
1. Papillome bei Jugendlichen
2. Papillome bei Erwachsenen
3. Leukoplakien
4. Morbus Sjögren
A. nur 1 und 2 richtig
B. nur 2 und 3 richtig
C. nur 3 und 4 richtig
D. nur 1 und 4 richtig
E. alle richtig

Frage 180 (Typ A) (S. 423)
Ein 60jähriger Wirt, starker Raucher, ist seit vier Wochen heiser, hat Räusperzwang mit Fremdkörpergefühl im Kehlkopf. An welches Krankheitsbild muß besonders gedacht werden?
A. Hypopharynxdivertikel
B. Rekurrensparese
C. Larynxkarzinom
D. Struma
E. Laryngitis

Frage 181 (Typ A) (S. 407)
Atemnot kann *nicht* entstehen durch
A. eine Laryngozele
B. eine Epiglottitis
C. doppelseitige Lähmung des N. laryngeus superior
D. einen Taschenbandtumor
E. eine vertikale Kehlkopffraktur

Frage 182 (Typ A) (S. 423)
Der mit Abstand häufigste bösartige Kehlkopftumor ist das
A. Adenokarzinom
B. lymphoepitheliale Karzinom
C. Chondrosarkom
D. Plattenepithelkarzinom
E. adenoidzystische Karzinom

Frage 183 (Typ A) (S. 389, 423)
Unter einem transglottischen Karzinom versteht man ein Karzinom, das
A. Stimmlippen, Taschenbänder und Morgagnische Ventrikel ergriffen hat
B. den Schildknorpel nach außen durchbrochen hat
C. alle Larynxetagen beidseits ergriffen hat
D. Kehlkopf und Trachea befallen hat.

Frage 184 (Typ D) (S. 432)
Häufige Symptome beim Hypopharynxkarzinom sind
1. Dysphagie
2. vergrößerte Halslymphknoten
3. blutiges Sputum
4. Gewichtsabnahme
5. Foetor ex ore
A. nur 1, 2 und 3 richtig
B. nur 2, 4 und 5 richtig
C. nur 3, 4 und 5 richtig
D. nur 1 und 2 richtig
E. alle richtig

Frage 185 (Typ A) (S. 433)
Die 5-Jahres-Überlebensrate beim Hypopharynxkarzinom T_3N_3 liegt etwa bei
A. 70 %
B. 50 %
C. 40 %
D. 30 %
E. unter 20 %

Frage 186 (Typ A) (S. 426)
Bei einem auf den mittleren Stimmlippenbereich einseitig beschränkten Karzinomwachstum ist folgende Operation indiziert
A. horizontale Teilresektion
B. Laryngektomie
C. vertikale Teilresektion
D. Chordektomie
E. Arytaenoidektomie

Frage 187 (Typ A) (S. 406)
Eine durch doppelseitige Rekurrensparese verursachte zu enge Glottis wird operativ erweitert durch
A. endoskopische Arytaenoidektomie
B. Erweiterungsplastik des Ringknorpels
C. Entfernung einer Schildknorpelhälfte
D. Resektion beider Stimmlippen
E. Abtragung beider Taschenfalten

Frage 188 (Typ A) (S. 416)
Ein Kind mit akut aufgetretenem und zunehmendem inspiratorischem Stridor wird Ihnen als Notfall vorgestellt. Sie diagnostizieren einen Pseudokrupp. Ihre erste Maßnahme zur Behandlung ist
A. Koniotomie
B. Notintubation
C. Nottracheotomie
D. Ruhigstellen mit Morphin
E. hochdosiert Kortikosteroide i. v.

Frage 189 (Typ D) (S. 410)
Welche Schäden sind im Kehlkopf- und Trachealbereich nach Langzeitintubation am häufigsten zu erwarten?
1. Intubationsgranulome
2. Erweichung des Ringknorpels
3. Narbenstenose
4. Rekurrensparese
5. Arrosionsblutung aus Trachea
A. nur 1, 2 und 4 richtig
B. nur 2, 3 und 5 richtig
C. nur 2, 4 und 5 richtig
D. nur 1 und 3 richtig
E. alle richtig

Frage 190 (Typ A) (S. 446)
Die obere Tracheotomie wird ausgeführt
A. oberhalb des Kehlkopfs
B. oberhalb des Schilddrüsenisthmus
C. im Jugulum
D. oberhalb des Ringknorpels im Lig. conicum
E. oberhalb der Glottis

Frage 191 (Typ A) (S. 400)
Zeitweiliger inspiratorischer Stridor ohne Husten und Fieber bei einem Säugling kann verursacht sein durch
A. Tracheo-bronchial-Fistel
B. Laryngomalazie
C. Asthma
D. Tracheomalazie
E. Tracheobronchitis

Frage 192 (Typ A) (S. 448)
Zu den Komplikationen nach Tracheotomie gehört *nicht*
A. Blutung
B. Verborkung der Luftröhre
C. Bronchitis
D. erschwertes Dekanülement
E. Lungenemphysem

Frage 193 (Typ C) (S. 452)
Aspirierte Fremdkörper finden sich häufiger im linken Hauptbronchus (1), *weil* dieser steiler als der rechte verläuft (2)
A. Aussage 1 + 2 richtig, Verknüpfung richtig
B. Aussage 1 + 2 richtig, Verknüpfung falsch
C. Aussage 1 richtig, 2 falsch
D. Aussage 1 falsch, 2 richtig
E. Aussage 1 + 2 falsch

Frage 194 (Typ D) (S. 436)
Zu den Vorteilen des starren Tracheobronchoskops gegenüber dem flexiblen Fiberbronchoskop gehören
1. universelle diagnostische und therapeutische Einsatzmöglichkeiten
2. bessere Fotodokumentation

3. Einsatzmöglichkeit auch bei Blutung
4. Verwendbarkeit bei schwierigen Fremdkörpern
5. Beatmungsmöglichkeit

A. nur 1, 2 und 5 richtig
B. nur 2, 3 und 4 richtig
C. nur 1 und 5 richtig
D. nur 3 und 4 richtig
E. alle richtig

Frage 195 (Typ A) (S. 441)
Inspiratorischer Stridor ist charakteristisch für
A. Asthma bronchiale
B. obstruktive respiratorische Insuffizienz
C. kardiale Insuffizienz
D. extrathorakale Ateminsuffizienz
E. psychogene Ateminsuffizienz

Frage 196 (Typ B) (S. 441 ff)
Ordne die Begriffe (Liste 1) zu den entsprechenden Erkrankungen (Liste 2).
Liste 1
1. Pseudokrupp
2. kloßige Sprache und Atembehinderung
3. Ventilatmung
4. erschwertes Dekanülement
5. Mediastinalemphysem

Liste 2
A. Epiglottitis
B. orifizielle Trachealstenose
C. stenosierende Laryngotracheitis
D. Trachealverletzung
E. Fremdkörper in den Luftwegen

Frage 197 (Typ A) (S. 446)
Eine Tracheotomie ist nicht indiziert bei
A. Trachealverlegung durch Tumor
B. Kehlkopfverlegung durch beidseitige Rekurrensparese
C. Laryngospasmus
D. schwere Schlafmittelvergiftung
E. Verlegung der Luftwege durch schwere Sekretretention

Frage 198 (Typ A) (S. 450)
Ein Intubationstubus sollte durch eine Tracheotomie ersetzt werden nach maximal
A. 6 Stunden
B. 48 Stunden
C. 8 Tagen
D. 4 Wochen
E. überhaupt nicht

Ösophagus

Frage 199 (Typ A) (S. 466)
Verschluckte Fremdkörper sind am häufigsten lokalisiert
A. in Höhe des Hypopharynx
B. in der 1. Ösophagusenge
C. in der 2. Ösophagusenge
D. in der 3. Ösophagusenge
E. vor dem Pylorus

Frage 200 (Typ A) (S. 368ff)
Die Ursache einer Dysphagie ist im Röntgenbild nicht nachweisbar bei
A. Divertikel
B. Ösophaguskarzinom
C. Spondylarthrose der HWS
D. Globus hystericus
E. spastischem (Korkzieher-)Ösophagus

Frage 201 (Typ A) (S. 470)
Ein Dilatator kann Verwendung finden bei
A. Hypopharynxdivertikel
B. Ösophaguskarzinom
C. Achalasie
D. Bronchusstenose
E. Choanalstenose

Frage 202 (Typ A) (S. 464)
Eine lokale intramurale Kortikosteroidinjektion kommt therapeutisch in Betracht bei
A. Kardiospasmus
B. Ösophagusstriktur nach Verätzung
C. Ösophagusvarizen
D. ulzerierender Ösophagitis
E. Morbus Plummer-Vinson

Frage 203 (Typ A) (S. 472)
Eine Dysphagia lusoria ist Folge
A. einer Schlucklähmung
B. eines abnormen Gefäßverlaufs

C. einer Verätzung
D. einer überzähligen Halsrippe
E. eines Mediastinaltumors

Frage 204 (Typ A) (S. 470)
Ösophagusvarizen sind die typische Begleiterkrankung
A. einer kardialen Dekompensation
B. einer Kardiastriktur
C. eines Milztumors
D. einer portalen Hypertonie
E. einer malignen Struma

Frage 205 (Typ C) (S. 463)
Bei Säureätzung ist in der Regel der Magen stärker als der Ösophagus betroffen (1), *weil* der untere Speiseröhrensphinkter sich im alkalischen Milieu öffnet (2).
A. Aussage 1 + 2 richtig, Verknüpfung richtig
B. Aussage 1 + 2 richtig, Verknüpfung falsch
C. Aussage 1 richtig, 2 falsch
D. Aussage 1 falsch, 2 richtig
E. Aussage 1 + 2 falsch

Frage 206 (Typ D) (S. 363)
Zum Plummer-Vinson-Syndrom gehören
1. hypochrome Anämie
2. erhöhtes Krebsrisiko
3. Bevorzugung des weiblichen Geschlechts
4. Segelbildung röntgenologisch in Höhe Ringknorpelplatte
5. Hyperfunktion der Schilddrüse
A. nur 1, 2 und 3 richtig
B. nur 2, 4 und 5 richtig
C. nur 1, 2, 3 und 4 richtig
D. nur 3 und 4 richtig
E. alle richtig

Frage 207 (Typ D) (S. 467)
Divertikel in Höhe des mittleren Ösophagus
1. sind meist Traktionsdivertikel
2. machen selten Beschwerden
3. verursachen starke Dysphagie und Sodbrennen
4. prädisponieren zur Kanzerisierung
5. verursachen Dyspnoe
A. nur 1 und 2 richtig
B. nur 3 und 4 richtig
C. nur 4 und 5 richtig
D. nur 1, 3 und 4 richtig
E. nur 3 richtig

Frage 208 (Typ A) (S. 468)
Eine Refluxösophagitis ist nicht typisch für
A. Zenkersches Divertikel
B. untere Sphinkterinsuffizienz
C. Hiatushernie
D. Brachyösophagus
E. Sklerodermie der Speiseröhre

Frage 209 (Typ D) (S. 461)
Die Vorteile des Fiberendoskops gegenüber dem starren Ösophagoskop bestehen in
1. geringere Belastung des Patienten
2. Kombinationsmöglichkeit mit Panendoskopie einschließlich des Duodenums
3. bessere Effizienz bei Fremdkörperentfernung
4. keine Perforationsgefahr
5. bessere Fotodokumentation möglich
A. nur 1 und 3 richtig
B. nur 2 und 4 richtig
C. nur 1 und 5 richtig
D. nur 1 und 2 richtig
E. alle richtig

Frage 210 (Typ D) (S. 458 ff)
Aufschluß über die Funktion der Speiseröhre kann geben
1. Röntgen-Kontrastdarstellung
2. Manometrie
3. Fiberendoskopie
4. Magensaftanalyse
5. Computertomogramm
A. nur 1, 3 und 5 richtig
B. nur 1, 2 und 3 richtig
C. nur 3, 4 und 5 richtig
D. nur 1 und 4 richtig
E. alle richtig

Frage 211 (Typ D) (S. 466)
Leitsymptom für eine beginnende Mediastinitis sind (ist)
1. retrosternale Schmerzen
2. Schmerzen im Oberbauch
3. Schmerzen zwischen den Schulterblättern

4. ins Ohr ausstrahlende Schluckschmerzen
5. Singultus

A. nur 1 und 2 richtig
B. nur 1 und 3 richtig
C. nur 1 und 4 richtig
D. nur 3 und 5 richtig
E. alle richtig

Frage 212 (Typ A) (S. 465)
Eine Bougierung „über den Faden“ wird ausgeführt bei

A. hochgradiger Pylorusstenose
B. Achalasie
C. hochgradiger Ösophagusstriktur
D. nach Operation einer Choanalatresie
E. bei Säbelscheidentrachea

Hals

Frage 213 (Typ A) (S. 475)
Das obere Karotisdreieck wird begrenzt vom

A. Vorderrand des M. sternocleidomastoideus, dem oberen Bauch des M. omohyoideus und dem hinteren Bauch des M. biventer
B. Vorderrand des M. sternocleidomastoideus, der Mittellinie des Halses, der Mandibula
C. M. omohyoideus, der Klavikula und der V. jugularis interna
D. Unterkiefer, vorderem und hinterem Bauch des M. biventer
E. Vorderrand des M. trapezius, der Klavikula und der Hinterkante des M. sternocleidomastoideus

Frage 214 (Typ C) (S. 477)
Senkungsabszesse, Luftemphyseme usw. können sich in der Loge zwischen mittlerer und tiefer Halsfaszie ins Mediastinum ausbreiten (1), *weil* diese Loge mit dem Mediastinum kommuniziert (2).

A. Aussage 1 + 2 richtig, Verknüpfung richtig
B. Aussage 1 + 2 richtig, Verknüpfung falsch
C. Aussage 1 richtig, 2 falsch
D. Aussage 1 falsch, 2 richtig
E. Aussage 1 + 2 falsch

Frage 215 (Typ A) (S. 479)
Aus der A. carotis externa entspringt in der Regel *nicht* die

A. A. temporalis superficialis
B. A. meningea media
C. A. thyreoidea inferior
D. A. lingualis
E. A. thyreoidea superior

Frage 216 (Typ A) (S. 487 f)
Welcher Nerv wird bevorzugt als autologes Transplantat zur Rekonstruktion des N. facialis verwendet?

A. N. accessorius
B. N. auricularis magnus
C. N. glossopharyngeus
D. N. transversus colli
E. N. occipitalis minor

Frage 217 (Typ D) (S. 488 f)
Das Ganglion stellatum

1. ist eine parasympathische Schaltstelle
2. ist eine sympathische Schaltstelle
3. liegt in Höhe des 3. Halswirbels
4. liegt vor dem Köpfchen der 1. Rippe
5. liegt in Höhe der Karotisgabel

A. nur 1, 3 und 5 richtig
B. nur 2 und 4 richtig
C. nur 2 und 5 richtig
D. nur 1 und 4 richtig
E. keines richtig

Frage 218 (Typ A) (S. 496 f)
Die zervikale Lympknotentuberkulose

A. tritt bei uns seit den 50er Jahren nicht mehr auf
B. ist heute in Westeuropa meist Bestandteil eines oropharyngealen Primäraffekts
C. ist heute vielfach eine postprimäre Exazerbationserkrankung
D. ist mit der Verkalkung ausgeheilt

Frage 219 (Typ A) (S. 496)
Welcher Lymphknotenuntersuchungsmethode ist der höchste diagnostische Aussagewert zuzumessen?

A. der Palpation
B. der Szintigraphie
C. der histologischen Untersuchung

D. der Lymphangiographie
E. der Zytodiagnostik

Frage 220 (Typ A) (S. 510)
Zum Zeitpunkt der Diagnosestellung eines Morbus Hodgkin sind die Halslymphknoten ungefähr wie häufig befallen?
A. 100 %
B. 70 %
C. 20 %
D. 10 %
E. fast nie

Frage 221 (Typ A) (S. 514)
Die „Virchowsche Drüse"
A. hat endokrine Funktion
B. ist an der Halsbasis rechts lokalisiert
C. gehört zu den Chemodektomen
D. ist eine Metastase an der Halsbasis links und ein Signum mali ominis z. B. bei abdominellen, gynäkologischen, intrathorakalen Karzinomen
E. ist dystopes Speicheldrüsengewebe

Frage 222 (Typ D) (S. 514)
Welche zwei der aufgeführten Karzinome führen am häufigsten zu regionären Lymphknotenmetastasen?
1. Hypopharynxkarzinom
2. Karzinom des Epiglottisrandes
3. Nasopharynxkarzinom
4. Stimmlippenkarzinom
5. Karzinom der vorderen Kommissur

A. nur 1 + 2 richtig
B. nur 3 + 4 richtig
C. nur 4 + 5 richtig
D. nur 1 + 3 richtig
E. nur 2 + 5 richtig

Frage 223 (Typ A) (S. 501)
Laterale Halsfisteln
A. entstehen durch Persistenz des Ductus thyreoglossus
B. sind meist nur wenige Millimeter lang
C. ihre Fistelöffnungen sitzen am Vorderrand des M. sternocleidomastoideus
D. münden oft nuchal
E. enthalten meist dystopes Schilddrüsengewebe

Frage 224 (Typ C) (S. 503)
Einer laterozervikalen Tumorbildung liegt mit hoher Wahrscheinlichkeit ein branchiogenes Karzinom zugrunde (1), *weil* Karzinome in den lateralen branchiogenen Halszysten oft entstehen (2)
A. Aussage 1 + 2 richtig, Verknüpfung richtig
B. Aussage 1 + 2 richtig, Verknüpfung falsch
C. Aussage 1 richtig, 2 falsch
D. Aussage 1 falsch, 2 richtig
E. Aussage 1 + 2 falsch

Frage 225 (Typ A) (S. 503)
Eine mediane Halszyste oder -fistel entsteht aus Residuen
A. des Ductus thoracicus
B. des Ductus thyreoglossus
C. des Sinus cervicalis
D. einer Laryngozele
E. der 2. Kiemenfurche

Frage 226 (Typ C) (S. 504)
Bei der Operation einer medianen Halszyste oder -fistel sollte der Zungenbeinkörper mit entfernt werden (1), *weil* die Epithelverbände meist mit dem Zungenbein verlötet sind (2).
A. Aussage 1 + 2 richtig, Verknüpfung richtig
B. Aussage 1 + 2 richtig, Verknüpfung falsch
C. Aussage 1 richtig, 2 falsch
D. Aussage 1 falsch, 2 richtig
E. Aussage 1 + 2 falsch

Frage 227 (Typ A) (S. 518)
Unter einer einseitigen kurativen (klassischen) Neck dissection versteht man
A. Die Entfernung einzelner, suspekt erscheinender Lymphknoten
B. die einseitige Entfernung aller zervikalen Lymphknoten zwischen tiefer und oberflächlicher Halsfaszie en bloc unter Mitnahme des M. sternocleidomastoideus und der V. jugularis interna
D. die Entfernung der jugulären Lymphknoten einschließlich des Larynx
E. die Entfernung des präskalenischen Fettes und der darin liegenden Lymphknoten

Frage 228 (Typ A) (S. 521)
Welche Nervenschädigung ist bei Schilddrüsenoperationen am häufigsten?
A. N. hypoglossus
B. N. accessorius
C. N. laryngeus superior
D. N. laryngeus inferior = N. recurrens
E. Plexus brachialis

Frage 229 (Typ D) (S. 489, 490)
Eine erfolgreiche Grenzstrangblockade verursacht
1. eine Anisokorie
2. einen Exophthalmus
3. ein Kältegefühl in der homolateralen Gesichtshälfte
4. ein Völlegefühl in der homolateralen Nasenseite
5. einen Enophthalmus
A. nur 1, 2 und 3 richtig
B. nur 1, 4 und 5 richtig
C. nur 2 und 4 richtig
D. nur 3 und 5 richtig
E. keines richtig

Frage 230 (Typ A) (S. 510)
In den A-Stadien der Lymphogranulomatose manifestiert sich diese Erkrankung am häufigsten
A. in Fieberschüben
B. in Gewichtsabnahme
C. in Haut- oder Schleimhautulzerationen
D. in Halslymphknotenschwellungen
E. in Lungeninfiltraten

Frage 231 (Typ D) (S. 509 ff)
Bei einer sich langsam entwickelnden Schwellung im Halsbereich ist zu denken an
1. lymphogene Metastasen
2. Non-Hodgkin-Lymphome
3. Struma
4. Pulsionsdivertikel
5. Subclavian-steal-Syndrom
A. nur 1, 2 und 3 richtig
B. nur 2, 3 und 4 richtig
C. nur 3, 4 und 5 richtig
D. nur 1 und 4 richtig
E. alle richtig

Frage 232 (Typ A) (S. 505)
Eine pulsierende Geschwulst am seitlichen Hals ist verdächtig auf
A. Strumitis
B. Glomus-jugulare-Tumor
C. Glomus-caroticum-Tumor
D. Mediastinitis
E. Hypopharynxfremdkörper

Frage 233 (Typ A) (S. 516 ff)
Zur gezielten Diagnostik im Bereich der Lymphknoten um die Bifurkation der Trachea setzt man ein
A. die Röntgen-Kontrastdarstellung
B. die Danielssche Biopsie
C. die Ultraschalldiagnostik
D. die Dreipunktmanometrie
E. die Mediastinoskopie

Frage 234 (Typ D) (S. 486, 518)
Bei einer typischen Neck dissection sind folgende Nerven besonders gefährdet
1. Grenzstrang
2. N. vagus
3. N. accessorius
4. Plexus brachialis
5. N. hypoglossus
A. nur 1, 2 und 3 richtig
B. nur 2, 3 und 4 richtig
C. nur 3, 4 und 5 richtig
D. nur 2, 3 und 5 richtig
E. alle richtig

Speicheldrüsen

Frage 235 (Typ D) (S. 532)
Im Speichel lassen sich nachweisen
1. Amylasen
2. Immunglobulin
3. Lysozym
4. Elektrolyte
5. Protease-Inhibitoren
A. nur 1, 2 + 3 richtig
B. nur 2, 3 + 4 richtig
C. nur 3, 4 + 5 richtig
D. nur 1, 3 + 5 richtig
E. alle richtig

Frage 236 (Typ A) (S. 535)
Eine Sialographie sollte *nicht* durchgeführt werden bei
A. chronisch rezidivierenden Sialadenitiden
B. bösartigen Tumoren
C. gutartigen Tumoren
D. akuten Sialadenitiden
E. Sjögren-Syndrom

Frage 237 (Typ C) (S. 539)
Mumps ist eine Infektionserkrankung durch Viren aus der Paramyxogruppe (1), *wegen* der Neurotropie der Viren können u. a. Schäden am Hör- und Gleichgewichtsorgan auftreten (2)
A. Aussage 1 + 2 richtig, Verknüpfung richtig
B. Aussage 1 + 2 richtig, Verknüpfung falsch
C. Aussage 1 richtig, 2 falsch
D. Aussage 1 falsch, 2 richtig
E. Aussage 1 + 2 falsch

Frage 238 (Typ D) (S. 541)
Hinweise auf ein Sjögren-Syndrom sind
1. beidseitige Parotisschwellungen
2. Conjunctivitis sicca
3. Fazialisparese
4. Xerostomie
5. Epiphora
A. nur 1, 2 und 3 richtig
B. nur 2, 3 und 4 richtig
C. nur 1, 2 und 4 richtig
D. nur 3, 4 und 5 richtig
E. alle richtig

Frage 239 (Typ D) (S. 543)
Speichelsteine
1. kommen am häufigsten in der Parotis vor
2. kommen am häufigsten in der Glandula submandibularis vor
3. bestehen vorwiegend aus Calciumphosphat und -carbonat
4. bestehen vorwiegend aus Lipoproteinen, Tripelphosphat und Bakterien
5. sind diätetisch zu behandeln
A. nur 1 + 3 richtig
B. nur 2 + 3 richtig
C. nur 1 + 4 richtig
D. nur 4 + 5 richtig
E. keines richtig

Frage 240 (Typ A) (S. 545)
Sialadenosen sind
A. entzündliche Speicheldrüsenerkrankungen
B. Malignome
C. nicht entzündliche, meist schmerzlose Drüsenschwellungen
D. Speichelsteinerkrankungen
E. Dysplasien von Speicheldrüsengewebe

Frage 241 (Typ D) (S. 547)
Das pleomorphe Adenom
1. ist der häufigste Tumor der Parotis
2. ist schnell wachsend
3. ist strahlensensibel und deshalb radiotherapeutisch anzugehen
4. muß operativ durch Enukleation behandelt werden
5. muß operativ durch Parotidektomie behandelt werden
A. nur 1, 2 und 3 richtig
B. nur 2, 3 und 4 richtig
C. nur 1 und 3 richtig
D. nur 1 und 5 richtig
E. nur 2 und 5 richtig

Frage 242 (Typ A) (S. 546)
Das aurikulotemporale Syndrom (Freysches Syndrom, „gustatorisches Schwitzen") tritt am häufigsten auf
A. bei Speichelfisteln
B. bei Tumoren der Parotis
C. bei Steinbildungen im Parotisausführungsgang
D. postoperativ nach Parotidektomie
E. bei Morbus Sjögren

Frage 243 (Typ D) (S. 548f)
Gegen die Annahme eines gutartigen Parotistumors spricht
1. Schmerzhaftigkeit
2. eitriger Speichel
3. Fazialisparese
4. höckerige Oberfläche der Parotis
5. schnelles Wachstum
A. nur 1, 3 und 5 richtig
B. nur 2, 4 und 5 richtig
C. nur 1, 2 und 3 richtig
D. nur 3, 4 und 5 richtig
E. alle richtig

Frage 244 (Typ A) (S. 550 ff)
Welche Aussage über das adenoidzystische Karzinom der Speicheldrüsen trifft *nicht* zu?
A. Es wächst meist langsam
B. Kann Schmerzen oder Parästhesien verursachen
C. Kann zu Fazialisparesen führen
D. Kommt nicht in den kleinen Speicheldrüsen vor
E. Kann regionäre und Fernmetastasen setzen

Frage 245 (Typ B) (S. 546 ff)
Ordne die Parotistumoren (Liste 1) zu der jeweiligen Therapie der Wahl (Liste 2).
Liste 1
1. Zystadenolymphom
2. Parotiskarzinom
3. pleomorphes Adenom
4. malignes Lymphom

Liste 2
A. Strahlentherapie
B. Enukleation
C. konservative Parotidektomie
D. Parotidektomie mit Opferung des N. facialis

Frage 246 (Typ A) (S. 547)
Ein 50jähriger Patient hat eine seit über 5 Jahren bestehende Schwellung der Ohrspeicheldrüse. Sie ist schmerzlos, mandarinengroß und verschieblich. Regionäre Lymphknotenschwellungen liegen nicht vor, der N. facialis ist intakt. Welches ist die wahrscheinlichste Diagnose?
A. Gehörgangsosteom
B. Tumor des Glomus caroticum
C. pleomorphes Adenom
D. Sialolithiasis der Parotis
E. Parotismalignom

Phoniatrie

Frage 247 (Typ D) (S. 557)
Zu den Untersuchungsmöglichkeiten bei Stimmstörungen gehört
1. Stroboskopie
2. Elektroglottographie
3. Elektromyographie
4. Sonagraphie
5. Schnellsprechen
A. nur 1 und 2 richtig
B. nur 2 und 3 richtig
C. nur 1, 2, 3 und 4 richtig
D. nur 3, 4 und 5 richtig
E. alle richtig

Frage 248 (Typ D) (S. 560)
Hormonal bedingte Stimmstörungen beobachtet man
1. nach Gabe von Androgenen bei Frauen
2. nach Überdosierung von Thyreostatika
3. nach Gabe von Ovulationshemmern
4. nach Überdosierung von Altinsulin
5. nach Gabe von Parathormon
A. nur 1 richtig
B. nur 1, 2 und 3 richtig
C. nur 2, 4 und 5 richtig
D. nur 1, 4 und 5 richtig
E. alle richtig

Frage 249 (Typ D) (S. 562)
Zu den Artikulationsstörungen gehört
1. das Stammeln
2. die Rhinophonie
3. das Stottern
4. die Aphasie
5. die Legasthenie
A. nur 1 und 2 richtig
B. nur 2, 3 und 4 richtig
C. nur 1, 2 und 3 richtig
D. nur 3, 4 und 5 richtig
E. alle richtig

Frage 250 (Typ C) (S. 563)
Balbuties, auch Mutismus genannt, sollte mit Sexualhormonen behandelt werden (1), *weil* eine deutliche Abhängigkeit der Erkrankung von der Pubertät erkennbar ist (2).
A. Aussage 1 + 2 richtig, Verknüpfung richtig
B. Aussage 1 + 2 richtig, Verknüpfung falsch
C. Aussage 1 richtig, 2 falsch
D. Aussage 1 falsch, 2 richtig
E. Aussage 1 + 2 falsch

Antworten zu den Fragen 1–250

Ohr
1 C
2 A
3 D
4 B
5 B
6 A
7 B
8 C
9 D
10 A
11 B
12 B
13 A
14 C
15 1C
2D
3A
4E
5B
16 B
17 B
18 E
19 B
20 B
21 B
22 A
23 E
24 C
25 B
26 A
27 C
28 D
29 C
30 D
31 E
32 D
33 A
34 E
35 D
36 E
37 A
38 E
39 B
40 B
41 C
42 C
43 C
44 C
45 D
46 C
47 C
48 A
49 C
50 B
51 C
52 1D
2E
3B
4A
5C
53 C
54 1C
2E
3B
4A
5D
55 C
56 1C
2A
3E
4B
5D
57 A
58 C
59 D
60 C
61 1C
2E
3A
4B
5D
62 C
63 B
64 C
65 A
66 E
67 D
68 C
69 D
70 C
71 E
72 C
73 D
74 E
75 B
76 C
77 C
78 B
79 C
80 C
81 C
82 D
83 C
84 C
85 D

Nase und Neben-höhlen
86 C
87 E
88 E
89 C
90 D
91 1B
2A
3C
4E
5D
92 B
93 E
94 C
95 C
96 B
97 B
98 D
99 D
100 B
101 A
102 E
103 C
104 C
105 B
106 D
107 C
108 A
109 B
110 C
111 C
112 E
113 1C
2A
3E
4B
5D
114 C
115 D
116 1E
2D
3A
4B
5C
117 1D
2A
3B
4E
5C
118 C
119 C
120 D
121 B
122 B
123 C
124 B
125 B
126 B
127 D
128 B
129 C
130 1D
2A
3E
4B
5C
131 C
132 C
133 D
134 A
135 D

Mund und Rachen
136 D
137 C
138 1B
2A
3E
4D
5C
139 B
140 1C
2B
3E
4D
5A
141 B
142 E
143 D
144 E
145 A
146 B
147 C
148 1B
2E
3D
4A
5C
149 E
150 D
151 E
152 E
153 D
154 D
155 1B
2D
3E
4C
5A
156 B
157 A
158 D
159 B
160 C
161 C
162 D
163 B
164 B
165 D

Larynx
166 D
167 1C
2A
3B
168 D
169 E
170 A
171 A
172 D
173 B
174 D
175 A
176 C
177 C
178 B
179 B
180 C
181 C
182 D
183 A
184 E
185 E
186 D
187 A

Tracheo-bronchial-system
188 E
189 D
190 B
191 B
192 E
193 E
194 E
195 B
196 1C
2A
3E
4B
5D
197 C
198 B

Ösophagus
199 B
200 D
201 C
202 B
203 B
204 D
205 C
206 C
207 A
208 A
209 D
210 B
211 B
212 C

Hals
213 A
214 A
215 C
216 B
217 B
218 C
219 C
220 B
221 D
222 D
223 C
224 E
225 B
226 A
227 B
228 D
229 B
230 D
231 A
232 C
233 E
234 D

Speichel-drüsen
235 E
236 D
237 A
238 C
239 B
240 C
241 D
242 D
243 A
244 D
245 1B
2D
3C
4A
246 C

Phonia-trie
247 C
248 B
249 A
250 E

Sachverzeichnis

A

I

N

O

P

S

T

Notizen

Notizen

Notizen

Notizen

Notizen